高级卫生专业技术资格考试指导用书

外科护理学高级教程

（第2版）

主 编 黄人健 李秀华

科学出版社

北 京

内 容 简 介

本书在人民军医出版社畅销书《外科护理学高级教程》基础上修订而成。由中华护理学会最具权威的护理专家共同编写，按照国家对高级卫生专业技术资格人员的专业素质要求，集中、准确地介绍了护理学总论和外科护理学基本理论和新进展。全书分护理学总论篇和外科护理学篇，共43章。除介绍护理伦理、护理心理、护理教育、护理管理和医院感染等内容外，外科护理部分用34章根据外科疾病种类，以整体护理为目标，分别就病因和发病、分类、护理评估、护理诊断、护理目标、护理措施等进行了详细阐述。本书配有网络资料，包含由知名专家亲自拟定的2000余道试题，读者可通过实战演练，掌握卫生专业技术资格考试机考的知识内容和操作技巧。

本书适合于拟晋升高级职称的应试者，也是高年资护理人员提高临床、教学、科研水平和进一步提高临床实际工作能力的案头必备指导用书。

图书在版编目(CIP)数据

外科护理学高级教程/黄人健，李秀华主编. —2版. —北京：科学出版社，2018.1

高级卫生专业技术资格考试指导用书

ISBN 978-7-03-055860-2

Ⅰ.①外… Ⅱ.①黄…②李… Ⅲ.①外科学－护理学－资格考试－自学参考资料 Ⅳ.①R473.6

中国版本图书馆CIP数据核字(2017)第305079号

责任编辑：郝文娜　徐卓立 / 责任校对：张小霞
责任印制：赵　博 / 封面设计：吴朝洪

版权所有，违者必究。未经本社许可，数字图书馆不得使用

科学出版社 出版
北京东黄城根北街16号
邮政编码：100717
http://www.sciencep.com

中国科学院印刷厂 印刷
科学出版社发行　各地新华书店经销

*

2011年4月第 一 版　由人民军医出版社出版
2018年1月第 二 版　开本：889×1194　1/16
2018年1月第一次印刷　印张：32 1/2
字数：957 264
定价：178.00元
(如有印装质量问题，我社负责调换)

高级卫生专业技术资格考试指导用书
《外科护理学高级教程》
编委会

主　编　黄人健　李秀华
副主编　（以姓氏笔画为序）
　　　　　刘纯艳　刘绍金　吴欣娟　张黎明
　　　　　倪国华　徐润华
编　委　（以姓氏笔画为序）
　　　　　丁炎明　北京大学第一医院
　　　　　于丽莎　中国人民解放军第 302 医院
　　　　　马玉芬　中国医学科学院北京协和医院
　　　　　马秀芝　首都儿科研究所
　　　　　王立新　北京妇产医院
　　　　　王丽霞　首都医科大学附属北京儿童医院
　　　　　叶文琴　海军军医大学附属长海医院
　　　　　成守珍　中山大学附属第一医院
　　　　　刘纯艳　天津医科大学护理学院
　　　　　刘绍金　中国医学科学院北京协和医院
　　　　　刘春华　北京大学妇产儿童医院
　　　　　李庆印　中国医学科学院阜外心血管病医院
　　　　　李秀华　中日友好医院
　　　　　李春燕　首都医科大学附属北京朝阳医院
　　　　　吴欣娟　中国医学科学院北京协和医院
　　　　　汪四花　浙江大学医学院附属第二医院
　　　　　宋书梅　中国医学科学院北京协和医院
　　　　　张晓静　中国医学科学院北京协和医院
　　　　　张海燕　北京大学人民医院
　　　　　张培生　浙江绿城职业培训学校
　　　　　张黎明　中国人民解放军总医院
　　　　　陈　东　首都医科大学附属北京佑安医院

陈伟菊	暨南大学附属第一医院
陈京立	中国协和医科大学护理学院
陈建军	北京大学第一医院
陈湘玉	南京大学医学院附属鼓楼医院
郑一宁	首都医科大学附属北京友谊医院
赵继军	海军军医大学附属长海医院
顾则娟	南京医科大学第一附属医院
倪国华	杭州师范大学护理学院
徐　波	中国医学科学院肿瘤医院
徐润华	首都医科大学附属北京儿童医院
徐筱萍	复旦大学附属中山医院
高凤莉	中国医学科学院北京协和医院
黄人健	中国医学科学院北京协和医院
黄惟清	北京护士学校
曹文媚	天津市第一中心医院
屠丽君	南京医科大学附属脑科医院

出版说明

人事部、卫生部于2000年下发了文件《关于加强卫生专业技术职务评聘工作的通知》（人发[2000]114号）。根据该文件的精神和各地的实际情况，我国目前卫生专业技术资格的评定工作主要采取如下方式进行：卫生专业的副高级技术资格一般通过考试与评审相结合的方式获得；而正高级技术资格则通过专业答辩，由评审委员会评议通过后获得。现在全国各个省、自治区、直辖市负责职称评定的部门已经领导设立了多个考区，专门负责副高级技术资格考试的一系列工作有序公正地开展；很多地区的正高级技术资格的评审工作也正在逐步向考评结合的方式过渡。凡符合申请卫生专业高级技术资格的人员，通过考试合格并取得相应资格，就代表了该人员已经具备相应级别技术职务要求的水平与能力，这是单位聘任相应技术职称人员的必要依据。

随着卫生专业职称改革的进一步深化，高级技术资格考试制度也正在日臻完善。2011年为了配合国家的高级技术资格考试，也根据职称改革考试时考生对考前辅导用书的迫切需求，人民军医出版社与各学科权威专家通力协作，编辑、出版了《高级卫生专业技术资格考试指导用书》（后称指导用书）系列丛书，本次出版的《护理专业高级资格考试指导用书》就是其中一套，受到了相关人员的热烈欢迎。现在该套书出版已经5年有余，鉴于出版和市场的实际情况，我们决定将其修订再版，以满足当前卫生专业技术资格考试用书的市场需求。本次修订编写人员基本不变，仍由从事临床工作多年，在本学科领域内具有较高知名度且具有副主任护师职称以上的专家及教授担任，除确保内容的权威性、实用性和先进性外，全书基本延续了第1版书编写的基本宗旨与框架结构，主要根据国家对高级卫生专业技术资格人员的专业素质要求，介绍相关领域内的基本理论和规范护理，特别注意"注重实用、突出进展"的原则，同时根据近几年护理形势的变化和技术的更新做了必要的修改。鉴于原书的多媒体光盘在使用中读者反馈有诸多不便，也不符合数字化出版的发展趋势，本次修订将练习题设立为网络版，护理专业系列共含2000余道题，但题目和题型保持不变，便于考生复习、记忆。

考试不是目的，而是为了加强临床医务人员对学科知识的系统了解和掌握，是提高医疗质量的一种手段。因此，本套书的受益者不仅仅是中、高级技术资格应考人员，其权威、专业、前沿的学科信息将会对我国医学科学的发展、医学科技人才的培养以及医疗卫生工作的进步起到推动和促进作用。

前　言

护理是一门科学，也是一门艺术，其目标为"协助人们增进健康，并协助解决人们的健康问题"。随着时代及社会的变迁，人们观念的改变，护理的定义在发生变化，内涵也在逐步扩大。首先，护理是一个专业。今日的护理人员，大多接受过大专或大专以上的高等教育，并需要经过执业资格考试取得护士执业资格，才能从业并实现职称晋升。其次，护理是综合性科学，涉及社会学、生物学、哲学、人类文化学、心理学、营养学等。第三，护理应有整体观。目前所推崇的整体护理，要求护理人员应以整体理论帮助患者治愈疾病，并关注患者的心理问题。第四，护理必须具备同情和关怀思想。护理是关怀人们的健康及与健康有关的问题。第五，护理是一门实务学科，护理人员在实务上扮演着医疗照顾者、教育者、辅导者、个案照顾者等不同的角色。总之，护理是以科学、整体、关怀和实务为中心的专业。护理人员需要具备足够及广泛的专业知识和社会知识。

为贯彻人事部、卫生部《关于加强卫生专业技术职务评聘工作的通知》等相关文件的精神，自2001年全国卫生专业初、中级技术资格以考代评工作正式实施。通过考试取得的资格代表了相应级别技术职务要求的水平与能力，作为单位聘任相应技术职务的必要依据。随着初、中级技术资格以考代评工作的日益完善，高级技术资格评审也进入考评结合的时代。为了配合护理人员高级技术资格全国统一理论考试，我受高级卫生专业技术资格考试指导用书编委会邀请担任主编，负责组织全国护理专家编写这套护理专业高级资格考试指导用书，本套书的编委均来自全国知名医院及医学院校，工作在临床和教学一线。在编写过程中，我们严格按照国家对高级卫生专业技术资格人员专业素质的要求，根据"注重实用，突出进展"的原则，系统介绍了护理学的基础理论和各专科护理规范，阐述了护理学专业的国内外发展现状和发展趋势等前沿信息，反映了目前本学科发展的现况，保证了全书具有很高的权威性、实用性和先进性。

本套用书共5种，分别是《护理学高级教程》《内科护理学高级教程》《外科护理学高级教程》《妇产科护理学高级教程》《儿科护理学高级教程》。为配合考生复习，还有网络版配套模拟试题，包括单选题、多选题、共用题干单选题、案例分析题4种题型（书后二维码）。希望本书能加深护理人员对基础理论知识的掌握，深化临床护理技能，提高护理人员对患者服务的水平，顺利通过考试。

承担本书撰写的作者均是护理学领域的知名专家和学术带头人，除繁重的临床、教学、科研工作之外，还要利用业余时间伏案编写此书实属不易，在此对他们的辛勤劳动及严谨工作表示感谢。因水平有限，对书中不足和错误之处，恳请读者不吝赐教，提出宝贵意见，以期再版时及时改正。

黄人健

中国医学科学院北京协和医院

2017年2月

目 录

第一篇 护理学总论

第1章 护理管理 (1)
- 第一节 基本概念 (1)
- 第二节 相关理论 (3)
- 第三节 进展 (6)
- 第四节 经济效用 (24)

第2章 护理伦理 (31)
- 第一节 基本概念 (31)
- 第二节 相关理论 (31)
- 第三节 护理道德的基本原则、规范和范畴 (32)
- 第四节 护理人际关系伦理 (35)
- 第五节 护理实践伦理 (37)
- 第六节 护理科研伦理 (41)
- 第七节 现代医学护理学的伦理难题 (42)

第3章 心理护理 (45)
- 第一节 心理护理的基本概念和内容 (45)
- 第二节 临床心理评估内容与常用方法 (47)
- 第三节 一般患者的心理护理 (51)
- 第四节 患者心理健康教育与护理人员心理素养 (57)

第4章 护理教育学 (68)
- 第一节 基本概念 (68)
- 第二节 国内外进展和发展趋势 (72)
- 第三节 教学方法 (75)
- 第四节 临床护理教学查房 (84)

第5章 医院感染护理 (89)
- 第一节 医院感染护理学绪论 (89)
- 第二节 医院感染的传播过程 (90)
- 第三节 医院感染的微生物学原理 (91)
- 第四节 医院感染监测与报告 (93)
- 第五节 消毒与灭菌 (95)
- 第六节 手卫生 (100)
- 第七节 医院环境和消毒 (100)

第八节　医院隔离与预防 …………………………………………………………………………（101）
　　第九节　合理使用抗感染药物 …………………………………………………………………（103）
　　第十节　医院感染与护理管理 …………………………………………………………………（105）

第6章　护理研究
　　第一节　基本概念 ………………………………………………………………………………（110）
　　第二节　护理研究趋势和最新进展 ……………………………………………………………（111）
　　第三节　护理研究的主要方法 …………………………………………………………………（111）
　　第四节　护理研究的临床应用 …………………………………………………………………（118）

第7章　护理健康教育学
　　第一节　绪论 ……………………………………………………………………………………（123）
　　第二节　健康教育的相关理论 …………………………………………………………………（123）
　　第三节　健康测量及其指标 ……………………………………………………………………（126）
　　第四节　健康相关行为 …………………………………………………………………………（128）
　　第五节　健康促进规划设计 ……………………………………………………………………（130）
　　第六节　健康传播的方法与技巧 ………………………………………………………………（130）
　　第七节　患者健康教育程序 ……………………………………………………………………（133）

第8章　患者的疼痛管理
　　第一节　概论 ……………………………………………………………………………………（136）
　　第二节　疼痛的分类 ……………………………………………………………………………（137）
　　第三节　疼痛的评估与记录 ……………………………………………………………………（138）
　　第四节　常用药物与非药物治疗方法 …………………………………………………………（141）
　　第五节　疼痛控制标准的研究与推荐 …………………………………………………………（148）
　　第六节　急性疼痛管理 …………………………………………………………………………（148）
　　第七节　慢性疼痛管理 …………………………………………………………………………（151）
　　第八节　危重患者的镇痛镇静管理 ……………………………………………………………（155）

第9章　社区护理
　　第一节　基本概念 ………………………………………………………………………………（161）
　　第二节　社区护理的相关理论 …………………………………………………………………（169）
　　第三节　社区卫生服务和社区护理服务的新进展 ……………………………………………（174）
　　第四节　社区护理服务的实施 …………………………………………………………………（176）

第二篇　外科护理学

第10章　水、电解质和酸碱代谢失衡患者的护理 ……………………………………………（183）
　　第一节　概述 ……………………………………………………………………………………（183）
　　第二节　体液代谢的失调 ………………………………………………………………………（184）
　　第三节　酸碱平衡的失调 ………………………………………………………………………（189）

第11章　休克患者的护理 ………………………………………………………………………（192）

第12章　营养支持患者的护理 …………………………………………………………………（200）
　　第一节　营养状态的评估 ………………………………………………………………………（200）

	第二节 肠内营养支持	(201)
	第三节 肠外营养	(203)
第13章	损伤患者的护理	(206)
	第一节 创伤	(206)
	第二节 烧伤	(209)
第14章	外科重症监护	(213)
	第一节 概述	(213)
	第二节 呼吸功能的监测和治疗	(215)
	第三节 血流动力学的监测和调控	(219)
	第四节 其他器官功能的监测和治疗	(222)
第15章	多器官功能障碍综合征患者的护理	(224)
	第一节 概述	(224)
	第二节 急性肾衰竭	(225)
	第三节 急性呼吸窘迫综合征	(227)
	第四节 应激性溃疡	(229)
第16章	器官移植患者的护理	(231)
	第一节 概述	(231)
	第二节 肾移植	(232)
	第三节 肝移植	(234)
第17章	肿瘤患者的护理	(237)
第18章	颅脑疾病患者的护理	(247)
	第一节 颅内压增高	(247)
	第二节 急性脑疝	(250)
	第三节 颅脑损伤	(251)
	第四节 颅内动脉瘤	(254)
	第五节 颅内肿瘤	(256)
第19章	甲状腺疾病患者的护理	(260)
	第一节 甲状腺功能亢进的外科治疗	(260)
	第二节 甲状腺癌	(263)
	第三节 原发性甲状旁腺功能亢进	(265)
第20章	乳腺癌患者的护理	(268)
第21章	胸部创伤患者的护理	(273)
	第一节 概述	(273)
	第二节 肋骨骨折	(274)
	第三节 气胸	(276)
	第四节 血胸	(278)
	第五节 心脏损伤	(279)
	第六节 创伤性窒息	(280)
第22章	食管癌患者的护理	(283)
第23章	肺癌患者的护理	(289)

第 24 章	纵隔疾病患者的护理	(299)
第一节	概述	(299)
第二节	纵隔肿瘤	(299)
第三节	重症肌无力的治疗	(303)
第四节	护理	(304)

第 25 章	心血管病介入性诊疗技术及护理	(307)
第一节	心导管检查与心血管造影术	(307)
第二节	心肌活检术	(309)
第三节	心内电生理检查和心导管射频消融治疗	(310)
第四节	人工心脏起搏器安置术	(311)
第五节	经皮冠状动脉介入治疗	(313)
第六节	经皮二尖瓣球囊成形术	(316)
第七节	经皮肺动脉瓣球囊成形术	(316)
第八节	先天性心血管病心导管介入治疗	(317)
第九节	外周血管病的介入治疗	(319)
第十节	主动脉内球囊反搏术	(321)

第 26 章	先天性心脏病外科治疗患者的护理	(323)
第一节	先天性心脏病总论	(323)
第二节	动脉导管未闭	(323)
第三节	房间隔缺损	(325)
第四节	室间隔缺损	(326)
第五节	法洛四联症	(327)
第六节	复杂先天性心脏病	(329)

第 27 章	后天性心脏病外科治疗患者的护理	(331)
第一节	冠状动脉旁路移植术后护理	(331)
第二节	心脏瓣膜病围术期护理	(338)

第 28 章	腹部损伤患者的护理	(342)
第一节	概述	(342)
第二节	常见内脏损伤的特点及处理	(344)

第 29 章	胃肠疾病患者的护理	(347)
第一节	胃、十二指肠溃疡的外科治疗	(347)
第二节	胃癌	(351)
第三节	急性出血性肠炎	(352)
第四节	肠梗阻	(353)
第五节	肠瘘	(357)
第六节	结、直肠癌	(363)

第 30 章	肝胆胰疾病患者的护理	(372)
第一节	胆道感染	(372)
第二节	胆石病	(375)
第三节	原发性肝癌	(379)

第四节	原发性硬化性胆管炎	(386)
第五节	胰腺癌和壶腹部周围癌	(387)
第六节	胰岛素瘤	(392)

第 31 章　肝门静脉高压症患者的护理 (396)

第 32 章　血管外科患者的护理 (399)
- 第一节　动脉硬化性闭塞症 (399)
- 第二节　动脉栓塞 (402)
- 第三节　深静脉血栓形成 (405)
- 第四节　胸腹主动脉瘤 (407)

第 33 章　泌尿系统损伤患者的护理 (415)
- 第一节　尿道损伤 (415)
- 第二节　肾损伤 (418)

第 34 章　尿石症患者的护理 (422)
- 第一节　概述 (422)
- 第二节　上尿路结石 (423)
- 第三节　下尿路结石 (425)

第 35 章　泌尿系统结核患者的护理 (427)

第 36 章　前列腺增生患者的护理 (432)

第 37 章　泌尿、男性生殖系统肿瘤患者的护理 (435)
- 第一节　肾肿瘤 (435)
- 第二节　输尿管肿瘤 (437)
- 第三节　膀胱癌 (440)
- 第四节　前列腺癌 (443)

第 38 章　肾上腺疾病患者的护理 (446)
- 第一节　儿茶酚胺症 (446)
- 第二节　原发性醛固酮增多症 (448)

第 39 章　骨与关节创伤患者的护理 (451)
- 第一节　股骨颈骨折 (451)
- 第二节　脊柱骨折与脊髓损伤 (453)
- 第三节　骨盆骨折 (456)
- 第四节　膝关节半月板损伤 (460)

第 40 章　关节置换术患者的护理 (463)
- 第一节　人工髋关节置换术 (463)
- 第二节　人工膝关节置换术 (465)

第 41 章　骨感染性疾病患者的护理 (468)
- 第一节　急性化脓性骨髓炎 (468)
- 第二节　慢性骨髓炎 (471)
- 第三节　脊柱结核 (473)

第 42 章　腰腿痛和颈肩痛患者的护理 (478)
- 第一节　腰椎间盘突出症 (478)

第二节　颈椎病 …………………………………………………………………………（480）
第43章　骨肿瘤患者的护理 ………………………………………………………………（485）
　　第一节　骨巨细胞瘤 ……………………………………………………………………（485）
　　第二节　骨肉瘤 …………………………………………………………………………（486）

附录 ……………………………………………………………………………………………（490）
　　附录A　高级卫生专业技术资格考试大纲（外科护理学专业——副高级）…………（490）
　　附录B　高级卫生专业技术资格考试大纲（外科护理学专业——正高级）…………（492）

《外科护理学高级教程》网络练习题及答案 ……………………………………………（494）

第一篇 护理学总论

第1章

护理管理

人类的管理活动源远流长,但是管理学的出现是近100年的事情。护理管理学是管理科学在护理管理事业中的具体应用,通过对管理的含义、内容、方式以及管理活动规律的系统研究,实现对医院护理工作的有效管理。合格的护理管理必须掌握护理管理科学规律,了解当今国际先进的管理理论和方法,提高管理能力和水平,在管理实践中不断探索和创新,建立完善的适合我国医院工作实际的护理管理理论和方法。

第一节 基本概念

一、管理与管理学

1. 管理与管理学的概念 管理(management)是管理者通过计划、组织、人事、领导、控制等各项职能工作,合理有效利用和协调组织管理所拥有的资源要素,与被管理者共同实现组织目标的过程。要准确理解这一概念,需要明确以下几点:管理的对象是组织管理者所拥有的资源,包括人、财、物、信息、空间和时间6个方面,其中人是管理的主要对象,人际管理是管理的核心问题;由于时间具有不可逆性,所以时间是管理过程中最稀有、最特殊的资源;管理要解决的基本矛盾是有限的资源与相互竞争的多种目标之间的矛盾;管理是为实现组织管理目标服务的,是一个有意识、有目的的行为过程。

管理学是研究管理活动基本规律与方法的综合性应用科学。管理学发展到今天,已经形成一个庞大的管理学体系,几乎每个领域都已经形成了专门的管理学,如为医院护理管理服务的护理管理学。

2. 管理的对象 管理对象是指管理过程中管理者所作用的对象,是管理的客体,管理对象包括组织中的所有资源,其中人是组织中最重要的管理资源。

(1)人力资源:人是组织中最重要的资源,如何使人的主动性、积极性、创造性得以充分发挥,提高组织劳动生产率,是管理者面临的管理挑战。

(2)财力资源:在市场经济中,财力资源既是各种资源的价值体现,又是具有一定独立性和运动规律的特殊资源,财力资源管理目标就是通过管理者对组织财力资源的科学合理管理,做到以财生财,用有效的财力资源为组织创造更大的社会效益和经济效益。

(3)物力资源:物是人们从事社会实践活动的基础,所有组织的生存和发展都离不开物质基础,在进行组织物力管理时,管理者要遵循事物发展的客观规律,根据组织管理目标和实际情况,对各种物力资源进行最优配置和最佳的组合利用,做到物尽其用。

(4)信息资源:信息是物质属性和关系的特征,信息是医院护理管理中不可缺少的构成要素,随着信息社会的到来,广泛地收集信息、快速准确地传递处理信息、有效利用信息为管理活动服务已成为护理信息管理的重要内容。管理者应保持对信息的敏感性和具有对信息迅速做出反应的能力,并通过信息管理提高管理的有效性。

(5)时间资源:时间是运动着的物质的存在形式,物质与时间、空间与时间都是客观存在且密不可分的,管理者要善于管理和安排时间,做到在最短的时间完成更多的事情,创造更多的财富。

3.管理的方法

(1)行政方法:行政方法是指在一定的组织内部,以组织的行政权力为依据,运用行政手段,按照行政隶属关系来执行管理职能,实施管理的一种方法。行政方法的特点:有一定的强制性;具有明确的范围,只能在行政权力所能管辖的范围内起到作用;不平等性。

(2)经济方法:经济方法是指以人们的物质利益需要为基础,按照客观经济规律的要求,运用各种物质利益手段来执行管理职能,实现管理目标的方法。经济方法的特点:利益性、交换性、关联性。

(3)教育方法:教育是按照一定的目的、要求对受教育者从德智体诸多方面施加影响,使受教育者改变行为的一种有计划的活动。教育方法的特点:教育是一个缓慢的过程;教育是一个互动的过程;教育形式的多样性。

(4)数量分析方法:数量分析方法是建立在现代系统论、信息论、控制论等科学基础上的一系列数量分析、决策方法。数量分析方法的特点:模型化、客观性强。

4.管理者的角色

(1)人际角色:包括头面人物的角色,是象征性的首脑,必须履行法律性或社交性的例行义务;领导者的角色,负责激励和指导下属;联络者的角色,与外部能够提供好处和信息的人保持接触和联系网络。

(2)信息传递角色:包括监控者、传播者、发言人的角色,所有管理者在某种程度上都要从其他组织或机构接受或收集一些信息,这种活动最典型的是通过阅读杂志和与别人交谈来了解公众需求的变化、竞争者可能在做什么计划等,这是监控者角色,管理者也会像导体一样给组织成员传送信息,这是信息发送者的角色;当管理者代表组织与外界交往时,扮演的是发言人的角色。

(3)决策角色:在企业家角色中,管理者激发并监督能改善组织绩效的新项目;作为混乱处理者,管理者对事先未预测到的问题采取正确的行动;作为资源分配者,管理者负责分配人力、物力和财力资源,作为谈判者,他们与其他部门协商和谈判,为自己的部门争取好处。

5.管理的职能 管理的职能,也就是管理的作用或功能,包括计划、组织、领导、人力资源管理、控制5个方面。

(1)计划:计划是为实现组织的管理目标而对未来行动方案做出选择和安排的工作过程,具体就是确定做什么,为什么做,什么人去做,什么时间做,在什么地点去做和怎样去做,好的计划可以促进和保证管理人员在工作中开展有效的管理,有助于将预期目标变成现实。

(2)组织:组织职能的主要内容包括组织的结构设计、人员配备、医院护理管理的规划与变动、医院护理管理授权等。组织是分配和安排医院护理管理成员之间的工作、权利和资源、实现医院护理管理目标的过程。组织职能使医院护理管理当中的各种关系结构化,从而保证计划得以实施。

(3)领导:领导是指导和督促组织成员去完成任务的一项管理职能,护理管理的领导职能就是管理者带领和指挥护理人员同心协力实现组织目标的过程,领导工作成功的关键在于创造和保持一个良好的工作环境,激励下属努力工作,提高组织工作效率。

(4)人力资源管理:人力资源管理职能是指管理者根据组织管理内部的人力资源供求状况所进行的人员选择、使用、评价、培训的活动过程,目的是保证组织任务的顺利完成。

(5)控制:控制是为实现组织目标,管理者对被管理者的行为活动进行的规范、监督、调整等管理的过程。控制职能与计划职能密不可分,计划是控制的前提,它为控制提供了目标和标准;控制是实现计划的手段,没有控制,计划就不能顺利实现。

二、护理管理

1.护理管理的概念 世界卫生组织医院和护理管理专家委员会认为:护理管理是为提高人类健康水平,系统地发挥护士的潜在能力及有关人员或设备、环境及社会活动作用的过程。

美国护理专家吉利斯认为,护理管理若能具备规划、组织、领导、控制的能力,对人力、财力、物力、时间能做最经济有效的运用,就能达到最高效率并收到最大效果。

护理管理是以提高护理质量和工作效率为主要目的的活动过程。管理中要对护理工作的诸多要素进行科学的计划、组织、领导、控制、协调，以便使护理系统实现最优运转，为服务对象提供最优的护理服务。护理管理学是管理科学在护理管理工作中的具体应用，是在结合护理工作特点的基础上，研究医院护理管理活动的基本规律和方法的一门科学，已经为越来越多的专家、学者和管理人员所接受，对医院护理管理实践具有积极的指导作用。

2. 护理管理者的角色 大多数医院的护理管理体制包括护理部主任、总护士长、护士长三级管理或总护士长、护士长两级管理体制。护士长是医院护理管理最基层的管理者，是病房或护理单元工作的具体护理管理者，在医院护理管理中扮演重要角色。

（1）联络者：护士长在工作中需要不断地与护理人员、上级护理管理者、医师、其他医技人员等进行沟通，保证创造一个良好的工作场所和利于患者治疗康复的环境。

（2）代表者：在处理行政、业务工作中，护士长代表病房参加各种会议，接待来访者等。

（3）监督者：护士长有责任对病房的各项护理活动与资料进行监督，促进各项护理活动顺利进行。

（4）传达和宣传者：护士长要主持各种会议，将上级的文件、指令、命令和政策精神等传达给护理人员，宣传有关的方针、规定及有关护理知识等。

（5）护、患代言人：护士长应维护护理人员群体利益，代表护理人员与其他医务人员协商业务工作，与行政后勤部门协商保护护理人员的权益。护士长还须代表患者反映其要求，与相关人员联络沟通，以解决患者的问题，满足他们的健康需求。

（6）计划者：护士长要规划病房护理业务工作，制订年度、季和月工作计划，提出工作改进方案，促进护理质量的提高。

（7）冲突处理者：护士长有责任协调病房人员之间的冲突和矛盾，通过双方协商、劝告、解释说明等管理手段，使双方相互理解，求同存异，维持部门工作氛围的团结和谐。

（8）资源调配者：护士长负责病房资源的合理分配和有效利用，包括合理有效的护理人力资源组合、保证各班次的护理人力能够满足病房护理工作需要，对科室医疗仪器、设备、办公用品等消耗性物质的计划、申请、领取、保管、维修和报废，保证临床医疗护理工作的正常运转。

（9）协商谈判者：护士长的管理工作需要与有关部门人员进行正式、非正式的协商和谈判。如向上级申请调整护理人员，增添医疗仪器设备等。

（10）教育者：病房是患者健康教育最直接的场所，护士长有责任对自己本单元的护理人员进行教育，不断提高护理人员的素质，是护理人员、进修护士、护士学生在护理业务技术方面的指导者和教育者；同时要安排科室护理人员开展病人健康教育项目，对患者及其家属进行护理指导、健康教育。

（11）变革者：护士长是医院临床第一线的管理者，有着丰富的基层护理管理经验，最能发现护理管理上的问题，对病房护理管理有一定的权威性。护士长在病房护理的服务模式上有较大的自主权，可以大胆变革、创新，提高护理服务质量。

第二节 相 关 理 论

一、古典管理理论

1. 泰勒的科学管理理论 美国的佛雷德里可·泰勒（Frederick Taylor）是科学管理学派奠基人。在产业革命以后，改进工厂的管理、提高效率、解决劳资双方的矛盾是管理学家迫切需要解决的问题。泰勒在科学管理理论上的主要贡献是：有关工作定额方面的时间与动作研究；有关工作能力与工作相适应的人员合理适用研究；有关提高工作效率的工具标准化研究；有关劳资方面的工资制度的研究；有关组织方面的计划与执行部门、职能部门的研究。

泰勒虽然运用时间研究以及根据科学的方法对工作进行甄选、训练及培养，使得工作成果增加，但是他的管理过程过分强调工作场所及方法，而忽略了组织整体。同时，也由于他高估薪酬对工人的重要性，而忽略了组织中社会满足的重要性，因此引起劳工组织激烈的反对。因为他们认为科学管理的方法使工人犹如机器般工作，奖金又迫使工人必须保持高水准的绩效，而生产力增加的成果对业主的利益大于雇工。不过，无论其缺点如何，不可否认科学管理是管理工作科学化、系统化的开端，是管理理论发展史上的重要里程碑。科学管理理论在护理管理中的应用如下。

(1)以科学的研究方法对各项护理业务的改进进行探讨。

(2)各阶层的护理管理者有其特定的职责,各班护理人员也有固定的角色与功能,护士长负责护理单元业务的统筹、规划、控制等事宜。

(3)进行护理人员的甄选、分配、训练和再教育。

(4)部分护理工作标准化。

(5)护理管理人员的管理、领导能力训练。

(6)建立奖励制度和绩效考核。

2. 法约尔的管理过程理论　与科学管理理论并肩而行的另一管理理论是管理过程理论。它不同于科学管理学派的标准化、制度化,而是探讨如何使管理过程合理有效等问题,法约尔是此学派中的代表人物。

法约尔曾撰写《一般与工业管理》一书,书中指出管理过程可分为规划(planning)、组织(organization)、指挥(command)、协调(coordination)及控制(control)5项功能,并提出如下14项管理原则:

(1)合理的分工。

(2)权责的对应。

(3)严明的纪律。

(4)统一指挥。

(5)目标与计划一致。

(6)集体利益重于个人利益。

(7)公平合理的奖酬原则。

(8)权力应予以集中。

(9)良好的等级系统状态。

(10)良好的工作秩序。

(11)对雇员一视同仁。

(12)人员的相对稳定。

(13)鼓励和发展下属。

(14)养成团体意识与合作精神。

法约尔对管理过程的职能划分,为近代管理学科的研究提供了理论的框架,也为现代的管理科学理论体系的形成奠定了牢固的基础。其一般性管理理论的提出,扩展了管理理论的领域,为社会各种组织的管理活动提供了科学依据。

管理过程理论在护理管理中的应用:①强调护理管理者必须负责本单位内各项工作的规划、组织、领导、协调与控制等事宜;②有正式的护理管理组织,每一阶层有其职责,每一员工有一主管,每人的权利与责任对等,并将工作进行分工,护理部主任是最高的护理主管,各单位都朝着护理部的目标努力;③护理部及各单位都设有奖惩方法,强调奖罚分明,并设有留任措施,以减少护理人员的流动;④护理工作是团队的工作,所以强调团队的合作;⑤有一套固定的员工薪资办法,使员工的薪酬公平化;⑥通过制订护理技术手册,使护理技术一致化,并成为正式的工作说明单。

3. 韦伯的行政组织理论　韦伯在古典管理组织上的最大贡献是在他的代表作《社会理论与经济组织》一书中提出的"理想的行政组织模式"理论,该模式具有以下特点:

(1)明确的组织分工,即每一职位都应有明确规定的权利和义务。

(2)自上而下的等级体系,即应按照等级原则建立权职指挥系统。

(3)合理任用人员,即任用人员完全要通过职务的要求,经过考核和教育训练来执行。

(4)建立职业性的管理人员制度,即管理人员应有固定的薪酬和明文规定的升迁制度,并作为一种职业人员去对待。

(5)建立严格的、不受各种因素影响的规则和纪律。

(6)建立理性的行动准则,即人与人之间的关系只有职位的区别,不应受个人情感的影响,人与人之间应具有一种不偏不倚的态度。

二、行为科学理论

1. 弗莱特的管理理论　弗莱特是美国管理学家,其观点主要集中在她的《新国家》《创造性的经验》等著作中,其内容可归纳为四点:通过利益的结合去减少冲突;变服从个人权力为遵循形式规律;通过协作和控制去达到目标;领导应以领导的拥护者的相互影响为基础。

2. 孟斯特伯格的工业心理学理论　孟斯特伯格是德国人,他在管理方面的最大贡献是首先把心理学知识与测试方法应用于工商管理的实践中,他批评过去的管理者只注重人的体力与技能,却忽视了人的智力与心理状态,这实质上是一个严重的错误,他认为人员选用的同时就应该考虑到"职业要求"和"个人心智",并用测验方法加以确定。他在《心理学与工业效率》一书中,明确指出了实践心理学应系统地应用在人员的选用上,其目的是要发现:

(1)如何使每个人的心理特征适合于他的工作。

(2)什么样的心理状态下能使每个人达到最高

效率。

(3)什么方法的刺激才能诱导人们去达到最满意的产量和最高的效率。

3. 梅奥的人际关系理论 梅奥在他所著的《工业文明中的人类问题》一书中,首次提出了"人际关系的思想",主要内容可归纳为以下4个方面:

(1)以前的管理把人视为"经纪人",认为金钱是刺激积极性的唯一动力,而霍桑试验证明人是"社会人",是受社会和心理因素影响的。

(2)以前的管理认为生产效率主要受工作方法和条件的限制,而霍桑试验证明生产的效率主要取决于工人的积极性、职工的家庭和社会生活及组织内部人与人之间的关系。

(3)以前的管理只注重管理组织机构、职能划分及规章制度的建立,而霍桑试验发现除了正式的团体和组织外,职工中还存在各种非正式的小团体,并且这种无形的组织有它的情感影响力,能左右其成员的行为活动。

(4)以前的管理只强调管理的强制作用,而霍桑试验发现新型有效的领导,应该是提高职工的满足感、善于倾听和沟通工人的意见,使人们的情感和需要发生转变。

4. 马斯洛的人类需要层次理论 马斯洛提出人有五种需要,是依次要求、依次满足、递级上升的五个层次,这五种需要是:①生理的需要;②安全的需要;③社会交往(爱和所属)的需要;④自尊和受人尊重的需要;⑤自我实现的需要。当需要未被满足时,就可以成为激励的起点,马斯洛的人类需要层次论为研究人类行为的产生和发展规律奠定了基础,在国内外管理中得到了广泛的应用。

5. 路因的人类行为领域 路因主张一个员工的行为受到员工的性格、工作群体的结构以及工作场所的工作气氛三者互动的影响。其主要观点如下:

(1)群体是一种非正式组织,是处于相对平衡状态的一种"力场",群体行为就是各种相互影响的力的结合,这些力也修正个人行为。

(2)群体形成有从属的目标。

(3)群体的内聚力,即群体对每一成员的吸引程度。他可用每个成员对群体的忠诚、责任感、对外来攻击的防御、友谊和志趣相投等态度来说明。

(4)群体有本身的规范。

(5)群体的结构。在非正式群体中,包括正式成员、非正式成员、领导成员和孤立者,其中领导成员重视保持群体的团结及组织结构。

(6)群体领导方式有3种,即专制的、民主的、自由放任的,各有不同效果。

(7)群体的领导者要创造条件促使参加者做出贡献。

(8)群体中的团结、消除紧张、同意、提建议、确定方向、征求意见、不同意、造成紧张、对立等行为。

(9)基本团队趋向于规模较小,以便成员间相互交往的团队。

三、现代管理理论

1. 管理科学学派 管理科学在狭义上是指制订数学和统计模型,并通过计算机应用于管理,使管理工作中大量的数字筹算、统计、决策、检索及大型复杂的控制等问题简单化,降低不确定性,不仅节省人力、物力,而且提高了精确度。

管理科学学派具有这样的特征:①以决策为主要着眼点,通过数学分析求得最优决策;②以经济效果标准作为评价的依据;③依靠数学模型和计算机作为处理和解决问题的方法和手段。

2. 系统管理学派 系统管理学派提倡将管理的对象视为系统,从系统的整体性出发进行管理活动。系统管理学派的主要观点如下:

(1)管理系统是一个由人、财、物、信息等要素构成的有机整体,各要素之间相互影响、相互作用,领导人员的责任在于保持各要素间的动态平衡和相对稳定。

(2)管理系统是一个开放式系统,与外界环境有着密切的联系,管理人员在制订计划时应考虑市场、服务和盈利。

(3)管理系统是一个输入、输出系统,输入的是人力、物质、信息和时间等要素,输出的是产品、服务和盈利。

系统理论为护理管理人员提供了一种独到的见解,打开了新的思想领域,在护理上应用很广泛,护理组织系统内的人员组成、层级结构、职务权责的分界,以及各种护理活动,如:使用护理计划、病人分类、人力规划、排班、护理品质改进等都是系统理论的应用。

第三节 进 展

一、人力资源管理

在所有的管理对象中,人是首要的因素,员工的素质和行为表现是实现组织目标的关键,人才便是资本。护理人力资源是以促进疾病康复,提高全体人民的健康水平,延长寿命为目标的国家卫生计划所需要的一种人力资源,他们是受过不同的护理职业培训,能够根据病人的需求而提供护理服务、贡献自己才能和智慧的人,包括已经在卫生服务场所工作的护理人员,正在接受教育和培训、达到一定的学历或技术水平后能提供卫生服务的人员。

(一)我国护理人力资源现状

1. 护理人力资源总量及分布 据国家卫生和计划生育委员会2015年统计,我国现有卫生机构数量为98.35万个,医院27 587个,床位533.1万张。现有卫生技术人员800.8万人,其中执业医师303.9万人,注册护士324.1万人,注册护士占卫生技术人员总数的40.5%,医护比为1:1.06。与2007年相比,注册护士增加了177.1万人。至2016年每千人口注册护士数由2007年的1.12人增加到2.54人。到2016年底全国医院共有注册护士350.7万人,占医院卫技人员总数的42%,比2010年增长了71.2%。尽管近年护士数量已经有了较大提高,但仍没有达到《医院管理评价指南(2008年版)》要求的医院护士至少占卫生部统计人员50%的比例。

2015年的统计数据还显示,护理人力资源分布地区差异较大,东部及中心城市,如上海、北京、天津、广东、江苏、浙江等地区的护理人力资源数量及指标相对较高,而西部和边远地区数量及指标较差。城乡分布差异也很大,我国80%的人口在农村,而截至2015年底,全国58.1万个行政村的卫生室人员只有144.8万人,其中执业(助理)医师31.0万人,注册护士10.6万人,乡村医生96.3万人。平均每个村的卫生室人员数量为2.26人。

2. 护理人力资源结构状况

(1)年龄结构:据相关统计数据显示,我国护士年龄因职业特点普遍比较年轻,主要分布在20~45岁。随着年龄的增长护士的流失率也在增长。

(2)职称结构:2005年时的统计显示全国护理人员中护士与护师数量占注册护士总数的68.1%,主管护师、副主任护师、主任护师的数量分别为30.3%、1.2%、0.4%。而从2015年各地发表的统计数据初步估计,该数据中护士与护师数量的占比有所增加,在82%~86%,而高级职称人数虽有增加但数量仍然偏少,约占4.7%。

(3)学历结构:2005年时的统计显示我国护理人员学历普遍较低,以中专学历为主,其中具有大专学历者占31.8%,而中专学历者占57.5%。目前该数量已有很大改观,至2015年国家卫计委统计我国护士中具有大专以上学历的总数已经达到62.5%,但具有本科和研究生学历的护士的数量仍不多。

(4)性别结构:女性比例占绝对优势,男性比例极低。

3. 护理人力资源培训现状 我国的护理高等教育起步较晚,1983年恢复本科教育,1990年第二军医大学率先在国内开始培养护理学硕士研究生,2007年护理学硕士招生院校为58所,招生人数428名,受过高等教育的人还很少,与发达国家相比有很大的差距。据不完全统计,我国目前有570余所中高等院校培养护理专业人才,有19所高等医学院开设了护理本科教育,7所开设了护理硕士点,还有50余所开设了护理进修大专班。

目前,我国护理继续教育的作用和地位越来越受到重视,卫生部曾颁发了《继续护理教育暂行规定》和《继续护理教育学历授予试行办法》,对继续护理教育的内容、时间、对象都做了详细的阐述。但目前我国护理继续教育还未能很好地落实,很多医院还是采取临时讲课、短期培训的方式为主,未形成目标明确、阶段性的教育模式,需要进一步的规范和完善。

我国专业护士的发展还处在初级阶段,虽然近几年专业护士培训发展迅速,北京(直辖市)、江苏、广东等省已开设了不同专业的专科护士培训班,但是与发达国家相比还存在着很大的差距。美国高级实践护士(advanced practice nurse,APN)发展迅速,美国的APN占护士总数的7%,日本从1993年引进美国临床护理专家(clinical nurse specialist,CNS)和专科护士培训制度,并发展迅速,现已有13个专科护理领域。

(二)护理人员的编配

护理人力资源管理就是对护理人员进行有效

选择、安置、考评、培训和开发,使之能达到岗位和组织的要求,而人力资源管理的目的就是根据医院的结构、目标、护理模式,给予每个护理单元、每个班次足够的、高质量的护理人员。护理人员编配,是指对护理人员进行有效恰当的选择,以充实组织结构中所规定的各项职务,完成各项护理任务。人员编制是否合理,比例是否适合,直接影响到工作效率、护理质量、服务水平和成本消耗,甚至影响护理人员的流动及流失率。因此,护理管理者要在有限的内部经费限制下,合理配置护理人员,最大限度地满足病人需要。

1. 编配原则　护理人员编配除了遵循人员管理的基本要求,还应该遵守以下原则。

(1)以病人为中心:医院护理工作的目标是为病人提供最佳的整体护理。因此,配置护理人员的数量、结构等应满足病人的护理需要,即有利于护理目标的实现,并结合医院情况和护理工作的科学性、社会性和持续性等特点,进行全面安排。

(2)结构合理:护理人员编配不仅要考虑数量,而且要考虑人员群体的结构比例。护理队伍中,高、中、初级专业技术职务人员,老、中、青不同资历人员,护士与护理员,临床护理与教学、科研人员等,都应有合理的比例。只有合理编设不同数量和不同层次结构的护理人员,才能优化人才组织结构,做到不同个性、智能、素质特长优势互补,从而充分发挥个人潜能,以最少的投入达到最大效益。

(3)能级对应:即按照工作职能编制人员,使护理人员的资历、级别等与之相适应。由于各级医院及医院各科室的性质、规模不同,服务对象的数量和层次不同,护理人员编制标准也就不同。如普通病房从事护理技术操作的以初级护理人员为主,而重症监护病房则需要配备较多高学历、实践能力较强、专科知识扎实、有临床护理经验的护理人员。选择合适的人去担任所规定的各项任务,做到人员的资历、能力、素质与所担负的固定职务相适应,才能提高护理工作的质量和运转速度。

(4)控制成本:护理人员的配置不仅要根据病人和护理工作的需要,同时也要参照医院的经济效应。护理管理者应考虑预算中的人事费用,制订合理的人员编制,较大限度地发挥人力资源的效能,减少成本。

(5)动态调整:护理专业的发展,服务对象的变化,医院在体制、制度、机构等方面的不断变革,客观上对人员编制的动态管理提出了要求。护理管理者应根据实际情况,不断进行人员动态调整,包括引进新的护理人员,重视和落实在编人员的继续教育,从而在人事工作上发挥对护理人员的筛选、调配、选用、培养的作用,为配合医院总体发展,提供护理人员编配的决策性建议。

2. 护理人员的编配方法

(1)国内护理人力配置方法

①宏观卫生人力资源配置的预测方法:目前我国宏观的卫生人力资源配置的研究方法是以医生人数为主要研究对象,护士数量则通过医护比例来确定。《综合医院组织编制原则试行草案》规定,临床医护比为1:2,卫护比为1:0.5。宏观配置方法不能直接计算出应配置的护理人员数量,必须由医生数间接计算,并受医生数结果的影响,随着社会的发展对护理人员的需要及要求的变化,此方法早已不再适应现代护理模式的要求。

②床护比计算法:目前,国内的大多数医院仍然在采用卫生部1978年颁布的《关于县及县以上综合性医院组织编制原则(试行)草案》进行配置,即医院500张床位以上,床护比1:(0.58~0.61);300~500张床位,1:(0.50~0.52);<300张床位,1:(0.40~0.46);临床平均床护比为1:0.4。该计算方法没有考虑到医院或科室之间床位使用率、工作量大小,以及病人病情严重程度的不同,已不再适应医院护理人员需求的新局面。

③护理工作量测定配置法:护理工作量测定法是在准确测定护理工时的基础上运用公式计算,合理配置护理人力资源的方法。护理人力的计算公式为:

护士人数=(病房床位数×床位使用率×平均护理时数)×(1+机动系数)/每名护士每天工作时间;平均护理时数=各级患者护理时数总和/该病房患者总数;床位使用率=占用床位数/开放床位数;每名护士平均每日工作时间应去除每周公休时间。

护理工作量的测定方法:护理工作量包括直接护理时间和间接护理时间,直接护理时间是护士每日直接为病人提供服务的护理活动,如晨间护理、输液、输血等;间接护理时间是护士为直接护理服务所准备的项目,以及沟通协调工作(包括会议、交接班、书写记录)所需要的护理活动,如参加医生查房、处理医嘱、领药等。

此外,护理工作量测定方法还包括按患者日常生活自理能力等级测定法、按护理级别测定法、按患者照顾需要分类测定法等。

目前我国护理工作者对护理工作量的测量方法做了很多研究,但是还没有一个公认的可靠的测量方法,且工时测定只测量了我们所做的而不是我们应该做的,还是有一定的缺陷,测量结果应做到标准化、计算机化;测量结果应在医院的各个科室之间或在全国范围内的各医院之间进行比较。

(2)国外护理人力配置方法:关于护理人力资源配置的相关研究,国外起始于20世纪50年代,目前已趋于成熟。

①宏观护理人力资源配置的预测方法:如北爱尔兰卫生部和社会服务系统运用护理人力资源数据库和护理计划聘用护士,不断评价和测算护理人员在岗与离职情况,并用图表显示各种比例,以便动态调整。

②国外微观护理人力资源的配置方法如下。

PRN信息管理方法:PRN(project of research in nursing,护理科研项目)起源于加拿大,是一种医院护理体系信息管理系统,目前被许多国家广泛应用,该方法通过累加每名患者每日所需每项护理工作的时间,得出每名患者每日所需的直接护理和间接护理时间总和,用来指导护理人员的配置。

患者分类系统配置(patient classification system,PCS):是北美护理工作量的主要测量方法,该方法对患者在特定时间内所需求的护理等级进行分类,再根据各类情况分配工作、预估经费、计算人力等。该方法包括原型分类法、患者分类量表法、因素分类法等,这些方法的应用有效利用了护理人力资源,提高了护理效率。

治疗性干预评分系统(therapeutic intervention scoring system,TISS):该系统1974年由麻省医院建立,于1983年更新并被应用于重症监护病房,它被用来判断疾病的严重程度、评估病床的使用和需求及确定护患比。通过为患者接受的干预行为打分来判断病情严重程度,再根据分值将患者分类(Ⅰ类≤10分,Ⅳ类≥40分)。该系统的优点在于,所搜集的干预措施很容易被床旁护士识别,是评估监护室患者护理需求的有效手段,但它的分值是与医疗项目密切关联,所以使用范围不广。

应用计算机技术进行配置:美国的Medicus Systems计算机公司编制的医疗软件在美国被广泛应用于护理人力资源的配置,它根据护理患者的工作量需求安排护理人员在班数。该方法在一些发达国家和地区实施情况证明它能够科学合理地配置护理人力资源,避免人员紧缺和浪费,是一种有效的人力资源配置方法。

【例】 二级与三级综合性医院护理人力资源的配置研究

2005年7月,中华人民共和国卫生部颁布了《中国护理事业发展规划纲要(2005—2010)》(简称《纲要》),《纲要》强调,护士队伍建设亟待进一步加强。医疗机构临床护理岗位的护士数量不足,提出了要增加临床一线护士总量,实现护理人力资源的合理配置。根据《纲要》的要求,上海市确定了二级与三级综合性医院护理人力资源配置专项研究课题,根据诊疗技术的发展和临床护理工作的实际需要,设置护理岗位,制订医院护士配置标准,为合理制订护理人力资源配置标准提供科学的理论依据。

1. 对象与方法

(1)研究对象:本次研究时间为2005年7月至2006年12月,研究分两个阶段进行。第一阶段研究:采用分层随机抽样法在上海市抽取34所二级与三级综合性医院进行现况调查。第二阶段研究:采用分层随机抽样法在上海市抽取40所二级与三级综合性医院作为研究对象。对上述医院进行现况调查,内容包括医院护士和床位的总体配置情况和个别护理单元的配置情况。从第二阶段抽取的40所医院中选择10所医院进行为期1周的"护理项目工时测算",用于护理人力资源配置数量的计算。

(2)研究方法

专家咨询:两个阶段研究所使用的调查问卷和护理项目工时测算表,均在阅读文献的基础上使用头脑风暴法自行设计,由专家咨询确定表格,对其进行信度和效度分析,调查问卷克朗巴哈系数为0.827 67,被咨询专家权威系数C为0.88。

问卷调查第一阶段研究:针对34所医院不同层次人员发放5种调查问卷,调查的对象包括医院行政管理人员、护理部主任、护士长、临床一线护理人员、患者家庭等;调查的内容有护理人员数量与现有配置情况,护理人员的学历结构、职称结构,护理工作主要问题与需求等。共发放问卷4826份,回收4768份,回收率为98.80%,有效问卷4704份,有效率为98.66%。第二阶段研究:针对40所选定医院护理管理人员发放5类调查问卷(综合问卷、门诊问卷、急诊问卷、手术室问卷、消毒供应室问卷)共200份,回收200份,回收率为100%;回收问卷全部有效,有效率为100%。

工时测算选定10所医院发放工时测算表格3

类(直接工时测算表、间接工时测算表、频数登记表)共160份,回收160份,回收率为100%。课题组对10所即将进行工时测定的医院负责人和调查员进行测算前培训。工时测算采用体育专用计时秒表,时间单位精确到秒(s)。10所医院同时在普通外科、骨科、神经内科、呼吸内科、重症监护病房(ICU)及精神科、妇科、儿科、五官科、急诊观察室、中心输液室、门诊换药室、门诊注射室、内科等科室展开测定,使用"一对一"跟踪测定,三班24h不间断,力求准确全面。

研究指标:①护理人员休假机动系数:机动系数又称为机动率,它是一个比值,指因正常缺勤而在一般编制人数基础上需另外增加的人数比例。根据机动系数的概念可知,机动系数=全年所有休假人数/全院护理人员全年工作日;②医院整体护理人员配置:本次研究在结果表达中使用两类数据,即实际配置数值和标准配置数值。实际配置是基于目前临床护士实际从事直接护理和间接护理工作的计算结果,未考虑配置公式中的机动系数部分(即机动系数=0)。其计算使用:科室护士实际配置数值=(病房床位数×床位使用率×平均护理时数)÷每名护士每天工作时间(每天工作5.71 h)。标准配置是考虑护理人员的事假、产假、病假、节日长假、脱产教学等实际缺勤情况的计算结果,在计算过程中考虑机动系数(即机动数=0.079)。计算公式为:科室护士标准配置数值=实际配置数值×(1+机动系数)。

统计学处理:使用EpiData 3.0、SPSS 12.0和Excel 2003中文版软件,建立数据库,将全部调查问卷和工时测定表格数据录入。

2. 结果

(1)机动系数:本研究第二阶段调查了40所医院2005年度护理人员不在岗情况(双休日休息不在其内)。由公式计算40所医院机动系数并进行相关分析,结果为护理人员休假机动系数均数为0.079,标准差为0.003 95,95%参考值范围为0.071~0.087。

(2)配置结果:经过两个阶段的调查研究,我们将现况调查和护理项目工时测定数据整合、汇总,根据护理人员配置公式,计算出了不同级别医院内外科、重症监护护理单元护理人员配置的床护比数值。

①普通病房配置:普通病房是住院患者接受治疗、护理的场所,也是医护人员开展临床科研、教学的场所,它是医院的基本组成单位。主要包括内科病房(呼吸内科、心血管内科、消化内科、血液内科等科室)和外科病房(普通外科、心胸外科、泌尿外科、骨科、神经外科等科室)。根据实际配置公式计算,结果见表1-1;根据标准配置公式计算,结果见表1-2。

②医院整体护理人员配置:应用以上配置方法分别形成监护病房、急诊、门诊、手术室、消毒供应室等5个单元的配置模型,并且综合以上各单元护理人力资源实际配置数值和标准配置数值,得出综合性医院整体护理人力资源配置模型,见表1-3。

(三)护理人员的排班

排班是指护理管理者根据人员管理和工作的计划,以每天及每班为基础,分配护理人员的过程。为了达到工作的最大效能、为病人提供最佳的服务,护理管理者必须根据护理模式、护理工作任务、护理人员的数量、职称,合理安排人力,否则会导致病人需求与护理人员数量不平衡。护理是24h不间断的,护理人员必须轮流在不同的时间上班,包括晚班及节假日上班,这样就会造成护理人员生理时钟、日常生活、社交活动的改变,甚至影响护理人员的健康及工作的质量。护理人员常抱怨轮班后出现睡眠紊乱、食欲缺乏、烦躁、疲倦及对疾病的抵抗力降低等生理方面的改变,以致在工作中反应迟钝、工作效率降低,甚至有可能造成给药错误、仪器操作失败及问题处理不当等错误。因此,护理管理者应实施合理排班,最大限度地减少轮班的影响,使护理人员在工作和个人生活之间达到一种平衡或和谐的状态。

表1-1 综合性医院普通病房护理人员实际配置

医院级别	实际床护比	95%参考值范围下限
三级综合医院	1:0.42	0.397 7~0.443 1
二级综合医院	1:0.40	0.380 5~0.424 1

表1-2 综合性医院普通病房护理人员标准配置

医院级别	标准床护比	95%参考值范围下限
三级综合医院	1:0.45	0.429 1～0.478 1
二级综合医院	1:0.43	0.410 6～0.457 6

表1-3 综合性医院整体护理人力资源配置模型

医院级别	平均展开床位(张)	实际配置床护比	标准配置床护比
三级综合医院	1091.60	1:0.62	1:0.67
二级综合医院	596.94	1:0.56	1:0.60

1. 排班的目标

(1) 达到以病人需要为基础的管理目标，提供持续性的照顾，使病人获得最佳的护理。

(2) 实现人力运作的最大效果，以最少的人力完成最多的工作，避免护理人员工作负担过重或闲置。

(3) 力求让每位护理人员都得到公平的待遇，至少对同一级工作人员的节假日安排有一定的原则可循。

(4) 激励护理人员专业技能的发挥，提升护理人员的满足感。

(5) 维护排班的弹性和机动性，提供应付紧急状况的排班模式，避免人力过多或不足的情形发生。

2. 排班的原则

(1) 以病人需要为中心，合理安排人力，保证护理工作的安全性、连续性。

(2) 根据护理人员的不同层次结构来排班，实现职能匹配。

(3) 让护理人员参与排班，尽量给护理人员安排喜欢的班以及给予其足够的时间安排私人事宜、学习、生活等。当病人所需照顾与护理人员需求发生冲突时，应优先考虑病人需求。

(4) 掌握工作规律，实行弹性排班，保证护理工作量与护理人力相一致，节假日备机动人员，做好应急准备。

(5) 尽量避免长期连续地工作，防止工作效率降低。

(6) 节假日可适当减少护理人员，但要确保病人得到持续的照顾。同时考虑护理人员排班的公平性，最好是假日轮流连续休息2d，其次是在一周中间连续休息2d。

(7) 避免增加护理人员的紧张度，勿将"排班"作为奖惩工具，降低护理人员的紧张度，提高工作积极性。

(8) 排班必须依据劳动法、医院及护理部的政策和规定实施。

3. 排班的影响因素 Maier rotho & Wolfe 认为影响排班的一般性因素有下列6点。

(1) 护士的不同素质：依教育程度而言，护士有职校、专科和大学毕业等。个人的经验、教育的背景、成长的历程等均影响其工作的绩效及工作的承受能力。

(2) 不同时段的工作性质：医院的护理工作是全天24h的提供，每周工作7d，白天的工作量负荷较重，需要较多的人力；晚、夜班的工作量依次减轻，需要的人力也较少。一般来说，白天、晚班、夜班的人力配置为50%、30%、20%。周六、日病人出入院减少，医生的医嘱及病人的化验、检查均减少，因此，护理工作量是周一至周五的70%或80%。

(3) 医院的政策：排班与人力的充足与否有密切的关系。然而，人力的状况与医院管理者的政策方向息息相关。例如：A 医院的政策是赚钱第一，服务第二，则人力的运作必然是以最少的人力获取最大的利润。B 医院的政策是服务第一，赚钱第二，则人力的运作会考虑到服务的品质，如医院有盈余的资金会聘用较多的护士。

(4) 排班的方法：不同的排班方法，就会产生不同的人力运用情形。例如：有传统式排班、周期性排班、每8h轮班的三班制，或每12h的轮班方式等。

(5) 护理的模式：提供护理的方式不同，则排班的方式也不相同。如功能制护理、小组护理或整体护理等不同护理模式在人力的需求或安排上各有不同。

(6)单位的特殊性:监护中心、手术室、门诊部、产房等病区均有其特殊性,因此与普通病区的排班有不同之处。

4. 排班的种类

(1)集权式排班:由护理部门的一级、二级管理者负责所有单位护理人员的排班。随着计算机的临床应用,亦可由计算机负责操作。负责人员管理的协调者要清楚每天可运用的护理人数,并根据每日护理人员或病情不同的需要而做改变,使人员运用能完全满足医院护理的需要。优点:对人员管理有全盘的了解,可随时调整各单位的人数,避免忙闲不均;节省护士长的时间,使其能处理其他的管理问题;运用一致的政策及目标,使所有的护理人员得到公平的待遇。缺点:没有顾及个人及单位的需要,影响下级人员的满意度;单位层次责任感低,不利于发挥人力所长;管理者较少参与人员的管理,容易忽视人员预算的控制。

(2)分权式排班:排班者为单位护士长,可依自己的排班计划,配合护理人员的愿望,以及病人的需要来排班,为目前最常见的排班方式。优点:排班者熟悉单位临床及护理人员的需要,能有效利用人力,表现自主力,也称有弹性;能增加护理人员管理的责任感;能较好满足护理人员的需要。缺点:护士长花过多的时间在排班的非护理性工作上;可能会造成工作人员间为得到好的班次而产生不良竞争;造成护理单位间不一致的政策;可能会成为护士长用来惩罚或奖励护理人员的工具;可利用的人力资源较少;使护理人员有较多的机会提出特殊要求;较不符合经济效益。

(3)自我排班:指病区管理者和护士共同制订工作时间安排表。优点:可增强向心力,改善主管与工作人员的合作关系,使工作人员的自觉性增强;同时护士长亦可节省排班所费的时间。缺点:排班规则不完善,易导致人力不能有效利用;护理人员的需求不易协调。

5. 排班方式

(1)传统式排班:是目前普遍采用的排班法。由护士长对护理人员的上班时间做大致上的分配,通常是以单位所使用的护理模式、护理人员数、病人数及病情等因素作为排班的依据,这种方式的好处在于它比较有规律性,也可以随时调整,管理者实施起来比较方便。缺点是缺乏弹性,人力与工作需要不能较好匹配。三八制混合排班是常见的传统式排班,即实行每日8h工作,二日夜班制,夜班后休息2d。而12h、24h多适用于产房、手术室或其他非病房科室。

(2)循环式排班:即护理人员按照重复的排班方式实施,一般是4周或6周循环1次。这种排班方式优点是:品质高、涵盖面广、稳定性佳、公平性高及成本低,且护理人员可预见自己的上班时间,因而可以及早安排自己的活动,另外护士长花在排班上的时间减少、护理人员间的冲突也减少。但是,这种排班方式有一个很明显的缺点就是没有弹性。

(3)计算机辅助的传统式排班:计算机可根据既定的排班政策及护理人员过去的排班方式来协助排班,也可帮助快速及完整地寻找过去的较好的排班表,计算护理时数及统计护理人员的夜班费。这种排班方式不但具有传统排班方式的弹性、产生高品质的排班,也可配合政策使稳定性增加,成本降低,还能减少时间的浪费。此方法多用于集权式的排班中。目前,国内已有多家医院的护理部采用电脑辅助的排班方式。

(4)自我排班:是一种由单位的护理人员共同决定后采取的以月为单位的排班过程。实施自我排班的单位,护理人员能表现出较高的自主性及工作满意度、护理人员间协调及沟通的能力增加、士气提高、能较好完成各单位预定的目标,可使离职率下降、成本降低、要求换班及怠工的情形减少。自我排班包括5个步骤:①委员会征集护士要求,提出自己要求的工作日、班次和休息日。②委员会汇总,制订出一张排班表,突出强调尚待安排的班次与休息日。③张贴公布尚待安排的班次,以便护士自愿改变工作日填补。④委员会调整排班,填补空缺的班次,在一个排班周期内,一个护士最多被调班1次。护士轮流调班,保证被调班的护士在下一排班周期之内不再被调班。⑤张贴最终病区排班表,若再有任何改动则通过护士私人间协商解决。护士长应给予护士自我排班练习的时间,先试验两三次,提出改进措施,待完成排班规则后正式实行。

(5)弹性排班方式:介于传统及循环式排班间的排班方式,由管理者根据工作的性质、病人的数量、病情,弹性调整工作时间安排的排班方式。它可以合理使用人力,提高护士积极性。

(四)护理人员的绩效考核

绩效考核是人力资源管理中的重要环节,它能给人力资源管理的各个方面提供反馈信息,是工资管理、晋升、人员使用和培训的主要依据，也是调动员工工作积极性的重要手段。绩效考核是"知人"的主要手段，而"知人"是用人的主要前提和依据，即绩效考核是护士人力资源与开发的手段、前提与依据。

1. 绩效考核的定义　绩效考核，又称人事考核、绩效评估、员工考核等，是指按照一定的标准，采用科学的方法，检查和评定员工对职务所规定的职责履行程度，以确定其工作成绩的一种有效管理方法。简而言之，是指主管或相关人员对员工的工作做系统的考核。

2. 绩效考核的功能　绩效考核有悠久的历史，古今中外都有很多记载，当今世界各国政府和企业对人员绩效考核越来越重视，主要是因为考核具有以下重要功能：

(1)控制功能：绩效考核是人力资源管理中主要的控制手段。通过考核，可以使工作过程保持合理的数量、质量、进度和协作关系，使各项管理工作能够按计划进行。对员工本人来说，也是一种控制手段，员工能明确自己的工作职能，因而能提高员工按照规章制度工作的自觉性。

(2)激励功能：通过考核，对员工的工作成绩给予肯定，使员工能够体验到对成功的满足感、对成就的自豪感，由此调动员工的积极性。

(3)标准功能：考核为各项人事管理提供了一项科学而公平的标准，管理者依据这个考核结果决定人员的晋升、奖惩、调配。这样，便可使组织形成事事按标准办事的风气，从而促进人力资源管理标准化。

(4)发展功能：考核的发展功能，主要表现在两个方面：一方面，组织可以根据考核的结果制订正确的培训计划，达到提高全体素质的目标，以推动专业的发展；另一方面，它可以发现员工的长处和特点，从而决定员工的培养方向和使用办法，充分发挥人员的长处，促进个人发展。

(5)沟通能力：考核的结果出来以后，管理者向员工说明考核结果，听取员工的申诉和看法，并帮助其分析原因、提出改进措施，为领导与员工的沟通提供了相互理解的机会。

3. 考核的内容　考核护理人员绩效时，管理者所选定的考核标准，对考核结果有重要的影响，如用"能遵守三查七对制度"来评价护理人员行为，不如用"差错事故发生率"来评价更直接、更有意义。因此，对护理人员应该考核什么？3种最为常用的标准是：个人完成任务的结果、行为、特质。

(1)结果：如果重要的是结果而不是手段，那么管理者就应对护理人员任务完成的结果进行考核。比如，使用任务结果来评价护士长的标准是：行政管理质量、业务管理质量、安全管理质量。

(2)行为：许多情况下，工作效果很难直接归结为护理人员活动的具体结果，因为许多护理工作任务属于群体工作的一部分，在这种情况下，群体的绩效可能易于评价，但每个成员的贡献就很难判断，因此，管理者可对护理人员的行为进行评价，如职业态度、缺勤次数、夜班数等。

(3)特质：个人特质是最弱的一个标准，因为它离实际的工作绩效最远，但应用却很广泛。如"梯度良好""合作""经验丰富"这样的特质，不一定与良好的绩效高度相关，但不能忽视，因此也能被组织用作评价人员绩效的标准。

由于每个医院都有它自身的特点、独特的历史和未来目标。因此，工作评价内容要与医院的任务、目标和宗旨一致。个人行为表现的标准包括任务的完成情况、工作满意度、个人的成长；部门的行为标准包括有效地护理病人、组织纪律、缺勤情况、周转率和有效的资源利用；医院的行为反映在有效的资源利用和投入回报。

4. 绩效考核的类型　在传统观念中，管理者权利的表现形式之一是评估下属的绩效，这种观念背后的理论基础是：管理者对下属的绩效负有责任，只有他们来进行绩效评估才有意义，但是实际上，采取多种考核方式，可能会达到更好的效果。

(1)上级考核：医院对护理人员的绩效评估，95%是由他们的直接上司来做的。但是，有些医院已经认识到这种评估方式的缺陷，因为管理者负责的事务太多，不可能充分地和每个部属直接接触，也不可能熟悉所有部属整体的表现。最理想的办法是由每个员工的上一级督导人员来考核该员工的表现。

(2)同行评议：同事的评估是最可靠的评估资料来源之一。因为同事之间的行动密切相关，日常接触使他们对自己同事的绩效有一个全面的认识，通过同行评议，可以增加人员之间的信任、减少冲突，使人员勇于面对困难和努力改进行为，同时还能使护士提高交流技能、增加责任感。

(3)自我考核：让护理人员评估自己的工作绩效，与自我管理和授权是一致的。自我评估法得到员工的高度评价，因为它有助于消除员工对评估过程的抵触,有效地刺激员工和他们的上司就工作绩效问题展开讨论。但是,这种方法难免存在自我服务偏见,造成评估结果被夸大。因此,自我评估更适用于员工的自我开发计划。

(4)下属评价:直接下属的评估也能够提供关于管理者行为的准确信息,因为评估者与被评估者的接触比较频繁。但是这种评价方式存在的问题是,员工害怕对上级的评价太低而受到不利影响。因此,想要得到准确的评估结果,在评估中应采取匿名的形式。

(5)全方位评估(360°评估):最新的绩效评估方法是360°评估法,这种方法提供的绩效反馈比较全面。评估者可为护理人员在日常工作中接触到的所有人,如病人及其家属、上级、同事等。但实施起来比较困难。

5. 绩效考核的方法　明确了绩效评估的内容和评估方式后,就要采用具体的考核技术来评估员工的绩效。下面介绍几种主要的绩效考核方法。

(1)书面报告法:写一篇短文来描述一下员工的缺点、优点、过去的绩效状况、潜能和改善建议。书面报告不需要复杂的形式,也不需要多少训练就可以做。但是,这种评估法反映的常是写作者的能力,表现在评估结果的好坏往往50%取决于评估者的写作技巧,50%取决于员工的实际绩效水平。

(2)关键事件法:关键事件法将绩效考核的注意力集中在那些有效从事一项工作与无效从事一项工作的关键行为上。也就是说,评估者记录下护理人员的哪些行为是特别有效和无效的。这里的关键是描述的重点必须是具体的行为,而不是定义模糊的人格特质。此种方法有助于护理人员提高应变能力和维持较高的工作水准,也可以提供丰富的行为榜样,让护理人员知道哪些行为是符合要求的,哪些行为是需要改进的。

(3)评定量表法:由于编制和实施中花费时间较少,而且可以进行定量分析和比较,因此是绩效考核中使用的一种最古老又最常用的方法。这种方法是把一系列绩效因素罗列出来,如工作的质与量、知识能力、合作、忠诚感、主动性等。

(4)专家复审法:专家复审法是所有绩效考核方法中成本最高的,需要外请护理专家与各单位主管、护理成员与同事一起讨论工作人员的表现。由于考核人员为外聘,因此考核结果比较公正,也较专业。

(5)要素评定法:把被考评岗位的工作内容划分为相互独立的几个考核要素,并把每个考核要素划分为若干等级,且对每个等级均用明确的定义或说明,来描述达到该等级的标准,然后按此进行评估,最后再综合得出总的评价。

(6)多人比较法:这种评估法是在与别人绩效水平对比的过程中评估每个人的绩效水平,因而是一种相对的而非绝对的测量手段。最常用的3种比较方法是:小组顺序排列法、个人排序法和配对比较法。

小组顺序排列法:要求评估者把员工置于特定的类别中,在挑选护理骨干时,可采用这种方法,以判断某个护士是否排在全科护士优等之列,还是中等之列。

个人排序法:把护理人员从最好到最差排出顺序,如果管理者要评估30名护理人员,这种方法先假设第1名和第2名之间的差别与第21名和第22名的差别一样大。虽然有些员工之间差别很小,但这种方法不允许名次并列,这样就能清晰对员工绩效排出最好的到最差的顺序。

配对比较法:把每一个员工与另外所有人员进行比较。在两个人的比较中评出优劣。在配对比较得分的基础上,给每个员工一个总和的等级。这种方法可以保证每个员工都与其他员工做一次比较,但是如果员工人数太多,这种比较就难以进行了。

(五)护理人力资源发展趋势

人力资源是社会组织在激烈竞争中生存、发展、充满生机和活力的特殊资源。护理人力资源是发展护理事业所需资源的重要组成部分,是护理资源中最重要且最具活力的部分,其状况直接影响到护理质量的提高和护理事业的发展,我国护理人才队伍的素质、结构都将面临新的挑战,护理人力资源管理急需建立全新的思维模式和管理模式。

1. 人力资源的影响因素

(1)护理服务需求的变化

①护理服务需求的层次增多、要求提高:随着社会进步和经济发展,人们的健康观开始出现变化,对生活质量和健康更加关注,对卫生保健服务的期望和要求也越来越高;医学领域的迅速发展,使护理强度大大增加,护理队伍必须不断充实并提高自身的素质,才能适应发展的需要;人口老龄化的到来,社会需要照料生活的人数越来越多,使老年护理专业的发展面临挑战,长期的保健工作,还没有利用专业护士,并充分发挥其才能;医疗保健

成本迅速增加、卫生保健制度的改革要求卫生保健系统加快改革步伐，提供优质、高效、低耗、便捷的卫生保健服务，也使得护理工作需要着眼于财力、人力的管理。护理管理者在促进人力资源需求的重建及有效的管理方面，已处于关键位置。

②医疗保健机构功能分化：社会对卫生保健需求的变化和医学科技发展内在规律的作用，使传统的医疗保健功能发生变化，出现了以解决疑难病症的诊断治疗为主，具有科教研和开发新技术能力，拥有更多高水平资源的区域医疗中心和面向社区，以常见病多发病诊断治疗康复、预防保健、健康教育咨询指导为主要任务的社区保健中心。这种变化使医疗保健机构必须更合理、更有效地配置和使用人力资源，提供不同层次的卫生保健服务使大众能够得到更方便、更经济、更有针对性的服务。

③卫生人力的需求发生变化：在传统的医疗结构中，卫生技术人员一般被分为主系列和辅助系列，即医疗岗位和药、护、技等技术岗位，后者一般围绕医疗工作的需要提供技术支持，这种人员配置和工作模式已经不能适应现代化医院发展的需要。随着医学模式的发展，专业分工越来越细，岗位要求越来越高，医疗机构内部岗位的主辅界限在逐渐消失，护理也变得越来越专业化，国内外现代医院中出现的临床护理专家就是有力的证明。这一发展趋势需要大批在护理领域具有较高水平的掌握护理知识，具有良好沟通和合作能力的专业人才。护理人力资源管理应该根据卫生人力需求这种变化，在护理人员的培训、配置、管理方面做出调整，建立相应的专科化体系，建立专科的准入制度及有梯度的学位体系。使在职护士能更好地向专科化发展，保证护理人员的质量和数量能够满足现代医院发展的需要。

我国已经进入老龄化社会，老年人因衰老导致的身体功能减退、多重慢性疾病缠身，因社会活动圈狭小易出现精神心理问题，解决这些健康问题，需要护理人员能够提供包括身体健康情况监测、预防保健、慢性病治疗康复咨询指导、不良行为生活方式的健康教育等方面的服务，并将心理、社会疾病列入常规防治范畴。目前我国社区护理人力资源力量较弱，社区护理人才的教育培训也相对滞后，工作规范化程度不高，很难满足人民群众日益增长的保健需要。

(2)经济全球化对护理人力资源管理的影响

①人才竞争和流动：随着经济的发展，人才竞争与流动日益频繁，如何发现、保留、发展优秀人才，使它们构成组织的核心竞争力，是人力资源管理必须认真对待的问题，护理人力资源中知识型员工占有很大比重，拥有更大的独立性、自由性、灵活性，且可替代性差。

②新技术与服务性工作的挑战：随着医学科技的迅猛发展，医疗机构的知识和服务密集的特点越来越突出，管理者应该为组织招募和培养更多高素质的员工，使传统的纯技能性的"劳动者"转变为多技能性的"知识员工"。

③环境变化与管理变革：面对动态的环境，管理者需要不断地改变以往做事的方式和进行变革，这种变革可能是受外部因素的压力，也有可能是组织主动迎接变化，医疗卫生体制改革就是一场大的变革，变革是否成功，在相当大的程度上是人的问题，既包括管理者，也包括每一位员工。

④医疗安全和经济效益：在医疗保健活动中，质量保证对于提高组织的竞争力十分重要，现代管理中质量包含了安全和经济效益两重含义，实施全面质量管理对质量进行全面、全员、全过程的控制，不仅可以保证提供安全的服务，而且有利于在服务的各个环节重视成本控制。

2.护理人力资源管理的发展趋势　随着医疗保健体制改革的不断深入，医疗保健机构的内外环境均在发生变化。通过对人力资源管理发展变化影响因素的分析，护理管理可以从中得到宝贵的启示，加快护理管理现代化的步伐。

(1)建立"以人为本"的管理模式：传统的护理管理基本上属于行政事务式的管理，更多注重的是对"事"控制；现代管理强调以"人"为中心，把人作为活的资源加以开发，注重人与事相宜，事与职匹配，达到人、事、职能效益最大化。管理以人为本不应该仅仅是一个口号，护理人力资源的管理必须提升到战略高度来认识，转变管理模式，切实营造一个能够使员工不断学习、不断获取发展和积累知识的环境。

(2)实现护理人力资源管理专业化：从国内外成功的经验看，人力资源管理在现代管理中的地位和作用越来越重要，专业化的程度越来越高，这是传统的部门管理或专业管理很难胜任的，因此，护理管理必须在人力资源规划、员工招聘和甄选、定向和培训、绩效评估、职业发展、薪酬确定等方面与人力资源管理部门合作，才能提高护理人力资源管理的水平。管理要从建立规范入手，逐步完成从行业规范管理为主到依法管理的转变,实现护理管理现代化。

(3)培养临床专科护理人才:根据现代人力资源管理理论,护理人才队伍建设必须考虑卫生服务需求发生的变化及其对人力资源需求的影响,认真做好护理人力资源规划,抓紧专科护理人才队伍的建设,培养具有较高水平、掌握专业知识的专家型护士,他们是专业建设、学科发展、管理变革的中坚力量,能够在护理实践中充分展现护理工作的专业价值,对于提高护理队伍整体水平具有良好的示范和牵引作用。

(4)完善护理支持系统:目前护士用于非护理专业事务的时间较多,造成了人力资源的浪费,临床已逐步成立护理支持系统,包括改进方法和操作规程、流水线系统,改变工作分配的方式和护理人员的结构,将计算机用于病人的护理等,以较少的专业时间更有效地完成常规的非专业性的和间接的护理任务,在今后的工作中,管理者要进一步完善支持系统,包括制订职工的工作标准与工作计划、建立工作监视系统等,提高医院资源的使用效率。

二、护理质量管理

护理质量是医院质量的重要组成部分,护理质量管理是指按照护理质量形成的过程和规律,对构成护理质量的各要素进行计划、组织、协调和控制,以保证护理服务达到规定的标准和满足服务对象需要的活动过程。开展护理质量管理必须建立护理质量管理体系,并有效运行,护理质量才有保证;应制订护理管理标准,有了标准,管理才有依据;要对护理过程中影响护理质量的各要素,按标准进行质量控制,才能达到满足服务对象需要的目的。

(一)护理质量管理模式

美国质量专家戴明博士于1954年根据信息反馈原理提出了"PDCA"质量管理循环程序是质量管理的基本模式之一,亦称戴明环。李丽传等推荐了国外的D×T×A模式、QUACERS模式、以单位为基础的护理质量保证模式、美国JCAHO ten steps质量管理模式和质量管理圈。

1. PDCA循环 PDCA是在管理活动中,为提高护理质量和管理效应所进行的计划(plan,P)、实施(do,D)、检查(check,C)、处理(action,A)4个阶段循环的质量管理过程。

(1)PDCA质量管理循环的4个阶段8个步骤

计划阶段:①分析现状,找出存在的质量问题;②分析产生问题的各种影响因素;③找出主要因素;④针对影响质量的主要因素,制订工作计划和活动措施。

实施阶段:⑤按照制订的计划措施认真执行。

检查阶段:⑥根据计划的要求,检查实际执行的效果,判断是否达到预期的结果。

处理阶段:⑦肯定成功的经验,形成标准、制度或规定,知道今后的工作;总结记录失败的教训,作为前车之鉴,防止以后再次发生类似事件。⑧提出这一循环中存在的问题,并转入下一循环去解决。

(2)PDCA循环的特点

①PDCA 4个阶段是一个有机的整体。有计划而不去实施,等于没有计划;有计划、有实施,但不检查,则无法了解其效果;计划、实施、检查都有了,缺乏处理,则工作成果无法巩固,管理水平无法提高。因此,4个阶段的有效运行才能形成完整的循环。

②大循环套小循环,互相衔接,互相促进。在大PDCA循环管理中,包含若干小PDCA循环。护理质量管理是一个独立的质量管理系统,也是医院质量管理中一个重要组成部分。它既可以在护理系统内进行不同层次的循环管理,也是医院管理大循环中的一个小循环。

③阶梯式的运行,不断上升的循环。PDCA 4个阶段周而复始地运行,每运转一个循环都会解决一些实际问题,并充实新的内容与目标,使质量水平有所提高。新一轮循环建立在提高了的基础上进行。

④处理阶段是PDCA循环的关键环节。把计划执行中的成功经验和失败教训都纳入有关的标准、规程、制度中去,作为今后工作的指南和借鉴,才能使质量水平在原有基础上提高一步。处理阶段具有承上启下的作用。

2. D×T×A模式 D×T×A模式是简单而有效的质量管理架构,该模式将质量管理的成效视为资料(data)、工具(tool)和态度(attitude)三者交互作用的结果。"×"是乘号,意味着当其中一项为0的时候,则质量管理的成效也将等于0。所以当质量管理失败时,应该考虑从这3个方面来寻找失败的原因。

3. QUACERS模式 1981年M. N. Adair提出QUACERS模式(the quality assurance, cost effectiveness, risk management, and staff need),确

认护理质量管理的4个方向,并确认质量管理的均衡发展,即:①做好病人护理的质量管理保证;②有效掌握医疗护理的成本效益;③做好病人及工作人员的安全措施,有效运用危机处理技巧;④满足工作人员的需求,包括薪水、升迁机会、专业成长与成就感。

4. 以单位为基础的护理质量保证模式 1984年施罗德结合美国护理行政协会及梅尔的护理质量管理模式,形成了以单位为基础的护理质量管理模式(unit-based practice model for nursing quality assurance),如图1-1。

5. 美国JCAHO ten steps 美国医疗护理机构评鉴联合委员会建议医疗机构采用10个步骤实施质量管理计划,以确保质量管理计划。

(1)审视机构的理念、目标、目的及管理模式,以界定质量管理的责任。

(2)在病人护理、工作人员绩效、成本效益3个监测管理系统责任区内,明确主要功能及措施。

(3)确定主要服务范围及相关活动。应以病人种类、检查治疗形态与基本临床护理活动来考虑,并以该活动是否与高危险性、多量性、潜在性问题及高成本等相关,作为选择重要质量管理监测项目的依据。

(4)建立标准及确定测量指标。

(5)建立阈值。

(6)收集及组织资料,需考虑资料数据的频数、样本数和方法。

(7)分析、评价其变异因素并与常态做比较。

(8)选择并执行行动,优异表现应给予鼓励,存在问题应寻求解决、修正并追踪。

(9)追踪评价,做好记录。

(10)进行有成效的沟通与整合;内容须呈现正、负面结果,并提出总结与建议。

6. 质量管理圈 质量管理圈(quality control circle,QCC)是由同一现场工作人员或者工作性质相近的同仁,运用简单有效的质量管理方法和理念,对自身的工作环境进行持续的改进。实施过程体现自动、自发、互助的团队精神,按以下8个步骤进行,即:组圈、选定主题、现况分析、制订活动目标、检查对策、实施对策、确认成效及标准化。

(1)圈员自愿来自同一单位或一起工作者,可以轮换。

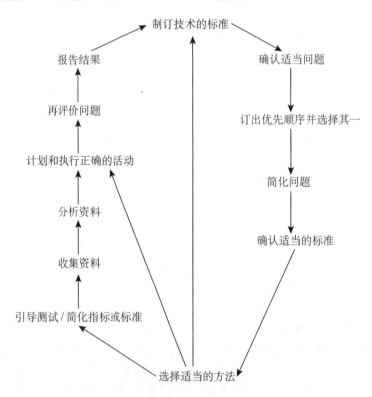

图1-1 以单位为基础的护理质量保证模式

(摘自:李丽传. 护理管理. 北京:科学技术文献出版社,2000)

(2)圈员每周开会1次,或者每个月至少2次,每次30min至1h;遇有临时问题则随时开会,每次20~30min。

(3)圈员应注意主持会议的技巧,采取指名发言、接力发言或反问等方式引导全体发言。

(4)遵守有效开会的原则,准时开会,不做人身攻击及尊重不同的意见。

(5)圈员应适时学习并运用辨识问题及解决问题的质量管理新技巧。

(6)一般由工作现场的督导者来辅导质量管理圈的活动,注意重在激发员工的创意,而不是去指示员工该如何做。

(7)质量管理圈需要高层管理者给予强有力的支持,比较容易成功。

(8)应重视人员的发展和现场工作者所提供的创意,以提高生产力及效率。

(二)护理质量体系

1. 护理质量体系的概念　护理质量体系是指实施护理质量管理所需的组织机构、程序、过程和资源。潘绍山等认为,通常所称的质量保证体系、质量管理体系应统一称之为护理质量体系。它包括以下三方面内容:①护理质量管理的组织机构、质量职能、质量职责以及机构之间的纵向、横向关系、质量工作网络、质量信息传递与反馈;②为进行某项活动所规定的途径,所有工作都是通过过程来完成的,每一过程都有输入和输出,输出是过程的结果,护理质量管理是通过对各个过程进行管理来实现的;③人员和物质是护理质量体系的硬件,是实施护理质量管理,实现质量目标的前提和基础,必须给予有力的保证。

医院护理质量体系包含在质量管理的范畴内,是为了实施护理质量管理而建立和运行的。建立护理质量体系必须结合医院的具体情况和内外环境来考虑,实际上任何一个医院都有一个护理质量体系,按照ISO 9000质量体系的标准建立健全护理质量体系,是为了使护理质量体系更加完善、科学和有效。建立护理质量体系可采用不同的步骤与方法,一般按以下程序实施:建立护理质量体系的组织准备→编写护理质量体系文件→护理质量体系的实施。

2. 护理质量体系的建立　护理质量体系有4个基本要素,即管理者职责、人员和物质资源、质量体系结构及与护理对象沟通,也是质量体系的关键因素。护理对象是护理质量体系3个基本要素围绕的核心和焦点,4个基本要素之间相互作用和影响,只有当4个基本要素协调一致时,才能取得满意的服务效果。因此使护理对象满意,既是医院每个护理人员为之努力的主要目标,也是医院护理质量管理的最高目标。

(1)管理者职责

①制订质量方针:质量方针是指医院的质量宗旨和质量方向,是进行质量管理、建立和实施质量体系、开展各项质量活动的准则。质量方针的内容包括质量宗旨和达到的总体质量水平;应树立形象与信誉;各项具体质量目标;在追求质量目标中采取的措施等。

②明确质量目标:质量目标是实现质量方针的具体内容,是为实现中长期的质量宗旨和质量方向而提出的短期内质量方面要达到的具体目标和活动。

③规定质量职责与权责:为达到质量目标,要建立一个结构设置合理、隶属关系合理、管理与技术人员比例合理的质量体系机构,对护理质量进行有效控制、评价和改进,并明确机构中所有人员的质量职责和权责,使他们在一定岗位上做到有职有权,为实现质量方针和努力目标而工作。

④实施管理者评审:管理者评审是指护理管理者正式的、定期对质量体系运行的有效性和服务成绩及效果进行评审,对质量体系及其运行存在的问题及时予以修正,使质量体系更加符合医院护理质量管理的实际。

(2)人员和物质资源:人员和物质资源是质量体系有效运行的保证。通过资源保证把质量改进与医学护理技术的进步与发展联系起来。

①人力资源:护理人员是护理组织最重要的资源。首先,护理管理者要灵活运用激励机制,调动每个护理人员的积极性,以保证质量方针和目标的落实。其次,做好培训与开发。培训包括两个方面:一是质量体系教育;二是知识更新。通过培训可以提高质量控制的自觉性和控制技能;开发是对护理人员的业绩进行评价,了解他们的发展需要和潜力。再次,是培养沟通联络能力。护理人员应具备与病人和内部工作人员之间进行有效沟通的知识和技能,这是确保护理质量极为重要的无形资源。

②物质资源:物质可以帮助改善服务条件和服务环境,加快服务过程中的信息流转速度,提高服务效率和质量。护理服务所需要的物质,在科技高速发展的今天已经成为影响护理服务质量的重要

因素。因此,护理管理者要把好护理设备和卫生材料的质量关,防止因这些物质的质量问题而影响护理质量;应注意护理设备的更新,采用先进的护理手段为病人服务。

(3)护理质量体系结构:护理质量体系结构包括护理服务质量环、质量文件和记录、内部质量审核。

①护理服务质量环:护理服务质量环概括了医院门诊和住院护理服务全过程的运转情况,包括5个作业过程和3个评价过程。护理服务质量环从质量改进的原理上清晰地阐述了质量体系各运转要素之间的关系,从病人入院开始,到最终满足病人需要的服务结果,充分体现了"病人至上"的服务宗旨,显示了全过程的质量信息反馈系统,以评价护理质量,了解服务在各个阶段中存在的问题,并作为质量改进的依据。

②护理质量文件和记录:体系文件——护理质量体系文件是评审护理质量体系及其运行情况的依据。构成护理质量体系的全部服务要素、要求和规定均应明确并形成文件。质量体系文件包括:护理质量手册、护理质量计划、护理质量程序、护理质量记录和附件(技术规程)。

护理质量手册:是护理质量体系文件中的纲领性文件,主要阐述质量方针、质量目标、组织结构(含职责)、质量体系要素和护理质量活动的基本方法、措施及护理质量体系文件的结构和分发等。通过质量手册可以对一个医院的护理质量管理状况有较全面和清楚的了解。

护理质量计划:是质量体系要求在具体事务上的反映,指针对某一项护理活动做出的包括质量措施、所需资源和活动顺序、进度的具体部署和安排。

护理质量程序:是质量手册的支持性文件,是落实质量手册的要求而规定的实施细则,是以书面文件的形式,规定医院为满足病人需要开展的护理活动的方法、目的和范围,以及活动如何实施、控制和记录等,使各项质量活动处于受控制状态,使与质量活动有关人员明确职责、权限和相互关系,为执行、验证和评审质量活动提供依据。

护理质量记录:是证明护理服务达到的程度,并验证服务质量体系有效性的原始数据资料,为实现护理服务的可追溯性及采取预防、纠正措施提供信息。

文件管理——体系文件应做到字迹清楚、内容明确、易于识别和具有权威性,注明文件修订、再版日期。建立严格的质量文件管理程序,包括文件的发布、发放、修订和管理办法。所有文件应保证做到:由授权人员批准;在需要此文件的范围内发放和保证其有效;使用者能够理解和接受;对任何必要的修订进行评审;文件作废时给予撤销。

③内部质量审核:目的是为了验证护理质量体系的实施效果,进行持续质量改进。应按照已形成文件的程序,由与受审和活动或领域无关的、能胜任的人员有计划地完成并记录档案。审核结论应形成文件并提交上级管理者。对被审核的活动管理者应负责确保采取必要的、与审核结论相适应的纠正措施。应当评定由前次审核产生的纠正措施的落实情况和效果。

(4)与护理对象的沟通:与护理对象的沟通贯穿于护理的全过程,融洽的护患关系是与护理对象良好沟通的前提。与护理对象的沟通包括:①了解护理对象的需要,获取与治疗护理有关的信息;②向护理对象说明诊疗方法和要求,以取得护理对象的合作;③进行健康教育,增强护理对象自我保健水平和能力;④收集护理对象对护理服务质量的感受,便于进行质量改进。护理管理者应致力于护理人员与护理对象之间建立有效的相互协作关系,帮助护理人员掌握与护理对象及内部工作人员的沟通联络方法与技巧。

3. 护理质量体系的实施

(1)加强组织协调:护理质量体系的有效实施,必须确定组织机构,把相应的工作职责和权责分解到各级质量机构和人员。质量职责的分解应遵循职、责、权、利统一的原则,保证各级机构和人员能够严格、有效履行职责,同时做好部门之间、人员之间的协调管理,及时纠正偏差,以保证护理质量体系的有效运作。

(2)进行质量教育:在建立护理质量体系的基础上,应对全体护理人员进行质量教育培训,以程序文件的内容为重点,提高护理人员对建立和实施质量体系的认识,明确建立和实施质量体系的目的、意义、作用和方法,使他们在质量意识上、技术方法上和管理手段上适应新的要求。

(3)建立信息反馈:对质量体系运行过程中的质量信息,应分层次、分等级进行收集、整理、储存、分析、处理和输出反馈到执行和决策部门,为管理者做出正确决策提供依据。在质量体系实施过程中,只有确保信息流通迅速,分析处理及时、准确,才能保证质量控制扎实有效,使护理质量保证在一个稳定的状态中。

(4)定期评审与审核:在质量体系实施过程中,应在一定的时间内,对质量体系运行的过程和结果,组织有关人员进行评审与审核。通过评审,修改质量体系文件,使质量体系运行更科学有效;通过评价结果,对相关人员进行鼓励,调动护理人员实施质量体系的积极性。

(5)持续质量改进:持续质量改进的目的是向病人提供高价值的服务和使他们满意。质量改进的关键是预防问题的出现,而不是等到出了问题采取改进。

(三)护理质量控制

1. 护理质量控制的概念　控制工作是管理的重要职能之一。它是为了确保组织的目标以及为此而拟订的计划能得以实现,各级主管人员根据预定标准或发展的需要而重新拟订的标准,对下级的工作进行衡量和评价,并在出现偏差时进行纠正,以防止偏差继续发展或今后再度发生。管理活动中的控制是一个复杂并反复进行的工作过程。

护理质量控制是一种有目的的管理行为,其实质是保持或改变管理对象的某种状态,使其达到管理者预期的目的。如果管理对象没有状态变化,也就不需要控制。因而,研究管理对象状态变化及其与目的的关系,也就成为控制理论需要研究解决的核心问题。控制理论正是从这一角度出发,把主观和客观有机地结合起来,把预先的愿望同实现这种愿望的活动结合起来,铺平了理论通向实践的道路。护理质量管理活动中控制的过程也就是主客观逐步统一的过程。护理管理者能否对管理对象的变化状态进行有效的控制,主要取决于两方面的因素:一是要有明确的目的;二是要有实现目的的相应手段。护理质量控制,首先必须要有明确的护理质量指标,同时还必须具有必要的人力、物力、财力、信息及组织机构。

护理质量控制工作贯穿在护理质量管理活动的全过程中。护理质量控制只能是与质量管理的计划、决策、人员管理等活动密切联系在一起作为管理过程的整体发挥管理作用,即控制是质量计划实施的保证,质量计划是控制的标准和依据;决策目标决定控制内容,控制工作为实现决策目标服务;组织成员的工作成效评价的有效性在许多方面也与控制工作的质量直接相关。因此,控制工作不仅可以维持其他职能的正确活动,而且在必要时可以通过采取纠正偏差,改变其他职能的活动。当护理质量控制发现原定目标和标准不能实现时,管理者可能采取调整原计划、重新确定目标或标准的行动;可能调整组织机构;或重新配备合适人选;采取加强领导和指导等重大改变,以便纠正偏差,完成工作任务。因此,护理质量控制工作对于衡量标准的执行程度,揭示标准执行中的偏差,以及指明纠正措施等均非常重要。

2. 护理质量控制的原则　护理质量控制必须针对具体目标,由控制者与控制对象共同参与,按实际情况设计质量控制系统。建立控制系统时应遵循以下基本原则。

(1)组织机构健全原则:在质量控制工作中,被控制的组织要机构健全、责任明确,所设计的控制系统能反映机构中岗位的责任,使控制工作有利于纠正偏差。当出现偏差时,应责任分明,责任与负责执行质量管理计划的岗位职务相适应。有效的质量控制不仅可以指出偏差,而且可以纠正这种偏差。如护理质量中发生的偏差应能明确地判明科室、病房和人员的责任,并加以纠正。

(2)与组织相一致的原则:质量控制系统的建立要反映质量计划所提出的要求。确立质量控制标准和控制手段也都要依据质量计划,质量控制过程中应力求使实际活动与计划目标相一致。在设计质量控制系统、运用控制技术进行控制活动之前,必须制订质量标准,控制系统要反映计划所提出的要求。例如:护理教学要有教学计划和教学质量控制标准,控制手段要依据教学计划设计;临床护理服务质量的控制标准与方法要反映临床护理工作计划的要求,社区护理、护理科研等不同工作都应分别按各自的计划要求设计控制系统。

(3)控制关键问题的原则:管理者在护理质量控制工作中,应着重于计划完成的关键性问题和实现质量计划的主要影响因素。关键点的选择是一种管理艺术。临床护理工作细致,项目繁多,质量控制应选择对完成工作目标有重要意义的关键标准和指标,重点放在容易出现偏差或偏差造成的危害较大的环节。

(4)直接控制的原则:直接控制原则的指导思想是使合格的人员发生差错最少,并能及时觉察、及时纠正,减少或防止出现偏差。直接控制相对于间接控制而言,是控制工作的重要方式,以采取措施保证所属人员的质量,提高人员素质,而不只在工作出现了偏差后采取纠正措施,追究责任。下属人员越能胜任所担负的职务,自身就越能觉察执行计划的偏差,及时采取措施纠正偏差。因此,在护理质量管理中,应不断提高护理人员的医德、医风、专业、心理、体格等素质,保证提供护理的人员质量。

(5)标准合理性原则:应建立客观、准确、有效、适当的质量标准。标准太高或不合理,不会起到激励作用;标准不准确,不能测量,控制工作就会失败。

(6)追求卓越的原则:要使所属人员具有追求卓越的精神。在质量控制工作中,发现问题、分析原因、纠正偏差时,应寻求发展,追求卓越;在制订质量计划和质量标准、控制指标时,应具有一定的先进性、科学性,使组织和个人经过一定的努力方能达到,而不是可以随意轻取。

3. 护理质量控制的方法　前馈控制、同期控制和反馈控制称为控制的三级结构理论,也是护理质量控制的基本方法。

(1)前馈控制:前馈控制又称预先控制,是一种积极的、主动的控制,指在活动之前就对结果进行认真的分析、研究、预测,并采取必要的防范措施,使可能出现的偏差在事先就得到控制的方法,前馈控制的纠正措施作用在计划执行过程的输入环节上,工作重点是防止所使用的各种资源在质和量上产生偏差,是通过对人力、财力、物力等资源的控制来实现的。其优越性在于面向未来,通过控制影响因素,而不是控制结果来实现控制目的。

(2)同期控制:同期控制又称过程控制或环节质量控制,是管理人员对正在进行的各种具体工作方法和过程进行恰当的指导、监督和纠正。同期控制的纠正措施作用于正在进行的计划过程之中,是在执行计划过程中对环节质量的控制,这是护士长经常使用的一种控制方法,其有效性很大程度上取决于管理者的素质与能力,以及护士对管理者指示的理解程度。

(3)反馈控制:又称结果控制,主要是分析工作执行的结果,对照控制标准发现已产生或即将出现的偏差,分析原因和对未来的影响,及时拟定纠正措施并实施,防止偏差继续发展和再度发生。这是一个不断提高的过程。

4. 护理质量控制的过程　护理质量控制工作的过程包括3个基本程序:确立工作标准;根据标准衡量成效;纠正计划执行过程中偏离了标准的误差。

(1)确立标准:标准是计量实现预期工作成果的尺度。标准是根据计划而制订的,是计划工作的个体化,是在完整的计划程序中选出的对工作成果进行衡量的关键点。确立护理质量控制标准,首先应明确控制的对象,即体现目标特性和影响目标实现的要素。护理质量控制的对象有护理工作和提供护理的人员,控制标准应针对两方面来制订。护理服务质量的控制应抓住影响护理服务质量的关键点制订出标准。标准的类型很多,如实物标准、费用标准、时间标准、效率指标;有形和无形标准;定量和定性的标准等。一般把目标作为标准是一类比较理想的控制标准,即在各级质量管理机构中建立可考核的完整的目标网络,以使无形标准的作用逐渐减少。

(2)衡量成效:衡量成效是为了确定实际工作绩效而对所控制的管理系统运行效果做定性或定量的描述和评价,直接关系到能否实现管理目标。管理者首先需要收集必要的信息,然后将实际绩效与标准进行比较,确定计划执行的进度和出现的偏差。在实施过程中,要考虑到衡量的精度和频率的问题。所谓精度是指衡量指标能够反映出被控制对象多大幅度的变化,精度越高,越能准确反映管理活动状况,但同时也越复杂。频率是指对被控对象多长时间进行一次考核和评定,频率越高,越能及时掌握情况,但同时也增加了监测机构的工作量,或者根本做不到。在护理质量控制工作中,许多问题很难定出精确的标准,工作成效也难以用定量的方法进行衡量,因此,除了用定量的方法进行考核和评定外,大量的定性指标要规定得尽量具体,并按不同的重要性用一定的级数表示出来,最后用权重方法进行综合评价,使定性的指标趋向定量。权重的确定可以采用专家评审法进行。

(3)纠正偏差:成效与标准之间总存在着一定的偏差。偏差的出现总有一定的原因。系统变化不只是受到控制影响的作用,还受其他一些影响因素的作用,找到这些因素也就找到了导致偏差的原因。找到偏差的原因后,应根据偏差的大小和控制能力,制订纠正偏差的方案。有两种方法:一种是当系统的控制能力有限,在现有条件下根本无法达到要求的目标时,只有改变标准,才能纠正偏差;另一种是改变输入的质量和数量,改变人、财、物、信息和系统的结构,提高系统的控制能力,输出满足目标的要求。

在某些活动中难免会出现一些偏差,但要确定可以接受的偏差范围。衡量成效要通过实际绩效与标准的比较找出偏差,并确定是否在可以接受的范围,如护理技术操作合格率控制范围是90%～95%,低于90%则不能接受。管理者要把握好偏差的大小和方向,这是非常重要的。

(四)护理质量评价

我国医院护理质量管理经历了由定性管理到定量管理、由经验管理到科学管理的发展过程。科学的质量评价不仅有利于维护病人的利益,对劣质服务进行惩处和改进,同时也有利于维护医院与医务人员的利益,使优质服务得到肯定。然而由于护理工作面临的情况复杂,不可控因素多,如何建立起更加科学、客观、可信、有效的护理质量评价方法,是值得卫生主管部门和医院管理者共同深入探讨的问题。

1. 护理质量评价　护理质量的评价是护理管理中的控制工作。评价一般指衡量所订标准或目标是否实现或实现的程度如何,即对一项工作成效大小、工作好坏、进展快慢、对策正确与否等方面做出判断的过程。评价贯穿在工作的全过程中,而不应仅在工作结束以后。护理质量评价的意义在于:①说明护理工作的价值,证明和使人确认提供给病人的是有质量的护理;②衡量工作计划是否完成,并按预定的目标或方向进行,工作进展的程度和达到的水平;③根据提供护理服务的数量、质量,评价护理工作需要满足病人需求的程度、未满足的原因及其影响因素,为管理者改进和提高护理质量提供参考;④通过比较评价,选择最佳方案,达到肯定成绩,纠正偏差,持续改进提高的目的。

在进行护理质量评价时应遵循两项原则:实事求是的原则,即评价应尊重客观事实,将实际执行情况与制订的标准进行比较,而标准应是评价对象能够接受的,并在实际工作中能够衡量的;评价标准适当的原则,即确定的标准应适当,不能过高或过低,并具有可比性。

医院护理质量评价指标是说明医院护理工作中某项现象数量特征的科学概念和具体数值表现的统一体,它由一个名称和一个数值组合而成,护理质量的评价和比较可在医院之间进行,也可在同一医院内的不同科室之间进行。一项护理质量评价指标只能反映医院护理工作的某个或某些侧面,只有当不同来源和用途的各个方面护理质量评价指标有序地集合在一起,形成护理质量评价指标体系,才能对医院的全面护理质量发挥评价作用。

指标及指标体系是管理科学的产物,也是进行质量管理最基本、最重要的手段。护理质量评价指标对医院护理工作起着关键的导向性作用。各医院现行的护理质量评价指标主要参照:国家卫生和计划生育委员会《医院分级管理办法》、全国"百佳"医院评审标准、《医疗护理技术操作常规》以及各省、自治区、直辖市卫生部门制订的医疗护理评价指标。军队医院还同时参照《军队医院护理质量主要评价指标》《军队医院分级管理办法和评审标准》。

《军队医院护理质量主要评价指标》将护理质量评价指标分为工作效率、工作质量和管理质量三类。工作效率指标主要反映护理工作的负荷程度,包括特级护理床日用率、一级护理床日用率2项;工作质量指标主要反映临床护理和环节质量,包括基础护理质量合格率、特护及一级护理质量合格率、年度压疮发生数、护理技术操作合格率4项;管理质量指标重点控制护理管理过程,包括服务态度优良率、病区管理合格率、急救物品器材准备合格率、五种护理文书书写合格率、陪护率、年度护理事故发生数、年度严重护理差错发生率、年度护理差错发生率、护理人员年培训率、护理人员考核合格率10项。

国家卫生和计划生育委员会《医院分级管理办法》中设置了11项护理质量评价指标,与《军队医院护理质量主要评价指标》基本相同,不同的是设置了责任制护理和整体护理开展病房数、常规器械消毒灭菌合格率,一人一针一管执行率等指标。

随着国家和军队护理学科水平的不断提高和发展,以及医学模式的转变,人们的健康观、服务观、质量观都发生了较大的改变,原有的评价指标有待进一步调整和扩大。自国家卫生和计划生育委员会倡导整体护理工作模式以来,对传统的护理质量管理和评价工作提出了新的要求。我国各大医院的护理管理者积极探讨整体护理的理论与实践,不断完善整体护理质量评价标准。

2. 护理质量评价指标的设置原则　护理质量评价指标的设立是一项复杂的系统工程。要紧紧围绕进行护理质量评价的目的来设置。一项质量指标就是一项原则、程序、标准、评价尺度或其他能保证提供高水平护理的测量手段,是反映护理工作质量特性的科学概念和具体素质的统一体。因此,每一项指标的设置都应建立在科学、充分的论证和调研,以及对收集的数据进行准确统计分析的基础上,指标的设置除了遵循科学性原则外,还应遵循以下原则。

(1) 实用性和可操作性：确定的指标应能切实反映护理质量的核心，能合理解释护理质量现象，同时应考虑到质量管理的成本因素。指标的概念和原理要便于理解，指标的计算公式、运算过程也要简单实用。

(2) 代表性和独立性：选择能反映目标完成程度的指标，如病人满意度较好地反映了服务水平、技术水平和管理水平，具有一定的代表性。指标还应具有独立的信息，互相不能替代。

(3) 确定性和灵敏性：指标必须客观、确定、容易判断，不会受检查人员的主观因素影响。某些需要现场检查判定结果的指标，如基础护理合格率、病区管理合格率、护理文书合格率，由于评价结果容易受检查人员主观因素的影响，故确定性较差，必须通过合理设计调查和正确的统计学处理，以提高其确定性。对于需要通过向病人发放调查问卷才能取得数据的指标，如病人满意度，只有经过严格设计的调查工具、方式和统计方法取得的数值才具有说服力。指标还应有一定的波动范围，以区别质量的变化。如抢救物品完好率多为100%，其灵敏度较差，起不到比较评价的作用。

评价指标的筛选可选用：专家咨询法；基本统计量法；聚类分类法，即将评价指标分类，选择出具有代表性的指标，以减少评价信息的交叉重复；主成分分析法，即将多个相关评价指标合成转化为数个相互独立的主成分，并保留大部分信息；变异系数法，即选择CV值中的指标，筛除迟钝和过于敏感的指标。

3. 护理质量评价指标体系的构成　护理质量评价指标体系按管理层次可分为医院间评价指标体系和医院内评价指标体系。医院间评价指标体系适用于上级卫生管理部门了解和评价各医院护理质量水平和状况，为辅助决策提供依据；医院内评价指标体系适用于医院了解和评价各科室护理单元的护理质量水平和状况，奖优罚劣，提高医院护理服务水平。

传统的护理质量评价指标主要侧重临床护理质量，即执行医嘱是否及时、准确；护理文书、表格填写是否正确、清晰；生活护理是否周到、舒适、整洁、安全；有无因护理不当而给病人造成的痛苦和损害等。随着整体护理模式的广泛应用和护理工作内涵与功能的扩展，护理质量评价也应由上述狭义的概念发展为广义概念。

美国学者 Avedis Donabedian 于1968年首次提出质量评价的3个层次，即卫生服务系统的基本框架是结构质量、过程质量和结果质量的动态构成。我国则按管理流程分为要素质量、环节质量和终末质量。

(1) 要素质量评价：要素质量是指构成护理工作的基本要素，主要着眼于评价执行护理工作的基本条件。评价内容如下：

①机构和人员：建立健全与等级医院功能、任务和规模相适应的护理管理体系。可设置2~3级质控组织，即护理部专职质量监控组；总护士长级质量监控组；护士长级质量监控小组，定期进行质量控制与改进活动。护理人员编配合理，在数量和质量上符合卫生部规定标准，如护理人员占全院卫生技术人员构成比(50%)、医护比(1:2)、床护比(1:0.4)、医院和病区主管护师以上人员构成比、大专以上学历人员构成比、具有执业资格护士构成比等。

②环境、物质和设备：反映医院设施、医疗护理活动空间、环境卫生检查、护理装备水平及物资设备等合格程度。如各护理单元是否安全、整洁、舒适、便捷，床单位设备齐全，护士站离重病人单元的距离、加床数以及常规物品器械消毒灭菌合格率、每年引进护理新仪器设备总值或护理仪器设备占全院构成比、护理仪器设备完好率、急救物品完好率等。

③知识及技术：反映护理业务功能与水平、开展的技术服务项目及执行护理技术常规的合格程度。如护理人员"三基"水平达标率、护理人员年考核合格率、护理人员年培训率、开展整体护理病房构成比、年发表论文数、年科研成果或革新项目数等。

④管理制度：护理工作有计划并按计划落实，规章制度健全并严格贯彻执行，护理资料齐全并尽量达到计算机管理，如年计划目标达标率。

(2) 环节质量评价：环节质量管理注重在护理工作的过程中实施控制，将偏差控制在萌芽状态，属前馈控制。目前国内医院进行护理环节质量评价最常用的指标主要包括以下两类：病人护理质量指标，如基础护理合格率、特级与一级护理合格率；护理环境和人员管理指标，如病区管理合格率、消毒隔离管理合格率、急救物品准备完好率、陪护率、护理表格书写合格率、一人一针一管执行率、护理技术操作合格率。部分医院还增加了一些反映护理观察和诊疗处置及时程度的指标，如护理处置及时率、巡视病房及时率、输液病人呼叫率等。

长期以来,国内医院将环节质量管理作为质量监控的重点,并取得了一定的经验。主要采用的检查和评价方法为若干名护理专家现场检查某医院一定数量的病区和病人,对照相应的检查项目和标准扣分,被检查项目达到标准分数记为合格,未达到标准分数记为不合格,最后统计合格率。

(3)终末质量评价:终末质量是病人所得到的护理效果的综合反映,终末质量评价是对病人最终的护理效果的评价,属于传统的事后评价或后馈控制。这些指标的主要特点是从病人角度进行评价。常用指标包括:年度压疮发生数、年度护理事故发生次数、年度严重护理差错发生率、年度护理差错发生率、抢救成功率、出院病人对护理工作满意度、病人投诉数、护患纠纷发生次数等。有研究者认为护理效果的评价应从对病人产生的结果和对医院的影响两方面进行分析,前者包括临床护理效果、病人满意率和健康教育效果;后者包括对医院质量、医院形象和医院经济效益等方面的影响。

为了全面反映护理服务的质量要求,一般采用要素质量、环节质量和终末质量相结合的评价,三者的关系应是:着眼于要素质量,以统筹质量控制的全局;具体抓环节质量有效实施护理措施;以终末质量评价进行反馈控制。

4. 护理质量评价方法　护理质量评价是一项系统工程。评价主体由病人、工作人员、科室、护理部、医院及院外评审机构构成;评价客体由护理项目、护理病例、护士、科室和医院构成系统;评价过程按搜集资料→资料与标准比较→做出判断的系统过程实施。按护理质量评价的对象分类的评价方法如下。

(1)以护理项目为评价对象:护理项目是质量评价的基本单元,传统的护理质量评价主要将护理项目作为评价对象,如特护及一级护理质量、护理技术操作合格率、健康教育的实施效果等。

(2)以病例为评价对象:整体护理的开展,实现了护理工作模式由功能制护理到以病人为中心的转变,而护理质量评价尚未很好地关注对整体病例的评价,即根据病例分型识别和评价病人的护理需要程度。有以下6种分型:①病情分型,区分病人的危重程度;②自理能力分型,识别需要生活照顾的病人;③心理状态分型,把握有心理服务需要和有纠纷倾向的病人;④经济地位分型,把贫困病人与社会名流区分出来;⑤护理措施分型,把不同护理等级和使用高新技术与风险技术的病人区分出来;⑥满意度分型,把不满意的病人区分开来,根据上述病例分型,建立重点病例报告制及病历质量评价标准和评价表,评价整体护理质量。

(3)以病种为评价对象:病种质量评价是一个群体质量评价层次,主要病种的护理质量在一定程度上可反映专科和医院的护理质量水平,目前国内医院护理质量评价采用的指标信息较混杂,以整体病例为评价单位,则实施过程又过细。病种质量评价体现了宏观与微观的结合,且为非随机性抽样检查,有较好的可靠性和代表性,因此正日益受到重视,但至今尚未引进国内护理管理领域。

(4)以病人满意度为评价对象:全面质量管理就是要达到让所有"顾客"满意,达到他们的期望。病人满意度评价方法,旨在从病人的角度评价医疗护理质量。由病人做出满意度评价是一种市场行为,对病人评价的重视程度,是医院市场观念的标志。从病人的观点看,护理效果质量是评价质量的主要内容,建立在病人对服务过程主观描述基础上的满意度测评,对于管理者评价护理质量非常重要,越来越受到重视。在英国,病人满意度调查已经被提议作为一项常规的审计内容。

满意度测评可以在住院病人中进行,需要专人定期访问住院医院,对一个医院来说操作性尚可,但对上级卫生主管部门来说,则较难做到。同时,住院病人的疾病转归尚未明确,有的人病情仍较重,在接受调查、回答问题或填写问卷时往往有顾虑,使调查结果与实际情况有较大出入,影响评价结果的客观、真实和公正,选择出院病人作为调查对象,可较好地避免上述问题,已被上级卫生主管部门和院内评价时采用。收集信息可采用问卷调查、电话咨询、设立意见簿、出院随访等测评方法。

满意度测评的步骤:①确定目标及评价的目的。②根据评价的目的和评价方法的优缺点选择适当的方法。③设计数据收集工具。调查表是常用的方法,必须经过周密的设计,保证其信度和效度。调查内容既要全面深入,又要简洁方便,以开放式问题作为选择。问题答案选项按标准满意度问卷调查表的Likert五级设计法,按各选项以25分的间距在0~100分的范围设计5个选项,分别为"非常好""较好""一般""较差""极差",使各医院问卷调查指标值的离散度加大,更利于进行院间评价。④数据收集与储存。调查表的发放与回收采用"双盲法",即由病人经治科室或医院的上级业务主管部门确定调查问卷的内容,病人填妥调查表后直接寄往发信机关,由上级医疗管理机关对调查表进行分析评价,以保证数据来源的真实性和准确性。⑤数据分析和报告,数据分析可从描述和深入分析两方面处理;报告时层次要清楚,重点应突出。⑥信息转化,对评价结果做出快速反应是持续质量改进的基本前提。

第四节 经济效用

护理的各项经费占了医院经费的很大一部分,护理部门对成本的控制、对预算的操纵,将对整个医院的经济利益产生深刻影响。成本核算是提高医疗卫生单位经济管理水平的重要手段,通过实行成本管理,可以降低成本,提高效率,向社会提供更好的医疗卫生服务。

一、成本控制

(一)护理成本概述

成本是在生产过程中的生产资料和劳动消耗。医疗卫生领域中,成本是指实施某项卫生规划或方案所要投入的人力、物力和财力等全部卫生资源的消耗价值。成本通常可以用货币单位统一计量,卫生经济评价要求将成本划分成两部分:一是直接成本,即某方案实施过程中卫生资源的直接消耗,如与疾病直接相关的诊断、治疗等费用;二是间接成本,即人们由于疾病或死亡给社会造成的经济损失,如疾病引起的休工、休学等造成的经济损失。

护理成本是医疗单位在护理服务过程中所消耗的物质资源价值和必要的劳动价值的货币表现。卫生经济评价要求将护理成本划分为两部分,即直接护理成本和间接护理成本。直接护理成本是与护理服务直接相关的卫生资源的直接消耗,如护理人员的工资和护理材料消耗。间接护理成本并不与护理工作直接有关,但是为护理服务的提供起必要的支持作用,如物质资料消耗所转移的价值,包括房屋、医疗器械设备折旧等劳动资料和医院为进行护理业务活动所开支的各项管理费用。

护理成本分类:根据会计核算和医院管理目的的不同,对成本进行不同的分类。

1. 按成本与服务量的关系分类

(1)固定成本:有些成本总额在一定时期内和一定服务量范围内,不受服务量增减变化的影响而保持不变关系,称为固定成本。如护理部主任的固定工资,在一定时期及一定业务量范围内,其总额不随工作量的变动而变动。

(2)变动成本:有些成本总额与业务量增加呈正比例变动关系,称为变动成本,但每一单位成本数额保持不变,变动成本包括卫生材料费、低值易损耗品等。如医院使用的一次性注射器的成本总额,随注射人数的增加而增加,此类成本为变动成本。

(3)总成本:指在特定技术水平和要素价格条件下,生产某一特定产量所需要的成本总额,是固定成本与变动成本之和。

(4)混合成本:有些成本总额随医疗服务量变动而变动,但不保持正比例变动关系,这种兼有固定成本和变动成本特性的成本,称为混合成本。比如电费,医院或护理院要花费一定的成本用于走廊等公共区的照明,而病房只有在有病人时才会收照明费。因此,尽管包括一部分固定成本,电费还是随病人住院天数的增加而增长。

(5)阶梯固定成本:阶梯式成本与固定和变动成本相关,在一定范围内变动,但在较小的范围内保持不变。如在一定工作负荷下,一个护理单元需要聘用5名护士,一旦超出此范围就会聘用6名,显然,病人越多、病情越重,就需要更多的护理时数,如果按每个住院病人需要4.2h的护理时数配置护士,医院不会因为增加了1名病人,而为了多出的4.2h的护理时数去增加1名护士。

2. 按成本的计入方法分类

(1)直接成本:直接成本是指护理服务过程中耗费的可依据凭证直接计入护理服务成本的费用,如工资、卫生材料及低值易耗品。

(2)间接成本:间接成本是指在护理服务过程中无法直接计入某服务项目,而需经过合理分摊进行分配的成本,如行政管理、后勤辅助部门的费用等。

3. 按成本的可控性分类

(1)可控成本:可控成本是指某一时期内,在某个部门或某个人职责范围内能够直接确定和控制的成本。如医疗服务中的药品费、卫生材料费。

(2)不可控成本:不可控成本是指在一定时期内,某个特定部门无法直接掌控,或不受某个特定部门服务量直接影响的成本。如固定资产折旧、大修理费等。

一般情况下，变动成本属于可控成本，固定成本属于不可控成本；直接成本属于可控成本，间接成本属于不可控成本。

4. 按成本在经营决策中的属性分类

(1) 机会成本：指某项资源未能得到充分利用而放弃掉的机会所带来的成本，在卫生决策中，选择了一种方案，必然放弃其他一些方案，在被放弃的方案中最好的一个方案的效益，就是所选择方案的机会成本。机会成本并非实际支出，不计入账册，只是在评价和决策时作为参考依据。

(2) 边际成本：指增加一单位的产量所要增加的成本量，即总成本对应于总产量的变化率。

(3) 沉没成本：指过去的规划已支付的成本，与目前要进行的决策无关。

(二) 护理成本核算

成本核算是提高医疗卫生单位经济管理水平的重要手段，通过实行成本管理，可以使有限的卫生投入，依靠技术进步、科学管理和结构调整，来降低成本，提高效率，向社会提供更好的医疗卫生服务。

1. 护理成本核算的作用

(1) 成本核算是降低医疗护理成本的有效途径：通过护理成本核算，可以明确为病人服务过程中实际消耗的护理人力、物力和财力，真实地反映护理资源的耗费，从而提出最有效的护理方案，以降低护理成本，减轻病人负担，达到以较低的成本提供较高质量服务的目的。因此，加强护理成本核算和成本分析，对节省护理资源、降低卫生费用有重要意义。

(2) 成本核算是确定护理服务价格的重要依据：护理服务价格是护理服务价值的货币表现，依据成本定价是医院得以维持并为人民提供医疗服务的保证。护理服务消耗需通过合理收费得到合理补偿，护理成本核算可为国家、卫生部门、医院制订合理护理价格提供正确依据。

(3) 成本核算是评价护理工作效益的基础：护理服务成本的高低表示护理服务过程中耗费劳动量的大小，通过劳动耗费与劳动成果的比较，可以发现管理中的问题和薄弱环节，有利于促使医院不断挖掘和充分利用潜在力量，达到向管理要效益的目的。护理服务成本在很大程度上反映了护理服务的社会效益和经济效益，是反映医院工作质量的一个重要指标，成本核算同时也为评价卫生服务综合效益提供信息资源。

2. 护理成本核算的原则　成本核算的目标是努力提供实际成本信息，要提高成本信息的质量，发挥成本核算的作用，必须遵循以下原则。

(1) 按实际成本计价的原则：护理成本必须正确反映实际发生的经济资源耗费，成本计算应当按实际发生额核算成本，不得以估价成本、计划成本代替。

(2) 分期核算原则：成本核算应与整个会计分期一致，分别核算各期成本，以确认成本发生的时间和分配时间，一般按月进行，同一项成本，计算期内核算的支出、收入和起止日期必须一致。

(3) 责权发生制原则：这一原则是按收益原则正确进行成本计算的基础，凡是应由成本负担的支出，不论是否在本期支付，都应计入本期成本，本期支付应由本期和以后各期负担的费用，应按一定标准分别计入本期和以后各期；凡是不应由本期成本负担的费用，即使在本期支付，也不应计入本期成本。

(4) 一致性原则：成本核算时各种成本费用的计价方法、固定资产折旧方法、成本核算的对象、成本计算项目、间接费用的分摊方法等，前后会计期间必须保持一致，不得随意更改，这样才能具有可比性。

(5) 重要性原则：指在成本核算过程中应基于管理的要求区分主次，对于那些对成本有重大影响的内容和项目，应重点处理，力求简洁；对无重大影响的成本，可简化处理，以提高效率。

3. 护理成本核算的内容

(1) 护理人力成本：包括各级护理人员的工资、奖金及补贴。

(2) 材料成本：主要指护理过程中消耗的卫生材料和低值易耗品的消费。

(3) 设备成本：固定资产折旧及大修费。

(4) 药品成本：护理过程中使用的药品费用。

(5) 作业费：公务费、卫生业务费、供应消毒费、洗涤费。

(6) 行政管理费。

(7) 教学及研究费用。

4. 护理成本测算方法

(1) 项目法：项目法是以护理项目为对象，归集费用与分配费用来核算成本的方法，如一级护理中更换床单、口腔护理、预防压疮护理成本的核算。制订计算护理项目成本可以为指定和调整护理收费标准提供可靠的依据,也可以为国家调整对医院的补贴提供可靠依据。但是项目法不能反映每一疾病的护理成本,也不能反映不同严重程度疾病的护理成本。

(2)床日成本核算:护理费用的核算包含在平均的床日成本中,护理成本与住院时间直接相关,床日所包含的服务内容虽有一定的差别,但一般常规性服务项目都包含在内,这种方法并未考虑护理等级。

(3)相对严重度测算法:将病人的严重程度与利用护理资源的情况相联系。

(4)病人分类法:以病人分类系统为基础,测算护理需求或工作量的成本核算方法,根据病人的病情程度判定护理需要,计算护理点数及护理时数,确定护理成本和收费标准。

(5)病种分类法:病种分类法是以病种为成本计算对象,归集预分配费用,计算出每一病种所需护理照顾的成本的方法,以病种服务收费是将全部的病种按诊断、手术项目、住院时间、并发症和病人的年龄、性别分成467个病种组,对同一病种组的任何病人,无论实际住院费用是多少,均按统一的标准对医院补偿。

(6)综合法:即计算机辅助法,结合病人分类系统及疾病诊断相关分类法(diagnosis related groups,DRGs)分类,应用计算机技术建立相应护理需求的标准实施护理。

二、预算管理

(一)预算相关概念

预算就是计划,是经营决策所确定的具体目标,通过有关数据集中且系统地反映出来就是预算,预算控制是通过预算形式对企业未来经营活动发生的成本、费用、收入、利润等加以干预、协调和指导的过程。

1. 预算的分类

(1)操作预算:操作预算是由日进出量得到年收入与支出的计划,如果显示收入大于支出,意味着1年有望获利;如果是以盈利为目的的医院,那么一些利润将以股息的形式支付给股东,至于非盈利的医院赚得的利润将用来更换设备、修缮旧建筑或扩大服务范围。

操作预算中的收入从医疗保险、医疗补助、其他个人保险、自费医疗和捐助中获得。操作预算也是每个部门经营的计划。

(2)零基预算:零基预算是对任何一笔预算收支,都必须以零为起点,从根本上去考虑他们的必要性和规律。这样能使所编制的预算数字更切合当期的实际情况,从而使预算充分发挥其控制实际收支的作用。

(3)长期预算:长期预算是管理者建立的长远计划,操作预算只是对第2年的详细计划,而医院的许多部门需要一个长期计划。可以是未来的3年、5年或10年的规划,通常长期预算不必很详细。

(4)项目预算:项目预算是分析特定项目的预算,一般用于发展新项目或对现有项目的检测,项目预算不仅仅是对第2年的收入与支出的计划,其目的是做决定,即是否采用此新项目。即使是基本项目,也面临如何选择的问题。通常,特定项目的预算是长期预算的结果,项目预算经常跨越几个部门,他们必须由几个主要部门组成的委员会来决定。

(5)资金预算:卫生保健机构项目的许多花费需要一年多的时间,这些被称为资金花费,在整个项目前不必考虑,也不会影响整个项目的预算,资金预算只需与一个部门或单元关联,可能是已有项目的一部分,但资金花费经常涉及特定目的的大量资金。资金项目着眼于投资,资金预算可以超出现金,用更广的视角看待成本与利润,可考虑到给组织带来的一般利益,为了机构生存,管理者必须知道哪些会有利润、哪些会亏损,要有足够的营利活动去弥补那些亏损。

(6)产品线预算:卫生保健机构的预算部门主要着眼于科室或部门,如放射科、营养科、护理部等分别制订自己部门的预算。在实施部门预算的时候,卫生保健机构已开始了产品线预算。产品线是指一群具有共同特征可以归类的病人,如同一诊断的病人。

(7)现金预算:现金是机构的活力,机构的生存依赖于持有足够的现金,使其能满足支出的需要,操作预算注重于机构的收入和支出,如果机构亏损,将会反映在操作预算上,但是,即使没有亏损,机构也可能面临现金危机。组织的现金花费是很普遍的,如工资通常按月、双周或每周支付,但现金收入如果因病人账单或其他原因在某些部门拖延,即使机构盈利,也会逐渐用完现金,而且这种情况会随着病人的增多而日益严重。

另外现金问题与主要资金费用有关,仅一年的资金花费可以在操作预算中表示来年的花费,比如机构预算增加1000万元的设备维护,预算寿命为20年,那么每年花费1/20,也就是每年有50万元作为折旧费在操作预算中,但这1000万元必须用现金预算方式才能成立,结果将比操作预算多花费950万元。

(8)绩效预算:绩效预算是一种用于根据成本中心所取得的成就,以及取得此成就所需的成本来评估中心活动的预算方法。它是一种以具体设计来评估成本中心复合成果的预算方法,而不是一种单一的预算产出。

2.预算方法

(1)预算准备的合适时间:管理者经常遇到这样的问题:何时做预算?做的频率如何?这个问题随预算种类而定,有些只做1次,有些10年做几次,有些1年1次。

一次预算:有些特殊目的预算,只需准备1次,项目预算是在机构提供新服务新项目评估时必须考虑的,预算项目对于给定项目一般只用一次,如果项目被拒绝,就没必要定时回顾了,如果被采用,则需要定时回顾,并比较实际的预算和结果。

很少做的预算:长期预算一般很少做,这种预算会跨越5年或10年,虽然一些机构每年都会做调整,但预算的主题在这几年内仍不改变,以保持其计划执行的稳定性,长期预算每年还需回顾一下是否有没预料到的情况出现,及时修正计划。长期预算比项目预算简略,所以没必要像项目预算那么长的时间准备,但它不是只与一个部门、科室项目有关,而是关于机构为什么存在和其发展方向这些核心问题,如果机构确定发展方向有困难,将要花费几个月的时间使机构和雇员对计划意见达成一致。

年度、月度预算,操作、资金、现金、进展预算均是这种,每年都必须做,但也有必要把年度预算分成几个短的时期控制成本,如果把科室、部门、机构作为一个整体,等到年底做预算很不方便,因为到年底很多问题已经出现,应该在中途就改正;也有些问题虽然可以在来年预算中改正,但到那时只能等到来年年底才能知道是否成功,所以月度预算对控制运行很重要。

连续预算,一个系统中常注重于操作和现金的年度预算,实际上,如果预算做的烦琐些,一些弱点就可以克服,连续预算是每个月做来年这个月的预算,比如知道了1月的实际结果,就可在2月中或2月底做来年1月的预算。连续预算与传统年度预算相比有4个问题能被解决,即对预算的态度、时间的管理、预算的精确性和对将来的把握。

(2)态度:许多管理者发现预算与他们的工作相差甚远。预算1年1次,与日常工作有很大的不同,需要用几周或更多时间去完成明年的预算,因此很不情愿面对。但是,如果将预算建立在每个月计划的基础上,使它成为正常工作的一部分而不是插入部分。管理者就不会觉得繁重。

(3)时间管理:时间问题与态度问题息息相关。在连续预算中,有很多事要做,整整一年庞大的计划被摆出来,如果1个月中有几天不工作,这个月里就没有什么重大的进展,1个月有几周不工作就有很多事要被拖延,要花几个月的努力赶上。所以在预算中时间管理很重要,不可使预算任务在拖延中变得繁重。

(4)精确性:在今年7月过去时做明年7月的预算,可使明年7月的预算更实际、精确地反映7月的状况,连续预算发展的月预算并不是最终批准的预算,每年要做1次协商和改进。

(二)护理预算目的及程序

预算对于大医院或小的医疗机构都很重要,无论是卫生管理机构、社区、医院还是养老院的护理管理人员,都需要进行预算及掌握预算技巧。

1.预算的目的

(1)有效运用资源:财务管理者曾经尝试给护理部和科室提供预算,护理管理者只要被告知自己需要雇佣多少护士,需要花费多少就可以,然而,这种方法提供预算注定要失败,因为财务管理者不是能监控影响护理的因素,然而,护士由于直接统计疾病种类的变动和护理技术的改变,并要知道医生要进一步治疗还是终止,知道哪些病人需要住院多长时间,因此,只有工作在护理部或科室的护士才可以合理评估所需的护理资源。

(2)提供管理绩效评价的标准:预算是各部门、各职工要努力达到的标准,也是评定和考核业绩的依据。预算并不与临床工作相隔离,相反,预算常直接面对临床护理工作量及工作方式,在护士为病人制订护理计划时,同样应把预算作为计划贯穿于临床护理中,应提供什么样的临床护理,只有这样才能使每一位病人都受益。

(3)提供管理的功能:预算可以使护理部更好地计划自己的活动和控制成本,并在财政范围内提供尽可能好的服务,预算是护理管理者的一种工具,使管理者将资源更好地服务于病人,避免浪费,管理者必须了解预算项目及过程,才能建立合理、可行、有效的预算。预算中制订的数量目标就是工作中应控制的标准,在预算执行过程中,管理者要关注预算过程而不是完成一份标准的表格。

(4)提供沟通的功能:预算使管理者必须先做计划,让他们提前注意到问题和机会,有足够的时间应对,预算可以使科室及部门之间更高效地合作,避免重复劳动并及时共享重要的信息,通过编制预算可以正确处理各部门之间的关系,协调他们的工作。

(5)作为决策的基础:医院编制各种预算就是制订各种具体目标,编制全面预算就是制订全部计划的总目标。预算实质上是反映管理部门和职工的期望。因此,编制预算的过程也是制订和明确目标的过程,同时,通过预算平衡,可以把各个部门的工作有机结合起来,统一于一个共同的奋斗目标中,从而有目的、有计划地安排好各项工作。

2. 编制预算的程序 编制预算的程序概括起来就是有两种类型:一种是自上而下的由各级领导编制,最后让下级部门执行的工作程序;另一种是最先由最低层编制自身的预算,然后交上级审查,反复修改平衡后交最高领导批准的自上而下的工作程序,这种编制预算的程序叫作"自我参与预算",西方企业大部分采用"自我参与预算"的程序,因为,这种预算受到广大职工的欢迎和支持,容易贯彻执行,能较好地完成预算确定的各项目标和任务。为了更好地完成编制预算的工作,西方大中型企业还成立了专门的预算指导机构,即预算委员会。预算委员会由各部门负责人参加,财务副总经理等高级会计领导人主管,委员会负责各部门预算的协调工作,解决冲突,做出决定。医院编制预算的程序具体分为以下几步。

(1)预算期前,医院最高领导提出战略,这是各级、各部门编制预算的标准。

(2)在预算期前一定时间(一般为1个月),由各基层部门主管人员根据战略目标和群众意见做出详细的部门预算。

(3)部门领导审定所属机构的预算,并在预算期前报预算委员会。

(4)预算委员会审查各部门的预算,经过反复协调和平衡后汇编全面预算,并报最高领导审批。

(5)在临近预算期,企业最高领导把审批的全面预算交预算委员会并分别下达到所属各部门贯彻执行。

(三)绩效预算

绩效预算可根据成本中心所取得的成就及所花费的成本来评估成本中心的活动。它是一种以具体设计来评估组织成果的预算方法,通过绩效预算可以更好地理解资源投入与产出水平以及质量三者之间的关系,绩效预算是护理管理者应掌握的一种重要工具。

传统意义上说,预算主要强调的是部门或成本中心使用的资源,如护士的数量和工资、一次性使用物品的价格和消耗、护理培训教育费用等医院为了达到目标所需要的资源投入。绩效预算将注意力从计划要使用的资源转移到达到的目的上。绩效预算的步骤如下。

1. 辨明成本中心的绩效领域 绩效领域是指科室的目标或所要达到成果的领域,在开发绩效领域时,管理者应当考虑许多问题,比如:需要测量哪些重要目标?护士长应掌握哪些绩效因素,哪些绩效还未掌握?护士长如何最有效地利用工作时间?护理人员如何最有效地利用工作时间?常见的绩效领域包括护理质量、病人满意度、工作人员满意度、生产率和创新。

进行绩效预算首先应了解目标管理,目标管理是一种预算技术。当管理者及其下属制订并认同了一组目标,这组目标将被视为绩效测量的基础,目标管理要求给每位护士长一套具体的、可测量的目标,这些目标代表了管理者的业绩,并非整个医院的业绩。护理管理人员必须努力地为护理单元工作,配置员工,控制成本,提高生产率,改善病人和员工的满意度,革新和进行长期规划,这些都是护理管理者和医院的一些关键绩效领域。

2. 评估现行成本中心的项目预算 绩效评估可用来评估成本中心的操作预算成本,在一个护理单元里这种预算包括下列一些项目的成本,如护理管理人员的工资、临床护理人员的工资、教育培训费和低值易耗品费用等。

3. 决定每一绩效领域中资源的应用分配比例 通过开发资源分配模型,能够使管理人员去思考哪些是工作中真正重要的部分,以及他们的重要程度,例如:病人的满意度对医院非常重要,那么管理人员就必须思考在提高病人满意度方面,是否投入了足够的时间和精力。因此,护理管理人员进行提高病人满意度这一绩效预算时,在资源的分配上,就应考虑自身投入多少时间、护士投入多少时间,以及其他资源投入多少。

由于资源的有限性,为了达到预期目标,护理管理者将决定如何来分配资源,总投入将按照一定比例投到不同的绩效领域,如在护理质量管理上需投入多少资源。此外,每种资源都根据不同需要进行分配,如护士长将其时间的5%、临床护士时间的35%和低价易耗品的90%用于病人的直接护理。资源的分配应以医院工作重点为基础,但最初进行绩效预算时,管理者可根据历史信息来决定资源的分配。信息可以通过两种途径获得:一是让所有护理人员对几周的工作时间进行记录;二是让他们对自己的工作时间进行一个恰当的估计。一旦绩效预算完成了,护理管理人员就能获得更多的信息,同时也能做出更明确的选择,以更有效的方式重新分配资源。

4. 将中心的预算成本按比例分配到各自的绩效领域中去 一旦决定了每种资源应用到每一绩效领域的百分比,接下来就必须计算有多少资金将被用于每一绩效领域。方法为:用每一被分配到对应绩效领域项目的百分比乘以预算中心该项目的资金总数。例如:若护理管理人员的薪水是50 000元,其工作时间的10%用于改善护理质量,那么花在质量管理上的资金就是5000元,如果此单位的护理人员总共赚了5 000 000元,他们花了自己的5%的时间去改善质量,那么就有另外25 000元被用于改善质量,最终用于质量提高这一绩效领域的总成本为30 000元。

5. 为每一绩效领域选择绩效测量法,确定各部门的目标成本 不同绩效领域可以有不同的绩效测量方法,护理管理者根据所选测量法来决定各部门每一目标的预算成本。例如:护理管理人员要以给药错误的次数来测量护理质量提高的效果,假设该绩效预算要达到减少30次的给药错误,上面提到30 000元被计划用于质量提高,那么可以说减少每例给药错误的预算为1000元,第2年的绩效预算仍需要这样一笔资金,以确保护理质量保持在这一水平上。

我们需要选择合适的绩效领域,选择适当的绩效测量方法,从而使护理管理人员明确每一关键领域中工作的完成情况,明确领域达到的各项目标,例如:绩效预算要确定究竟会减少多少次给药差错;还要确定未达到这一目标究竟需要投入多少。所以,为达到减少给药差错这一目标,就要对护理人员投入的时间进行预算,这样才能使目标与资源投入相匹配。

(叶文琴)

参考文献

曹沽,叶文琴,周咏梅.2008.某三级甲等医院护理人员等级划分的研究[J].中国护理管理,8(6):14-16.

曹沽,张玲娟,陆小英,等.2007.国外护理人力资源配置研究方法介绍[J].护理学杂志,22(21):89-91.

程海燕.2008.我国护理人力资源现状分析与对策[J].齐鲁护理杂志,14(7):93-94.

杜萍,叶文琴,田梅梅.2009.基于Delphi法的康复护理床位内科入住病种研究[J].护士进修杂志,24(16):1462-1464.

杜萍,叶文琴,王小兰.2008.上海市三级综合性医院护理人力资源配置模型研究[J].护士进修杂志,23(16):1447-1449.

杜萍,叶文琴,张玲娟.2007.医院护理人力资源配置方法的研究现状[J].解放军护理杂志,24(6):47-48.

杜萍,叶文琴.2006.医院护理人力资源配置现状与对策[J].中国卫生资源,9(5):202-203.

杜萍,叶文琴.2007.翁素贞.上海市护理人员工作满意度现状研究[J].护士进修杂志,22(17):1556-1558.

郭子恒.2000.医院管理学[M].5版.北京:人民卫生出版社.

李继平.2012.护理管理学[M].3版.北京:人民卫生出版社.

李淑花,商临萍.2009.我国护理学硕士研究生教育培养现状[J].护理研究,23(3A):582-584.

李秀娥,李文秀,杨悦,等.2007.工作量分析法在护理管理中的应用[J].护士进修杂志,22(11):1002-1003.

刘华平,巩玉秀,么莉,等.2005.护士人力资源现状分析和配置标准研究[J].中国护理管理,5(4):22-25.

潘孟昭.2005.护理学导论[M].北京:人民卫生出版社.

田梅梅,杜萍,叶文琴.2009.肿瘤内科患者入住康复护理床位标准总原则的研究[J].护理学杂志,24(15):1-4.

王小兰,叶文琴,杜萍,等.2008.上海市三级综合性医院急诊科护理人力资源配置模型的建立[J].解放军护理杂志,5(25):7-9.

王小兰,叶文琴.2007.对我国现行护理工作量测量方法的思考[J].护士进修杂志,22(7):601-602.

卫生部统计信息中心.2008年中国卫生统计提要[R/OI].[2008-05-30] http://www.moh.gov.cn/publicfiles/business/htmlfiles/zwgkzt/ptjty/200805/35671.htm.

卫生部统计信息中心.2009中国卫生统计年鉴[DB/OL].[2010-01-08] http://www.moh.gov.cn/publicfiles/business/htmlfiles/zwgkzt/ptjnj/200908/42635.htm.

闫怡静.2003.医院护理人员配备的研究进展[J].中华护理杂志,38(4):295-296.

叶文琴,杜萍,徐筱萍.2006.上海市护理人力资源配置现状研究[J].中华护理杂志,41(10):874-877.

叶文琴,杜萍.2006.上海市护理人力资源配置与人才需求研究[J].中国护理管理,6(11):14-18.

叶文琴,刘玮琳,宫克.2005.上海市三级甲等医院外科等级护理项目成本研究[J].中华护理杂志,40(11):812-815.

叶文琴,徐筱萍,王小兰.2008.二级与三级综合性医院护理人力资源的配置模型[J].解放军护理杂志,10(25):10-12.

叶文琴,朱建英.2004.现代医院护理管理学[M].上海:复旦大学出版社.

赵芹芹,刘华平.2007.重症监护室护理人力资源配置方法的研究进展[J].中国护理管理,7(4):43-46.

Ernell S, Ayah J, Julie S, et al.2002.The Registered Nurse Population March 2000[M]. USA: Department of Health and Human Services Health Resources and Service Administration Division of Nursing:25.

第2章

护 理 伦 理

第一节 基本概念

一、道德与伦理

医学伦理学以医学领域中的道德现象和道德关系为自己的研究对象。中国古代的"道德"一词,主要指人与人之间的行为原则和规范的总和,也兼指个人的道德行为、思想品质和修养境界。西方的"道德"(morals)一词最早起源于拉丁文的"moralis",其单数"mos"指个人的性格和品性,复数"moles"指风俗和习惯。在近代汉语中,"伦"引申为习俗、品性、思想等。西方的"伦理"(ethics)一词源自希腊语"ethos",是一种有关"辨别对与错的行为素养"。尽管伦理和道德的词源、含义不尽相同,但它们是相通的。

二、护理道德与护理伦理

护理道德是社会一般道德在护理实践领域中的特殊体现,是护理人员在护理领域内处理各种道德关系的职业意识和行为规范。

护理伦理(nursing ethics)是制约护理行为的一系列道德原则,包括护理人员与病人、病人家属、医护同仁,以及整个社会的关系,它也用来制约医疗行业的道德义务。护理伦理是护理专业人员的专业伦理(professional ethics),是社会舆论要求护理专业人员必须遵守的职业道德。

每个行业都有自己的职业道德和伦理,护理是以治病救人为目的的社会活动,其服务对象是人,因此,研究护理道德和护理伦理就有着更重要的意义。

护理道德与护理伦理既有区别又有联系。护理道德是护理伦理的基础。护理伦理是护理道德的系统化与理论化,并且它反过来又促进良好的护理道德的形成与发展。因此,护理伦理学又是研究护理道德关系的一门学科。护理伦理学的研究对象包括:护理人员与患者及其家属之间的关系,护理人员之间、护理人员与其他医务人员之间的关系,护理人员与护理学科发展之间的关系。

第二节 相关理论

生命论、义务论、功利论、美德论都是护理伦理理论的重要组成部分。所不同的是,生命论从人的生命价值定位,而义务论、功利论和美德论则从精神层面彰显人生命的主观诉求。义务论和功利论着眼于行为的善恶,而美德论强调的不止是行为,还着眼于行为的动机,即遵循道德准则行动者的人。生命论、功利论与义务论解决我们应该做什么的问题,美德论则是解决我们应该成为什么样性质的人的问题。

护理美德论是指护理人员在工作中应具备的职业道德品格,主要内容包括护理人员的护理道德认知与观念、护理道德意识和信念等。护理美德论的具体内容有护理同情、善良、仁爱,护理关怀和帮助,护理勤奋与公正、诚实、谦和、果断、信用等护理道德素质。美德论适用于对护理学生专业精神的培养,更适合作为护理学生教学中道德教育的理论基础。当其他利益与严肃的道德规范发生碰撞时,只有潜移默化的道德教育,才能使天平倾向于道德规范。道德教育最适当的时机就在于护理人员学历教育阶段,一旦将这种德性内化为一个人的品性,那么无论护理人员的专业技能和理论水平上升到什么层次,公众的利益都会得到保护。

第三节 护理道德的基本原则、规范和范畴

护理道德的基本原则、规范和范畴是护理伦理学研究的重点对象与核心内容。其基本原则与规范是指导护理行为的准则。

一、护理道德的基本原则

护理道德的基本原则指护理人员在护理工作中处理人与人之间、个人与社会之间关系时所应遵循的根本指导原则。它统帅护理道德规范和范畴,是衡量护理人员道德水平的最高道德标准。

1981年全国第一届医学伦理学学术会议上确立了社会主义医学道德的基本原则:"救死扶伤,防病治病,实行社会主义人道主义,全心全意为人民的健康服务。"护理是医学的一部分,医学道德的基本原则自然也适用于护理。

1989年,由Beauchamp和Childress在 *Principles of Biomedical Ethics* 一书中提出的"四原则":自主原则(the principle of respect for autonomy)、公平原则(the principle of justice)、有益原则(the principle of beneficence)、不伤害原则(the principle of non-maleficence)已被国际上广泛认可,并应用于医学及护理伦理领域。

二、护理道德的基本规范

护理道德规范是护理人员在实践过程中应遵循的行为准则,是协调护理人员与病人、其他医务人员及社会之间关系的行为标准,也是评价护理人员职业道德的具体标准。国际护士协会在1953年7月国际护士大会上通过的《护士伦理学国际法》就是国际性的护理人员道德规范。我国卫生部1981年10月8日颁发的《医院工作人员守则》及1988年12月15日颁发的《医务人员医德规范及实施办法》也提出了护理人员的道德规范。护理道德规范主要表现在以下几个方面。

1. 爱岗敬业、自尊自强 护理职业是一项平凡而又崇高的事业。护理人员只有热爱护理职业,不断深化对护理工作内涵的认识,才能更好地为社会人群服务。

护理工作在社会中承担着重要的角色,它关系到社会的发展、民族的繁衍和广大人民群众的身心健康,护理人员应该充分认识到自己的职业价值,并敬重自己的职业。

随着传统的以"疾病"为中心的生物医学模式转变为以"人"为中心的现代医学模式,护理学的内涵得到了进一步的提升,作用也越来越凸显出来,护理人员不仅是护理活动的执行者,还是健康教育者、健康协调者、健康咨询者以及病人利益的维护者。护理人员应视病人为整体,从身体和心理上关心爱护病人。这就要求护理工作者不仅具备扎实的护理基本知识、理论和技能,而且需要学习护理伦理学、护理心理学、美学以及社会学等相关学科的知识,同时,还应具备良好的沟通和表达能力,从而为患者提供优质护理服务。

2. 尊重病人、关心病人 尊重病人,爱护关心病人是护理人员最基本的道德要求,护理人员应把救死扶伤,防病治病,全心全意为病人服务作为自己的最高职责。

首先,要尊重病人,即尊重病人的生命价值,尊重病人的人格和权利。人的生命价值是由其生命质量决定的,护理人员在工作过程中必须努力提高病人的生命质量,无论从生理还是心理上,都应该采取最佳的措施,减轻患者的痛苦,使他们更有勇气面对困难、战胜疾病,从而更好地回归社会。病人的权力,包括平等的医护权利、知情同意的权利、要求保守秘密的权利等,护理人员应对患者一视同仁,不论贫富地位、远近亲疏,都应以诚相待;在医疗护理中,对于病人的隐私,护理人员应负有保守秘密的义务,绝不能随意泄露或当众议论。护理人员应充分尊重患者的以上权利,成为病人权力的忠实维护者,这也是建立良好护患关系的前提。

其次,要关心体贴病人。护理人员应适当移情,设身处地地体谅病人患病的痛苦,看病的艰难和治疗带来的一系列身体和心理的伤害和打击,以最优的服务态度和技术为病人提供治疗和护理。南丁格尔曾说过:"护士必须有一颗同情的心。"护理人员只有真正地走进病人的心里,与患者产生共鸣,才能更好地为病人服务。

3. 认真负责、技术求精 以病人为中心,一切为了病人的利益是护理工作的出发点与归宿,护理

工作直接关系到病人的安危,来不得半点疏忽。在道德要求上,护理人员必须以高度的责任心对待工作,谨慎细心,严格执行"三查七对",严防各种差错事故;严格遵守护理的各项规章制度和操作流程;严密实施各项护理操作,做到及时准确。同时,还应培养敏锐的观察能力,及时发现病情变化并报告医生解决问题。护理人员还应有批判性的思维,辨证地执行医嘱,这也是对病人认真负责的一种表现。

精湛的护理技术也是对护理人员职业道德的基本要求,护理人员应在保证不增加病人痛苦的基础上,努力熟练掌握各项护理技术操作,不断积累经验,从而更快捷高效地完成护理工作。随着现代医疗和护理的不断发展,许多医学诊断治疗新技术的应用,康复医学、社区护理和家庭病房的兴起,护理工作的内容和范围也在不断地扩大,护理人员在这种医疗大环境下更应该不断地学习,完善相关的知识结构,自我提高,从而适应社会的发展,满足患者的需要。

4. 热忱服务、乐于奉献 护理的本质就是照顾,在护理实践过程中满足病人的各种需要,热忱服务正是这一本质的具体体现。护理人员应全心全意为病人服务,在生活上悉心照料,在治疗上以精湛的技术为病人提供服务,在心理上给予病人最大的安慰。特别是对待老年病人、危重症病人、婴幼患儿、精神病人,应给予更多的关心和照顾,要耐心解释,细心观察患者的病情变化和心理反应,及时发现问题,解决问题。

在提倡文明服务的今天,护理人员还应发扬乐于奉献的精神,把解决病人的痛苦放在首位,不怕脏不怕累,不辞辛苦,不厌其烦,全心全意为人民的健康服务。

5. 举止端庄、言语文明 护士是白衣天使,是美的化身,这是社会给予护理人员的高度肯定。护理人员的言行举止是体现护理道德的主要途径,端庄的举止,文明的用语是拉近护患关系的重要桥梁。

端庄的举止要求护理人员在上班时衣帽整齐,精神饱满,态度和蔼,不勾肩搭背,不打闹,遇到同事或熟悉的病人要主动礼节性示意或问候。护士站、坐、行要稳重、端庄、大方、优美。仪容上应自然大方,切忌浓妆艳抹,不宜涂染指甲,也不宜佩戴耳环、戒指或手镯等。

文明的用语有利于护患之间的交流沟通,并且可以对大脑皮质起保护作用,使病人机体减少潜能的消耗并增强防御能力,因此,护理人员应针对不同的病人、根据不同的场合和不同的情景,采用不同的语言,使病人感到亲切愉快。

6. 互尊互学、团结协作 随着现代医学的发展,护理工作与其他部门的联系也越来越紧密,如行政管理和后勤保障部门等,这就要求护理人员除了和病人及病人家属建立良好的护患关系外,还应与医务人员、管理人员、实验技术人员等建立良好的合作关系,在工作中应相互尊重,相互理解和支持,密切配合,协调一致。在护理人员之间,大家既是同事又是兄弟姐妹,更应该相互尊重,相互关心,营造一个和谐的、温馨的工作氛围,从而为护理质量的提高和护理人才的健康发展创造有利条件。

三、护理道德的范畴

范畴(category)是构成一门学科的基本概念。在哲学中,范畴是指在实践基础上,人们对客观事物和客观现象的本质属性及其关系的概括和反映。护理道德范畴就是对护理道德的本质属性及关系的概括和反映。护理道德原则及规范是护理道德范畴的基础,决定了范畴;同时范畴又反映和体现了原则及规范。范畴是原则和规范的细化和个体化,原则和规范通过范畴发挥作用。如果说原则和规范是对护理人员道德的外在约束,那么范畴就是护理人员的内在自我约束与道德愿望。护理道德范畴的内容有以下几方面。

1. 权利 病人的权利是指作为一个病人"角色",应该得以行使的权利和应享受的利益。尊重病人的权利,是护理道德的重要基础之一。病人的权利主要有:

(1)平等享有医疗护理的权利。《中华人民共和国民法通则》中规定:"公民享有生命健康权。"求生存健康的愿望是每个人的基本权益。一旦人的生命和健康受到了疾病的威胁,病人有权继续生存,有权获得医疗和护理救助,任何医务人员不得拒绝病人的求医要求。

另外,任何人享受医疗护理的权利是平等的。唐代孙思邈曾说过:"若有疾厄来求救者,不得问其贵贱贫富,长幼妍媸,怨亲善友,华夷愚智,普同一等,皆如至亲之想。"因此,医务人员对待病人应一视同仁,保证医疗权利人人平等。

(2)知情同意的权利。在医疗护理过程中,病人有获得关于自己疾病的病因、严重程度、治疗护理措施等情况的权利。对病人进行侵入性的或存在风险的操作前必须征得患者和患者家属的同意,并签字。病人也有提出医疗护理意见并得到答复,以及要求解释医疗费用等监督医疗护理过程的权利。

此外,病人还有要求医护人员为自己隐私和病情保密的权利,以及因病免除一定社会责任和义务的权利。

2. 义务 义务是指个人对社会、对他人应尽的责任。在伦理学上,义务与责任、职责、使命是同等意义的。

护理道德的义务范畴,指的是护理人员在其职业活动中,对患者、对同行、对社会应尽的责任,它是依靠人们内心信念、习惯、意志自觉地履行的,没有明显的强制作用。同时,护理道德中的义务总是以或多或少的自我牺牲为前提的。

护理道德的义务要求主要有:第一,热爱护理工作,忠于护理事业;第二,防病治病,认真为患者进行医疗护理;第三,为患者进行医疗护理服务应以不讲有无代价、有无报偿为前提;第四,把对患者个人尽义务同对社会尽义务统一起来。

3. 良心 良心是指人们对是非、善恶、荣辱、美丑的内心深刻认识和感受,是对所负道德责任的内心感知和行为的自我评价和自我意识,它具有稳定性和自觉性的特点,并且良心是人们道德的"自我法庭",人们在选择和评价自己的行为时受着良心的指导。

护理人员的良心,是护理人员在履行对病人和对社会的义务过程中形成的道德责任的自觉认识和自我评价能力,它要求护理人员在任何情况下,都忠实于病人,在工作中一丝不苟,具有慎独的精神;良心还要求护理人员忠于护理事业,具有为事业献身的精神;同时,道德良心还要求护理人员忠实于社会,不收取病人的任何礼品,不受贿,自觉维护白衣天使的美好形象。

4. 情感 情感,是人们内心世界的自然流露,是对客观事物和周围环境的一种感受反应和态度体验,它是心理学和伦理学的重要范畴。道德情感,是指在一定的社会条件下,人们根据社会道德原则和规范,去感知、评价个人和他人行为时的态度。

护理道德情感的基本内容:第一是同情心。护理人员应有扶危济困的同情心,对患者的不幸和痛苦产生共鸣,真正理解患者,从而对他们的愿望和要求给予大力支持和热情帮助。第二是责任感,这是高层次的情感内容。护理人员应把护理工作看做是自己应该履行的崇高职责,并升华成一种道德情感,从而全身心地投入到护理工作中去。第三是理智感,指的是护理人员对患者的情感是建立在理智和科学的基础上。对患者的关心、照顾必须是在医学科学允许的范围内进行,对患者不合理的要求不迁就,不徇私情。

5. 审慎 审慎即周密而谨慎。护理道德中的审慎是指护理人员在医疗护理行为前的周密思考与行为过程中的谨慎、认真、细心的一种道德作风。审慎是护理人员对病人和对社会的义务感、责任感、同情心的总体表现。

护理审慎的要求:第一,护理诊断要审慎。护理人员在接触病人的过程中,应详细了解患者的病情,仔细全面地收集资料,通过周密的分析和思考对病人做出正确的诊断。第二,护理语言要审慎。护理人员的语言要求是小心、严密、准确,护理人员通过语言可以向患者传递健康知识,安慰鼓励患者,从而使患者树立战胜疾病的信心。护理人员不应对患者言语粗鲁,这是不负责任的表现。第三,护理技术操作要审慎。护理人员是通过一系列的护理技术操作向病人提供护理服务的,护理人员在操作上应该不断地积累经验,提高操作技术水平。随着医学的进步和发展,越来越多的高端仪器应用于临床,护理人员应该不断地学习,刻苦钻研,秉承严谨、认真负责的态度,为患者提供高效的、高质量的护理服务。

6. 荣誉 荣誉是同义务密切联系的道德范畴,指人们履行了社会义务之后,受到道德上的表扬、奖励和赞许。

护理人员的荣誉指为病人身心健康贡献自己的智慧和力量并得到社会的公认和赞扬,个人也得到了良心上的满足和自我内心的欣慰。

护理道德荣誉观的基本要求是:第一,以病人为中心,为患者、为社会服务,是护理人员衡量荣誉的标准。护理人员应该把患者的利益和社会的利益放在第一位,对他人服务越多,贡献越大,从而获得的荣誉也就越大。第二,正确处理个人荣誉与集体荣誉的关系。护理人员应把个人荣誉归功于集体,看作是集体对自己的鼓励和鞭策。第三,在荣誉面前应该谦逊。

第四节 护理人际关系伦理

一、护患关系中的道德

1. **护患关系的基本内容** 护患关系是在特定的条件下，护理人员通过医疗、护理等活动与病人建立起一定联系的人际关系。狭义的护患关系是指护理人员与病人的关系；广义的护患关系是指护理人员与病人及家属、陪护人、监护人的关系。护患关系中的道德是指协调护患关系所遵循的行为准则和要求，它是护理关系中最主要的内容。护患关系的内容可归纳为技术与非技术两方面的内容。

护患关系中的技术交往是指在实际的护理措施的决定和实施当中，护理人员和病人的相互关系。如护士给病人打针、发药、换药等。在这种技术关系中，护理人员通常是专业的，有一定医学知识和技能的，占有主动地位的内行，而病人多半是缺乏医学知识和技能的外行，处于相对被动的地位。技术关系极为重要，它是非技术关系的基础。

非技术关系是指护患双方由于社会的、心理的、教育的、经济的等多种因素的影响，在实施医学技术过程中所形成的道德、利益、法律、价值等多种内容的关系。

(1)道德关系：是非技术关系中最重要的内容。在护理实践当中，虽然护理人员和病人双方所处的地位、环境、利益以及文化教育、道德修养不同，可能在治疗上存在一定的矛盾，但双方都应该尊重对方的人格、权力和利益，以一定的道德原则规范约束自身的行为。

(2)利益关系：指护患双方在相互关心的基础上发生的物质和精神利益方面的关系。护理人员的利益主要表现在两个方面：一是护理人员在为患者服务中消耗的脑力劳动和体力劳动而得到的补偿如工资等经济利益；二是护理人员通过对患者的服务而逐渐积累的经验和技能。患者的利益主要表现在支付了医药费的同时，满足了其解除病痛、恢复健康的需求。

(3)法律关系：护理人员从事护理活动和患者就医都受到法律的保护。对于患者而言，其得到合理诊治等权利若受到侵犯，且造成一定不良后果的，病人或家属有权诉诸法律以维护自身权益。同样，对于护理人员而言，在护理活动中，若受到患者或家属的辱骂、殴打等，法律会对其当事人进行制裁。

(4)价值关系：价值关系是容易被人们忽视的一种关系。护患双方在治疗护理过程中相互影响、相互作用，都体现了为实现人的价值而做出的努力。护理人员运用自身的知识和技能为患者提供医疗服务，减轻患者的痛苦，从而体现了护理人员的个人社会价值。而患者在恢复了健康重返社会的同时，也实现了个人的社会价值。

2. **护患关系的3种模式** 护患关系的模式是在护理人员与病人的接触中产生出来的，是根据病人的需要提出来的。1976年，美国学者Szasy和Hollander提出了医患关系的3种模式，这种医患关系模式也同样适用于护理关系。护患关系一般来说有以下3种模式。

(1)主动-被动型：这是护患关系中最古老的方式。护理人员对病人的护理处绝对的主导地位，而病人则处于完全被动的、接受的从属地位。这种模式对处于危重休克、昏迷、失去知觉和意识障碍的患者，以及婴幼儿等某些难于表达自己主观意志的病人，无疑是适当的。但对于大多数有清醒的自主意识的患者来说，就不应忽视患者的主观能动作用，反而应鼓励患者参与进来，鼓励病人表达自己的意志和想法。在现代医疗护理中，一般不采用此种模式。

(2)指导-合作型：这种模式在护患关系中普遍存在。这种模式认为护患双方在护理活动中都具有主动性。病人的主动是以执行和配合护士的指导为基础的，护士的权威在护患关系中仍然是决定性的作用，但病人可以充分表达自己的意志和需要，同时对治疗效果提供多种信息。在这种模式下，护患关系比较融洽，有利于提高诊治效果。比起主动-被动型的护患关系模式，指导-合作型关系前进了一大步，值得提倡和推广。此种模式适用于急诊患者、术后恢复期患者及有部分自理能力的患者。

(3)共同参与型：这种模式指出护患关系是双向的，在医疗、护理的过程中，护理人员与患者具有大致同等的主动性和权利，共同参与护理措施的决策与实施。此时，患者可向医护人员表达自己的治疗效果，从而进一步帮助医护人员做出正确的诊治，提高诊断的准确性、预见性和治疗的有效性，对提高改善护患关系也会起到积极的作用。因此,我们应该大力提倡这种平等合作的护患关系。此种模式多适用于长期慢性病病人和受过良好教育的病人。

3. 护患关系中的道德要求　护患关系的道德作用在于协调护理人员与病人的关系,建立指导-合作型、共同参与型模式,从而提高护理质量。良好的护患关系道德不仅能调动病人的积极性和争取病人的合作,而且能直接影响病人的心情和应激状态,使病人从不良的心理状态转化为良好的心理状态,从而提高治疗效果。因此,在护患关系中对护士提出应有的道德要求,提高护士的道德责任是十分必要的。

(1)尊重和爱护患者:这是护患关系道德最基本的道德要求。护理人员与患者接触最多,交往机会也最多,护士的举止行为和态度都会对患者无论在身体上还是心理上产生深刻的影响。而尊重爱护患者无疑是对患者精神和心理上最大的鼓舞。

①尊重患者的人格:在任何情况下,护理人员都应尊重患者的人格,不应侮辱诋毁患者,不能乘人之危追求个人不道德的目的。

②要尊重人的生命价值:生命对每个人来说只有一次,护理人员应该充分地尊重患者的生命价值。无论患者的疾病轻重,有无传染性,还是预后好坏,护理人员都应认真负责,不能有半点懈怠。

③尊重患者的权利:护理人员应该尊重患者的各项权利:平等的医疗护理权利、知情同意的权利、获得有关医疗信息的权利、保守个人秘密的权利和因病免除一定社会责任和义务的权利,时刻牢记自己是患者权利的忠实维护者。

(2)同情与关心患者:护理工作创始人南丁格尔曾提出一条原则:"护理要从人道主义出发,着眼于病人。"患病给患者带来了极大的痛苦,身体和心理受到双重打击,护理人员应同情关心患者,用温暖的语言和行动给患者一点慰藉,鼓励患者,增加患者战胜疾病的信心,给患者以无微不至的照顾,全心全意地服务于患者。

(3)精心与热忱服务:护理人员应该同时具备良好的思想道德素质和精湛的技术以及相关的学科知识,才能为患者提供优质的护理服务。护理人员要始终饱含热情,以认真负责的工作态度,一丝不苟,不怕脏不怕累,热情主动地服务于患者。

(4)积极为患者做好健康指导:随着社会的发展和人类的不断进步,人们对健康的需求越来越多,从而赋予了护理人员更多的责任,使护理工作的内容在不断地扩大,其中,健康指导越来越受到人们的重视。护理人员对患者的健康指导主要有以下3种。

①常规指导:即患者初入院时,护理人员应该热情地接待病人,并做好入院环境介绍、作息制度等各项指导,使患者感受到家庭般的温暖。

②疾病指导:即护理人员针对患者的疾病对其进行一系列的健康教育,包括疾病知识,如疾病的发生发展、自我病情监测以及用药知识等。

③心理指导:即护理人员对患者在住院期间存在的心理问题,运用心理学的相关知识,对患者进行疏导,从而排除患者各种消极情绪,以利病情向积极的方向发展。

4. 护理人员与家属关系的道德要求　护理人员除了与患者有着紧密的联系外,与患者家属也有着一定的间接联系。护理人员与患者家属是团结协作的关系,在患者住院期间共同协助患者,为患者服务。患者家属通常对患者的疾病情况和心理状态比较了解,护理人员可以通过患者家属间接了解患者病情。处理与患者家属关系的道德要求如下。

(1)尊重:护理人员在尊重患者的同时也应该尊重患者家属。护理人员面对患者家属的担心、焦虑以及对治疗的疑问,应耐心地指导和解释。对患者提出的合理要求,应该尽量满足。如果因条件受限而不能满足患者家属的需求,护理人员也应做好解释工作,而不是一味的否定或置之不理,态度冷漠。

(2)知情:患者家属有权知道患者的病情,护理人员应对患者家属适当地介绍患者所患疾病的情况,如病人的病情、治疗、护理、预后等,以求得到其家属的配合,共同提高治疗和护理效果。

(3)宽慰:患者家属是患者至亲的人,面对患者的疾病,看着自己的亲人遭受痛苦,患者家属难免情绪低落,焦虑不安。护理人员在密切观察患者病情变化的同时,也应留意患者家属的心理状态,及时进行干预,这对患者的心理也会产生间接的积极影响。若遇到不幸失去亲人的家属,护理人员更应表示同情,并尽量宽慰家属。

(4)虚心:在患者住院期间,护士与患者、患者家属接触最多,对于患者家属提出的一些意见,护理人员应虚心听取,有的意见对患者的治疗极有价值,有的意见可能会避免一些医疗事故的出现。同时护理人员应主动向患者家属征求意见,不断改进护理质量。

二、护士与其他医务人员之间的道德关系

在整个医疗护理过程中,护理人员除了要搞好护患关系外,还必须围绕护患关系这个中心搞好医际关系,医务人员之间必须加强合作、同心同德、相互支持才能有利于提高诊治水平和护理质量。

1. 护士与医生之间的道德关系　医生和护士是与疾病作斗争的同盟军,他们之间的配合是最多也是最紧密的。两者在医疗中是完全平等的,只是社会分工不同而已。医生主管诊断和制订治疗方案,护士负责执行医嘱,观察患者病情,为患者提供护理服务,但他们又有着不可分割的联系,医生与护士必须紧密配合,相互协作才能使患者达到最佳的诊疗效果。医护关系的道德原则如下。

(1)要相互尊重和信任:医护之间的平等性,是指双方要充分认识对方的工作职责和作用,承认对方工作的独立性和重要性。医护是相互尊重,相互支持,相互配合的平等关系。护士在治疗过程中,接触患者的机会最多,对患者的病情比较了解。通过细致的观察,护理人员还能及时发现问题,特别是患者的病情变化以及治疗用药效果。医生应该重视护士提出的疑问和合理意见,及时地修改治疗方案。同时,护士也要尊重医生,主动协助医生工作,认真执行医嘱。

(2)要相互协作和谅解:医护之间的相互协作有利于高质量地完成诊疗工作。医护人员在制订各自的诊疗护理方案时,都应考虑对方的情况,多替对方排忧解难。对彼此出现的一些差错,要善意地指出,而不能袖手旁观,相互责备。对于疑难病例的讨论,医生护士都应参加,这是一个相互学习的过程,同时也有利于更加全面地掌握患者的病情。

(3)要相互制约和监督:维护病人的利益是医护关系最重要的道德原则,医生护士要共同努力保护病人的生命安全,严防差错事故。在诊疗活动中,医生护士应相互制约和监督,坚持批评与自我批评,纠正不良的医疗行为和作风。

2. 护士与护士之间的道德关系　护理人员之间建立良好的护际关系,是圆满完成护理任务,提高护理质量的基础。护士之间是同事、同志和兄弟姐妹,在工作中应该相互尊重、相互帮助、密切配合、团结一致,发挥团队协作精神;在学习上应相互鼓励、交流经验共同提高,低年资的护士应主动虚心向高年资的护士学习,学习她们宝贵的护理临床经验和熟练的护理技术,高年资的护士应给低年资的护士树立良好的榜样,对工作认真负责,并应关心爱护体贴年轻护士,多鼓励肯定她们;在生活中要相互关心、真诚相处。只有这样,才能形成一种良好的工作氛围,同时也利于稳定护理团队,让护士在辛苦工作的同时能感到一丝温暖。

3. 护士与医技科室人员之间的道德关系　护士与医技科室人员之间的关系也是平等团结协作的关系。护理人员应该熟悉各医技科室的工作特点和规律,相互配合、相互支持,为临床提供及时、准确的诊疗依据。遇有疑问时,护理人员应主动沟通联系,把问题澄清,而不应让患者跑来跑去。

4. 护士与行政、后勤人员之间的道德关系　现代医院管理已由经验化走向了科学化、系统化、信息化。医疗技术设备要不断更新,客观形势要求行政管理人员、后勤工作人员要把医疗任务放在首要位置,协调好各类医务人员之间的关系。

护理人员要客观反映临床一线的需要,要求行政人员解决实际问题,同时要充分理解行政人员的压力和难处,大力支持他们的工作。遇到矛盾的地方应友好协商,相互尊重,相互理解,以最佳的方式解决问题。

对待后勤人员,护理人员要尊重他们的劳动。后勤工作是医院工作顺利有序开展的重要支持,它负责物资仪器设备、生活设施的提供和维修,也是护理工作有效运转的重要保证。护理人员应充分认识他们工作的重要性,尊重后勤人员,尊重后勤人员的劳动成果,遇到问题及时与他们取得联系,并支持他们工作的顺利完成。同时,后勤人员也应当树立为患者和工作人员、为医院全心全意服务的思想,保证后勤工作有效完成。

第五节　护理实践伦理

一、基础护理伦理

1. 基础护理　基础护理包括护理基本理论、基本知识和基本技能,是各专科护理的共同基础,是各护理人员必须掌握的基本技能和知识。目标是为病人提供一个接受治疗的最佳身心环境。

2. 基础护理伦理原则 基础护理伦理是护理人员在实施基础护理的过程中应该遵循的准则和规范。

(1) 虚心踏实,安心本职工作:基础护理平凡、琐碎、繁重,却有很强的科学性,基础护理是否到位对病人的康复有很大影响。不愿意做基础护理,认为基础护理"没有什么技术含量",看不到基础护理重要性的护士就不是一个称职的护士。在南丁格尔的《护理札记》中详细阐述了通风、清洁、床褥等基础护理对于病人的重要性,"……他们得到的不仅仅是舒服和放松。实际上他们的感觉正好反映了把一直粘在皮肤上的有害物质清除掉后,皮肤和身体都能够重新获得相当大的生命力。因此,护士必须要十分注意病人的个人卫生,而不应该借口说所有的个人卫生的清洁工作不过只是让病人舒服一点而已,从而不做这样的工作或者是延误为病人清洁个人卫生。"

(2) 细心观察,认真谨慎:下面一个案例说明细节的重要性。

患者张某因颅脑外伤由外院转入进一步治疗。入院时,张某处于浅昏迷状态,留置胃管,气管切开。林护士在给张某入院评估时发现痰液为暗红色,性质稀薄,痰液量中等。经过向患者家属询问,得知患者在入院前两天几乎未鼻饲,这引起林护士的注意。于是马上检查张某胃管的位置、回抽胃液。经过林护士判断,胃管位置合适,但是回抽的胃液是暗红色。林护士立即向主管医生汇报了张某的病情,张某得到了及时的诊断和处理。

基础护理虽然不像有些工作那么容易体现业绩,但就是在细微之处更考验护士是否称职。除了上述的案例,还有无数的实例已经告诉我们,很多时候,正是护士的细心观察及时发现病人病情变化,才挽救了病人生命。南丁格尔在《护理札记》中这样定位细心观察的重要性:"仔细准确观察的习惯本身不能带给我们能干的护士,但是没有仔细准确的观察我们将会在所有的职责领域中都不称职。"基础护理,虽然不像有些技术那么深奥,但是我们护理工作的对象是人,基础护理的好坏直接影响着病人的健康、生命安危。这就要求护士执行每一个技术操作时都要严格遵守操作规程和医院的规章制度,坚守"慎独"精神,每一步都必须准确无误,保证每一个护理技术的安全性,做到认真负责,一丝不苟。

(3) 热情服务,文明有礼:基础护理工作繁杂、辛劳,不论有多累,护理人员都应保持精神饱满、热情和蔼、文明礼貌,细心、耐心为病人服务。

二、整体护理伦理

1. 整体护理 整体护理是以病人为中心,以现代护理观为指导,以护理程序为基础框架,对病人实施身心整体护理。整体护理的目标是根据病人的生理、心理、社会、文化、精神等多方面的需要,提供适合病人的最佳护理。

2. 整体护理的伦理原则

(1) 以人为本,促进健康:整体护理改变了过去针对疾病的护理,强调身心整体的护理,促使护理伦理学也改变了过去的只针对病人自然属性、病人生命的护理道德。它要求护理人员在处理与病人关系时,必须树立"以病人为中心"的指导思想,把服务对象视为"整体的人",从病人的生物的、心理的、社会文化的需要出发,根据病人实际需要,主动安排护理措施,全面考虑护理措施。不仅如此,整体护理要求护理行为不仅要有利于病人的利益,而且要有利于人类的利益和社会的进步,这是我国"救死扶伤,防病治病,实行社会主义人道主义,全心全意为人民服务"的护理道德基本原则的要求与体现。

(2) 爱岗敬业、积极主动:整体护理以护理程序为基础,强调自觉地运用护理程序对病人进行动态的、系统的评价,"评估、诊断、计划、实施、评价"如此循环,积极发现病人的健康问题,及时解决。整体护理要求护理人员不再是被动地、单纯地执行医嘱,完成护理操作,而是发挥主观能动性,有计划、有目标、系统地进行护理工作。护理人员要积极承担起运用护理程序的科学方法为病人解决问题的责任,根据病人的身心问题制订出切实可行的护理计划,并实施计划,评价并及时更新护理措施,保证护理质量。

(3) 独立思考、个体化服务:整体护理认为,人是一个系统,是一个与外界环境不断发生联系和作用的开放系统,疾病的发生既有生理的因素,也有心理、社会因素的参与。这就要求护理人员具有独立思考及评判性思维的能力,针对病人的不同特点、文化背景、生活习惯等影响病人健康的诸多因素进行认真、具体地分析,结合病人的身心状况进行综合思考,具体问题具体分析,提出护理问题,并制订个体化的护理措施,实现恢复和保持病人健康的目的。

(4)刻苦钻研、精益求精：整体护理要求的"全人护理"对护理人员的素质提出了更高的要求，护理人员除了在职业道德、身心健康等方面要达到标准外，还要在业务水平上不断完善自我，不仅具有过硬的理论知识、娴熟的操作技能、敏锐的病情观察能力，良好的人际沟通能力和协作能力，还要掌握管理学、心理学、社会学等人文社会科学知识。勤奋学习、不断进取是整体护理模式对护理人员提出的要求，也是每位护理人员追求个人价值和自我完善的必备道德品质。

三、护理管理伦理

1. 护理管理　世界卫生组织将护理管理定义为："护理管理是为了提高人们健康水平，系统地应用护士潜能和有关其他人员或设备、环境和社会活动的过程。"护理管理的任务是研究护理工作特点，找出规律，运用科学的理论和方法对护理工作进行管理；目的在于提高护理质量、护理工作效率、效果，对病人实施安全、有效、及时、完善的护理。

2. 护理管理的伦理原则

(1)以病人为中心：随着医学模式的转变和社会对护理保健需求的增加，护理的工作重点从以疾病为中心转变为以病人为中心。同时为适应新的经济体制，医疗服务的模式也逐渐由以医院、医务人员为中心转变为以病人为中心的模式。把病人利益放在首位，病人至上，为病人提供优质护理服务是当前医院护理工作的道德原则。医院的规章、规范的制订和执行也要树立一切为病人服务的信念。

(2)把护理服务质量放在首位：如果说水是生命之源，那么质量就是医院的生命。卫生部2009年医院管理年活动的主题就是"以病人为中心，以提高医疗服务质量为目标"。护理质量管理是为了保证和促进护理服务质量能够达到安全护理、促进病人健康的质量要求所必需的管理，当与其他利益发生矛盾时，护理服务质量至上。

(3)经济效益与社会效益兼顾："医乃仁术"，社会主义医学道德的基本原则是："救死扶伤，防病治病，实行社会主义人道主义，全心全意为人民的健康服务。"治病救人是医学的天然本性、伦理本性，因此，护理管理应坚持兼顾经济效益与社会效益的统一，获得经济效益必须以取得社会效益为前提。在当前的医疗体制下，医院的社会效益与经济效益是统一、相互依存的，社会效益是医院的最终价值目标，而经济效益是医院实现社会效益的动力与手段。离开社会效益谈经济效益，医院就失去了原本的价值目标，而离开经济效益谈社会效益，医院就失去了发展的动力和手段。必须坚持社会效益第一、病人利益第一的原则。

(4)以人为本：护理管理的对象包括人、财、物等许多内容，最核心的是人。以人为本是现代医院管理的根本原则，所谓"以人为本"的护理管理，指在管理过程中以护理人员为出发点和中心，围绕着激发和调动其主动性、积极性、创造性展开的，以实现护理人员与医院共同发展的一系列管理活动。护理人员是医院管理的客体，同时也是医院实施护理服务的主体。促进护理人员的发展才能从根本上促进护理服务质量的提高。在护理管理中注重"以人为本"，就应重视护理人员的价值，维护其尊严、权利，实施人性化管理，为其创造良好的工作和发展环境。

四、临终护理伦理

1. 临终关怀　在医学界中，临终是指临近死亡的生命过程。临终病人在接受治疗性或姑息性治疗后，病情仍然继续恶化，尽管意识还清醒，然而各种征象已显示生命即将完结。临终关怀(hospice care)指由医生、护士、心理学家、社会工作者、宗教人员和志愿者等多学科、多方面人员组成的团队提供的对晚期病人及其家属的全面照护，其宗旨是使晚期病人的生命质量得到提高，能够无痛苦、舒适、安详和有尊严地走完人生的最后旅程；同时，使晚期病人家属的身心健康得到保护和增强。临终阶段，以治愈为主的治疗转为以对症疗法为主的照料，病人的生活几乎全靠护士昼夜的护理。护士是临终护理的重要角色。

2. 临终护理伦理原则

(1)尊重临终病人的权利：临终病人虽已进入临终期，但只要他没有进入昏迷状态，他仍然有思维、情感，仍有自主权和维护个人利益的权利。所以，护理人员要尊重和维护临终病人的权利和利益。尊重临终病人的自主权，如尊重病人参与自我决策的权利，尊重晚期病人和家属的宗教信仰，尊重其合理选择，满足其合理要求。维护病人的各项权利，工作人员应懂得临终病人和其他病人一样，也具有平等医疗权、知情同意权、获得医疗信息权、要求隐私保密权等；当临终病人意识清醒、能够自己行使权利时，医护人员要尊重病人的选择。

(2)提高临终病人的生活质量:尽管即将死亡是临终病人不可改变的事实,但是临终病人也有生活,只不过是一种特殊类型的生活。正确认识、识别临终病人正在经历的心理时期,帮助和疏导临终病人正确面对死亡,提高临终病人的生活质量是临终护理的目标之一。及时为病人做好生活护理,心理护理、控制疼痛,给病人提供一个安静、安全、整洁的环境。尊重病人的生活习惯,当病人尚能够自理时,应尽量帮助他们实现自我护理,以增加其自主生活的乐趣,提高生活质量。

(3)尊重临终病人的人格,维护其尊严:病人的个人尊严不应该因为生命的即将结束或已经结束而被剥夺,无论病人是否还有意识,都要像对待其他病人一样维护其尊严。临终关怀的先驱桑德斯博士曾经有过这样一段讲话:"你是重要的。因为你是你,直到你活到最后一刻仍是那样重要。我们会尽一切努力帮助你安详逝去,但也尽一切努力令你活到最后一刻。"尊重临终病人的生命,只要病人存活一天,其生命就有价值,就要竭力做好照护工作。

(4)重视临终病人家属,耐心服务:病人家属面对亲人处于濒死状态、经历着丧亲之痛,处于心理的应激时期。护理人员要理解家属此时的心情,只要是合理的要求、能办到的,应尽可能给予满足。尽心尽责照顾好病人,让家属放心。对于未成年或成年之无意识病人的医疗,应重视病人家属的意愿。

五、精神科病人的护理伦理

1. 精神科病人的特点　精神科病人是一个特殊的群体,病人的精神活动失调、紊乱,丧失自知力和自制力。在护理精神科病人时,护理人员除了要具备精神科病人的护理知识和技能外,更需要具有高尚的道德品质。

2. 精神科病人的护理伦理原则

(1)尊重病人:1977年第六届世界精神病学大会一致通过的《夏威夷宣言》中指出:"把精神错乱的人作为一个人来尊重,是我们最高的道德责任和医疗义务。"尊重病人的人格和权利,不能因精神病人由病态思维导致的异常举止、粗暴行为而忽视对病人人格的尊重。对病人的合理、正当要求应尽量给予满足;对需要病人配合治疗的措施应尽量给予解释,讲道理;不轻易约束患者,除非治疗需要。

(2)隐私保密:世界医学会《日内瓦宣言》(修订版)中规定:"我会尊重病人告诉我的一切秘密,即使病人已经死去。"保护病人隐私是任何病人都享有的权利,精神科病人也不例外。精神科患者病情复杂,由于治疗护理的需要,护理人员需要详细了解病人的个人经历、家庭情况、婚姻状况等诸多涉及个人隐私的资料。对病人的隐私保密是护理人员应当遵循的基本职业道德,是护患之间相互信任的基础,是对病人的尊重,也是对个人人格的尊重。违背了这一原则,会破坏护患之间的信任关系,更严重的是会影响患者的治疗护理和康复。

(3)宽容正直:精神科的病人由于思维情感的紊乱、行为失常,有的患者由于幻觉、妄想的驱使,可能发生言语不敬、毁物伤人的行为,此时护理人员应该保持头脑冷静,提醒自己,他们是病人,其言行都是疾病所致,不可冲动回击,要做到打不还手,骂不还口。这才是宽容正直的道德境界。

六、传染科病人的护理伦理

1. 传染科病人的特点　传染科病人心理负担重,除了担心疾病恢复及预后,还担心亲人、朋友、社会对自己的看法。陌生的住院环境以及隔离治疗可能会带给病人孤独感、自卑感。传染科病人大多需要不同种类的隔离治疗,消毒隔离的规章制度除了需要监督护理人员严格遵守外,还需要病人及其家属的配合,这给病房的管理带来了较高的要求。传染科护理人员时刻接触传染病人,尽管有消毒隔离措施,但是受感染的机会仍高于其他科室,这就要求护理人员具备无私奉献的高尚道德情操。

2. 传染科病人的护理伦理原则

(1)认真负责:这里的每一个病人都是传染源,护理人员必须严格执行消毒隔离措施,以科学的、严谨的态度实施预防、消毒隔离和护理。不能有一丝马虎,既是对自己负责,更是对其他病人及社会负责。

(2)无私奉献:唐代孙思邈之《大医精诚》,被誉为是"东方的希波克拉底誓言"。它指出作为一名优秀的医务人员,不光要有精湛的医疗技术,还要拥有良好的医德。"凡大医治病,必当安神定志,无欲无求,先发大慈恻隐之心,誓愿普救含灵之苦……不得瞻前顾后,自虑吉凶,护惜身命。"在1998年抗击洪水、2003年抗击非典型肺炎、2008年汶川地震时,那些无私无畏、冲锋在前的医务人员用自己的实际行动、用生命诠释了何谓"大医精诚",何谓"无私奉献"。

(3)尊重病人：尊重病人,例如,护理人员不能歧视、疏远患有 AIDS 的病人,不管病人患的什么疾病,为何患该病,都应该一视同仁,给予无私的照护,这是作为一名护士应该具备的道德情操。

第六节　护理科研伦理

一、护理科研

护理科研是用科学的方法反复地探索、回答和解决护理领域的问题,直接或间接地指导护理实践的过程,是提高人的生命质量和价值的一种护理实践活动。护理科研除了同其他科学研究一样,具有探索性和创新性等一般特点外,还具有实用性、复杂性、多学科性的特点。

1. 实用性　护理行业的服务性特点及以病人为中心护理模式的发展,决定着护理研究的最终目的是能够提高护理服务质量,促进病人健康;研究起点始于病人,最终成果又用于病人,而人不仅具有生物学属性,更具有众多的社会属性,因此护理研究不能用单纯的生物医学规律、模式去推理分析,还必须用心理学、社会学的规律去说明,一切要从病人的实际出发,而又实际运用于病人。

2. 复杂性　护理科研的研究对象是人,而人是生物学属性和社会属性的统一体。护理科研除了需要有护理学的知识以外,还必须运用心理学、社会学等许多人文领域的学科知识进行综合分析研究。同时,人体在躯体、心理上的差异较大,所处的环境、条件也不同,致使我们在一个病人或一种疾病上总结的经验不能应用于每一个病人或每一种疾病上。这就要求研究工作必须对这些差异进行严谨的分析,采用科学的方法总结概括。再者,护理科研很少能在实验室进行,研究直接涉及病人,必须遵守伦理原则,所以很多科研干预都无法实施,而以调查分析、总结经验为主。

3. 多学科性　随着医学模式及整体护理模式的发展,社会对医疗护理要求的不断提升,学科发展的相互渗透,无论是在理论上还是在实践上,护理的概念、内容、要求都发生着很大变化。护理科研日益丰富与深入,与医学、人文相关学科的交叉研究日益增多。

二、护理科研伦理原则

护理科研伦理是科研工作者的行动指南,是保证护理科研沿着健康方向发展的重要条件。护理科研应遵循的伦理原则如下。

1. 科研动机端正　1996年国际护士节主题为"通过护理科研促进健康",护理科研是为了提高护理服务水平,改善护理服务质量,归根结底,其目的就是维护和促进人民群众的身心健康。如果护理科研不是为了上述目的,而是为了个人或小集体的名和利,就违背了护理科研的伦理原则,是决不允许的。

2. 实事求是　尊重科学、实事求是是护理科研最基本的准则。任何护理科研项目,它的每一个步骤、每一个数据都应该尊重事实,只有这样才能保证科研的意义,才能达到探索护理科学真谛的目的。"失之毫厘,谬以千里",科研来不得半点虚假,历史的教训告诉我们,对科研数据、材料的任何有意无意地歪曲、篡改、捏造都是弄虚作假的行为,严重违背了护理科研伦理,最终导致的就是使人民的生命健康受到威胁。坚持实事求是,还应该诚实守信,尊重同行的科研成果,坚决杜绝剽窃行为,参考别人成果或文献时,应该表明出处。

3. 团结协作　科学包括护理科学都是人类共同的事业和财富,任何一个重大的科研工程、项目及其突破都是集体努力的结果。护理科研的复杂性、艰巨性、多学科性决定了光靠个人努力,科研工作很难顺利开展。科研工作者只有坚持团队合作、相互支持、相互帮助,才能不断提高护理科研水平。

三、人体研究护理伦理的相关原则

人体研究,通常是指直接以人的活体作为受试对象,用科学的试验方法,有控制地对受试对象进行观察和研究,以判断假说真理性的实践活动。其中受试者既可能是病人,也可能是健康人。医学的进步与人体研究密不可分,为了促进人类健康,必须进行人体研究。但是,人体研究要符合科学的规律与伦理要求,才能避免给人类带来风险与损害。近几十年来,人体研究中保护受试者的权益越来越受到重视,当人成为研究对象时,其研究方案必须经过伦理委员会的仔细审查,以确保研究对象的权益能够得到最大的保护、避免伤害。目前,严重违反护理伦理的研究已不多见,但是如果研究者缺乏护理研究的伦理知识,就容易出现研究设计违背护理伦理的情形。《纽伦堡法典》(The Nuremberg Code)是第二次世界大战后提出的第一个人体试验的国际性伦理法则。1964年世界医学会提出的《赫尔辛基宣言》是关于人体试验的第二个国际文件,比《纽伦堡法典》更加全面、具体和完善。1993年,国际医学科学组织委员会(CIOMS)制订了《人体生物医学研究国际道德指南》(International Ethical Guidelines for Biomedical Research Involving Subjects),2002年8月曾给予修订,该准则遵守《赫尔辛基宣言》,同时,对涉及人类为受试者生物医学研究做了更为明确的规定。

四、人体研究护理伦理的考虑重点

1. 知情同意原则

案例:护士/病人在病房的对话。

护士:我们正在研究这种护理方法对您这种手术后康复的影响,您愿意参加吗?

病人:好啊,收费吗?

护士:不收费,您同意了就请在"知情同意书"上签字。

从护理伦理的角度看,这个案例存在的伦理问题主要是:护士没有向病人详细说明可能发生的各种不良反应及病人参加研究的利益和风险,没有向病人说明其享有的权利:拒绝和随时退出该研究,没有向病人承诺科研资料的保密性。

护理研究的知情同意是指研究对象有权知道关于研究的信息,并且充分理解这些信息,而且可以自由选择是否参与或退出研究。从完整意义上来说知情同意权包括:了解权、被告知权、拒绝权和同意权,是病人充分行使自主权的前提和基础。《赫尔辛基宣言》指出:参加研究的对象必须是自愿的,了解研究项目的情况。《人体生物医学研究国际道德指南》也指出:对于所有的人体生物医学研究,研究者必须获得受试者自愿做出的知情同意……免除知情同意被认为是不寻常的和例外的,在任何情况下都必须经伦理审查委员会批准。为了让研究对象在充分了解的情况下做出选择,研究者应该给予详细说明,包括研究的目的、方法、经费来源、任何可能的利益冲突、研究者所属机构、研究的预期收益以及潜在的风险和可能伴随的不便。在确信研究对象已了解研究情况后,研究者才能获取研究对象的知情同意书。

2. 隐私保密原则　　隐私保密,具体来说就是研究对象享有隐私权、匿名权、保密权。研究者必须采取有效措施保护受试者研究数据的机密。《人体生物医学研究国际道德指南》指出:研究对象应被告知研究者须保守机密以及机密泄露的可能后果,其权利受到法律和其他规定的限制。

3. 避免伤害原则　　在人体研究中,应该优先考虑研究对象的健康,其次才考虑科学和社会收益。研究对象有免于受伤害权。保护研究对象免于受到伤害是研究者的主要责任。每个涉及人体对象的研究项目的潜在风险都必须经过评估,凡是可能会对研究对象造成伤害的措施,都应避免。

第七节　现代医学护理学的伦理难题

随着现代生物医学科技的高度发展,医学界涌现出很多新诊疗手段和技术,一方面,这些新技术使得医学服务人类的能力大大提高,人们可以更有效地诊断、治疗和预防疾病,甚至能够操纵遗传基因;另一方面,这些高新技术的使用在造福人类的同时,也带来了许多生与死的伦理学难题,使人们面临前所未有的困难的选择和矛盾的心态。人们不禁思考:生命是神圣不可侵犯的吗?生命的尊严在哪里?生命的价值是什么?生命的质量如何衡量?新技术的使用是否有个限度?在生与死的重要关头,高新技术该如何取舍?

现代生物技术干预人的生命活动的适度性问题引起各国政府和学者越来越多的关注和广泛的讨论,并逐渐成为全球性的伦理问题。这些伦理问题难以单纯地用传统的社会伦理或医学专业伦理去解释和回答。例如:辅助生殖技术带来的婚姻和家庭伦理问题,安乐死的伦理争论,器官移植涉及的伦理道德问题等。伦理问题是应该做什么(实质伦理学)和该怎么做(程序伦理学)的问题,科学技术是解决能干什么,而伦理学则是解决该干什么。所以,科学技术要以伦理学为前提和指导,否则违反伦理学,就有侵犯人权的倾向。

一、生命伦理学

生命伦理学(bioethics),也称为生物医学伦理学(biomedical ethics),是研究、探讨生命科学技术和医疗卫生保健中的伦理问题的学问。它最早被称为生物伦理学,兴起于20世纪70年代,由美国人波特在其《生物伦理学:通往未来的桥梁》一书中首先使用"生物伦理学"来探讨有关人口和环境的伦理问题,并把生物伦理学定义为用生物科学来改善生命的质量,从而更好地生存的科学,尽管他把应用科学和伦理学混为一谈。

生命伦理学是建立在现代生命科学发展的基础上的,它解决的是围绕如何对待生命、完善生命、发展生命,以及如何控制生命的质量和提高生命的质量而展开的一系列的伦理问题。生命伦理学不仅研究疾病的预防、治疗与恢复健康的问题,而且还研究发展生命、完善生命和提高生存质量的问题;不仅研究在疾病诊疗过程中,人与人、人与社会、人与自然的关系问题,还研究生命过程中产生的各种关系的道德原则问题;不仅研究权利义务和个人伦理问题,还研究功利、价值、公益与社会伦理问题。

生命伦理学的兴起,与传统医学道德观念发生了巨大的冲突。这种冲突首先表现在对生死观念的问题上,传统的医学道德观(生命神圣论)认为人的生命是神圣不可侵犯的,只有无条件地保护生命才是道德的,而生命伦理学则认为当代生物医学技术对生命的保护是有条件的,我们可以有条件地保护生命,亦可以有条件地接受死亡。其次,表现在道德观的变化上。传统的观念认为,医学伦理学的价值目标体现在生命的生物学价值;而生命伦理学追求的则是以人的自我价值和社会价值为前提的生物学价值和医学价值,要求把生命的尊严和神圣性与生命的价值和质量结合起来。最后,传统医学道德认为,医生与病人之间只有义务的关系,医务人员的高尚道德仅仅表现在对病人的尽职尽责上,只是对病人负责;生命伦理学不仅要求对病人本身负责,还同时要求对社会和人类负责。生命伦理学为医学伦理难题的解决提供了一个新的参照体系。

二、生殖技术中的伦理难题

辅助生殖技术(assisted reproductive techniques,ART)是指运用现代科学和医学技术及手段对配子(卵子和精子)、受精卵或胚胎进行人工操作,以达到受孕目的的技术,可以代替自然人类生殖过程中的某一步骤或全部步骤的生殖技术手段。包括人工授精、体外受精、无性生殖等。ART的应用给无数不孕不育的家庭带来希望和幸福,但是同时也带来了许多复杂和惹人争议的社会伦理问题。

1. **人工授精的伦理问题** 人工授精是指用人工手段将精子注入母体生殖道使其受孕的技术。主要解决丈夫不育而妻子可以受孕而引起的生理、心理、家庭和社会等一系列问题。目前这一技术已广泛运用于临床,世界上人工授精出生的孩子已越来越多。所带来的伦理问题首先是人工授精制造出新的家庭婚姻关系矛盾,将以生育为结局的婚姻切断,将神圣的生育过程变成了生物学实验过程,从而破坏了婚姻关系。其次,人工授精冲淡了传统的血缘关系的纽带,采用社会供体者的精液发育而来的孩子存在提供一半遗传物质的生物学父亲和有抚养关系的社会父亲,在客观上造成了家庭血缘关系的复杂化。传统的亲子观念受到严峻的挑战。再次由于孩子是人工授精所生,作为一个社会个体,有权利得知自己的身世,由此而产生了如下问题,父母是否该告诉孩子?在何时以何种方式告诉孩子人工授精的实情?父母在告诉孩子前后应如何做好孩子的心理辅导?

2. **试管婴儿的伦理问题** 首先,这与自然法则相悖。从人类进化的角度看,人类群体内存在部分不能生育的个体是其生育能力经受自然选择的必然结果。既然如此,用人工技术手段使其生育后代,是否与自然法则不相吻合?通过人工的方式干预自然生殖是否与传统生殖相悖?

其次,它打乱了传统血缘关系、家庭伦理观念。第一代试管婴儿实验是从有生殖器官功能障碍的母体内取出卵子,与其丈夫的精子在体外受精,然后移植回原母体子宫内发育成熟,这其中没有夫妻之外的人参与,因此,应当说是没有什么伦理道德问题的。但在其后来的发展过程中却产生了很多伦理道德问题。如夫妻中在男方无法获取精子的情况下,运用其他男子精子与母体卵子实现体外受精,使其受孕,使得试管婴儿同时存在遗传学和法律上的两位父亲。如果一名提供者向若干受体母亲提供精子的现象发生时,由这些母亲生育的子女之间均为"同父异母"关系。他们之间完全有可能因互不知情而发生相互婚配,而由此产生的遗传上和伦理关系上的混乱是令我们难以想象的。同理,如若"借用子宫"也使得婴儿存在两位母亲,一位是遗传学上的母亲,一位是具有生养关系的母亲。这些都打乱了传统的血缘关系和家庭伦理关系。

三、器官移植中的伦理问题

器官移植是摘除一个身体的器官并把它置于同一个体(自体移植)或同种另一个体(同种异体移植)或不同种个体(异种移植)的相同部位(常位)或不同部位(异位)。器官移植是生物医学工程领域中具有划时代意义的技术,对于挽救终末期器官功能衰竭病人的生命具有重要意义。然而,器官移植产生的伦理道德争论和问题,直接影响了器官移植技术的应用和发展,特别是在我国器官移植工作中,来自伦理道德观念障碍造成供体缺乏显得尤为突出。第一个探讨器官移植伦理学问题的人是美国的肯宁汉(B. T. Cunningham),他在1944年所著《器官移植的道德》一书中,针对当时对器官移植的种种怀疑甚至责难,对器官移植的道德合理性做了肯定的论述。①活体器官移植的伦理问题:对活体器官移植,特别是以未成年人或利用再生育孩子作为供体的利弊评价有争论。②尸体器官移植的伦理问题:尸体器官移植面临着传统观念的束缚;当死者生前没有捐献遗体器官的意愿而又无反对表示时,能否将其作为供体;当涉及不同死亡标准时,如何确定和选择摘取器官的时机。③可供移植器官分配的伦理问题:在器官供不应求的情况下,器官如何分配?器官能否商业化?能否进行异种器官移植?④卫生资源配置的伦理问题:如何处理昂贵的器官移植与防治常见病两者之间的矛盾才能体现卫生资源宏观分配的公正合理性?

我国人体器官移植条例规定:

第一,捐献人体器官,要严格遵守自愿的原则。

第二,明确规定活体器官接受人必须与活体器官捐献人之间有特定的法律关系,即配偶关系、直系血亲或者三代以内旁系血亲关系,或者有证据证明与活体器官捐献人存在因帮扶形成的亲情关系。活体器官的捐献与接受需经过伦理委员会的审查。

第三:任何组织和个人不得以任何形式买卖人体器官,不得从事与买卖人体器官有关的活动。

第四:为确保医疗机构提供的人体器官移植医疗服务安全、有效,对人体器官移植医疗服务规定了准入制度。

(成守珍)

参考文献

杜慧群,等.2016.护理伦理学[M].4版.北京:中国协和医科大学出版社.

弗罗伦斯·南丁格尔.2004.护理札记[M].庞洵译.北京:中国人民大学出版社.

郭照江,等.2003.医学伦理学[M].北京:人民军医出版社.

况成云,兰明银,张昌军,等.2008.医学伦理学[M].北京:人民卫生出版社.

兰礼吉.2004.应用护理伦理学[M].成都:四川大学出版社.

李本富,丁蕙孙,等.1998.护理伦理学[M].2版.北京:科学出版社.

李向东,等.1998.护理与临终关怀[M].北京:北京医科大学出版社、中国协和医科大学出版社联合出版.

李晓云,陈向军,蒋英梦,等.1994.护理伦理学[M].广州:广东高等教育出版社.

卢美秀.2000.护理伦理学[M].北京:科学技术文献出版社.

史宝欣,等.2007.生命的尊严与临终护理[M].重庆:重庆出版社.

尹梅,等.2012.护理伦理学[M].2版.北京:人民卫生出版社.

尹裕君,等.1999.护理伦理概论[M].2版.北京:科学技术文献出版社.

第 3 章

心 理 护 理

第一节 心理护理的基本概念和内容

一、心理护理概念

1. **心理护理的概述** 心理护理是指护理全过程中,护理人员应用心理学的理论和技术,通过护患间的人际交往,积极地影响患者的心理活动,帮助患者在其自身条件下获得最适宜的身心状态。心理护理是护理心理学的一个重要组成部分,是护理心理学理论及方法在临床护理工作中的体现。

"患者的身心状态"并非仅与其疾病严重程度成正比,更主要取决于其自身的主观体验。"帮助患者获得最适宜身心状态"不同于"促进患者身心康复",它可涵盖所有患者,而"促进患者身心康复"却无法涵盖临终患者。

患者的适宜身心状态,并非恒定的绝对值,而是动态的相对值,它随时可因患者的病程及一切可能影响患者主观体验的因素而上下波动。虽然患者能够获得身心康复或其进程顺利与否,并不仅仅取决于护理方式,但护士却可以竭尽护理之手段,帮助各类患者获得最适宜身心状态。

心理护理概念有广义和狭义之分。广义的心理护理是指护士以良好的医德和服务态度,赢得患者的信赖与合作,使患者树立与疾病作斗争的信心和决心,促进疾病的早日康复。狭义的心理护理是指护士在护理过程中应用心理学方法,通过人际交往,以行为来影响、改变患者的认知,帮助患者达成最适宜身心状态的过程。

心理护理的广义、狭义概念,可将其简要地概括为3个"不":不同于心理治疗;不同于思想工作;不限于护患交谈。

2. **心理护理与心理治疗的异同** "心理护理"与"心理治疗"是两个有联系亦有区别的不同概念。心理治疗侧重神经症、人格障碍等精神异常患者的诊治研究,主张运用心理学的理论和技术协同精神医学专业治疗精神障碍的患者。心理护理则更侧重精神健康人群的心理健康,强调对身心疾病患者、有躯体疾病而无明显精神疾病的患者及健康人群提供心理健康的指导或干预。

3. **心理护理与其他护理方法的异同** 心理护理与其他护理方法有相同的实施对象——患者和(或)健康人群。它们共存于整体护理的新型模式。心理护理只有与其他护理方法紧密联系,才能充分体现其独特功能;只有更深入地依存、渗透、融会贯通于护理全过程,才能突显其影响患者心态的良好效用。但这两者也存在一定的区别,测量患者的心理状态及情绪特征,必须遵循心理学原理,使用依存心理学原理研制的测评工具;其他护理的方法学,需要依据物理学原理,采用以物理学原理设计的测量工具。

4. **心理护理在整体护理中的作用** 在全方位的关怀与照顾的整体护理中,心理护理是其核心内容,主要体现在以下几方面。

(1)心理护理是整体护理的核心成分:个体心理状态的优劣对其自身的健康水平具有直接的、决定性的影响。通过心理护理,给护理对象以良好的心理支持,鼓励他们以积极的心态战胜疾病或超越死亡,预防或减少其身心健康方面的损害,从而确保整体护理的目标得以顺利实现。

(2)整体护理促进了心理护理的深入发展:心理护理要适应、支持或改革人的生命过程,促进个人适应内外环境,使人的生命潜能得到发挥。整体护理等新型护理模式为心理护理的开展提供了条件和机遇。随着整体护理的不断完善和成熟,心理护理的理论体系将进一步完善,心理护理的实践模式也将更为优化。

二、心理护理原则

1. *服务性原则* 心理护理是护理工作的一部分,同其他护理工作一样具有服务性。

2. *交往性原则* 心理护理是在护士与患者交往过程中完成的,交往有利于医疗护理工作的顺利进行,可以帮助患者保持良好的心理状态。

3. *针对性原则* 患者在疾病的不同阶段可能会出现不同的心理状态,应根据患者的具体情况采取有针对性的对策。

4. *个体化原则* 由于每个人先天素质、后天教育和训练、生活方式、社会经历等方面的差异,形成了自己独特的个性心理,护士应根据每个患者对疾病的认知、情绪以及行为等方面的心理反应,采取针对性的护理措施,对患者实施个体化的心理护理。

5. *启迪原则* 应用心理学的知识及原理,启发患者表达自己的心理愿望,发泄自己的心理压力,并与患者一起讨论所面临的问题,使患者在护士的启发下自由选择自己所采取的措施。

6. *自我护理原则* 护士应帮助、启发和指导患者尽可能地进行自我护理。心理护理中的自理原则体现在两个方面,第一,通过心理护理消除患者的心理依赖感,使患者达到最大限度的自理;第二,自理是心理健康的标志之一,鼓励患者在生活各个方面的自理,会促进患者的心理健康。

7. *心身整体原则* 人是一个整体,躯体上的痛苦和不适,会影响到患者的心理状态,不良的心境也会加重躯体的不适感。

8. *支持原则* 人在患病时,需要护士在心理护理过程中给患者以支持,并要求护士对患者的家属及相关人员进行教育和指导,使他们也能及时为患者提供适当的心理支持。

9. *动态与应变的原则* 心理护理应遵循疾病发生、发展和转归的规律,把握好疾病在动态发展的各阶段患者出现的心理反应,及时调整心理护理的措施,灵活有效地运用心理学的知识与技能。

三、心理护理要素

1. *心理护理要素的内容* 心理护理的基本要素,是指对心理护理的科学性、有效性具有决定性影响的关键因素,主要包括4个成分,即护士、患者、心理学理论和技术、患者的心理问题。心理护理的基本要素,是启动心理护理运转系统的前提条件。这4个要素相互依存,彼此相扣,其中任何环节的空缺,都会导致整个系统的运转失灵。

其他因素,如患者家属、医务工作者等,但这些因素一般只对心理护理的运转起到推动或干扰作用,并不直接对运转系统的启动具有决定作用。

2. *心理护理基本要素的作用*

(1)心理学理论和技术是科学实施心理护理的指南:临床心理护理的实施是否具有科学性,很大程度上取决于实施心理护理的护士能否较好地掌握借以指导临床实践的心理学理论和技能,这种心理学理论和技能是建立在清晰概念上的临床心理护理的新理论、新技术。

(2)患者心理问题的准确评估是选择心理护理对策的前提:"患者心理问题"指患者的心理状况不佳,轻者有心理偏差,重者有心理失衡或危机。护士清晰、准确地描述患者的心理问题,有助于其对患者的不良情绪状态实施调控。

评估患者的心理问题,应主要把握下列3个环节:确定患者主要心理反应的性质;确定患者主要心理反应的强度;确定导致患者负性心理反应的主要原因,如疾病认知、社会支持、人格特征或环境影响等。

(3)患者的密切合作是有效实施心理护理的基础:心理护理的实施能否获得明显疗效,很大程度上取决于患者能否给予积极主动地配合,其主动权掌握在实施心理护理的护士一边。要使心理护理作用得到有效的发挥,首先护士必须维护患者的个人尊严及隐私权;其次,护士宜采用询问口吻和关切态度;再次,护士应尊重患者的主观意愿和个人习惯,包括考虑患者原有的社会角色,选择较适当场合,采取较为适宜的方式为患者实施心理干预。

(4)护士积极的职业心态是优化心理护理氛围的关键:护士积极的职业心态为要素之本、要素之源。护士的职业心态越积极,其潜力就越容易得到充分调动,工作就越有主动性和创造力。

四、心理护理作用

1. *帮助患者接受患者的角色,以良好的心态对待疾病* 患病是人身心受损的痛苦经历,一般患者在由健康人的各种社会角色转换为患者角色时会出现一系列的角色转换问题。因此,护士应通过应用相关的心理学理论及知识,转变患者的不良心理,使患者正确认识自己的疾病,以良好的心态接受疾病及患者角色。

2. 密切护患交往,使护士取得患者的信任　患者对护士的高度信任感是心理护理成功的关键。要想取得患者的信任,就要同患者密切交往,缩短护患间的心理距离。

3. 能使患者熟悉医院环境,安心住院,积极配合诊治　心理护理主要目的之一就是要与患者住院求治的目的相和谐、相统一,所以心理护理应做到使患者尽快熟悉医院环境,消除患者陌生感及紧张、焦虑情绪,安心住院,积极配合诊治。

4. 帮助患者减轻或消除负性情绪　护士应帮助患者减轻或消除负性情绪,减轻患者的心理压力,调动患者的积极性,以利于患者的康复。

5. 可使患者学会自我护理,以求早日身心康复　在心理护理过程中,护士是患者的指导者,在疾病转归至治愈的任何一个环节,都离不开护士的精心照顾和指导。患者在与护士良好交往过程中,会逐步正确地领会诊疗和护理的意图,会积极配合医疗和护理、主动地做好自我护理,使自己的身心处于最佳状态。

第二节　临床心理评估内容与常用方法

一、心理评估的概念

1. 定义　心理评估是应用心理学的理论和方法对个体某一个心理现象进行全面、深入的客观描述。当为临床医学目的所用时,称为临床心理评估。

2. 意义　护士对患者进行心理护理评估是心理护理程序的第一步,其意义如下所述。

(1) 为医生提供患者的基础信息:患者治疗前的基础资料,包括个人基本信息(姓名、性别、年龄、文化)、个人史、既往史、治疗史、家族史及生活事件等,如果在医生临床干预前就充分获取,将提高医生诊断的效率和准确性。

(2) 对临床干预过程中的各种心理表现实施监测和提供信息反馈:患者的心理行为只有在其生活情景中才能最真实、充分地表现出来,因此,护士对患者进行充分、仔细地观察和监测将更好地提高治疗效率,如患者的情绪变化、日常应对方式、对疾病的态度、对治疗的信心、对生活的态度、对医生的信任等,或手术、药物干预后患者的心理行为变化等,信息反馈不仅能提高工作质量,而且可以为医生实施其治疗方案提供有价值的参考。

(3) 对疾病进行评估:当患者的一个治疗阶段结束时,对其情绪、认知、行为等的临床心理评估将有助于客观的反馈治疗效果。

(4) 为康复者提供健康指导:许多患者治疗结束后会产生一种脱离医生指导后的不安全心理,因而带来一些情绪上的波动,如担忧、焦虑等,其不良的生活习惯和有危害的应对方式也可能影响患者的进一步康复。此时,护士需要根据康复前期疾病的心理评估资料,为其制订针对性的康复方案,如对其生活、应对方式、环境影响、个人性格、情绪调控等进行健康指导。

二、心理评估的常用方法

1. 调查法　调查法是借助于各种问卷、调查表和晤谈等方式,了解被评估者心理特征的一种研究方法。调查方式可以采用一般询问、调查表或问卷形式,以及电话和信函方式进行。调查法的优点是使用方便,基本不受时间、空间限制,可以结合历史调查和现状调查两个方面,内容广泛而全面,且可以在短时间内获得大量资料。不足之处在于调查材料的真实性容易受到被调查者主观因素的影响。调查者不能确定被调查者是否真实地回答问题,因此可能导致调查结果的不真实。被调查者记忆错误也可能影响到调查结果的准确性。

2. 观察法　观察法是心理学研究中最基本的方法,也是心理评估的基本方法之一。评估者通过对被评估者的可观察行为表现,进行有目的、有计划地观察和记录而进行的评估。观察的途径可以是直接观察或间接观察。观察法的优点是使用方便,得到的材料比较真实而客观,对儿童和一些精神障碍者进行心理评估显得尤为重要,且观察结果可以为以后的研究指明方向。观察法的不足之处是观察法得到的资料只能说明"是什么",而不能解释"为什么",因此由观察法所发现的问题还需要用其他方法做进一步的研究。

3. 访谈法　访谈法的基本形式是评估者与被

评估者面对面的谈话方式而进行的评估。分结构式访谈、半结构式访谈和非结构式访谈。

(1)结构式访谈:按照事先设计好的、有固定结构的问卷进行,有标准化的提问方法、顺序及记录方式。在结构式访谈中,访谈者对访谈的走向和步骤起主导作用。优点是谈话的内容有所限制,谈话的效率高。评估者主观因素的影响较小,得到的资料比较客观。根据统一的方法处理被评估者的回答,资料便于统计分析和交流。不足之处是缺乏灵活性,气氛死板,形成简单回答的局面,被评估者也可能感到不自在。

(2)半结构式访谈:访谈者对于需要提出的问题或主题事先有一定的安排,对访谈结构有一定的控制,比如有一个粗略的访谈提纲。但后续问题的提出,可依据应答者的反应稍做调整,鼓励患者积极参与,提出他自己的问题。

(3)非结构式访谈:无固定的访谈问题,或者所提问题无预先设计的程序,鼓励受访者发表自己的看法,主要依据访谈对象的回答及访谈者本人的临时插入进行访谈。非结构式访谈通常用来描述问题,如对价值观、信念等个人思想、经历、行为所隐含的意义等的描述,其目的是最大限度地了解受访者的个人信息。非结构式访谈中访谈双方以自然的方式进行交流。谈话是开放的,没有固定的问题和程序。优点是气氛比较轻松,且可以获得较为真实的资料。不足之处是在于访谈结果的信度和效度的确定性较差,聚焦困难,费时。

4.心理测验法 心理测验是依据心理学的原理和技术,对人的心理现象或行为进行数量化测量,从而确定心理现象在性质和程度上的差异。在心理评估领域,心理测验占据着重要的地位。通过各种心理测验可以客观地对个体的心理状态、认知过程、情绪、意志、个性特征等方面进行评估。心理测验可以为心理评估提供巨大的帮助,但应用不当也会造成不良后果。因此,对心理测验的应用和测验结果的解释应当慎重,不可夸大和滥用,应当结合其他资料进行综合分析,以充分发挥心理测验的效力。

三、应用心理测验的一般原则

1.标准化原则 所谓标准化原则是指测验的编制、实施、记分和测验分数解释程序的一致性。保证对所有被试者来说题目、施测条件、记分方法都相同,这样不同被试的测验结果才具有可比性,才能减少无关因素对测验结果的影响,保证测验结果的准确性和客观性。标准化也是提高信度和效度的有效保证。为了达到这项要求,使用者应用心理测验的过程中,要做到以下几点。

(1)标准化工具:选择公认的标准化心理测验。

(2)标准化指导语:所谓指导语一般是指对测验的说明和解释,有时包括对特殊情况发生时应如何处理的指示。它包括两部分,一种是对主试的,即指导测验的现场主持者如何实施测验;另一种是对被试的,即指导被测验者如何解答题目或对题目做出反应。在测验实施的过程中,要使用统一的指导语。

(3)标准施测方法:要严格根据测验指导手册规定实施测验。某些心理测验是不限时的,如人格测验。但智力测验、特殊能力测验对时间多有明确要求。在多个分测验中,对测验顺序往往有固定的要求,不可随意更换测验的顺序。

(4)固定施测条件:标准心理测验的指导手册中,对测验环境都有严格要求。应用心理测验时,必须完全遵守手册中的要求。如果测验中出现任何意外的影响因素,主试者都应当详细记录,在解释测验结果时也必须考虑这些意外因素的影响。

(5)标准记分方法:记分时要完全按照测验使用手册的要求和标准答案,记分方法尽量客观化,有时可以使用机器记分以减少主观因素的影响。

(6)代表性常模:常模是解释测验分数的标准。常模是否可靠决定了是否可以从测验中得到正确的结论,而得到可靠常模的关键在于选择有代表性的被试样本。

2.保密原则 保密涉及两个方面,一是测验工具的保密,即关于测验的内容、答案及记分方法只有做此项工作的有关人员才能掌握,决不允许随意扩散,更不允许在出版物上公开发表。否则必然会影响测验结果的真实性。二是对测验结果的保密,这涉及个人的隐私权。有关工作人员应尊重受试者的权益。另外,保密原则也是对编制者辛勤工作的尊重。

3.客观性原则 对实验结果的解释应当要遵循客观性原则。对结果的解释要符合受试者的实际情况。如何测试都不可能准确无误的测量个体的真实面貌,测量结果和真实情况之间总会存在一定的误差。不要依据一次心理测验的结果来下定论,尤其是对于年龄小的儿童做智力发育障碍的诊断,更要注意这一点。总之,在下结论时,评价者应结合受试者的生活经历、家庭、社会环境以及通过会谈、观察获得的其他资料全面考虑，以便做出准确的、全面的判断。

四、常用的心理测验与评定量表

(一) 智力测验

智力是一种潜在的、非单一的能力，它是一种知觉、分析和理解信息的复杂的混合体。

智商(IQ)：智商是智力的量化单位，它有两种，即比率智商和离差智商。

1. 比率智商 也称年龄智商，它是以一个人的年龄为参照尺度对智力进行测量。其计算公式是：智商 IQ＝智力年龄(MA)/实际年龄(CA)×100。比率智商有一定的局限性，因为人的年龄增长与智力发展并非平行，而且人和人之间有很大的个体差异，所以比率智商只限于16岁以下的未成年人。

2. 离差智商 它是用统计学中的均数和标准差计算出来的，表示被试者的成绩偏离同年龄组成绩的差距(以标准差为单位)。每个年龄组IQ的均值为100，标准差为15。这是根据测验分数的常态分配来决定的。计算公式是：智商(IQ)＝(X－M)/SD＋100。式中：X为某人实得分数，M为某人所在年龄组的平均数，SD为该年龄组分数的标准差。离差智商克服了比率智商计算受年龄限制的缺点，已成为通用的智商计算方法。

国际上通用的智力量表有比奈量表、韦氏量表(表3-1)和Kaufman儿童能力成套测验等。

表3-1 韦氏智力等级分类及比例

智力等级	智商范围	理论分布(%)
非常优秀	130以上	2.2
优秀	120～129	6.7
中上(聪明)	110～119	16.1
中等	90～109	50.0
中小(愚笨)	80～89	16.1
临界	70～79	6.7
智力缺陷	69以下	2.2

韦氏智力测验是在临床医学中最常用的是韦氏量表。韦氏量表包括成年人、儿童及学龄前3个年龄本。韦氏成人量表(WAIS)，全部量表含有11个分测验。根据测验结果，按常模可换算出3个智商，即全量表智商、语言智商和操作智商。语言量表的分测验包括：知识、领悟、计算、相似性、背数、词汇。操作量表的分测验包括：数字-符号、填图、积木图案、图片排列、拼物。

(二) 人格测验

人格测验是人格描述的一种方法。临床人格评估主要研究人格特征和类型与健康和疾病的关系。人格测验主要是对人格进行特征或划分类型的描述，没有量化单位。人格测验在临床中主要应用于诊断、咨询和心理治疗。

临床中常用的人格量表有明尼苏达多相人格调查表(MMPI)；艾森克人格(个性)问卷(EPQ)；十六项人格因素问卷(16PF)；罗夏墨迹测验和主题统觉测验等。

1. 明尼苏达多相人格调查表(MMPI) 是由美国明尼苏达大学的哈撒韦(Hathaway)、麦金利(Mckiney)于20世纪40年代共同编制的。MMPI包括566个自我陈述式题目，与临床有关的题目多集中在399题之前，其中16个为重复题目。测验有14个量表，其中有10个临床量表和4个效度量表。临床量表包括：疑病、抑郁、癔症、病理性偏离、男性/女性化、偏执狂、精神衰弱、精神分裂症、躁狂、社会-内外向。效度量表包括：掩饰量表、稀少回答、校正装好和装坏的量表、不能回答。此量表的实施有一定的教育程度的要求，至少要有小学毕业或初中1～2年级的文化程度。量表的结果需将原始分转换成"T"分才有解释的意义。MMPI不仅是人格描述量表，也用于协助精神病的诊断工作。

2. 艾森克人格(个性)问卷(EPQ) 是英国心理学家艾森克(Eysenck)编制的，是目前国内外广泛采用的人格量表之一，有成年人和儿童两种。其中包括P、E、N 3个分量表和L效度量表。P量表表示心理状态是否正常，E量表表示性格的内外倾向，N量表表示情绪是否稳定。L量表用来测定被测者的掩饰程度。在测验时被试者对每题回答"是"或"否"，按照测定手册规定的标准进行记分，依据年龄及性别常模进行解释。

3. 十六项人格因素问卷(16PF) 是由美国心理学家卡特尔(Cattell)教授1946年编制。他通过因素分析获得了16种人格的根源特质，他认为每一个人的人格都可以用这16种相互独立的人格特质加以描述，16PF就是测定这16种人格特制的量表。量表共有187个题目，适用于16岁以上的成人，该测验对了解个体的人格倾向、选拔人才和职业咨询等有一定的参考价值。该量表需通过粗分转换成标准分,然后参照不同常模剖图分布型来解释受试者的测验剖图意义。

4. 罗夏墨迹测验(RIT) 是瑞士精神科医生罗夏(H. Rorschach)1921年设计编制的。多数学者认为罗夏墨迹测验是适用于成年人和儿童的良好的人格投射测验,主要用作异常人格的诊断。但是这种测验的技术复杂,训练要求高,掌握比较困难,费时甚多。RIT是由10张墨迹组成,其中5张是水墨图,另5张是全部或部分彩色墨迹图片。测验时将10张墨迹图片按规定的顺序逐一呈现给被试者,要求他看看图片说出他在图片上看到的事物,被试者尽可能地说出一种或几种事物,主试者根据他所说的东西进行记录,然后根据其反应,做出结果分析和评估。

(三)评定量表

临床常用的评定量表多为症状量表,大都是由具有丰富临床经验的心理学家和精神病学家根据大量的临床资料整理、设计编制而成的,是心理评估的重要工具。在选择评定量表时,首先要根据研究的目的选择信度、效率都比较高的量表。根据评定者的性质,可分为自评量表和他评量表。此外,每种评定量表都有一定的针对对象,选择时也要注意病种、年龄等条件。评定时间范围也需要注意。症状量表多为评定检查当时或过去1周或2周的情况,评定者应当明确所用量表的评定范围以免造成误差。

常用的临床评定量表有:简易精神状况检查(MMSE)、症状自评量表(SCL-90)、Hamilton抑郁量表(HAMD)、Hamilton焦虑量表(HAMA)和Achenbach儿童行为校核表(CBCL)等。

1. 症状自评量表(symptom checklist 90,SCL-90) SCL-90是由90个常见心理症状的项目组成。该量表内容多,反映症状丰富,能比较准确评估患者自觉症状,故可以广泛应用于精神科和心理咨询门诊,作为了解来访者心理卫生问题的一种手段。也可以用于综合性医院,以了解躯体疾病患者的精神症状。

SCL-90包括9个因子,分别为躯体化、强迫症状、人际关系敏感、抑郁、焦虑、敌对、恐怖、偏执和精神病性。此外,有7个项目不能归入以上因子,一般将它们归入因子10"其他"中,主要反映睡眠和饮食情况。

(1)评定方法:每个项目均采用5级评分,没有反向评分项目。

没有:自觉无该项症状(问题)。

轻度:自觉有该项症状,但发生得并不频繁、严重。

中度:自觉有该项症状,对被试者有一定的影响。

偏重:自觉有该项症状,对被试者有相当程度的影响。

严重:自觉有该项症状,频度和强度都十分严重。

(2)统计指标

总分:将所有项目评分相加,即得到的总分。

阳性项目数:单项分≥2的项目数,表示患者在多少项目中呈"有症状"。

因子数:将各因子的项目评分相加得因子粗分,再将因子粗分除以因子项目数,即得到因子分。

根据总分、阳性项目数、因子分等评分结果情况,判断是否有阳性症状及其严重程度,或是否需进一步检查。因子分越高,反映症状越多,障碍越严重。

2. 抑郁自评量表(self-rating depression scale,SDS) 由Zung于1965年编制,用于衡量抑郁状态的轻重程度及其在治疗中的变化。特别适用于综合医院,以发现抑郁症患者。

SDS分别由20个陈述句和相应问题条目组成。每一个条目相当于一个有关症状,按1～4级评分。评定时间为过去1周。

SDS主要统计指标是总分。20个项目的分数相加即得到原始粗分。以原始粗分乘以1.25,取整数部分即得到标准总分。记分时要注意量表中的反向评分题目。中国常模SDS总粗分分界值为41分,标准分分界值为53分。

3. 焦虑自评量表(self-rating anxiety scale,SAS) 由Zung于1971年编制,用于评定焦虑患者的主观感受。焦虑是心理门诊中较常见的一种情绪障碍,SAS已作为了解患者焦虑症状的一种自评工具。

SAS与SDS非常相似,它也含有20个项目,采用4级评分。评定时间为过去1周。

SAS主要统计指标是总分。20个项目的分数相加即得到原始粗分。以原始粗分乘以1.25,取整数部分即得到标准总分。记分时要注意量表中的反向评分题目。中国常模SAS总粗分正常上限为40分,标准总分的正常上限为50分。

第三节　一般患者的心理护理

一、患者角色与心理需求

1. 患者角色

(1) 定义:在社会人群中与医疗卫生系统发生关系,经医生检查证实确实患有某种疾病、伴有疾病行为、寻求医疗帮助的社会人群称为患者角色。

(2) 患者角色的特征:美国社会学家帕森斯(Parsons T.)1951 年在《社会制度》一书中提到,患者角色的概念包括 4 个方面。

①患者可以从常态的社会角色中解脱出来,免除其原有的社会责任和义务。

②患者对陷入疾病状态是没有责任的。疾病是超出个体的自控能力的一种状态,也不符合患者的意愿,患者本身就是疾病的受害者,他无须对此负责。

③患者应该努力使自己痊愈,有接受治疗,努力康复的义务。

④患者应求得有效的帮助,并在治疗中积极配合,主要是寻求医生的诊治与医生合作。

(3) 患者角色的转化:人们期望患者的言行完全符合患者角色的要求,但在现实中,实际角色与期望角色常有一定差距。就是说,从患病以前的常态向患者角色转化,或者病后向常态转变,都有一个角色适应的过程,如果适应不良,往往导致心理障碍,而且可能进一步影响健康和生活。患者角色适应不良大致有 5 种类型。

①角色行为缺如:否认自己有病,未能进入角色。虽然医生诊断为有病,但本人否认自己有病,根本没有或不愿意识到自己是患者。

②角色行为冲突:患者角色与其他角色发生心理冲突。同一个体常常承担着多种社会角色。当患病并需要从其他角色转化为患者角色时,患者一时难以实现角色适应。

③角色行为减退:因其他角色冲击患者角色,从事了不应承担的活动。已进入角色的患者,由于更强烈的情感需要,不顾病情而从事力所不及的活动,表现出对病、伤的考虑不充分或不够重视,而影响到疾病的治疗。

④角色行为强化:安于患者角色的现状,期望继续享有患者角色所获得的利益。由于依赖性加强和自信心减弱,患者对自己的能力表示怀疑,对承担原来的社会角色恐慌不安,安心于已适应的患者角色现状,或者自觉病情严重程度超过实际情况,小病大养。

⑤角色行为异常:患者受病痛折磨,因悲观、失望等不良心境的影响导致行为异常,如对医务人员的攻击性言行,病态固执、抑郁、厌世,以至自杀等。

2. 心理需求　疾病不仅打破了人们正常的生活模式和生活状态,而且还改变着患者的心理和行为,它使患者对需要的关注焦点转移到自身。因此,患者和正常人相比,需要的重点存在着明显的不同。患者既有正常人的一般需要,又产生了与疾病有关的各种层次的心理需要和变化。主要包括以下几个方面。

(1) 需要尊重:一旦成为患者,原有的社会角色随之丧失或减弱。在新的环境中被认识、被尊重的需要变得更加迫切,自尊的需求更强烈、更敏感。在新的环境中他们需要得到别人的关心、体贴与尊重。若得不到满足,患者就会产生自卑感和无助感,甚至变为不满和愤怒。因此,医护人员要充分尊重患者的人格,使患者获得被尊重的感受,这对患者的康复有积极的意义。

(2) 需要接纳和关心:由于疾病的缘故,改变了患者原来的生活习惯和生活规律,当进入到一个陌生的医疗环境之中,会感到孤独、寂寞,并会产生强烈的归属感,比任何时候都渴望得到家庭、朋友、单位以及医护人员的支持、关爱和呵护。患者需要了解别人,也需要让别人熟悉自己,得到新环境人际群体的接纳。同时患者又放心不下家庭、单位的事情,很想了解这些情况。因此,医护人员应帮助患者尽快融入新的群体之中,主动和患者沟通,消除病友之间的陌生感,让患者在温馨和谐的人际氛围中感到温暖、有希望、有信心,情绪稳定,减少孤独和自卑心理,在宽松的环境下安心养病,接受治疗。

(3) 需要信息:住院后,患者脱离了原有的社会角色,其活动受到约束,原有的社会交往在不同程度上受到限制,出现了人际隔离的现象。由此患者便产生了强烈的与社会联系和交往的需要。一方面患者需要获得医院这一特定环境的大量信息。如医院的规章制度、治疗设备和医疗水平情况,还急于了解疾病的诊断、治疗、预后及医药费支付等方面的信息;另一方面,希望保持和原有社会环境的接触,了解工作单位及本人事业方面的信息,以及家人、亲朋好友在生活、工作等方面的信息,如不能得到这些信息,便会感到焦虑和茫然。总之,患者需要得到来自医院、社会、家庭等方面的信息和情感支持。提供这些信息不仅可以消除患者的疑虑,还可以避免消极情绪反应的产生。

(4)需要安全:安全感是患者最普遍、最重要的心理需要。在疾病诊治过程中,往往会面临一些影响患者安全的因素。如交叉感染、放射线检查、用药后的不良反应、手术等。所以患者会格外重视自身的生命安全和医疗过程的安全。即人越是在安全受到威胁的时候,对安全的需要越强烈,这就是人在病情严重时,特别关注自身安全的原因。因此,医护人员对患者实施诊治、护理措施时,要向患者详尽解释说明每项工作的具体内容,让患者明明白白地接受诊治和护理,消除顾虑心理,以增强患者的安全感,给患者营造安全、可靠、放心的医疗环境。

(5)需要和谐环境、适度活动和刺激:患者住院后,生活空间缩小了,一切活动都被限制在"白色"世界里。以往的工作、学习、生活规律和习惯都处于被动状态下,难免产生单调乏味感,进而发展成厌烦情绪。再加之疾病的困扰,更易产生度日如年之感。因此,患者不仅需要宽松和谐的医疗环境,需要安静舒适的医院生活,同时还需要适当的活动刺激,以调节和改善自己的心境。医务人员可根据医院的实际情况,提供必要的获得刺激的条件,可以组织和安排有新鲜感的娱乐活动。如下棋、欣赏音乐、收看电视、录像、自我保健知识宣传等,以此丰富住院患者的业余生活,使其以积极的心态接受治疗,促进健康。

二、常见的心理问题

患者一旦知道自己患了病,在心理上必然有反应,概括起来,患者易于产生如下各种心理活动。

1. 抑郁 抑郁是现实生活中较为常见的以情绪低落为特点的消极情绪反应,是患者因可能丧失和实际丧失而引起的闷闷不乐、压抑的消极心态。在抑郁状态下,表现为悲观失望、无助、冷漠、绝望等不良心境,并伴有消极的自我意识产生,如自我评价的下降、丧失自信心、有自卑感;在行动方面有活动水平下降、寡言少语。长期严重的抑郁对患者是不利的,抑郁一方面影响医生对疾病的诊断和治疗,另一方面也会降低患者的免疫力,从而引发新的疾病。

2. 焦虑 焦虑是人们过分担心发生威胁自身安全和其他不良后果时产生的一种心态。主要表现为经常或持续的、无明确对象或固定内容的紧张不安,或对现实生活中的某些问题过分担心或烦恼。这种紧张不安、担心或烦恼与现实很不相称,使患者感到难以忍受,但又无法摆脱,常伴有自主神经功能亢进,运动性紧张和过分机警。

3. 怀疑 患者的怀疑大都是一种自我消极暗示,由于缺乏根据,常影响对客观事物的正确判断。患病后常变得异常敏感,听到别人低声细语,就以为是在说自己的病情严重或无法救治,甚至曲解别人的好意,怀疑诊断的正确性,怕吃错药、打错针。有的凭自己一知半解的医学和药理知识,推断药物,推断预后。害怕药物的不良反应,担心偶尔的医疗差错或意外不幸降落在自己身上。身体某部位稍有异常感觉,便乱作猜测。如果严重偏执,甚至出现病理性的妄想。

4. 孤独 孤独感是与分离相联系的一种消极心理反应,也称社会隔离。主要是患者住院后,离开了家庭和工作单位,周围接触的都是陌生人。医生只在每天一次的查房时和患者说几句话,护士定时打针送药,交谈机会也较少,这样患者很容易产生孤独感。因此,在他们住进病室的第一天常有度日如年之感。他们希望尽快熟悉环境,希望尽快结识病友,还希望亲友的陪伴。长期住院的患者由于感到生活无聊、乏味,希望病友之间多交谈,希望有适当的文化娱乐活动,以活跃病房生活。社会信息剥夺和对亲人依恋的需要不能满足,是患者产生孤独感的主要原因。

5. 被动依赖 依赖是患者进入患者角色后产生的一种退化的心理和行为模式。患者进入患者角色之后,大都产生一种被动依赖的心理状态。这是因为,一个人一旦患了病,自然就会受到家人和周围同志的关心照顾,成为被人关照的中心。同时,通过自我暗示,患者自己也变得软绵绵的不像以往那样生气勃勃,变得被动、顺从、娇嗔、依赖,变得情感脆弱,甚至带点幼稚的色彩。只要亲人在场,本来可以自己干的事也让别人做;本来能吃下去的东西几经劝说也吃不下去;一向意志独立性很强的人变得没有主见;一向自负好胜的人变得没有信心;即使做惯了领导工作和处于支配地位的人,现在对医务人员的嘱咐也百依百顺。这时他们的爱和归属感增加,希望得到更多亲友的探望,希望得到更多的关心和温暖,否则就会感到孤独、自怜。

6. 否认　否认是患者怀疑和否定自己患病的心理状态,尤其是对癌症等预后不良的疾病,否认心理更为常见。明知自己患有癌症,却矢口否认,当他(她)看到病历上写的诊断时,还说经治医生写错了。有的医护人员对这种现象感到不可思议,实际上这正是某些患者应付危害情境的一种自我防卫方式。大量研究证明,一定程度的否认,对缓解心理应激是可取的,可以避免过分的焦虑与恐惧。

否认虽在一定程度上起自我保护的作用,但在许多情况下又起贻误病情的消极作用。例如,有的患者身患乳腺癌,自己却矢口否认,拒绝治疗,最后因延误治疗时机,癌转移而死亡。

三、不同年龄阶段患者的心理护理

1. 儿童患者的心理与护理　儿童患者的突出特点是年龄小,对疾病缺乏深刻认识,心理活动多随活动情境而迅速变化。因为他们注意力转移较快,情感表露又比较直率、外露和单纯,所以只要依据其心理活动特点进行护理,易于引导他们适应新的环境。儿童患者常见的心理活动特点有下列几方面。

(1) 分离性焦虑:儿童从出生时起,就在母爱的呵护下,形成了对周围环境的安全感和信赖感。一旦因病情需要而必须住院,儿童大都会恐惧、焦虑和不安,经常哭闹、拒食及不服药。心理学家认为,人体间的接触和抚摸是婴儿天生的需求。在医院里,护士对他们轻拍、抚摸及搂抱,会使患儿产生安全感,减轻焦虑心理。

(2) 情绪反应强烈:由于儿童患者病情急、变化快,又不善于表达,哭闹是最为突出的情绪变化,常常用哭声代表一切。所以要求护士要有高度的责任感,经常深入病房,善于从细微变化中发现问题,采取措施,防止突然事件发生。

(3) 恐惧:住院后,患儿离开了父母的陪伴,加之陌生的环境、陌生的面孔、陌生的诊疗措施,易产生生疏感。表现为:紧张、惶恐不安、沉闷、执拗、不合作、哭闹不止。为消除患儿恐惧心理,护士要多加鼓励,不要训斥和恐吓,要成为患儿的贴心人。病房应有玩具,护士要带领患儿游戏玩耍。提倡儿科护士不穿白大衣,穿一些带小花的衣服,以消除儿童患者的恐惧感,博得他们的喜爱。给患儿打针治疗时,要利用儿童注意力易被转移及喜欢表扬鼓励等特点,尽量减轻他们的疼痛感。儿科护士应有一颗慈母般的心,温暖、体贴、爱护那些受创伤的幼小心灵。

不同年龄的儿童个性差异极大,其心理特点也很不相同。因此,他们的心理状态只能从其言语和非言语行为(表情、目光、体态等)中仔细体会理解。所以,儿科护士是否懂得儿童心理学,应成为考核儿科护士素质的重要内容。

2. 青年患者的心理与心理护理　青年正是人生朝气蓬勃的时期,对于自己患病这一事实会感到很大的震惊。青年患者的心理特点主要表现在对工作、前途、恋爱、婚姻、学业等方面的心理顾虑。

(1) 否认:疾病初期患者只是猜疑,存在侥幸心理,甚至不相信医生的诊断,否认自己患病。有的患者表现为不在意,有的患者会上网搜索查询,希望找到自己没有患病的证据。护士不必强迫患者放弃否认,立即面对现实,因为大多数患者的否认过程会自然消失。护士可以严谨的工作态度,告知患者各种检查结果,肯定诊断的正确性,激发患者的遵医行为,主动配合治疗。

(2) 担心:患者担心疾病耽误自己的学习和工作,对自己恋爱、婚姻、生活和前途有不利的影响。有的青年不愿意把自己的病情告诉自己的同事或同学。护士要针对青年患者的不同心理状态,实事求是地将病情及转归告诉他们,引导他们正确处理个人问题,消除其对疾病的错误认识,并帮助解决一些实际问题,使其坚定战胜疾病的信心,主动配合治疗;同时,有计划地组织开展娱乐活动,活跃文化生活,使患者身心愉快,早日康复。

(3) 紧张急躁:青年人一旦承认有病,就会变得紧张急躁,希望能迅速好转,事事询问:为什么打这个针、吃这个药?病程需多长?有无后遗症等。护士应体谅和理解患者,耐心细致地做好解释工作,帮助患者树立对疾病的科学态度。

(4) 情绪强烈:青年人情绪特点是强烈而不稳定。若病情稍有好转,他们就盲目乐观,往往不再认真执行医疗护理计划,不按时吃药。但患者如果得知病程较长或有后遗症,就会自暴自弃、悲观失望,情感变得异常抑郁而捉摸不定。由于疾病的巨大挫折,他们会出现严重的精神紧张和焦虑,甚至导致理智失控,产生自杀念头,发生难以想象的后果。护士要采取有效的心理支持的方法,帮助患者减轻压力,树立信心,降低焦虑。对症状严重的患者,要予以关注,做好相应的调试。也可以把青年人安排在同一病室,他们在一起可激发生活的乐趣,并消除孤独感。

由于青年患者的心理活动错综复杂、易变化,所以护理人员必须密切注视、预防可能发生的后果,要注意多给予心理支持,循循善诱,耐心疏导。

3. 中年患者的心理与心理护理　一般认为,中年是人生历程中最值得回首寻味的年代。在这个时期,中年人的社会角色比较突出,既是家庭的支柱,又是社会的中坚力量,这个时期患病,患者的心理压力较大。

(1)恐惧、焦虑:当他们受到疾病折磨时,心理活动尤为沉重和复杂,他们担心家庭经济生活,牵挂着老人的赡养和子女的教育,又惦念着自身事业的进展和个人成就等。对中年患者的心理护理,一是要劝导他们真正接纳疾病并认真对待疾病;二是使患者认识到,治疗疾病是当务之急,身体恢复健康是家庭和事业的根本。

(2)孤独、寂寞:患者患病之前多为家庭生活的支柱,工作的主力,但患病时间一长,就会失去原来的心理平衡。患者希望得到亲人的安慰、朋友的帮助、同事的关心,使其不感到孤独、寂寞。人际关系的亲密感增加,可使患者心理上得到支持,减少或忘记疾病所带来的痛苦,并可从中获得与疾病抗争的力量。

对中年人的心理护理还要动员其家庭和工作单位妥善安排患者所牵挂的人和事,尽量减少他在养病治病时的后顾之忧。再是利用中年人世界观已经成熟稳定,对现实具有评价和判断的能力,对挫折的承受力比较强等特点,鼓励他们充分发挥主观能动性,配合医护人员尽快地把病治好。

4. 老年患者的心理与心理护理　由于老年人生理功能开始出现退行性变化,逐渐衰退,机体的适应能力和抗病能力逐渐降低,易患各种疾病。一旦患病,健康受到威胁,加之退休后产生的失落感,其心理反应较为强烈。

(1)恐惧:老年人患病后多为悲观,情绪低落,对疾病的治愈缺乏信心,有时怕出现并发症,担心无人照料,表现出明显的焦虑。当病情加重时,对死亡的恐惧心态越发强烈,因而出现怕死、恐惧、易激惹等负性情绪反应。护士要理解老人的心情,细心照顾他们,讲解一些关于疾病的基本知识,比如病因、临床表现、治疗、护理及预防知识,同时根据病情鼓励老人适当做一些活动,做到医患配合,使身体尽快康复。

(2)孤独:老年人一般都有慢性或老年性疾病,所以当某种疾病较重而就医时,他们对病情估计多为悲观,心理上也突出表现为孤独感。护士在临床护理工作中,应多与患者沟通,了解患者需要,根据其个体特点给予关心和鼓励,同时要告诉家人多来探望,减少老人的孤独感。

(3)自尊:老年人有很强的自尊心,希望得到家人、社会、医院的重视与尊重。他们突出的要求是被重视、受尊敬。因此,有的老年人患病后生活自理能力下降,因不愿意麻烦他人而做了一些力所不能及的事。所以护士对老年患者的意见要尽可能听取和采纳,对他们的称呼须有尊敬之意,谈话要不怕麻烦,声音要大些。要尽量尊重老人的生活习惯,同时要主动巡视病房,多关心问候,了解患者的需求,取得信赖。

(4)抑郁:老年人一般都有慢性病或老年性疾病,所以当某种疾病较重时,由于对病情不了解,就会出现恐惧、焦虑的心理,由于过度紧张引起心理上的消极状态,造成心情抑郁。患者入院后,护士应主动热情地迎接他们,耐心、温和、细致地做好入院宣教,采取不同方式与患者交流,增强患者的信任感,消除患者的焦虑、恐惧心理。

护理人员在护理全过程中,要始终把握患者的心理状态这个主要因素,要以深切的理解与真诚的善心去照顾患者,帮助其树立乐观的情绪和战胜疾病的信心,促使患者早日康复。

四、不同疾病阶段患者的心理护理

患者在患病后会出现一系列的心理变化,这些变化在疾病的各个阶段的表现和特点又有所不同。护士应敏锐灵活地掌握患者的心理动态变化,预见性地开展心理护理。

1. 疾病初期的心理护理　患病初期,无论轻症或重症患者,无论急性病或慢性病患者,必然会产生心理反应,但反应程度不一,表现复杂多样。护士应尽快了解和确定患者的心理特点,有针对性地做好心理护理。

(1)心理特点

①否认与侥幸:否认期的患者认为自己是健康的,否认患病事实。患者可表现出各种不同程度的否认,其中忘记是一种轻微的否认方式,严重者可表现为到处寻求咨询,希望能够听到他们所想听到的自己没有患病的答案,迟迟不愿进入患者角色。

②抱怨与负罪感:当确认自己患病,有的患者会抱怨家人关心不够,没有照顾好自己;自怨没有

量力而行导致身体健康受损。有的患者感受到疾病的痛苦与折磨,认为自己患病是一种惩罚,则可能产生负罪感。患者常以消极与生气的方式对待疾病,不愿诉说疾病的痛苦与症状,或向医护人员、家人寻事争吵,以发泄内心痛苦。

③恐惧与忧心忡忡:患者由于平时身体健康,突然得知患病,毫无思想准备,很容易产生恐惧心理。特别是身患难治疾病或不治之症或面临大手术的患者,疾病可能影响身体功能与形象极易产生恐惧反应,表现为焦虑不安、紧张、忧心忡忡、夜不能寐、日不思饮,再加之周围人的紧张与过分关心,患者会更加恐惧,认为自己的病情严重,出现强烈和复杂的心理反应。

④轻视或满足:有的患者因工作繁重、经济压力或知识不足等而轻视疾病;有的患者因患一般疾病,病程不长,预后较好,能暂时脱离紧张的工作岗位,或受到别人的照顾,成为亲朋好友关注的对象,虽然有病,心理却得到一定的满足,表现为情绪轻松,愿意谈自己的病情及预后。

(2)心理护理:心理护理的重点是给予较多的心理支持,协助患者正确认识和对待病情,减少患者的紧张情绪,使之初步适应医院的环境,较好配合治疗和护理。

①建立良好的护患关系:护士要善于应用人际沟通的各种技巧,建立融洽的护患关系。对刚刚入院的患者,护士应礼貌、热情接待患者,安排整洁、安静、舒适的病房环境;向患者介绍病房的环境及有关医院的制度,向患者介绍主治医师的情况;了解患者的病情及需要,给患者以安慰等。通过良好的言语和行为,同患者建立相互信任的人际关系。

②满足各种需要:在不违反治疗原则的情况下,尽量满足患者的生活需要,适当照顾患者的原有生活习惯和爱好;对病情严重、生活不能自理的患者,协助他们保持整洁与卫生;对患者不愿提及的生理缺陷或其他隐私,应严守秘密,维护其自尊,帮助患者接触病友,消除或减轻其陌生感和孤独感。

③心理支持和疏导:鼓励患者表达感受,倾听其诉说,帮助患者宣泄恐惧、忧虑等不良情绪;鼓励恢复期的病友现身说法,解除同类患者的顾虑,动员患者的社会支持系统,鼓励家属和亲朋来访,使患者感受到被关心和重视,获得心理支持。

④认知干预:帮助轻视和否认患病、心存侥幸、抱怨和负罪感的患者理清思路,摆出问题,指导患者提高认知和应对能力,帮助患者尽快进入角色,解除负罪感,正视疾病,积极配合治疗和护理。

2. 疾病发展期(稳定期)的心理护理　经过一段时间的诊断、治疗和护理,多数患者的病情明确,且日趋稳定和好转,患者的心理反应较前和缓。慢性疾病患者可因病程较长、病情反复发作,导致情绪不稳。此期加强心理护理有利于增强治疗效果,缩短病程。

(1)心理特点

①接受和适应:此期患者已接受自己有病,逐渐适应医院的社会;患者变得顺从,与医护人员关系和谐、依赖,迫切要求多用药、用好药、早日解除病痛;患者把注意力集中于身体体征的变化,想了解自己的体温、脉搏、血压等情况,想了解病情和治疗方案,急切想知道各项检查的结果。

②担心和焦虑:有些患者的情绪随着病情发展而变化,有时高兴,有时失望,急躁、紧张、焦虑等消极情绪时常出现,有些患者仍对疾病心存疑虑,担心急性病变成慢性病;术后的患者常担心切口裂开或出血等意外,害怕活动会造成切口愈合困难不愿下床活动;病情反复发作、迁延不愈又无特效药治疗的慢性疾病患者,常陷入茫然不知所措、无奈、焦虑的状态。

③沮丧与厌倦:主要见于患慢性疾病的患者,患者可因疾病需长期治疗且经久不愈、甚至终身生存在慢性病痛中而陷入沮丧、失望等心境;有的患者认为给家人和亲朋造成沉重的经济和照顾负担,失去生活信念,悲观绝望,产生厌世意念。

(2)心理护理:①重点是保持良好的护患关系,加强与患者的沟通,调节患者的不良情绪。继续协助患者的生活护理,关心患者的起居,鼓励患者适当活动,使患者感到温暖,维护已建立的良好护患关系。②及时将病情好转的信息反馈给患者,消除患者的顾虑,增强其战胜疾病的信心,沟通过程中注意应用积极暗示性语言,鼓励患者为早日康复做出努力,提醒患者的亲友在探视时话题不宜集中在病情,可利用间歇或专门时间开设健康教育讲座,宣传相关疾病的知识,说明疾病的演变过程,减轻患者的心理压力。

3. 疾病恢复期的心理护理　恢复期指患者经过治疗和护理,身体逐步康复,生活逐步恢复正常的过程。此期间,患者的心理由于病情变化、文化层次、个性体征、经济状况等因素,表现多种多样,有些心理状态可致恢复期延长,护士应采取有效措施,加强指导,协助患者身心早日康复。

(1)心理特点

①兴奋与欣慰:有些患者因病痛减轻或消除,自认为病愈而产生兴奋情绪,甚至不听从医护人员的劝说,过多活动;多数患者为身体的逐步康复,即将离开治疗和休养的环境,回到正常的生活中而感到欣慰。

②焦虑与忧伤:有的患者害怕疾病恢复不彻底而形成慢性迁移性疾病;特别是疾病或外伤遗留残疾者,无一例外地忧患日后的学习、婚姻、生活及工作能力、社会适应等问题,他们担心难以胜任原来的工作,担心出院后能否得到家庭、单位的接纳和照顾,因而产生焦虑情绪。

③悲观与绝望:主要见于意外创伤造成永久性严重残疾的患者,他们无法承受残疾对未来人生所造成的重大挫折,对如何度过漫长且艰难的人生感到悲观绝望,自暴自弃,严重时可产生轻生念头。患者放弃必需的功能锻炼,康复过程延长,结果可导致"小残大废",使局部的残疾成为背负终身的沉重包袱。

④依赖和退缩:久病后患者依赖性增强,始终认为自己不能多活动、不能工作,不愿脱离患者角色,安逸于被别人照顾的生活。有些患者有退缩表现,如术后因怕痛而放弃功能锻炼;或怀疑身体尚未痊愈,害怕疾病反复,希望延长住院时间,急危重症患者可能对重症监护病房产生依赖。

(2)心理护理:此期的护理重点是提供支持和咨询,帮助患者恢复自主生活,提高适应能力,恢复社会角色功能,使患者从心理、身体和社会三方面获得全面康复。

①提供信息和知识:加强健康教育,说明疾病的转归,介绍出院后自我护理、保健常识、学会康复方法,使患者正确领会出院后如何服药、巩固疗效、加强功能锻炼,以减轻因出院而产生的焦虑。

②心理支持与疏导:鼓励患者参与制订康复计划,克服依赖性,尽快适应病情生活。对不能恢复病情状况的患者,给予精神上的安慰和疏导,帮助他们面对现实,从焦虑和忧伤中解脱,建立乐观的生活态度,做情绪的主人。

③自护行为塑造:运用强化理论,通过赞扬的方式强化患者的自护行为;以奖励的方式消退依赖行为,给予正性行为强化,指导患者在力所能及的范围内承担生活的责任,做力所能及的工作,提高适应生活及社会的能力。

④协助认知治疗:对遗留残障、悲观绝望的抑郁患者,特别是烧伤毁容或肢体残缺的年轻未婚者,协助医生实施认知疗法,帮助患者建立正确的认知方式,正确面对目前的健康状态;鼓励他们建立正确的认知方式,正确面对目前的健康状态;鼓励他们建立信心,克服消极情绪,从绝望中走出,适应新的生活方式;最大限度发挥自己的潜能。避免因身体残疾导致心理障碍甚至精神异常。

4. 临终患者的心理护理

(1)心理特点与护理:临终患者由于躯体疾病的折磨,对生的渴望和对死的恐惧会产生一系列复杂的心理变化,甚至行为与人格的改变。美国精神病学家库布勒-罗斯(Kubler-Ross)对临终患者心理、行为的研究在世界上具有开拓性意义。她于1969年在《死亡与濒死》一书中将身患绝症的患者从获知病情到临终时期的心理反应和行为改变总结归纳为5个典型阶段:否认期、愤怒期、妥协期、抑郁期和接受期。在不同的阶段,患者有不同的心理需要。护理人员在面对临终患者时,要根据患者所处的不同阶段,给予相应的心理护理,协助患者走向人生的终点。

①否认期:"不,这不会是我,那不是真的!"当一个人在得知自己患了某种严重疾病时,典型的反应是震惊和否认。否认,是患者应付突降不幸的心理防御。因为我们每个人可以承受的心理压力是有限的。如果突然受到的心理打击超过我们的耐受能力,我们就需要采取措施保护自己。否认正是起到了这种缓冲的作用。

此时,护理人员不宜强求患者面对现实,不轻易揭穿其防卫机制。对病人的病情,医护人员及家属应保持口径一致。协助患者逐渐适应和接受即将死亡的现实。

②愤怒期:"为什么是我?""这太不公平了!"当否认无法再持续下去,患者开始接受患病的现实时,最常见的反应是愤怒。患者抱怨命运的不公平,气愤命运对自己的捉弄。怨恨、嫉妒、无助、痛苦等交织在一起的情绪,使患者常迁怒医护人员和家属,发泄内心不满、苦闷和无奈,责怪上帝的不公平。

护理人员要理解患者的发怒是缘于害怕和无助,并非针对家属和医务人员的。允许病人发怒和抱怨,给病人机会宣泄心中的忧虑和恐惧,认真倾听病人的心理感受,理解其不合作的行为。同时要做好家属的工作,给予患者宽容、关爱和理解。

③妥协期:"是的,就是我,但是……"患者的愤怒心理消失,不再抱怨,而是请求医生想尽一切办法治疗疾病,期望奇迹的出现。患者的心情逐渐平静,开始理智地考虑一些现实的问题。他们对生命还怀有希望,开始希望通过采取某些措施而达到延长生存时间的目的。他们常常与医务人员商讨"如果我现在……能不能多活……(时间)"。在这一阶段,他们对治疗态度积极,非常合作和顺从。

此时期的患者对治疗是积极的,应当充分利用这段时间,调动患者的主观能动性,配合治疗,延长患者的生存时间。

④抑郁期:"好吧,就是我",这时患者意识到无论采取什么手段,都已经于事无补了,死亡将不可避免。患者真正绝望了。于是患者表现出来的是一种消沉、抑郁、沮丧的心理情绪。患者体验到一种准备后事的悲哀,变得沉默寡言,情绪极度消沉、压抑,甚至有轻生的念头。对外界的事物完全丧失了兴趣,甚至不愿同最亲近的人接触。家人难以通过鼓励、劝导和支持来帮助患者改善情绪。患者开始现实地对待死亡,着手安排后事。

这时应当告诉家属不必试图使患者高兴起来,试图使患者高兴是家属的希望而不是患者的希望。允许患者表达自己的悲哀,注意观察有无自杀倾向,专人陪伴。当患者谈及死亡等内容时,家属和医护人员应当耐心倾听,给予及时而准确的回应,使患者感到被接纳。如果家属和医护人员不能理解和体会患者的心理要求,有意无意地回避谈论死亡问题,就会使患者感到自己的情感不被他人所接受,感到孤独和疏远,从而关闭了情感交流的通道。这样做不利于患者顺利度过抑郁期。

⑤接受期:"我准备好了。"患者进入到此阶段时,认为自己已完成了人生的一切并准备接纳死亡的到来。患者对死亡采取了接受的态度,能够平静地思考即将到来的死亡,对死亡已经做好了心理准备,以平和的心态迎接死亡的到来。患者对死亡已不再恐惧和悲伤,而有一种"认命"感,表现为比较平静、安详、少言,非常希望自己最亲近的人能够陪伴在身边,伴随自己走过人生的最后阶段。

尊重患者,不要强迫与其交谈,给予临终患者一个安静、明亮、单独的环境,减少外界干扰。告知患者家属尽量陪伴患者,尽可能满足患者的心理需要。在这个阶段,护理人员除了满足患者的基本生理需要外,还应当保持与患者的交往,协助患者实现各种愿望,使患者在安详的气氛中走完人生旅途。

(2)心理护理目标:对临终患者护理已经成为护理领域的一个研究方向,许多研究者对临终患者的护理进行过研究,提出了临终护理应当达到的目标。一般认为,对临终患者进行护理时,应当努力达到以下护理目标。

①使患者尽可能享受最后的时光,与亲人相伴,感受家庭的温暖和幸福。

②帮助患者尽可能完成未完成的工作或愿望,使患者临终前感到人生无憾,并获得最后的乐趣和满足。

③采取有效措施控制患者的疼痛,尽可能减少患者的痛苦和烦恼。

④尊重患者的愿望,让患者有尊严地离开人世。

第四节　患者心理健康教育与护理人员心理素养

一、患者心理健康教育

(一)患者心理健康教育的概述

1. 心理健康教育的概念　心理健康教育是指专业人员通过有组织、有计划、有评价的教育活动,促使人们认识心理健康与躯体健康的关系,建立有益于心理健康的防御机制和行为应对方式,掌握心理自助和心理保健方法,提高心理健康水平,预防心理疾病。

2. 患者心理健康教育的概念　患者心理健康教育是指以医院为基地,以患者为对象,通过有目的、有计划、有评价的教育过程,使患者认识社会心理因素与疾病发生、发展和转归的关系,改变不利于健康的错误思维、观念和行为,建立良好的心理防御机制和应对方式,促进身心健康。

3. 心理健康教育的作用　①心理健康教育是患者健康教育的重要组成部分;②心理健康教育为护士实施心理护理提供了方法;③心理健康教育是激发患者潜能的推进器。

4. 心理健康教育的原则　①科学性原则;

②针对性原则；③尊重性原则；④保密性原则；⑤专业性原则。

5. 心理健康教育的主要内容　心理健康教育的内容可以涵盖与人类心理健康相关的诸多方面。

(1)按心理发展的年龄特征可分为：幼儿心理健康教育、儿童心理健康教育、青少年心理健康教育、中年心理健康教育、更年期心理健康教育、老年心理健康教育等。

(2)按群体心理问题及心理健康的特点可分为：家庭心理健康教育、学校心理健康教育、工矿心理健康教育、机动车驾驶心理健康教育、航海心理健康教育、航空航天心理健康教育、军人心理健康教育、医护人员心理健康教育等。

(3)按与心理健康相关的症状特点可分为：情绪障碍心理健康教育、睡眠障碍心理健康教育、人格障碍心理健康教育、疼痛问题心理健康教育和性心理问题心理健康教育。

(4)按心理健康与疾病的特点分为：亚健康人群心理健康教育、患者心理健康教育和康复者心理健康教育。

(二)患者心理健康教育的主要内容

1. 心理疾病患者的心理健康教育要点

(1)帮助患者认识影响健康的心理社会因素：这些影响因素包括外部因素和内部因素。其中外部因素主要包括生活事件、社会支持与慢性应激性刺激；内部因素主要包括个体易感性和应对方式。心理健康教育的目的是帮助患者认清心理社会因素对健康的影响具有双向性特征，它既是影响健康的致病因素，又可以是促进健康的治疗因素。对于因心理社会因素患病或病情加重的患者，应帮助其建立积极的心理防御机制和社会支持系统，努力消除心理社会因素对患者健康造成的消极影响。

(2)帮助有生活事件的患者减少负面影响：生活事件对人体的影响根据事件的性质不同而各不相同。当在对患者评估时发现患者有近期生活事件和慢性应激性刺激时，应进一步评价这些刺激因素对患者健康的影响程度，应用"生活再适应量表"对患者进行测评，根据积分预测患者出现健康问题的可能性。依据评估结果，指导患者理解和认清生活事件对个体的影响，加深对心理社会因素是致病因素的认识，减少个体易感性，减轻心理反应程度，主动消除心理社会因素对患者健康的负面影响。

(3)帮助有不良应对方式的患者建立积极的心理防御机制：人们应对由心理社会因素导致的疾病所采用的应对方式有两种：积极地应对和消极地应对。采用何种方式，与压力的性质、对压力的感知程度、以往应对压力的能力或经验、个体的人格特征、个体的支持系统等有关。

护士在向患者实施心理健康教育之前，需要对这些因素进行评估，对于有严重生活事件打击的、对压力感知程度高、反应敏感、缺乏处理压力经验和社会支持系统的患者，应作为重要的教育对象，帮助其建立积极的心理防御机制。

防御机制的基本功能是：帮助个体延长彻底处理冲突的时间；掩盖真实的感情、害怕和冲突；减轻焦虑；以社会可接受的方式释放内心强烈的感受；将不可接受的行为转化为可接受的方式。

患者常见的防御机制有：①抑制，即将不愉快的想法压抑于潜意识中，不愿释放和表达；②文饰，以自圆其说来解释自己的行为，将自己的真实感受掩盖起来；③投射，将自己不愉快的情绪归因于他人；④退化，个体的行为倒退到早期幼稚的行为阶段；⑤置换，将情绪中的一个目标转移到可以接受的另一个目标，以减轻不良情绪所带来的痛苦；⑥升华，将无意识的冲突以社会能接受的方式表示，使之具有建设性。前4种属于消极防御机制，后2种为积极防御机制。护士在实施心理健康教育时，要注意观察患者对不同情形的行为反应、患者对这些反应的解释，以及这些反应的有效性，从而判断患者的行为属于何种应对方式。以举例的方式向患者解释消极应对方式的弊端，帮助患者学会运用积极的应对方式促进机体的康复，充分发挥患者心理防御机制对机体的保护功能。

(4)帮助无助的患者建立良好的心理社会支持系统：心理社会支持系统是患者可利用的外部资源，包括家庭、亲属、朋友、同事、伙伴、单位、工会等个人或组织所给予患者精神上和物质上的帮助与支持。在进行心理健康教育过程中，要对患者的心理社会支持程度、患者利用心理社会支持资源的情况进行综合评估，判断患者有无心理社会支持系统，支持的来源、数量和利用度，患者对支持的需求和反应等，以便在教育时有目的地调动和利用有效的、患者需要得到的外部资源。在实施教育时，向缺乏社会支持的患者说明心理社会支持系统对促进疾病康复的意义，调动其利用社会支持的积极性，同时向家属说明为患者提供心理社会支持的作用、意义、方法，共同为促进患者康复建立起良好的心理社会支持系统。

2. 心身疾病患者的心理健康教育的内容

(1) 常见的心身疾病如下。

①循环系统疾病：冠心病、原发性高血压、心律失常。

②呼吸系统疾病：支气管哮喘、过敏性鼻炎、过度换气综合征、花粉症。

③消化系统疾病：消化性溃疡、溃疡性结肠炎、结肠过敏、神经性厌食、神经性呕吐及食管、贲门或幽门痉挛等。

④泌尿生殖系统疾病：神经性多尿症、阳萎、月经紊乱、经前紧张征。

⑤内分泌代谢系统疾病：肥胖症、消瘦、糖尿病、甲状腺功能亢进症。

⑥神经系统疾病：偏头痛、紧张性头痛、痛觉过敏、痉挛性疾病。

⑦肌肉骨骼系统疾病：类风湿关节炎、痉挛性斜颈。

⑧皮肤系统疾病：神经性皮炎、慢性荨麻疹、湿疹、银屑病、斑秃、多汗症。

⑨其他：恶性肿瘤、妊娠、毒血症、青光眼、弱视、口腔炎等。

(2) 心身疾病具有的主要患病特点：①在患者的躯体上可以查出器质性病变或病理生理过程；②本病是由情绪和人格因素引起的；③躯体变化与正常心理反应时的生理变化相同，但更为强烈和持久；④本病不是神经症和精神病。

(3) 心身疾病患者心理健康教育的要点：

①帮助患者认识心身疾病的特点，有助于增强患者的防病意识，减少心理因素对机体的不利影响。

②帮助患者认识心身疾病的常见症状。向患者说明心身疾病的症状概括起来主要有两大类：躯体症状和心理障碍，如高血压常伴有焦虑状态，溃疡病常伴有紧张、抑郁状态等。躯体症状和心理障碍互为因果关系，致使患者在不同的疾病阶段，表现出不同的躯体症状和心理紊乱症状。

最常见的心身症状有：注意力不集中、记忆减退、脑力疲劳、易激惹、兴奋性增高、情绪不稳定、焦虑、抑郁、睡眠障碍、头晕、晕厥、性功能减退、胸前区压迫感和刺痛、胸部压迫感、呼吸困难、喉部块状阻塞感、食欲缺乏、厌食、口干、呕吐、上腹部压痛、胃肠痉挛、颈肩部疼痛、腰痛、肢体痛和痛经等。此外还可见到客观的躯体症状或体征，如血压波动、脉搏易变、心动过速、期前收缩等。护士应指导患者向医生正确描述病情、具体的心身症状的特点，以及引起这些症状的原因，为医生正确诊断和及时治疗提供可靠依据。

③帮助患者明确心身疾病治疗的要点：临床上治疗心身疾病的基本原则是在治疗躯体疾病的基础上，积极进行心理干预。护士在进行心理健康教育时，应根据患者所患心身疾病的特点和治疗方法，做好相关治疗知识的宣教和指导。如心理治疗是一个用时较长的过程，需要多次复诊，不可能一次解决所有心理问题，也不可以随意减少或终止；对于用药，要说明用药的注意事项，尽量按医生的要求做到足量、足疗程，不能随意减少药量或自行停药。同时告知患者一般药物的起效期为2周，此期出现的胃肠道症状、焦虑反应和神经系统的反应，均属正常反应，告诉患者不必紧张，不能自行停药，待2周后，这些症状可逐渐减轻或消失。鼓励患者积极配合治疗，提高患者治疗的依从性。

3. 躯体疾病患者心理健康教育的要点　许多躯体疾病虽然没有明显的心理社会致病因素，但在患病过程中，疾病的症状始终被大脑所感知和评价着，会产生相应的心理或行为反应。认识这些反应，对于护士指导患者积极应对疾病、减少心理因素的消极影响，具有十分重要的作用。

(1) 躯体疾病患者的反应

①疼痛反应：是临床最常见的症状。

②感知过敏反应：当患者感知到疾病原因、疾病痛苦和行为的社会后果时，可以出现感知过敏状态，表现为警觉性增高，对突然发生的轻微声响或动作也易引起惊跳，常因小事吵闹不止，注意力不集中，思维杂乱，做事茫然无序，被动接触等。

③躯体转移性反应：由于个体易感性因素，部分患者可出现躯体转移症状，如病变器官心因性功能障碍加剧，出现尿频、里急后重、心悸、手颤、面部肌肉紧张、多梦、失眠、全身倦怠等。

④过度防御反应：正常的防御反应可以在短时间内使患者心理平衡。如果持续存在消极的或过度的、过强的心理防御反应，就有可能将躯体疾病演化为心理障碍。

上述反应可在各类躯体疾病中出现，但有的症状十分隐匿，护士能够及时发现和处理躯体疾病伴随的心理反应，是进行心理健康教育时的重要任务。

(2) 心理健康教育要点

①帮助患者认识躯体障碍对心理活动的影响：

躯体疾病对患者心理活动或态度的影响取决于疾病的性质、病情的严重程度和患者的个性心理特征、年龄、经验，以及当时的心理状态。患相同疾病的患者，不同的心态会产生不同的求医行为和治疗行为：性格开朗的患者，可表现为理智地承认患病的现实，主动地要求就医治疗；而谨慎、内向性格的患者，可能会出现怀疑、多虑、烦躁不安等情绪反应，脱离现实的处理问题，如采取轻视病情，不按时就医等行为，极有可能会延误疾病的治疗。因此，护士在实施心理健康教育时，应帮助患者认识心理活动产生的原因和对疾病的影响，指导患者在疾病发生、发展和转归的过程中，始终保持积极向上的心态，客观地处理好躯体疾病带来的心理问题。

②帮助患者认识躯体疾病引起的心理行为异常现象：躯体疾病常常导致器官功能的丧失、活动的异常、疼痛或继发该系统功能失调，它的性质、部位、程度、持续时间和生物学后果会严重影响患者的认知、情绪、行为方式和态度，使患者出现不同的心理应激反应、情绪反应和心理防御反应。躯体疾病所致的心理行为异常主要表现如下。

意识障碍：意识障碍的症状多数为一过性的或暂时性的，会随着病情的好转和稳定逐渐减退或消失。

认知障碍：对有认知障碍的患者，护士在实施心理健康教育时，一定要向家属说明认知功能障碍的危害，帮助家属增强安全防护意识，加强对患者的监护和关爱，随时防止意外事件的发生。

情绪障碍：躯体疾病所致的情绪障碍多数为消极反应，这种负性情绪往往成为影响患者心身康复的重要因素，如果得不到及时有效的调整则会增加并发症发生的概率，加重病情，甚至危及生命。临床常见的负性情绪有3种：反应性焦虑、反应性抑郁和抑郁焦虑的混合状态。对于外科手术患者的情绪反应，护士在实施心理健康教育时，应针对其情绪反应特点，做好围术期的心理健康指导，利用术前准备、术前访视和术后监护的时机对患者进行情绪疏导和手术适应行为训练，努力减少负性情绪对手术效果的影响。对于内科患者，尤其是长期患病导致的抑郁情绪，若得不到及时发现并得到有效的干预，会影响疾病的康复，而且严重的抑郁发作会使患者产生自杀观念或自杀行为。因此，护士在进行心理健康教育时，对于易产生抑郁障碍的躯体疾病患者应给予高度重视，发现情绪障碍的迹象，应及时进行心理疏导，分析引起抑郁的原因，同时利用患者的社会支持系统对患者给予感情支持，帮助家属认识抑郁发作的症状和引起自杀的危害，并加强对患者的安全监护。

行为异常：某些躯体疾病还会伴随一些行为异常的表现，如兴奋、躁狂、呆滞、淡漠、行为迟缓等表现，重者可出现重性精神病的行为表现，如人格改变、不修边幅，甚至丧失工作能力。某些隐私性疾病、传染性疾病患者，心理上有被歧视、恐惧的感觉，会产生退缩行为或报复行为。因此，护士在为易于发生行为异常的患者实施心理健康教育时，应注意观察患者行为异常的特征，判断患者的行为表现可能引起的不安全因素，教会家属识别患者的异常行为，并在发生异常行为时采取及时有效的措施加以防护。

4. 康复患者心理健康教育的要点　现代康复观强调全面的康复，除机体康复外，还注重心理康复和重返社会。心理康复在全面康复中扮演着极其重要的角色，它对机体康复、恢复社会功能、预防疾病和防止疾病复发，起着积极的促进作用。心理康复的过程就是将患者在患病期间出现的心理紊乱现象调整到心理平衡状态，促进患者向着全面康复的方向发展。

康复患者的心理健康教育主要有两大任务：一是促进患者的心理健康，使其达到全面康复的水平；二是减少不良心理因素对康复过程的影响，提高患者对执行康复计划的依从性。其目的是使患者充分认识心理康复对促进康复和重返社会的意义和作用，积极调整因躯体疾病引起的心理紊乱状态，以积极的心态主动进行康复治疗。其心理健康教育的要点主要包括以下两种。

（1）帮助患者认识心理康复在全面康复中的作用：通过心理健康教育，帮助患者树立全面的康复观，使患者能积极参与心理康复活动，主动改变不利于疾病康复的行为模式，努力达到全面康复。

（2）帮助患者认识康复过程中的心理问题，及时予以疏导和纠正。在疾病康复中，有些因素会影响康复治疗的进程和效果，较常见的情况有以下几种。

①错误认知对康复过程的阻碍与干预：康复过程中的一些错误认知，如否认作用、认同延迟、失能评价、不合理信念等，都会阻碍患者心理康复的进程。

对于持否定态度的患者，在实施心理健康教育时，教育重点是说明持久性康复的意义，鼓励患者积极参与制订康复计划,并努力配合和完成计划,避免一味的纠正否定态度。

认同延迟的患者往往采取逃避的方式,拒绝治疗或不配合治疗。护士在教育中应注意评估患者的行为表现,判断逃避的原因,及时修订康复计划,循序渐进地增加康复内容,以减少训练中的负面影响,指导家属对于患者的配合行为及时给予鼓励,使患者能够坚定信心,积极进行康复训练。

由于躯体疾病可能会导致患者机体的某些功能丧失,有的患者终身需要别人照顾。这将会导致患者抑郁、焦虑、失望,甚至产生自杀意念或行为,拒绝治疗、绝食,甚至有攻击行为,加之大多数患者和家属不十分了解疾病发展的医学知识,对失能做出不正确的评价,有的过分夸大或看轻事实,有的歪曲事实。由此而导致的后续行为将严重影响对残疾的适应以及对康复计划的执行。因此,护士在实施心理健康教育时,其教育的重点是向患者及其家属解释躯体疾病病残的部分失能是客观现实,以免患者认为"残疾是暂时的",抱有不现实的幻想或导致否认躯体病残的事实;其次,病前适应能力较好的患者,可以明确向患者公开病残的失能程度和可以恢复的程度,使患者明确康复的目标,激发患者的行为动力。

由于社会文化背景的差异,而导致一些患者对某些躯体疾病产生不合理信念,多见于因残疾引起的性功能丧失的患者。护士在进行心理健康教育时的重要任务是帮助患者改变不合理信念,告诉患者人类的性行为是取决于生物和心理两方面因素,性问题不仅是生理现象,还是一种情绪体验,生物方面的损伤可以通过情绪体验来弥补。通过科学知识的学习,消除患者因性问题所带来的焦虑和抑郁情绪,鼓励患者积极采取医学措施加以改善,从而提高生活质量。

②不良情绪对康复的影响与干预:病残对患者的影响主要体现在自尊的丧失和因不能自理而产生的负性情绪,影响康复最常见的负性情绪是焦虑、抑郁、愤怒和过分依赖。患者情绪不稳定,易激惹,充满敌意和攻击性,缺乏动力,对前途悲观失望,甚至因绝望而自杀。在心理健康教育中,护士要善于观察这些负性情绪的行为表现,及时发现和处理不良情绪的发作,如患者情绪突然由阴转晴,假装愉快来麻痹亲人或医务人员,以寻求自杀的机会;过度依赖的患者其行为会像儿童一样,希望得到额外的照顾,不愿意接受自理能力的训练等,护士在进行心理健康教育的同时,要将这些负性情绪特点告诉家属,取得家属的配合,使患者出现这些情绪反应时,能够及时得到积极的心理支持和疏导,帮助患者建立康复的信心,对于康复过程中取得的微小进步要及时给予肯定和鼓励,当出现焦虑、抑郁情绪和攻击行为时,要指导患者运用放松技术缓解情绪压力。

③不健全人格对康复的影响和干预:不健全的人格特征在疾病的发生、发展和转归中起重要的作用,可能成为影响疾病康复的重要因素。如偏执型人格患者,在遇到挫折时容易将病残的责任推给别人,视别人的好意为动机不良,甚至怀疑治疗效果,因此严重阻碍了康复的进程。对于此类患者应向患者做好人格与疾病关系的解释工作,使患者能够意识到不良人格给康复治疗带来的负面影响,消除患者的多疑心理,以科学的态度对待治疗。对于暗示心理较强的患者,护士可利用此特点,采用积极的暗示,提高康复的依从性。对于冲动型人格患者,要积极稳定情绪,减少刺激,避免因冲动而做出不利于康复的行为。

④不良社会因素对康复的影响与干预:不良社会因素对康复的影响,主要表现在家庭成员、工作单位、社会对患者的态度和社会支持系统的保障力度上。同情、理解、支持、接纳、关心、鼓励的态度对患者建立康复信心,努力重返社会的目标具有积极的促进作用。相反,如果对患者采取厌恶、遗弃、歧视、嘲弄、侮辱、甚至把他们当作累赘的态度,将会对患者的心理造成致命的打击,不仅影响患者的康复进程,还有可能导致患者放弃治疗,甚至采取自杀的恶性后果。护士在对这类患者进行心理健康教育时,应对影响患者康复的社会因素进行评价,向患者家属及单位领导等说明积极的社会支持系统的意义和作用,帮助建立完善的社会支持系统,使患者对回归社会充满信心。

⑤医源性因素对康复的影响和干预:医护人员在与患者的密切接触过程中,各种医源性因素必然会对患者心理产生某些影响,最常见的因素有医护人员的态度、语言、操作水平、治疗程序的复杂程度、治疗过程中的痛苦程度、治疗时间的长短以及治疗费用等。疾病康复是一个缓慢的过程,要使患者在整个缓慢的过程中始终保持良好的治疗心态,医护人员也必须调整良好的心态,做好长期作战、付出艰辛努力的准备,与患者和家属达成同盟,共同克服康复过程中遇到的障碍,为患者的康复各尽

其责,促使患者早日康复回归社会。

二、心理健康促进的原则

1. 心理健康促进的基本概念

(1)定义:第三届国际心理卫生大会将心理健康定义为:所谓心理健康,是指在身体、智能以及情感上与他人的心理健康不相矛盾,将个人的心境发展成最佳状态。心理健康包括两层含义:一是与绝大多数人相比,其心理功能正常,无心理疾病;二是能积极调节自己的心理状态,顺应环境,建设性地发展完善自我,充分发挥自己的能力,过有效率的生活。也就是说,心理健康不仅意味着没有心理疾病,还意味着个人的良好适应和充分发展。

(2)心理健康的一般标准:综合国内外心理学家的观点,参照现实社会生活及人们的心理和行为表现,现代人的心理健康标准应从以下7个方面来判断。

①智力正常:智力正常是人正常生活最基本的心理条件,是心理健康的首要标准。世界卫生组织(WHO)提出的国际疾病分类体系,把智力发育不全或阻滞视为一种心理障碍和变态行为。一般地讲,智商在130以上,为超常;智商在90以上,为正常;智商为70~89,为亚中常;智商在70以下,为智力落后。智力落后的人较难适应社会生活,很难完成学习或工作任务。衡量一个人的智力发展水平要与同龄人的智力水平相比较,及早发现和防止智力的畸形发展。例如,对外界刺激的反应过于敏感或迟滞,知觉出现幻觉,思维出现妄想等,都是智力不正常的表现。

②情绪适中:情绪适中是指情绪是由适当的原因所引起;情绪的持续时间随着客观情况的变化而变化;情绪活动的主流是愉快的、欢乐的、稳定的。有学者认为,快乐表示心理健康如同体温表示身体健康一样的准确。一个人的情绪适中,就会使整个身心处于积极向上的状态,对一切充满信心和希望。

③意志健全:一个人的意志是否健全主要表现在意志品质上,意志品质是衡量心理健康的主要标准,其中行动的自觉性、果断性和顽强性是意志健全的重要标志。行动的自觉性是对自己的行动目的有正确的认识,能主动支配自己的行动,以达到预期的目标;行动的果断性是善于明辨是非,适当而又当机立断地采取决定并执行决定;行动的顽强性是在做出决定、执行决定的过程中,克服困难、排除干扰、坚持不懈的奋斗精神。

④人格统一:心理健康的人,其人格结构包括气质、能力、性格和理想、信念、动机、兴趣、人生观等各方面能平衡发展,人格在人的整体的精神面貌中能够完整、协调、和谐地表现出来。思考问题的方式是适中和合理的,待人接物能采取恰当灵活的态度,对外界刺激不会有偏颇的情绪和行为反应,能够与社会的步调合拍,能与集体融为一体。

⑤人际关系和谐:人际关系和谐是心理健康的重要标准,也是维持心理健康的重要条件之一。人际关系和谐具体表现为:在人际交往中,心理相容,互相接纳、尊重,而不是心理相克,相互排斥、贬低;对人情感真诚、善良,而不是冷漠无情、施虐、害人;以集体利益为重,关心、奉献,而不是私字当头,损人利己等。

⑥与社会协调一致:心理健康的人,应与社会保持良好的接触,认识社会,了解社会,使自己的思想、信念、目标和行动跟上时代发展的步伐,与社会的进步与发展协调一致。如果与社会的进步和发展产生了矛盾和冲突,应及时调节,修正或放弃自己的计划和行动,顺历史潮流而行,而不是逃避现实,悲观失望,或妄自尊大、一意孤行,逆历史潮流而动。

⑦心理特点符合年龄特点:在人的生命发展的不同年龄阶段,都有相对应的不同的心理行为表现,从而形成不同年龄独特的心理行为模式。心理健康的人应具有与同年龄段大多数人相符合的心理行为特征。如果一个人的心理行为经常严重偏离自己的年龄特征,一般都是心理不健康的表现。

(3)心理健康促进定义:心理健康促进,是指提高人们心理耐受性和适应水平,预防心理障碍的发生;提高社会识别、理解精神疾病的水平,减少精神疾病的复发。

2. 心理健康促进的原则 要培养良好的心理素养,心理健康是基础。社会变革常常引起人们心态的起伏变化。20世纪人类社会的政治、经济、科技、文化和自然环境的巨大变化,给人类带来了狂热、欢悦、振奋和希望,也同时带来了某些人的消沉、痛苦、失意和迷惘。心理健康的促进奏出了现代人生活的一支"主旋律"。

(1)认识自己,悦纳自己:德国的一位学者说:"一个人真正伟大之处,就在于他能够认识自己"。悦纳自己是发展健康的自我体验的关键与核心。一个心理健康的人能体验到自己的存在价值,既能了解自己,又能接受自己,具有自知之明,即对自己的能力、性格、情绪和优缺点做出恰当、客观的评价,对自己不会提出苛刻的非分期望与要求;对自己的生活目标和理想也能制订得切合实际,因而对自己总是满意的,同时,努力发展自身的潜能,即使对自己无法补救的缺陷,也能安然处之。

(2)面对现实,适应环境:心理健康的人能够面对现实、接受现实,并能够主动地去适应现实,进一步地改造现实,而不是逃避现实。对周围事物和环境能作出客观的认识和评价并能与现实环境保持良好的接触,既有高于现实的理想,又不会沉湎于不切实际的幻想与奢望。对自己的能力有充分的信心,对生活、学习、工作中的各种困难和挑战都能妥善处理。心理健康才能与现实保持良好的接触。一则让他们能发挥自己最大的能力去改造环境,治愈或减轻患者痛苦,以求外界现实符合自己的主观愿望;另则在力所不能及的情况下,他们又能另择目标或重选方法以适应环境,让患者以良好的心态去面对顽症。

(3)结交知己,与人为善:心理健康的人乐于与他人交往,和他人建立良好的关系,是心理健康的必备条件。不仅能接受自我,也能接受他人,能认可他人存在的重要作用,能为他人所理解,为他人和集体所接受,能与他人相互沟通和交往,人际关系协调和谐,在生活小集体中能融为一体,乐群性强。在与人相处时,积极的态度(如同情、友善、信任、尊敬等)总是多于消极的态度(如猜疑、嫉妒、敌视等),在社会生活中有较强的适应能力和较充足的安全感。与他人在一起,不仅可得到帮助和获得信息,还可使自身的苦痛、快乐和能力得到宣泄、分享和体现,从而促使自己保持心理平衡与健康。

(4)挫折磨砺,积极进取:成功的机会往往存在于挫折之中。强者的奥秘就在于自觉运用这个哲理处理生活道路上的困境。遇事退一步,海阔天空;凡事论曲直,路窄林深。请体会一下郑板桥"吃亏是福""难得糊涂"的宽大胸怀吧!

医护人员只有将自身的心理健康达到一个更高的境界与水准,才能将现代医学模式所要求的临床工作做好。

三、护理人员心理素养的培养

1. 护理人员应具备的心理素养　护理人员应具备的心理素质和特点,从广义来说,就是要医德高尚、大公无私、全心全意为患者服务的品德。从狭义来说,护理人员的心理素养则主要体现在情感、能力、意志、兴趣、性格等几个方面。

(1)情感:情感是人对客观事物是否符合需要而产生的内心体验与外部表现。作为负有救死扶伤责任的护士,应具有高尚的心理品格,忠于职守,对患者具有责任心、同情心和爱心,对患者如亲人,将患者的病痛当作自己的病痛,事事处处为患者着想,一心一意为患者解除疾苦。如果缺乏这种真挚的情感,就不是一名合格的护士。

护士的情感对患者有直接的感染作用,特别是对于暗示性强的患者,这种感染作用更为突出。我们应以良好的情感去影响患者的心理状态,去唤起患者对生活的热爱,增强战胜疾病的信心,积极配合治疗。一名优秀的护士,不但要善于应用良好的情感鼓励患者,同时也要学会控制自己的某些不良情绪,以免带给患者消极的影响和暗示。对不同疾病、心理状态的患者,恰当地运用表情动作、体态姿势、言语等,这是护理人员应该掌握的艺术。

(2)能力:能力是人能够顺利地完成某种活动的个性心理特征。人要顺利地、成功地完成任何一种活动,总要有一定的心理和行动方面的条件作保证,它直接影响活动的效率。能力可分为一般能力和特殊能力两类。

一般能力是指完成各种活动都需要的共同能力,它是有效地掌握知识和顺利地完成活动所必不可少的心理条件,一般能力大致包括有观察力、记忆力、想象力、思维能力、语言能力、操作能力、自学能力和科研能力等。特殊能力是指从事某种特殊活动或专业活动所必需的能力。任何一种专业活动都是与该专业内容相符合的几种能力的结合。

一般能力是特殊能力发展的基础和内部条件,一般能力在活动中具体化和专门化,在各种活动中发展相应的特殊能力的同时,也发展了一般能力。能力是在人的先天素质的基础上通过后天的学习和锻炼而形成发展起来的。素质本身不是能力,只是能力发展必要的物质基础。在同样素质基础上可以形成各种不同的能力,这完全取决于后天条件,如营养、社会实践、早期教育以及个人的勤奋努力等都起着重要的作用,护士需要具备以下能力。

①敏锐的观察力:观察是一种有目的、有计划的有意知觉,是人对现实认识的一种主动形式。当有意知觉探索和了解客观事物的矛盾和变化,并有系统地、独立地进行,就是观察。观察力是发现事物典型特征的能力,是一种稳定的心理特征。

护理人员需要有敏锐的观察力,善于从患者的言语、行为特点去发现他们的内心活动。敏锐的观察力是护理人员工作质量优劣的重要标志。在疾病的过程中把握各复杂因素的变化,对于诊断、治疗和护理的效果及预计可能发生的问题等,都是非常重要的。观察必须具有科学性和系统性。护理人员除了观察患者的生命体征,还应观察患者细微的肌肉运动,如面部表情、眼神、举止、体态、手势以及言语的声调等,以便了解患者的内心活动和躯体的情况。仔细地观察往往能得到较之询问更为可靠的初步信息,如想了解患者喜欢哪种食物,只要认真观察剩下饭菜的数量、品种,就可以清楚地了解这个问题。又如某些患者由于治疗效果不佳,他们的焦虑情绪随着病程的延长而加重,表现为吃不下、睡不好,本来开朗健谈的人变得沉默寡言了。

②准确的记忆力:记忆力是指人脑对经历过的事物的识记、保持、再认和重现(回忆)。记忆是人脑对外界信息的编码、存储和提取的过程。记忆是一种积极能动的心理活动。护士要熟悉各种药物的配伍禁忌、对病房中每一个患者的病情需要有较详细的了解,以及手术室的护士在不同手术步骤中正确无误地传递器械等,都需要护理人员具有良好的记忆力和科学的记忆术,否则是难以完成治疗、护理任务的。

③丰富的想象力:想象力是在头脑中改造记忆的表象而创造新形象的过程,也是对过去经验中已经形成的那些暂时联系进行新的结合过程。人的任何心理过程都离不开想象力。想象力能丰富情感,激起情绪,促进行动。爱因斯坦曾说:"想象力比知识更重要,因为知识是有限的,而想象力概括着世界上一切,推动着进步,并且是知识的源泉。严格地说,想象力是科学研究中的实在因素。"具有丰富想象力的护士,不仅能了解患者的病情、心理状态,而且能根据患者的特点,预料他们的发展动向,给予某些护理的措施,使其获得预期的效果。

④独立的思维力:思维是人脑对客观事物的一般特性和规律性的一种概括、间接的反映过程。概括性、间接性是思维的主要特征。思维力是能力结构的核心,是能力水平的标志。例如,医生通过看见描记ST段下移和T波倒置,凭借对人体正常知识的掌握和认识,进行推理,可间接地诊断患者有心肌缺血。临床上疾病的诊断,治疗方案的选用,护理计划的制订,都是思维的结果。思维的任务在于解决问题。这需要护理人员培养自己创造性思维的能力。创造是更高一层的解决问题。创造性思维的特点是新颖性、奇特性和创造性。它的形式有两种,即发散性思维和复合性思维。没有两个患者的病情是完全一样的。因此,护理工作不能千篇一律,必须因人因时而异,对不同的患者采取不同的护理措施。工作中要不断探索新的途径和新的方法,创造性地去解决问题。

⑤善于沟通的能力:语言是思维的外壳,思维概括和间接的反映客观事物,均凭借语言来实现。语言是人们在社会生活中广泛运用的交际工具,它好像一面镜子,反映了一个人的思想、情操、道德、文化修养等状况。它对于协调医护人员与患者、社会的关系起着重要作用。医护人员的一句话,一个表情,对于患者的心理状态、情绪变化、健康恢复有很大影响。良好的言语能使患者感到温暖和力量,能鼓舞患者战胜疾病的信心,能使患者的某些不利于治疗的心理反应,转化为接受治疗的良好的心理状态。然而因言语不当,会引起患者精神负担,导致病情加重,甚至引起新的心因性疾病。因此,护理人员要加强语言修养,充分认识语言的精神力量。

⑥良好的社会适应能力:护士职业的社会属性,要求护士必须具备良好的环境适应能力,无论在急诊室、手术室、ICU或一般病房护士都应尽快适应,全身心地投入工作;无论在进行常规护理操作,还是抢救患者,护士都能沉着镇定,应对自如。

⑦娴熟的操作能力:经过反复练习而达到或接近自动化的动作称为技能。技能可分为动作技能和心智技能两种。前者主要是肌肉运动,它表现在外部行动上,表现在对事物的直接行动中。心智技能主要是认识活动,思维是它的核心成分。所有的护理人员都应该熟练地掌握与自己职业或专业相关的操作技能。操作技能的熟练程度在某种意义上标志着医疗、护理水平的高低。因此,娴熟的操作技能是护理人员的重要心理素养之一,也是完成医疗、护理任务的关键因素。

⑧自学能力:自学能力是以主观定向设计的方式寻觅知识的能力,这在现代科学知识急剧增长的情况下尤为必要。护士从学校毕业后,一般较少有机会进行理论上系统的进修,所以自学也是终生教育的主要途径。

⑨科研能力:护理人员不但要能胜任各项护理

工作,而且也要具有一定的科研能力。科研能力主要指能顺利地完成如下的研究步骤:合理选择科研课题、制订周密的科研计划及课题设计、合理组织实施、熟练地掌握实验操作、科学地做出总结、写成论文等。

(3)意志:意志是自觉地确定目的,并根据目的来支配、调节行动,克服各种困难,从而实现目的的心理过程。护理人员在进行护理活动过程中,主观和客观的困难很多,如果没有克服困难的坚强意志,就难以很好地完成任务。护理人员完成任务的明确目的和力求达到这一目的的坚定意向,是克服困难的内在动力。这种坚定的意向表现在精力和毅力方面。能够精神饱满地从事护理工作,坚持长期努力,遇到困难时仍勇往直前,抢救患者时争分夺秒,连续操作,夜以继日,不顾疲劳,战胜困难完成任务。

此外,护理人员的沉着、自制、耐心和坚韧也是有效地影响患者意志的重要素养。倾听患者的诉说尤其需要耐心,倾听患者诉说的过程是心理治疗和心理咨询的过程。患者诉说自己的痛苦、积怨和愤懑,是一种宣泄和疏解。护理人员给予适当的解释和诱导,可使之得到安慰和解脱。顺畅的倾诉,甚至可以减轻一半病痛。所以在听取患者诉说时,不可漫不经心,更不应表现出不耐烦或打断和阻止患者的叙述。

(4)兴趣:兴趣是人们力求认识或掌握某种事物,力求参与某种活动,并具有积极情绪色彩的心理倾向,兴趣也是在需要的基础上,在生活、实践过程中形成和发展起来的。兴趣对一个人知识的获得,眼界的开阔,心理生活内容的丰富具有重要意义。兴趣是取得各项工作成就的重要动力之一。作为护理人员,应在广泛兴趣的基础上,突出一种中心兴趣,这样的兴趣才有深度。护士的中心兴趣应当是事业和信念相结合的护理工作。这种兴趣不仅促使他们更好地关心患者,研究患者的需要,解决患者的疾苦,而且促使他们去刻苦钻研,努力创新。同时,还应使兴趣保持长期稳定,持之以恒,切不可朝三暮四、见异思迁,不然将一事无成。

(5)气质和性格

气质:气质是不依活动目的和内容为转移的典型、稳定的心理活动的动力特性,也就是性情、秉性和脾气。气质特征既有稳固性,又有可塑性。大量实验结果表明,经外界环境影响和主观意志努力,原来的气质可被掩盖或转换。因此护理人员在工作实践中应吸取自己气质的优点,塑造成热情、开朗、耐心、充满朝气、自制、镇静等良好的品质。此外,我们在工作中,还要重视观察了解和分析患者的气质倾向,以便因势利导,因人施治。

性格:性格是个人对客观现实稳定的态度及与之相适应的习惯化的行为方式。性格是个性特征的核心,受意识倾向性的制约,能反映一个人的生活经历及本质属性。在生活过程中形成的对现实稳固态度,以及与之相适应的习惯化的行为方式。人的性格特征不是先天具有,而是由后天生活条件、教育,特别是个人的实践活动所决定的。人的性格还和他的理想、信念、世界观等有着密切关系。一名合格的护理人员应该具有认真负责、热情理智、勤奋坚毅、耐心细致、灵活果断,沉着镇定、任劳任怨等良好的性格。

2.护理人员心理素养的培养　护理人员的优良心理素养不是天生的,而是在教育、生活、工作实践中依靠坚强的意志逐渐形成和发展起来的,培养良好的心理素养应做到以下几方面。

(1)树立职业理想,培养职业兴趣:要想成为一名优秀的护理人员,首先必须树立热爱护理事业并为护理事业献身的崇高理想,这是对护理人员最基本的、最首要的职业素质要求。只有这样,护理人员才会主动、自觉地加强优良心理素质的培养,以满足职业需求;才能真正爱护并尊重自己的工作对象,把解除患者痛苦视为己任;才会对护理工作产生浓厚兴趣,愉快、积极地投身于护理工作,发现问题、解决问题,工作中精益求精,并从中获得使命感和自豪感。

(2)学习相关知识:护理是一门以人为研究对象的工作。要想取得良好的护理效果,除了学习自然学科外,还必须学习如社会学、伦理学、人际关系学等社会人文学的知识,尤其要注重对心理学的深入研究。这样做一方面是为了更好地掌握良好心理素质的形成和发展规律,指导护理人员心理素质的培养,加强心理健康意识,为正确对待工作压力、了解自我心理健康方面的不足、学会自我调适技术与方法提供了必要的知识储备;另一方面也是为了更好地理解和预见患者的心身反应,为其提供有效的整体护理,促进其身心康复。

(3)加强实践锻炼:优良的心理素质是在实践中形成的,并通过实践得以体现。为使心理素质得到更快、更好的锻炼,应注意以下几点。①目的明确:把实践视为培养锻炼心理素质的良好机会和场所,通过各种活动有意识地培养心理素质。②经常评价:经常将自身情况与护理人员应有的优良素质对比,与自己的过去比,与同行比,与患者及其家属的期望值比,通过比较,巩固已取得的成绩,克服尚存在的不足。③自觉严格地遵守制度:临床上各项规章制度的制订都是为了保证护理工作的质量。护士应力争把制度上的要求变成自己习惯化了的行为方式,这本身也是对优良心理品质的培养。

(4)加强自身修养,提高自我控制能力:修养是指经过自我教育、勤奋学习、自我陶冶和锻炼,养成良好素质的过程。护理人员在工作过程中面临很多的应激源,如:长期的超负荷工作,与形形色色的患者及其家属接触,高度紧张甚至危险的工作环境,"三班倒"的工作制度等,如何积极适应是对护理人员自身素质的一种考验。为此,护理人员应加强自身修养,培养稳定的情绪、良好的性格、敏锐的观察、坚强的意志、善于沟通的能力以及自我控制能力。

护理人员良好心理素质的培养,除了接受学校教育和社会磨炼外,还必须加强道德、语言、性格等方面的自身修养。要善于进行自我调解,运用理智的力量,自觉地用意志来指导自己的行为,变工作压力为动力,提高自我控制能力,处理好护理工作中遇到的各种问题。

四、护理人员心理健康的维护

护士心理健康状况不但直接影响工作业绩,而且影响职业心态,因此护士心理健康的维护是十分重要的。维护护士心理健康的主要对策有以下几方面。

1. 加强护士的社会支持　社会支持不但能对应激状态下的个体提供保护,即对应激起到缓冲作用,而且对维护良好的情绪体验具有重要意义。社会支持包括来自家庭、朋友和上级领导的支持、认同和鼓励。各级领导应给予护士群体关心和重视,鼓励护士正确面对工作中的问题,以积极乐观的心态去适应环境。

各级护理管理者应重视公共关系工作,充分利用新闻媒体宣传护士工作的重要性、科学性和艺术性,这不仅对社会公众了解、认识护士行业起到重要作用,而且还能在全社会形成尊重护士的良好风尚,提高护士的社会地位。

同时,建立良好的护患关系,同情、理解、体贴患者,为患者提供正确的信息、纠正患者错误的认知、帮助患者尽快适应病房生活,其本身就是一种有效的社会支持。

此外,还应强化护士职业意识和知识技能的教育与培养,提高护士整体素质,塑造良好的职业形象;科学培养和使用护士,改善医院和社会环境,拓宽护士的服务范围,真正使护理成为终生职业;建立健全各项法律法规,促进护理事业持续健康地发展。

2. 提高护士的心理调适能力　护士的职业特点决定了她的一生都要把患者的利益和人类的健康放在第一位。为此,护士应对自己所从事的工作有充分的认识,培养良好的心理素质,加强自我心理调适能力。

护理管理者为了解护士心理健康存在的问题,可建立护士档案,从人力资源管理的角度,对每一位护士的性格特征、心理健康水平、能力、兴趣爱好等方面有所了解,才能知人善用;心理档案可以作为使用、培养、选拔护士的基础资料。

举办心理健康教育方面的讲座,提高护士自我护理意识,正确对待工作压力,提高护士感知自我和他人情绪的能力,掌握疏导负性情绪的方法,如有氧运动、听音乐、肌肉放松、旅游、购物、散步、看喜剧等。

3. 营造人性化工作环境,解除护士的心理压力　管理者应为护士营造宽松、愉悦、团结、奋进的工作氛围,培养缜密、热情、精细、顽强、幽默的工作团队。通过具体的心理减压措施,如定期组织运动比赛、郊游、文艺表演等活动,协助护士放松心情,缓解压力。

4. 养成良好的生活习惯

(1)常规运动锻炼:可以增强个体心肺功能,增加血液循环,改善肌肉张力和姿势,控制体重,减轻紧张,促进肌肉放松,从而达到缓解应激反应和提高护士应对应激的能力。

(2)饮食与营养:不良饮食习惯和摄入不当均可增强应激反应,使个体易激惹、多动、焦虑,加重应激对机体的损害。因此,保持良好的饮食习惯,注意饮食平衡搭配,多进食含丰富维生素、矿物质及营养丰富的食物。

(3)休息:养成良好的休息和睡眠习惯,安排足够的休息和睡眠时间,这样才能消除疲劳,放松精神,有足够的精力解决面临的问题。

5. **建立心理督导机构**　可组织心理咨询小组或借助心理咨询机构对护士的心理健康进行维护,可采取个人、小组、团体等形式,定期咨询,对突发事件引发的心理危机应有心理干预方案。

(郑一宁)

参考文献

北京大学护理学院.2015.护理学专业(护师)资格考试应试指导[M].北京:北京大学医学出版社.

陈素坤,等.2007.临床护理心理学教程[M].北京:人民军医出版社.

邓红,胡岗.2010.护理心理学[M].西安:第四军医大学出版社.

顾瑜琦,等.2004.健康心理学[M].北京:北京科学技术出版社.

韩继明.2006.护理心理学[M].北京:清华大学出版社.

胡佩诚.2008.医护心理学[M].2版.北京:北京大学出版社.

梁光霞.1999.护理心理学[M].上海:复旦大学出版社.

刘喜文,尼春平.2005.护理学导论[M].西安:第四军医大学出版社.

刘晓红.2005.护理心理学[M].上海:上海科学技术出版社.

全国卫生专业技术资格考试指导.2009.护理学(师)[M].北京:人民卫生出版社.

汪向东,王希林,马弘.1999.心理卫生评定量表手册[M].北京:中国心理卫生杂志社.

汪勇,张柏华,郭红英.2007.护理心理学[M].西安:陕西人民出版社.

王颖,张银铃.2005.护理心理学[M].北京:中国医药科技出版社.

卫生部教材办公室策划.2002.国家临床职业助理医师资格考试大纲阐释[M].北京:人民卫生出版社.

吴玉斌.2014.护理心理学[M].3版.北京:高等教育出版社.

张俐.2004.护理心理学[M].北京:中国协和医科大学出版社.

张银铃,雷鹤.2003.护理心理学[M].西安:第四军医大学出版社.

张智光.2002.护理心理学[M].南京:东南大学出版社.

第4章

护理教育学

第一节 基本概念

一、教 育

1. **教育的词源** 在先秦古籍中,"教"与"育"连用的很少,大都只用一个"教"字来论述教育的事情。最早将"教""育"二字用在一起的是孟子,他说:"得天下英才而教育之,三乐也。"《中庸》上记载:"天明之谓性,修道之谓教。"《荀子·修身》中说:"以善先人者谓之教。"东汉许慎在《说文解字》中解释为:"教,上所施,下所效也""育,养子使作善也"。

"教育"一词来源于拉丁语"educare",意思是"养育""培养""饲养"。从词源上来看,汉语中的"教育"一词意指上一代对下一代的培养,包括精神上和肌体上的。塑造、陶冶、训练、灌输、说教、规劝、训示、改造、教化、感化、濡化等,通常一概称之为"教育"。西方文化中的"教育"一词含有"内发"之意,强调教育是一种顺其自然的活动,旨在把自然人所固有的或潜在的素质自内而外引发出来,把某种本来就潜藏于人身上的东西引导出来,从一种潜质变为一种现实,成为现实的发展状态。用教育学的术语来解释就是"启发"意思。

2. **教育的定义** 教育广义的定义一般是指:凡是有目的地增进人的知识技能,影响人的思想品德,增强人的体质的活动,不论是有组织的或是无组织的,系统的或是零碎的,都是教育。它包括人们在家庭中、学校里、亲友间、社会上所受到的各种有目的的影响。狭义的教育,即学校教育,是由专职人员和专门机构承担的有计划、有组织的以影响学习者的身心发展为直接目标的社会活动。学校教育与其他教育相比较,最主要的区别在于:①学校教育的目的性、系统性、组织性最强,因而可控性最强;②学校教育是由专门的机构、专职人员承担的;③学校的任务只有专门培养人,而这些人是取得入学资格的。

3. **教育的要素**

(1)教育者:从广义上说,凡是增进人们的知识技能,对受教育者的智力、体力和思想意识发挥教育影响作用的人,都可以称之为教育者。教育是教育者有目的、有意识地向受教育者传授人类生产斗争经验和社会生活经验的活动。教育者是构建教育实践活动的基本要素,是教育活动的主导者。一个真正的教育者必须有明确的目的,理解他在实践活动中所肩负的促进个体发展及社会发展的任务或使命。教育者的根本特征,是他所从事的是一种以培养和教育人为目的的社会实践活动。

(2)受教育者:受教育者是指在各种教育活动中从事学习的人,既包括学校中学习的儿童、青少年,也包括各种形式的成人教育中的学生。受教育者是教育的对象,是学习的主体,也是构成教育活动的基本要素,缺少这一要素就无法构成教育活动。受教育者有其自身的特征:第一,不同的人有不同的学习目的;第二,不同的人有不同的学习背景或者基础,并由此影响到各自的学习兴趣、能力或风格;第三,不同的人在学习的过程中所遭遇的问题与困难不同,因此,进行有效的学习所需要的帮助也不同;第四,不同的学习者对于自身学习行为反思和管理意识与能力不同,从而影响到他们各自的学习效率和质量。学习是一种高度个性化的活动,教育者要想成功地促使受教育者有效学习和高效学习,就必须把握受教育者之间的共性的同时,花大力气把握他们彼此之间十分不同的个性。从一定意义上说,对受教育者个性的把握程度,决定了教育有效性的大小与教学所能达到的境界的高低。

(3)教育措施:教育措施是实现教育目的所采取的办法,它包括教育的内容、教育方法与组织形式和教育手段等。教育的内容是教育者用来作用于受教育者的影响物,它是根据教育的目的,经过选择和加工的影响物。人类积累了丰富的各种经验,教育内容是挑选那些符合教育的目的、最有价值和适合受教育者的身心发展水平的影响物。教育内容是教育活动的媒介,是教育者和受教育者互动的媒体,也是教育者借以实现教育意图、受教育者借以实现发展意图的媒介。教育工作的全部要旨就在于充分和有效地利用这个媒介来直接促使受教育者的最大发展,并间接满足整个社会的最大发展需要。在不同的历史条件下,教育的内容有所不同;对不同的教育对象,在内容上有所不同。

二、教　育　学

1. 教育学的概念　"教育学"最早是从希腊语"教仆"派生而来的。在中国,"教育学"是个译名,应是从日本中转译过来的,时间约在 20 世纪初。随着社会生活中对教育的需求日益增加和人们主观因素的影响范围不断扩大,教育学已成为研究各年龄段的人施加教育影响的一门科学。因此,教育学(pedagogy)是研究人类教育现象和教育问题,揭示教育规律的一门科学。

2. 教育学的发展阶段

(1)教育学的萌芽:自从有了人类社会以来,由于学校的产生,教育实践的发展,人类开始对教育实践中积累的经验进行概括和总结,这些都反映在古代一部分思想家的言论与著作中。我国古代的《学记》是世界上最早的一部教育专著。它高度概括了我国古代的教育思想和教育经验,其中,有的已经达到了规律性的认识,经过两千年的教育实践检验,至今仍具有普遍的指导意义。但是,由于历史条件的限制,此时的教育尚未形成独立的体系,仅以某种教育思想的形式与政治、哲学、伦理、文化及宗教等交织在一起。这些总结与概括也往往停留在现象、经验的描述,形象的比喻和简单形式逻辑的推理上,缺乏科学的根据,因而不可避免地带有主观随意性。

(2)独立形态教育学的产生:从欧洲文艺复兴时期起,教育学发展进入一个新阶段。它从哲学中分化出来独立的教育学教育体系,夸美纽斯的《大教学论》建立了适合学生年龄特征的学校教育制度,全面系统地阐述了教育的基本原则与方法,确立了班级授课制,规定了广泛的教学内容。赫尔巴特进一步使教育学科化,他的《普通教育学》以心理学、伦理学为基础,全面阐述了教育、教学问题,提出了教学的教育性原则和教学阶段理论,标志着教育学成为一门独立的学科。

(3)科学教育学的建立:马克思主义诞生之后,历史唯物主义和辩证唯物主义不仅为科学教育的建立提供了世界观与方法论的指导,而且对教育学中的一些根本问题,诸如教育的社会性质与作用、教育与人的发展及教育与其他社会现象之间的关系等,做出了科学的回答,使教育学真正成为一门科学。

(4)教育学的多元化发展:第二次世界大战后,科学技术发展高度分化的同时,呈现出高度整体化、综合化的新趋势。教育学与心理学、社会学、经济学和系统论等科学的联系日益密切,促使教育学的理论背景学科体系发生分化,产生了许多新的交叉学科与分支学科。随着社会的发展、文化的交流和人的主题性的彰显,现代教育学的发展也形成了立体、交叉的学科网络结构和多元化的研究和发展的格局。

三、护理教育学

1. 护理教育的概念　护理教育(nursing education)是指护理教育者根据社会和护理专业发展的需要,对护生进行有目的、有计划、有组织地传授知识,培养各种能力和专业态度,使其成为人类健康服务的专业人才的活动。护理教育起始于护理实践,而护理实践的起源则依赖于医学的实践活动,而逐渐发展到独立的学科体系,成为医学领域的重要组成部分。护理教育同临床护理、护理管理一样,均为护理学科的重要范畴。护理教育担负着为社会培养护理人才的使命,既来源于护理实践,又往往先于护理实践,汇集临床护理发展之精粹使之得到继承与升华,以指导和推动护理事业的不断发展,因此护理教育关系到 21 世纪的社会健康事业的发展。

2. 护理教育学的概念　护理教育学是护理学与教育学相结合而形成的一门交叉学科,是一门研究护理领域内教育活动及规律的应用学科。护教育学是护理专业教师、临床教学人员和健康教育者的必修科目。在护理院校中,护理专业课的教学,如护理管理学、社区护理学、临床内科护理学、临床外科护理学等通常由护理院校毕业留校的老师或临床的护理教师担任。护理教师有责任向学生传授护理专科知识、培养护理技能、帮助和引导护生们形成积极的专业价值观。教师们只有了解和掌握了护理教育学,才能有效地促进护生们的学习,才能达到教学目标。而从事护理教育的工作者理应承担起培育社会卫生事业发展所需的护理人才的重任,使教育的功能得到充分体现。

四、护理教育的性质和任务

1. 护理教育的性质　就整个教育系统而言,护理教育的性质与教育的性质是一致的,护理教育是一种培养护理人才的专业教育活动。护生接受护理教育的直接目的是为今后从事护理工作做好准备,以及能够更好地开展临床护理工作。护理教育具有很强的实践性,是一种护理院校与医院临床密切结合、共同完成的教育。

2. 护理教育的任务

(1)培养合格的护理人才:护理教育负担着为国家、为社会培养各层次合格的护理人才的使命,这是护理教育的基本任务。

(2)开展护理科学研究和护理教育研究:护理院校集中了具有护理学专业较高水平的教师、科研人员,护理专业较齐全,实验设备条件较好,各种信息较集中而且交流较快,学术活动容易开展,同时又有大量本科生、研究生等科研所需的人力保证。所以护理院校是护理科学研究和教育研究的重要力量。

(3)发展社会服务的项目:社会服务是指护理院校除教学、科研以外的面向社会的服务活动。例如,开展各种护理咨询活动、护理科研成果的推广与应用、举办护理技能培训班、卫生保健知识讲座、为社会承担教育和预防保健的任务等。

五、护理教育的基本特点

护理教育是建立在普通教育的基础上,以培养护理人才为目标的专业教育。护理教育培养的是服务于人类生命与健康的专业人才。一方面,护理教育与普通教育一样,都具有教育的基本属性;另一方面,由于护理专业学科特性、岗位特性及工作内容的特性,使得护理教育有别于普通教育及其他专业教育的固有特点。

1. 护理教育的科学性　护理学是综合了自然科学、社会科学及人文科学的一门应用性学科,是研究有关预防保健与疾病防治过程中护理理论、护理技术和护理方法的学科。护士通过学习解剖学、生理学、病理学、药理学等医学基础知识,才能观察与辨别生理与病理的变化,提供正确的病情记录,协助医生做出正确的判断,实施有效的治疗与护理及判断护理效果。

2. 护理教育的实践性　在促进人类健康服务中,护士通过开展护理实践活动得以实现。通过基础护理技术,专科护理技术的学习和训练,形成其独立的职业技能,帮助病人解除病痛、减轻痛苦、恢复健康。因此在教学的过程中,许多护理知识与技能的学习必须通过对患者的直接护理行为来体现,这就决定了护理教育不可能单独在学校、在课堂上完成。护理教育依赖于教学医院、社区卫生服务中心的支持与配合。这对护理的教学组织安排、教学方法的选用与改革提出了特殊的要求。

3. 护理教育的人文性　随着医学护理模式的转变和整体护理思想的确立,护理的目标已指向不仅使护理对象身体方面,同时在心理、情感和社会方面达到健康状态。因此,护士必须通过学习心理学、社会学等,才能进一步了解和认识影响健康的因素,帮助服务对象解除因疾病产生的心理、生理问题,并以良好的护理职业素养,提供优质的服务,满足服务对象心理需求的护理。

六、护理教育学的体系结构

1. 护理教育体系的层次结构

(1)中等护理教育:中等护理教育(diploma nursing programs)的任务是培养初级护理人员。我国的护理教育在很长一段时间内以中等教育为主,先后培养了一大批工作在各级医院的护理人员,为地方医院的建设与发展做出了突出贡献。但随着医学模式的转变,中等护理教育发展水准已不能适应现代社会对护理人员素质的基本需求,因此现在国内大多地区已经取消了中等护理教育。

(2)护理专科教育:护理专科教育(associate degree nursing programs)的任务是培养具有实际工作能力的中级护理人才。护理专科教育的对象:参加高考的应届毕业生为主要的生源,同时也可以是中专毕业参加工作的护士。护理专科教育的办学形式多样,可由普通医科大学或学院开办,也可由专科学校独立设置,还可以由职工大学、函授大学等开办。学习年限一般为3年,通常是2年的医学护理理论课学习及1年临床实习。为了实现现代医学模式下专科护理专业的培养目标,在课程设置上重实用型人才的培养,突出护理特色。通过学习,使学生在掌握基础理论、基础知识和技能的基础上,提高专科护理理论和技能水平,掌握基本的科研知识及运用护理科研成果的能力。

(3)护理本科教育:护理本科教育(baccalaureate degree nursing programs)的任务是培养较系统地掌握护理学基础理论、基本知识和基本技能,具有创新精神、独立解决问题能力和自我发展能力,具有护理管理、护理教学和护理科研的基本能力,能在医疗卫生、保健机构从事临床护理、预防保健工作的高级护理专业人才。护理本科教育的目标是使本科护理学专业毕业生除了具备初步的教学、科研和管理能力外,应更注重护理实践能力的培养,使其更好地充实护理实践场所,为护理对象提供到位的一线服务。目前我国护理本科教育主要有两种形式,一是学生高中毕业通过国家统一入学考试,进入护理院校,学习年限为4~5年。二是通过国家统一自学考试、全日制专科升本科、函授专科升本科、成人夜大专科升本科等教育形式,学习期限一般为3年。学生按教学计划规定修完全部课程,各门成绩经考试全部合格,准予毕业,发给毕业证书,按国家颁布的学位条例规定授予学士学位。我国本科护理教育为社会培养了大量高质量的护理专业人才,对提升护理队伍的数量和学历层次发挥了非常重要的作用。

(4)护理研究生教育:护理研究生教育是我国目前高等护理教育体系中最高层次的教育。这一层次的护理教育分为两个层次,即护理硕士研究生教育和护理博士研究生教育。

护理硕士研究生教育:护理硕士研究生教育(master's degree nursing programs)的任务是培养具有从事科学研究、教学工作或独立担负专门技术工作能力的高级护理人才。目前我国实施护理硕士教育的机构主要是各医科大学或综合大学的护理学院或护理系,招生对象是已获取医学相关专业本科毕业或具有同等学历者,经过国家统一入学考试合格后,择优录取,学习年限一般为2~3年。学习期间,由研究生的指导教师按照专业培养目标的要求,根据研究生管理部门的相关制度,制订每个研究生的个人培养计划。该计划对研究生的研究方向、学习课程、时间安排、指导方式、考核期、学位论文和培养方法等都有具体的规定。研究生在学习期间,修满规定学分,各门课程经考查或考核,成绩合格并达到规定分数,通过论文答辩,并经国家授权的硕士学位评定委员会批准,可授予硕士学位及硕士学历毕业证书。护理研究生教育事关培养一流创造性人才,是护理事业向更高层次发展的关键环节。

护理博士研究生教育:护理博士研究生教育(doctoral degree nursing programs)的任务是培养具有坚实宽厚的基础知识和系统精深的专门学科知识,具有独立从事科学研究和教学工作能力,能够在科学和专门技术领域内做出创造性成果的高级护理人才。博士学位护理教育应着重培养能用独立的方式和抽象的科学思维处理事物,具有专业咨询技能和科研能力的智能型领导,具有广博的护理学、医学、人文科学和行为科学知识的人才。入学对象是已经获得硕士学位或具有相当水平的护理人才。学习年限一般为3年。护理学博士生入学后在导师指导下,按照培养计划学习规定课程,通过考试,并在导师指导下完成科研课题,写出具有一定的创新性的学术应用价值的论文,通过答辩方能毕业。凡符合《中华人民共和国学位条例》规定要求者,授予博士学位。博士研究生毕业后一般能成为我国护理学科骨干力量和学术带头人。

2. 护理教育体系的形式结构

(1)基础护理学教育:基础护理学教育(basic nursing education)过去称护理执业前教育(pre-registration education),是建立在普通教育基础上的护理专业教育,根据教育目标目前在两种水平上实施:即中等护理教育和高等护理教育。高等护理教育包含护理专科教育(高职、高专)和护理本科教育,其目的是为学生毕业后从事临床、社区护理或进入后续教育做好准备。

(2)毕业后护理学教育:毕业后护理学教育(postgraduate nursing education)是指在完成基础护理学教育,并在取得注册护士资格后所实施的教育培训。根据我国和世界大多数国家现行的护理教育制度,毕业后护理教育采取两种方式进行,即注册后护理学教育及研究生教育。

(3)临床护理教育:临床护理教育(clinical teaching)是帮助护理专业学生将课堂上所学到的专业知识和技术运用到临床护理实践中,使之获得应有的专业技能、态度和行为的教学组织形式。临床护理教育是护理教育系统中不可缺少的一个重要的环节,是培养护理人才的关键阶段。临床教育质量的高低,直接影响着所培养护理人才的素质和护理教育的整体质量。临床护理教师不仅承担着对中专、大专、本科甚至护理研究生的临床实习的教学任务,同时还承担着对新护士、各层级护士、进修护士等的培训教学任务。临床教学工作大都由临床护理人员专职或兼职承担。在临床实习阶段,护生将所学的知识运用于实践,学习去了解病人、为病人解决问题,在实践中使他们的知识得到不断的积累、增长。

(4)继续护理学教育:继续护理学教育(continuing nursing education)是为正在从事实际工作的护理人员提供的教育,是以学习新理论、新知识和新方法为目标的、持续终生的在职教育。继续护理学教育的目的是使护理技术人员在整个专业生涯中,保持高尚的医德医风,不断提高专业工作能力和业务水平,跟上护理学学科的发展。从教育的职能上看,它属于成人教育的范畴,是专业教育的继续、补充和完善。继续护理教育的内容包括:学术会议、学术讲座、专题讨论会、专题讲学班、专题调研、疑难病例护理讨论会、技术操作示教、短期或长期培训;为同行继续护理学教育提供教学、学术报告、发表论文和出版著作等。目前我国的继续护理学教育已向制度化、规范化方向发展,对促进护士个人成长和业务水平、学术水平和带教水平的提高起了积极的作用。

第二节 国内外进展和发展趋势

一、国外护理教育的进展和发展趋势

1. 19世纪中叶前的护理教育 19世纪中叶以前,世界各国没有正规的护理专业,医院也很少,医学无科学根据,医药护不分家,医生可担任治疗、护理和药剂师的工作,大多数治疗和护理由教会担任,在当时护理具有很强的宗教色彩,主要是以基督教徒的宗旨意识来安排护理,主要是由修女出于人道主义的关怀和宗教意识对护理的对象提供生活护理和精神关怀,但没有接受正规的教育。

1633年,法国的罗马天主教神父圣·文森保罗在巴黎成立了"慈善姊妹社",召集有一定文化的天主教徒学习护理知识,然后到医院和母婴室服务。但是这种护理教育的活动与宗教活动、医学教育混为一体,受教育的对象大多是教徒。1798年,席曼博士(Seaman V)在美国纽约医院创办了第一个有组织的护理课程,但并没有产生大的影响。直至1836年,德国的牧师西奥多·费力德尔在凯塞维尔斯城为教会女执事设立了护士训练学校,实际上是护士短期培训班。

2. 19世纪中叶后的以医院护校为基础的现代护理教育 欧洲和北美女权主义者因反对歧视妇女从事医疗职业,从19世纪50年代开始在医院中采用带徒培训方式,在医生的培养下,培养女青年从事护理工作,当时护士需从事6个月不付报酬的护理工作,然后取得护士资格证。1854年,欧洲爆发了克里米亚战争。在克里米亚战争中,南丁格尔领导的护理人员在战地中实施卓有成效的救护,使伤员的死亡率从42%下降到2.2%,她的功绩获得英国政府及人民的高度赞誉,同时也使人们认识到护理工作的重要性。

真正意义上的护理教育开始于南丁格尔创办的护士学校。19世纪下半叶,欧美的现代医学得到了迅速的发展,随着医院的发展,对护士的需求也迅猛增加,通过带徒的方式培养护士已不能适应护理工作的需要。1860年在南丁格尔的领导下创建了世界上第一所护士学校——英国圣托马斯医院护士学校。它标志着正规护理教育的开始。南丁格尔根据自己担任医院管理工作和战地救护工作所获得的经验,提出了全新的护理教育办学思想。在南丁格尔不懈的努力下,由她创建的护理教育制度成为此后欧洲、北美及日本等其他国家护理教育的标准模式,在这些国家普遍建立了以医院为基础的护士学校。美国于1871年在新英格兰妇幼医院开设了院办护校。日本、欧洲各国也先后建立院办护校并开始正规的护理教育。自1860年至20世纪50年代,医院办护校一直是世界各国培养护士的主要途径。

3. 20世纪的高等护理教育的兴起和发展 高等护理教育兴起于美国。1899年美国在哥伦比亚大学教育学院家政系开设了医院经济学的课程,目的是培养护校校长、教师和护士长,这可谓高等护理教育的先声。1909年,美国明尼苏达大学开设了以培养专业护士为目标的3年制大学护理系课

程,成为现代高等教育的开端。以大学为基础,以授予学士学位为目标的4年制护理本科专业教育开始于1924年成立的美国耶鲁大学护理学院。1920年以后,随着护理院系的普遍建立,护理教育逐步从职业培训向专业化发展,逐步成为高等教育的一部分。1928年,随着英国皇家护理学院的建立,毕业后的护理教育成为护理教育的一部分,但它是一种向医院的护校毕业生提供的,以培养护理管理人员、医院护校的教师和专科护士为目标的进修教育。1950年以前,欧美各国基本形成的是由基础教育、毕业后教育和继续教育三部分所组成的护理教育体系。

第二次世界大战以后,随着医学科学的进步和专科化医疗的发展,社会急需要受过高等教育的护士,在职的护士也迫切需要进入高等学校接受继续教育。1924年,美国耶鲁大学护理学院设立了护理硕士教育。1963年,加利福尼亚大学开设了护理博士教育。在欧洲,1977年6月27日,随着欧洲共同体护理指导法的公布,欧共体的教育也进行了相应的改革。欧共体《护理指导法》公布,规定护理教育应以高中毕业为起点,学制3年。为遵照法律,欧共体各国的护理教育从学制到课程都进行了相应的改革。目前,美国、加拿大、韩国、菲律宾、泰国、澳大利亚等国家都已经形成了从学士到博士的完整护理教育体系。在日本,据2001年统计,开设了高等护理教育的院校有70所,其中设有护理学硕士教育的院校36所,设护理博士教育的院校9所。

美国的高等教育已有百年的历史,已基本构建起一个从初级水平到高级水平,从应用型技术人员到研究型人才培养的完整体系,各层次办学规模及比例比较合理,各层次教育之间的衔接科学性强。在课程设立上,早在20世纪60年代,就引入了社会科学和人文科学。根据专业需求的改变,及时开设特色护理课程。20世纪80年代,开设远程教育,为满足需求提供了有益途径。在教学方法方面,表现为重视对批判性思维能力、自学能力的培养。教学方法灵活多样,逐步由以课堂和教室为中心的教学,转向以学生为中心的合作式学习。教育的重点是发展学生提出问题的能力、自学能力、评论知识和护理文化的能力。美国护理教育体系已经形成了准学士、学士、硕士、博士多层次、多渠道的完整护理教育体系。目前,美国有两种不同的博士护理学位:一个为哲学博士(PhD),为学院派的博士学位,侧重护理科研与理论的研究;另一个为护理学博士,为专业的护理博士学位(DNS),强调实际的护理应用及临床研究,旨在加强临床与科研的关系。近20年来,为满足护士接受继续教育和获得更高学位的需要,美国的远程教育还提供4种学位课程教育:护理学理学士、学士、硕士和博士。护理教育体系完整、科学、合理、理念明确,强调哲学概念和职业观念对护理行为的影响,要求对从业者素质、能力、价值观的培养。在未来10年里,社会需要越来越多的拥有博士学位的护理人员在教育、科研、护理管理领域发挥领导作用。

从20世纪70年代中期至90年代早期,澳大利亚培养注册护士的护理教育课程从医疗保健系统转到了高等教育系统。护士的培养从早期的雇员形式的学习转换为获得技能为目的的学习。这种护理教育形式的转变使得护理作为一种职业,其地位在澳大利亚得到加强。从正规高等教育机构获得学位使得护士能与医疗领域的其他专业人员处于同等的地位。护理教育向高等教育系统的转化也直接使护士毕业后有多种选择。当前注册护士可以在大学里学习获得学士学位直至博士学位。在学士与博士学位之间护士还可能被授予各种层次的教育证书。在硕士课程中,学生学完所有规定的课程及足够的学分后可获得硕士学位;也可以侧重于研究,学生除修完规定的课程外还需对护理领域内某一问题进行独立及有创见性的研究。澳大利亚还引入了职业博士学位,包括护理学博士和助产术博士学位。职业博士和传统的哲学博士(PhD)的主要区别是:职业博士需要修完一定数量的课程而哲学博士则主要侧重于设计和完成某一领域的创新研究;职业博士的引入主要是为了直接影响护理实践。

日本、德国、加拿大大部分护理教育是3年制专业的基础教育,继而是在护士基础上进行的2年制专科继续教育。日本是在1985年逐渐取消中等教育,普及护士的高等教育。德国是在1990年开办了高等护理教育,现已设有护理专业博士点。加拿大1994年提出,到2000年所有从事临床护理实践的护理人员必须具备本科学历。这些国家的护理专业课程设置富有个性,课程没有固定的教材,其内容涉及面广,考试灵活,教学方式多样化,多以开放式和启发式为主,特别注重学生能力的培养。

4. 国际护理教育的发展趋势 高等教育国际化、跨文化、全球化的教育理念在教学、科研和服务中越来越明显。高等护理教育人才培养,不仅要满足国内护理临床科研教学管理各个方面的需要,还要适应国际市场对护理人才的需求。从目前护理教育发展趋势来看,发展高等护理教育,培养高等护理人才,为不同人群提供多种形式、多种层次的护理服务,以适应社会发展及市场经济的需要,是高等护理教育时代的抉择。高等教育课程改革的总方向是综合化、基础化和现代化,文理相互渗透、相互融合,是世界各国大学课程改革的一大趋势。

随着人们对健康、保健要求的迅速增长,导致护理实践复杂性日趋增加,为使学生在以后的工作中能应对这一挑战,趋向加强学生能力的培养。课堂教学中,必须明确学生是学习的主体,改革传统的讲授式教学方法,增加创新教学法,培养学生发现问题、解决问题的能力。随着护理教育的发展,护理教师应逐步过渡到由有硕士学位以上的人才能担任。对聘用教师进行岗前教育学及高等教育心理学理论培训,重视教师教学技能的培训和养成,组织教师学习现代教育技术。加快建立并完善护士继续教育制度是高等护理教育改革中非常重要的一环,是提高护理人员素质、保证护理质量的一件大事,也是护理教育改革的一方面内容。

二、国内护理教育的进展和发展趋势

1. 新中国成立前的护理教育　鸦片战争前后,各国的西方医学、传教士进入中国,我国的护理教育业开始兴起。1884年,美国第一个来华护士兼传教士麦克尼奇(McKechnie EM)在中国率先开办护士训练班,可认为这是中国近代护理教育的开端。1888年,美国护士约翰逊女士(Johnson)在福州医院开办了中国的第一所护士学校,开始了较为正规的中国近代护理教育。1912年3月,中国护士会在牯岭召开的第三次会议决定,统一中国护士学校的课程,规定全国护士统一考试时间并订立章程,同时成立护士教育委员会,促使我国近代护理向初步规范化迈出了开创性的一步。1920年10月,北京协和医院与燕京大学、金陵女子文理学院、东吴大学、岭南大学、齐鲁大学5所大学合办了高等护士专科学校,这是我国第一所培养高等护理人才的学校。在1949年前,由于国内政治动荡和帝国主义列强侵略,护理教育屡受挫折,发展缓慢,至1948年在中华护士学会注册的护校仅183所。

2. 新中国成立后中等护理教育的发展　1949年新中国诞生后,为满足战后经济建设对中级护理人员的大量需求,1950年第一届全国卫生工作会议上,护理教育被列为中等专业教育之一,并纳入正规教育系统。招生对象为初中毕业生,同时停办高等护理教育。当时由于对护理专业的重要性认识不足,没有及时建立高等护理教育制度,使护理教育严重滞后于整个医学教育。1966～1976年,"文化大革命"期间,护理教育形成断层,全国几乎所有的护士学校均被停办、解散或被迁往边远地区,护理教育基本停滞,导致护理质量大幅度下降,中国的护理事业与世界的护理事业之间的差距拉大。

3. 1977年恢复高考后高等护理教育的复苏、迅速发展　20世纪80年代是我国高等护理教育恢复和发展的新时期。1977年,恢复高等院校招生,各医学院校纷纷创办护理大专教育。1983年,天津医科大学率先招收了首届学士学位的本科护理专业学生。1990年12月,经国务院学位委员会审定,批准北京医科大学护理专业硕士学位授予权。1992年,北京医科大学获准正式招收护理专业硕士研究生。近年来,我国护理学研究生教育办学点迅速增加,根据教育部的数据,虽然目前我国护理学硕士教育规模不大,但也提示了硕士教育已进入快速发展阶段。至2008年底我国已有60所大学可以招收护理硕士生。2004年我国开始护理学博士的培养。2007年博士教育办学点为4所,但近2年新增招收博士生的单位较多,目前总数已超过20所。近年我国的高等护理教育发展较快,但由于高等护理教育的开始仍较发达国家晚,所以我国在护理硕士和博士的培养上较发达国家落后。

4. 国内护理教育的发展趋势　国内高等护理教育发展逐渐成熟,教学质量由低到高。高等护理教育已经形成了大专、本科、硕博研究生比较完整的、多层次、多形式的护理教育体系的格局,而且举办护理专业高等教育的院校逐年增加,办学规模不断扩大,护理教育改革取得一定成效,办学质量和效益得到提高。高等护理教育的不断发展,为护理教育界注入了专业的护理教学人才,逐渐改变过去"医师教护理"的局面,使医学知识更好地与护理学内容相融合,并运用到教学过程中。

在护理教育不断发展的进程中,教育目标、课程设置、教学内容、教学方法等方面逐步调整,突出护理专业特点,以适应医疗卫生工作对护理人才的需要。如将高等护理教育目标概括定位于"培养具有现代护理知识的临床护理、护理教育、护理管理、护理科研人才";优化课程体系,创立体现生物-心理-社会医学模式的、以人为本的课程体系,改变只注重疾病而不注重心理变化的课程体系;注重学科知识结构的整体性,加强社会和人文学科建设;设置了家庭护理、社区护理课程等特色的护理课程。护士培养从临床型向临床-科研结合型发展,以往的中专护理教育,由于受教育年限的限制,均没有培养护士的科研能力和临床分析能力,导致护士似乎只会打针、发药而成为医生的助手。随着高等护理教育的迅猛发展,护理科研能力的培养纳入了本科和硕士博士研究生教育的始终。尤其是护理本科生,毕业后多数在医院工作,为临床护理科研注入了活力。他们在临床上有较强的发现问题、分析问题和解决问题的能力,并对一些临床难题能够通过科研方法来寻找证据。护理硕士研究生,由于他们有较强的科研能力,毕业后很快就成为带动临床护理发展的骨干力量。

第三节 教学方法

教学方法(method of instruction)是师生为完成一定的教学任务,在共同活动中所采用的教学方式、途径和手段的总称。教学方法包括教师教的方法(教授法)和学生学的方法(学习方法)两大方面,是教授方法与学习方法的统一。教学方法不仅受教学目的和教学内容的制约,同时还受到一定社会时代的教学目标及内容的制约。教学方法还受到学生认识发展规律的制约。护理教育中常用的教学方法主要包括以下几种。

一、以语言传递为主的教学方法

以语言传递为主的教学方法,是指通过教师和学生口头的语言活动以及学生独立阅读书面语言为主的教学方法。教育者与受教育者之间信息的传递大量是靠书面语言和口头语言来实现。教学效果主要取决于教师是否具有良好的口头表达能力和学生是否具有较强的阅读书面语言的能力。护理教育中以语言为主要传递形式的教学方法主要有讲授法、谈话法、讨论法、读书指导法。

(一)讲授法

1. 概念 讲授法(lecture method):又称"口述教学法",是指教师运用口头语言系统连贯地向学生传授知识、进行教育教学的方法。由于通过讲授法可以在短时间内向学生传授较多的知识,因此,长期以来讲授法是教学的一种基本方法,常和其他的教学方法配合使用。讲授法可以分讲述、讲解、讲演三种。讲述一般用于教师向学生们叙述事实材料或描绘所讲的对象。讲解是教师向学生解释、说明和论证事物的原理、概念和公式等。讲演则要求教师不仅要向学生进行系统而全面的描述事实,而且要深入分析和论证事实,通过分析和论证来归纳和概括科学的结论。它比讲述、讲解所涉及的问题更深广,所需要的时间更长。在课堂教学中这三种方法常常结合起来一起运用。

2. 讲授法的优缺点

(1)优点。①教学效率高:短时间对众多的学生同时传授较多的知识信息;②教学支出经济:相对于其他教学方法成本低;③教师运用方便:不受时间和空间的限制,在任何时间和场合都能进行;④教师可充分发挥主导作用:教师可根据自身的教学能力,将医学和护理学等知识,科学连贯地传递给学生。

(2)缺点。①以教师为中心,单行传递知识,忽视了学生学习的自主性、参与性及个体差异,不利于综合素质的培养;②学生注意力集中的时间有限,连续听课会使学生感到疲劳、乏味、枯燥;③面对大多数学生,难以因材施教;④提供理论性、总结性的知识多,不利于培养学生的自学能力。

3. 增进讲授法教学效果的措施

(1)教学内容应充实,结构清晰:教学内容应根据教学大纲设定,可适当地添加前沿知识,介绍科研动态,开阔学生视野,注重启发式教学。

(2)教师思路应明确,有目的讲授:在大纲的指导下,根据教材的内容有目的、有重点地讲解。切忌漫无目的、不着边际、即兴发挥。

(3)教授时注意理论联系实际:护理是一门实践性很强的学科,护理教师不仅要讲解理论产生的实际根据,还要注意说明理论在实践中的具体应用。

(4)注重教学语言的表达技巧:将教案、讲稿的内容转化成口头的教学语言,力求通俗易懂,但口语化并非等于方言化。注意语音、语调的变化,使语言具有特殊的表现力与感染力。注重教学语言的科学性和讲解性,语言要符合科学和事实,对重点、难点要注重重复和强调。讲究教学语言的专业性、逻辑性、艺术性。

(5)掌握教学中非语言性的表达：非语言表达系统是由副语言、手势、面部表情、眼神、体态等组成的。非语言行为能帮助教师表达难以用语言表达的情感和态度，加强语言的感染力。

(二)谈话法

1. 概念 谈话法（conversation method）又称问答法、提问法，是教师根据学生已有的知识和经验提出新的问题，引起学生积极思考，通过师生之间的问答，得出结论，获得知识和发展智力的教学方法。从心理机制方面看，谈话法属于探究性的，可使学生由被动变为主动学习，激发学生独立思考问题。谈话法可用于护理学科的各门课程教学，同时也适用于临床参观、见习和实习等现场教学形式，易于学生保持注意力和兴趣。谈话法是一种以问题引导学生获取知识的教学方法，问题的设计是运用该法的关键。

2. 谈话法的优缺点

(1)优点：激发学生思维活动，调动其积极性。学生可通过独立思考获取知识，利于培养学生的语言表达能力和独立思考能力。

(2)缺点：谈话法耗时较多。教师提问不科学、不得要领，易导致讨论停留于形式，起不到促进和激发学生思维的作用。

3. 增进谈话法教学效果的措施

(1)谈话前，教师应以教学目标为指引、教学内容为依据精心设计问题。

(2)问题应包括基本概念、基本原理，也要涵盖教材中的难点和重点的内容，并且要具有启发性。

(3)教师设置问题时应考虑到学生的知识水平和心智发展水平，做到问题难易适当。

(4)教师应注意掌控谈话的过程，要围绕谈话的题目、线索和关键问题进行。

(5)注意谈话节奏，根据问题的多少、难易和提问对象的学习层次来掌握时间。

(6)提问面向全体学生，鼓励学生大胆谈论自己的观点和认识，对回答问题好的学生应以鼓励，对回答不正确或不全的学生也不能随意指责批评。

(三)讨论法

1. 概念 讨论法（discussion method）：学生在教师的指导下，通过集体训练（小组或全班）的组织形式，围绕某个题目，发表自己的看法，从而相互启发、搞清问题的一种教学方法。讨论法既可以用于阶段复习，巩固原有的知识，也可用于学习新知识，尤其是有探讨性、争议性的问题。讨论法可分为全班讨论或小组讨论。讨论的问题可以是预先准备和临时穿插的问题。讨论法为一种双向的互动式教学，学生参与程度高。可采用不同的方式进行分组，如自由组合、按座位、按单双数、按观点等分组。

2. 讨论法的优缺点

(1)优点：①有助于师生之间交流思想，互相启发，共同切磋学术，集思广益，利于群体智慧共同研究问题；②加深师生之间和同学之间的了解，发展人际交往的技能，对培养学生的思维能力和语言表达能力，以及运用理论知识解决问题的能力均有较好的效果；③加深学生对知识的理解，激发学生思考问题，提高学生的思维能力；④培养学生的团队协作精神和对团队的责任心。

(2)缺点：①讨论法耗时较多，组织不当，可能偏离教学目标；②低能力或不善表达的学生易处于被动地位。

3. 增进讨论法教学效果的措施

(1)在讨论之前明确讨论的目的和要求。讨论的题目要有可争辩性和可讨论性。

(2)教师在讨论前制订一定的规则，并对讨论的过程给予适时控制，保证讨论的质量和效率。

(3)小组讨论不宜过大，一般5人或6人为宜，最多不超过每组12人，理想的人数视不同活动方式而定。

(4)明确教师角色，给予适时组织协调和引导，把握控制好现场气氛。

(5)讨论结束时，做好总结。教师注意总结学生在讨论过程中的表现和讨论的结果，并对讨论的结果进行分析，对新奇、有趣的观点给予肯定。

(四)读书指导法

1. 概念 读书指导法（reading tutoring method）是指教师指导学生通过阅读教科书和参考书，以获取知识，培养学生自学能力的教学方法。读书指导法还可以弥补教师讲解中的不足。教师指导学生读书，包括指导学生阅读教科书、使用工具书和阅读课外书籍两个方面。阅读的方法通常有两种：一是泛读，即快速阅读的方法，目的是为了了解阅读材料的中心思想，或是寻找某种资料的方法；二是精读，即围绕一个中心阅读的方法，是对学习内容系统的学习，反复领会，以求融会贯通。教师可根据学习的需要将精读和泛读做不同的组合。

2. 读书指导法的优缺点 优点：利于培养学

生的自学能力,养成读书和独立思考问题的习惯;缺点:读书指导法受学生以往经验、知识水平和认识方法的影响。

3. 增进读书指导法教学效果的措施

(1)明确阅读目的、要求,给出思考题。思考题应围绕教学的重点、难点和关键问题,侧重对基本概念、基本理论的理解。

(2)选择适合学生理解和阅读的参考书籍,题材应多样化,以拓展学生视野。

(3)教师应指导学生做好读书笔记。读书笔记常用的形式如下。①摘录:抄写书中精妙的句子、主要事实的论述及结论等。②提纲:对于阅读主要内容和中心思想的基本概括。③概要:用自己的话组织概括阅读的内容。

(4)指导学生制订和完善阅读计划。教师应定期组织读书报告会、座谈会等交流读书心得。

(五)自学指导法

1. 概念　自学指导法(guided self-study method)又称学导式教学法,源于美国心理学家斯金纳的"程序教学"。自学指导法的核心是由教师讲授为主转为以学生自学为主,教学的中心由教师转为学生。学习指导法特别适用于学生有一定的基础知识而新的学习内容难度不大时选用,运用时以小班教学为宜,并应选择适合学生自学的教材。

2. 自学指导法的优缺点

(1)优点:①学生可根据自己的学习需要进行个别化学习;②使学生的学习含有更高的智力活动成分;③有利于学生知识体系的内化;④对学生自学能力的培养有较大的促进作用。

(2)缺点:①接受知识的效率可能较听课为低;②缺乏课堂气氛。

3. 增进自学指导法教学效果的措施

(1)根据不同的教学目标精心选择和准备学习的活动、内容和媒体资源等。

(2)及时获取学习知识的反馈信息,了解学生的学习情况。

(3)通过各种途径与同学及时交往,以便指导、帮助学生获取知识。

二、以直接知觉为主的教学方法

以直接知觉为主的教学方法,主要是指教师通过对实物或直观教具的演示、组织教学参观等,使学生学习知识,形成正确的认识方法。护理教育中以直接知觉为主要的教学方法主要有演示法、参观法等。

(一)演示法

1. 概念　演示法(demonstration method)是教师通过向学生展示实物、直观教具或示范性的操作、实验等传授知识和技能的一种方法。根据使用演示教具类型的不同,可将演示法分为4类:实物、标本和模型实物演示;图片和图表的演示;试验及实际操作的演示;幻灯、录像、录音和教学电影的演示。根据教学要求,则可分为两类:单个或部分物体或现象的演示和事物发展过程的演示。

2. 演示法的优缺点

(1)优点:①易获得丰富感性资料,加深对学习对象的印象,激发学生的学习兴趣,集中学生的注意力;②通过演示,复杂的操作过程变得很容易理解,学习的知识易于理解和巩固;③演示的视觉效果有助于对内容的形象记忆;④专家通过演示,可以形成技能操作的模式。

(2)缺点:①练习过程重复多次后,枯燥无味;②高耗材限制练习次数。

3. 增进演示法教学效果的措施

(1)根据演示内容选择合适演示工具,提高演示熟练度,如果是示范性试验,则要预先进行操作。注意演示的教具不宜太多,避免学生"走马观花"。

(2)演示前,明确演示的目的和要求,让学生带着目的和任务去观察操作的每个步骤。注意演示速度,注重演示流程,全程演示,突出重点,演示过程中及时提出思考问题。

(3)演示应与讲解、提问密切结合,引导学生边看边思考,使学生在获得感性认识的同时,加深对相关概念、原理的理解。

(4)注意合理地安排演示完毕后的练习。根据学生的年龄、技能的复杂程度和劳累程度、特定的任务目标、学生的经验和水平、练习的环境,决定练习的频率和方式。

(5)演示要适时,根据授课内容把握演示时机。不应过早的展示教具分散学生注意力,削弱新鲜感,降低感知兴趣。演示完毕注意及时收起教具,以免分散学生注意力。

(二)参观法

1. 概念　参观法(visiting method)是教师根据教学要求,组织学生到现场,观察、接触客观的事物和现象,以获得新知识和巩固验证已学知识的一种教学方法。根据教学过程中安排的时间不同,可将参观法分为3类:预备性参观,一般在讲授某一科目前先组织学生参观有关的事物；并行性参观，是在讲授某一科目的进程中，为了使理论与实际更好地结合起来而进行的参观；总结性参观，是指讲完某一课程后，组织学生去参观已讲过的内容。参观法是护理教学中常用的方法。

2. 参观法的优缺点

(1)优点：①有利于理论知识与实际临床实践紧密相连，帮助学生更好地领会课本所学的知识；②拓展学生知识面，开阔视野，发现未知，激发求知欲；③帮助学生在临床实践中，获得生动的专业思想和职业道德教育。

(2)缺点：①组织实施困难，受到医院实际环境的限制；②同学易脱离参观队伍，把目光放在与本次主题无关的其他临床事件上。

3. 增强参观法教学效果的措施

(1)根据教学大纲制订和明确教学目的及要求。

(2)参观前要确定参观的地点和内容，根据实际情况制订合理的参观程序。

(3)教师应明确参观的目的、具体要求、观察对象、进行的步骤和注意事项。

(4)参观时注意引导学生有目的、有重点地参观，适时提问，做好记录。

(5)参观结束后教师检查参观计划完成情况并进行总结。要求学生整理参观笔记，对知识点进行概括和总结，指导其写出参观报告。

三、以实际训练为主的教学方法

以实际训练为主的教学方法，是以形成技能、行为习惯和发展学生实际运用知识的能力为主的一类教学方法。该方法是以学生为中心，并强调手脑并用，让学生通过各种实际活动来逐步形成和发展自己的认知结构，教师则起辅助作用。护理教育中以实际训练为主的教学方法主要有实验法、练习法、实习作业等。

(一)实验法

1. 概念　实验法(experimental method)是学生在教师的指导下，运用一定的仪器设备进行独立作业，以获取知识，培养动手能力的一种教学方法。实验法是通过亲自观察和操作获得直接经验，实验法可分为3种：演示性实验、验证性实验和设计性实验(又称开发性实验)。演示性实验一般在新课前进行，让学生对新课有感性的认识；验证性实验常在课后进行，目的在于验证课本所学；设计性实验一般在学生具备一定的基础理论和实验技能的基础上进行，难度较大，综合性强，研究性突出。

2. 实验法的优缺点

(1)优点：①培养学生正确使用仪器进行科学实验的基本技能，以及初步的科研能力；②有助于培养学生科学研究的兴趣，养成严谨求实的科学态度和科学精神，发展学生观察问题、分析问题和解决问题的能力。

(2)缺点：①实验的效果受到实验器材和实验场地的影响，精密的实验对器材要求较高；②实验器材及耗材的费用较高。

3. 增强实验法教学效果的措施

(1)实验前应备有实验计划，实验计划应根据教学大纲和教材编写。

(2)教师应进行必要的预实验，以便对实验中可能出现的问题做到心中有数。

(3)实验开始前，教师应仔细检查实验所需的仪器设备和实验材料，保证实验安全顺利地进行。同时应简明扼要地说明实验的目的、要求、原理、操作过程及仪器设备的使用方法，必要时进行演示。

(4)对同学进行合理分组，一般以2～4人为宜，并分配好小组学生需使用的仪器设备及实验材料。在巡视的过程中，发现困难较大的小组和个人，则给予个别化指导。

(5)做好实验小结。实验结束后可先指定学生报告实验进程和结果，然后由老师做出概括和总结，分析实验中存在的问题、提出改进意见，指导学生写出实验报告并进行审阅和批改。

(二)练习法

1. 概念　练习法(exercising method)是学生在教师的指导下完成某些动作或活动方式，以巩固知识和形成技能、技巧的教学方法，在护理专业各科教学中被广泛应用。练习法的种类包括：听说练习；解答问题练习；绘图、制图练习；操作技能练习。

2. 练习法的优缺点

(1)优点：①帮助学生巩固所学知识，并把知识转化为技能、技巧；②培养学生认真工作的态度和克服困难的毅力。

(2)缺点：单一、重复的练习容易使学生产生厌倦的心理。

3. 增强练习法教学效果的措施

(1)向学生讲解每次练习的目的和要求。

(2)指导学生掌握正确的练习方法，提高练习的效果。

(3)在学生练习的过程中,指导教师注意巡视,查看练习效果,及时做出指导。

(4)练习结束时,指导教师要注意总结和讲评学生在练习中存在的情况。

(三)实习作业法

1. 概念　实习作业法(practical work method)又称实践活动法,是教师根据教学大纲要求,组织和指导学生在校内外从事实际操作活动,将书本知识应用于实践的教学方法。

2. 实习作业法的优缺点

(1)优点:①能够将理论和实践,教学与临床相结合,有利于巩固和充实所学的理论知识;②有利于培养学生的实际工作能力。

(2)缺点:实习的效果受到临床工作环境的影响。

3. 增强实习作业法教学效果的措施

(1)实习的内容应以教学大纲为依据,在相应理论的指导下进行。

(2)实习前要做好实习作业的计划。

(3)实习结束时,教师注意评阅学生的实习作业和评价学生的实习效果。

四、以陶冶训练为主的教学方法

以陶冶训练为主的教学方法,是指教师根据一定的教学要求,有计划使学生处于一种类似真实的活动情境中,利用其中教育因素综合地对学生施加影响的一类方法。特点学生在不知不觉中接受教育。护理教育中以陶冶训练为主的教学方法主要有角色扮演法、情景教学法等。

(一)角色扮演

1. 概念　角色扮演(role play method)是指教师根据一定的教学要求,有计划地组织学生运用表演和想象情境,启发及引导学生共同探讨情感、态度、价值、人际关系及解决问题策略的一种教学方法。学生可根据自己的角色特征自由想象与发挥。学生扮演自己的角色时,其余护生就可以观察和分析表演的行为,这种教学方法能够唤起学习者的感情和激情。

2. 角色扮演的优缺点

(1)优点:①学生参与程度高,学习兴趣大。学生在不知不觉、潜移默化中受到教育,获得真实的体验,形成真实的认识,发展积极的情感。②有助于学生对复杂人类行为的理解。③有助于护生发挥主观能动性,加深对所扮演的人物或事物的理解。④增强学生的观察能力。

(2)缺点:①部分护生羞于表达或角色不适应,影响教学效果;②护生表演太戏剧化,脱离教学内容,使内容失去真实性、可信性;③部分内容不能靠学生的角色扮演法来掌握。

3. 提高角色扮演法教育效果的措施

(1)明确角色扮演的目的,扮演在小范围内实施。

(2)扮演前教师应了解每位护生对角色的理解程度,适当引导,注重护生自身的发挥。

(3)教师应向护生明确扮演时间,最好将扮演时间控制在15min以内,扮演过程中,教师不应催促护生。

(4)扮演完毕鼓励护生共同讨论对人物或事物的看法,写出或说出活动后的心得体会。

(5)不要把重点放在表演能力上,更多地关注活动中学生学到了什么。

(二)情景教学法

1. 概念　情景教学法(situational teaching method),又称模拟教学(simulated teaching method),是指通过设置具体生动的模拟情景,以激发学生主动学习的兴趣,帮助学生巩固知识,学习特定专业场景中所需的技能技巧的教学方法。情景教学法常用于专业课的临床教学及训练,是护理理论课讲授的重要补充和延伸。情景教学应用主要有3种形式:一是使用教学器材开展情景教学;二是通过角色扮演开展情景教学;三是借助计算机辅助系统开展情景教学。

2. 情景教学法的优缺点

(1)优点:①具体逼真、生动活泼的模拟情景,有利于激发学生的学习兴趣,提高学生参与的积极性;②通过模拟临床各种真实的情景,可以使学生体验到专业人员(护理人员)的角色、作用、处境、工作要领,能让学生接受到一定的专业素养训练;③通过模拟情景,可以减轻学生进入真实工作情景的焦虑情绪;④为应对模拟情景中的事件,学生必须将所学的知识迁移到模拟情景中,有利于提高学生对实际问题的预测和解决问题的能力;⑤学生可以从模拟活动中得出的结论或结果中领悟到事件或事物的发展演变规律,帮助学生理解和巩固已学知识。

(2)缺点:①学生容易把主要精力集中在事件的发生和发展的过程中,而忽略对深层次理论问题的思考;②模拟环境中遇到的问题与现实医疗环境存在一定的差距;③教师较难控制学习过程。

3. 增强情景教学法教学效果的措施

(1) 要对情境教学进行系统的方案设计。情景教学法应用步骤为:设计情景教学方案;准备场景与器材;公布情景课题与背景资料;分配情景模拟的角色与演练任务;情景演练准备、实施、效果验证;教师讲评,组织撰写情景演练报告。

(2) 要重视教学手段的丰富和教学设备的利用。为了创设有情之境,教师选择趣味性较强的教学方式,如游戏、演讲、表演等各种形式,来导入新课,利用图像、多媒体、办公自动化实训室等教学设备来辅助教学,并采用分组式、"结对子"等形式组织课堂教学活动,尽量做到通过课堂教学手段的多样性来活跃思维,创设趣味盎然的学习氛围,从而激发学生的学习兴趣。

(3) 注重对考核方式的改革。如果还是像传统教学那样仅仅以期末一张试卷来评定学生的成绩,必然会影响学生参与情境教学活动的积极性,同时也不能准确全面反映学生在学习过程中的学习能力和学习状况。因此可把学生成绩的评定分为3个部分:一部分为期末考试;一部分为学生上课时综合能力展示分,即课堂讨论、演示参与;一部分为平时作业成绩,包括情境设计方案及日常作业。通过对学生成绩的合理分配,有利于调动学生参与教学的积极性,同时提高学生活学活用课本知识以解决实际问题的能力。

五、计算机辅助教学法

1. 概念 计算机辅助教学法(computer assisted instruction,CAI)是指以计算机为工具、以学生与计算机的交互式"人机对话"方式进行的教学方法。计算机辅助教学系统由计算机系统、教师、学生、教学信息或多媒体教材等基本教材组成。与以往任何一种先进媒体的应用相比,多媒体技术的引入,使传统的教育方式发生了更深刻的改革,教育质量和教学效率也有了显著提高,其中最关键的因素是多媒体信息对教育有着巨大的促进作用。与传统教育相比,多媒体技术可直接把现实世界表现出来。随着多媒体技术在教学中应用的日益广泛,多媒体的发展方向趋于工具化、智能化、网络化。根据其功能的不同,CAI可分为操作和练习、个别指导、模拟、教学游戏、问题解决5种基本教学模式。

2. 计算机辅助教学法的优缺点

(1) 优点

①计算机辅助教学系统能将抽象的教学内容具体化,枯燥的教学内容生动化、形象化,有利于激发学生的学习兴趣,帮助学生较快地掌握相关知识。

②计算机辅助教学实现了复习和考试的标准化,并对学习效果提供及时的反馈和强化,极大方便了学生学习。

③学生可根据自己的学习要求选择合适自己的教学课件,每个课件提供了不同的学习模式,因此计算机辅助教学可实现个别化教育。

④利于教学资源的传播与交流。多媒体课件是教师心血和智慧的体现,可通过网络技术或其他通讯手段广泛传播,便于学生自学和教师交流。课件以可长期保存的电子文档方式记录教师积累的教学经验和成果,其保存和应用将成为教学生命的延续,为课程的建设和发展积累过程性资料。

⑤能够呈现单纯的文字、数字等字符教学信息,而且还能输出动画、视频、图像和声音,能非常容易做到教学信息的图、文、声并茂,这种多维立体的教育信息传播,增强了信息的真实感和表现力。

(2) 缺点

①计算机辅助教学不能提供学生身心发展所需的非智力因素。缺少个人感情的交流融合的机会,不利于团队精神及语言表达能力的培养。

②计算机能实现大容量、高密度的信息交换,教师在利用计算机辅助教学时将与课程有关的所有材料事无巨细尽数罗列,或任意合并教学单元,一节课中出现过多的概念、原理及定律,过分加大课堂的容量,变成现代化的"注入式"教学,受课时限制,只能加快单位时间传输的信息量。大量多媒体信息包围学生,学生难以接受,无法对知识进行"同化""顺化",直接影响到学生对所学内容的理解。

③限制了学生思维,影响师生互动。一些教师在教学课件中使用的直观形象素材,使学生散失了想象的空间,约束了学生思考的广度和深度。教师操纵演示课件,展示问题答案,学生按照预先设定的模式、思路、线索进行人机交互,根本没有足够的时间深入地思考,只能顺应设计者的思维方式做一些简单的应答,学生成为课件的欣赏者和旁观者,课堂缺少师生思维和灵感火花的碰撞,遏制了学生

思维能力尤其是求异思维的发展,不利于培养学生的想象力和创造能力。

3. 增强计算机辅助教学法的措施

(1)课件的内容应根据教学目标设定,课件尽可能真实化、形象化、生动化。

(2)注重教师素质的培养,对教师进行计算机知识的培训。

(3)将优秀教师与专业软件人员有机结合:优秀教师将教材的重点、难点及突破方法的设想、构想与专业编程人员沟通,专业人员用他们的技巧来完成我们教师的设想。

六、以问题为基础的教学方法

1. 概念 以问题为基础的教学方法(problem-based learning,PBL),是一种以临床问题激发学生学习动机并引导学生把握学习内容的教学方法。由美国神经病学教授巴罗斯(Barrows HS)于1969年在加拿大麦克马斯特大学创立,在国外医学教育与护理教育领域中得到较为广泛的使用。解决问题不是目的,它是一个载体。学生在解决问题的过程中,学习必要的知识,学会正确的临床思维和推理方法,培养自学能力。根据PBL的组织结构和课程设置分为经典PBL和非经典PBL。

经典PBL是一种导师制的小组教学形式,取消了班级的形式,由6名或7名学生组成学习小组,每组配备1名导师,实行导师制。在此模式中,以学科为界限的传统课程设置被打破,取而代之的是围绕病人疾病问题所编制的综合课程。非经典PBL基本上仍以班级为形式,以学科为界限编制课程,由1名任课教师组织学生进行班内小组讨论而非导师制教学。严格来说,这种方法并非完整意义上的PBL,但它的理念、步骤及基本方法仍然与经典PBL一致,同样也能促进和提高学生的临床推理、批判思维和自学等多方面能力。从心理机制来说,此方法是属于探究性的,能激发学生的思维活动。教学的基本组织形式为小组教学,学生需通过团队合作来共同解决问题,因而可锻炼学生的团队合作、团队管理和沟通能力。因此,PBL已不单纯是一种教师教书育人的"教"的方法,它更强调的是一种以学生为中心的、以培养学生的学习能力为目的的"学"的方法。

2. 以问题为基础的教学方法的优缺点

(1)优点:①强调调动学生的主观能动性,让学生自己寻找解决问题的方法,并在解决问题的过程中学习知识和技能;②可有效地促进学生自学、综合分析以及独立工作能力。

(2)缺点:①学生对PBL教学模式的普遍反映是课时过长,时间消耗太多。②PBL教学模式提倡以临床问题为引导进行基础理论学习,打破了基础知识完整性,漏掉了一些内容。这种模式只注重创新、实践能力的提高,忽视了全面的、系统的理论学习。③PBL教学模式不适合大班教学。在我国现行师资紧缺的状况下,师资力量不易达到。教师水平参差不齐,也影响到教学质量。

3. 教学模式的应用步骤

(1)选取教材的全部内容或部分内容,教师先讲授总论及重点内容、基本概念作为过渡。

(2)有关专家和教师设计一定难度、能包含学习目标、有实际价值的PBL辅导材料预习。

(3)学生根据材料中的病案、理论思考题等提出一系列问题,分析、归纳出解答这些问题所需要的相关基础知识、临床知识,制订学习计划。

(4)小组成员分工合作,利用各种工具学习及解决问题。

(5)小组内部讨论,学生分享信息。

(6)各小组将讨论的结果带入课堂讨论。

(7)教师精讲和总结。

七、目标教学法

1. 概念 目标教学法(objective-based teaching method)是以教育目标分类理论为依据,以设置明确、具体、可操作、可测量的教学目标作为教学导向的教学方法,主要包括教学目标设计和目标教学实施两个过程。目标教学在教学目标的导向下,以教学评价为动力,以反馈和矫正为核心,通过班级和个别化教学相结合的方式,可使绝大多学生达到教学目标的要求。目标教学以单元为教学过程的基本单位,在实现单元目标后再进行下一个单元的教学,一切教学活动以教学目标为中心进行组织教学,将教学评价作为教学过程的有效保障。

2. 教学模式的应用步骤

(1)课前展示目标,辅以解释,以助理解。每章节教学前,任课教师应向学生讲解本单元教学目标,作为学生的学习导向,使学生的认识有明确的方向性。

(2)课中提示目标,集中注意,提高课堂吸收率。在教学过程中,教师在讲解教学目标内容时,应及时提示学生注意,使学生能当堂消化、吸收课程的知识点和教学的重点内容。

(3) 课后验证目标，了解教学效果，强化学习记忆。下课前预留几分钟的时间，给予学生验证性习题，使教学双方及时了解教学效果，概括重点知识点，提高学生记忆水平。

(4) 复习强调目标，把握考试重点，自测掌握水平。课程终考复习时，再次分析目标，帮助学生梳理学科知识点，将基础理论、基本知识和基本技能作为复习的重点内容。

(5) 考试围绕目标，控制考试质量，提高测评可比性。编制试卷时，应控制85%以上的试题是教学目标的内容，目标外内容一般不超过15%。

八、发现教学法

1. 概念　发现教学法（discovery teaching method）亦称假设法和探究法，是指学生运用教师提供的按发现过程编制的材料或学习材料，在教师的指导下，通过自身的探索性学习，发现事物变化的起因和内部联系，从中找出所学内容的结构、结论及规律，进而掌握知识并发展创造性的思维和发展能力的一种教学方法。它的指导思想是以学生为主体，独立实现认识过程。即在教师的启发下，使学生自觉地、主动地探索科学知识和解决问题的方法及步骤，研究客观事物的属性，发现事物发展的起因和事物的内部联系，从中找出规律，形成自己的概念。教师扮演学习促进者的角色，引导学生对这种情境发问并自己搜集证据，让学生从中有所发现。发现教学是由美国心理学家和教育学家布鲁纳首先提出的。

2. 教学模式的应用步骤

(1) 学生从教师的若干素材中发现问题，带着问题发现观察具体的事物。

(2) 借助推理和直觉，提出试探性的假设。

(3) 学生用更多的感性知识检验试探性的假设。

(4) 假设证实后将其付诸实施。

九、临床护理教学方法

临床护理教学主要有两种形式：临床见习和临床实习。临床见习是指在讲授专业课期间，为了使学生获得课堂理论知识与护理实践相结合的完整知识而进行的临床实践的一种教学形式。临床见习主要通过看、问、想、操作等教学活动，使理论与实践相结合，巩固和加深课堂学到的理论知识。临床实习，又称生产实习或毕业实习，是指全部课堂教学完成后，集中时间对学生进行临床综合训练的一种教学形式。临床护理实习时间通常集中安排在最后1年，临床护理实习是护理教学过程中重要的教学阶段，也是完成和达到教学计划所规定的培养目标的最后阶段，是整个护理学专业教学计划的重要组成部分。通过安排学生直接到医院科室，学习担任护士职业工作，巩固所学理论知识和技能，使理论知识和护理实践有机地结合，培养学生良好的职业道德和行为。

(一) 带教制

1. 概念　带教制是一名学生在一定的时期内固定跟随一位护理人员（带教教师）实习的形式被称为带教制。在这种教学模式中，带教教师对学生提供个体化的指导，并促进其专业角色的习得。

2. 方法　学生全程跟随带教老师一起工作，学生的所有班次与带教老师的一致，使学生能够完全体会到不同工作班次的特点。这样学生可全面观察、学习带教老师从事临床护理工作的全部内容和方式，包括各种护理操作、对患者的整体护理过程、与各类人员的沟通、对患者的态度等。同时，学生可就观察过程中产生的问题向教师提问，获得解释。在观察过程中，护生会受到老师潜移默化的影响。带教老师还要按照教学计划，要根据学生的具体情况，安排其动手实践的机会，并提供反馈意见。除专业带教外，带教老师还要关心学生的思想和生活等方面的情况，与学生建立和谐的师生关系。

3. 带教制的优缺点

(1) 优点：①病房工作随机性很强，病人病情变化快，教师可以抓住临床上稍纵即逝的现象进行讲解，提高学生的理论水平，加强理论知识与临床实践的联系；②加强了教学内容的稳定性、逻辑性和系统性；③增强了带教师领导能力和教学技能；④通过教与学的双向活动，引导护生对知识的获取、分析、判断、储存、运用和创新。

(2) 缺点：①带教老师知识层次参差不齐，部分带教老师临床教学经验不足，教学方法简单或教学意识淡漠，对学生的临床学习有一定的影响。②带教老师缺乏足够时间指导学生的临床护理实践，医院里的护理工作繁重，而目前临床护理教学大都由临床护士兼职完成。多数实习科室的老师除了承担护生的临床实习指导外，还负责分管病人，造成带教老师没有足够的时间指导学生。③学生在不同的科室间轮转，频繁地更换带教教师，不能保证教学连续性。

(二)导师负责制

1. 概念　导师责任制指的是被称为导师的教师在一定时期内,对所负责的学生进行个别指导的教学方法。我国的导师制主要用于研究生教育,但在20世纪90年代末,本科生导师制在我国高校以各种方式试运行。部分院校已开始实行了本科生导师制,同时有研究表明护理本科生临床实习教学实施了导师制后取得了较好的效果。教育界认为导师制对本科生的思想教育、学生管理和学风建设具有重要的作用,并且导师在导师制活动中具有示范作用和权威作用。

2. 方法　每位导师负责1~3名临床实习的学生。学生进入临床时,导师对所指导的学生进行实习前评估,了解学生基本情况,并根据评估结果及学生的特点制订重点实习方案,使实习更具有针对性、目的性。结合自身经历,向学生传授临床工作中的基本思路和学习方法、推荐参考书等,主动了解学生在实习期间的状况并加以指导。及时与病区带教老师联系,帮助解决问题;及时掌握实习计划完成情况,对其实习全过程进行动态、连续、主动指导和监控。

3. 导师负责制的优缺点

(1)优点:①师生关系呈良师益友、和谐融洽;②着重思想与人格的陶冶,陶冶学生健康的职业认同感;③重视情感智力的培养,调节自我消极情绪;④对带教教师也提出了较高的要求,增加了他们的压力感和责任心,促使其不断地学习、钻研新理论、新知识,改善知识结构,提升自己的学术水平。

(2)缺点:①对导师的要求较高,对导师的评定有一定的标准,达到导师水平的临床护理教师数量不足;②导师直接指导学生临床实践学习的时间不多,导师难以全面了解整个实习进展的状况。

(三)经验学习法

1. 概念　经验学习法是指那些从经验中获得知识的教学方法,其实质是通过自己"做"进行学习,而不是听别人讲述或自己阅读来学习知识。经验学习法的最大特点是以学生为中心,通过积极参与,从自己参加的事件中获得直接经验。

2. 形式

(1)经验学习日记:是鼓励学生进行反思的行之有效的方法。在日记中,学生除了记录自己所经历的具体事件外,还要描述他们对事件的认识、感受和体会。

(2)反思性小组讨论会:每次实习结束时,组织学生进行反思性讨论。在讨论中,学生不仅可以反思自己的临床经历,而且可以讨论其他同学的经历,分享别人的感受,从而可以积累更多的临床经验。

(3)实地参观学习:包括社区的实践,如进行家庭访视。带学生访视前,应该向学生解释访视的目的、内容和要求。访视结束后,安排时间让学生向其他同学及教师进行学习心得汇报,从而促进反思。

(4)应用课题:应用课题包括两种形式。一个是个案研究:让学生对一个案例进行较深入的研究。通过案例研究,促使学生综合运用各种知识。另一种形式是小型科研。学生在教师的指导下,选择临床小问题,进行科研程序的训练。这种方法不仅可以锻炼学生的科研能力,而且能够促使学生对某些问题进行深入的思考。

3. 经验学习法的优缺点

(1)优点:①促使学生进行主动思考,培养临床护理思维;②大量思考的经历和经验,为学生在解决问题方面提供了可供参考的经验准备。

(2)缺点:①学生直接经验不足,理论知识和实践有脱节,难以进入较深层次的思考;②学生对专业有浓厚的兴趣时,方可激起思考的热情。

(四)临床实习讨论会

1. 概念　临床实习讨论会是一种重要的临床教学活动。通过这种形式的活动,学生可以分享观点和经历,发展解决问题和评判性思维的技能,锻炼和提高口头表达能力,学会与他人合作的精神。

2. 形式

(1)实习前讨论:是在临床活动开始前进行的讨论。讨论会由临床教师主导。教师事先为学生选好病例,对要讨论的病例了解清楚,学生在讨论中可以提出有关其临床护理实习活动中的问题,使对该患者护理及临床实践方面的问题有清晰的了解。实习前讨论会有助于学生识别患者的健康问题,制订护理计划,为临床护理学习实践做准备。

(2)实习后讨论会:是在每次实习活动结束后举行的讨论。实习后讨论给每位学生提供了深刻分析其经历的机会。每位护生要介绍自己当天对患者采取的主要措施、评价措施的有效性,这些措施与护理目标和理论的相关性、实习中遇到的问题以及处理的方法、处理的结果以及自己的感受和意见。此外,学生可以回答同学的提问,也可以提出自己的观点,学生也可以将自己护理患者方面的疑惑向同学或老师提出,请求给予进一步的解释。小组成员在讨论会中分享彼此的经验和情感。

(3)专题讨论会:是小组就某些专题进行讨论。这些专题的范围很广,可以涉及文化、经济、政治、专业等方面的问题。讨论的题目可由教师指定或学生提出。

(4)重要事件讨论会:是小组同学对实习中遇到的重要事件进行的讨论。讨论时,由教师或学生先对事件本身以书面或口头的方式介绍给全组成员,然后展开讨论。学生可以问有关事件的细节,以得到充分的资料来发现问题所在,学生可以提出不同的解决方法,并向小组介绍自己的方法及采取此方法的理由,或者学生以小组工作的形式共同探讨决定解决问题的方案。讨论结束时,由老师总结讨论的结果,并澄清学生中存在的误解。

3. 临床实习讨论会的优缺点

(1)优点:①为学生提供较多的锻炼机会,提高学生的口头表达能力;②营造了一种开放性的论坛气氛,让学生各抒己见,提高了学生对临床护理实践的兴趣;③促进合作性学习的技能,促进评判性思维的发展。

(2)缺点:①讨论前需要充分的准备,并需要学生的积极配合才能达到良好的教学效果;②对某些内向、不善于口头表达的学生,易造成紧张、消极的情绪。

(五)契约学习法

1. 概念 契约学习法是教师与学生共同制订学习计划,并严格按契约的内容进行学习的一种方法。契约学习是以学习契约为载体的一种教育组织形式,同时又是一种具体的学习方法。20世纪70年代美国成人教育大师诺尔斯(Knowles)综合独立研究、个别化教育、自我导向式学习及终身学习等理论,形成了"契约学习"的基本思想和方法。这种方法更能提高护理学生自主学习倾向和学习技能,有利于提高护理学生的综合素质。

2. 方法 契约学习是让实习护生根据自身情况,写出一份适合自身的学习契约,内容包括个体化的学习目标、实现目标的策略及日期、目标实现的判断标准和方法,然后跟教师共同签订学习契约、拟订计划。护生在实习过程中按照契约的内容进行执行,经常对照契约,检查学习契约落实情况。带教老师经常检查其完成情况,为保证落实有效,要求护生每周总结学习工作情况,做好翔实的实施记录,在记录中及时查找不足,及时纠正和弥补不足,以保证契约内容的完成。护生根据实习、学习过程中遇到的问题,及时与带教老师讨论、协商,对契约做相应的调整。执行过程中,如发现学习内容与学习方法发生变化,应对学习契约进行再次修改。护生在契约规定的时间内对学习效果进行验收,由于契约明确了各科室的实习目标、实习计划,所以护生学习方向性明确,且契约由护生自己拟定,与带教老师共同磋商形成,学习契约对护生和带教老师都有指导和约束作用,因此师生都非常重视契约内容的完成情况。

3. 契约学习法的优缺点

(1)优点:①可以规范教学行为,增强教师的教学意识、调动教师的教学积极性、改善师生关系,能激发护生的学习热情;②提高护生的学习兴趣、培养护生自主学习和对学习的操控能力、丰富护生的学习经验,对以后参与终身护理学教育起到了积极的帮助作用;③拓宽护生的知识面,提高理论、技能水平和综合素质,培养自我导向式学习及终身学习的能力。

(2)缺点:①加大了带教老师的教学工作量,对带教老师的教学职责提出严峻挑战;②把护理实习的内容局限在一种具体的范围,当学习资源或学习方式有改变时,会给实习生带来困惑;③契约学习的协商性与学习契约的强制性较难统一,契约学习强调学习目标、内容、过程的可协商性,但学习契约实际上是一份协议,既然是协议就有一定的强制性,而契约学习又不能不要"强制"。

第四节 临床护理教学查房

临床护理教学查房是临床工作中为了提高护理质量及临床教学水平而采取的一种较好的教学方式,是为了提高临床护士及护生的认识能力而采取的一种加深对某个问题认识的一种教学方法。临床护理教学查房是一种常规、有效的护理工作方式。临床教学中运用护理教学查房,可以促进临床护士及护生护理患者的综合能力的提高和发展。临床护理教学查房通常在患者床边进行,但对于某些敏感的问题,应在床边查房结束后到其他地方进行讨论。临床护理教学查房可由护士长或资深护士主持。

一、形 式

1. **临床护理技能查房** 观摩有经验的护士技术操作示范、规范基础或专科的护理操作规程、临床应用操作技术的技巧等,通过演示、录像、现场操作等形式,也可以通过优质护理病例展示和健康教育的实施方法等,达到教学示范和传、帮、带的作用。不同层次的护士均可成为教师角色,参加的人员为护士和护生。

2. **典型护理案例查房** 由病区的主管护师以上人员或带教老师组织的护理教学活动。选择典型病例,提出查房的目的和达到的教学目标。运用护理程序的方法,通过收集资料、确定护理问题、制订护理计划、实施护理措施、反馈护理效果等过程的学习与讨论,帮助护士掌握运用护理程序的思维方法,进一步了解新的专业知识理论。还具有可发现临床护理工作中值得注意的问题,在教与学的过程中规范护理流程、了解新理论以及掌握新进展的目的。

3. **临床护理带教查房** 由带教老师负责组织,护士与护生参加。重点是护理的基础知识和理论,根据实习护生的需要确定查房的内容和形式。围绕实习护生在临床工作中的重点和难点,每月进行1次或2次的临床带教查房,如操作演示、案例点评、病例讨论等。

二、护理教学查房案例

(一)查房案例

谭某,男,46岁;科别:ICU 2床;住院号:249959;入院时间:2010-07-24。

诊断:第7胸、第11胸椎体压缩骨折;急性呼吸窘迫综合征。

病史简介:患者约3h前不慎跌落于2m深的河中,头背部着地跌入河中,吞咽一口污水后,被人救起即感头痛、颈痛、胸背部疼痛、胸闷、呼吸困难,翻身时剧烈疼痛,无法站立。无恶心呕吐,无头晕昏迷,无肢体麻木,被送来我院就诊。入院体格检查:体温37.2℃,脉搏106次/分,呼吸22次/分,血压18.3/105kPa(137/79mmHg),神志清,急性痛苦面容,平车入病房。腹部平坦,全腹肌紧张,压痛明显,无反跳痛。脊柱胸段前凸稍减轻,广泛压痛,第7胸、第11胸椎体棘突旁叩击痛明显。双上肢活动正常。双下肢各肌群肌力可,加强试验(-),双股神经牵拉试验(-),双下肢生理反射存在,病理反射未引出。X线检查提示:第7胸、第11胸椎体压缩骨折,于2010-07-27 14:30在全身麻醉下行T_{11}切开复位椎弓根钉内固定术,术后病人动脉血氧饱和度在0.80左右,气管中有大量黄色痰液,考虑为双肺挫伤所致,于2010-07-27 20:00转入ICU治疗。

(二)护理评估

1. **健康感知-健康管理型态** 患者平素身体较差,10年前于其他医院诊断为肝硬化早期、乙型肝炎、胆囊炎;遵医嘱长期服用护肝药物,具体药物不详,定期到医院检查肝功能,注意饮食,进食优质蛋白,减少坚硬食物的摄入。3年前诊断为前列腺肥大,有尿频史。吸烟30余年,每天20支,无嗜酒史。生活作息正常,规律锻炼,每周爬山活动2次。否认糖尿病、高血压病史。否认外伤、手术史、输血史。否认药物食物过敏史,预防接种史不详。

2. **营养/代谢型态** 2010-07-27禁食,肠外营养支持治疗:补液量3800ml,出量4890ml;体温波动在37.1~37.5℃;口腔黏膜湿润,皮肤完整无破损,无水肿、脱水,弹性好;体格检查:身高168cm,体重无法估算(因胸椎压缩骨折,患者平车入院),毛发浓密,口唇红润,血红蛋白为154g/L,清蛋白为37.5g/L。

3. **排泄型态** 2010-07-24留置14号双腔尿管,引出淡黄色尿液,尿量2400ml。患者4d未排大便。体格检查:腹部听诊为鼓音,听诊肠鸣音<3次/分。

4. **活动-运动型态** 2010-07-24患者平车入院,因疾病限制活动。2010-07-27转入ICU后因烦躁给予镇静、镇痛治疗,并制动。术后平卧位。

5. **睡眠-休息型态** 2010-07-27患者行气管插管辅助呼吸,因使用镇静、镇痛药治疗,Ramsay评分为Ⅳ级,表现为入睡,对声音和刺激眉间反应迅速。

6. **认知-感知型态** 2010-07-27患者对声音刺激反应迅速,听觉正常;吸痰时表情痛苦皱眉;能用写字板与患者沟通;患者对时间、地点、空间、人物的定向力正确。

7. **自我概念型态** 平日以娱乐为主,无承担其他社会家庭事务。自我认同感强,在家中地位表示肯定。

8. **角色/关系型态** 患者第一角色:男性,46

岁;第二角色:丈夫、父亲、兄弟;第三角色:合作的病人。家庭结构为主干家庭,与妻子、子女、父亲同住,家庭和睦。

9. 性/生殖型态　患者男性,生殖器官外观正常,适龄结婚,育有 3 女,夫妻关系和睦。

10. 压力与应对型态　患者失业,家庭主要经济收入主要靠妻子外出打工,家庭收入为每月 2000~3000 元;三子女均为在校大学生,家庭开支大,存在经济压力。患者对疾病认识不足,存在焦虑、恐慌的情绪。

11. 价值-信念型态　患者为汉族,无宗教信仰。

(三)护理诊断、预期目标、护理措施

【护理诊断 1】

气体交换受损　呼吸困难,与急性肺损伤有关。

【预期目标】

病人 1 天内指脉血氧饱和度在 0.90 以上。

【护理措施】

1. 气道管理

(1)吸痰时机的选择:在病人咳嗽有痰、呼吸不畅、呼吸机送气困难、气道压力 > 3.92kPa(40cmH$_2$O)、血氧饱和度下降至 0.90 以下、肺部听诊有痰鸣音时。

(2)吸痰方法:使用密闭式吸痰管吸痰,预防 PEEP 的丢失,吸痰前后给予吸入纯氧气 2min,保证氧储备。吸痰时吸引器的压力 < 2.96kPa(22.2mmHg),每次吸痰时间不超过 15s,每次吸痰间隔 3~5min。

(3)吸痰过程中密切观察病人的呼吸、发绀及心率等情况,出现血氧下降,心率加快等情况,立即停止吸痰,给予纯氧吸入 2min。

(4)吸痰后观察血氧有无改善。听诊肺部痰鸣音是否减少,双肺呼吸是否对称。

(5)气道湿化,呼吸机的湿化罐温度刻度标识在中等水平,水温保持在 32~36℃,保证湿化充足,防止气道干燥避免痰液黏稠。

(6)人工气道固定。妥善固定气管插管,每班评估气管插管外露的长度,一般气管插管外露距门齿 9~10cm,评估固定边带的松紧度,以半指松为宜。

(7)导管气囊的护理。每班次用气囊测压表测压,气囊压力为 2.45kPa(25cmH$_2$O),与毛细血管压相等,避免压力过大造成对气管壁的损害。

2. 机械通气的护理

(1)观察呼吸机的运转情况。监测潮气量与设定潮气量是否相符(本患者设定潮气量为 450ml)。观察呼吸机送气情况、气道压力、自主呼吸频率(本患者呼吸频率为 15 次/分)。潮气量不足或人机对抗时及时查找原因并进行处理。

(2)报警参数的设定与处理。潮气量低于设定值的 70% 时,查找低潮气量的原因,如管道漏气、气囊漏气、接水杯是否有裂缝等。呼吸机气道压力高于 3.92kPa(40cmH$_2$O)时,观察是否为痰液堵塞、管道扭曲、人机对抗等。

(3)呼吸机回路的维护。呼吸机回路及储水杯的位置应低于人工气道的水平面。及时倾倒储水杯积水,防治逆流。每周更换呼吸机管道,并做好记录。

3. 预防呼吸机相关性肺炎

(1)口腔护理:采用生理盐水,每日 3 次,口腔护理时观察口腔有无溃疡或口腔感染。

(2)吸痰时严格遵循无菌操作原则。

(3)每班监测呼吸导管气囊压。

(4)患者因胸椎压缩骨折,不能选取半坐卧位预防呼吸机相关性肺炎。采取平卧位,禁食、持续胃肠减压。每班注意检查负压瓶的负压情况,密切观察患者有无反流现象。

【护理诊断 2】

有体液失衡的危险　与液体摄入量少于排出量有关。

【预期目标】

病人 2 日内摄入量与排出量呈平衡状态。

【护理措施】

1. 动态记录液体输入及尿量情况,保持每日的液体出入量呈平衡状态。

2. 根据尿量决定液体的摄入量和速度。将医嘱所开的液体量,在 24h 内匀速输入,在输注期间注意观察每小时尿量(尿量保持>80ml/h),保持体液输注的负平衡状态。

3. 注意每日查看生化结果,关注电解质的平衡情况。

【护理诊断 3】

潜在并发症(PC)　感染。

【预期目标】

病人住院期间无感染发生。

【护理措施】

1. 观察锁骨下静脉穿刺处有无渗血、渗液情况,每 5 天更换敷料 1 次。有血迹、血痂及分泌物时随时更换,更换无菌薄膜敷料时以穿刺点为中心,至少覆盖穿刺点周围 2cm 以上。

2. 输液管道系统每天更换 1 次。用于输血、血制品、脂肪乳的管道应每天更换肝素锁、三通接头。避免使用深静脉导管采血治疗。

3. 保持尿管的引流通畅,预防管道打折或受压。保持会阴部的清洁,每天 2 次会阴冲洗,有分泌物时随时清洁。保持尿管的密闭完整及尿管与尿袋的连接处清洁。注意尿袋的位置,尿袋应低于膀胱位。尿管接集尿袋后引流管从患者肢体上面经过,以免身体压迫尿管和皮肤受损。

4. 胃管护理。保持有效负压引流和胃管通畅,翻身时固定好胃管,防止胃管受压、扭曲。喂药前后用温水 20ml 冲管,预防胃管堵塞。

5. 切口引流管的护理:做好引流管的标识,观察记录引流液的性质、颜色、引流量,翻身时注意保护好管道,预防脱出、受压或扭曲。

【护理诊断 4】

有皮肤完整性受损的危险 与治疗需卧床有关。

【预期目标】

病人住院期间皮肤完整,无压疮出现。

【护理措施】

1. 使用气垫床。在骶尾部、肩胛骨、足跟等骨隆突处加水垫,每 2 小时更换水垫,按摩受压部位的皮肤。

2. 做好晨晚间护理,保持床单位平整、干燥清洁。

3. 每班交接皮肤情况:足跟、骶尾部、肩部、枕部受压情况,皮肤有无发红、淤血、破损。

4. 观察气管插管边带固定处有无皮肤压损,胃管对局部皮肤的压迫情况。

【护理诊断 5】

便秘 腹胀与长期卧床和禁食有关。

【预期目标】

病人住院期间形成规律的排便习惯。

【护理措施】

1. 环形按摩腹部,操作者用单手或双手的示指、中指和环指沿结肠解剖部位自右向左环形按摩。

2. 大黄粉 9g 加 50ml 温开水,鼻饲,每天 3 次,至排出大便后停止鼻饲。

【护理诊断 6】

焦虑 与插管无法表达、陌生环境及和家人分离有关。

【预期目标】

病人 2d 内焦虑症状减轻。

【护理措施】

1. 每天下午 4:30～5:00 安排探视,让家属和患者会面沟通,提供心理支持。

2. 为患者提供非语言性的沟通条件,如笔、写字板,多陪伴在患者身边,满足患者的心理要求。

3. 护理操作前,向患者耐心解释目的,减少患者的不安全感。

4. 使用约束带约束患者时,充分与其沟通,说明约束的必要性,使患者愿意接受约束。

5. 尽可能地为患者提供安静的空间,如用隔布帘子遮挡,避免其他患者对他的影响,工作人员自觉维护 ICU 安静的环境,做到不向远处传话,不大声喧哗。

6. 及时与家属沟通,让家属第一时间了解患者的病情、用药及费用等情况。

7. 药物辅助镇静、镇痛护理。使用 Ramsay 评分标准对意识状态进行评估,动态调整镇静药物的剂量,使评分标准维持在 Ⅲ～Ⅳ 级水平。

(四)护理评价

管床护士于 2010 年 7 月 30 日给予护理评价,评价内容如下。

1. 指脉血氧饱和度维持在 0.95 以上。

2. 每日液体摄入呈负平衡状态,液体总量为每日出量大于入量约 1000ml。

3. 焦虑症状减轻,无意外拔管,患者较安静地接受机械通气治疗。

4. 皮肤完整,无压疮出现。

5. 形成规律的排便习惯。

(陈伟菊)

参考文献

北京师范大学出版社组.2006.教育学专业基础[M].北京:北京师范大学出版社.

蔡金凤.2010.浅谈计算机辅助教学[J].内蒙古石油化工,(8).

陈伟菊,彭刚艺.2009.临床护理文书规范(专科篇)[M].广州:广东科技出版社.

陈小燕,陈宝玉.2009.契约学习法在临床护理教学中的应用实践[J].解放军护理杂志,26(1A):68.

迟风玉,蔡宝英,王秋华.2001.护理教学查房管理的实践与思考[J].中华护理志,36(7):524.

傅建明,虞伟庚.2005.教育原理与教学技术[M].广州:广东教育出版社.

郭红霞,姜永东.2007.PBL在我国护理教育中的应用研究现状[J].护理学报,14(1):25-26.

汉瑞娟.2007.国内外护理教育改革现状与发展趋势[J].中国误诊学杂志,7(2):224-226.

侯继丹,张徐宁,张巧玲,等.2005.契约学习在护生实习中的应用[J].护理研究,(中旬版),19:2428-2429.

贾玉梅.2009.高校计算机辅助教学利弊浅析[J].绍兴文理学院学报,29(10):102-103.

姜安丽.2017.护理教育学[M].4版.北京:人民卫生出版社.

李云峰,蔡昕怡,段林灿.2009.导师负责制在肿瘤外科本科生临床实习中的应用[J].医学西北教育,17(1):173-174.

刘业惠,赵衍青,陈来芳,等.2008.分层次契约学习在临床护理实践教学中的应用研究[J].中国医学前沿,3(22):50.

刘义兰,王桂兰,赵光红.2002.现代护理教育[M].北京:中国协和医科大学出版社.

吕宏.2002.中美研究生教育的比较研究[J].开封教育学院学报,22(3):6.

孟瑞芹,聂春明.2002.澳大利亚护理概况[J].国外医学:护理学分册,21(4):151-152.

钮美娥,薛小玲.2002.护理临床教学中实施带教制的利弊分析[J].护理教育,18(5):72-73.

沈建新.2001.PBL:一种新型的教学模式[J].国外医学:教育分册,22(2):36-38.

宋晓丽,王培席.2009.浅谈我国护理研究生教育现状及发展趋势[J].河南医学研究,18(3):245.

孙宏玉,简福爱.2005.护理教育[M].北京:中国中医药出版社.

陶宝英,曹银.2008.观PBL在我国护理教育中的应用现状[J].护士进修杂志,23(6):508-509.

王平,卢岩,王勤.2005.契约学习法与传统讲授法的效果研究[J].中华护理杂志,40(3):214-215.

王守恒,查啸虎,周兴国.2004.教育学新论[M].合肥:中国科学技术大学出版社.

谢少清,朱禧庆,牛娟,等.2006.专科护士临床教学引入导师负责制的设想[J].护理研究,20(12):3179.

许友君.2005.美国护理教育思想及其对我国的启示[J].大连大学学报,26(6):65-68.

杨芳宇,沈宁.2002.PBL在护理教育中的应用现状[J].国外医学:护理学分册,21(2):55-58.

尤黎明,罗志民,万丽红,等.2010.中国护理教育资源现状及发展趋势的研究[J].中华护理杂志,7(4):147.

张丽,陈桂艳,郑莉莉,等.2010.继续护理教育在护理工作中的重要性[J].吉林医学,31(8):1151.

赵萍.2005.澳洲护理教育及临床管理[J].中国护理研究,19(9):1782.

郑修霞.2009.我国本科护理教育发展的概况、面临的机遇及挑战[J].中华护理教育,6(3):139.

朱秀丽.2000.美国护理教育发展现状[J].国外医学:护理学分册,19(8):364-366.

http://baike.baidu.com/view/548810.htm.

http://www.papers8.cn/shownews/QingJingJiaoXueFaZaiMiShuZhuanYe_7086.htm.

第5章

医院感染护理

第一节 医院感染护理学绪论

医院感染的预防和控制措施贯穿于护理活动的全过程,涉及护理工作的诸多方面。世界卫生组织(WHO)提出的有效控制医院感染的关键措施为:消毒、灭菌、无菌技术、隔离、合理使用抗生素,以及监测和通过监测进行效果评价。这些无一不与护理密切相关。实际上,这些预防、控制医院感染的手段,就是护理工作的基础,要想做好任何一项实质性护理,都离不开这几方面的知识和技术。因此,研究医院感染的发生、发展规律及其预防和控制方法,尽力降低感染发生率不仅是护理学的主要任务,也是提高护理质量,促进护理学科发展的重要内容之一。

一、医院感染的基本概念

1. 医院感染的定义　医院感染(nosocomial infections, hospital infections)亦称医院获得性感染(hospital acquired infections, HAI)。笼统地说,它是指发生在医院内的一切感染。我国卫生部于1997年组织国内专家根据我国医院感染研究进展,重新修订了医院感染诊断标准,并于2001年1月3日颁发实施。新的诊断标准将医院感染定义为:住院病人在医院内获得的感染,包括在住院期间发生的感染和在医院内获得出院后发生的感染;但不包括入院前已开始或入院时已存在的感染。医院工作人员在医院内获得的感染也属医院感染。

在医院感染诊断中首先应明确是医院感染或非医院感染,判别的原则如下。

下列情况属于医院感染:①无明确潜伏期的感染,规定入院48h后发生的感染为医院感染;有明确潜伏期的感染,自入院时起超过平均潜伏期后发生的感染为医院感染。②本次感染直接与上次住院有关。③在原有感染基础上出现其他部位新的感染(除外脓毒血症迁徙灶),或在原感染已知病原体基础上又分离出新的病原体(排除污染和原来的混合污染)的感染。④新生儿经母体产道时获得的感染。⑤由于诊疗措施激活的潜在性感染,如疱疹病毒、结核杆菌等的感染。⑥医务人员在医院工作期间获得的感染。

下列情况不属于医院感染:①皮肤黏膜开放性伤口只有细菌定植而无炎症表现;②由于创伤或非生物性因子刺激而产生的炎症表现;③新生儿经胎盘获得(出生后48h内发病)的感染,如单独疱疹、弓形虫病、水痘等;④患者原有的慢性感染在医院内急性发作。

医院感染按临床诊断报告,力求做出病原学诊断。医院感染分系统及部位诊断,限于篇幅本节未录入,请参见原文件。

2. 医院感染的研究对象　广义地说,医院感染研究的对象是指一切在医院活动过的人群,如住院病人、医院职工、门诊病人、探视者或陪护家属。但由于以上部分人群在医院里逗留的时间短暂,而且感染因素较多,难以确定其感染源是否来自医院。因此,医院感染的研究对象主要应为住院病人和医务人员。

二、医院感染的分类

医院感染按其病原体的来源可分为内源性和外源性;按其预防性可分为可预防性和难预防性;按其感染途径又可分为交叉感染、医源性感染和自身感染三类。由于后两种分法,其界限往往不易确定,多数人常采用前一种分类。

1. **外源性感染** 外源性感染(exogenous infections),通常是指病原体来自病人体外,如其他病人、病原携带者,包括医院工作人员及探视者,以及污染的医疗器械、血液制品、病房用物及环境等的医院感染。这类感染通过现代的消毒、灭菌、隔离和屏障护理、无菌技术等措施的应用,基本上能达到有效的预防和控制。

2. **内源性感染** 内源性感染(endogenous infections)也称自身感染(autogenous infections)。引起这类感染的微生物来自病人体内或体表的正常菌群或条件致病菌,包括虽从其他病人或周围环境中来的,但已在该病人身上定植(colonization)的微生物。在平时定植的正常菌群对宿主不致病,形成相互依存、相互制约的生态体系。但是,当病人健康状况不佳,抵抗力下降或免疫功能受损,以及抗生素的应用等因素,可导致菌群失调或使原有生态平衡失调,菌群移位(易位),从而引发感染。

针对具有内源性感染危险因素的病人,通常采取以下预防原则:①避免扰乱和破坏病人的正常防疫机制;②严格执行合理使用抗生素规定,注意保护正常菌群抗定植的能力,尤其是尽量减少使用广谱抗生素,必要时实施限制使用抗生素制度;③仔细检查和明确病人的潜在病灶(如龋齿、鼻窦炎、胆囊炎等)及金黄色葡萄球菌、沙门菌等带菌状态,并及时给予适当治疗;④对感染危险指数高的病人,采取保护性隔离和选择性去污染等措施,控制内源性感染的发生条件。

第二节 医院感染的传播过程

感染是病原微生物经由一定途径侵入易感宿主的体内,或者病人自身某一部分原有菌群通过移位途径进入另一部位,并在该部位生长、繁殖而引起的病理变化。感染的发生必须具备3个基本条件(或3个环节):感染源、传播途径和易感宿主。所谓"感染链"即由这三者共同组成。三者同时存在,并相互联系,感染就会发生。预防、控制感染就是要干预和阻断三者之间的联系。

一、感染源

导致医院感染的感染源可归纳为:①来自病人自身特定部位(胃肠道、呼吸道、皮肤、泌尿生殖道、口腔黏膜等部位的寄居菌)的正常菌群;②来自周围已感染或带菌的病人(现患者、潜伏期病人及带菌者);③来自医院带菌的工作人员;④来自带菌的病人家属及探视者;⑤来自医院的环境(主要指病房中设备和其他物体,特别是有水的环境常成为环境储菌源);⑥来自未彻底消毒灭菌的医疗器械和不合格的一次性使用无菌物品;⑦来自血液制品、药物;⑧动物感染源等。

感染源传播性的强弱,取决于疾病的种类,排出的病原体数量、频率,以及活动的方式和范围。

二、传播途径

传播途径是指病原微生物从感染源传到新宿主的途径和方式。微生物可通过多种途径传播,即使同一微生物也可通过多种途径传播。传播途径主要有六种类型:接触、飞沫、空气、共同媒介传播、医源性传播、生物媒介传播。

1. **接触传播** 接触传播是医院感染主要而且常见的传播途径,一般有下列两种形式:①直接传播;②间接传播。

2. **飞沫传播** 理论上是接触传播的形式,但又不同于接触传播,它与直接接触或间接接触的机械移动传播有很大的不同,因此将其从接触传播中分离出来。人在咳嗽、打喷嚏或谈笑时,会从口腔、鼻孔喷出很多微小液滴,称为飞沫,医护人员在进行诊疗操作,如支气管镜或吸痰操作时,也可接触许多含微生物飞沫(主要为呼吸道黏膜的分泌物,一次咳嗽或喷嚏可产生含有微生物飞沫颗粒10^5个以上)。其中较大的飞沫在空气中悬浮的时间不长,喷射的距离不过1m左右,因此,专用的空气处理和通风设备不是必需的,也不需要采取空气隔离。但若易感者处于近处,接触到含致病菌的飞沫,即可引发感染。

3. **空气传播** 这是病原微生物经由悬浮在空气中的微粒-气溶胶来传播的方式(气溶胶是指固体或液体微粒散布、悬浮在空气中的一种胶态分散系,常含有大量病原微生物)。微生物气溶胶的种类繁多而构形复杂,但传播医院感染的主要由从感染源排出的带菌飞沫水分蒸发,形成脱水蛋白质外壳,内含病原体,称为飞沫核或形成灰尘粒子(菌尘),粒径多数<5μm。这种微粒能在空气中悬浮较长时间,并可随气流漂浮到较远处(所以可造成

多人感染,甚至导致医院感染暴发流行)。因此,需要依靠环境屏蔽,如单人房间、专门的空气处理系统和通风设备,以防止空气传播。经空气传播的微生物包括:结核、麻疹、水痘等。

4. **共同媒介传播** 主要指通过微生物污染的水、食物、医药和设备等传播。

5. **医源性传播** 传播涉及的范围往往比较广泛,而且常可导致医院感染的暴发流行。在医院中其媒介物大致可分下列三类。

(1)血液及血液制品传播。

(2)输液制品与药品的传播。

(3)各种诊疗设备、微生物实验室的各项操作,以及空气调节系统等,均可能造成医源性传播。

6. **生物媒介传播** 是指某些动物和媒介昆虫携带病原微生物的传播,如蚊子传播疟疾、乙型脑炎、登革热等,带病毒的革螨叮咬使受体感染出血热病毒(汉坦病毒)引起流行性出血热(肾综合征出血热),以及苍蝇、蟑螂、鼠类扩散污染物质而造成感染等。

三、易感宿主

易感宿主是指对某种感染性疾病缺乏免疫力而容易感染的人。若把易感者(宿主)作为一个总体来考虑,则称为易感人群。人群遭受感染程度称为人群易感性。易感性取决于构成人群的每一个体的易感状态,反映该人群内易感者与有免疫力者之间的相对关系,可用易感率来表示。病原体传播给宿主之后,并不能总引起感染,这主要取决于病原体的致病性(毒性)、宿主防御功能的强弱及环境条件(传播方式)三要素,组成了感染流行病学"三角"。因此,免疫低下的易感宿主的存在,是医院感染发生和流行的主要危险因素之一。

病人对同一种致病微生物的抵抗力差别很大;有些人能抵抗并消灭致病微生物;另一些人接触后与之共存而成为携带者;而还有些人则发展成疾病,如糖尿病,或接受放射治疗、使用抗生素、皮质类固醇及免疫抑制药等治疗的淋巴肉瘤、白血病、恶性肿瘤、粒细胞减少症和尿毒症,患者特别易感;老龄、慢性消耗疾病、休克、昏迷、创伤、术后等都可使人成为易感者。

总的来说,预防和控制医院感染就是要排除危险因素,即找到并消除感染源,切断传播途径,或提高宿主的免疫力。但是,要完全消除感染源或改善宿主的状况是不易做到的,最简单、直接而又有效地中断感染链的方法就是利用消毒、隔离、无菌技术等手段来阻断传播途径。

第三节 医院感染的微生物学原理

一、人体的正常菌群

在人体的皮肤、黏膜与外界相通的各种腔道(如口腔、鼻咽腔、肠道、生殖泌尿道)等部位,均存在着对人体无害的庞大微生物群,包括大量停留在机体中的原籍菌和外籍菌(过路菌)。正常菌群绝大部分是厌氧菌,它们在人体特定部位定植,且密度极高,与定植区的黏膜上皮细胞有密切关系。这些微生物群在发生、发展过程中,无论是群体内部或它们与人体之间,均形成一种自然生态体系,互相依存、互相制约,经常保持着生态平衡;由于人们对细菌及真菌了解得较多,故习惯称为正常菌群。

人类各部位的正常菌群一般不仅对人体无害,反而有利。正常菌群的生理作用包括降解肠道未消化的食物残渣,以利吸收,同时参与合成各种维生素的营养作用;能产生多种抗原物质,刺激机体免疫应答,是非特异性免疫功能不可缺少的组成部分;有定植抵抗力,通过争夺营养物质和空间位置,产生代谢产物杀伤侵入的有害细菌等。而且,在人体皮肤、黏膜表面特定部位的正常菌群,通过黏附和繁殖能形成一层自然菌膜,有利于抗拒致病微生物的侵袭及定植,被视为机体防止外来菌侵入的生物屏障。

二、微生态的失衡

微生态的平衡是指在长期进化过程中形成的正常微生物群与不同宿主在不同发育阶段动态的生理性组合,达到定位、定性、定量3个方面的平衡。微生态平衡对人体的健康十分重要,但许多因素如疾病状态、有创诊疗措施及大量广谱抗生素使用等,都会影响人体微生态的平衡。微生态失衡是指在外环境影响下,正常微生物之间及正常微生物与宿主之间平衡状态改变,由生理性组合转变成病理组合的状态。微生态失衡会引起菌群失调和移位。

1. **原位菌群失调** 原位菌群失调是指正常菌

群虽仍生活在原来部位,亦无外来菌入侵,但发生了数量或种类结构上的变化,即出现了偏离正常生理组合的生态学现象,可对宿主产生某种不良影响。根据失调程度不同,原位菌群失调可分为三类。

(1)一度失调:在外环境因素、宿主患病或所采取的医疗措施(如使用抗生素或化学药物治疗)的作用下,一部分细菌受到了抑制,而另一部分细菌却得到了过度生长的机会,造成某些部位正常菌群的结构和数量发生暂时性的变动,即为一度失调。这种失调可通过细菌定量检查得到反映。失调的因素被消除后,正常菌群可自然恢复,临床上称之为可逆性失调。

(2)二度失调:正常菌群的结构、比例失调呈相持状态;菌群内由生理波动转变为病理波动。去除失调因素后菌群仍处于失调状态,不易恢复,即具有不可逆性。多表现为慢性腹泻(肠炎)、肠功能紊乱及慢性咽喉炎、口腔炎、阴道炎等,临床常称为比例失调。

(3)三度失调:原正常菌群大部分被抑制,只有少数菌种占决定性优势。发生三度失调的原因常为广谱抗菌药物的大量应用,使大部分正常菌群消失,而代之以过路菌或外袭菌,并大量繁殖而成为该部位的优势菌。三度失调表现为急性重病症状,如难辨梭菌引起的假膜性肠炎。白色念珠菌、铜绿假单胞菌和葡萄球菌等都可能成为三度失调的优势菌。正常菌群的三度失调亦称菌群交替症或二重感染。

2. 移位菌群失调　在医院中更严重的是移位菌群失调,也称定位转移或易位,即正常菌群由原籍生境转移到外籍生境或本来无菌的部位定植或定居,如大肠中的大肠埃希菌、铜绿假单胞菌转移到呼吸道或泌尿道定居。其原因多为不适当地使用抗生素,即该部位的正常菌群被抗生素抑制或消失,从而为外来菌或过路菌提供了生存的空间和定植的条件。

移位菌群失调表现为:横向转移,如下消化道向上消化道转移,上呼吸道向下呼吸道转移;纵向转移,如皮肤及黏膜表层向深层转移;肠腔向腹腔转移;经血液循环或淋巴循环向远处转移。外科手术、插管等侵入性诊疗容易引发移位菌群失调;免疫力低下的病人,如大面积烧伤病人等也易于发生移位菌群失调。

三、细菌的定植

各种微生物(细菌)经常从不同环境落到人体,并能在一定部位定居和不断生长、繁殖后代,这种现象通常称为"细菌定植"。细菌定植是人的机体与正常菌群或其他各种微生物在长期进化过程中形成的一种共生关系。定植的微生物必须依靠人体不断供给营养物质才能生长和繁殖,进而才能对人体产生影响(如导致感染)。但是,人体也在进化过程中发展出一系列防御机制,在正常情况下足以抵御各种微生物的侵袭。

四、医院感染中常见的病原体

医院感染中常见的病原体通常可分为细菌、病毒、真菌、肺孢子虫、弓形虫、衣原体和疟原虫等,其中以各种细菌最为常见,约占95%以上。

1. 医院感染的常见病原体特点

(1)大部分为人体正常菌群的转移菌或条件致病菌,对某些环境有特殊的适应性。例如,表皮葡萄球菌和不动杆菌,可黏附于塑料表面,一旦静脉或动脉插入的塑料管被它们污染,就很容易引起败血症;大肠埃希菌能黏附在泌尿道的上皮细胞上,从而成为泌尿道感染的主要病原菌。

(2)常为多重耐药菌株,对抗生素有较强和较广的耐药性。大量而广泛应用抗生素,易于选择出或形成耐药菌株。耐药菌株可传染给医院环境里及人体表面的某些腐生菌。它们可保存所接受的耐药性基因,并能传递给其他条件致病菌,而促成医院感染。

(3)常侵犯免疫功能低下的宿主,因此判断病原菌的种类往往比较困难。医院感染主要受害者是病人,原因首先是病人通常抵抗力弱,对细菌较敏感;其次,病人往往接受过某些侵入性诊断或治疗,常给细菌造成入侵之机,极易导致发生医院感染。

2. 医院感染中常见的细菌

(1)金黄色葡萄球菌(*Staphylococcus aureus*)是革兰阳性球菌,属葡萄球菌属。凝固酶阳性的金黄色葡萄球菌是人感染的主要致病菌。广泛分布于自然界、人和动物的皮肤与外界相通的腔道中。在人群中,金黄色葡萄球菌带菌状态相当普遍,15%的人慢性携带致病性金黄色葡萄球菌。金黄色葡萄球菌的感染途径主要是通过污染的手,导致人与人之间的传播,从有操作的皮肤黏膜侵入,或食入含有金黄色葡萄球菌肠毒素的食物或吸入染菌尘埃致病。有活动性金黄色葡萄球菌感染或有大量该菌定植的病人可排出大量细菌,是导致院内感染的主要感染源。金黄色葡萄球菌对全身各系统均可引起感染性疾病。其中在医院内感染的病原体中,耐甲氧西林金黄色葡萄球菌(MRSA)引起感染增加,越来越受到重视。

(2)铜绿假单胞菌(Pseudomonas aeruginosa)是革兰阳性杆菌、非发酵菌、假单胞菌属。是医院感染中主要的病原菌之一。它广泛分布于医院的各种潮湿地方、物品上,对外界环境的抵抗力较其他细菌更强。铜绿假单胞菌可引起泌尿道、伤口、皮肤与软组织等部位感染,其传播途径可来自环境污染(如消毒液、尿壶、尿管等)、医务人员的手、病人之间的交叉感染,以及病人自身的内部源性感染。铜绿假单胞菌引起医院感染发生率逐年上升,耐药谱广,日益受到重视。

(3)大肠埃希菌(E.coli)为革兰阴性杆菌,广泛存在于自然界、水和土壤中,是人和动物肠道的正常菌群,是条件致病菌。根据其对人的致病性可以分为肠道感染和肠道外感染。常引起泌尿道、腹腔、胆道、血液等部位的感染。可通过病人之间及工作人员与病人之间的接触或各种侵入性诊疗操作如安置尿管、静脉置管等引起感染。

(4)肺炎克雷伯菌(Klebsiella pneumoniae)是革兰阴性杆菌。广泛存在于自然界的水和土壤中,也是人和动物肠道和上呼吸道的正常菌群的组成部分。易在病人的上呼吸道定植,是ICU最常见的条件致病菌。它可以通过医护人员的手传播。该菌可引起呼吸道、泌尿道、手术切口及血液的感染。

3. 医院感染中常见的其他病原体

(1)真菌:近年来,真菌引起的院内感染呈现进一步增长的趋势,常见的真菌感染是白色念珠菌、热带念珠菌和曲霉菌。念珠菌感染多发生在长期应用广谱抗生素或免疫力低下的病人身上,常导致深部感染。

(2)病毒:病毒引起的医院感染暴发流行近年屡有报道,引起各界关注。引起医院感染的病毒包括流感病毒、副流感病毒、呼吸道合胞病毒、腺病毒、柯萨奇病毒、单纯疱疹病毒、巨细胞病毒、HIV等。

第四节 医院感染监测与报告

一、医院感染的监测

医院感染的监测是长期、系统、连续地收集、分析医院感染在一定人群中的发生、分布及其影响因素,并将监测结果报送和反馈给有关部门和科室,为医院感染的预防、控制和管理提供科学依据。

医院感染监测可分为全面综合性监测和目标监测两大类。全面综合性监测(hospital-wide surveillance)是指连续不断地对所有临床科室的全部住院患者和医务人员进行医院感染及其有关危险因素的监测。目标性监测(target surveillance)是针对高危人群、高发感染部位等开展的医院感染及其危险因素的监测,如重症监护病房医院感染监测、新生儿病房医院感染监测、手术部位感染监测、抗菌药物临床应用与细菌耐药性的监测等。

医院感染发生率的监测包括下列各项:①全院医院感染发生率的监测;②医院感染各科室发生率监测;③医院感染部位发生率的监测;④医院感染高危科室、高危人群的监测;⑤医院感染危险因素的监测;⑥漏报率的监测;⑦医院感染暴发流行的监测;⑧其他监测等。

医院应建立有效的医院感染监测和通报制度,及时诊断医院感染病例,分析发生医院感染的危险因素,采取针对性预防与控制措施。医院感染管理科必须每个月对监测资料进行汇总、分析,每季度向院长、医院感染管理委员会书面汇报,向全院医务人员反馈,监测资料应妥善保存。特殊情况及时汇报和反馈。

当出现医院感染散发病例时,经治医师应及时向本科室医院感染监控小组负责人报告,并于24h内填表报告医院感染管理科。科室监控小组负责人应在医院感染管理科的指导下,及时组织经治医师、护士查找感染原因,采取有效控制措施。确诊为传染病的医院感染,按《传染病防治法》的有关规定报告和控制。

二、医院感染资料收集与整理

1. 医院感染资料收集 患者信息的收集包括患者基本资料、医院感染信息、相关危险因素、病原体及病原菌的药物敏感试验结果和抗菌药物的使用情况。查房、病例讨论、查阅医疗和护理记录、实验室与影像学报告和其他部门的信息。病原学的收集包括临床微生物学、病毒学、病理学和血清学检查结果。

凡符合"医院感染诊断标准"的病历均应填写医院感染病例报告卡,按说明逐项填写。已确诊的医院感染病例即可编号建档。

2. 医院感染资料整理 定期对收集到的各种监测资料进行分析、比较、归纳和综合,得出医院感染的发生率,从中找出医院感染的发生规律,为制订针对性预防措施提供依据。医院感染发生率常用的指标及其统计方法如下。

(1)医院感染发生率:医院感染发生率是指在一定时间和一定人群(通常为住院病人)中新发生的医院感染的频率。其计算公式为:

$$医院感染发生率 = \frac{(同一时期内)新发生医院感染例数}{(同一时期内)处于危险中病人数} \times 100\%$$

$$或 = \frac{同期新发生医院感染例数}{同期住院病人数(或出院病人数)} \times 100\%$$

(2)罹患率:用来统计处于危险人群中新发生医院感染的频率,其分母必须是易感人群数,分子必须是该人群的一部分,常用于表示较短时间和小范围内感染的暴发或流行情况。观察时间的单位可以是日、周或月。其计算公式为:

$$医院感染罹患率 = \frac{同期新发生医院感染例数}{观察期间具感染危险的住院病人数} \times 100\%$$

(3)医院感染部位发生率:用来统计处于特定部位感染危险人群中新发生该部位医院感染的频率。特别要强调的是分母一定是这个部位易感人群(危险人群)数,如术后切口感染发生率,其分母一定是住院病人中接受过手术的病人总体,分子则是手术病人中发生切口感染的病例数。其计算公式为:

$$部位感染发生率 = \frac{同期新发生特定部位感染的例数}{同期处于该部位医院感染危险的人数} \times 100\%$$

(4)医院感染患病率:医院感染患病率又称医院感染现患率,是指在一定时间或时期内,在一定的危险人群(住院病例)中实际感染(新、老医院感染)例数所占的百分比。观察的时间可以是一天或一个时间点,称为时点患病率,若是在一段时间内则称为期间患病率。其计算公式为:

$$医院感染患病率 = \frac{(特定时间)存在的医院感染例数}{观察期间处于感染危险中的病人数} \times 100\%$$

医院感染患病率与医院感染发生率不同,主要区别在于分子上,发生率是指在某一期间内住院人群中发生医院感染的例数所占的比率,而患病率是指某一时间在住院人群中存在的医院感染病例所占的比率;只要观察期间仍为未痊愈的医院感染均为统计对象,而不管其发生的时间。患病率通常都高于发生率。进行现患率调查必须强调实查率,只有实查率达到90%~100%,统计分析的材料才有意义和说服力。实查率的计算公式为:

$$实查率 = \frac{实际调查病人数}{调查期间住院病人数} \times 100\%$$

患病调查率又称现况调查或横断面研究,是很有用的方法,可在较短的时间内了解医院感染的基本情况。在缺乏条件开展全面综合性监测的医院里,可定期或不定期地进行患病率调查,即能用较少的时间和人力投入,达到较快地摸清感染主要情况的目的。患病率调查主要应用了解医院感染概况、发展趋势和初步评价监测效果。它的主要缺点是缺乏完整性和精确性。

(5)构成比:用以说明某一事物的各组成所占的比重或分布,常用百分比表示。其特点是各构成比之和必须等于100%,但可因小数点后四舍五入影响,构成比之和会在100%上下略有波动,可通过近似取舍的方法调整。当总体中某部分的构成比减少时,其他部分的构成比必然会相应增加。因此,构成比不同于发生率,要注意避免以比代率的错误概念。

3. 医院感染资料报告 将医院感染资料汇总,统计分析后绘制成图表来表达,内容简明扼要、重点突出,一目了然,便于对照、比较,这要比用文字来说明优越得多。

统计表的上方应写一突出的简明标题,并注明收集的时间、地点等。表中数据采用阿拉伯数字,数位对齐。表的下方应有"备注"栏,用于文字说明。

统计图有圆形图、直方图、直条图、统计地图和线段图等;圆形图常用来表示事物各组成部分的百分比构成;直条图常用于表达比较性质相似而不连续的资料,以直条的长短来表示数值的大小;线段图用于说明连续性资料,表示事物数量在时间上的变动情况或一种现象随另一种现象变动情况;直方图则用来表示连续变量的频数分布情况。

收集到的资料和信息经过整理分析,除绘制成相应的图表外,还应进行总结并写出报告,送交医院感染管理委员会(或组),讨论以期判明医院感染的来源、危险因素、传播途径和易感人群等,从而提出有效的针对性预防措施。监测结果及报告均需按要求上报和分送有关医护人员。通常,在相关的院务和业务会议上,每个月1次由感染监控人员报告医院感染监测、调查的结果,以作为进一步开展感染管理工作的基础和依据。

三、医院感染暴发流行

1. 医院感染暴发　医院感染暴发是指在某医院、某科室的住院病人中,短时间内突然发生许多医院感染病例的现象。发生下列情况,医疗机构应于12h内报告所在地的县(区)级地方人民政府卫生行政部门,同时向所在地疾病预防控制机构报告:

(1)5例以上的医院感染暴发。

(2)由于医院感染暴发直接导致患者死亡。

(3)由于医院感染暴发直接导致3人以上人身损害后果。

医疗机构发生以下情形时,应按照《国家突发公共卫生事件相关工作规范(试行)》的要求在2h内进行报告:

(1)10例以上的医院感染暴发事件。

(2)发生特殊病原体或新发病原体的医院感染。

(3)可能造成重大公共影响或者严重后果的医院感染。

2. 医院感染暴发的调查　主要根据所得的信息资料做好感染病例三间(空间、人间和时间)分布的描述及暴发因素的分析和判断。

(1)空间分布:亦称地区分布,可按科室、病房甚至病室,外科还可按手术间来分析。观察病例是否集中于某地区,计算并比较不同地区(单位)的罹患率。

(2)人间分布:亦称人群分布,主要是计算和比较有无暴露史的两组病人的罹患率。外科可按不同的手术医生或某一操作,来描述感染病例在不同人群中的分布情况。

(3)时间分布:根据病例的发生情况,计算单位时间内发生感染的人群或罹患率。单位时间可以是小时、日或月。计算结果可绘制成直条图来表示。

(4)暴发因素的分析:根据对三间分布特点的分析和比较,来推测可能的传染源,传播途径和暴发流行因素,并结合实验结果及采取措施的效果做出综合判断。在分析、比较中找出与暴发流行有关的因素,并进行验证,同时可评估所采取措施的意义。

3. 医院感染暴发调查报告的形式　为了总结经验,吸取教训,杜绝事件再发生,可从下述几个方面写感染暴发流行调查报告。

(1)本次暴发流行的性质、病原体、临床表现和罹患率等。

(2)传播方式及有关各因素的判断和推测。

(3)感染来源的形成经过。

(4)采取的措施及效果。

(5)导致暴发流行的起因。

(6)得出的经验及应吸取的教训。

(7)需要改进的预防控制措施等。

第五节　消毒与灭菌

消毒是指杀灭或清除外环境中传播媒介物上的病原微生物及有害微生物,使其达到无害化水平。

灭菌是指杀灭外环境的传播媒介物上所有的活的微生物。包括病原微生物及有害微生物,同时也包括细菌繁殖体、芽孢、真菌及真菌孢子。

一、消毒灭菌原则

1. 医务人员必须遵守消毒灭菌原则,进入人体组织或无菌器官的医疗用品必须灭菌;接触皮肤黏膜的器具和用品必须消毒。

2. 用过的医疗器材和物品,应先去污物,彻底清洗干净,再消毒或灭菌;其中感染症病人用过的医疗器材和物品,应先消毒,彻底清洗干净,再消毒或灭菌。所有医疗器械在检修前应先经消毒或灭菌处理。

3. 根据物品的性能采用物理或化学方法进行消毒灭菌。耐热、耐湿物品灭菌首选物理灭菌法;

手术器具及物品、各种穿刺针、注射器等首选压力蒸汽灭菌;油、粉、膏等首选干热灭菌。不耐热物品如各种导管、精密仪器、人工移植物等可选用化学灭菌法,如环氧乙烷灭菌等,内镜可选用环氧乙烷灭菌或2%戊二醛浸泡灭菌。消毒首选物理方法,不能用物理方法消毒的方选化学方法。

4. 化学灭菌或消毒,可根据不同情况分别选择灭菌、高效、中效、低效消毒剂。使用化学消毒剂必须了解消毒剂的性能、作用、使用方法、影响灭菌或消毒效果的因素等,配制时注意有效浓度,并按规定定期监测。更换灭菌剂时,必须对用于浸泡灭菌物品的容器进行灭菌处理。

5. 自然挥发熏蒸法的甲醛熏箱不能用于消毒和灭菌,也不可用于无菌物品的保存。甲醛不宜用于空气的消毒。

6. 连续使用的氧气湿化瓶、雾化器、呼吸机的管道、早产儿暖箱的湿化器等器材,必须每日消毒,用毕终末消毒,干燥保存。湿化液应用灭菌水。

二、医用物品的消毒与灭菌

1. **消毒作用水平** 根据消毒因子的适当剂量(浓度)或强度和作用时间对微生物的杀菌能力,可将其分为4个作用水平的消毒方法。

(1)灭菌:可杀灭一切微生物(包括细菌芽孢)达到灭菌保证水平的方法。属于此类的方法有:热力灭菌、电离辐射灭菌、微波灭菌、等离子体灭菌等物理灭菌方法,以及甲醛、戊二醛、环氧乙烷、过氧乙酸等化学灭菌方法。

(2)高水平消毒法:可以杀灭各种微生物,对细菌芽胞杀灭达到消毒效果的方法。这类消毒方法应能杀灭一切细菌繁殖体(包括结核分枝杆菌)、病毒、真菌及其孢子和绝大多数细菌芽孢。属于此类的方法有:热力、电离辐射、微波和紫外线等,以及用含氯、二氧化氯、过氧乙酸、过氧化氢、含溴消毒剂、臭氧、二溴海因等甲基乙内酰脲类化合物和一些复配的消毒剂等消毒因子进行消毒的方法。

(3)中水平消毒法:是可以杀灭和去除细菌芽胞以外的各种病原微生物的消毒方法,包括超声波、碘类消毒剂(碘伏、碘酊等)、醇类、醇类和氯己定的复方、醇类和季铵盐(包括双链季铵盐)类化合物的复方、酚类等消毒剂进行消毒的方法。

(4)低水平消毒法:只能杀灭细菌繁殖体(分枝杆菌除外)和亲脂病毒的化学消毒剂和通风换气、冲洗等机械除菌法。如单链季铵盐类消毒剂(苯扎溴铵等)、双胍类消毒剂如氯己定、植物类消毒剂和汞、银、铜等金属离子消毒剂等进行消毒的方法。

2. **医用物品的危险性分类** 医用物品对人体的危险性是指物品污染后造成危害的程度。根据其危害程度将其分为3类。

(1)高度危险性物品:这类物品是穿过皮肤或黏膜进入无菌的组织或器官内部的器材,或与破损的组织、皮肤黏膜密切接触的器材和用品,例如,手术器械和用品、穿刺针、腹腔镜、脏器移植物和活体组织检查钳等。

(2)中度危险性物品:这类物品仅和皮肤黏膜相接触,而不进入无菌的组织内。例如,呼吸机管道、胃肠道内镜、气管镜、麻醉机管道、子宫帽、避孕环、压舌板、喉镜、体温表等。

(3)低度危险性物品:虽有微生物污染,但一般情况下无害。只有当受到一定量病原菌污染时才造成危害的物品。这类物品和器材仅直接或间接地和健康无损的皮肤相接触。包括生活卫生用品和病人、医护人员生活和工作环境中的物品。例如毛巾、面盆、痰盂(杯)、地面、便器、餐具、茶具、墙面、桌面、床面、被褥、一般诊断用品(听诊器、听筒、血压计袖带等)等。

3. **选择消毒、灭菌方法的原则**

(1)使用经卫生行政部门批准的消毒物品,并按照批准的范围和方法在医疗卫生机构和疫源地等消毒中使用。

(2)根据物品污染后的危害程度,选择消毒、灭菌的方法。

①高度危险性物品,必须选用灭菌方法处理。

②中度危险性物品,一般情况下达到消毒即可,可选用中水平或高水平消毒法。但中度危险性物品的消毒要求并不相同,有些要求严格,例如内镜、体温表等必须达到高水平消毒,需采用高水平消毒方法消毒。

③低度危险性物品,一般可用低水平消毒方法,或只做一般的清洁处理即可,仅在特殊情况下,才做特殊消毒要求。例如,当有病原微生物污染时,必须针对污染病原微生物种类选用有效的消毒方法。

(3)根据物品上污染微生物的种类、数量和危害性,选择消毒、灭菌方法:

①对受到细菌芽孢、真菌孢子、分枝杆菌和经血液传播病原体(乙型肝炎病毒、丙型肝炎病毒、艾滋病病毒等)污染的物品,选用高水平消毒法或灭

菌法。

②对受到真菌、亲水病毒、螺旋体、支原体和其他病原微生物污染的物品,选用中水平以上的消毒法。

③对受到一般细菌和亲脂病毒等污染的物品,可选用中水平或低水平消毒法。

④对存在较多有机物的物品消毒时,应加大消毒剂的使用剂量和(或)延长消毒作用时间。

⑤消毒物品上微生物污染特别严重时,应加大消毒剂的使用剂量和(或)延长消毒作用时间。

(4)根据消毒物品的性质,选择消毒方法:选择消毒方法时需考虑,一是要保护消毒物品不受损坏,二是使消毒方法易于发挥作用。

①耐高温、耐湿度的物品和器材,应首选压力蒸汽灭菌;耐高温的玻璃器材、油剂类和干粉类等可选用干热灭菌。

②不耐热、不耐湿,以及贵重物品,可选择环氧乙烷或低温蒸汽甲醛气体消毒、灭菌。

③器械的浸泡灭菌,应选择对金属基本无腐蚀性的消毒剂。

④选择表面消毒方法,应考虑表面性质,光滑表面可选择紫外线消毒器近距离照射,或液体消毒剂擦拭,多孔材料表面可采用喷雾消毒法。

三、常用的消毒灭菌方法

1. 液体化学消毒剂的使用规范

(1)戊二醛:戊二醛属灭菌剂,具有广谱、高效的杀菌作用。具有对金属腐蚀性小,受有机物影响小等特点。常用灭菌浓度为2%。也可使用卫生行政机构批准使用的浓度。适用于不耐热的医疗器械和精密仪器如内镜等消毒与灭菌。使用方法包括①灭菌处理:常用浸泡法。将清洗、晾干待灭菌处理的医疗器械及物品浸没于装有2%戊二醛的容器中,加盖,浸泡10h后,无菌操作取出,用无菌水冲洗干净,并无菌擦干后使用。②消毒用浸泡法,将清洗、晾干的待消毒处理医疗器械及物品浸没于装有2%戊二醛或1%增效戊二醛的容器中,加盖,一般10~20min,取出后用灭菌水冲洗干净并擦干。

使用戊二醛应注意:①戊二醛对手术刀片等碳钢制品有腐蚀性,使用前应先加入0.5%亚硝酸钠防锈;②使用过程中应加强戊二醛浓度监测;③戊二醛对皮肤黏膜有刺激性,接触戊二醛溶液时应戴橡胶手套,防止溅入眼内或吸入体内;④盛装戊二醛消毒液的容器应加盖,放于通风良好处。

(2)过氧乙酸:过氧乙酸属灭菌剂,具有广谱、高效、低毒、对金属及织物有腐蚀性,受有机物影响大,稳定性差等特点。75%的乙醇适用于耐腐蚀物品、环境及皮肤等的消毒与灭菌。

常用消毒方法有浸泡、擦拭、喷洒等。①浸泡法:凡能够浸泡的物品均可用过氧乙酸浸泡消毒。消毒时,将待消毒的物品放入装有过氧乙酸的容器中,加盖。对一般污染物品的消毒,用0.05%(500mg/L)过氧乙酸溶液浸泡;对细菌芽孢污染物品的消毒用1%(10 000mg/L)过氧乙酸浸泡5min,灭菌时,浸泡30min。然后,诊疗器材用无菌蒸馏水冲洗干净并擦干后使用。②擦拭法:对大件物品或其他不能用浸泡法消毒的物品用擦拭法消毒。消毒所有药物浓度和作用时间参见浸泡法。③喷洒法:对一般污染表面的消毒用0.2%~0.4%(2000~4000mg/L)过氧乙酸喷洒作用30~60min。

使用中注意:①过氧乙酸不稳定,应储存于通风阴凉处,用前应测定有效含量,原液浓度低于12%时禁止使用。②稀释液临用前配制。③配制溶液时,忌与碱或有机物相混合。④过氧乙酸对金属有腐蚀性,对织物有漂白作用。金属制品与织物经浸泡消毒后,即时用清水冲洗干净。⑤使用浓溶液时,谨防溅入眼内或皮肤黏膜上,一旦溅上,及时用清水冲洗。

(3)过氧化氢:过氧化氢属高效消毒剂,具有广谱、高效、速效、无毒、对金属及织物有腐蚀性,受有机物影响大,纯品稳定性好,稀释液不稳定等特点。适用于丙烯酸树脂制成的外科埋植物,隐形眼镜、不耐热的塑料制品、餐具、服装、饮水等消毒和口腔含漱、外科伤口清洗。

常用消毒方法有浸泡、擦拭等。①浸泡法:将清洗、晾干的待消毒物品浸没于装有3%过氧化氢溶液的容器中,加盖,浸泡30min。②擦拭法:对大件物品或其他不能用浸泡法消毒的物品用擦拭法消毒。所有药物浓度和作用时间参见浸泡法。③其他方法:用1%~1.5%过氧化氢溶液漱口;用3%过氧化氢冲洗伤口。

使用中应注意:①过氧化氢应储存于通风阴凉处,用前应测定有效含量;②稀释液不稳定,临用前配制;③配制溶液时,忌与还原剂、碱、碘化物、高锰酸钾等强氧化剂相混合;④过氧化氢对金属有腐蚀性,对织物有漂白作用;⑤使用浓溶液时,谨防溅入眼内或皮肤黏膜上,一旦溅上,即时用清水冲洗;

⑥消毒被血液、脓液等污染的物品时,需适当延长作用时间。

(4) 含氯消毒剂:含氯消毒剂属高效消毒剂,具有广谱、速效、低毒或无毒、对金属有腐蚀性、对织物有漂白作用、受有机物影响大、粉剂稳定而水剂不稳定等特点。适用于餐(茶)具、环境、水、疫源地等消毒。

常用的消毒方法有浸泡、擦拭、喷洒与干粉消毒等方法。①浸泡方法:将待消毒的物品放入装有含氯消毒剂溶液的容器中,加盖。对细菌繁殖体污染的物品的消毒,用含有效氯200mg/L的消毒液浸泡10min以上;对经血液传播病原体、分枝杆菌和细菌芽孢污染物品的消毒,用含有效氯2000～5000mg/L消毒液浸泡30min以上。②擦拭法:对大件物品或其他不能用浸泡法消毒的物品用擦拭法消毒。消毒所用药物浓度和作用时间参见浸泡法。③喷洒法:对一般污染的物品表面,用1000mg/L的消毒液均匀喷洒(墙面:200ml/m²;水泥地面:350ml/m²,土质地面:1000ml/m²),作用30min以上;对经血液传播病原体、结核杆菌等污染的表面的消毒,用含有效氯2000mg/L的消毒液均匀喷洒(喷洒量同前),作用60min以上。④干粉消毒法:对排泄物的消毒,用含氯消毒剂干粉加入排泄物中,使含有效氯10 000mg/L,略加搅拌后,作用2～6h,对医院污水的消毒,用干粉按有效氯50mg/L用量加入污水中,并搅拌均匀,作用2h后排放。

使用过程中应注意:①粉剂应于阴凉处避光、防潮、密封保存;水剂应于阴凉处避光、密闭保存。所需溶液应现配现用。②配制漂白粉等粉剂溶液时,应戴口罩、橡胶手套。③未加防锈剂的含氯消毒剂对金属有腐蚀性,不应用于金属器械的消毒;加防锈剂的含氯消毒剂对金属器械消毒后,应用无菌蒸馏水冲洗干净,并擦干后使用。④对织物有腐蚀和漂白作用,不应用于有色织物的消毒。⑤用于消毒餐具,应即时用清水冲洗。⑥消毒时,若存在大量有机物时,应提高使用浓度或延长作用时间。⑦用于污水消毒时,应根据污水中还原性物质含量适当增加浓度。

(5) 乙醇:乙醇属中效消毒剂,具有中效、速效、无毒、对皮肤黏膜有刺激性、对金属无腐蚀性、受有机物影响很大,易挥发、不稳定等特点。含量为75%(ml/ml)的乙醇适用于皮肤、环境表面及医疗器械的消毒等。

常用消毒方法有浸泡法和擦拭法。①浸泡法:将待消毒的物品放入装有乙醇溶液的容器中,加盖。对细菌繁殖体污染医疗器械等物品的消毒,用75%的乙醇溶液浸泡10min以上。②擦拭法:对皮肤的消毒。用75%乙醇棉球擦拭。注意必须使用医用乙醇,严禁使用工业乙醇消毒和作为原材料配制消毒剂。

(6) 碘伏:碘伏属中效消毒剂,具有中效、速效、低毒、对皮肤黏膜无刺激并无黄染、对铜、铝、碳钢等二价金属有腐蚀性、受有机物影响很大,稳定性好等特点。适用于皮肤、黏膜等的消毒。

常用消毒方法有浸泡、擦拭、冲洗等方法。①浸泡法:将清洗、晾干的待消毒物品浸没于装有碘伏溶液的容器中,加盖。对细菌繁殖体污染物品的消毒,用含有效碘250mg/L的消毒液浸泡30min。②擦拭法:对皮肤、黏膜用擦拭法消毒。消毒时,用浸有碘伏消毒液的无菌棉球或其他替代物品擦拭被消毒部位。对外科洗手用含有效碘2500～5000mg/L的消毒液擦拭作用3min。对于手术部位及注射部位的皮肤消毒,用含有效碘2500～5000mg/L的消毒液局部擦拭,作用2min;对口腔黏膜及伤口黏膜创面消毒,用含有效碘500～1000mg/L的消毒液擦拭,作用3～5min。注射部位消毒也可用市售碘伏棉签(含有效碘2000mg/L)擦拭,作用2～3min。③冲洗法:对阴道黏膜及伤口黏膜创面的消毒,用含有效碘250ml/L的消毒液冲洗3～5min。

使用时应注意:①碘伏应于阴凉处避光、防潮、密封保存;②碘伏对二价金属制品有腐蚀性,不应用于相应金属制品的消毒;③消毒时,若存在有机物,应提高药物浓度或延长消毒时间;④避免与拮抗药物同用。

(7) 氯己定:包括醋酸氯己定和葡萄糖酸氯己定。均属低效消毒剂,具有低效、速效、对皮肤黏膜无刺激性、对金属和织物无腐蚀性、受有机物影响轻微,稳定性好等特点。适用于外科洗手消毒、手术部位皮肤消毒、黏膜消毒等。

常用消毒方法有浸泡、擦拭和冲洗等方法。①擦拭法:手术部位及注射部位皮肤消毒。用5000mg/L醋酸氯己定-乙醇(75%)溶液局部擦拭2遍,作用2min;对伤口创面消毒,用5000mg/L醋酸氯己定水溶液擦拭创面2～3遍,作用2min。外科洗手可用相同浓度和作用时间。②冲洗法:对阴道、膀胱或伤口黏膜创面的消毒,用500～

1000mg/L醋酸氯己定水溶液冲洗,至冲洗液变清为止。

使用中应注意:①勿与肥皂、洗衣粉等阴性离子表面活性剂混合使用或前后使用;②冲洗消毒时,若创面脓液过多,应延长冲洗时间。

(8)季铵盐类消毒剂:本类消毒剂包括单链季铵盐和双长链季铵盐两类,前者只能杀灭某些细菌繁殖体和亲脂病毒,属低效消毒剂,例如苯扎溴铵(新洁尔灭);后者可杀灭多种微生物,包括细菌繁殖体,某些真菌和病毒。季铵盐类可与乙醇或异丙醇配成复方制剂,其杀菌效果明显增加。季铵盐类消毒剂的特点是对皮肤黏膜无刺激,毒性小,稳定性好,对消毒物品无损害等。

使用方法包括:①皮肤消毒。单链季铵盐消毒剂500~1000mg/L,皮肤擦拭或浸泡消毒,作用时间3~5min,或用双链季铵盐500mg/L,擦拭或浸泡消毒,作用2~5min。②黏膜消毒。用500mg/L单链季铵盐作用3~5min,或用双链季铵盐100~500mg/L,作用1~3min。③环境表面消毒。根据污染微生物的种类选择用双链还是用单链季铵盐消毒剂,一般用1000~2000mg/L,浸泡、擦拭或喷洒消毒,作用时间30min。

使用中应注意:①阴离子表面活性剂,例如肥皂、洗衣粉等对其消毒效果有影响,不宜合用。②有机物对其消毒效果有影响,严重污染时应加大使用剂量或延长作用时间。③近年来的研究发现,有些微生物对季铵盐类化合物有耐药作用,对有耐药性微生物消毒时,应加大剂量。

2. **压力蒸汽灭菌** 适用于耐高温、高湿的医用器械和物品的灭菌。不能用于凡士林等油类和粉剂的灭菌。压力蒸汽灭菌器根据排放冷空气的方式和程度不同,分为下排气式压力蒸汽灭菌器和预真空压力蒸汽灭菌器两大类。下排气式压力蒸汽灭菌器,其灭菌原理是利用重力置换原理,使热蒸汽在灭菌器中从上而下,将冷空气由下排气孔排出;排出的冷空气由饱和蒸汽取代,利用蒸汽释放的潜伏热使物品达到灭菌。预真空压力蒸汽灭菌器,其灭菌原理是利用机械抽真空的方法,使灭菌柜室内形成负压,蒸汽得以迅速穿透到物品内部进行灭菌。蒸汽压力达205.8kPa(2.1kg/cm^2),温度达132℃或以上,保持4~5min达到灭菌效果,抽真空使灭菌物品迅速干燥。应用压力蒸汽灭菌必须注意尽量排除灭菌器中的冷空气,以免影响蒸汽向待灭菌物品内穿透;严格按照要求进行灭菌物品的包装、注意物品在灭菌器中的装量和摆放;合理计算灭菌时间和温度等,并按要求进行监测。

3. **干热灭菌** 适用于高温下不损坏、不变质、不蒸发物品的灭菌,用于不耐湿热的金属器械的灭菌,用于蒸汽或气体不能穿透物品的灭菌。如油脂、粉剂和金属、玻璃等制品的消毒灭菌。干热灭菌方法包括:烧灼、干烤。

四、消毒灭菌效果监测

医院必须对消毒、灭菌效果定期进行监测。灭菌合格率必须达到100%,不合格物品不得进入临床使用部门。

1. **化学消毒剂** 使用中的消毒剂、灭菌剂应进行生物和化学监测。

(1)生物监测:①消毒剂每季度1次,其细菌含量必须<100cfu/ml,不得检出致病性微生物;②灭菌剂每个月监测1次,不得检出任何微生物。

(2)化学监测:①应根据消毒、灭菌剂的性能定期监测,如含氯消毒剂、过氧乙酸等应每日监测,对戊二醛的监测应每周不少于1次;②应同时对消毒、灭菌物品进行消毒、灭菌效果监测,消毒物品不得检出致病性微生物,灭菌物品不得检出任何微生物。

2. **压力蒸汽灭菌效果监测** 压力蒸汽灭菌必须进行工艺监测、化学监测和生物监测。

(1)工艺监测:应每锅进行,并详细记录。

(2)化学监测:①应每包进行,手术包尚需进行中心部位的化学监测;②预真空压力蒸汽灭菌器每天灭菌前进行B-D试验。

(3)生物监测:①应每周进行,新灭菌器使用前必须先进行生物监测,合格后才能使用;②对拟采用的新包装容器、摆放方式、排气方式及特殊灭菌工艺也必须先进行生物监测,合格后才能采用。

3. **紫外线消毒效果监测** 应进行日常监测、紫外灯管照射强度监测和生物监测。日常监测包括灯管开关时间、累计照射时间和使用人签名,对新的和使用中的紫外灯管应进行照射强度监测。

(1)新灯管的照射强度不得低于90~100$\mu W/cm^2$。

(2)使用中灯管不得低于70$\mu W/cm^2$。

(3)照射强度监测应每6个月1次。

(4)生物监测必要时进行,经消毒后的物品或空气中的自然菌减少90.00%以上,人工染菌杀灭率应达到99.00%。

第六节　手　卫　生

手卫生包括洗手、卫生手消毒和外科手消毒。洗手是指用肥皂(皂液)和流动水洗手,去除手部皮肤污垢、碎屑和部分致病菌的过程。卫生手消毒是指用速干手消毒剂揉搓双手,以减少手部暂驻菌的过程。外科手消毒是指外科手术前医务人员用肥皂(皂液)和流动水洗手,再用手消毒剂清除或杀灭手部暂驻菌和减少常驻菌的过程。

一、手部微生物

手部皮肤的细菌分为暂驻菌和常驻菌。暂驻菌主要是寄居在皮肤表面,常规洗手容易被清除的微生物;常驻菌通常是指皮肤上定植的正常菌群。

二、洗手和卫生手消毒

1. 洗手和对卫生手消毒的指征

(1)直接接触每一个患者前后,从同一患者身体的污染部位移动到清洁部位时。

(2)接触患者黏膜、破损皮肤或伤口前后,接触患者的血液、体液、分泌物、排泄物、伤口敷料等之后。

(3)穿脱隔离衣前后,摘手套后。

(4)进行无菌操作,接触清洁、无菌物品之前。

(5)接触患者周围环境及物品后。

(6)处理药物或配餐前。

2. 洗手设施

(1)手术室、产房、导管室、层流洁净病房、骨髓移植病房、器官移植病房、重症监护病房、新生儿室、母婴室、血液透析病房、烧伤病房、感染疾病科、口腔科、消毒供应中心等重点部门应配备非手触式水龙头。有条件的医疗机构在诊疗区域均宜配备非手触式水龙头。

(2)肥皂应保持清洁和干燥。有条件的医院可用皂液,当皂液出现浑浊或变色时及时更换,盛换皂液的容器宜为一次性使用,重复使用的容器应每周清洁消毒。

(3)应配备干手物品或设施。可选用纸巾、风干机、擦手毛巾等擦干双手。擦手毛巾应保持清洁、干燥,每日消毒。

三、外科手消毒

外科手消毒要求先洗手、后消毒。不同患者手术之间、手套破损或手被污染时,应重新进行外科手消毒。

1. 冲洗手消毒方法　取适量的手消毒剂涂抹至双手的每个部位、前臂和上臂下1/3,并认真揉搓2~6min,用流动水冲洗,顺序为双手、前臂和上臂下1/3,无菌巾彻底擦干。流动水应达到GB5749的规定。特殊情况水质达不到要求时,手术医师在戴手套前,应用醇类手消毒剂再消毒双手后戴手套。手消毒剂的取液量、揉搓时间及使用方法遵循产品的使用说明。

2. 免冲洗手消毒方法　取适量的免冲洗手消毒剂涂抹至双手的每个部位、前臂和上臂下1/3,并认真揉搓直至消毒剂干燥。手消毒剂的取液量、揉搓时间及使用方法遵循产品的使用说明。

第七节　医院环境和消毒

一、医院环境分类和空气卫生学标准

医院环境分为4类区域。Ⅰ类环境包括层流洁净手术室和层流洁净病房。Ⅱ类环境包括普通手术室、产房、婴儿室、早产儿室、普通保护性隔离室、供应室无菌区、烧伤病房、重症监护病房。Ⅲ类环境包括儿科病房、妇产科检查室、注射室、换药室、治疗室、供应室清洁区、急诊室、化验室、各类普通病室和房间。Ⅳ类指传染科和病房。各区域的空气卫生学标准如下。

Ⅰ类区域:细菌总数≤10cfu/m³(或0.2cfu平板),未检出金黄色葡萄球菌、溶血性链球菌为消毒合格。

Ⅱ类区域:细菌总数≤200cfu/m³(或4cfu平板),未检出金黄色葡萄球菌、溶血性链球菌为消毒合格。

Ⅲ类区域:细菌总数≤500cfu/m³(或10cfu平板),未检出金黄色葡萄球菌、溶血性链球菌为消毒合格。

Ⅳ类区域:详见《内科护理学高级教程》。

二、不同区域的空气消毒方法

根据 GB15982-1995 中规定 Ⅰ、Ⅱ、Ⅲ、Ⅳ类环境室内空气的消毒。

1. Ⅰ类环境的空气消毒　这类环境要求空气中的细菌总数≤10cfu/m³，只能采用层流通风，才能使空气中的微生物减到此标准以下。

2. Ⅱ类环境的空气消毒

(1)循环风紫外线空气消毒器：这种消毒器由高强度紫外线灯和过滤系统组成，可以有效地滤除空气中的尘埃，并可将进入消毒器的空气中的微生物杀死。按产品说明书安装消毒器，开机器 30min 后即可达到消毒要求，以后每过 15min 开机 1 次，消毒 15min，一直反复开机、关机循环至预定时间。本机采用低臭氧紫外线灯制备，消毒环境中臭氧浓度低于 0.2mg/m³，对人安全，故可在有人的房间内进行消毒。

(2)静电吸附式空气消毒器：这类消毒器采用静电吸附原理，加以过滤系统，不仅可过滤和吸附空气中带菌的尘埃，也可吸附微生物。在一个 20～30m² 的房间内，使用一台大型静电式空气消毒器，消毒 30min 后，可达到国家卫生标准。可用于有人在房间内空气的消毒。

(3)注意事项

①所用消毒器的循环风量(m³/h)必须是房间体积的 8 倍以上。

②有些小型的上述消毒器，经试验证明不能达到上述消毒效果，则不宜用于Ⅱ类环境空气消毒。用户可查验其检测报告和经卫生行政部门发证时批准的使用说明书。

③Ⅱ类环境均为有人房间，必须采用对人无毒无害，且可连续消毒的方法。

3. Ⅲ类环境的空气消毒　这类环境要求空气中的细菌总数≤500cfu/m³。可采用下述方法。

(1)消毒Ⅱ类环境使用的方法均可采用。

(2)臭氧消毒：市售的管式、板式和沿面放电式臭氧发生器均可选用。要求达到臭氧浓度≥20cfu/m³，在 RH≥70% 条件下，消毒时间≥30min。消毒时人必须离开房间。消毒后待房间内闻不到臭氧气味时才可进入(约在关机后 30min)。

(3)紫外线消毒：可选用产生臭氧的紫外线灯，以利用紫外线和臭氧的协同作用。一般按每立方米空间安装紫外线灯瓦数≥1.5W，计算出装灯数。考虑到紫外线兼有表面消毒和空气消毒的双重作用，可安装在桌面上方1m处。不考虑表面消毒的房间。可吸顶安装。也可采用活动式紫外线灯照射。上述各种方式使用的紫外线灯，照射时间一般均应超过 30min。使用紫外线灯直接照射消毒，人不得在室内。

第八节　医院隔离与预防

一、隔离预防的基本原理和技术

1. 隔离预防的基本原理

(1)隔离的定义：将处于传染期内的病人，可疑传染病病人和病原携带者同其他病人分开，或将感染者置于不能传染给他人的条件下，即称之为隔离(isolation)。

(2)隔离的目的：是切断感染链中的传播途径，保护易感者，最终控制或消灭感染源。因此，它是防止感染性疾病传播的重要措施。从医疗角度讲"隔离"的目标是防止感染扩散并最终消灭或控制感染源。即防止和限制感染病病人的传染因子直接或间接地传染给易感者，或传染给可能将这种因子再传给他人者，同时，使感染病人在控制下得到及时治疗并尽早恢复健康。

(3)隔离的对象

①一般隔离：针对疑似或确诊具有传染性的病人。

②保护性隔离：针对免疫功能低下的易感宿主。

③混合性隔离：疑似或确诊具有传染性的病人，但因其他问题存在免疫功能低下的病人，为防其造成传染或造成机会性感染。

(4)感染链及控制方法：感染源、传播途径、易感宿主是感染链的三要素。因此控制感染的主要手段是利用各种医疗措施阻止感染链的形成。最简单、直接、有效的手段亦是利用各种隔离技术切断传播途径。

(5)隔离与预防的措施：包括隔离室的设置，洗手的制度和实施，口罩、隔离衣、手套、头罩、眼罩、护目镜等的使用与处置。

2. 隔离预防的技术

(1)隔离室的设置：设置隔离室的目的是将感

染源与易感宿主从空间上分开,且提醒医务人员离开隔离间时应洗手。

适用的情况:①具有高度传染性疾病的患者。②病人个人卫生状态差。③多重耐药菌感染的病人。

设施:除一般病房应有的设施外,还必须有:①缓冲房间或有隔离车,用以放置口罩、隔离衣、帽子、手套等用物;②单独的沐浴设备、洗手设施;③独立空调,感染病病人的房间应为负压,保护性隔离病人为正压,其空气交换应每小时6次以上;④空气在排出室外或流向其他区域之前应经过高效过滤;⑤如无单独房间,同一类传染病病人可住同一房间,但床距应保持2m以上。

(2) 口罩的使用:医务人员在接近距离接触飞沫传播疾病的病人时,需戴口罩。使用口罩应充分覆盖口、鼻,且应使用一次性口罩。

(3) 手套:应参照标准预防的建议,当可能接触病人血液、体液、分泌物、排泄物、污染的敷料、引流物时应戴手套。手套使用为一次性,不可重复使用;出现破损时应立即更换。

(4) 隔离衣:衣服有可能被传染性的分泌物、渗出物污染时才使用隔离衣。

(5) 物品处理

① 可重复使用的物品受到传染性病原体污染时,使用后应以黄色包装袋包装隔离,经灭菌方可使用。如医疗仪器、器械、衣服和床单等。

② 体温计专人使用,用后须经高水平消毒才能用于其他病人。

③ 血压计、听诊器应与其他病人分开,同病原菌感染者可共同使用。

④ 不可重复使用的物品,使用后应丢弃在黄色垃圾袋中,按照感染性废物处理。

⑤ 病历:不要接触感染物或污染物品,不带进隔离室。否则应灭菌后再使用。

⑥ 检验标本:标本应放在有盖的容器内,防止漏出。运送时必须在盒外再用一个袋子套好,并做好标记。标本应经灭菌处理后再丢弃。

(6) 探视人员的管理:隔离室一般不接待探视,必需时,应先通报护士并经指导,按照规定进行隔离防护,采取隔离措施后,方可探视。

(7) 隔离室的终末消毒:病人解除隔离或已不再排出感染物或死亡后的病室环境消毒。消毒的对象是那些与病人接触过的设施、物品及病人血液、体液、分泌物污染的地方。必须使用医用有效的消毒液进行终末消毒。

二、隔离的种类和措施

《医院内隔离预防指南》提出了两个隔离预防系统,即A系统和B系统。A系统按类隔离预防,B系统按病隔离预防,目的是控制传染源、防止疾病的传播。

1. A系统隔离预防共包括7类隔离

(1) 严格隔离:是为了预防高传染性及高致病性的感染,以防止经空气和接触传播。

(2) 接触隔离:是预防高传染性及有重要流行病学意义的感染。

(3) 呼吸道隔离:防止病原体经空气中的气溶胶及短距离的飞沫传播。

(4) 结核病隔离:针对痰涂片结核菌阳性或X线胸片检查,证实为活动性肺结核病人采取的隔离。

(5) 肠道隔离:针对直接或间接接触病人粪便而传播疾病的隔离。

(6) 脓汁/分泌物隔离:防止直接和间接接触感染部位的脓、引流物和分泌物而引起的感染。

(7) 血液/体液隔离:防止直接或间接接触传染性的血液和体液而发生的感染。

2. B系统隔离预防 是按疾病隔离预防,是根据每一种疾病的传播特性而单独考虑的隔离措施。

(1) 严密隔离:用于传播途径广泛,对人类健康危害极大的烈性传染病,如鼠疫、霍乱、SARS等。①病人住单间,禁止探视;②对病人分泌物、排泄物严格消毒,污染物焚烧;③工作人员严格防护;④废弃物及医用垃圾严格无害化处理;⑤接触者尽可能注射疫苗或其他防护措施。

(2) 呼吸道隔离:用于病原微生物随飞沫及分泌物排出而传播的呼吸道传染病,如病毒类,包括水痘、带状疱疹、流感、麻疹、埃博拉出血热、SARS(飞沫吸入);细菌类,包括猩红热、流行性脑脊髓膜炎(流脑)、白喉、百日咳、布氏杆菌病、结核病、军团病、炭疽,以及其他如肺炎衣原体病等。①同病种可收同室:分泌物及痰液焚烧处理。②注意室内通风,每日进行空气消毒。

(3) 消化道隔离:适用于粪-口传播途径,如伤寒、痢疾、病毒性肝炎等。①同病种、同病原体感染者可收同一病室,两床间隔不少于2m;②诊疗、护理病人需按病种分别穿隔离衣,戴手套,消毒双手;③便器固定使用定期消毒;④凡病人接触过的物品应视为污染物;餐具应固定使用并定期消毒或使用一次性餐具;⑤病室保持无蚊蝇、无蟑螂。

(4)虫媒隔离:适用于通过蚊虱等昆虫传播的疾病,如疟疾、流行性出血热、流行性乙型脑炎等。病室应有完善有效的防蚊蝇设施。

(5)接触隔离:适用于皮肤炭疽、狂犬病、破伤风、性病等。①密切接触病人需穿隔离衣,皮肤有破损戴手套;②被分泌物、皮屑所污染的物品必须严格消毒;③病人用过的衣物、被单要先消毒再清洗;④病人换下的伤口敷料要焚烧处理。

(6)保护性隔离:保护免疫功能极度低下的患者,如大面积烧伤、早产儿、白血病及脏器移植、免疫缺陷的病人,减少感染发生的机会。①要求单间洁净室;②房间应有层流净化设备;③病人住院前3d要进行肠道消毒;④入院日要沐浴,换无菌衣、无菌鞋;⑤工作人员诊治护理操作时,应穿无菌隔离衣、戴无菌口罩,必要时戴无菌手套,要重视洗手。

三、标准预防的原则和措施

标准预防的原则是:无论是否确定病人有传染性,均采取防护措施。即把血液、体液、分泌物、排泄物(不含汗液,除非被血污染),均当成具有传染性进行隔离预防,以降低医务人员和病人、病人和病人间的微生物传播的危险性。同时针对疾病的传播途径,采取空气传播防护措施或飞沫及接触传播的防护措施。具体措施如下。

1. 洗手 ①当可能接触病人的血液、体液、分泌物、排泄物、污染的器械后,应立即洗手。即使操作时戴着手套,脱去手套后也应及时洗手。在2个病人之间,当手可能传播微生物污染环境时应洗手;同一个病人,接触身体的不同部位时应洗手。②日常工作卫生洗手,使用普通肥皂,快速洗手。③为控制暴发使用抗菌药或手消毒剂。

2. 手套 当接触血液、体液、排泄物、分泌物及破损的皮肤黏膜时应戴手套;手套可以防止医务人员把自身手上的菌群转移给病人的可能性;手套可以预防医务人员变成传染微生物的媒介,即防止医务人员将从病人或环境中污染的病原在人群中传播。在2个病人之间一定要换手套,手套也不能代替洗手。

3. 面罩、护目镜和口罩 戴口罩及护目镜也可以减少病人的体液、血液、分泌物等液体的传染性物质飞溅到医护人员眼睛、口腔及鼻腔黏膜。

4. 隔离衣 穿隔离衣为防止被传染性的血液、分泌物、渗出物、飞溅的水和大量的传染性材料污染时使用。脱去隔离衣后应立即洗手,以避免污染其他病人和环境。

5. 可重复使用的设备 用过的可重复使用的设备被血液、体液、分泌物、排泄物污染,为防止皮肤黏膜暴露危险和污染衣服或将微生物在病人和环境中传播,应确保在下一个病人使用之前清洁干净和适当地消毒灭菌,一次性使用的部件应弃去。

6. 环境控制 保证医院有适当的日常清洁标准和卫生处理程序,在彻底的清洁基础上,适当地清毒床单位、设备和环境的表面(床栏杆、床侧设备、轮椅、洗脸池、门把手),并保证该程序的落实。

7. 被服 触摸、传送被血液、体液、分泌物、排泄物污染的被服时,在某种意义上为防止皮肤黏膜暴露和污染衣服,应避免扰动,以防微生物污染其他病人和环境。

8. 职业健康安全 ①为防止被使用后的污染利器(针、刀、其他利器)刺伤,小心处理用过的尖锐物品(针及手术刀等)和设备,如使用后针头不复帽且不复用,不用手去除针头,若要人为去除针头时,应使用任何其他技术和可用器械设备除针头。用后的针头及尖锐物品应弃于耐刺之硬壳防水容器内。②在需要使用口对口呼吸的区域内,应备有可代替口对口复苏的设备,并应将复苏的设备装袋备用。

第九节 合理使用抗感染药物

抗感染药物是指用以治疗病原体(病毒、衣原体、支原体、立克次体、细菌、螺旋体、真菌、原虫、蠕虫等)所致感染的各种药物,其中包含抗菌药物(抗生素,合成类抗菌药)、抗结核药、抗麻风病药、抗真菌药和抗病毒药物。

合理使用抗菌药物是预防和控制医院感染的重要措施之一。为有效地控制感染而不破坏宿主体内的微生态平衡,为防止药物的毒性反应及避免耐药菌株的产生,在明确指征下,根据药敏试验,选用适宜的抗生素,并采用适当的剂量、给药方法和疗程,以达到杀灭致病菌、治疗感染的目的,并防止浪费,是抗生素治疗中必须遵循的原则。为加强抗生素使用的宏观管理,减少医院感染的发生,阻止或减缓细菌耐药性的产生及发展,应加强抗感染药物应用的管理。

一、抗感染药物的作用机制及细菌耐药机制

1. 抗感染药物的作用机制 临床上抗感染药物主要对病原微生物具有较高的"选择性毒性作用",对病人不造成危害。其作用机制主要包括:干扰黏肽的生物合成,从而干扰细胞壁的合成;抑制菌体成分如聚糖、磷壁酸等在细胞膜上合成而影响其通透性;影响细菌蛋白质的合成或抑制细菌核酸的合成。

2. 细菌耐药机制 细菌的耐药性分为天然耐药和获得性耐药两大类。天然耐药指一些细菌因缺乏药物的靶位点或药物不能通过细胞壁、细胞膜而到达相应的活性部位,能天然耐受某种抗菌药物。获得性耐药是当微生物接触抗菌药物后,遗传基因变化改变代谢途径,使其能避免被药物抑制或杀灭。

二、抗感染药物的管理与合理使用原则

1. 抗感染药物应用的管理

(1)医院应建立健全抗感染药物应用的管理制度。

(2)医院应对抗感染药物的应用率进行统计,力争控制在50%以下。

(3)参与医院感染管理委员会工作的抗感染药物专家或有抗感染的药物应用经验医师负责全院抗感染药物应用的指导、咨询工作。

(4)检验科和药剂科须分别履行定期公布主要致病菌及其药敏试验结果和定期向临床医务人员提供抗感染药物信息的职责,为合理使用抗感染药物提供依据。

(5)临床医师应提高用药前相关标本的送检率,根据细菌培养和药敏试验结果,严格掌握适应证,合理选用药物;护士应根据各种抗感染药物的药理作用、配伍禁忌和配制要求,准确执行医嘱,并观察病人用药后的反应,配合医师做好各种标本的留取和送检工作。

(6)有条件的医院应开展抗感染药物临床应用的监测,包括血药浓度监测和耐药菌[如耐甲氧西林金黄色葡萄球菌(MRSA)、耐万古霉素金黄色葡萄球菌(VRSA)及耐万古霉素肠球菌(VRE)等]的监测,以控制抗感染药物不合理应用和耐药菌株的产生。

2. 抗感染药物合理应用的原则

(1)严格掌握抗感染药物使用的适应证、禁忌证,密切观察药物效果和不良反应,合理使用抗感染药物。

(2)预防和减少抗感染药物的毒性作用。

(3)选择适宜的药物、剂量、疗程和给药方法,避免产生耐药菌株。

(4)密切观察病人体内正常菌群,减少甚至避免抗感染药物相关性肠炎的发生。

(5)根据细菌药敏试验结果及药动学特征,严格选择药物和给药途径,降低病人抗感染药物费用支出。

(6)病毒性感染一般不使用抗生素。

3. 合理选用抗感染药物 根据合理应用抗感染药物的原则,在诊断或高度疑似细菌性感染、决定使用抗生素前,应留取标本做细菌学涂片镜检、细菌培养、分离病原体,并做常规药敏试验,作为抗生素选药依据,并根据抗生素的药动学特点,结合感染部位及药物浓度分布情况选择抗生素,并参考以下程序。

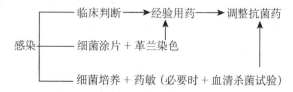

4. 配伍禁忌及合理给药

(1)静脉滴注抗生素药物必须注意配伍禁忌,原则上两种抗生素不宜置于同一溶液中静脉注射或滴注,以免发生相互作用,而致抗生素的活力受到影响,或导致溶液变色、浑浊、沉淀等。

(2)静脉滴注抗生素的溶液,原则选择生理盐水,除必要时才选择5%葡萄糖盐水或5%葡萄糖注射液,以免溶液pH对抗生素的破坏。

(3)连续给药与间歇给药的合理选择

①β内酰胺类抗生素(时间依赖性药物)静脉滴注时,一定要采用间歇给药方案。可将每次剂量溶于100ml液体内滴注0.5~1h,按每6小时1次、每8小时1次、每12小时1次时间给药,药物应临时配制。

②大环内酯类(红霉素、吉他霉素等)及多烯抗生素(两性霉毒B)可采用连续给药方案,避免毒性

反应。用注射用水溶液溶解后放入盐水中静脉滴注,防止水解失效。

③氨基糖苷类抗生素(浓度依赖性药物)采用间歇性给药方案或一日量一次性给药,可采用肌内注射,也可分次静脉滴注,不宜静脉推注,也不宜与β内酰胺类药物同瓶滴注。

5. 使用抗生素治疗中的注意事项　使用抗生素治疗过程中,要注意保护病人的定植抵抗力,尽可能避免使用广谱抗生素,防止宿主自身菌群失调,造成外来菌定植及耐药菌株生长,密切注意菌群失调的先兆。对长期大量使用广谱抗生素的病人,应定期监测菌群变化及感染部位的细菌变化,及时予以纠正和治疗,减少二重感染的发生。

三、抗感染药物在外科的预防应用

1. 术前预防性应用抗生素的原则

(1)清洁无菌手术(如甲状腺手术、疝修补术、输卵管结扎术、膝软骨摘除术等):无术前预防性应用抗生素的指征。

(2)可能污染的手术(如胃切除术、小肠切除术、胆囊切除术、子宫切除术等):一般不预防用药。如事先估计手术时间长,污染可能性大,可适当应用抗生素进行预防。

(3)以下情况为术前预防性应用抗菌药物的指征:①污染手术,术后有发生感染高度可能者。例如:严重污染和组织创伤的伤口,不能及时手术处理或彻底清创者(如复杂外伤、战伤、开放性骨关节伤、严重烧伤、伴溃疡坏疽的截肢术、感染性病灶如脑脓肿等手术和各种咬伤等);连通口咽部的颈部手术;回肠远端及结肠手术;腹部空腔脏器破裂或穿通伤;高危胆道手术;经阴道子宫切除术。②一旦发生感染将引起严重后果者(如心脏瓣膜病或已植入人造心脏瓣膜因病需行其他手术者、脑脊液鼻漏者以及器官移植术等)。③各种人造物修补、置换或留置手术(如人工心脏瓣膜置换手术、人造关节置换术、人造血管移植术、脑室心房分流管放置术等)。

2. 术前应用抗生素的方法

(1)抗生素的预防应用仅当有明确的指征,并选择对特定的手术可能引起手术部位感染的最常见的致病菌有效的药物。

(2)一般在术前 0.5~1h 通过静脉途径给予 1 次足量抗生素(最初的预防性抗生素剂量),应使手术开始时组织和血清内达到药物杀菌浓度,并在整个手术过程中维持组织和血清内的治疗性水平(手术时间超过 4h 可术中加用 1 次量),至少至手术切口关闭后的几个小时。

(3)除了上面讲到的以外,在择期的结直肠手术前,还需要通过导泻或灌肠剂进行肠道准备。在手术前 24h 开始给予不吸收的口服抗生素,共 3 次。

(4)对高危的剖宫产手术,应在脐带钳夹后立即预防性应用抗生素。

(5)不要将万古霉素作为常规的预防性应用药物。

第十节　医院感染与护理管理

护理工作在医院感染管理中具有本身的特殊性和重要性。国内外调查结果显示,医院感染中有 30%~50% 与不恰当的医疗护理操作及护理管理有关,因此,加强研究护理程序、护理技术和医院感染的发生规律,以及它们之间的相互关系,探索预防、控制感染的理论与方法,用有效的护理操作技术,最大限度地降低医院感染的发生率,是本节阐述的宗旨和目的。

一、护理工作在医院感染防治中的作用

自 19 世纪中叶,近代护理学奠基人之一南丁格尔倡导科学护理以来,清洁、消毒、灭菌、无菌操作和隔离技术等日益为护理界所重视。人们认为,预防远比治疗重要。在这个思想指导下,通过大量的临床实践和不断总结经验教训,归纳出这样一条信念:严格执行消毒灭菌原则、无菌操作技术规范,正确应用隔离技术和贯彻护理管理制度是预防外源性感染的前提,而运用现代护理技术和管理手段则是降低医院感染发生率的重要途径。

护理管理是医院管理系统中的主要组成部分。在总系统的协调下,相关的护理部门运用科学的理论和方法,在医院内实行各种消毒灭菌和隔离措施。完善的护理管理机制通常以质量管理为核心,技术管理为重点,组织管理为保证。护理质量的核心则是医院感染控制的水平。在预防和控制医院感染的全过程中,护理指挥系统起着决定性的作用。护理人员及护理管理者,应该成为预防和控制医院感染的主力。

预防感染措施的执行常常首先涉及护理人员。要做好任何实质性护理，都离不开消毒、灭菌和隔离技术，而且，一般来说，护理人员接受的控制感染的基本教育和训练比医师要多。在不少情况下，病人的一些病情变化首先发现的往往是护士。一旦发现病人有严重感染的危险时，当班护士有权对病人实行隔离。这种责任要求护士对一些疾病及其隔离的必要条件，必须有较全面的知识和理念，并要随着疾病谱的变化、疾病传播和流行的特点，制订出相应的隔离措施。比如，100多年前提出的"类目隔离"发展至今已有7种方法[严密隔离、呼吸道隔离、抗酸杆菌（AFB）隔离、接触隔离、肠道隔离、引流物-分泌物隔离、血液-体液隔离]，以后又发展为以疾病为特点的隔离；20世纪80年代中末期进一步提出全面血液和体液隔离，亦称屏障护理或"普遍性预防措施"；20世纪90年代初发展为"体内物质隔离"。在此基础上于20世纪90年代中后期又迅速地发展为今天的"标准预防"。

大量的事实充分说明，严格认真地执行消毒、灭菌、无菌操作和隔离技术，是预防医院感染的重要保证。护理人员既然是主力，在任何治疗和护理行动中都必须坚持这一观点。欧美各国多数医院管理机构都认为，没有预防感染的护士，就无法推动和贯彻防止医院感染的各种措施，因此英国在1958年率先任命了医院感染监控护士。我国大量流行病学调查资料分析证明，哪里护理管理预防工作做得好，哪里的医院感染发生就少，否则，外源性感染就会接踵而来，甚至造成暴发流行。

二、常见医院感染的预防与护理

在医院感染控制中，特别应预防下述各类型感染：

1. 下呼吸道感染

（1）下呼吸道感染临床诊断标准：符合下述两条之一即可诊断。①患者出现咳嗽、痰黏稠，肺部出现湿啰音，并有下列情况之一：发热、白细胞总数和（或）中性粒细胞比例增高，X线胸片显示肺部有炎性浸润性病变；②慢性气道疾病患者稳定期（慢性支气管炎伴或不伴阻塞性肺气肿、哮喘、支气管扩张症）继发急性感染，并有病源学改变或X线胸片显示与入院时比较有明显改变或新病变。

（2）预防下呼吸道感染特别是做好呼吸机相关性肺炎（VAP发生率为18%～60%，治疗困难，病死率高达30%～60%）的预防与护理最重要。针对VAP发病的易感危险因素及发病机制采取有效的措施。使用声门下分泌物引流（SSD）方法可能是预防VAP有效且简单的方法。它是采用可吸引气管导管持续或间断引流声门下分泌物，以减少污染的声门下分泌物进入呼吸道，以达到预防VAP发病的目的。SSD预防VAP的资料尚少，需进一步研究并做成本效益分析。VAP危险因素较多，采取综合措施以减少VAP的发病率可能更重要。如呼吸机的湿化器使用无菌水，每人更换无菌水；防止冷凝水倒流，及时倾倒并认真洗手；呼吸机管道视情况定期更换；做好气道护理及有效地吸痰，拍背等措施。

（3）因为这类感染易于发生，而且对危重病人威胁较大。在具体实践中应认真做好以下各项。

①对昏迷及气管插管的病人，必须加强口腔护理。

②掌握正确的吸痰技术，以免损伤呼吸道黏膜及带入感染细菌。

③严格按七步洗手要求，应用流动水、脚踏式或感应式开关、一次性擦手纸巾，认真地洗手。根据需要定期或不定期进行手部细菌监测，切断通过手的传播途径。

④做好吸入性治疗器具的消毒，阻断吸入感染途径，如湿化瓶及导管要按照卫生部规范严格终末消毒，干燥保存，用时加无菌水，连续使用时每天更换无菌水；使用中的呼吸机道系统应及时清除冷凝水，必要时定期或不定期更换、消毒。

⑤积极寻找有效手段，阻断病人的胃－口腔细菌逆向定植及误吸，不用H_2受体阻断药，慎用抗酸药，以免胃内pH升高，而细菌浓度增高，以致促成内源性感染的发生。可用硫糖铝保护胃黏膜，防止应激性溃疡；带有胃管的病人，应选择半卧位，并应保持胃肠通畅，若有胃液潴留，应及时吸引，防止胃液倒流而误吸；术后麻醉尚未恢复之前，应使病人处于去枕仰卧位，严格监护，若有痰液及时吸出防止误吸。

⑥做好病室的清洁卫生，及时消除积水和污物，铲除外环境生物储源，保持空气洁净及调节适宜的温湿度，定期清洗空调系统。

⑦加强基础护理，对病人进行有关预防下呼吸道感染的教育，指导病人进行深呼吸训练和有效咳嗽训练，鼓励病人活动，对不能自主活动的病人应协助其活动，定时翻身拍背，推广使用胸部物理治疗技术。

⑧监护室内尽量减少人员走动,隔离不必要人员入室,室内禁止养花,以防真菌感染。

⑨进入监护室的人员(包括探视人员)都要严格按制度更换清洁的外衣和鞋子,洗手,必要时戴口罩,严禁有呼吸道感染者入内。

⑩建立细菌监测、感染情况的登记上报制度,定期分析细菌的检出情况,对感染部位、菌种、菌型及耐药性、感染来源和传播途径,以及医务人员的带菌情况均应做好记录,以便制订针对性的控制措施。

2. 血管内导管相关性感染

(1)血管内导管相关性感染临床诊断符合下述三条之一即可诊断:①静脉穿刺部位有脓液排出,或有弥散性红斑(蜂窝织炎的表现);②沿导管的皮下走行部位出现疼痛性弥散性红斑,并除外理化因素所致;③经血管介入性操作,发热≥38℃,局部有压痛,无其他原因可解释。

(2)预防要着重防止血管内导管相关性感染。危重病人往往需要进行介入性监护、治疗或诊查,而作为医护人员必须贯彻 WHO 的安全注射 3 条标准,即接受注射者安全、注射操作者安全、环境安全,还应特别注意下列各点:①采用各种导管应有明确指征,总的讲要提倡非介入性方法,尽量减少介入性损伤;②对病人实行保护性措施,提高其自身抵抗力,介入性操作容易破坏皮肤和黏膜屏障,能不用时应立即终止;③置入时除了严格的无菌技术外,还应注意选择合适的导管,如口径相宜、质地柔软而光洁,以及熟练的穿刺、插管技术,从而避免发生血小板黏附及导管对腔壁的机械性损伤;④加强插管部位的护理及监测,留置导管的时间不宜过长,导管入口部位保持清洁,可选用透明敷料,以便于随时监测,一旦发现局部感染或全身感染征象,应立即拔除导管,并做相应的处理;⑤搞好消毒、隔离,严格的洗手和无菌操作,是预防介入性感染最基本的重要措施;⑥配制液体及高营养液时应在洁净环境中进行,配制抗癌药及抗菌药时应在生物洁净操作台上进行,确保病人、工作人员及环境安全;⑦在介入性操作中使用的一次性医疗用品必须有合格证件,符合卫生部的有关要求,严格使用过期、无证产品,确保病人安全等。

3. 手术部位感染预防

(1)表浅手术切口感染仅限于切口涉及的皮肤和皮下组织,感染发生于术后 30d 内。

临床诊断:具有下述两条之一即可诊断:①表浅切口有红、肿、热、痛,或有脓性分泌物;②临床医师诊断的表浅切口感染。

(2)深部手术切口感染指无置入物手术后 30d 内,有置入物(如人工心脏瓣膜、人造血管、机械心脏、人工关节等)术后 1 年内发生的与手术有关并涉及切口深部软组织(深筋膜和肌肉)的感染。临床诊断符合上述规定,并具有下述 4 条之一即可诊断:①从深部切口引流出或穿刺抽到脓液,感染性手术后引流液除外;②自然裂开或由外科医师打开的切口,有脓性分泌物或有发热≥38℃,局部有疼痛或压痛;③再次手术探查、经组织病理学或影像学检查,发现涉及深切口脓肿或其他感染证据;④临床医师诊断的深部切口感染。

(3)器官(或腔隙)感染指无置入物手术后 30d,有置入物手术后 1 年内发生的与手术有关(除皮肤、皮下、深筋膜和肌肉以外)的器官或腔隙感染。临床诊断符合上述规定,并具有下述 3 条之一即可诊断:①引流或穿刺有脓液;②再次手术探查、经组织病理学或影像学检查,发现涉及器官(或腔隙)感染的证据;③由临床医师诊断的器官(或腔隙)感染。

(4)手术部位感染的预防:①防止手术部位感染的最有效对策是严格的无菌操作,不用无抗菌能力的水冲洗切口,并对疑有感染的切口做好标本留取,及时送检;②缩短病人在监护室滞留的时间;③选用吸附性很强的伤口敷料,敷料一旦被液体渗透要立即更换,以杜绝细菌穿透并清除有利于细菌的渗液和避免皮肤浸渍;④尽量采用封闭式重力引流;⑤更换敷料前洗手,处理不同病人之间也要洗手,即使处理同一个病人不同部位的伤口之间也应清洁双手;⑥保持室内空气清洁,尽量减少人员流动,避免室内污染等。

三、医院高危人群和重点科室的感染管理

医院是各种疾病病人聚集的地方,其免疫防御功能都存在不同程度的损伤或缺陷。同时,病人在住院期间又由于接受各种诊疗措施,如气管插管、动静脉插管、留置导尿、手术、放疗、化疗、内镜检查和介入治疗等,进一步降低了他们的防御功能。加之医院病原体种类繁多、人员密集,增加了病人的感染机会。因此,为了控制医院感染的发生,医护人员必须对人体的正常防御能力有一定的了解,还要熟悉降低或损伤宿主免疫功能的各种因素,以便采取相应措施,提高宿主的抵抗力。同时,还应对

医院感染所涉及的各类微生物,对于常见致病菌、机会致病菌的种类、形态、耐药力、致病力以及对药物的敏感性等应有一个清楚的认识,以便有针对性地对有传染性的病人进行有的放矢的隔离与治疗,对环境及医疗器械进行有效的消毒、灭菌,从而降低医院感染的发生率。

1. 老年病人由于脏器功能低下,抗感染能力减弱,尤其是有基础疾病并处于卧床不起的老年人,由于呼吸系统的纤毛运动和清除功能下降、咳嗽反射减弱,导致防御功能失调,易发生坠积性肺炎。而且,这类病人的尿道多有细菌附着,导管中铜绿假单胞菌、大肠埃希菌、肠球菌分离率高,也可能成为医院感染的起因。对于抗菌药物的应用,无论用于治疗还是用于预防,均应持慎重态度,并坚持定期做感染菌株耐药性监测,以减少耐药菌株的产生。

对住院的老年病人必须特别加强生活护理,做好病人口腔和会阴的卫生。协助病人进行增加肺活量的训练,促进排痰和胃肠功能恢复。用于呼吸道诊疗的各种器械要做到严格消毒。工作人员在护理老年病人前后均应认真洗手,保持室内环境清洁、空气新鲜,严格探视制度及消毒隔离制度。

2. 幼儿处于生长发育阶段,免疫系统发育尚不成熟,对微生物的易感染性较高,尤其是葡萄球菌、克雷伯菌、鼠伤寒沙门菌、致病性大肠埃希菌和柯萨奇病毒等感染,较易在新生儿室形成暴发流行。因此,预防医院感染要针对小儿的特点,制订护理和管理计划。加强基础护理,注意小儿的皮肤清洁及饮食卫生,更主要的是从组织活动和环境改善方面进行考虑,特别是新生儿室与母婴同室的环境卫生、室内温湿度的变化,适宜的温湿度及恰当的皮肤护理等都对新生儿的健康有影响;除严格执行各种消毒、隔离的规章制度外,还要求工作人员上班前一定要做好个人卫生。接触新生儿前一定要洗手,并做好对环境卫生的监测。工作人员出现传染性疾病时,应及时治疗、休息,严重时调离新生儿室,以免发生交叉感染。

3. 重症监护病房(ICU)是医院感染的高发区,患者的明显特点是病情危重而复杂。

(1)多数病人都是因其他危重疾病继发感染(包括耐药菌株的感染)后转入ICU。

(2)各种类型休克、严重的多发性创伤、多脏器功能衰竭、大出血等病人,其身心和全身营养状况均较差,抗感染能力低。严重创伤、重大手术等常导致全身应激反应,进而出现抗细菌定植能力及免疫功能下降。

(3)病人多数较长时期使用各类抗菌药物,细菌的耐药性均较强。

(4)强化监护所使用的各种介入性监测、治疗,如机械通气、动脉测压、血液净化、静脉高营养、留置导尿、胃肠引流等,都可能为细菌侵入机体和正常菌群移位提供有利条件。

(5)病人自理能力缺乏或丧失,因而十分依赖护理人员,与护理人员频繁接触往往会增多发生交叉感染的机会。

为了做好ICU医院感染的预防工作,除从设计和设备上给予关注外,必须制订一系列防止感染的管理制度。此外,还应强调从业人员素质的提高,有高度责任心者才能做好ICU的工作,从而降低ICU病人医院感染的发生率。预防ICU医院感染的原则应是提倡非介入性监护方法,尽量减少介入性血流动力学监护的使用频率。对病人施行必要的保护性医疗措施,提高病人机体的抵抗力。

四、护理人员的自身职业防护

医院的工作人员直接或间接与病人和传染性污物接触,可以从病人获得感染,也可以把所得的感染或携带的病原体传给病人,并能在病人及工作人员之间传播,甚至扩散到社会上去。因此,对工作人员进行感染管理,不仅关系到他们自身的健康,而且也有益于全院病人及其家属乃至社会。

在医院众多职工中,护理人员接触病人最多,每日需要处理各种各样的感染性体液和分泌物,可说是处于各种病原菌包围之中,时刻受到感染的威胁,因此必须加强护理人员的自我防护与感染管理。

1. 加强对护理人员的感染管理 对护理人员感染的监测既是职业性健康服务和预防感染的重要环节,也是医院感染监控及管理系统中的重要组成部分。对护理人员应定期进行全面体格检查,建立健康状况档案,了解受感染的情况,以便采取针对性的预防措施。

在医院中许多科室和工作环节对职工具有较高的感染危险,尤其是护理人员在调入或调离某一部门时,都应进行健康检查,查明有无感染,感染的性质,是否取得免疫力等,并做好详细记录。在此基础上,进一步探讨这个部门的感染管理工作,明确改进目标,制订相应的预防感染措施。对新来人员进行岗前培训应成为制度。

2. **提高护理人员自我防护意识**　护理人员在进行手术、注射、针刺、清洗器械等操作时,极易被锐利的器械刺伤。人体的皮肤黏膜稍有破损,在接触带病毒的血液、体液中就有被感染的危险性。因此,处置血液和血液污染的器械时,应戴手套或采用不直接接触的操作技术,谨慎地处理利器,严防利器刺伤,一旦被利器刺伤必须立即处理,挤血并冲洗伤口、清创、消毒、包扎、报告和记录、跟踪监测,尽量找到可能感染的病原种类证据,以便根据病原学的特点阻断感染。护理人员手上一旦出现伤口就不要再接触病人血液和体液。对于从事有可能被病人体液或血液溅入眼部及口腔黏膜内的操作者,应强调戴口罩及佩戴护目镜,在供应室的污染区还应佩戴耳塞,穿防护衣、防护鞋等。在进行化学消毒时,应注意通风及戴手套,消毒器必须加盖,防止环境污染带来的危害。

3. **做好预防感染的宣传教育**　护理人员在工作中双手极易被病原菌污染。有些护士往往只注意操作后洗手,而忽视了操作前同样需要洗手;有的护理人员本身就是病原携带者,或由于长期接触大量抗菌药物已经改变了鼻咽部的正常菌群,成为耐药细菌的储菌源。这些病原体可通过手或先污染环境和物品,继而导致病人感染。例如,曾提及的新生儿室发生的金黄色葡萄球菌感染流行,即可由于护理人员皮肤病灶化脓或鼻咽部带菌所致。因此,护理人员必须养成良好的卫生习惯,尤其要强化洗手意识,对一切未经训练的新工作人员,应给予预防感染的基本操作技术培训,并结合各种形式(如板报、壁画、警示等)的宣传教育。

4. **强化预防感染的具体措施**　患有传染性疾病的护理人员,为防止感染扩散,应在一定时期内调离直接治疗或护理病人的岗位,并在工作中做好避免交叉感染的各项措施。对从事高危操作的工作人员,如外科医师、监护病房护士及血液透析工作人员等均应进行抗乙型肝炎的免疫接种。被抗原阳性血液污染的针头等锐利器械刺破皮肤或溅污眼部、口腔黏膜者,应立即注射高效免疫球蛋白,以防感染发生。同时,还应加强对结核病的防治,以及在传染病流行期或遭受某种传染物质污染后,及时为护理人员进行各种相应的免疫接种,如乙肝疫苗、流感疫苗等。

(陈　东　高凤莉)

第 6 章

护 理 研 究

第一节 基本概念

一、科学和研究

科学(science)是由拉丁文 scientia 而来,意指"探讨自然现象和其间关系的知识体系",是反映现实世界,如自然、社会、思维等客观规律的本质和规律的知识体系。研究(research)是通过系统地、有控制地收集资料、反复地探索未知、客观地认识各种自然现象和社会现象的活动,是一种有系统地探索和解决问题的活动,并能从中获得客观规律和产生新知识,进而阐明实践与理论间的关系。

科学精神最根本的一条就是实事求是。科学应合乎逻辑、可验证、可被重复、着重一般共性问题,探讨事物因果关系。研究工作具有探索性、创造性和连续性,研究以系统的科学方法来探索和了解事物的现象为目的,其结果可表现为描述事物的现状,发现事物的内在联系和本质规律,引出定律或产生理论3个方面的内容。

开展研究就是从工作实践中发现需要解决的问题,通过系统的方法研究和问题评价,得出结果,用以指导实践的过程。根据研究工作的目的、任务和方法不同,研究通常划分为基础研究、应用研究和开发研究几种类型。基础研究是以研究自然现象、探索自然规律为目的,旨在增加新知识、发现新的探索领域,为新的技术发明和创造提供理论前提。应用研究是把基础研究发现的新理论应用于特定目标的研究,它是基础研究的继续,目的在于为基础研究的成果开辟具体的应用途径,使之转化为实用技术。开发研究又称发展研究,是把基础研究、应用研究的成果发展为新材料、新产品、新设计、新方法,或者对现有的材料、设备、方法进行本质上的、原理上的改善而进行的系统创造性活动。开发研究是把研究成果转向生产的桥梁,是科学转化为生产力的中心环节。基础研究、应用研究、开发研究是整个研究系统3个互相联系的环节,它们在一个国家、一个专业领域的研究体系中协调一致地发展。研究应具备一定的条件,如:需有一支合格的科技队伍,必要的科研经费,完善的科研技术装备及科技试验场所等。

二、护理学和护理研究

美国护士协会(ANA)曾对护理定义为:护理是诊断和治疗人类对存在的或潜在的健康问题的反应。日本护理协会对护理的定义是:以健康为准则,给予人们援助,使之能维持正常的生活。概括地说,护理的含义就是通过护理工作使患者处于最佳状态,为患者恢复健康提供理想的环境和支持,使患者尽可能地减少痛苦、感到舒适。护理学是医学领域中一门独立的学科。护理学应有其明确的研究目标和领域,在卫生保健事业中与医疗有着同等重要的地位,护士与医生是在共同担负着维持生命、减轻患者痛苦和促进健康的任务。护理学是具有很强科学性的专业,需要在充分的理论和知识的指导下进行工作。护理学在整个生命科学中占有重要的地位,也是医学科学的重要组成部分。护理学需要通过大量的研究工作来促进自身的发展,完善自我系统的理论体系,形成严密逻辑结构的独立学说和理论。

护理研究是用科学的方法反复探索护理领域的问题,并用以直接或间接地指导护理实践的过程;是指通过科学的方法有系统地探究现存的知识,或产生新的知识,从而直接或间接地指导护理实践的活动过程。国际护士会(ICN)将护理研究定义为以形成和完善具有精确方法的新知识为目的的一种系统的探讨。美国护士会(ANA)对护理研究的定义是验证和改进现有知识,产生新知识,直接或间接影响护理实践的科学过程。护理研究的目的是验证护理理论、发现新的知识、解决工作中的问题、评价护理措施,并通过研究改进护理工作和提高护理工作质量,使患者得到更安全有效的护理。

第二节 护理研究趋势和最新进展

第一位从事护理学研究的学者是现代护理学的创始人南丁格尔女士(1820-1910),通过观察和记录所看到的现象,写出了控制医院内感染的第1篇研究报告,成为护理学研究的开始。

目前我国护理研究内容比较广泛,涉及护理教育、护理管理、护理实践等多方面,包括基础护理、临床各专科护理、心理护理、社区护理、课程设置改革、护理质量管理、护理人力配置、护理分级等。发展科学知识,使护士能够开展以循证为基础的护理实践。美国国家护理研究所公布的护理研究的重点(NINR,2006-2010)是促进健康和预防疾病,改善生活质量,减少健康状况差异,建立临终研究的方向。目前护理研究更强调循证护理,多学科合作,成本效益,质性研究增加,护理研究不断深入。

随着医学科学技术的发展,护理研究范围逐渐扩大,护理研究范畴应向多元化发展,凡与护理工作有关的问题都应属于护理研究的范畴。不但研究护理专业技术知识、护理教育或管理等问题,还要向跨地区、跨部门、跨专科的综合领域发展,使研究结果更深入,更有推广意义。在护理科学研究规模和方法上不断改进。目前护理研究已从自选的、分散的小型研究趋向于整体性和综合性研究,加强多学科、多专业的合作,不仅把其他学科的理论和方法运用到护理学中来,还与其他专业人员共同组成研究团队,研究与健康相关的课题。在研究设计上目前仍多选用量性研究方法,并以调查法收集资料为多见,而质性研究方法则采用较少。今后也要注意质性和量性的综合研究,应多采用全面的、多角度的研究方法。

护理论文写作方面,目前多采用叙述和分析资料的方法。大部分研究样本的选择也多在自己服务的医院或病房内采集,这对研究结果的推广与使用有很大的局限性。要注意避免用单一方法收集资料,收集资料方法应多元化。研究计划要多偏重方向性和综合性内容,一个课题的研究时程也要长些,使研究结果能达到一定水平和深度,能够深入说明和解决1~2个护理问题。

第三节 护理研究的主要方法

一、实验性研究

实验性研究(experiment study)又称流行病学实验或干预性研究,是研究者采用随机分组、设立对照及控制或干预某些因素的研究方法。

1. 实验性研究的特点

(1)干预:亦称操纵(manipulation),即研究者对研究对象人为施加的干预措施(也称处理因素)。有无干预是实验性研究和非实验性研究的根本区别。

(2)设立对照:设对照组的目的就是为了排除与研究无关的干扰因素(外变量)的影响,突出试验中干预措施的效应。对照组要设立多少组,应依照研究目的和干扰因素的多少而定。任何一个实验性研究都至少应设立一个对照组。常用的设立对照的方法有自身对照、组间对照、配对对照等。选择对照组时应该使对照组和试验组的基本条件一致或均衡,以降低干扰因素对研究结果的影响。

①自身对照:指对照组和试验组的数据均来自于同一组样本,即将研究对象自身在干预前后的情况进行比较。自身对照的优点是消除了研究对象自身各种干扰因素的影响,而且节省样本量,因此在护理研究中较常采用。

②组间对照:是指相比较的两组数据来自两组不同的受试者。

③配对对照:将研究对象按某些特征或条件配成对子,这样每遇到一对就分别给予不同处理。配对设计能减少每一对研究对象内部的实验误差,故

较组间对照设计的效果更好。

(3) 随机化：是指随机抽样和随机分组，即从目标人群中随机地选择样本，并且将这些被选到的研究对象随机地分到实验组和对照组中。目的是使实验组和对照组能在均衡条件下进行比较，使样本更具有代表性。在进行随机化时，可以使用随机数字表，或者较为简便的投掷硬币、抽签等方法进行。

2. 实验性研究中常用的研究设计类型

(1) 实验前后对照设计(before-after experimental design)：将研究对象随机分为实验组和对照组，实验组采用新的干预措施或在常规基础上加新方法，而对照组只采用常规方法，两组同时在实验前和实验后测量某些指标。研究者通过比较两组在实验前的数值来评价两组的可比性，比较两组实验后的数值来评价干预的有效性。

在常用的研究方法中，实验前后对照设计是目前公认的标准研究方法，实验前后对照设计是最为常用的一种。其论证强度大，偏倚少，容易获得正确的结论。但作为对照组不要触犯研究中的伦理原则。

(2) 单纯实验后对照设计(after only experimental design)：是将研究对象随机分组，对实验组施加干预措施，对照组则不施加干预措施，然后观察比较干预后两组在因变量上的差异。单纯实验后对照设计，减少了因干预前测量所导致的结果偏倚，同时也适用于一些无法进行前后比较的护理研究。

(3) 随机临床实验研究设计(randomized clinical trials design)：将研究对象随机分为实验组和对照组，观察或测量所研究的应变量，向各组施加不同的干预和处理因素，再次观察或测量所研究的应变量，比较两组结果的变化。该设计适用于临床护理或预防性研究，探讨和比较某一新的护理措施对疾病的康复和预防的结果。

(4) 索罗门四组设计(Solomon four-group design)：索罗门四组设计实际上是为避免研究对象敏感及其他干扰因素的影响，将实验前后对照设计和单纯实验后对照设计组合起来的一种研究方法。它是一种经常应用的高效的研究设计。研究对象被随机地分为4组，两组实验组和两组对照组，对其中的一个实验组和一个对照组进行实验前测量，而另外一个实验组和一个对照组则不进行实验前测量。然后对两个实验组实施同样的干预措施，干预结束后同时进行四组的某些指标的测量并比较。

该设计适用于实验前进行的测量本身可能会对实验结果有影响的情况下，特别是某些涉及情感、态度等方面的研究。

二、类实验性研究

类实验性研究(quasi-experimental study)，亦称半实验性研究，与实验性研究方法基本相似，有对研究对象的护理干预内容，但缺少按随机原则分组，或没有设对照组，或两个条件都不具备。在实际对人的研究中，很难进行完全的实验性研究，特别要达到随机分组比较困难，因此类实验性研究在护理研究中较为实用。类实验性研究中常用的科研设计类型如下。

1. 无对等对照组设计(non-equivalent control group design) 该设计包括干预措施和两组或两组以上的研究对象，这两组或者两组以上的研究对象是非随机分组的，进行实验前和实验后测量或只进行实验后测量。

2. 自身实验前后对照设计(one group pretest-posttest design) 该设计是类实验性研究中最简单的一种设计方法。同一研究对象接受前后两个阶段、两种不同处理措施，然后对其效果进行比较。这种设计方法既没有对照组，也没有随机分组，即只有实验组一组。

3. 时间连续性设计(time series design) 是自身实验前后对照设计的一种改进。当自身变量的稳定性无法确定时，可以应用时间连续性设计，在干预前后进行多次的观察与测量。

三、非实验性研究

非实验性研究(non-experimental study)是指研究过程中对研究对象不施加任何护理干预和处理的研究方法。这类研究常在研究对象处于完全自然状态下进行，其研究结果可用来描述和比较各变量的状况。非实验性研究中常用的科研设计类型如下。

1. 描述性研究 描述性研究(descriptive study)是目前护理领域应用最多的一种研究方法。是在一个特定的领域获得研究对象的有关特征的研究。目的是通过观察、记录和描述，以了解研究对象在自然状态下的特征。通过描述性研究，可以了解疾病、健康或事件的基本分布特征，为进行相关性研究和实验性研究提供基础。描述性研究设计中常见的有现况调查和纵向研究等方法。

现况调查(cross-sectional study)：也可称为横断面调查，是在某一特定人群中，用普查或抽样调查的方法，在特定时间内收集与健康或疾病有关的特征。现况调查包括普查和抽样调查两种常见类型。普查是根据研究目的在特定时间内对特定范围内的所有对象进行调查或检查。目的是对总体一般状况做出全面、精确的描述，把握总体的全貌，得出具有普遍意义的结论。抽样调查是从研究人群的全体对象中抽取一部分进行调查，根据调查结果估计出该人群的患病率或某种特征的情况，是一种以局部估计总体的调查方法。

纵向研究(longitudinal study)：是对一特定人群进行定期随访，观察疾病或某种特征在该人群及个体中的动态变化，即在不同时间对这一人群进行多次现况调查的综合研究。

2. 相关性研究　相关性研究(correlational study)是探索变量之间关系的研究。它与描述性研究相一致的是在研究中没有任何人为的施加因素，不同点是相关性研究要有比较明确的几个观察变量，以便检测所观察的变量间是否有关系。相关性研究比描述性研究有更多的"探索"原因的作用，可为进一步的类实验性研究或实验性研究提供基础。

3. 比较性研究　比较性研究(comparative study)：是在自然状态下，对两种或两种以上不同的事物、现象、行为或人群的异同进行比较的研究方法。比较性研究同描述性研究的区别在于，描述性研究是对一种现象的描述，而比较性研究是针对已经存在差异的至少两种不同的事、人或现象进行分析比较的研究。根据其研究目的，可以将比较性研究分为病例对照研究和队列研究两种。

病例对照研究(case-control study)：是回顾性研究，是将现已确诊患有某疾病的一组病人作为病例组，不患有该病但具有可比性的另一组个体作为对照组。通过调查回顾两组过去的各种可能存在的危险因素，测量并比较病例组与对照组间各因素存在的差异。

队列研究(cohort study)：属于前瞻性研究，是观察目前存在差异的两组或两组以上的研究对象，在自然状态下持续若干时间后再比较两组的情况。研究方法是从一个人群样本中选择和确定两个群组，两个群组暴露因素不同，追踪一个时期，观察并记录这段时间内所欲研究的疾病或某研究特征的发生情况，并进行比较。如果两组比较的结果证明，两组患者在某研究疾病的发病率或死亡率或者某特征出现的概率上确有差别，则可以认为该因素(或特征)与所研究的疾病或某特征间存在着联系。

四、质性研究设计

质性研究是定性研究，是对某种形象在特定情形下的特征、方式、含义进行观察、积累、分析、解释的过程。质性研究是从实际观察的资料中发现共性问题的过程，属于探索性和叙述性研究。质性研究属于非干预性研究，主要包括现象学研究法、根基理论研究法、人种学研究法等类别。质性研究的资料收集一般是研究人员深入研究现场，采用半结构或非结构式观察、访谈、录音、录像、记录等方法。当研究者在对第某个访谈对象进行访谈时，所提供的信息与前面研究对象提供的信息是重复的，从访谈内容中没有发现新的资料，此时达到了数据饱和状态，研究者即停止资料收集工作。资料分析以语言文字而非数字为基础，是进行分析、推理和解释的过程。

1. 现象学研究(phenomenology)　现象学研究法是一种观察特定现象，分析该现象中的内在成分和外在成分，把其中的重要要素提炼出来，并探讨各要素之间及各要素与周围情景之间关系的一种质性研究方法。现象学研究法最初由 Husserl 和 Heidegger 发展而来，目的在于描述人们亲身的经历，用归纳、描述的方法来捕捉研究对象的某种"真实的体验"。

研究者使用开放式问题，采用个人深入访谈法收集资料，同时配以实地观察，以求对研究对象所描述的体验有深刻理解。每个研究对象均接受同等次数访谈，在访谈过程中同时观察记录。每次 30～60min。资料整理与分析和资料收集过程同步进行。每次访谈结束后，将录音及观察资料整理成誊本。资料分析由一个资料分析小组的成员们共同完成，以保证资料分析与解释的准确性，避免个人偏倚。小组成员仔细阅读访谈记录，小组会议上进行深入讨论，确定有意义的内容，并进行编码、分类。根据编码和分类，提炼主题，找出反映主题的相关文字与描述。研究的最终结果是由小组成员多次讨论、分析，最后达成共识而得到的。

2. 根基理论研究法(grounded theory)　此研究方法是在 20 世纪 60 年代由社会学家 Glaser 和 Strauss 提出的，强调通过系统地收集资料，同时分析资料，进而产生理论的过程。其主要目的是对现实中的现象进行深入解释,产生理论。根基理论研究法是一种由具体到抽象的建立理论的方法,而收集的资料则是理论的根基。根基理论认为,只有从资料中产生的理论才具有生命力,如果理论与资料相吻合,理论便具有了实际的用途,可以被用来指导人们具体的生活实践。因此,根基理论的概念框架来自于资料而不是先前的研究。研究者在资料收集和分析的过程中采用不断比较的方法,去发现不同的研究对象所提供的资料之间的相同点和不同点,将片断资料组合成有功能的整体框架,进而形成理论。

典型的使用根基理论研究法进行研究的案例是由美国的Kubler-Ross博士对数百名临终病人进行的有关临终患者心理特点的研究。研究者通过深入观察、访谈等方法,获得大量临终患者心理变化的第一手原始资料。通过对这些资料的归纳、分析,他总结出临终病人心理活动的基本变化规律,将患绝症的患者从获知病情到临终时的心理反应过程分为否认期、愤怒期、商讨期、抑郁期和接受期5个阶段。这一研究结果有利于临床医护工作者更好地了解临终患者的心理特征和变化规律,并能很好地理解和及时观察患者在每个时期行为态度上的细微变化,以便适时为临终患者提供恰当的心理支持。

3. 人种学研究法(ethnography) 人种学研究法起源于人类学研究,目的是通过对某种文化或文化亚群的深入研究,以理解他们的语言、价值观念、行为特征和习俗等。人种学研究法通过实际参与人们自然情形下的生活、深入观察、深度会谈、档案或文史资料查寻,探讨一定时间内人们的生活方式或体验。在健康保健领域,人种学研究法最适合于探讨不同文化环境中人们的健康信念、健康行为、照顾方式等。

五、资料收集的方法

1. 问卷调查法 问卷调查法(questionnaire)是指研究者通过书面形式直接从研究对象处获取研究资料的方法。研究者将所希望获取的资料以书面形式写出,分发给研究对象,通过言语和文字向研究对象收集资料。问卷法是调查研究中最多选用的方法,常用的问卷有公认的量表或研究者自行设计的问卷两种类型。

(1)量表(scale):是由一组封闭式问题组成的、以评分方式衡量人们态度和行为的收集资料的工具,在问卷调查法中广泛应用。大多数量表都用于心理社会变量的测量,但也可测量一些生理指标,如恶心、疼痛、功能状态等。

(2)问卷:是调查的一种工具,通过受访者回答问题而不是观察行为反应得到研究资料,用问卷收集资料可以应用于各种领域的问题。一般可根据研究目的进行文献查询,寻找是否有合适的现存问卷,如果有合适的现存问卷则可直接应用。但在大多数情况下要根据研究目的,对现存问卷做一定的修改等。如果没有合适的现存问卷,则需编制新的问卷。问卷编制时应事先考虑以下几个问题:指导语、问题的类型、问卷的内容、问卷的用词、问卷答案的设计、问题的排列方式等。一般用于成人的问卷,完成时间不应超过30min;针对儿童的问卷,完成时间不应超过15min。自行设计的问卷在完成后应通过大样本测试,进行分析和信度、效度的测量,一般每个项目需10名样本进行测试,以形成该问卷的常模。运用现存问卷时,应首先对问卷进行评估,若有较大的修改或问卷为翻译版,修订版在正式应用之前应做预试验,以10~20名样本为宜,进一步检验问卷中可能存在的内容、文字、排版等问题,做出必要修改后,方可应用于正式调查中。

(3)国外量表的翻译和应用:国外量表首先要翻译成中文。最好选择两个或多个有经验的翻译者,彼此独立地将外国语言的量表翻译成汉语,准确表达原量表。对翻译出来的版本进行讨论,形成一个大家达成共识的中文版本的量表,然后请对原量表不知情的一位或多位翻译者将翻译成中文的量表再翻译回去,进行回译(back-translation)。请双语专家对原量表与回译后的"原量表"进行细致的比较、分析,找出从表面上看不同的部分,对其中文版本中的对应内容进行相应的修改,直到两个量表在内容、语义、格式和应用上相一致。此时应请有关专家对修改后的中文版量表的表面效度进行评判。最后进行检测,应寻找一定数量的双语样本(既懂中文又懂原语言的样本)进行两量表之间的等同性检验。让这些研究样本对两种语言版本的量表进行作答,然后比较原量表和中文版量表所得总分之间的相关性以及各项目得分的相关性。相关程度越高,表示两个版本量表的等同性越好。但有时在研究中获取双语样本的难度较大,也可选取一定数量的只懂中文的研究样本进行预期试验,以检测量表的内部一致性。

(4)问卷调查法收集资料的形式

邮寄问卷:研究者通过邮寄的方式将调查问卷发放给研究对象,研究对象填写好问卷后,再邮寄给研究者。一般邮寄问卷应包括三部分内容:问卷首页,问卷正文,写明回寄地址并贴足邮票的信封。在调查问卷首页,注明研究目的和意义,表述邀请研究对象参加的意向和谢意,以及维护研究对象的知情同意权和隐私权等。随着网络的发展和普及,通过互联网发放调查问卷也较为常见。

现场发放、收回问卷:研究者将研究对象组织起来,向研究对象说明研究目的和填写问卷的要求,由研究对象自行填写问卷。填写好的问卷当场收回。研究者应注意事先的组织准备工作以及临场的协调,如充分考虑场地的大小、是否便于研究对象填写,以及如何保证资料的不公开性等。

通过电话访谈完成问卷调查:研究者按照问卷内容提问,对于封闭式问题要给出可选答案,研究对象回答问题,研究者进行填写。

2. 访谈法(interview) 访谈法是指研究者通过与研究对象进行面对面的、有目的会谈,直接从研究对象处获取资料的方法。访谈法是一种口头形式的自陈法,一般可收集到较深入的资料,它是护理研究中常用的一种收集资料的方法。

(1)结构式访谈:是研究者在与研究对象的访谈中,严格按事先准备好的书面程序进行访谈的方法。研究者在采用结构式访谈前,需详细列出访谈的程序和具体内容。在访谈中,研究者严格控制访谈的进展。结构式访谈通常适用于几种情况,如研究者已拥有大量系统性的相关文献;研究者对访谈内容之外的其他内容或资料不感兴趣;访谈需要在研究者严格控制下进行等。

(2)半结构式访谈:指研究者在与研究对象的访谈中,按事先准备的访谈大纲进行访谈的方法。在访谈中,研究者只是部分地控制访谈进展,鼓励研究对象就某一主题进行自由谈论。若研究对象的回答比较表浅,研究者可以引导研究对象深入地交谈下去。与结构式访谈相比,研究者通过半结构式访谈可能会获得更多的信息和资料,但由于研究者部分地控制访谈,可在一定程度上避免研究对象的谈论内容偏离访谈主题的现象。

(3)非结构式访谈:以开放式问题的形式询问一个或几个范围较广的主题,是一种自然的交谈的方法。一般不对场所进行挑选,而在与研究对象有关的自然场所进行。非结构式会谈法由于形式灵活自由,因而具备较强的优势,特别对未知的新领域的探索性研究尤为适合,研究者通过非结构式访谈可能获得的信息很多。但是该方法耗时长,而且由于研究者在这样一个自然交谈中很难控制访谈的进展,因此非结构式访谈要求研究人员具备较强的会谈技巧和分析解释结果的能力。非结构式访谈需要研究对象积极参与交谈,有较为丰富的交谈内容,能够清楚地表达自己的观点和感受。

3. 观察法(observation) 观察法是研究者通过对事物或现象仔细观看和认真考查,以获得第一手资料的方法。可观察的现象包括:个人特征和情形、活动形态、语言性沟通行为、非语言性沟通行为、护理技术熟练程度、环境特征等。观察法适合于不容易测量的情形。

(1)按观察情形分类

自然观察法(natural observation):是在日常工作或生活情形中对调查对象的行为的观察。研究者需要观察研究对象在自然状态下的行为,这些行为可能缺乏较强的目的性和集中性,需要研究者具有较强的洞察力,才能获得有效的研究资料。

标准情形观察法(standard observation):是在特殊的实验环境下,观察调查对象对特定刺激的反应。标准情形中的观察是预先精心设计的,按一定程序进行,每一个观察对象都接受同样刺激。观察到的结果具有较高的可比性,但可观察到的行为与自然观察相比较为有限。

(2)按观察结构分类

结构式观察法:结构式观察法有已设计好的、正式的记录格式,以规定研究者要观察的现象和特征以及进行记录的方式。在结构式观察法中,研究者事先确定观察样本和观察项目,设计记录观察结果的表格,并对资料进行准确的分类、记录和编码。

非结构式观察法:研究者的观察在自然情形下进行,并且不对研究情形施加任何干预,以观察和记录人们的行为和经历的自然发生、发展过程。质性研究的资料收集常采用非结构式观察法。非结构式观察记录的方法通常为现场笔记(field note)或日记的方式,将情景过程记录下来,或通过事后会议记录有关资料,同时进行相应的整理和分析。

(3)观察者与被观察者的关系

局外观察者(complete observer):观察者经正式介绍后进入观察领域,但不参与被观察者的活动。观察者可隔着单面透视玻璃、用录像等方法进行观察,可使被观察者行为自然,但应事先告知对方观察的目的,以尊重其隐私权。

参与性观察者(observer-as-participant):观察者作为参与者进入观察领域,但其活动以观察为主,参与为辅。但如果被观察者知道自己在被观察而可能刻意改变自身行为,会影响结果的真实性。只有延长观察时间,建立自然的互动关系,才可获得真实自然的资料。

观察性参与者(participant-as-observer):观察者作为参与者进入观察领域,其活动以参与为主,观察为辅。观察者参与活动,使观察时尽量维持自然情景,被观察着表现出真实的状况。

完全参与者(complete participant):观察者完全以参与者的身份进入观察领域,观察者本身就是观察群体中的一员,所以可以获得一些局外人所不能获得的资料,但也会因此忽视某些现象或因为习以为常而不以为然,同时也可能因身处其境不能客观地分析现象。

4. 测量法 测量法是一种常用的资料收集的方法,是研究者借助特别的仪器设备和技术测量出准确的数据作为研究资料的方法。在护理领域最常用的是生物医学测量法。

(1)机体指标的测量(Vivo measurement):通过体检生理指标的测量直接从生物体测得结果,例如:脉搏、血压的测量,心电图的测量,指尖血氧饱和度测定等。

(2)实验指标的测量(Vitro measurement):不是从生物体体内直接测量结果,而是抽取标本后通过进行实验室检验测得结果,包括化学测量法,微生物测量法,组织细胞学测量法。例如:血气分析指标的测定,细菌菌落计数、生物活检进行病理检查等,一般需通过专门的检验技术人员完成。

5. 档案记录收集法 档案记录收集法是通过查阅有关记录和档案而获得研究资料的一种方法。资料可来源于医院、学校、行政管理部门等机构的有关记录和档案资料。常见的类型有疾病报告;医疗、护理服务工作记录;健康检查资料;专题疾病的调查等。档案资料的收集者都必须遵守职业道德,尊重、保护当事人的隐私权。

六、抽样方法

1. 总体与样本 总体就是根据研究目的而确定的同质研究对象的全体。当研究有明确具体的研究指标时,总体是指性质相同的、符合研究要求的所有观察单位的该项变量值的全体。当研究没有明确具体的研究指标时,其研究总体就只能是性质相同的、符合研究要求的所有观察单位了。样本就是从总体中随机抽取的部分观察单位,是实际测量值的集合。

2. 抽样 抽样(sampling)是从总体中抽取一定数量的观察单位组成样本,然后用样本信息推断总体特征。抽样的目的是用样本信息推断总体特征,抽样原则是保证样本的来源可靠,并对总体具有代表性,即严格遵循研究对象的纳入标准和排除标准。

选取有代表性的样本,遵循随机化原则,并保证足够的样本量。样本量太少,所得的指标不够稳定,结果不具有代表性;样本量过大时,又会增加实际工作的困难,造成不必要的人力、物力、财力的浪费,同时也会引入过多的干扰因素。有关计数资料和等级资料的非实验性研究,所需的样本量较计量资料要多,需要50~100例,而有关计量资料的研究在误差控制较好的情况下可以为30~40例即可;确定正常值范围的研究项目至少需要100人以上;在相关性研究中,每个变量至少需要20~30例;在探讨多个自变量与一个因变量间的关系的研究中,每个变量则至少需要10例样本。

在质性研究中,样本量的大小是由研究目的、研究对象的特点,以及具体的抽样方法所决定的。在收集资料和分析资料的反复、同时的进行过程中,研究者会发现即使再增加样本量,也没有新的信息或者内容呈现出来,此时就称为数据饱和状态,可以结束资料的收集。国外质性研究者认为,人种学研究所需的样本量较大,常为25~50人;现象学研究则需要的样本量较少,10人或更少些;根基理论研究所需的样本量则介于两者之间,需要20~30人。

3. 概率抽样(probability sampling) 概率抽样是用随机的方法抽取样本,使总体中每一个研究个体都有相同的概率被抽中。最为常用的概率抽样方法有单纯随机抽样、分层抽样、整群抽样和系统抽样。

(1)单纯随机抽样(simple random sampling):原则是使每个抽样个体被选入样本的机会完全相等。常用的方法有抽签法、查随机数字表法等。具体的操作方法是:先将总体的全部研究个体统一编号,再用抽签法或随机数字表法,随机抽取部分个体组成样本,直至达到预定的样本含量为止。单纯随机抽样的优点是简便易行,适用于总体含量不大,且研究对象间变异不甚显著的情况。

(2)系统抽样(systematic sampling):又称等距抽样或机械抽样,即先将调查总体的全部观察单位按某一特征顺序统一编号,再规定抽样间隔 H,通常 H 为总体例数 N 与样本例数 n 之比(即 $H = N/n$)。然后用随机方法确定一个小于 H 的数字 k(k<H),编号为 k 者为第一个抽取对象,以后每隔 H 个单位抽取一个观察单位,所抽取的个体组成样本,直至选够规定的样本数。需要注意的是,抽样的起点必须是通过随机确定的,这样系统抽样才是一种随机抽样的方法。系统抽样是单纯随机抽样的简单变化,同样适用于总体含量不大,且内部差异小的调查对象。

(3)分层抽样(stratified sampling):又称分类抽样,是先按对观察指标影响较大的某种特征,将总体分成若干差别较大的层,然后从每一层中随机抽取一定数量的观察单位,合起来组成样本。抽样时样本中每一层的个体数量,要根据它们在总体中所占的比例确定。这种抽样方法更适合于总体含量大、构成复杂且内部差异明显的调查。

(4)整群抽样(cluster sampling):是先把个体聚集成群,然后随机抽取其中的几个群,被抽到的群中所有个体组成样本。整群抽样的优点是易于组织实施,容易控制调查质量,省时、省力、省钱。且当群间差异越小,抽取的群数越多时,样本的代表性就越好。

四种抽样方法按抽样误差由小至大排列为:分层抽样<系统抽样<单纯随机抽样<整群抽样。在实际调查研究中,具体选用哪种抽样方法,要根据观察单位在调查总体中的分布特征而定。

4. 非概率抽样　非概率抽样(nonprobability sampling)是指抽样时没有采取随机抽样的方法,不是总体中的每一个研究个体都有机会被选择进入样本。非概率抽样主要有四种方法:方便抽样、定额抽样、目的抽样和滚雪球抽样。

(1)方便抽样(convenience sampling, accidental sampling):也称便利抽样或偶遇抽样,即从总体中选择最容易找到的人或物作为研究对象。方便抽样的优点是方便、易行,节省时间和费用。局限性是抽到的样本代表性差,抽样误差较大,但有时由于各种条件的限制,在研究中只能采用这种方法,在分析结果时,应特别慎重地对待和处理各种研究数据。

(2)定额抽样(quota sampling):又称配额抽样,是指先将总体按某种或某些特征分成不同的类别,然后依照每一类中个体数占总体的比例来抽取相应数目的个体构成样本的方法。定额抽样是在方便抽样的基础上增加了分层配额的抽样策略,注重样本与总体在结构比例上的一致性。

(3)目的抽样(purposive sampling):是指研究者根据自己的专业知识和经验,以及对调查总体的了解,有意识地选择某些研究对象。这些研究对象对所要研究的问题非常了解,或者在研究对象中非常典型。在质性研究中常常被用来作为抽取样本的方法。其缺点是没有客观的指标来判断所抽得的样本是否真正具有代表性。

(4)滚雪球抽样(snowball sampling):也称为网络抽样(network sampling),当研究者对总体人群的确切范围所知较少而又想了解他们的相关情况时,可以利用社会网络的优势和朋友间具有共性的特点来进行抽样。

(5)理论抽样(theoretical sampling):是用于根基理论研究中的独特的抽样方法。它发生在资料收集和分析的连续过程中,是为了进一步形成和完善研究所发现的相应的理论内容及框架,而做出的下一步收集何种样本的决定。

七、研究工具性能的测定

1. 研究工具的信度　信度(reliability)是指使用某研究工具所获得结果的一致程度或准确程度。当使用同一研究工具重复测量某一研究对象时所得结果的一致程度越高,则该工具的信度就越高。同时,越能准确反映研究对象真实情况的工具,其信度也就越高。稳定性、内在一致性和等同性是信度的三个主要特征。信度的测量方法如下。

(1)重测信度(test-retest reliability):常用来表示研究工具的稳定性的大小,即指用同一工具两次或多次测定同一研究对象,所得结果的一致程度。一致程度越高,相关系数越趋近于1,则说明研究工具的稳定性越好,重测信度也就越高。

具体做法是使用研究工具对研究对象进行第一次测试,隔一段时间以后对同一研究对象,在测量环境一致的情况下再使用同一研究工具进行测量,然后计算两次测量结果的相关系数,这个系数反映了研究工具重测信度的高低。两次测量之间的间隔时间要足够长,使第一次的测量对第二次的测量结果不会产生影响,但是也不能太长以免客观情况发生改变。由于重测信度的计算需要间隔一段时间进行再次测量,因此当研究工具用于评估性质相对稳定的问题,如个性、价值观、自尊、生活质量、体重、生活习惯等变量时,可用重测信度来表示研究工具的信度。而诸如测量态度、行为、情感、知识等性质不稳定变量的工具,则不宜使用重测信度来反映其稳定性的高低。只有用来测量的变量较稳定时,才适合选用重测信度来表示研究工具的质量。

(2)折半信度、Cronbach α 系数与 KR-20 值:此 3 种方法均可用来反映研究工具的内在一致性这一特征。内在一致性(internal consistency)是指组成研究工具的各项目之间的同质性或内在相关性,内在相关性越大或同质性越好,说明组成研究工具的各项目都在一致地测量同一个问题或指标,也说明工具的内在一致性越好,信度越高。内在一致性的测量多用于某些问卷和量表的信度测试等。

2. 研究工具的效度　效度(validity)是指某一研究工具能真正反映它所期望研究的概念的程度。反映期望研究的概念的程度越高,效度越好。可以用表面效度、内容效度、结构效度、效标关联效度等来反映一个研究工具的效度。但是效度的好坏并不像信度那样易于用数值进行评价,一些测量效度的方法没有数字的依据。

(1)表面效度:表面效度(face validity)是由评估人根据自己对所要测量的概念的理解,尽其判断能力之所及,来断定工具是否适当。表面效度是一种停留在问卷表面的测定,它对研究工具的效度的评价是用"有或无"来反映的,而未体现效度在程度上的高低问题,一般不能作为工具质量的有力证据。但是它往往用于研究工具效度测定的开始阶段,为其他效度的测定提供基础资料。

(2)内容效度:内容效度(content validity)是根据理论基础及实践经验来对工具是否包括足够的项目且有恰当的内容分配比例所做出的判断。内容效度需建立在大量文献查阅、工作经验以及综合分析、判断的基础之上,多由有关专家委员会进行评议。专家人数最低不少于 3 人,最多不超过 10 人,5 人较为合适。专家的选择应与研究工具所涉及的领域相关。

(3)效标关联效度:效标关联效度(criterion-related validity)侧重反映的是研究工具与其他测量标准之间的相关关系,而未体现研究工具与其所测量概念的相符程度。相关系数越高,表示研究工具的效度越好。效标关联效度可分为同时效度(concurrent validity)和预测效度(predictive validity)两种。同时效度是指研究工具与现有标准之间的相关。预测效度是指测量工具作为未来情况预测指标的有效程度。两者主要区别是时间上的差异。

(4)结构效度:结构效度(construct validity)重点是了解工具的内在属性,而不是关心使用工具后所测得的结果。它主要回答"该工具到底在测量什么?""使用该工具能否测量出想研究的抽象概念?"这类问题,结构效度反映的是工具与其所依据的理论或概念框架的相结合程度,概念越抽象就越难建立结构效度,同时也越不适宜使用效标关联效度进行评价。

第四节　护理研究的临床应用

一、临床护理研究伦理原则

1. 伦理原则　1978 年由美国生物医学和行为科学研究委员会制订并通过的贝尔蒙报告(Belmont Report)已成为很多专业遵循的伦理原则。在以人为研究对象的研究中要遵循有益的原则、尊重人的尊严的原则和公正的原则三项基本伦理原则。有益(beneficence)的原则即研究者有责任将研究对象的伤害减至最低,益处最大。研究对象有免于遭受伤害或不适的权利,不被剥削或利用的权利,研究对象所提供的资料不能被用于对研究对象不利的事情。尊重人的尊严(respect for human dignity)的原则即在研究中研究对象有自主决定的权利和充分认知的权利。公正(justice)的原则指研究对象有公平治疗的权利和隐私权。

2. 伦理准则　护理学研究中研究者除应遵守基本的伦理原则外,还应遵循以下伦理准则:①客观性,研究者在研究设计、搜集资料及整个研究过程中应保持客观性。②真实性,指研究者对研究方法和研究结果的真实性负责。③诚实性,指研究者应将研究工作中可能产生的不便、不适,完整地告之研究对象;同时也应将研究过程中可能遇到的困难、障碍,报告有关部门。④合作性,指研究者在研究过程中,应与研究对象、有关部门和工作人员保持良好的合作关系,维护研究对象的权益;提倡尊重、协商、并接受建设性意见,定期报告工作进度。⑤平等性,指研究者在工作中应以平等态度对待研究对象和有关工作人员,在论文发表和报告研究成果时,应对提供帮助者致谢。⑥效率性，指研究者在研究计划获得批准及获得经费支持后，应按计划进度开展工作，不可以因为私人因素造成工作延误。

3. 遵循伦理原则的基本方法　首先要评估研究的益处与风险，根据性质和程度将风险分为五类。某些研究过程中并不直接接触研究对象，这类研究没有可预见的风险；某些研究会给研究对象造成暂时的不适，但随着研究的结束，这种不适就会消失；某些研究给研究对象带来较严重的暂时不适，可能会持续到研究结束以后；某些研究可能会给研究对象造成永久性的伤害；某些研究在研究开始前已能预测肯定会给研究对象造成永久性伤害。研究者在研究设计时，应努力通过改变研究目的和（或）干预方法，来最大限度地增大利益和降低风险。如果风险不能被消除或降低，研究者应能够解释其存在的合理性。

4. 知情同意　知情同意（informed consent），即研究对象有权利知道自己的健康情况和研究的相关情况，包括研究的目的、步骤、期限和可能产生的问题和不便，并可以对研究者或医护人员所采取的各种措施进行取舍。知情同意已经成为国际上生命法学和生命伦理学的核心问题之一，也是判断研究是否符合道德伦理的第一标准。知情同意书的基本内容应该包括研究介绍、风险描述、利益描述、保密描述、补偿描述、联系人说明、关于退出实验的说明等方面。如有特殊情况可代行知情同意权，正常的代行顺序应为配偶－子女－父母－兄弟姐妹－其他亲属－同事等。如本人不能行使知情同意权，又无人代行其知情同意权，可由国家法律授权的组织和医生代行，但要登记备案、公示待查。

5. 伦理审查委员会（Institutional Review Board, IRB）　目前，世界各国都越来越重视对研究的伦理审查，我国的许多医院和研究所目前已开始建立有关研究伦理审查的监督机制，也逐渐设立伦理委员会，在还没有设置独立的伦理审查委员会的机构中通常由研究委员会代为审理。IRB 的职能包括对研究项目进行审查。审查的内容包括研究的科学性、研究的伦理原则。美国健康和人类服务部规定了三种程度的审查，即免除审查、加速审查和全面审查。可免除审查的研究包括那些对受试对象没有明显风险的研究。可加速审查的研究包括那些存在一定风险，但是风险程度较小的研究。需全面审查的研究包括那些风险远远大于最小风险的研究。

6. 保密程序　研究对象的个人资料不应被滥用或使用不当。研究人员应为研究对象保密，不能向无关人员透露；为保护和尊重研究对象的隐私权，除非必要，一般只采用编号匿名的方式，不可以直接使用研究对象的真实姓名。在收集资料的过程中若需要使用录音机、摄像机或单面镜等，需事先征得同意。研究者需要调用病历或相关文件，也需要事先征得有关机构同意，不得擅自使用。研究结果发表时不可以影射研究对象的身份和影响研究对象的权益。

二、护理科研论文撰写

护理科研论文是指按照护理科研设计方案，有目的、有计划、有步骤地完成某项护理研究课题后获得第一手研究资料，并通过资料整理、分析后撰写的学术论文。护理科研论文是护理论文的重要类型之一。国际医学期刊编辑委员会根据实践和国际上沿用的惯例，在《生物医学期刊投稿统一要求》(Br Med J,1988,296(6619):401-405)中，规定论文格式应由文题、作者署名、摘要、关键词、正文和参考文献等部分组成。论著的篇幅一般为3000～5000字，平均4000字左右。其中，前言占5%～8%，材料和方法、结果各占25%～35%，讨论占30%～50%。

1. 文题　文题即文章的题目，是对论文主要内容和中心思想的高度概括，必须新颖、紧扣内容、简明、规范。文题应反映论文中最本质、最有价值、最新颖、最有特点的内容，要用具体、准确、规范的词语表达论文的特定内容，反映文章的性质，概括护理研究、探讨的深度和广度，既不可过大，也不可过小，更不可题不符文。文题中文字的数量一般以不超过20个汉字为宜，英文题目一般不超过10个英文实词，文题一般也不加标点符号。文章题目中所使用的医学名词必须选用当前医学和护理学公认的词汇，以利于国内外期刊的索引与检索。题目中的文字尽量不用简称和缩写，如需用时一定要用公认的简称和外文缩写。

2. 作者署名和单位　作者署名应包括作者的姓名、工作单位、地址和邮政编码。必须遵守科学道德，实事求是。论文的第一作者应是研究工作的构思、设计、执行和论文的主要撰写者。作者署名的形式有集体署名和个人署名两种，如集体署名可以写某某协作组等。科研论文的作者署名要用真名而不用化名、笔名或假名，以示文责自负。目前各期刊在作者姓名及其工作单位和地址的书写方式上要求不尽相同,投稿时可根据杂志的具体投稿要求进行书写。

3. **摘要** 摘要是论文内容高度概括的简短陈述,摘要书写要求使用最扼要的文字,从目的、方法、结果、结论四个方面来概括叙述。摘要部分不列图或表,也没有引文,尽量不用缩略语,一般不分段落而是独立成章的,文字在200字左右为宜。

4. **关键词** 关键词是表达论文内容主题方面具有实在意义、起关键性作用的单词、词组或短语。一般一篇文章选3～5个关键词,并可附与中文相对应的英文关键词。关键词的选择可参考美国出版的《Index Medicus》中医学主题词表(Medical Subject Headings, MeSH)。另外,1984年中国医学科学院情报所翻译的《医学主题词注解字顺表》和中国科技情报所及国家图书馆(原北京图书馆)主编的《汉语主题词表》等也可作为参考。关键词要求使用原形词,不能用缩写词。

5. **正文** 论文的正文是文章的核心部分,包括前言(introduction)、材料与方法(materials and methods)、结果(results)和讨论(analysis and discussion)4部分。国内称之为四段式,国外简称为IMRAD。

(1)前言:前言亦称引言或导言,主要叙述本课题的研究背景和研究预期目的,国外护理研究论文前言部分还包括多篇文章内的重要名词和理论框架的介绍及文献回顾(文献查证)等内容。

(2)材料与方法:也可称为"对象与方法"或"资料与方法",是获得研究结果和论点依据的重要步骤,也是判断论文科学性和先进性的主要依据。主要包括三方面的内容:①研究对象或材料:介绍研究对象或材料的入选条件或标准、排除标准、获取的来源、抽样方法和样本量等。②研究方法:主要介绍研究步骤、资料的收集方法、选用的研究工具(如问卷或量表的来源、主要内容、评分标准、信度和效度等)、用于评价的指标或评价标准;研究对象如有分组,要具体介绍其分组方法;研究中如有干预,应介绍干预措施、干预流程等。③资料整理与分析:主要介绍数据整理和分析时所采用的方法,如采用的统计软件和具体选用的统计分析方法。

(3)结果:结果是将收集到的原始资料和数据,经过核对、整理、归纳和必要的统计学处理后,用文字叙述或图表的形式,准确、客观、具体地报告出来。撰写结果时应注意按一定的逻辑顺序描述结果;当文字描述冗长时,可采用统计图或统计表来报告结果;文字叙述与图表不重复使用;注意结果的客观性和科学性。

(4)讨论:讨论部分是科研论文的精华和中心内容,是针对研究结果的各种现象、数据及资料进行阐释,结合相关理论和他人研究结果做出科学合理的分析和解释。撰写时要注意以结果为基础,抓住重点、层次分明地进行分析和展开讨论。可以与前人研究结果进行比较;要注意结合相关理论陈述论点;避免重复描述结果;论文最好不列结论一项,可结合在讨论分析中叙述。

6. **参考文献** 参考文献是撰写论文时引用的有关期刊、书籍等资料,参考文献的数量和质量也反映出作者对本课题的了解程度,在一定程度上反映出论文的水平和质量。参考文献一般5～10篇,最好以近来3～5年的最新文献为主,参考文献在正文引用文字最后的右上角标注。期刊文章作者不超过3人的全部写出作者名,超过的只写前3位,后加"等"字。参考文献的书写方式如下。

(1)期刊:序号　作者名.文章题目.杂志名称,年,卷(期):起止页码,例如:

[1]张晓静,曹晶,甘泠.不同层次护生生产实习期间压力来源分析[J].解放军护理杂志,2008,25(6A):32-33.

(2)书籍:序号　主编名.书名.版次.出版地:出版社,出版年.起止页码,例如:

[1]肖顺贞.护理学研究.3版.北京:人民军医出版社,2006:1-24

三、护理个案论文撰写

个案研究(case study)是针对个案护理(case nursing)的资料进行研究,了解资料的内涵,探讨未知领域或对新措施、新理论进行深入分析,写出论文的过程。个案研究属于质性研究的一种。个案研究可以对一个病例个体化护理的经验和问题进行研究,总结护士做过的工作和从中得出的经验或体验。同时也可以通过对个案护理中罕见事件的观察或对反常规事件的研究,重新认识原有的理论,并提出新的观点和见解。为揭示事物的内在规律和本质提供新的线索和参考依据。

个案研究论文的撰写格式主要按护理程序思路进行资料组织和论文写作。个案研究论文主要由文题、作者署名、摘要、关键词、正文和参考文献几部分内容组成。

1. **序言** 序言部分内容包括提出本文研究问

题的依据和写论文的目的,以及所选定个案的情况介绍。介绍个案的要点应与文章后面护理计划和措施所要解决的问题相呼应。

2. 对个案进行评估,提出研究问题　提出研究的护理问题,做出护理诊断,制订护理计划。针对确定的护理问题,提出具体护理目标,定出相应护理措施。

3. 护理效果　通过列表或文字叙述报告护理效果,叙述要真实,有依据和有比较。

4. 评价效果　对研究中护理计划的实施结果,需要结合相关护理理论进行评价,在护理计划和时间结果之间进行比较,通过病人健康情况的变化来判断效果,从中获得新知识和新观点,以指导临床实践。

5. 参考文献　个案研究论文的写作要求密切结合相关理论。回顾文献内容直接关系到个案研究论文的水平。

四、护理经验论文撰写

护理经验论文是护理人员将其对某一护理问题通过长期的护理实践积累而总结出来的护理经验和体会,为进一步深入地探讨某一方面的临床护理问题提供参考和线索。该类论文选题广泛,内容丰富。经验要具体、有的放矢、针对性强,既可写成功的经验,也可写失败的教训;把病例阐述和讨论糅合在一起,既可总结多年护理工作概况和护理教学实践的体会,也可总结某种疾病的护理方法或效果的具体经验体会。不受固定格式约束,篇幅可长可短,短的可就一个问题进行讨论,长的可将阐述的问题及经验分几个标题讨论,也可抓住一两个关键性问题作重点分析讨论。

护理经验论文主要包括:题目、作者和单位、摘要、关键词、正文和参考文献等部分。护理经验论文的正文部分又由前言、临床资料与方法、护理效果、讨论与分析等几部分组成。

1. 前言　要求同护理科研论文,但要简述出所采用的护理措施或方法对某种疾病护理的意义和目的,并说明具体的观察时间。

2. 临床资料与方法　重点介绍护理实践中的具体方法,包括临床资料,介绍观察对象的基本特征,包括年龄、性别、观察例数、病情介绍和诊断标准。其次着重介绍本次护理中所使用的各种护理方法和措施,如药物护理方法、心理护理方法、饮食护理方法、手术前后护理方法、仪器护理使用方法、健康教育护理措施、康复护理措施等。最后介绍护理效果判断的标准。

3. 结果/护理效果　叙述采取护理措施后的护理效果,并对观察患者采取护理措施前后的情况进行比较。

4. 讨论与分析　分析和解释产生护理效果的原因和作用机制,可与以往的护理方法或措施相比较,在分析的基础上得出一定的护理经验和结论。

五、护理综述论文撰写

护理综述论文是护理论文的一种特殊体裁,是对特定护理主题在特定时间和领域内的情报资料的综合叙述,是作者在阅读大量原始文献后,对文献中提出的或探讨的某些护理问题的进展情况,经过将各种资料归纳、总结、对比、分析和评价,加上自己的观点而写成的一种专题性的学术论文。根据综述内容及写作的目的,一般有以下几种分类方法。①按照时间划分:回顾性综述、现状性综述、前瞻性综述;②按作者是否参与意见划分:归纳性综述、评论性综述;③按内容划分:动态性综述、成就性综述、争鸣性综述。国内期刊要求文献多少不一,一般20~30篇,其中近3年发表过的文献应占到70%以上。

选题要从实际出发,在理论或实践上有一定的意义。一般综述论文选题来源是,从实际工作或科研工作中发现某方面问题需要归纳;某护理问题研究的发展需要综合评价;选择本学科的新理论、新技术或新动向的题目;与自己科研内容和方向有关的题目。

文献资料是撰写综述的基础,包括中文和外文文献资料。选择文献应先看近期的(近2~3年),后看远期的。所收集到的资料应重点放在新资料上,并注意资料的权威性。可适当引用一些不同观点的资料。

资料收集全后,在广泛阅读资料的基础上,特别是有权威性的文献应细读。应做好读书卡片或笔记,综述文章的完成是一种知识再创造的学术过程,是在作者掌握一定数量的文献资料后,先把文献归类,从中选出有理论和实践意义的资料作为参考,列出文献综述的书写提纲,然后根据此提纲进行写作,切忌将文献综述写成"剪贴"式的文章。

综述论文的文题、作者署名、摘要、关键词等部分的书写要求与科研论文相一致。正文写作格式如下。

1. 引言(前言)部分　主要说明综述的立题依据和综述目的,介绍有关概念或定义和讨论范围,并介绍综述的有关护理问题的现状、存在问题、争论的焦点和发展趋势等。

2. 中心部分　中心部分是综述论文的主体部分,也是综述全文的重点。这部分内容包括提出问题、分析问题和解决问题的过程,通过比较各专家学者的论据,结合作者自己的研究成果、经验和观点,从不同角度来阐述有关护理问题的历史背景、现状、争论焦点或存在问题、发展方向和解决办法等。内容要紧扣主题,要有根据。引文资料的选择要具有理论和实践意义,要有创新的内容,并且比较成熟可靠。引用他人资料要严肃,要尊重别人的工作。论述问题要明确,对不同观点一般将肯定的意见写在前面,否定的见解写在后面,作者还可结合自己的研究和工作经验发表观点。注意避免只片面描写符合自己观点的资料。在书写中心部分时,避免层次混乱、论据不充分、缺乏文献支持、文献量少或文献陈旧、间接引用、简单罗列文献。

3. 小结　小结部分要对文章的主要内容扼要地做出总结,应与前言部分相呼应。对有关论述的问题、存在的问题和今后研究方向,作者可提出自己的观点和见解。

4. 参考文献　参考文献是综述论文的重要组成部分。一般杂志要求综述文献列出 10～20 篇。引用文献的基本原则有:①必须是作者亲自阅读的较新、较有价值的参考文献;②尽量选用权威性期刊、知名学者发表的文献;③尽量引用一次性文献,不选用未公开发表的文献,避免引用或少引用教材或专科书的资料。

5. 开题报告的书写

(1)课题名称:开题报告的名称要做到准确、恰当、规范、简洁。

(2)研究背景与立题依据:从现实需要方面论述,指出现实中存在问题,本研究的实际作用、理论和学术价值。

(3)文献综述:通过文献综述,充分了解该领域的新进展和研究现状,分析课题的科学依据和创新性思维。

(4)研究目的与预期结果:研究中要达到的境地或想要得到的结果。

(5)研究内容与方法:包括对象、样本数、场所、观察项目、研究工具等。

(6)调查研究中的质量控制,以控制偏倚。

(7)调查中可能出现的问题及解决方法:对课题中可能出现的影响研究的因素加以预见,并针对可能的问题提出解决办法。

(8)可行性分析:对完成课题所涉及的人力、技术、设备、经费、时间等进行分析。

(9)研究进度安排:研究在时间和顺序上的安排。

(10)列出所涉及的参考文献。

(张晓静)

第7章

护理健康教育学

第一节 绪 论

一、健康教育的基本概念

1. 健康教育的定义 健康教育是通过信息传播和行为干预,帮助个人和群体掌握卫生保健知识、树立健康观念、自愿采取有利于健康的行为和生活方式的教育活动与过程。

2. 健康教育与卫生宣教的区别 健康教育不同于传统的"卫生宣教",其主要区别如下。

(1)健康教育不是简单的、单一方向的信息传播,而是既有调查研究,又有计划、组织、评价的系统干预活动。

(2)健康教育的目的是改善对象的健康行为,从而防治疾病、增进健康,而不是作为一种辅助方法为卫生工作某一时间的中心任务服务。

(3)健康教育在融合医学科学、行为科学、传播学、管理科学等学科理论知识的基础上,已初步形成了自己的理论和方法体系。

二、健康促进的基本概念

1. 健康促进的定义 世界卫生组织(WHO)将健康促进定义为:"是促进人们维护和提高他们自身健康的过程,是协调人类和环境的战略,它规定个人与社会对健康各自所负的责任。"

2. 健康促进的基本策略 《渥太华宣言》明确了健康促进的3个基本策略,即倡导、赋权与协调。

(1)倡导:倡导政策支持、社会各界对健康措施的认同和卫生部门调整服务方向,激发社会的关注和群众的参与,从而创造有利健康的社会经济、文化与环境条件。

(2)赋权:使群众获得控制影响身心健康的决策和行为的能力,从而有助于保障人人享有卫生保健及资源的平等机会;使社区的集体行动能更大程度地影响、控制与社区健康和生活质量有关的因素。

(3)协调:协调个人、社区、卫生机构、社会经济部门、政府和非政府组织等在健康促进中的利益和行动,组成强大的联盟与社会支持体系,共同努力实现健康目标。

第二节 健康教育的相关理论

一、学习理论

1. 行为主义学习理论 行为主义学习理论是英国联想心理学派建立的一种理论体系,它主要是从刺激-反应上来探讨人的行为变化,主要代表人物有桑代克、华生、斯金纳等。国外学者把巴普洛夫的经典条件反射作为学习的基本形式之一,并把它列入联想主义的学习理论。

(1)行为主义学习理论的主要观点

①人的学习行为是在强烈的求知欲望或某种特定的动机驱使下形成的,是一种有条件的或被强化的行为。如一个初知自己患有糖尿病的患者,他最初的行为反应是通过询问医生或寻找学习材料来了解有关糖尿病的知识。无形中产生的学习行

为,将对病人日后的健康行为产生积极的影响。

②寻求行为改变的动机来自于个人环境中的刺激。患者学习的动机与他们所处的健康状况密切相关,当患者感到健康受到了威胁的刺激时,他们会积极获取相关资料,参与学习,并在此基础上确定自己行为的方向。

③当学习过程满足了人们的需要或达到目标时,行为就会被强化。如上述病例,当糖尿病患者通过学习获取了知识,并掌握了自我检测尿糖的技术时,他的自我护理行为就得到了强化。

(2)行为主义学习理论的应用

①厌恶疗法:当患者的不适行为即将出现或正在出现时,附加一个令人不愉快的刺激,使其产生厌恶的主观体验,终止原不适行为。例如临床医师使用了厌恶疗法治疗酒精依赖:先让患者服吐酒药,或注射阿朴吗啡,在即将出现恶心、呕吐时,即让患者饮酒。如此每天1次,重复7~10次,直到患者单独饮酒也出现恶心、呕吐,对酒产生了厌恶情绪,而自动停止酗酒。

②强化法:强化法有正性强化、负性强化、奖励3种。正性强化是指某种具体行为的后果,或者说效果是积极的,就能增进该行为重现的概率。负性强化是指某种具体行为可以避开某种不愉快的后果,就会增加该行为重现的概率。奖励是行为发生后,通过给予某种愉快的刺激增加行为发生的概率。例如一位患者喜欢钓鱼,以前患者的爱人不支持他钓鱼,但是他的爱人说如果患者戒烟后就让他可以经常去钓鱼,患者为了能经常去钓鱼,就把烟戒了,这属于正性强化。负性强化例如患者不喜欢刷碗,患者爱人说如果戒烟成功后,就不让刷碗了,患者为了逃避刷碗就选择了戒烟。奖励就是患者遵照医嘱戒烟后,医护人员和家属经常表扬他,他的行为就会得到强化,继续坚持戒烟。

③消除法:对一种条件刺激所做出的反应,如果经常得不到相应的无条件刺激的强化,就会逐渐减弱或消失,这种现象称为消退作用。例如患者的爱人原来承诺患者戒烟后可以经常去钓鱼的承诺没有兑现,患者就又偷偷开始吸烟。

2. 认知学习理论 认知学习理论是由德国的格式塔学派发展而来的,它主要侧重于研究通过理解与认识来获得意义和意象。主要代表人物是韦特默、考夫卡和苛勒等。认知学习理论强调"自我能力"和相互作用,强调一个人能否从观察别人的行为表现中学习,取决于是否有足够的自我能力;而相互作用是人、行为与环境的相互作用。在有机体与环境的相互作用中,看到了人的智慧中的理解作用。这一理论的主要观点是:

(1)学习的过程是一个认识与再认识的过程,学习是认识的发展,它可以指导一个人的行为。

(2)学习的成功完全依赖于自我能力,即领悟或理解结果。

运用认知学习理论要遵循规律性、平衡性和简单性三原则,我们向患者介绍知识的时候要尽可能的简单、有规律可循、方便患者记忆。例如我们可以利用图片、顺口溜等形式来进行健康教育。

3. 社会学习理论 社会学习理论是由米勒和达乐建立并由班都拉发扬光大的学习理论,是探讨个人的认知、行为与环境因素三者及其交互作用对人类行为的影响。按照班杜拉的观点,以往的学习理论家一般都忽视了社会变量对人类行为的制约作用。他们通常是用物理的方法对动物进行实验,并以此来建构他们的理论体系,这对于研究生活于社会之中的人的行为来说,似乎不具有科学的说服力。由于人总是生活在一定的社会条件下的,所以班杜拉主张要在自然的社会情境中,而不是在实验室里研究人的行为。主要观点有以下几点。

(1)关于行为的习得过程:人的行为,特别是人的复杂行为主要是后天习得的。行为的习得既受遗传因素和生理因素的制约,又受后天经验环境的影响。生理因素的影响和后天经验的影响在决定行为上微妙地交织在一起,很难将两者分开。我们在进行健康教育时,既要考虑患者的先天生理因素,又要考虑患者的经验环境,才能采取有效的教育措施。

(2)交互决定论:决定人类行为的因素概括为两大类:决定行为的先行因素和决定行为的结果因素。决定行为的先行因素包括学习的遗传机制、以环境刺激信息为基础的对行为的预期、社会的预兆性线索等。决定行为的结果因素包括替代性强化(观察者看到榜样或他人受到强化,从而使自己也倾向于做出榜样的行为。例如,患者看到别的患者进行康复锻炼康复的效果,自己也会效仿加强锻炼,这属于替代性强化)和自我强化(当人们达到了自己制订的标准时,他们以自己能够控制的奖赏来加强和维持自己行动的过程。患者通过努力可以自己独立扣扣子,也会增强朝下一个目标迈进的信心)。

(3)自我调节理论:人能依照自我确立的内部

标准来调节自己的行为。自我具备提供参照机制的认知框架和知觉、评价及调节行为等能力。自我调节由自我观察、自我判断和自我反应3个过程组成,经过上述3个过程,个体完成内在因素对行为的调节。

(4) 自我效能理论:个体对自己能否在一定水平上完成某一活动所具有的能力判断、信念或主体自我把握与感受称为自我效能。被知觉到的效能预期是人们遇到应激情况时选择什么活动、花费多大力气、支持多长时间的努力的主要决定者。自我效能的形成主要受五种因素的影响,包括行为的成败经验、替代性经验、言语劝说、情绪的唤起及情境条件。①行为的成败经验指经由操作所获得的信息或直接经验。成功的经验可以提高自我效能感,使个体对自己的能力充满信心;反之,多次的失败会降低对自己能力的评估,使人丧失信心。②替代性经验指个体能够通过观察他人的行为获得关于自我可能性的认识。③言语劝说包括他人的暗示、说服性告诫、建议、劝告以及自我规劝。④情绪和生理状态也影响自我效能的形成。在充满紧张、危险的场合或负荷较大的情况下,情绪易于唤起,高度的情绪唤起和紧张的生理状态会降低对成功的预期水准。⑤情境条件对自我效能的形成也有一定的影响,某些情境比其他情境更难以适应与控制。当个体进入一个陌生而易引起焦虑的情境中时,会降低自我效能的水平与强度。

二、行为干预理论

人类的健康相关行为与其他行为一样是一种复杂的活动,受遗传、心理、自然和社会环境等多种因素的影响。因此,健康相关行为的改变也是一个极其复杂的过程。为有效地改变人类的健康相关行为,各国学者提出多种改变行为的理论。目前应用较多的是知信行模式和健康信念模式。

1. 知信行模式 行为学的研究表明,知识与行为之间有着重要的联系,但不完全是因果关系。一个人的行为与知识有关,也与其价值观和信念有关,更与长期的生活环境有关。故:知信行理论认为:信息→知→信→行→增进健康。

知:知识和学习,是基础;信:信念和态度,是动力;行:产生促进健康行为、消除危害健康行为等行为改变的过程,是目标。知识是基础,但知识转变成行为尚需要外界条件,而健康教育就是这种促进把知识转变成行为的重要外界条件。举例:健康方面的信念如"我确信吸烟是有害的""只要下决心戒烟肯定是可以实现的",这种信念会影响他们采纳戒烟的行为。如坚持错误的信念就不会改变其错误的行为。态度通常以好与坏、积极与消极加以评价。

如关于戒烟,为了达到戒烟的目标,对吸烟者而言,吸烟行为是社会行为,是通过学习得来的,要改变它、否定它,也需要学习教育者或社会给予的知识。健康教育者必须通过多种方法将有关烟草的有害性、有害成分、戒烟的益处以及如何戒烟的知识传授给吸烟者。具备了知识,只有采取积极的态度,对知识进行有根据的独立思考,对自己的职责有强烈的责任感,就可以逐步形成信念,知识上升为信念,就可以支配人的行动。当吸烟者采取积极的戒烟态度,相信吸烟有害健康,并相信自己有能力戒烟时,戒烟就可成功。

但是,要使人们从接受转化到改变行为是一个非常复杂的过程:信息传播→觉察信息→引起兴趣→感到需要→认真思考→相信信息→产生动机→尝试行为态度坚决→动力定型→行为确立。其中关键的主要有两个步骤:信念的确立和态度的改变。知、信、行三者间不存在因果关系,但必须有必然性。在信念确立以后,如果没有坚决转变态度的前提,实现行为转变的目标照样会招致失败。所以,在实践中要使40%的人发生行为转变,就要有60%的人持积极的态度参与改变行为实践,这样就要有80%的人相信这种实践对其健康是有益的,要到达这个目标就要使90%以上的人具有改变这种行为所必须具备的知识。

2. 健康信念模式 健康信念模式(the health belief model,HBM)是运用社会心理方法解释健康相关行为的理论模式。健康信念模式认为:人们要采取某种促进健康行为或戒除某种危害健康行为,必须具备以下3方面的认识:

(1) 认识到某种疾病或危险因素的威胁及严重性。①对疾病严重性的认识:指个体对罹患某种疾病严重性的看法,包括人们对疾病引起的临床后果的判断,如死亡、伤残、疼痛等;对疾病引起的社会后果的判断,如工作烦恼、失业、家庭矛盾等。②对疾病易感性的认识:指个体对罹患某种疾病可能性的认识,包括对医师判断的接受程度和自身对疾病发生、复发可能性的判断等。

(2) 认识到采取某种行为或戒除某种行为的困难及益处。①对行为有效性的认识:指人们对采取或放弃某种行为后,能否有效降低患病危险性或减轻疾病后果的判断,包括减缓病痛、减少疾病产生的社会影响等。只有当人们认识到自己行为的有效时,人们才能自觉采取行为。②对采取或放弃某种行为障碍的认识:指人们对采取或放弃某种行为所遇困难的认识,如费用的高低、痛苦的程度、方便与否等。只有当人们对这些困难具有足够认识,才能使行为维持和巩固。

(3)对自身采取或放弃某种行为能力的自信,也称效能期待或自我效能。即一个人对自己的行为能力有正确地评价和判断,相信自己一定能通过努力,克服障碍,完成这种行动,到达预期结果。

综上所述,健康信念模式在采取促进健康行为、放弃危害健康行为的实践中遵循以下步骤:首先,充分让人们对其危害健康行为感到害怕;然后,使他们坚信:一旦放弃这种危害健康行为,采取相应的促进健康行为会得到有价值的后果,同时也清醒地认识到行为改变过程中可能出现的困难;最后,使他们充满改变行为的信心。

第三节 健康测量及其指标

一、健康状况评价指标

1. **生长发育指标** 生长发育指标是用于评价少年儿童群体健康状况,也是衡量一般居民健康状况的重要指标。为便于测量及定量分析,形态发育指标常用身高、体重、坐高、胸围;功能发育指标常用肺活量、肌力表示。由于功能发育与形态发育密切相关,常用身高、体重两项代表生长发育水平。

(1)身高:指直立(小儿仰卧)时头顶点至地面的垂直距离。身高(长)的第1次突增高峰发生在胎儿中期(4~6个月),是一生中增长最快的阶段。2岁以内身高发育很快。于青春期进入第2次生长突增,每年增长5~7cm,个别达10~12cm。约3年以后,生长速度减慢,直至女17岁,男22岁左右,身高增长基本停止。

(2)体重:人体的净体重。不同年龄的体重能反映发育及个体的营养状况,也可研究群体的营养状况。

男性标准体重(kg)=身高(cm)-105
女性标准体重(kg)=身高(cm)-100

评价标准:小于标准体重60%为严重营养不良,60%~80%为中度营养不良,80%~90%为轻度营养不良,90%~110%为正常范围,>120%为肥胖。体重过重与许多疾病相关。

近年来在群体医学研究中普遍采用了体重指数(body mass index,BMI)作为评价体重的指标。其计算公式是:体重指数(BMI)=体重(kg)/身高^2(m^2)。

正常值为18~22kg/m^2。采用体重指数评价体重,使得不同身高的人群可以采用同一衡量标准来评价体重,因而使群体研究中大样本数据的处理更加方便。

2. **出生生育指标** 出生生育指标如出生率、发育率、已婚育龄妇女生育率等,在很大程度上取决于社会经济发展水平、社会控制及公众的信仰、道德观念、民俗风尚、文化教育和实际生活水平,既可用以衡量计划生育成效,在一定程度上反映居民健康状况,如某地区地方病严重或经济状况低下,则往往导致居民健康状况差,生育能力下降。

(1)出生率:表示一定地区一年平均每千人口的出生(活产)人数。

$$出生率(‰)=\frac{某年出生人数}{同年平均(或年中)人数}\times 1000$$

出生率受许多因素影响。通过对群体出生率的分析,可在一定程度上把握群体的健康水平。在其他诸多因素不变的情况下,生命风险程度越高,则出生率越高。农业性生产方式要比工业性生产方式有更高的出生率,社会经济的发展可抑制人口生育需求,人类文明发展到一定程度,会主动调节人的出生和物质的生产。

(2)生育率与总和生育率:生育率或育龄妇女生育率是衡量妇女生育水平的重要指标,与出生率相比,较少受人口性别、年龄构成的影响,其描述健康状况的意义同出生率。

$$育龄妇女生育率(‰)=\frac{年内生育数}{平均育龄妇女数}\times 1000$$

一般育龄界限定义为15~49岁,也有定为15~44岁。

$$年龄别育龄妇女生育率(‰)=\frac{某年龄妇女生育数}{某年龄平均妇女数}$$

$\times 1000$

已婚育龄妇女生育率（‰）= $\frac{\text{年内已婚育龄妇女生育数}}{\text{同年平均已婚育龄妇女数}} \times 1000$

总和生育率（TFR）=各年龄育龄妇女生育率之和

(3) 低体重儿出生比例(出生婴儿中,出生体重低于2500g者所占百分比)或正常出生体重婴儿百分比。该指标与孕妇健康状况密切相关,是重要的妇婴保健指标。该指标概念明确,收集资料方便,又符合科学、可信、灵敏、特异等理想指标的特点,因而使用比较广泛。

3. **疾病和健康缺陷指标** 疾病的发病率、罹患率、患病率和健康缺陷都是反映居民健康状况和社会卫生状况问题的理想指标。除反映居民的健康状况外,还可反映疾病的流行状况和特点,探索病因因素和评价防治效果。

(1) 发病率:表示一定时期内,特定人群中新发病例的发生频率。

发病率(1/10万)= $\frac{\text{某年(期)内新发某病病例数}}{\text{同年(期)暴露人口数}} \times 100\,000$

发病率是一项重要的流行病学指标,常用来描述疾病的分布、病因研究以及评价卫生服务和预防措施的效果。发病率是测量新发病例发生频率的指标,在使用该指标时需要考虑到发病时间、暴露人口等因素。如对急性或病程较短疾病的发生时间易于确定,而对慢性疾病或发病时间难以确定的疾病,一般用确诊时间代替。

(2) 罹患率:是一种计算特殊情况下发病率的方式。通常用于一次疾病的流行或暴发的调查,表示有明确暴露史的人口中急性感染的发病率,观察期间可为日、周和月,分母以明确的暴露人口来计算。

罹患率(‰)= $\frac{\text{观察期间新发病例数}}{\text{同时期暴露人口数}} \times 1000$

(3) 患病率:指在某特定时间内总人口中某病新、旧病例数所占的比例。

患病率(1/10万)= $\frac{\text{特定时间内新、旧例数}}{\text{同一时间内平均人口数}} \times 100\,000$

患病率与发病率不同的是,计算公式中分子的病例数既包括在规定时间内发病的新病例,又包括在此以前发病但仍未痊愈的老病例。患病率对病程短的急性疾病如流感和急性中毒价值不大,适用于描述病程较长的慢性疾病,如心血管疾病和肿瘤。

患病率的高低取决于两个因素,即疾病的发病率和病程,他们三者的关系是:患病率=发病率×病程。如一种疾病的发病率很低,但病程很长,患病率可能较发病率相对高很多;相反如一种疾病的病程很短,发病后迅速痊愈或死亡,则横断面调查的患病率会很低。

4. **死亡统计指标** 在死亡统计中常用的指标有:死亡率、病死率、死因构成比和平均期望寿命等。

(1) 死亡率:死亡率是在一定时期内总死亡人数与该人群同期平均人口数之比。

死亡率(‰)= $\frac{\text{某人群某年总死亡人数}}{\text{该人群同期平均人口总数}} \times 1000$

分子为某年1月1日到12月31日某人群中因各种原因死亡的总人数。分母与计算发病率的分母相同。在人口学研究中常用千分率,便于与出生率相对比。在疾病研究中多用10万分率,便于地区与国际间比较。

(2) 病死率:表示在一定时间内,患某病的病人中因该疾病而死亡的比例。

病死率(‰)= $\frac{\text{一定时间内因该病而死亡的病例}}{\text{同期确诊的某病病例数}} \times 1000$

病例数反映疾病的严重程度,同时也反映医疗水平和诊断能力。由于患者总数难以得到,通常所说的病死率主要是住院病人的病死率,各个医院的病死率除反映医疗水平外,还与住院病人的严重程度有关,如大医院收治的病人一般较基层医院为重,所以应视具体情况对病死率进行分析。

(3) 死因构成比:指因某病死亡人数占总死亡人数的百分比。

死因构成比(%)= $\frac{\text{某病死亡人数}}{\text{同期死亡总人数}} \times 100$

死因构成比反映某疾病引起的死亡在总的死亡中所占的地位和相对重要性,对卫生行政部门制订卫生规划是一种有用的指标。

(4) 期望寿命:指某个年龄组人口预期今后尚能存活的平均年数,是根据各年龄组死亡率用编制寿命表的方法来计算,而非死亡年龄的均数。平均期望寿命或平均寿命则指出生时的平均期望寿命,是人口中全部活产婴儿估计所能生存的平均年数,是反映一个国家或地区的经济卫生发展状况和人口健康水平的重要指标。平均期望寿命是各年龄组死亡率的综合反映,它不像粗死亡率那样受人口构成影响,因此在比较各国或地区的健康水平时很有价值。在不发达国家或地区,婴儿死亡率高,平均寿命低。

二、生活质量评估指标

健康促进的真正目标在于生活质量的提高,主要有以下几个指标:

1. 社会学指标 ①就业率及失业(待业)率:是综合性指标,可反映国家经济发展水平和工业化进程,又可反映劳动力人口潜在能力、社会安定程度及生活质量;②居民平均收入:指各部分居民收入的平均值,常用年平均工资、年平均收入来分别反映城市职工和农村居民的实际经济水平。

2. 环境状况评估 ①人均住房面积:反映国民的基本生活条件;②空气质量;③居室采光;④基本卫生设备。

3. 主观评估指标 ①生活适应度:指生活应激事件及其来源;②生活满意度:指良好生活体验及个人或社会的来源。

4. 生命统计指标 ①残疾调整寿命:残疾因素纠正后生活质量提高人年数;②无病残期望寿命;③质量调节生命年;④全球疾病负担。

三、健康测量指标选择应用原则

1. 目的原则 应根据需要解决的问题选用相应的健康测量指标。首先,要求范围对应。描述个人健康状况选用与个人有关的指标,描述家庭健康状况选与家庭有关的指标;描述单位、地区或国家健康状况时选用群体指标,如出生率、死亡率、期望寿命等。其次,要求内容对应。描述躯体健康选用躯体指标,描述心理健康选用心理指标。再次,要求时间对应。横断面研究选用相同时点指标进行分析,纵向研究选用历史指标进行比较分析。

2. 可行性原则 许多直接指标很好,如慢性病发病率、社会能力等,但很难获得。在实际工作中可选取慢性病死亡率或社会经济发展等间接指标。

3. 公认原则 有时某些指标虽道不出详细的产生机制,但权威性机构或专家经常选用,事实上已为大家所公认。如目前在地区、国家乃至世界范围描述健康状况时几乎都是用如下指标:①出生时期期望寿命;②出生率;③死亡率;④人口增长率;⑤婴儿死亡率;⑥人识字率;⑦安全用水普及率;⑧寿命损失率。

4. 发展原则 由于科学不断发展,揭示生命活动的本质,人们对健康的认识不断深入,随之各类健康测量指标也会不断发展。在实际工作中要善于发现、发展、丰富和完善健康测量指标。如对死亡率的校正,近年来提出的寿命损失率,都标志着人们对健康认识的深化。

5. 科学性原则 科学性原则主要表现在选用指标时应注意:①客观性;②敏感性;③特异性;④准确性。

第四节 健康相关行为

一、行 为 概 述

1. 行为的概念 行为是有机体在外界环境刺激下引起的反应,包括内在的生理和心理的变化。根据此定义,美国心理学家伍德沃斯(Woodworth)提出了著名的S-O-R行为表示式。

　　S(stimulus)　O(organism)　R(reaction)
　　　刺激　　　　有机体　　　行为反应

2. 行为的分类 人类的行为因其生物性和社会性所决定,可分为本能行为和社会行为两大类。

人类的本能行为:由人的生物性决定,是人类的最基本行为,如摄食行为、性行为、躲避行为、睡眠等。

人类的社会行为:由人的社会性所决定,其形成来自社会环境,人们通过不断地学习、模仿、受教育、与人交往的过程,逐步懂得如何使自己的行为得到社会的承认,符合道德规范、具有社会价值,从而与周围环境相适应。因此,人类的社会行为是通过社会化过程确立的。

3. 行为的发展与适应

(1)行为的发展:是指个体行为在其生命周期内发展的过程。即个体出生后,随着身体和大脑的发育及心理的成熟,社会交往活动范围的扩大,个体行为不断变化发展的过程。

行为的发展最根本的实质是日趋完善,体现为:①对认识活动的深刻化和复杂化,透过事物的表面现象看到实质,由感性认识上升到理性认识;②与环境的关系,由被动适应到主动改造。

行为的发展有以下几个特点：①连续性。个体行为的发展是个连续过程，如幼儿行走，经历坐、站、搀着走、独立走一个连续的过程；②阶段性。当个体的生理心理发展到一定程度时，行为就会表现出一定的阶段性；③不平衡性。在同一个体的生命周期中，各阶段行为发展不平衡，不同个体之间，同一阶段的行为发展也不平衡。

（2）行为的适应：是指机体与环境之间保持动态平衡的过程。人类为了适应，必须具备一定的基础，包括语言与体语、知觉与思维、智力以及需要。语言和体语是人与人交往的工具，人与人之间思想感情的交流就是借助语言完成的。语言的发展促进了人脑的发展，为适应提供了坚实的基础。知觉和思维使人类能感知这个世界的变化，提高了适应社会环境的能力。智力的发展为知识的获得和技能的发展提供了可能，为行为适应创造了有利条件。而需要则是人类行为产生的基础，也是行为适应的决定因素。

二、影响行为的因素

任何行为都受到3类因素的影响，每类因素都会对行为产生不同的影响，此3类因素是倾向因素、促成因素和强化因素。

1. 倾向因素　倾向因素通常先于行为，是产生某种行为的动机或愿望，或是诱发产生某行为的因素，其中包括知识、态度、信念及价值观。一般把倾向因素看作是"个人"的偏爱，在教育过程中可能出现在一个人或一组人身上，这种偏爱不是趋向于有利的健康行为，就是趋向于不利的健康行为。倾向行为是产生行为的"引子"或"促动力"，即动机直接影响行为的发生、发展。健康教育的重要任务是促进个体或群体形成动机，自愿地改变不健康的行为。

2. 促成因素　促成因素是促使行为或愿望得以实现的因素，即实现或达到某行为所必需的技术和资源，包括保健设施、医务人员、诊所及任何类似的资源；医疗费用、诊所距离、交通工具、个人保健技术；行政的重视与支持、法律、政策等。在教育过程中如不考虑促成因素，行为的目标就有可能达不到。人群的健康行为与当地医疗服务、资源的可得性和是否方便，有很大的关系和影响。因此除了教育之外，还应该为人群提供卫生服务并创造行为改变所需要的条件。

3. 强化因素　强化因素是存在与行为后强化（或减弱）某种行为的因素，如奖励或惩罚以使某种行为得以巩固或增强、淡化或消除。强化因素多指与个体行为有直接影响的人，如有关的保健者、教师、长辈、父母亲、领导等。强化因素的积极与否取决于重要人物的态度和行为。

3种因素并不相互排斥，同一因素有时可归入两类因素，如对吸烟的态度可看作是倾向因素，然而作为他的同伴、兄长有可能看做是强化因素。在任何一类因素中，都具有积极的作用或消极的作用。教育者的任务在于克服消极作用，发扬积极作用。

三、健康相关行为

健康相关行为指人类个体或群体与健康和疾病有关的行为。按其对行为者自身或他人的影响，可分为健康行为和危险行为。健康行为是客观上有益于健康的，而危险行为是客观上不利于健康的。

1. 健康行为　根据哈律士（Harris）和顾坦（Guten）的建议，健康行为可以分为5类。

（1）基本健康行为：指一系列日常生活中基本的健康行为，如积极的休息与睡眠、合理营养与平衡膳食等。

（2）预警行为：预防事故发生以及事故发生后如何处置的行为，如驾车系安全带，火灾发生后自救等。

（3）保健行为：指合理、正确使用医疗保健服务，以维护自身健康的行为，如预防接种、定期体检等。

（4）避开环境危害的行为：环境危害既指环境污染，又指生活紧张事件。

（5）接触不良嗜好行为：不良嗜好主要指吸烟、酗酒和吸毒。

2. 危险行为　危险行为主要有致病性行为和不良生活方式。

致病性行为是导致特异性疾病发生的模式行为。国内外研究最多是A型行为，主要表现有两方面，即不耐烦和无端敌意。A型行为是一种好发冠心病的模式行为，研究表明：A型行为者的冠心病发病率、复发率和病死率均显著性地高于非A型行为者。

生活方式是指作为社会主体的人，为生存和发展而进行的一系列日常行为表现形式，是人们一切生活活动的总和。可以认为生活方式是一种更为持久的行为模式，是社会和文化背景的一种复合表达,有时候则称为生活习俗。不良生活方式是一组习以为常的对健康有害的行为模式,对机体的作用可表现为以下特点:①潜伏期长;②特异性差;③联合作用强;④易变性大;⑤广泛存在。

第五节　健康促进规划设计

健康促进规划是体现健康促进目标的长期全局部署方案,它由设计、实施和评价三部分组成。

健康教育和健康促进规划设计的模式有多种,但在众多模式中,应用最广泛、最具生命力的首推美国著名学者劳伦斯·格林(Lawrence W. Green)提出的 PRECEDE-PROCEED 模式。该模式的特点是从"结果入手"的程序,用演绎的方式进行思考,即从最终的结果追溯到最初的起因。

PRECEDE-PROCEED 模式前后相互呼应,为规划设计、执行及评价提供一个连续的步骤或阶段。实际上可将上述模式分为两个阶段。

第一阶段:诊断阶段(或称需求评估)即 PRECEDE 阶段,是英文"predisposing, reinforcing and enabling causes in education and diagnosis and evaluation"的简称,意为在教育/环境诊断和评价中应用倾向因素、强化因素和促成因素。

第二阶段:执行阶段即 PROCEED 阶段,是英文"policy regulatory and organizational constructs in educational and environment development"的简称,指执行教育/环境干预中应用政策、法规和组织的手段。

根据 PRECEDE-PROCEED 模式的程序,将规划设计分成 9 个基本步骤,即从最终的结果追溯到最初的起因,用演绎的方式逐步推进。

步骤 1:社会诊断。通过估测目标人群的生活质量入手,评估他们的需求和健康问题。最好由目标人群亲自参与自身的需求和愿望的调查,因为他们所经历的各类社会问题是生活质量最实际、最真实的写照。

步骤 2:流行病学诊断。通过流行病学和医学调查确认目标人群特定的健康问题和目标。

步骤 3:行为与环境诊断。这一阶段的任务在于确认与步骤 2 选定的健康问题相关的行为和环境问题,因为这些危险因素需要通过干预加以影响。环境因素对个人来说是外部的因素,但可通过人们的行动改善环境,以支持健康的行为。这里的环境因素包括物理环境、政治环境、社会环境和经济环境。健康促进也包括通过影响群体行为而直接作用于环境。因此,健康促进规划不能仅限于群众的行为改变,同时应认识到强大的社会力量对规划执行是至关重要的。

步骤 4:教育与组织诊断。为制订教育与组织策略用于健康促进规划,以促进行为和环境的改变,应从影响行为与环境的因素着手。根据健康和行为的大量研究,有数百种因素能潜在地影响其特定的健康行为。这些因素可归纳为 3 大类,即倾向因素、促成因素和强化因素。研究这 3 类因素的主要目的在于正确地制订教育策略,即根据各种因素的相对重要性及资源情况确定干预重点。

步骤 5:管理与政策诊断。评估组织与管理能力及在规划执行中资源、政策、人员能力和时间安排。通过社区开发、协调、完善组织与政策,以便规划的顺利开展。

步骤 6~9:评价阶段。评价不是 PRECEDE 模式的最后步骤,评价工作贯穿于整个模式始终。

第六节　健康传播的方法与技巧

一、健康传播的基本概念

1. 传播的定义　传播是一种社会性传递信息的行为,是个体之间、集体之间以及个体与集体之间,交换、传递新闻、事实、意见过程。

2. 传播的要素　传播的要素包括传播者、信息、传播途径、受传者、传播效果。

(1)传播者:又称传者,是传播行为的引发者,即在传播过程中信息的发出者。在社会传播过程中,传播者可以是个体,也可以是群体或组织。健康教育工作者都是从事"传播者"工作,作为健康知识、健康信息的传播者,应具有以下职能:①收集信息;②加工制作信息;③发出信息;④收集与处理反馈信息。

(2)信息:信息泛指人类社会传播的一切内容。健康信息是指与人的健康有关的信息,泛指一切有关人的身体、心理、社会适应能力的知识、技术、观念和行为模式。作为健康信息应具有以下特点：①符号通用；②科学性；③针对性；④适用性；⑤指导性；⑥通俗性。

（3）传播途径：又称传播渠道，是信息的载体，也是将传播过程中各种要素相互联系起来的纽带。根据健康信息传递的特点，传播途径可以分为以下几类：①口头传播；②文字传播；③形象化传播；④电子媒介传播；⑤综合传播：如行政立法、展览、文艺演出、卫生宣传日等。

进行传播活动时，总的来说应遵循以下几方面的原则：①保证效果原则；②针对性原则；③速度快原则；④准确性原则；⑤经济性原则。

（4）受传者：信息的接受者和反映者，传播的作用对象。同样，受传者可以是个人、群体或组织。大量的受传者称为受众。

受者的心理特点：①求新心理；②求真心理；③求近心理；④求短心理。

受者对信息的选择性：①选择性接受；②选择性理解；③选择性记忆。

受者的动机：①消遣；②填充时间；③社交需要；④心理需要；⑤寻找情报；⑥解决疑难。

（5）传播效果：是传播对人的行为产生有效的结果。具体指受者接受信息后，在知识、情感、态度、行为等方面发生的变化，通常意味着传播活动在多大程度上实现了传播者的意图或目的。传播是否成功、效果如何，主要从受者身上反映出来。根据健康传播的目的，健康传播的效果可以分为4个层次。

①知晓健康信息：是传播效果中的最低层次。这一层次效果的取得，主要取决于传播信息的强度、对比度、重复率和新鲜度等信息的结构性因素。健康传播者通过多种渠道向受众传递医疗卫生保健信息，就是要使受者在维护自身及他人健康、控制疾病危险因素、疾病与伤残防治和康复等方面与其共享信息。通过这类信息的共享，使公共的卫生知识水平不断提高，为其自身保健技能打下良好基础。

②健康信念认同：受者接受所传播的健康信息，并对信息中的健康信念认同一致，自觉或不自觉地依靠这样的信念对自我在健康方面的态度、行为和客观环境进行分析判断，有利于受者的态度、行为的转变，以及对健康环境的追求和选择。

③态度转变："态度"是指对特定对象的认知、情感和意向比较持久的内在结构。态度的形成既有社会交往过程的影响，又有心理过程的作用。态度一旦形成就具有固定性，成为一种心理定势，一般不会轻易改变。受众的态度是受众行为的先导，先有态度，才会有行为。健康传播者通过健康信息的传播，使受者的态度向有利于健康的方向转变，转变其不利于健康的态度。

④采纳健康行为：是传播的最高层次。受者接受健康信息后，在知识增加、信念认同、态度转变的基础上，改变其原有的不利于健康的行为和生活方式，采纳有利于健康的行为和生活方式，这是健康传播的最终目标。只有实现这一层次的传播，才能彻底改变人类的健康状况，实现人人享有健康的宏伟目标。

3. 传播的分类　人类的传播形式多种多样，可以从不同的角度进行分类。按照传播的规模，可将人类的传播活动分为五种类型。

（1）人际传播：又称亲身传播，是指人与人之间面对面直接的信息交流，是个体之间相互沟通。人际传播是建立人际关系的基础，是共享信息的最基本传播形式。

（2）群体传播：是指组织以外的小群体（非组织群体）的传播活动。

（3）大众传播：是指职业性传播机构通过广播、电视、电影、报刊、书籍等大众传播媒介，向范围广泛、为数众多的社会人群传递信息的过程。

（4）组织传播：是指组织之间、组织内部成员之间的信息交流活动，是有组织、有领导进行的有一定规模的信息传播。现代社会中，组织传播已经发展成为一个独立的研究领域，即公共关系学。

（5）自我传播：又称人内传播，是指个体接受外界信息后，在头脑中进行信息加工处理的过程。

4. 健康传播的定义及特点　健康传播是指通过各种渠道，运用各种传播媒介和方法，为维护和促进人类健康而收集、制作、传递、分享健康信息的过程。健康传播具有以下4个特点：①健康传播传递的是健康信息；②健康传播具有明确的目的性；③健康传播的过程具有复合性；④健康传播对传播者有特殊的素质要求。

二、人 际 传 播

1. 人际传播的特点　人际传播是信息在个体与个体之间的传播，其主要形式是面对面的传播。其主要的特点包括以下3点：①是全身心的传播；

②以个体化信息为主;③反馈及时。

2. 健康教育中常用的人际传播形式 在健康教育中,常用的人际传播形式有咨询、交谈或个别访谈、劝服及指导4种。

(1)咨询:针对前来咨询者的健康问题,答疑解难,帮助其澄清概念,做出决策。

(2)交谈或个别访谈:通过与教育对象面对面的直接交流,传递健康信息和健康知识,帮助其改变相关态度。

(3)劝服:针对教育对象存在的健康问题,说服其改变不健康的健康态度、信念及行为习惯。

(4)指导:通过向健康教育对象传授相关的知识和技术,使其学习、掌握自我保健的技能。

3. 人际传播的技巧

(1)谈话技巧

①内容明确:一次谈话围绕一个主题,避免涉及内容过广。

②重点突出:重点内容要适当重复,以加强对象的理解和记忆。

③语速适当:谈话的速度要适中,适当停顿,给对象思考、提问的机会。

④注意反馈:交谈中,注意观察对方的表情、动作等非语言表现形式,以及时了解对象的理解程度。

(2)提问技巧

①封闭式提问的问题比较具体,对方用简短、确切的语言即可做出回答,如"是"或"不是""好"或"不好""5年""40岁"等。适用于收集简明的事实性资料。

②开放式提问:开放式提问的问题比较笼统,旨在诱发对方说出自己的感觉、认识、态度和想法。适用于了解对方的真实情况。

③探索式提问:又称探究式提问。探索式提问的问题为探索究竟、追究原因的问题,如"为什么",以了解对方某一问题、认识或行为产生的原因。适用于对某一问题的深入了解。

④偏向式提问:又称诱导式提问。偏向式提问的问题中包含着提问者的观点,以暗示对方做出提问者想要得到的答案,如"你今天感觉好多了吧?"。适用于提示对方注意某事的场合。

⑤复合式提问:复合式提问为两种或两种以上类型的问题结合在一起的问题,如"你是在哪里做的检查?检查结果如何?"此种提问易使回答者感到困惑,不知道如何回答,应避免使用。

(3)倾听技巧。①集中精力:在倾听过程中,要专心、不要轻易转移自己的注意力,做到"倾心细听"。②及时反馈:双目注视对方,积极参与,及时反馈,表示对对方的理解和关注。

(4)反馈技巧

①肯定性反馈:对对方的正确言行表示赞同时,应适时插入"是的""很好"等肯定性的语言或点头微笑等非语言形式予以肯定,以鼓舞对方。

②否定性的反馈:当发现对方不正确的言行或存在的问题时,应先肯定对方值得肯定的一面,然后以建议的方式指出问题的所在,使对方保持心理上的平衡,易于接受批评和建议。

③模糊性的反馈:当需要暂时回避对方某些敏感问题或难以回答的问题时,可做出无明确态度和立场的反应,如"是吗?""哦"等。

(5)非语言传播技巧

①动态体语:即通过无言的动作传达情意。如以注视对方的眼神表示专心倾听;以点头的表情表示对对方的同情和理解;以手势强调某事的重要性等。

②仪表形象:即通过适当的仪表服饰、体态、姿势,表示举止稳重,有助于对方的信任、接近。

③同类语言:即通过适度的变化语音、语调、节奏及鼻音、喉音等辅助性发音,以引起对方的注意或调节气氛。

④时空语:即在人际交往中利用时间、环境、设施和交往气氛所产生的语义来传递信息。

三、群体传播

1. 群体传播的特点

(1)信息传播在小组成员之间进行,是一种双向性的直接传播。

(2)群体传播在群体意识的形成中起重要作用。群体意识越强,群体的凝聚力就越强,越有利于群体目标的实现。

(3)在群体交流中形成的一致性意见会产生一种群体倾向,这种群体压力能够改变群体中个别人不同的意见,从而产生从众行为。

(4)群体中的"舆论领袖"对人们的认知和行为改变具有引导作用,往往是开展健康传播的切入点。

2. 小组讨论的步骤与技巧 小组讨论是指在一位主持人的带领下,一组人围绕着某个主题进行座谈讨论。选择适当的主持人、做好充分的准备工作、掌握小组讨论的技巧,是确保小组讨论效果的关键。

(1)小组讨论的步骤

①明确讨论的主题:讨论前应首先拟定提纲。讨论提纲包括讨论目的、讨论的问题、内容及预期达到的目标。

②组成小组:根据讨论的主题,选择相关人员组成小组,小组讨论的人数一般以6~10人为宜。

③选择时间和地点:根据讨论小组人员的特点,选择讨论的时间和地点。讨论时间一般掌握在1h左右;讨论地点应该选择小组成员感觉舒适、方便的地方。

④排列座位:座位的排列同样是保证小组讨论成功的重要因素。座位应围成圆圈或马蹄形,以利于参与者面对面地交谈。

(2)主持小组讨论的技巧

①热情接待:主持人应提前到达会场,对每一位前来参加小组讨论的人表示欢迎。

②说好"开场白":主持人可以自我介绍,介绍讨论的目的和主题为开场白。开场白应通俗易懂、简单明了,使每一位明确讨论的重要性及自身的作用。

③建立融洽的关系:开场白后,可请每一位与会者进行自我介绍,以增强与会者之间的相互了解,建立和谐融洽的关系。

④鼓励发言:主持人应以各种方式鼓励大家发言,对踊跃发言者给予适当的肯定性反馈。

⑤打破僵局:当讨论出现沉默不语时,主持人可以通过播放短小录像片、提出可引发争论的开放性问题、或个别提问、点名等方式打破僵局。

⑥控制局面:当讨论出现偏离主题、争论激烈或因某个人健谈而形成"一言堂"时,主持人应采取及时提醒、婉转引导、礼貌插话等方式控制讨论的局面。

⑦结束讨论:讨论结束时,主持人应对讨论的问题进行小结,并向与会者表示感谢。

第七节 患者健康教育程序

1986年美国公共卫生学会的公共卫生教育组织,在对医院健康教育进行大量实验研究的基础上,提出了患者教育的五步骤模式,即:①确定患者及其家属的教育需求;②建立患者及其家属的教育目标;③选择教育方法;④执行教育计划;⑤评价教育效果。

患者教育程序与护理程序一样,都是以科学的健康的思维方法和工作方法,为患者解决健康问题,护理程序侧重于解决患者对健康问题的反应,患者教育程序则注重调动患者维护自身健康的潜能,激励患者积极参与促进康复的护理过程。因此说病人的健康教育是护理程序的一个组成部分,两者相辅相成,密不可分。

一、评估学习需求

评估教育需求是健康教育程序的第一步骤。通过调查分析、评估教育需求,旨在了解教育对象需要学习的知识和掌握的技能,为确定教育目标、制订教育计划提供依据。

1.评估内容 评估教育需求主要从以下7个方面考虑。

(1)学习能力评估:学习能力评估包括病人的年龄、视力、听力、记忆力、反应速度、疾病状态等。通过评估,护士可以确定患者有无学习能力和学习能力的强弱,以指导制订学习计划。

(2)心理状况评估:重点评估患者对疾病的心理适应模式和对学习能力的认知能力。护士应及时发现病人的不良心理因素,有针对性地开展心理健康教育,提高病人对疾病的适应能力和对学习的认知能力,为学习创造良好的心理条件。

(3)社会文化背景评估:重点评估患者的生活方式,因为生活方式将决定其如何看待住院生活和学习。评估的内容包括患者的职业、文化程度、经济收入、住房条件、居住地区(农村、城市)、饮食习惯、烟酒嗜好、运动情况、性生活等。此外患者的价值观和信仰模式也会影响其对疾病的看法和态度。

(4)学习态度评估:态度是个人的一种比较持久的内在情绪,它无法被直接观察到,但是可以从人们的言语、行为,以及其他方面表现出来。护士可通过对患者的直接提问和行为观察,来判断病人的学习态度,及时发现和纠正患者对学习的消极态度。

(5)以往学习经历评估:重点询问患者以往有没有住院史,以往住院时是否接受过健康教育;教育的效果如何;对个体行为地影响是积极的还是消极的;以往是否阅读过与其疾病有关的资料;是否认识与其有相同疾病的人等。护士了解患者以往的学习经历,将有利于护士明确从哪里开始教起,使教育更有针对性。此外,护士还应注意消除以往学习经历给患者造成的消极影响,帮助患者转变观念、建立信心。

(6)学习准备评估:重点是评估患者及其家属参与学习的情况。如患者的身体状况是否允许其参与学习,家属是否准备参与学习;病人的自我护理能力如何;患者家属能否承担督促患者建立健康行为和进行家庭护理的责任等。

(7)学习需求评估:重点评估患者在入院时、手术前、手术后、特殊检查治疗前、出院前的学习需求。了解患者需求最直接的方法是向患者提问,通过患者的回答便可判断出患者知识的缺乏程度,确定病人的学习需求。

2. 评估方法

(1)直接评估法:指通过与患者直接接触、询问获得资料的方法。

(2)间接评估法:指通过阅读患者的病例、分析病史及其影响因素获得资料的方法。

两种方法相辅相成,重要的是在接触患者时仔细倾听,同时也可以通过观察对方的态度反应和表情来收集所需的资料。

3. 评估的注意事项

(1)学习需求评估不是一次性的,它贯穿于患者住院的全过程。

(2)评估方法力求科学可靠,不能仅凭护士的主观判断来确定患者的学习需求。

(3)收集资料最好采用系统式表格,可将学习需求评估表与整体护理入院资料评估、住院资料配合一起编制使用,这样可在收集患者护理资料时,同步收集学习需求资料,既节省时间,又便于综合分析患者的学习需求。

二、确定教学目标

确定教育目标的目的是明确患者及其家属的教育目标,为制订教育计划奠定基础。

制订教学目标的注意事项如下。

1. 目标陈述必须包括三要素,即行为、情况和准则,也就是要说明学习者在什么情况下根据什么原则必须学会什么。情况包括教学的时间、地点、进度、特殊的仪器、工具等。准则包括:次数、频率、准确率、速度等。行为则是使用能被测量的行为动词。如说出、指出、报告、描述等。例:手术后的教育目标可以这样陈述:提高术后配合治疗能力,减少并发症。

2. 护士为患者制订学习目标时,应从学习需求评估的资料中获得,了解患者缺乏哪些知识、技能、患者的文化程度和学习能力等,根据患者的学习能力和学习需求确定学习目标。目标应由简到繁、循序渐进、分期进行。

3. 患者学习目标必须指出行为和学习内容,每个目标只能包含一个行为或一个内容。如一位糖尿病患者住院,要学会自己做尿糖试验,为这个患者制订的学习目标是"能自己做尿糖试验"(行为或技能),学习内容是"验尿糖的方法"。

4. 患者学习目标的形式可有总目标和从属目标。如上例,要是患者"能自己做尿糖试验",有必要建立一些从属目标,即:①了解什么是尿糖;②了解尿糖试验的意义;③知道何时应验尿糖;④叙述验尿糖的方法;⑤能够自己验尿糖。目标⑤是通过①~④的过程才能达到的。这些从属目标表示了一系列清晰的步骤并朝向明确陈述的最终目标。

5. 学习目标的陈述必须指明病人及其家属应该学会什么,而不是护士教什么,因此陈述应以患者为主语。

6. 行为目标的陈述语必须明确。陈述的行为应是使人能观察得到并可测量的外显行为,避免使用多义词或易使人误解的词。如"患者学会注射胰岛素的方法",这种陈述含义不清,且无法衡量患者掌握学习内容的程度,以至于难以做出正确评价。应写成"患者能使用正确方法演示自我注射胰岛素的过程"。

7. 患者学习目标应由护士与患者或家属共同制订,这样可使患者及其家属能积极主动投入教学活动。

三、制订教育计划

教育计划主要由教育时间、场所、内容、方法和工具及教育的人员5个部分组成。

1. 教育时间 从患者进入医院到离开医院期间,均为健康教育的时机。

2. 教育场所 患者健康教育应在适宜的场所进行,以免患者或家属感到不安或尴尬。

3. 教育内容 教育内容应该根据患者的具体情况确定,确保其针对性。

4. 教育人员 患者健康教育是一个完整的教育系统,医院内的工作人员应根据患者和家属的需求,提供相应的健康教育。

5. 教育方法及工具 根据患者的特点,选择适当的教育方法和工具,以增进教育的效果。

四、实施教育计划

在实施教育计划的过程中,为确保计划的顺利实施,应特别注意以下4点。

1. 创造轻松愉快的学习环境,因人、因时、因地、应需灵活安排教育时间,尽可能地让患者及家属参与教学活动。

2. 保护患者的隐私,注重信息的双向传播。

3. 避免使用医学术语,尽可能用通俗易懂的口语、方言进行教学,重点内容要适当重复。

4. 采取多种教育方法和方式,兼顾患者的特点,有针对性地指导学习,所教内容应与患者的需求和健康目标相关,应允许患者尽可能按自己的速度学习。

五、效 果 评 价

评价是教育的重要环节。评价的目的是及时修正原有计划,改进工作。教育效果的评价可以通过评价教育的教育需求、教育方法及教育目标的实现程度三方面得以体现。

1. 评价的内容

(1)评价教育需求:评价以往对患者教育需求的评估是否准确、完整。

(2)评价教学方法:评价教育方法是否恰当、教育者是否称职、教材是否适宜。

(3)评价教育目标的实现程度:目标有不同的层次,前一层次的目标往往是下一层次目标的基础。评价时,应参照计划目标,在活动的不同时期进行不同的评价。

2. 评价的注意事项

(1)应用观察法对患者行为进行测试时,应注意将直接观察法和间接观察法联合应用。

(2)个别指导评价多采用口头提问,它可以直接了解患者对所学知识的理解和掌握程度。但护士要注意措辞、语气,以免使患者造成盘问审查的感觉、产生逆反情绪,影响评价效果。

(3)集体指导可采用书面评分法进行评价,评价视觉设计应符合患者教育的实际目标和应达到的水平。试题用语应通俗易懂,简短明了,多用选择题,少用问答题。

(4)评价的基本原理是比较。在对患者教育效果进行评价时,应与患者的学习目标进行比较,以找出行为与目标的差异,便于总结经验,分析原因,提高教育质量。

(5)患者教育评价不是一次性的,它贯穿于患者住院过程的全过程。因此护士应明确评价的意义和作用,及时对患者教育目标进行评价,以促进患者教育计划的实施。

(徐筱萍)

■ 参考文献

黄津芳,刘玉莹.2000.护理健康教育学[M].北京:科学技术文献出版社.

黄敬亨.1997.健康教育学[M].上海:复旦大学出版社.

孟宪梅.2007.PRECEDE-PROCEED 模式在护理评估中的应用[J].护理研究,21(7):1693-1695.

全国卫生专业技术资格考试专家委员.2009.2010年卫生专业资格考试教材:护理学(中级)[M].北京:人民卫生出版社.

第8章

患者的疼痛管理

第一节 概 论

一、疼痛的概述

1. 疼痛定义　疼痛是一种令人不快的感觉和情绪上的感受，伴随着现有的或潜在的组织损伤，疼痛是主观的（1979年国际疼痛研究协会给出的疼痛定义）。

疼痛包含两层意思：痛觉和痛反应。①痛觉：一种意识现象，属于个人的主观知觉体验。②痛反应：是指身心对疼痛刺激产生的一系列生理病理变化和心理变化。

2. 疼痛的特征

(1) 痛觉是一种复合感觉，往往和其他躯体感觉混杂在一起。

(2) 痛觉是一种复杂的精神状态，常伴有强烈的情绪反应。

(3) 痛觉感受程度或痛反应大小与疼痛性质、强度、范围、持续时间及机体内外环境因素关系密切。

3. 疼痛的影响因素

(1) 客观因素：环境的变化，患者性别、年龄、社会文化背景、教育程度、道德修养等因素都会影响疼痛的反应。

(2) 主观因素：主要是心理因素，包括性格、疼痛经验、注意力和情绪变化。

4. 疼痛对机体的影响

(1) 精神心理反应：疼痛的产生本身就是一种极为复杂的精神心理活动，各类疼痛引起的精神心理反应改变差异颇大。短期急性剧痛可引起患者精神异常兴奋，烦躁不安；长期慢性疼痛可导致患者出现抑制状态，情绪低落。

(2) 躯体反应：整体反应主要表现为机体在遭受伤害性刺激时所做出的躲避、反抗、防御性保护或攻击等整体行为，常带有强烈的情绪色彩。局部反应仅局限于受刺激部位对伤害性刺激做出的一种简单的反应，例如受刺激部位血管扩张、皮肤潮红。

(3) 内脏反应：以自主神经异常活动为先导，引起一系列器官、组织的反应，如呼吸急促、心率加快、血压升高、心律失常、恶心呕吐、出汗、便意等，强烈疼痛甚至可出现心搏骤停。

(4) 神经内分泌反应：达到一定强度和持续一定时间的痛刺激，使中枢神经系统、交感神经和肾上腺髓质兴奋，儿茶酚胺分泌增加，肾上腺素抑制胰岛素分泌的同时，促进胰高血糖素分泌，以及糖原分解和异生作用加强，结果造成血糖上升，机体消耗增加。慢性疼痛患者体内免疫球蛋白水平下降，吞噬细胞功能也有不同程度的下降，使机体免疫功能下降。

(5) 生化反应：慢性疼痛和剧烈疼痛时机体内源性镇痛物质减少，而抗镇痛物质和致痛物质增加，血管活性物质和炎性物质的释放不但加重了原病灶的局部缺血、缺氧、炎性渗出和水肿，而且对组织器官功能产生影响，出现激素、酶类和代谢系统的生化紊乱，使病理变化向更加广泛、复杂、严重方向发展。

二、疼痛管理和疼痛护理管理

1. 疼痛管理及疼痛护理管理的定义　疼痛管理是指通过疼痛评估、记录、治疗和护理以控制疼痛的过程，包括缓解疼痛、提高生活质量和保持尊严。疼痛管理目标是控制疼痛，以最小的不良反应缓解最大程度的疼痛。

疼痛护理管理是使医院中与疼痛有关的护理人力、物力、技术、信息和时间等要素有机结合起来并最优运转,达到提高疼痛护理效果和效率的工作。

2. 疼痛管理的意义

(1) 良好的疼痛管理有利于患者的预后:合理、有效的镇痛可减轻或防止疼痛对身体和心理造成的一系列不利影响,促进康复进程。

(2) 良好的疼痛管理有利于提高患者的生活质量:疼痛是影响生活质量的首要因素。国外学者提出,对于癌症晚期患者应当采取综合管理手段,使其达到完全无痛;对于临终患者,则提倡使患者"无痛死亡"。也就是说,对于这部分患者,治疗是以减轻痛苦、提高生活质量为目的。

(3) 疼痛管理的效果作为评定医护服务质量的指标之一:2001年美国护理学会的一项调查表明,实行疼痛管理的健康机构工作效率、患者满意率、员工满意率均逐年上升。由此可见,良好的疼痛控制质量是提高医护服务质量的重要内容,是护理内涵质量的重要组成部分。

3. 护士在疼痛管理中的地位与作用　近年来,为了更好地控制疼痛,学者们对疼痛管理服务模式进行了有意义的探索。欧美国家的疼痛研究发生了两次转变:一是从疼痛控制转变为疼痛管理;二是疼痛管理专业的组成人员从以麻醉医师为主体的模式转向以护士为主体的模式。护士在疼痛管理中的作用日益显现。

(1) 护士是疼痛的主要评估者:疼痛评估是进行有效疼痛管理的第一步。护士24h守护在患者身边,通过临床观察,判断患者是否存在疼痛,评估疼痛部位、性质和程度,判断镇痛效果,观察有无不良反应,根据评估结果制订相应的护理措施。

(2) 护士是镇痛措施的具体落实者:大部分镇痛措施是由护士完成的。护士根据医嘱按时给予镇痛药,或运用职权范围内可施行的非药物治疗方法减轻患者痛苦。

(3) 护士是其他专业人员的协作者:护士作为患者整体身心健康的看护者,必须与其他医务人员密切协作,为患者提供最合适的服务。护理管理人员从避免和减少因医护人员操作所引起的疼痛、减少患者痛苦的角度出发,制订协调工作程序,如为多发创伤的患者换药、复位固定、创面引流等医疗操作和翻身、整理床单位等护理操作,安排在镇痛药物发挥作用后有序进行。护士参与疼痛治疗方案的制订,提出建议,以确保方案的合理性和个体化。疼痛专业护士除了协助医师完成各种常规治疗外,还要配合医生完成一些特殊镇痛操作,如神经阻滞。护士对患者的疼痛评估记录可为医生诊断治疗提供重要的参考材料。

(4) 护士是疼痛患者及其家属的教育者和指导者:疼痛管理包括对患者及其家属进行疼痛相关知识的教育,教育他们如何应用疼痛评估工具、如何表达疼痛,指导患者进行疼痛自我管理,护士负责宣教工作。

(5) 护士是疼痛患者权益的维护者:2002年第十届国际疼痛大会上提出"消除疼痛是患者的基本权利"。护士作为患者最密切接触者,要根据患者病情、年龄、经济状况和环境等个体化因素,协助患者进行利弊分析,选择适合的镇痛措施。护士承担疼痛管理质量的保证和促进的职责,在镇痛效果保证和镇痛措施安全方面,及时动态地进行监测,使患者的疼痛管理达到满意状态。

第二节　疼痛的分类

疼痛涉及临床各科,病因也错综复杂,许多疼痛既是某些疾病的一组典型的症候群或综合征,又可随着疾病的发展而变化。所以,疼痛的分类至今尚无统一标准。临床常用分类方法如下。

一、一级分类

1. 生理性痛　机体的伤害性感受系统对即将作用于身体的损伤起预警作用。换言之,生理性疼痛是保护性的,是健康和生存所必需的反应。对于生理性疼痛,刺激的强度和伤害性感受的强度密切相关。

2. 病理性痛　持久的有害刺激对涉及区域内的周围伤害性感受器产生两种效应:①使伤害性感受器灵敏化,即反应阈降低,可被非伤害性刺激激活;②炎症使一群静息的伤害感受器激活。在上述两种机制的作用下,来自炎症区的传入信息显著增加,组织损伤和炎症所产生的伤害性输入,使得中枢神经系统进入一种更易兴奋的状态。

3. 神经病性痛　周围神经损伤后,初级传入神经元的性质可以发生很多变化,如神经芽的自发活性和兴奋性升高、神经瘤形成、相邻的神经纤维间互相接触等,中枢神经系统由此接受到大量不正常传入信息,并且重新调整中枢处理过程。

二、以疼痛病程分类

1. 急性痛 有一明确的开始时间,持续时间较短,常用镇痛方法可以控制。
2. 慢性痛 无明显组织损伤,持续3个月以上的疼痛。

三、以疼痛程度分类

1. 微痛 似痛非痛,常与其他感觉复合出现,如痒、酸麻、沉重、不适感等。
2. 轻痛 疼痛局限、轻微。
3. 甚痛 疼痛较著,痛反应出现。
4. 剧痛 疼痛较著,痛反应强烈。

四、以疼痛性质分类

1. 钝痛 酸痛、胀痛、闷痛。
2. 锐痛 刺痛、切割痛、灼痛、绞痛、撕裂样痛、爆裂样痛、钻顶样痛。
3. 其他 跳痛、压榨样痛、牵拉样痛等。

五、以疼痛部位分类

广义讲可分为躯体痛、内脏痛和心因痛三大类,其中按躯体解剖定位又可分为头痛、颌面痛、颈项痛、肩背痛、胸痛、上肢痛、腹痛、腰骶痛、骨盆痛、髂髋痛、下肢痛。

六、以疼痛系统分类

神经系统疼痛、心血管系统疼痛、血液系统疼痛、呼吸系统疼痛、消化系统疼痛、内分泌系统疼痛、泌尿系统疼痛、运动系统疼痛、免疫系统疼痛和心理性疼痛。

第三节 疼痛的评估与记录

一、疼痛程度的评估

1. 0~10数字疼痛量表(numerical rating scale,NRS) 此方法从0~10共11个点,表示从无痛到最痛(图8-1)。此表便于医务人员和患者理解并掌握,可以口述或视觉模拟,也可以记录。

2. 0~5描述疼痛量表(verbal rating scale,VRS) 分0级到5级。

0级:无疼痛;1级:轻度疼痛,可忍受,能正常生活睡眠;2级:中度疼痛,适当干扰睡眠,需用镇痛药;3级:重度疼痛,干扰睡眠,需用麻醉镇痛药;4级:剧烈疼痛,干扰睡眠较重,伴有其他症状;5级:无法忍受的疼痛,严重干扰睡眠,伴有其他症状或被动体位。

3. 长海痛尺 长海痛尺(图8-2)将NRS的0,2,4,6,8,10的疼痛评分对应VRS的0,1,2,3,4,5的疼痛描述进行配对使用,是科学可行的。经过临床大样本应用,它符合疼痛学术界选择痛尺的标准;保留了0~10和0~5两个常用痛尺的功能和优点;解决了单用0~10痛尺评估时的困难和随意性过大这一突出问题;解决了单用0~5痛尺评估时的精度不够的问题。

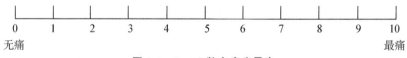

图8-1 0~10数字疼痛量表

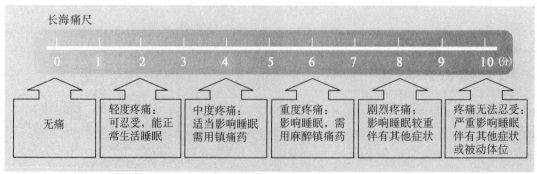

图8-2 长海痛尺

4. Prince-Henry 评分法　此方法简便可靠,主要用于胸腹部大手术后患者,从 0 分到 4 分分为五级。

0 分:咳嗽时无疼痛。

1 分:咳嗽时才有疼痛发生。

2 分:深呼吸时有疼痛发生,安静时无疼痛。

3 分:静息状态下即有疼痛,但较轻,可以忍受。

4 分:静息状态下即有剧烈疼痛,难以忍受。

5. 五指法　评估时向患者展示五指,小指表示无痛,环指为轻度痛,中指为中度痛,示指为重度痛,拇指为剧痛,由患者选择。

6. 0~100 评分量表(NRS-101)　此方法与 0~10 量表相似,0 为无痛,100 为最痛(图 8-3)。本量表对疼痛的表述更加精确,主要用于临床科研和镇痛药研究领域。

7. 疼痛的面部表情量表(图 8-4)　不同程度疼痛的面部表情(图 8-4)。面容 0:表示无疼痛;面容 1:极轻微疼痛;面容 2:疼痛稍明显;面容 3:疼痛显著;面容 4:重度疼痛;面容 5:最剧烈疼痛。

8. Johnson 二成分量表(图 8-5)　此种量表将人对疼痛的感受分成两部分,感觉辨别成分和反应成分。感觉辨别成分是指生理上所感觉的疼痛程度,反应成分是指由这种疼痛的感觉所带来的痛苦。

二、疼痛部位的评估

给患者提供人体正反面线条图,请患者在感到疼痛的部位划上阴影,并在最痛的部位画"×"(图 8-6)。

三、疼痛的综合评估

1. 性别和年龄　许多疼痛病症有明确的性别、年龄差别。如肋软骨炎多发生在 20 岁左右的青年女性,丛集性头痛初发大多是 20~30 岁的青年男性。同是腰背痛,在老年人,多见于退变性疾病、转移癌;中年人,多见于劳损、椎间盘突出症、肌筋膜综合征;青少年,多见于外伤、畸形、结核、强直性脊柱炎。

2. 职业　在没有明显损伤时,颈、腰部的疼痛常由不正确用力、不合适体位或一种姿势保持过久引起。因此,应仔细询问职业、工种、劳动时的体位

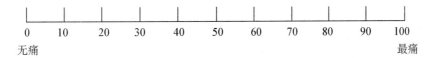

图 8-3　0~100 评分量表

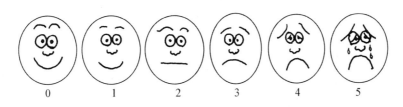

图 8-4　不同程度疼痛的面部表情

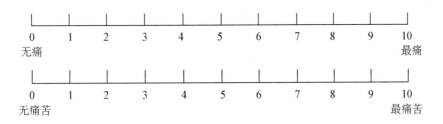

图 8-5　Johnson 二成分量表

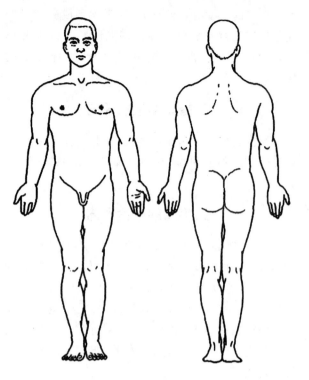

图 8-6 人体正反面线条

姿势、用力方式、工作环境的温度和湿度等。

3. 疼痛的诱发因素与起病情况　许多疼痛性疾病有明显的诱发因素，如功能性疼痛在潮、湿、凉的环境中易发病，神经血管性疼痛在精神紧张时易发病，偏头痛易在月经前发作。许多疼痛的出现或加重也有明显的诱发条件及因素，如咳嗽、大便、憋气时出现向肢体放射性疼痛的病变多来自椎管；韧带损伤及炎症在某种体位时疼痛明显加重，有时则有明显的压痛点或诱发点。

4. 疼痛的性质　疼痛性质对诊断具有重要意义，要认真评估。例如：软组织内血肿、脓肿、外伤后水肿为局部胀痛或跳痛；酸痛多为肌肉组织的功能性疼痛；神经根或神经干受压常引起放射痛；晚期肿瘤疼痛多呈部位固定、持续性且逐渐加重；风湿痛多为游走性；神经痛为阵发性剧痛；血管痉挛或肌痉挛性疼痛常有明显的间歇期，有时呈波浪形

即时轻时重，并与诱发因素有关等。

5. 疼痛伴随症状　各种疼痛性疾病通常有各自的伴随症状，在疼痛疾病的诊断与鉴别诊断中非常重要。如关节疼痛伴有肿胀、晨僵者多为类风湿关节炎；疼痛伴有发热者考虑感染性疾病、风湿热等；丛集性头痛的特征是伴有痛侧流泪、睑结膜充血、鼻塞流涕。疼痛的伴随症状比较复杂，剧烈疼痛病例几乎均伴有烦躁不安、心率增速、呼吸加快、瞳孔缩小等交感神经兴奋的症状，常见伴随症状还有头晕、恶心、呕吐、视物模糊、眼前闪金星、耳鸣、鼻塞等。

6. 精神状态及有关心理社会因素　绝大多数癌痛患者都存在不同程度的恐惧、愤怒、抑郁、焦虑和孤独等心理障碍。如果不能及时发现并解除这些心理障碍，即使给患者足量镇痛药，其痛苦仍得不到满意解除。

7. 其他　过去史、家族史、婚姻史、感染史、肿瘤史及手术史、应用激素史、疼痛的诊断及治疗过程、效果等都应当引起重视。

四、镇痛效果的评估

镇痛效果的评估是有效疼痛管理的重要步骤，它包括对疼痛程度、性质和范围的重新估价，包括对治疗效果和引起的不良反应的评价，为下一步疼痛管理提供可靠依据。

1. 疼痛评估量表的选择　最简单易行的方法有疼痛量表做动态评估，如"0～10""0～5""长海痛尺"等方法。

2. 镇痛效果评估量表的选择

(1) 百分比量表(图8-7)。

(2) 四级法。①完全缓解：疼痛完全消失；②部分缓解：疼痛明显减轻，睡眠基本不受干扰，能正常生活；③轻度缓解：疼痛有些减轻，但仍感到有明显疼痛，睡眠生活仍受干扰；④无效：疼痛没有减轻。

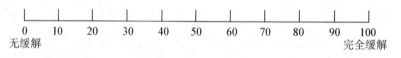

图 8-7 百分比量表

五、疼痛评估的记录

2002年第十届国际疼痛大会提出:疼痛是继体温、呼吸、脉搏、血压之后的第五大生命体征。采用简单易行的疼痛评估工具和记录表格来准确评估,记录疼痛的强度、疼痛缓解的程度及其与疼痛有关的指标,这也是有效疼痛管理的组成部分。

有些疾病的疼痛评估和记录需要有一定的连续性,如慢性癌痛、风湿性疼痛等;有些疾病的疼痛需要短期的评估和记录,如术后、创伤后、产后疼痛等。临床上可根据需要设计各种类型的疼痛记录表,或将疼痛评估结果记录于体温单上。

第四节 常用药物与非药物治疗方法

一、药物镇痛

(一)药物种类

药物治疗是疼痛治疗最基本、最常用的方法。用于治疗疼痛的药物主要分为三类:①阿片类镇痛药;②非阿片类镇痛药,以非甾体类药物为代表;③其他辅助类药物,如激素、解痉药、维生素类药物、局部麻醉药和抗抑郁类药等。

1. 阿片类镇痛药

(1)吗啡

药理作用:①镇痛镇静;②呼吸抑制,呈剂量依赖性;③诱发哮喘;④中枢性镇咳;⑤血容量不足时造成低血容量性休克;⑥便秘;⑦胆道内压力增高;⑧尿量减少;⑨尿潴留等。

临床应用:用于中到重度各种急、慢性疼痛,以及癌性疼痛、麻醉前给药、术后镇痛及血压正常的心肌梗死和内脏绞痛等。其特点是对内脏痛及深部软组织痛效果较好,对持续性钝痛的效力大于间歇性锐痛。

不良反应:皮肤瘙痒、恶心、呕吐;便秘、尿潴留;呼吸抑制、血压下降;胆道痉挛;药物依赖。

(2)可待因:又称甲基吗啡。

药理作用:①镇痛,作用强度为吗啡的1/6,持续时间与吗啡相似,镇静作用不明显;②中枢性镇咳作用较强。

临床应用:主要用于中等程度的疼痛和较剧烈咳嗽的止咳。

不良反应:与吗啡相比,可待因抑制呼吸、呕吐、欣快感及依赖性较弱。剂量较大时,可发生兴奋、烦躁不安等。

(3)哌替啶:又名杜冷丁。

药理作用:与吗啡相似,镇痛强度约为吗啡的1/10,作用时间为吗啡的1/2~3/4。镇静作用较吗啡稍弱,也可产生轻度欣快感。反复使用容易产生依赖性。有明显的呼吸抑制作用,程度与剂量相关。哌替啶有奎尼丁样作用,降低心肌应激性。

临床应用:与吗啡基本相同,另外哌替啶与异丙嗪、氯丙嗪合用,称为冬眠合剂,可用于深低温麻醉或难治性晚期癌疼痛患者。

不良反应:类似阿托品中毒,少数患者发生恶心、呕吐、头晕、头痛、荨麻疹,尿潴留少见。不良反应轻于吗啡。

(4)芬太尼

药理作用:镇痛效果强,是吗啡80~100倍,但持续时间短,仅为30min;有呼吸抑制作用,主要表现为呼吸频率减慢,注射后5~10min最明显,持续约10min。对血压无影响,但可引起心动过缓。

临床应用:主要用于临床麻醉,还用于术后镇痛。

不良反应:可引起恶心、呕吐、心动过缓或呼吸抑制。可产生依赖性,但较吗啡和哌替啶轻。

(5)盐酸羟考酮控释片

药理作用:中枢性镇痛作用。

临床应用:适用于中度和重度的慢性疼痛患者。

不良反应:便秘、恶心、呕吐、头痛、口干、出汗、虚弱和嗜睡等,随着用药时间的延长,不良反应逐渐减轻。

(6)喷他佐辛(镇痛新)

药理作用:镇痛作用,强度为吗啡的1/4~1/3。

临床应用:临床用于中度和重度慢性疼痛患者,包括癌性和非癌性疼痛。

不良反应:呼吸抑制、嗜睡、抑制咳嗽反射、恶心、呕吐、幻觉等。长期使用后突然停药可引起严重戒断综合征。

(7)硫酸吗啡控释片

药理作用:强效中枢性镇痛药,作用时间可持续12h。

临床应用:主要用于晚期癌症患者第三阶梯镇痛。

不良反应:呼吸抑制、恶心、呕吐、便秘及排尿困难,长期应用可产生耐受性、生理依赖性和成瘾性。

(8)曲马朵:兼有弱阿片和非阿片两种性质。

药理作用:①镇痛。其镇痛效果与其他镇痛药相比,次序由弱至强为:可待因、氨酚待因、喷他佐辛(镇痛新)、美沙酮、曲马朵、丁丙诺啡、哌替啶、吗啡、芬太尼、双氢埃托啡。②镇咳。抑制咳嗽反射,产生镇咳效应,作用相当于可待因。③催吐。兴奋延脑催吐化学感受区,引起恶心、呕吐。④作用于循环系统。单纯静脉注射,心率、平均动脉压、心率收缩压乘积、体循环血管阻力指数呈一过性轻度增高,10～15min恢复。

临床应用:适用于中、重度急慢性疼痛。

不良反应:可引起恶心、呕吐、口干、头晕及镇静嗜睡等。当用量显著超过规定剂量时可有呼吸抑制,但与等效镇痛量的阿片类药物相比,曲马朵的呼吸抑制作用和便秘要少得多。

2. 非阿片类镇痛药

(1)阿司匹林:又名乙酰水杨酸。

药理作用:解热、镇痛、抗炎、抗血小板聚集。

临床应用:①解热镇痛,有中等程度的镇痛作用;②抗风湿,目前仍是首选药;③预防术后疼痛,术前给药可改善术后镇痛效果;④预防冠心病,临床常用小剂量肠溶阿司匹林口服。

不良反应:①胃肠道反应最为常见;②通气频率和深度的增加,出现呼吸性碱中毒;③可出现头痛、耳鸣、恶心和呕吐,甚至出现可逆性失明、幻觉、抽搐;④毒性剂量引起循环和血管运动中枢抑制;⑤出血倾向;⑥抑制合成前列腺环素内过氧化物酶的环氧酶。

(2)对乙酰氨基酚:又名扑热息痛。

药理作用:对乙酰氨基酚抑制中枢PG合成酶的作用强度与阿司匹林相似,但在外周,对此酶的抑制远比阿司匹林弱。

临床作用:解热镇痛作用缓和、持久,强度类似阿司匹林;抗炎作用弱,无抗血小板功能。

不良反应:患慢性酒精中毒和肝病的患者使用常规剂量能够发生严重肝中毒,包括黄疸;过量也可产生高铁血红蛋白症、溶血性贫血。

(3)保泰松。

药理作用:较强的抗炎、抗风湿作用,解热镇痛作用较弱。

临床应用:主要用于风湿性关节炎和类风湿关节炎、强直性脊柱炎。

不良反应:发生率高,胃肠反应最为常见,还可抑制骨髓使白细胞和血小板减少,引起水钠潴留等。

(4)吲哚美辛:又名消炎痛。

药理作用:吲哚美辛是最强有力PG合成酶抑制药之一,有显著消炎及解热作用,对炎性疼痛也有明显镇痛效果,它也是白细胞移动的抑制药。

临床应用:用于急性痛风性关节炎、骨关节炎及强直性脊柱炎,用于治疗顽固性和恶性肿瘤发热。

不良反应:不良反应较多,主要是消化道反应,如食欲缺乏、上腹部不适等。另外,中枢神经系统症状也多见,如头痛、头晕、幻觉、精神错乱等。同时对肝、造血系统也有损害。

(5)布洛芬:又称异丁苯丙酸。

药理作用:是PG合成酶抑制药,具有消炎、解热及镇痛作用,且作用比阿司匹林、保泰松、对乙酰氨基酚(扑热息痛)强。

临床应用:主要用于治疗风湿性关节炎和类风湿关节炎,也可用于软组织损伤,治疗炎性疼痛效果良好。对于轻、中度疼痛,通常成人的剂量每4～6小时200mg或400mg,每日不超过3200mg。

不良反应:消化道症状少,患者大多能耐受。但严重者也可以引起消化道溃疡、出血和穿孔。

(6)酮咯酸

药理作用:①镇痛作用。酮咯酸抑制外周或中枢PG合成而产生,镇痛效应比其他非甾体类药物强。②消炎解热作用。抑制炎症组织合成和释放PG。③胃肠作用。可致胃黏膜损伤而诱发溃疡和出血。④血液系统作用。出血时间延长,但不影响血小板计数、凝血酶原时间或部分凝血酶原激酶时间。⑤其他作用。连续应用酮咯酸不产生戒断症状,也不引起呼吸抑制,不影响心脑和血流动力学,也不影响精神运动功能。

临床应用:①中度至重度疼痛的短期治疗;②术后疼痛;急性肌肉骨骼疼痛;③产后痛;④其他疼痛情况,如癌症的疼痛、坐骨神经痛、纤维肌痛、非关节慢性软组织痛综合征、骨关节病,以及作为肾绞痛和胆绞痛的辅助用药。

不良反应:与其他非甾体类药物相似,主要表现在神经系统和胃肠道。

(7)吡罗昔康:又名炎痛喜康。

药理作用:抑制PG合成,并通过抑制白细胞凝集及钙的移动而发挥抗炎作用,是一长效非甾体类抗风湿药,具有抗炎镇痛作用,长期服用耐受性较好。

临床应用:主要治疗风湿性关节炎、类风湿关节炎;对骨关节炎、粘连性脊柱炎、急性痛风也有效;腰肌劳损、肩周炎等。

不良反应:少数患者出现消化道和中枢神经系统症状,停药后即可消失。

3. 局部麻醉药　局部麻醉药,简称局麻药,是一种能暂时、完全和可逆地阻断神经传导功能的药物。按化学结构分类分为酯类局部麻醉药和酰胺类局部麻醉药,前者如普鲁卡因,后者如利多卡因;按作用时效的长短分为短效局部麻醉药如普鲁卡因、氯普鲁卡因,中效局部麻醉药如利多卡因、甲哌卡因和丙胺卡因,长效局部麻醉药如丁哌卡因、丁卡因、依替卡因和罗哌卡因。

(1)不良反应

接触性不良反应:有组织毒性、神经毒性和细胞毒性反应。①组织毒性主要是指局部麻醉药引起肌毒性反应,临床罕见;②神经毒性是指局部麻醉药产生的神经组织损害,导致神经功能或结构上的改变;③局部麻醉药的细胞毒性主要与其浓度有关,表现为红细胞溶解。

全身性不良反应:主要有高敏反应和变态反应。①应用小剂量局部麻醉药或用量低于正常用量或极量时者就发生毒性反应的征兆,则考虑为高敏反应;②变态反应非常罕见,但一旦发生后果严重,临床上可出现荨麻疹、呼吸道水肿、支气管痉挛、呼吸困难、低血压甚至危及生命。

中枢神经系统毒性反应:当血中局部麻醉药浓度骤升时,可出现一系列毒性症状,如头痛、头晕、舌唇麻木、耳鸣、嗜睡、视物模糊、注视困难、言语不清、精神失常、肌肉震颤和惊厥等。

(2)毒性反应的预防和治疗

预防:①选择合适的局部麻醉药并严格控制用量;②局部麻醉药中加用肾上腺素;③注射时常规回抽,以防局部麻醉药直接注入血管内;④边注射边观察有无毒性反应先兆;⑤注药前应用非抑制量的巴比妥类药物。

治疗:一旦发生惊厥,立即采取以下措施:①保护患者,防止意外损伤;②吸氧;③维持血压稳定,患者宜取平卧位头稍低,及时补液或给予升压药;④静脉推注地西泮(安定)2.5~5mg或硫喷妥钠50~100mg,必要时注射肌松药,控制肌肉阵挛性收缩,同时行人工通气控制呼吸。

4. 神经破坏药　神经破坏药对周围神经有破坏作用,毁损其结构,使神经细胞脱水、变性,导致神经组织的传导功能中断,从而出现较长时间的镇痛。常用药物主要有苯酚和乙醇,此外,单纯甘油、冷盐水、高张盐水与亚甲蓝亦有暂时性镇痛作用。

(1)主要药物:①苯酚。1%~2%苯酚溶液具有局部麻醉作用,5%溶液可使组织蛋白凝固,剂量超过8g则出现痉挛等毒性反应。苯酚主要作用于神经根,而不是脊髓,后根变化明显。②乙醇。乙醇的作用与苯酚类似,注射后神经根和髓鞘产生退行性变。

(2)临床应用:①癌性疼痛;②顽固性或复发性剧烈疼痛用各种方法难以抑制者,如三叉神经痛等;③某些需多次重复进行神经阻滞的疾病,如反射性交感神经萎缩症(营养不良症)或严重的血栓闭塞性脉管炎,可行腰交感神经节破坏术。

(3)注意事项:①定位精确,严格限制用量;②注药前先注少量局部麻醉药,以减轻药物本身所致的疼痛;③双侧疼痛或需双侧阻滞治疗的疼痛宜分侧进行,间隔3~5d;④蛛网膜下隙注射神经破坏药时,必须精确调整患者体位,避免损伤前根和运动神经纤维。

5. 糖皮质激素

(1)药理作用:①抗炎作用。能减轻炎症早期的渗出、水肿、毛细血管舒张、白细胞浸润及吞噬反应,从而改善红、肿、热、痛等症状。②免疫抑制作用。影响免疫反应的多个环节。③抗毒素作用。可提高人体对有害刺激的应激能力。④抗休克作用。解除小动脉痉挛,增强心肌收缩力,改善微循环。⑤对代谢的影响。影响水盐代谢,但作用较弱;能使肝、肌糖原增高,血糖升高;促进肝外组织蛋白的分解,促进脂肪组织中脂肪的分解。

(2)临床应用:①癌痛治疗。晚期癌痛患者应用糖皮质激素,可通过抑制前列腺素的合成与释放,产生和加强镇痛作用,并可增加食欲、振奋精神。由于其消炎作用,有助于消除肿瘤周围炎症,缓解肿瘤引起的软组织肿胀的疼痛,并减轻脊髓受压及颅内压升高引起的骨痛和头痛,以及因肿瘤侵及支气管丛、肋间神经或腰骶丛所致的疼痛。②慢性炎性疼痛的治疗。因具有显著的抗炎作用常被用于慢性炎性疼痛,一般用其混悬液,要求制剂体积小,浓度高,以减慢其吸收过程,延长作用时间,一次注射可维持12~24h,若用于关节腔或硬膜外腔,则可持续1周。临床上常用的有醋酸氢化可的松、醋酸泼尼松龙混悬剂、曲安奈德（去炎松A）、地塞米松、利美达松（地塞米松棕榈酸脂）和倍他米松等。

(3)不良反应。长期使用产生：①类肾上腺皮质功能亢进综合征、高血压、糖尿病等；②诱发和加重感染；③诱发和加重胃、十二指肠溃疡，甚至出血和穿孔；④骨质疏松、肌肉萎缩等。

(4)禁忌证：①严重精神疾病；②胃、十二指肠溃疡，角膜溃疡等；③骨折或伤口修复期；④有严重高血压、糖尿病；⑤有严重感染；⑥孕妇。

(二)药物镇痛注意事项

1. 诊断要明确，以免因镇痛而掩盖病情，延误病情诊断，如急腹症。

2. 要明确疼痛的病因、性质、部位，以及对镇痛药的反应，选择有效的镇痛药或者联合用药，以达到满意的治疗效果。

3. 治疗的同时，还应密切观察用药后的情况，评估药效，使用药量要更加个体化。积极处理药物不良反应，以免患者因不适而拒绝用药。

(三)药物输注泵

药物输注泵是一种将药物或液体以预定的速度或容量输注的装置，本节主要介绍患者自控镇痛(patient controlled analgesia，PCA)泵。

长期以来，临床镇痛方法采用口服、肌内注射、静脉注射或椎管内给药，这些给药方法的缺点是①不灵活：患者个体差异大；②依赖性：患者需要镇痛时，必须依赖医护人员的处方和给药；③不及时。采用PCA技术可以有效克服这些缺点。

1. PCA泵简介

(1)原理：PCA泵按照负反馈控制技术设计，医师根据患者情况设定药物配方，利用反馈调节，患者自己支配给药镇痛，把错误的指令减少到最低限度，力求在没有医护人员参与的情况下保证患者安全。

(2)种类

电子泵：即装有电子计算机的容量型输液泵。基本设置和特征：①储药盒(袋)；②输注设备；③自控按钮；④可以设置单次剂量的电子程序；⑤可以设置锁定时间；⑥管道连接系统。优点：①最大限度满足个体镇痛要求；②可以保存记录药物使用情况；③具有多种情况的报警，安全系数大。

机械泵：即一次性便携式输注系统，以机械弹性原理将储药囊内的药液经流量限速器，恒定输入患者体内。基本设置：①储药囊；②流量限速器；

③患者自控表。优点：①携带方便轻巧；②操作简单；③价格低廉。

2. PCA的临床应用

(1)PCA技术参数

①负荷量：给予负荷量，旨在迅速达到镇痛所需要的血药浓度，即最低有效镇痛浓度，使患者迅速达到无痛状态。

②单次给药剂量：患者每次按压PCA泵所给的镇痛药剂量，单次给药剂量过大或过小均可能导致并发症或镇痛效果欠佳。

③锁定时间：即2次用药的时间间隔。设置锁定时间的目的在于防止前次所用药物峰效应之前重复用药而造成过量中毒。

④背景剂量：PCA泵向患者体内持续输注的镇痛药剂量。背景剂量的给予使血浆镇痛药浓度更为恒定，能够改善镇痛效果。

⑤单位时间最大剂量：为防止反复用药而造成过量中毒，PCA期间多以1h或4h为间隔限定最大单位时间使用量。

(2)PCA临床分类

①静脉PCA(PCIA)：操作简单，起效快，效果可靠，适应证广。

②硬膜外腔PCA(PCEA)：镇痛效果可靠，持续时间长，作用范围局限，全身影响小。

③皮下PCA(PCSA)：适用于外周静脉不好或难以长久置管者。

④外周神经根、丛PCA(PCNA)：适用于臂丛神经、股神经等外周神经的阻滞镇痛。

(3)PCA禁忌证：①既往曾经对镇痛药物过敏者。②患者主观不愿接受PCA治疗或无法自己按压键钮给药者，如瘫痪、精神不正常者。③既往有吸毒或不良镇痛药用药史者。

(4)PCA的护理

①评估患者基本情况，协助医生确定患者是否适合使用PCA。

②掌握PCA泵的使用方法、参数设定和镇痛药特性。

③实施PCA前，向患者及其家属解释PCA的作用原理，说明可能出现的不良反应，征得患者及其家属同意后方可使用。使用期间做好宣教工作，指导患者正确使用PCA泵，及时汇报不良反应。

④确保PCA泵给药装置正常运行，熟悉PCA泵常见的报警原因和处理方法，对不能处理的故障，及时通知麻醉医师。

⑤使用硬膜外 PCA 泵时,嘱患者保持正确卧姿,防止导管受压、牵拉、折断,导致管道不通或导管脱出,保持导管通畅。

⑥使用静脉 PCA 泵时,尽可能使用单独静脉通道。如确需连接三通接头,应将 PCA 泵接在延长管近端,严禁接在延长管远端。

⑦PCA 泵应低于患者心脏水平放置,电子 PCA 泵勿接近磁共振仪,不可在高压氧舱内使用。

⑧自控键应由患者决定何时按压,家属或护士不应随意按压,除非患者要求帮助时。

⑨PCA 泵使用期间给予患者一级护理,密切观察用药量、药物浓度、镇痛效果及其不良反应,定时监测呼吸、血压和脉搏,并做好详细记录,尤其对老年患者。

⑩详细记录 PCA 镇痛治疗方案、用药剂量及镇痛效果,如果出现镇痛不全,应及时通知有关医生,酌情追加镇痛药。

⑪防治感染:PCA 是一种有创的治疗措施,有发生穿刺点感染和硬膜外腔感染的可能性,因此,穿刺时一定注意无菌操作,穿刺点应消毒密封,定期检查,一般每 48 小时更换一次 PCA 通道。若已经出现感染征象,可用抗生素软膏涂抹穿刺点皮肤。如发现硬膜外腔有感染征象,则应立即拔出导管,进行抗感染治疗处理。导管留置时间一般不超过 2 周,2 周以后宜重新穿刺置管。

⑫防治并发症:护士必须注意用药量、浓度和速度有无异常,防止药物过量引起或加重各种不良反应。同时,严密观察 PCA 使用不良反应,配合医生及时处理。

(四)镇痛药物依赖

世界卫生组织将药物依赖性定义为:药物与机体相互作用所造成的一种精神状态,有时也包括身体状态,它表现出一种强迫需要连续或定期使用该药的行为和其他反应,其目的是为了感受它的精神效应,或者是为了避免由于断药所引起的不适感。

1. 分类　一般将药物依赖性分为生理依赖性和心理依赖性。

(1)生理依赖性:又称身体依赖性,是指长期使用依赖性药物使机体产生一种适应状态,必须有足量甚至超量的药物维持,才能使机体处于一种平衡或相对正常状态。如果突然停药,生理功能将发生紊乱,而产生一种不适感,或者出现一系列严重反应,此种反应称之为戒断症状或戒断综合征。

(2)心理依赖性:又称精神依赖性,是由某些药物对中枢神经系统的作用所产生的一种特殊的精神效应,药物受用者产生一种希望和追求用药的强烈欲望。精神依赖性和生理依赖性的不同点是在断药后是否产生明显的戒断症状。

国际禁毒组织将具有依赖性的药物分为麻醉药品和精神药品两大类。麻醉药品主要包括阿片类药物、可卡因和大麻;精神药品主要包括镇静、催眠和抗焦虑药、中枢兴奋药和致幻药。本节介绍阿片类药物的药物依赖性。

2. 临床表现

(1)戒断症状:滥用阿片类药物的种类、剂量、时间、途径、停药速度不同,戒断症状的严重程度也不同。典型症状分两类:①客观体征。如血压升高、脉搏加快、体温升高、立毛肌收缩、瞳孔扩大、流涕、震颤、腹泻、呕吐、失眠等。②主观症状。如肌肉骨骼疼痛、腹痛、食欲差、无力、疲乏、不安、喷嚏、发冷、发热、渴求药物等。

(2)急性中毒症状:在大剂量滥用阿片类药物后,出现精神运动性抑制,言语不清、昏睡甚至昏迷。体征有针尖样瞳孔(深昏迷时也可能由于缺氧瞳孔扩大)、呼吸抑制、肺水肿、心率减慢、心律失常等。

(3)其他症状:可出现精神障碍,或存在不同程度的社会功能损害,表现为工作学习困难、逃学、不负责任和不履行家庭责任等。

3. 诊断　在以往 12 个月内发生或存在以下 3 项以上即可诊断为阿片类药物依赖:①对阿片类药物有强烈的渴求及强迫性觅药行为;②对阿片类药物滥用行为的开始、结束及剂量难以控制;③减少或停止滥用阿片类药物时出现生理戒断症状;④耐受性增加,必须使用较高剂量药物才能获得原来较低剂量的感受;⑤因滥用阿片类药物而逐渐丧失原有的兴趣爱好,并影响到家庭和社会关系;⑥不顾身体损害及社会危害,固执地滥用阿片类药物。

4. 治疗　阿片类药物依赖的治疗是一个长期过程,目前推荐采用医学、心理、社会等综合措施。

(1)脱毒治疗:是指通过治疗减轻由于突然停药导致的躯体戒断症状。阿片类药物依赖的脱毒治疗分为替代治疗与非替代治疗,两者可以结合使用。对于戒断症状较轻、合作较好的吸毒人员可单独使用非替代治疗。

替代治疗:利用与阿片类药物有相似药理作用的其他药物替代原使用药物,在一定的时间内逐渐减少并停止使用替代药物,以减轻戒断症状的严重程度。

①美沙酮替代治疗:美沙酮是一种人工合成的强镇痛药,对控制阿片类药物依赖者的戒断症状效果明显,而且作用持久(可维持 8~12h),已成为阿片类药物依赖的主要治疗。美沙酮替代治疗的原则是:逐日递减、先快后慢、只减不加、停药坚决,在用药中和停药后对症处理各种症状。

②丁丙诺啡替代治疗:丁丙诺啡属于阿片受体的激动-拮抗药,是作为镇痛药开发应用的,适用于术后镇痛。在阿片类药物的戒断治疗中"脱瘾"作用比美沙酮强,在我国已逐渐应用于戒毒治疗中。

③替代治疗的护理与观察:根据吸毒人员的病情定时巡视;严密观察治疗药物的起效过程与不良反应,及时处理;治疗期间严格管理,防止吸毒人员再次滥用阿片类药物;治疗期间鼓励吸毒人员进食,不应过早安排体育锻炼,以减少体力消耗。

非替代治疗:指应用中枢 α_2 受体激动药来减轻阿片类药物依赖的戒断症状。该类药物以可乐定和洛非西定为代表,其控制戒断症状的作用比美沙酮和盐酸丁丙诺啡弱。洛非西定不良反应较可乐定轻。

非替代治疗的护理与观察。①血压维护:定时监测血压,治疗前 4d 宜卧床,缓慢改变体位,如出现直立性低血压应使吸毒人员平卧,置头低足高位。如连续发生直立性低血压或血压持续≤12/6.7kPa(90/50mmHg),应适当减药,可减当日剂量的 1/4,必要时停药。②增进营养:鼓励患者进食,保证营养摄入。

中药脱毒治疗:目前经国家食品药品监督管理总局批准的戒毒中药近 10 种,适用于轻、中度阿片类药物依赖的吸毒人员,对重度依赖的吸毒人员单纯使用中药疗效尚不够理想,需要与其他药物联合使用。

其他脱毒治疗:如针灸、电针等,疗效需进一步验证。

(2)纳曲酮防复吸治疗

适应证:适用于已解除阿片类药物依赖的康复期辅助治疗,以防止或减少复吸。用药前应做好以下准备:①阿片类药物依赖者应停止使用阿片类药物 7~10d 或以上,如使用美沙酮则停药时间应延长至 2 周以上;②尿吗啡检测结果阴性;③服药前纳洛酮激发试验阴性;④肝功能检查基本正常。

用法与剂量:小剂量开始,一般为口服 10~20mg/d,3~5d 达到口服维持剂量 50mg/d,连续服药时间为 3~6 个月。

不良反应:少数吸毒人员服药后出现恶心、呕吐、胃肠不适、食欲缺乏、口渴和头晕等症状,也可出现睡眠困难、焦虑、易激动、关节肌肉痛和头痛等。

注意事项:①纳曲酮具有肝毒性,可引起转氨酶一过性升高,使用前和使用中需检查肝功能,肝功能不全者慎用。如治疗期间出现肝功能异常,应停止使用。②未经过脱毒治疗的吸毒人员服用纳曲酮会引起严重的戒断综合征。③治疗期间要进行尿吗啡检测,督促吸毒人员治疗依从性。④治疗期间如需使用镇痛药,应避免使用阿片类镇痛药,防止降低药效或产生戒断症状。

(3)心理行为治疗

①动机强化治疗:帮助吸毒人员认识问题,制订治疗计划并帮助吸毒人员坚持治疗,提高戒毒治疗的成功率。

②认知治疗:改变吸毒人员的不良认知方式,帮助吸毒人员正确应对急、慢性药物渴求,强化吸毒人员的不吸毒行为。

③预防复吸治疗:帮助吸毒人员提高自我效能与应对复吸高危情景的能力,识别诱发药物渴求、复吸的心理及环境因素,找出有效应对的方法,降低复吸率。

④行为治疗:通过各种行为治疗技术强化不吸毒行为及其他健康行为,降低复吸的可能性。

⑤集体治疗:通过交流发现吸毒人员间的共同问题,增进吸毒人员间的交流和理解,制订出切实可行的治疗方案。也可使吸毒人员在治疗期间相互监督、相互支持,增进其与医师间的接触和配合。

⑥家庭治疗:通过改善吸毒人员的人际关系,特别是与其家庭成员间的关系,促进家庭成员间的感情交流,提高治疗支持程度。

二、非药物镇痛

(一)物理镇痛

物理镇痛是应用自然界中及人工的各种物理因子作用于人体,以治疗和预防疼痛为目的的一门学科,简称理疗镇痛。狭义的物理镇痛仅指应用各种人工的物理因子作用于患病机体,引起机体的一系列生物学效应,使疾病得以康复。

1. 物理镇痛的基本分类 ①电疗法:直流电及药物离子导入疗法、低频电疗法、中频电疗法、高频电疗法;②光疗法:红外线疗法、紫外线疗法、激光疗法、可见光线疗法;③超声波疗法和冲击波疗法;④冷疗和温热疗法;⑤磁疗法;⑥水疗法;⑦生物反馈疗法等。

物理镇痛要收到预期的效果,除了考虑病情和病程以及患者机体状态外,应正确掌握物理因子的种类、剂量以及使用方法,并根据治疗的进展及时调整,方能收到较好的效果。

2. 物理镇痛的注意事项　有以下几点。

(1)部位:根据不同疾病选择了物理因子的种类后,应首先决定采用什么部位,是用局部治疗还是用反射疗法,然后根据各部位的敏感性考虑物理因子剂量的大小。

(2)时间、频度和疗程:时间是构成治疗剂量的第一因素,时间的长短同剂量成正比;频度是影响治疗剂量的另一因素,物理治疗应用一两次往往不见效果,一般要连续治疗多次,而每次治疗间隔的时间因物理因子种类而不同;疗程的长短同样影响治疗效果,疗程的间歇期尚应考虑物理因子的痕迹效应。

(3)环境、条件和休息:物理治疗时应尽可能做到定时、定床、定机器和定工作人员,尽量减少环境和条件的变化,加强物理因子的作用。治疗后的休息既可维持物理因子的治疗效应,延长其反应时间,又有利于预防疾病,如热疗后感冒的预防。

(4)综合应用:综合应用几种物理因子可以提高疗效、缩短病程,但需注意物理因子应用的顺序、配伍的禁忌,过多过频的应用可能导致事倍功半。

(5)掌握禁忌证:多数物理因子无绝对禁忌证,但有的物理因子可促使疾病恶化,应严格掌握。

(二)针灸镇痛

中医学认为"通则不痛,痛则不通",针灸通过刺激人体的经络和腧穴而起到疏通经络、调和气血、扶正祛邪的作用,从而达到防治病痛的目的。常用的针灸疗法有耳针疗法、电针疗法、穴位注射法和腕踝针。

1. 耳针疗法　耳穴是机体各个器官系统在耳郭上的投射区,当人体发生疾病时,在相应耳穴上出现阳性反应点,如压痛、变形、变色、脱屑、充血、丘疹、结节、电阻改变等一系列病理反应。针刺这些反应点,就能治疗相应组织器官的疾病。耳穴的分布有一定的规律,一般来说耳郭好像一个倒置的胎儿,头部朝下,臀部朝上。大体上耳垂部为头面区,对耳轮部为躯干区,耳舟为上肢区,三角窝周围为下肢区,耳甲腔为胸腔区,耳甲艇为腹腔区,消化道在耳轮脚周围环形排列。

2. 电针疗法　电针疗法是指在针刺"得气"后,在针上通以接近人体生物电的微量电流,利用电流对穴位的刺激而产生治疗作用。

3. 穴位注射法　穴位注射法是一种针刺和药物并用的中西医结合治疗方法,是用某些适应于肌内注射的药液,注入与疾病有关的穴位内,利用针刺和药液对穴位的刺激或小剂量药液的药理作用,以达到治病的目的。

4. 腕踝针　腕踝针疗法是根据人体疾病发生的部位,针刺腕、踝部的有关穴位或者相应点用毫针进行皮下针刺以治疗疾病的一种简易方法。这种疗法其针刺部位仅限在上肢的腕部和下肢的踝部,其优点是应用面广、安全方便、简明易学。

腕踝针疗法特点:将身体两侧各分6个纵区,由前向后排列,用数字1～6编号,用于疾病的症状定位;腕部和踝部各定6个针刺点,也用1～6编号,与区的编号相同。四肢分区:当两上、下肢处于内侧面向前的外旋位、两下肢靠拢时,四肢的内侧面相当于躯干的前面;外侧面相当于躯干的后面;前面靠拢的缝相当于前正中线;后面靠拢的缝相当于后正中线,这样四肢的分区就可按躯干的分区类推。又以胸骨末端和肋弓交界处为中心画一条环绕身体的水平线称横膈线,将身体6区分成上下两半,横膈线以上各区加"上"字,横膈线以下各区加"下"字。如上1区、下1区,以此类推,用以称各区。应用时按疾病症状所在区选取编号相同的针刺点。

(三)心理疗法

心理治疗又称精神治疗,是应用心理学的原则与方法,治疗患者心理、焦虑、认识与行为有关的问题。疼痛作为一种主观感觉,受心理社会因素影响较大。因此,心理治疗在疼痛的控制中具有其特有的重要地位。

1. 常用心理疗法

(1)安慰剂治疗。安慰剂是指形式上采取某种治疗措施,而实际上并未真正给予该治疗,安慰剂治疗是通过患者的信念起作用的。

(2)暗示疗法。暗示疗法是通过给患者积极暗示来消除或减轻疾病症状的一种治疗方法。在非对抗的条件下,暗示者通过语言、表情、姿势以及其他符号刺激患者第二信号系统,影响其心理与行为。

(3)催眠疗法。催眠状态是指介于清醒与睡眠之间的一种状态。患者被催眠后,意识范围缩小,暗示感受性增强,因此医学上常常将暗示和催眠联合应用,甚至作为一种治疗措施。

(4)松静疗法与生物反馈疗法。松静疗法又称松弛疗法,通过锻炼放松肌肉,缓解血管痉挛,消除紧张焦虑情绪,普遍降低交感神经系统及代谢活性,以达到减轻疼痛的效果。生物反馈疗法是在松静疗法的基础上发展起来的,旨在提高患者自我控制自主神经功能的能力,并帮助其更好地摆脱不良情绪。

(5)认知疗法:①意念分散。引导患者摆脱疼痛意境,分散疼痛感知-疼痛心境-疼痛反应的轴线,即痛轴,使患者充分发挥想象力,进入一种欣悦境界中。②转化疼痛概念。帮助患者转化疼痛含义,根据患者对疼痛特点的描述,启发他将痛的感觉转化为"压迫感""震动感"和"冷热感"等。③转移注意力。帮助患者集中精力从事某项活动,形成疼痛以外的专注力。

(6)行为疗法。使某种行为增加称为正加强作用,减少某种行为称为负加强作用。对疼痛行为具有正加强作用的因素有休息、服镇痛药、外界过分的关心与同情等。行为疗法就是要减少正加强作用,增加负加强作用。

(7)认知-行为疗法。治疗方案包括5个阶段:①初始评估;②医患联合,使患者对疼痛形成新概念;③让患者获得,巩固应付疾病的技巧,包括认知-行为方法的预演训练;④全面推广治疗,坚持治疗,预防复发;⑤巩固提高阶段和随诊。

2. 心理治疗的注意事项 ①明确诊断:一时难以明确病因时,切忌轻易扩大疼痛的心理因素成分;②建立良好的医患关系:同情和信任是所有心理治疗成功的基础;③帮助患者树立信心:暗示治疗中患者本人对治疗的信心对治疗效果具有决定性作用;④减少患者的紧张情绪:患者处于松弛状态,暗示治疗效果比较好,对一般松弛治疗效果无效者,可预先给予抗焦虑药或起效比较快的催眠药;⑤注意多种方法的配合使用:很多情况下,需要两种或两种以上的心理疗法联合应用才能获得理想的效果。

第五节 疼痛控制标准的研究与推荐

疼痛控制标准是疼痛管理中的重要概念,患者疼痛程度控制目标的确立,可帮助医务人员、患者及其家属明确疼痛程度控制的目标水平,以指导患者的疼痛管理,提高疼痛控制质量和患者的生活质量,促进患者康复。

一、癌性疼痛的控制标准

要求达到睡眠、休息、活动和工作时无疼痛。这是一个比较明确和完美的目标,但临床实际中有时较难达到。近年来逐渐形成并被学术界接受并应用的观点是"3个3的标准"。它作为规范性癌痛管理的目标,即依据0~10数字评分量表(0~10NRS),疼痛评分控制在3分以下,3d内完成药物剂量滴定,每天爆发痛和药物解救次数不超过3次。

二、非癌性疼痛控制的推荐标准

研究患者术后疼痛程度与活动、咳嗽、深呼吸、进食、睡眠、情绪、满意度之间的相关性,分析疼痛程度与疼痛受各因素影响程度之间的关系,结合文献研究,推荐术后和创伤后疼痛程度控制目标,即当患者疼痛≥5分时,临床医务人员应考虑使用有效的镇痛药物对患者进行镇痛治疗,在疼痛≤4分时,则可根据患者的需要,在护士权限范围内采取冷敷、热敷、体位改变、音乐疗法等物理方式去缓解患者的疼痛。

第六节 急性疼痛的管理

国际疼痛研究学会将急性疼痛定义为近期产生且持续时间较短的疼痛。术后疼痛是一种急性疼痛,是困扰外科手术患者的一个突出问题。据统计,75%手术患者有比较明显的术后疼痛。本节以术后疼痛为例介绍急性疼痛管理。

一、术后疼痛原因

术后疼痛是机体在手术后对有害刺激的一种主观感受,术后麻醉药药效消失后就会出现疼痛感觉。引起术后疼痛的常见因素有化学因素和物理因素。化学因素包括内源性致痛化学物质和降低痛阈的化学物质。物理因素包括组织损伤、撕裂、肿胀、梗阻、挛缩、张力、炎症等。每一类型疼痛可由多种因素作用引起，但多以某种因素为主，疼痛的多因素性增加了术后疼痛研究和管理的困难。

二、手术情况对术后疼痛程度的影响

术后疼痛程度与手术损伤范围、切口大小、手术及麻醉时间等呈正相关，与手术部位亦有关。上腹部腹腔内手术操作涉及范围广，部位较深，加之深呼吸和咳嗽动作均牵涉腹肌活动，手术后疼痛剧烈。胸腔内手术，因切口较长，又撑开肋间隙或切断肋骨，胸壁创伤大，手术部位邻近横膈，正常呼吸运动胸廓与膈肌参与，术后伤口疼痛敏感而剧烈。胸腹部手术术后疼痛最为剧烈，肛门直肠手术其次，这些部位的疼痛与肌肉痉挛有关，而头、颈、四肢和体表手术后疼痛相对稍轻。

三、术后镇痛的意义

术后镇痛不仅旨在减轻患者手术后的痛苦，而且在于提高患者防止术后并发症的能力。

术后镇痛治疗可以减少术后患者体内儿茶酚胺和其他应激性激素的释放。此外，尚可通过降低患者心率，防止术后高血压，从而减少心肌做功和氧耗量。对心功能正常的患者，采用术后硬膜外镇痛对其左心室射血分数影响不大，而在慢性稳定型心绞痛患者，术后镇痛使得其左心室射血分数明显改善。镇痛治疗可以减少患者自主呼吸做功，减少术后患者对抗机械通气，从而减少术后患者呼吸系统的并发症。对血管手术患者，术后镇痛可避免体内高凝状态的出现，减少术后深静脉血栓的发生。

四、术后镇痛治疗及其原则

1. 术后疼痛治疗原则

(1) 应在维护患者重要脏器功能的前提下，提供完善的镇痛措施，最大限度地减少患者的痛苦和改善重要脏器的功能。

(2) 根据手术部位和性质，若估计术后疼痛较剧的患者，在麻醉药物作用未完全消失前，应主动行预防给药。

(3) 当患者术后疼痛评分≥5分时，应及时给予镇痛处理，把疼痛控制在≤4分的水平。

(4) 术后应用镇痛药的患者，应首先采用非麻醉性镇痛药和镇静药联合应用，视镇痛效果而决定是否加用麻醉性镇痛药。

(5) 手术后应用镇痛药物期间，应首先注意观察和检查手术局部情况，明确疼痛发生的原因。

(6) 应选用毒性低、对生理指标影响小、药物依赖性较低的镇痛药物，用药期间注意生命体征的观察。

2. 术后疼痛治疗　术后疼痛治疗的方式包括药物镇痛和非药物镇痛方法。临床上，应根据患者的疼痛类型、程度以及环境因素的不同，采用相应的镇痛方法。

疼痛治疗措施的基本要求：①良好的镇痛效能；②起效快，可控性强；③不良反应小，不影响重要脏器功能；④不妨碍病情观察和检查治疗；⑤操作简单，易于掌握。

五、术后疼痛护理

1. 术后疼痛护理的特殊性

(1) 治疗的非主动性：由于疼痛的主观属性，护士和患者对疼痛治疗的给予和接受都存在着非主动性。

(2) 评估的偏差性：护士对疼痛的评估与患者对疼痛的主诉之间往往存在较大的偏差。

(3) 反应的差异性：患者对疼痛的反应常存在很大差异，而这常被医护人员忽视。

(4) 影响因素的多样性：患者的个体特征如性别、年龄和个人经历，影响着护士对患者疼痛程度和治疗需要的判断。

(5) 疼痛知识的局限性：患者对疼痛及其治疗的观念左右着疼痛处理的有效性，约2/3的患者在主动寻求疼痛治疗时已达到严重疼痛程度。

2. 疼痛护理的实施

(1) 注意倾听患者主诉，准确评估记录疼痛性质和程度：患者主诉是评估术后急性疼痛及其剧烈程度的唯一可靠方法，因此，护士应注意倾听患者的疼痛主诉，同时要主动询问患者的疼痛感受。对于无法用语言表达疼痛的患者，应采用多种方法进行综合评估。另外，要采用标准文书记录方法对疼痛评估结果做好记录，便于医护人员更系统地了解患者的疼痛及其治疗情况。

(2) 超前镇痛，避免疼痛对机体的不利影响：疼痛研究表明早期预防疼痛的治疗方法可有效缓解随后发生的长时间的疼痛。超前镇痛法的临床应用提高了患者的疼痛阈值，使阿片类的需求量减少。术后麻醉药物药效尚未消失时就应按计划根据医嘱及时使用镇痛药。

（3）选择有效镇痛措施，切实缓解疼痛：镇痛措施的选择对于保证有效疼痛治疗至关重要，护士根据疼痛评估结果，为特定的患者选择有效的镇痛措施。出现以下情况时提出建议：①患者主诉疼痛评分≥5分；②术后24h内经胃肠道外给药，24h后未改用口服镇痛药和抗生素，而胃肠道外给药量过小，不能发挥应有药效；③术后单纯用非类固醇类抗生素，以期同时发挥镇痛和抗菌作用，但实际未能达到良好的镇痛效果；④术后用镇静药进行疼痛治疗，而镇静药不具有镇痛作用，也不会增强镇痛药镇痛作用，反而可能增加镇痛药对患者镇静的不良反应。

（4）避免激发或加剧术后疼痛的因素：①创造安静的休养环境，调节光线，减少噪声，去除异味，注意保持适宜的温度和湿度；②加强心理护理，寻找并消除精神因素，保持患者安定、镇静；③保持良好的体位姿势，定时更换卧位，尽量保持舒适；④通过躯体或精神上的活动，使患者转移对疼痛的注意力；⑤对于胸痛影响呼吸者，应协助翻身、拍背、咳嗽，防止并发症发生。

（5）早期观察并及时处理镇痛治疗的并发症

①呼吸抑制：临床表现为患者的意识状态改变、嗜睡、呼吸深度减弱。因此，接受疼痛治疗的患者应尽量行氧饱和度的监测，对使用硬膜外或PCA泵镇痛的患者应定期监测生命体征，确保患者安全。初次将麻醉性镇痛药注入硬膜外腔后，第一个4小时应每小时监测呼吸频率1次，之后可改为每2h监测1次，连续16h，以后只要继续硬膜外给药，就应每4h监测1次。当患者呼吸频率<8次/分、氧饱和度<0.90、收缩压<12kPa（90mmHg）时，应及时向医生汇报，同时面罩给氧6L/min，唤醒并鼓励患者进行呼吸，病情严重者则需进行辅助或控制呼吸，同时使用纳洛酮。呼吸抑制是硬膜外镇痛令人担心的并发症之一，对此类患者应建立护理常规，对年龄较大（>60岁）、镇痛药用量大以及全身情况较差（尤其有肺功能减退和肝肾功能障碍）的患者，应特别警惕呼吸抑制的发生。

②尿潴留：多见于男性，多发生于镇痛治疗后的24～48h。临床表现为患者排尿困难、下腹部胀满。尿潴留的处理包括留置导尿，根据医嘱静脉注射纳洛酮等。

③恶心呕吐：常出现于给药后4～6h，可用甲氧氯普胺（胃复安）、东莨菪碱等治疗，恶心有时与体位有关，保持静止不动可减轻恶心。

④便秘：镇痛药物会减慢胃肠蠕动，造成患者便秘，对于使用镇痛药物的患者应常规使用通便药。

⑤皮肤瘙痒：发生率较高，尤其当阿片类镇痛药用量增大时，其发生率更高，症状随时间推移而逐渐减轻。确诊为与镇痛药过敏有关的皮肤瘙痒后进行对症处理。

⑥直立性低血压：造成术后直立性低血压的因素是多方面的，如麻醉的影响、有效循环血量不足、心功能下降、术后长时间卧床等，采用硬膜外镇痛会增加其发生率。临床上对这类患者应查明原因，进行针对性处理。

⑦过度镇静：硬膜外腔使用麻醉性镇痛药后还需定时进行镇静评分，第一个4小时应每小时监测1次，然后每2小时监测1次，连续8h，以后只要继续硬膜外给药，就每4小时监测1次镇静程度。临床可采用镇静程度评分标准（表8-1），2～3分为镇静药物剂量较为适宜的状态。镇痛治疗期间应及时根据评分结果调整镇痛药剂量。

⑧硬膜外感染：与硬膜外导管有关的感染并不常见，要注意置管操作的严格无菌，术后留管期间，每日查看置管局部并保持无菌，更换针眼处敷料，每天1次，一旦疑有感染时立即终止硬膜外镇痛，必要时采取相应的对症处理。

（6）避免护理操作增加患者疼痛程度：术后患者主诉切口疼痛，它往往与咳嗽、深呼吸、上下床和体位改变等活动关系密切，其中咳嗽和身体移动时

表8-1 镇静状态评分

镇静状态	评分	镇静状态	评分
清醒、烦躁	1	入睡、对呼唤反应迟钝	4
清醒、安静	2	嗜睡、不易唤醒	5
欲睡、对呼唤反应良好	3		

影响最大。

护理人员应做好以下几点：①演示具体的咳嗽方法。②解释咳嗽后疼痛的发生机制，使患者对疼痛有思想准备。③患者进行咳嗽深呼吸训练时陪伴左右，使患者增强信心。咳嗽时可用毛巾、枕头或用手按压切口，可在一定程度上缓解咳嗽引起的疼痛。

3. 健康教育　疼痛的主观性和多因素性决定了在疼痛管理中必须有患者自身的参与，因此应加强疼痛健康教育，使患者主动参与并配合治疗和护理。

(1) 向患者讲述疼痛对机体可能产生的不利影响。

(2) 术前评估患者及家属对疼痛相关知识的了解程度，了解既往疼痛史和预期疼痛处理应达到的目标。

(3) 告知大部分术后疼痛可以缓解，并且有多种方法可供选择，患者有权享受术后无痛经历。

(4) 向患者或家属告知镇痛药物的作用、效果和不良反应等，解除用药疑虑。

(5) 向患者说明何时表达及如何表达疼痛，并说明这些主诉将成为疼痛治疗的依据。

(6) 向患者介绍自我解痛方法，在镇痛药治疗的同时辅助使用其他方法缓解疼痛，如使用放松、想象、冷敷和热疗等方法。

(7) 向接受 PCA 治疗的患者讲述给药的方式和时机，患者应在感觉疼痛开始时自行给药，注入下一剂量药，以达到良好的镇痛效果。

(8) 劝告患者及时向护理人员叙述心中的疑虑和担忧，避免因过分担心疾病的康复导致高度焦虑，从而降低耐受性，加重疼痛。

第七节　慢性疼痛管理

慢性疼痛是指持续 3 个月以上的疼痛，也有人把慢性疼痛比喻为一种不死的癌症。

癌症患者最常见和最难忍受的症状之一是疼痛，据统计，全世界有癌症患者约 1400 万，每年新发生的癌症患者约 700 万，其中 30%～60% 伴有不同程度的疼痛，这种疼痛为慢性疼痛。下面以癌痛为例介绍慢性疼痛管理。

一、癌痛的原因

1. 肿瘤直接侵犯引起疼痛，占 70%～80%。
2. 与肿瘤相关的疼痛，约占 10%，如肿瘤副综合征等。
3. 手术治疗、化学疗法和放射疗法等治疗和检查引起的疼痛，占 10%～20%。
4. 与肿瘤及治疗无关的疼痛，约占 10%，如关节炎、风湿、痛风等。

二、癌痛的特点

癌痛在癌症早期往往缺乏特异性，大多出现在癌症的中晚期。如胃癌早期只有轻度的非特异性消化不良症状，随着病情发展，可出现上腹钝痛。当病变穿透浆膜，侵犯胰腺，向腹膜后淋巴结转移时，则疼痛持续加重，并可向腰背部放射。当癌症转移至不同的部位会引起不同的疼痛。如消化道肿瘤大多有肝转移，除了原发肿瘤疼痛，还可出现肝痛；癌症骨转移时，则具有多发性，如前列腺癌常转移到骨盆、腰椎，肺癌则常转移到多处肋骨，这些转移部位都可有不同程度的疼痛。

三、治疗必要性

对于癌症不能根治的患者，姑息治疗(palliative care)是一种积极而全面的治疗。它既不促使也不延迟患者死亡，令患者坚定生活信念并把死亡看作一个正常过程；它设法解除疼痛及其他令人难以忍受的症状，从心理、精神两方面关心患者，帮助其在临终前尽可能积极生活。它的最终目的并不是一味延长生命，而是注重生活质量的提高。

四、癌痛常用镇痛方法

(一) 药物治疗

药物治疗是控制癌痛的主要手段。

1. 三阶梯癌痛治疗方法　WHO 三阶梯癌痛治疗方案是一个在国际上被广泛认同的药物治疗方案。所谓三阶梯疗法，是指根据轻、中、重不同程度的疼痛，单独和(或)联合应用一阶梯(以阿司匹林代表的非甾体类药物)、二阶梯(以可待因代表的弱阿片类药)、三阶梯(以吗啡代表的强阿片类药)，配合其他必要的辅助药来处理癌性疼痛。这套方法的基础是使用镇痛的阶梯概念(图 8-8)，具有方

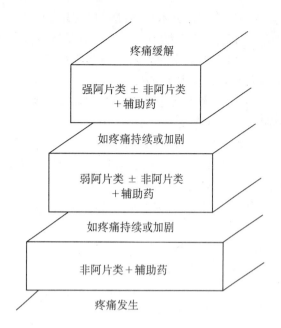

图 8-8 世界卫生组织的三阶梯治疗原则

法简单、用药量合理、价格不高、药效良好等特点。

三阶梯镇痛疗法的基本原则：①口服给药；②按时给药；③按阶梯给药，选用药物应由弱到强，逐渐升级；④个体化给药；⑤注意具体细节，如要注意监护患者，密切观察用药反应等。

2. 镇痛药物的常见给药途径

(1) 口服给药：口服是阿片类药物给药的首选途径。口服具有给药方便，疗效肯定，价格便宜，安全性好等优点。对于吞咽片剂有困难时，可经舌下给药。

(2) 直肠给药：适用于禁食、不能吞咽、恶心呕吐严重的患者，直肠肛门有损伤时患者不能经直肠给药。

(3) 经皮肤给药：芬太尼透皮贴剂(多瑞吉)是目前唯一通过透皮吸收的强阿片类药物，有普通型和骨架型两种剂型，适用于慢性中度或重度疼痛，不适于急性和爆发性疼痛的患者。当使用第一剂时，由于皮肤吸收较慢，在6~12h或以后血清中可测到芬太尼的有效浓度，12~24h达到相对稳态。一旦达到峰值可维持72h。去除贴剂后，血清浓度逐渐下降，持续72h释放药物。芬太尼透皮贴剂的不良反应、禁忌证及注意事项同芬太尼注射用药，其他注意事项：①贴后出现局部瘙痒、麻木感或皮疹，去除贴剂后很快消失；②出现严重不良反应需要停药时，应及时去除贴剂，拮抗药可用纳洛酮，并进行较长时间的病情观察。

(4) 舌下含服给药：目前舌下含服片的品种不多，一般多用于爆发性疼痛的临时处理。

(5) 肌内注射法：肌内注射后药物吸收十分迅速，但长期进行肌内注射治疗疼痛，存在血药浓度波动大，加快阿片类药物耐药性，镇痛效果、维持时间等不稳定。目前多用于急性疼痛时的临时给药和癌症患者的爆发痛时给药，不推荐用于长期癌痛治疗。

(6) 静脉给药法：静脉注射是最迅速、有效和精确的给药方式，血浆浓度迅速达到峰值，用药后即刻产生镇痛作用，但过高的血浆药物浓度可能会引起不良反应。目前国内外多采用中心静脉插管或预埋硅胶注药泵，便于连续小剂量给药，减少不良反应的发生。

(7) 皮下注射给药法：可不经过肠道，无药物的首关效应，摄入时间较口服用药方式明显缩短，镇痛作用产生快。主要用于胃肠道功能障碍、顽固性恶心呕吐患者，严重衰竭需要迅速控制疼痛的临终患者。

3. 辅助用药 可用于癌痛三阶梯治疗的任何一个阶段。它还可针对特殊疼痛产生独特的效果，但该类药物除皮质类固醇外起效均晚，一般约2周后生效。

(1) 皮质类固醇：代表药物是地塞米松。改善心情，抗炎活性，镇痛，增加食欲，减轻脑、脊髓的水肿，对臂丛、腰骶丛疼痛与阿片类合用效果良好。对肝转移及内脏转移的牵拉痛，头颈、腹部、盆腔肿瘤的浸润性酸痛及脉管阻塞的胀痛亦有效。与非甾体类抗炎药合用要注意不良反应的叠加问题。

(2) 抗惊厥药：代表药物是卡马西平。对神经损伤致撕裂痛及烧灼痛有效，如臂丛、骶丛、带状疱疹引起的疼痛，化疗药外溢所致疼痛。

(3) 抗抑郁药：代表药物为多塞平、氟西汀(百忧解)。增加阿片类药物的镇痛效果，或直接镇痛作用，对神经痛特别是持续的灼痛更有效。改善心情对神经源性疼痛效果佳。

(4) 谷氨酸离子型受体拮抗药(NMDA受体拮抗药)：代表药物为右美沙芬。NMDA受体同疼痛的传递与调节有密切关系。长时间的持续刺激使脊髓中的NMDA受体被激活，活化的NMDA受体致使脊髓背角细胞敏化，对所有传入的刺激有较大的应答，并产生持续的疼痛，降低了对吗啡镇痛药的敏感性。NMDA受体拮抗药阻断其过程，从而抑制中枢敏化，而提高吗啡的疗效，对难治性神经性疼痛也有效。

4. 阿片类药物剂量滴定原则和减量原则

(1) TIME 原则：阿片类药物剂量滴定采用 TIME 原则，具体步骤如下。

①确定初始剂量(titrate,T)：绝大多数癌痛患者初次使用吗啡剂量为 30~60mg，根据具体情况调节。速效吗啡给药方法为每 4 小时 1 次，每次 5~10mg，建议用药时间为每日 6:00,10:00,14:00,18:00,22:00。为了避免夜间用药不便，以及能够达到持续控制疼痛的效果，建议将末次用药增量 50%~100%。吗啡控释制剂常规为每 12 小时给药 1 次，每次 10~30mg。

②增加每日剂量(increase,I)：临床试验显示，相当一部分癌痛患者需通过调整初始剂量方能达到满意的镇痛效果。若不能达到理想疗效，应根据需要每 24 小时调整 1 次。部分患者甚至需数天的调整才能达到稳定剂量。初始增加幅度可为前次剂量的 50%~100%，之后应该为 25%~33%。

③处理爆发痛(manage,M)：爆发痛出现时应该使用速效吗啡来处理，剂量为前次用量的 25%~33%。

④提高单次用药剂量(elevate,E)：当患者疼痛控制不理想时，次日应该提高每日用药剂量，将前 24h 基础用药量加上处理爆发痛所用的剂量，分布到后 24h 的每次给药中去。通常，通过增加每次给药剂量而非给药频率来实现，尤其是控缓释制剂。

阿片类镇痛药物剂量的调整没有极限，遵从循序渐进的原则下，只要镇痛效果大于不良反应，就可以加量。在疼痛评分的指导下，以 10 为最高分，若接受治疗后疼痛程度仍>7，则可增加原剂量的 50%~100%；治疗后评分 5~6，则增量 25%~50%；治疗后评分<4 但仍有疼痛，则增量 25%。

(2) 减量原则：对于长期、大剂量应用阿片类镇痛药的患者，应实施逐渐减量，最终停药，警惕突然停药所致的"戒断综合征"。初始前 2d 内减量 25%~50%，此后每 2 天减量 25%，当日用量减至 30~60mg/d 时即可停药。减量时注意观察患者疼痛症状，若评分>3~4，出现戒断症状，或有腹泻等激惹征时，应放缓减量。

5. 药物镇痛的护理

(1) 掌握疼痛评估原则：①耐心倾听并相信患者主诉；②仔细评估疼痛。通过病史、体检、相关检查来了解肿瘤的诊治及发展过程，疼痛的性质、程度、疼痛对生活质量的影响等；③注意患者的精神状态，分析有关心理社会因素，这有助于做出相应的支持治疗和护理。

(2) 掌握 WHO 三阶梯癌痛药物治疗的知识，包括药物的种类、剂量、给药途径和给药时间、药物的不良反应等，并把相关知识传授给患者及其家属。

(3) 正确用药：吗啡控释片(美施康定)等糖衣片服用时勿切开或咬碎；经皮给药如芬太尼贴剂(多瑞吉)普通型不可将其剪开使用。粘贴时注意：选择前胸部、背部。这些部位平坦、无毛、干净、无关节活动。粘贴前先用清水清洁皮肤，待皮肤干燥后，立即启封贴膜将其平整，牢固粘贴于皮肤，轻压 30s，贴膜无皱褶、无气泡，更换下一贴时应另换部位。准备使用其他镇痛药时，应缓慢逐渐增加替代药物剂量。发热时皮肤温度升高，会使药物的吸收增加，应注意药物过量的发生。

(4) 纠正患者惧怕阿片类药物产生依赖的错误观念 多年来临床经验表明，用阿片类药物治疗癌痛产生药物依赖者的发生率<1%。

(5) 阿片类药物常见不良反应的护理：常见不良反应如便秘、恶心、呕吐、呼吸抑制和尿潴留等。

(二)化疗镇痛

是控制癌痛的主要手段之一，它从病因上消除癌症所致的疼痛。如果肿瘤对化疗敏感，则疼痛常常会随着化疗的进行而减轻或消失。

1. 适应证 ①对化疗敏感的恶性肿瘤，如恶性淋巴瘤、小细胞肺癌、卵巢癌等；②手术或放疗后复发或未控制者；③全身广泛转移者。

2. 给药方法 静脉途径；动脉灌注；腹腔胸腔给药等。

3. 护理

(1) 化疗前宣教：向患者说明可能出现的毒性作用及防治措施，消除恐惧心理。

(2) 饮食护理：化疗患者常有恶心、呕吐、食欲缺乏、腹泻等胃肠道反应，化疗期间应给予清淡易消化饮食，既往化疗有严重呕吐史的患者化疗当日少进食。

(3) 合理选择静脉：防治静脉炎、药物外漏。发疱剂渗漏后局部组织可引起严重坏死，滴注发疱剂时应选择前臂静脉，避开手背和关节部位，以防外渗后引起肌腱挛缩和神经功能障碍。一旦外渗，应立即用普鲁卡因、地塞米松等局部封闭，冷敷，并外敷金黄散、硫酸镁或氢化可的松等。

(4) 密切观察血常规变化：化疗可引起骨髓抑

制,通常最先出现白细胞减少,遵医嘱应用升白细胞药,如粒细胞-单核细胞集落刺激因子特尔立、沙格司亭,或粒细胞集落刺激因子吉粒芬、非格司亭、赛格力。若白细胞$<1.0\times10^9/L$,应让患者住隔离病房或加强病房消毒,减少探视,密切观察体温变化。

(5)观察一些化疗药物的特殊毒性作用:蒽环类药物具有心脏毒性,博来霉素具有肺毒性,大剂量环磷酰胺可引起出血性膀胱炎,长春碱类、草酸铂等有外周神经系统毒性。

(三)放疗镇痛

对于大多数恶性肿瘤患者,放射治疗可以阻止肿瘤的局部生长,使肿瘤缩小,减轻对周围组织的压力,以达到镇痛目的。

1. 适应证 对放射治疗敏感的肿瘤。如姑息性放疗骨转移癌引起的疼痛效果最好,对癌浸润或压迫神经引起的头颈痛、腰背痛也有一定疗效。

2. 禁忌证 广泛转移、全身疼痛者不宜应用。

3. 放疗方法 局部体外照射、短距离后装照射和全身放射性核素内照射。

4. 护理

(1)心理护理:护理人员在治疗前耐心向患者及其家属介绍放疗相关知识,使患者积极配合治疗。放疗出现反应后,也要鼓励患者坚持做完治疗。

(2)饮食护理:宜选用高热量、高蛋白、高维生素、低脂肪、易消化清淡食物,忌辛辣刺激食物,戒烟酒,鼓励多饮水,每日3000ml,以增加尿量,促进放疗破裂死亡的肿瘤细胞所释放出的毒素排出体外,减轻全身的放疗反应。

(3)密切观察血常规变化:放疗期间一般每2周验血常规1次,照射扁骨或腹腔时每周至少检查1次,射野面积大的患者每周验血常规2次。若白细胞下降至$3\times10^9/L$,暂停放疗并给予升白细胞药物支持,如口服利血生、鲨肝醇、维生素B_6等,皮下注射升白细胞药物等,若白细胞低于$1.0\times10^9/L$应采取保护性隔离措施。

(4)照射野皮肤护理:保持照射野皮肤清洁干燥,尽可能暴露,保持照射野标记清晰完整,避免照射野皮肤受机械物质刺激,禁贴胶布或涂刺激性药物,勿用肥皂擦洗,避免阳光照射,禁用热水袋,忌用手抓痒或剥皮。如出现湿性脱皮,局部涂甲紫、贝复剂。

(5)一般准备:进放射治疗室不能带入金属物品如手表、钢笔等,头颈部放疗前应去除金属牙齿,并鼓励患者每日多饮水,做张口练习。

(四)神经破坏疗法

适用于固定区域的疼痛,经多种镇痛治疗效果不佳者。操作应由有经验的麻醉医师进行。方法是将纯乙醇或碳酸注射到支配疼痛区域感觉的脊神经后根处,使神经失去传导感觉的功能,镇痛效果确实。但是,被封闭神经支配区域的所有感觉均消失,而且可以引起该区域的肌肉瘫痪。

(五)椎管内或脑室内置管镇痛法

适用于各种非手术治疗无效的顽固性疼痛。目前常用的方法有硬膜外、鞘内或脑室内放置导管,可注入吗啡、激素、维生素B_{12}和氟哌利多合剂控制癌痛,可取得快速镇痛和长期控制癌痛的效果。

护理要点:①将硬膜外导管用透明贴膜妥善固定在体侧,防止脱落、折曲。②准确使用吗啡剂量,观察有无不良反应。③皮下埋药泵者,局部皮肤减少摩擦。④定时更换敷料,在导管与皮肤接触部敷以抗生素软膏,预防腔内感染。

(六)其他治疗方法

1. 心理治疗 癌症患者患病后会有不同程度的心理障碍,这些会影响到癌痛的感觉,应积极采取措施,让患者调整到良好的心理状态去克服癌痛。通过关爱患者,使他们建立治疗信心;通过转移注意力、放松活动和意念训练,调整他们的情绪和行为;通过对患者进行疼痛及其治疗知识的宣教,纠正患者对癌痛治疗的错误认识。

2. 气功疗法 气功的特点是使意(神志)、身(姿势)与气(呼吸)相结合,达到疏通经络,调和气血,安定心神的目的,从而起到缓解疼痛的作用。

3. 物理疗法

(1)热敷:热疗可促进血供,使肌肉松弛,减轻疼痛、紧张和焦虑。热敷时注意避免烫伤,放疗区域禁忌热敷,肿瘤病变区域不宜用透热治疗或超声波理疗。

(2)冷敷:可减轻炎症,延缓神经传导速度,使冷的感觉居于支配地位而减轻疼痛。与热敷相比较,冷敷镇痛作用持续的时间较长。不宜用于外周血管性病变区域,或放射治疗损伤区域。

4. 手术镇痛法 脊髓前侧柱切断术,以解除药物治疗无效的单侧下肢痛。选择性神经切断或刺激术,此方法虽有效但很难维持数月,并有一定的危险性。

第八节 危重患者的镇痛镇静管理

一、ICU患者的镇静镇痛管理

(一)ICU患者镇痛镇静治疗的意义

ICU患者病情危重,处于生理和心理的双重应激状态。调查表明,离开ICU的患者中,约有50%的患者对其在ICU中的经历保留有痛苦的记忆,而70%以上的患者在ICU期间存在着焦虑与激惹。

美国《危重医学学会镇静镇痛指南》和中国重症医学会2006年最新指南中指出,ICU镇静镇痛治疗的指征主要包括以下5项:①疼痛;②焦虑;③躁动;④谵妄;⑤睡眠障碍。

ICU患者镇静镇痛的目的和意义在于:①消除或减轻患者的疼痛及躯体不适感,减少不良刺激及交感神经系统的过度兴奋;②帮助和改善患者睡眠,诱导遗忘,减少或消除患者在ICU治疗期间的痛苦记忆;③减轻或消除患者焦虑、激惹甚至谵妄,防止患者的无意识行为干扰治疗,保护患者的生命安全;④降低患者的代谢速率,减少其氧需和氧耗;⑤对非常危重的患者,诱导并维持一种低代谢的"休眠"状态,尽可能地减少各种炎性介质的产生和释放,减轻细胞与器官损伤。

镇痛镇静治疗中,镇痛是基础,镇静是在镇痛基础上帮助患者克服焦虑,增加睡眠和遗忘的进一步治疗。治疗之前应尽量明确患者产生疼痛及焦虑、激惹等症状的原因,尽可能采用各种非药物手段,祛除或减轻一切可能的影响因素。

(二)常用的镇静镇痛药物

1. 镇痛治疗

(1)阿片类镇痛药:根据患者特点、药理学特性及不良反应选择药物。芬太尼具有强效镇痛效应,静脉注射后起效快,作用时间短,对循环的抑制较吗啡轻,但重复用药后可导致明显的蓄积和延时效应。瑞芬太尼在ICU可用于短时间镇痛,多采用持续输注。舒芬太尼的镇痛作用为芬太尼的5~10倍,作用持续时间为芬太尼的2倍。

(2)非阿片类镇痛药:主要是非甾体类抗炎药,用于治疗轻度至中度疼痛,缓解长期卧床引起的轻度疼痛和不适,与阿片类联合使用时有协同作用,可减少阿片类药物的用量。

(3)局部麻醉药物:常用药物为丁哌卡因和罗哌卡因,主要用于术后硬膜外镇痛,其优点是药物剂量小、镇痛时间长及镇痛效果好。

2. 镇静治疗 理想的镇静药应具备以下特点:①起效快,剂量-效应可预测;②半衰期短,无蓄积;③对呼吸循环抑制最小;④代谢方式不依赖肝肾功能;⑤抗焦虑与遗忘作用同样可预测;⑥停药后能迅速恢复;⑦价格低廉等。但目前尚无药物能符合以上所有要求。目前ICU常用镇静药为苯二氮䓬类和丙泊酚。

(1)苯二氮䓬类药物:苯二氮䓬类是较理想的镇静、催眠药物。本身无镇痛作用,但与阿片类镇痛药有协同作用,可明显减少阿片类药物的用量。ICU常用苯二氮䓬类药为咪达唑仑(咪唑安定)、劳拉西泮(氯羟安定)和地西泮(安定)。

咪达唑仑作用强度是地西泮的2~3倍,起效快、持续时间短,清醒相对较快,适用于治疗急性躁动患者。但注射过快或剂量过大时可引起呼吸抑制、血压下降,持续缓慢静脉输注可有效减少其不良反应。

劳拉西泮是ICU患者长期镇静(>3d)治疗的首选药物。由于其起效较慢,半衰期长,故不适于治疗急性躁动。

地西泮具有抗焦虑和抗惊厥作用,作用与剂量相关,依给药途径而异。地西泮单次给药有起效快、苏醒快的特点,可用于急性躁动患者的治疗,但反复用药可致蓄积而使镇静作用延长。

(2)丙泊酚:丙泊酚是一种广泛使用的静脉镇静药物,特点是起效快,作用时间短,撤药后迅速清醒,且镇静深度呈剂量依赖性,容易控制,亦可产生遗忘作用和抗惊厥作用,适合于短期镇静(≤3d)。临床多采用持续缓慢静脉输注方式。因乳化脂肪易被污染,故配制和输注时应注意无菌操作,单次药物输注时间不宜超过12h。

(3)α_2受体激动药:α_2受体激动药有很强的镇静、抗焦虑作用,且同时具有镇痛作用,可减少阿片类药物的用量。右美托咪定由于其α_2受体的高选择性,是目前唯一兼具良好镇静与镇痛作用的药物。半衰期较短,可单独应用,也可与阿片类或苯二氮䓬类药物合用。

(三)效果评估

相对于全身麻醉患者的镇静与镇痛,对ICU

患者的镇静镇痛治疗更加强调"适度""过度"与"不足"都可能给患者带来损害。

1. 镇静效果评估

(1) Ramsay 评分。评分标准分为六级：Ⅰ级，患者焦虑烦躁不安；Ⅱ级，安静合作，定向准确；Ⅲ级，嗜睡，仅对指令有反应；Ⅳ级，入睡，轻叩眉间反应敏捷；Ⅴ级，入睡，轻叩眉间反应迟钝；Ⅵ级，深睡，对刺激无反应。此方法临床应用最为广泛，但缺乏特征性的指标来判断。

(2) SAS 评分。根据患者 7 项不同的行为对其意识和躁动程度进行评分，在成人危重患者被证明是可靠、有效的评分系统，见表 8-2。

(3) MAAS 评分法。自 SAS 演化而来，分为 7 级：危险躁动；躁动；烦躁但能配合；安静配合；触摸、叫姓名有反应；仅对恶性刺激有反应；无反应。

(4) 脑电双频指数（BIS）。BIS 评分为 0~100，代表了大脑的活动程度。一般情况下，BIS 评分在 80~100 分代表了清醒状态，60~79 分为镇静状态，40~59 分为轻度催眠状态，<40 分表现为深度催眠和各种意识不清的麻醉状态。

2. 镇痛效果评估 疼痛评估的方法有多种，如视觉模拟法（VAS）、数字评分法（NRS）、长海痛尺、面部表情评分法、Prince-Henry 评分法、五指法等（详见本章第 3 节）。当患者不能主观表达疼痛强度时，患者的疼痛相关行为与生理指标的变化也可反映疼痛的程度，需定时、仔细观察来判断。但是，这些非特异性的指标容易被曲解或受观察者的主观影响。

(四) 治疗原则

根据美国《危重患者持续镇静镇痛临床实践指南》建议，ICU 镇静、镇痛按以下原则进行（图 8-9）。

根据镇静目的将 ICU 镇静分为两类。①治疗性镇静：如控制癫痫或惊厥状态，解除破伤风肌强直，降低颅内压；②舒适性镇静：如缓解患者焦虑不安、激惹烦躁、疼痛不适情绪，提高机械通气患者的顺应性。

从解除患者疼痛角度分为 3 类：①控制通气的患者，采用吗啡静脉或硬膜外给药镇痛；②辅助通气/脱机患者，采用曲马朵、氯胺酮镇痛；③术后自主呼吸患者，采用曲马朵、非甾体类镇痛药。

ICU 镇静治疗的主要目的是使患者处于睡眠状态而易于唤醒，提高医护依从性，减少不良反应。因此，镇静治疗的药物选择和给药方式也应以此为目标。镇静药的给药应以持续静脉输注为主，首先应给予负荷剂量，以尽快达到镇静目标。经肠道、肌内注射则多用于辅助改善患者睡眠。间断静脉注射一般用于负荷剂量的给予，以及短时间镇静且无需频繁用药的患者。

注重个体反应的差异性：危重患者对镇静镇痛药物的反应有很大的个体差异，要达到希望镇痛镇静目标，治疗策略的程序化和个体化很重要，应根据药物的起效时间、不良反应、半衰期、患者情况及以往临床使用的证据来选择药物。

镇静镇痛的安全性问题：ICU 患者病情危重，实施镇静镇痛治疗时，应密切观察药物不良反应，防止并发症发生，如心动过缓、低血压、呼吸抑制和过敏反应等。

(五) 护理

1. 正确评估镇静镇痛效果，严密监测病情变化 在应用镇静镇痛药物的最初 1h 内要每 10 分钟观察 1 次患者的使用效果，给药期间应每 30 分钟评估 1 次患者的镇静镇痛程度，根据评估结果，

表 8-2 镇静-焦虑评分法（SAS）

分值	描述	定义
7	危险躁动	拉拽气管内插管，试图拔除各种导管，翻越床栏，攻击医护人员，在床上辗转挣扎
6	非常躁动	需要保护性束缚并反复语言提示劝阻，咬气管插管
5	躁动	焦虑或身体躁动，经言语提示劝阻可安静
4	安静合作	安静，容易唤醒，服从指令
3	镇静	嗜睡，语言刺激或轻轻摇动可唤醒并服从简单指令，但又迅速入睡
2	非常镇静	对躯体刺激有反应，不能交流及服从指令，有自主运动
1	不能唤醒	对恶性刺激无或仅有轻微反应，不能交流及服从指令

注：恶性刺激指吸痰或用力按压眼眶上限、胸骨或甲床 5s

及时对镇静镇痛药物的种类、剂量、用法进行个体化调整。镇静镇痛治疗对患者病情变化和阳性体征有时产生掩盖作用，因此，应严密监测病情变化，持续动态监测心率、血压、呼吸、氧饱和度等指标变化，特别注意观察患者的意识状态。

2. 执行每日唤醒计划　对于需连续数日进行镇静处理的患者，临床通过执行每日唤醒计划，每24小时降低镇静水平1次。每日唤醒计划是指每日暂时停止镇静药物输注，直至患者清醒，并能正确回答至少3～4个简单问题，或患者逐渐表现不适或躁动。清醒评估后重新开始以原剂量半量泵入，逐渐调整剂量，至满意镇静状态。每日唤醒计划有助于观察患者神志、执行胸部体疗，但在执行每日唤醒计划时，应注意患者安全，防止脱管事件等发生。

3. 保持环境安静，减少应激因素　镇静状态下保持清醒的患者，仍然对光亮和噪声较为敏感，引起患者烦躁或睡眠障碍，增加镇静药物需要量。因此，应保持环境安静，光线柔和，集中进行各项护理操作，合理设置呼吸机、监护仪报警范围，正确放置身体留置管道，排除不良刺激因素，如输液外渗、膀胱充盈、疼痛等。

4. 做好基础护理　镇静镇痛治疗后，患者睡眠多、活动少，因此应加强基础护理。保持床单位的清洁平整干燥，每2小时翻身1次，防止皮肤压疮；协助床上运动，增加肌力，促进血液循环，改善肺通气，降低肺部并发症和深静脉血栓发生；保持口腔清洁，防止窒息和吸入性肺炎。

5. 心理护理　执行镇静镇痛治疗前，向患者做好解释工作，取得配合。对于部分因气管插管或切开等原因不能进行语言交流的患者，护理人员可通过患者的表情、手势、口形来判断患者要表达的意图，满足患者需求。

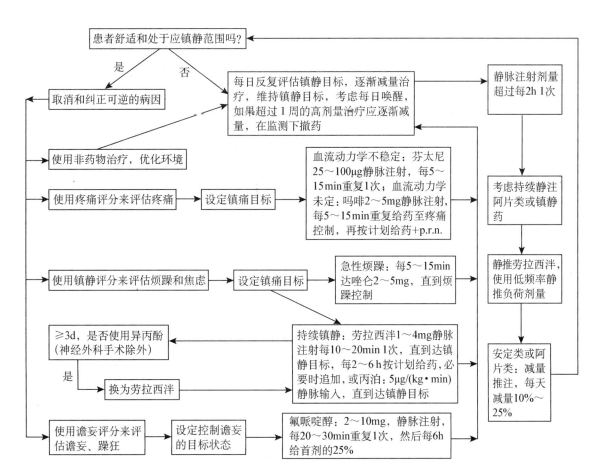

图 8-9　危重患者镇静镇痛原则

（引自：美国．危重患者持续镇静镇痛临床实践指南．美国重症医学会，2002）

二、临终患者的疼痛管理

(一)相关概念

1. 临终关怀(hospice care)　临终关怀是指对临终患者及其家属提供姑息性和支持性医护措施,不以治愈为目的,重点是关注患者的生活质量,又名"安宁照顾""舒缓疗护""终末期护理"。临终关怀临床上通常将预计生存期<6个月的阶段称为临终阶段。

2. 姑息护理(palliative care)　WHO将姑息照护定义为对那些患有无法治愈疾病的患者提供的积极的整体护理,从疾病诊断开始,将疾病治疗与姑息照护相结合,通过预防、评估和有效控制疼痛及其他躯体症状,处理患者心理、社会、精神和宗教方面的系列问题,给予患者和家属支持,最大可能地提高患者及其家属的生活质量。

3. 善终(good death)　善终是指患者和家属没有痛苦,基本符合患者和家属的意愿,尽量与临床、文化、伦理标准一致。善终是一个高个体化的、随时间改变的、与个人认知和经历相关的概念,但是对于善终的内涵构成可以基本达成一致。确定善终的概念,有利于制订临终关怀的目标,开展死亡教育,并对建立临终关怀机构的质量评价标准具有重要的作用。

(二)服务对象和形式

1. 服务对象　临终关怀的服务对象主要是癌症患者,其次是无生物学前景的恶性重大疾病的患者。目前主要关注的慢性非癌性疾病包括心力衰竭、慢性阻塞性肺气肿、肝衰竭、慢性肾衰竭、卒中、多发性硬化、帕金森病、痴呆等神经系统疾病、晚期艾滋病、晚期糖尿病等。

2. 服务形式　服务形式有独立的临终关怀医院、医院内专设的临终关怀病房、居家服务、日间病房、门诊服务、医院内的支持服务等。

(三)临终关怀工作人员和医疗政策

1. 工作人员　临终关怀工作需要多学科协作完成,主要涉及人员有:①医生、护士;②物理治疗师、职业治疗师、辅助治疗师和按摩师等;③社会工作者、牧师等;④志愿者,而家属也作为工作团队的重要一员,影响着患者的照顾水平。

2. 医疗政策　WHO分别向发达国家和发展中国家推荐了癌症患者医疗资源分配方案,见图8-10和图8-11。图中可见,与发达国家相比,作为发展中国家,癌症患者的医疗卫生资源的2/3应用于疼痛缓解与临终关怀。

(四)临终关怀的服务宗旨

临终关怀主要从生理学、心理学和生命伦理学的角度对患者及家属进行照护。

1. 生理学角度的临终关怀　包括了解和满足患者基本生理需求,及时解除病痛、控制疾病症状等,尽最大可能使患者处于舒适状态。

2. 心理学角度的临终关怀　包括了解和理解患者及其家属心理需要并予以心理支持,用各种确实有效的办法使患者正视现实,摆脱恐惧。

3. 生命伦理学角度的临终关怀　侧重于指导医护人员及临终患者认识生命价值及其弥留之际生存的社会意义,使患者在临终阶段活得有意义、有价值、有尊严、安详、舒适、毫无牵挂。另外,通过开展哀伤辅导服务,对亲友予以慰藉、关怀和帮助,使亲友从悲痛中及时解脱出来。

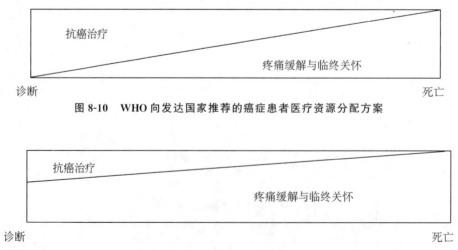

图8-10　WHO向发达国家推荐的癌症患者医疗资源分配方案

图8-11　WHO向发展中国家推荐的癌症患者医疗资源分配方案

临终关怀的含义,它不以延长临终患者生存时间为重,而是以提高患者临终阶段的生命质量为宗旨。通常抗癌治疗与临终关怀的分布关系,见图8-12所示。

(五)临终护理

由于临终阶段的治疗原则已由治愈为主的治疗转变为对症治疗为主的,临终阶段的医疗重点也就从治疗转变到关怀,护理重点从关注患者的疾病转变到关注患者的痛苦。

1. 护理要求 主要有:①理解临终患者心理;②尊重临终患者生活;③保护临终患者权利,如:允许患者保留自己的生活方式,保护隐私,参与医疗护理方案的制订,选择死亡方式等权利。

2. 护理内容

(1)症状管理:临终阶段常见症状表现有疲乏、疼痛、食欲缺乏、便秘、呼吸困难、水肿、失眠、恶心、呕吐等。通常患者会存在2种以上的症状,而且症状之间相互影响,相互作用。护理人员应及时询问观察患者症状,协助医生做好症状管理,缓解患者痛苦。

(2)基础护理:护理人员要具有娴熟的技术和热情的态度,做好基础护理,解除患者躯体上的疼痛,满足生活需求。

(3)心理护理:库伯勒·罗斯博士临终心理理论认为,当一个人得知自己患了不治之症或疾病发展到晚期面临死亡时,其心理发展过程大致可分为否认、愤怒、协议、抑郁、接受五期,五期界限不很明显,不能孤立看待,要因势利导,综合分析,制订恰当的心理护理措施。

(4)社会支持:主要进行以下内容的社会支持。①居住环境:对于临终患者而言,安静舒适的环境是非常重要的。②与家人/朋友的关系:家属的精神痛苦会影响患者的情绪变化,使患者症状加重,因此要协调好患者与家人/朋友的关系,促进家属的心理适应。③社会关系:让朋友与照顾者常陪在患者身边;尊重患者需要的个人空间;鼓励患者保持正常的社交活动;帮助患者处理经济问题、子女教育问题,扩大其支持系统。④满足患者心愿:评估患者未完成的事情,将患者的愿望降低到能达到的水平,帮助患者完成最后的心愿;患者、家属、护理团队共同讨论治疗照护计划和临终阶段的相关事宜,包括是否放弃抢救、个人意愿、预先安排、书面遗嘱、指定决定权代理人、去世地点的愿望等,尽量协调相互关系,满足患者需要。

(5)死亡教育:通过教育,使更多的人掌握死亡相关知识,为处理自我之死、亲人之死做好心理准备,勇敢地正视生老病死的问题,并将这种认识转化为珍惜生命、珍爱健康的强大动力。认识到人生包括优生、优活、优死三大阶段,以便使人们能客观地面对死亡,有意识地提高人生之旅最后阶段的生命质量。

死亡教育的主要内容包括:①针对临终患者的个性特点,逐步帮助临终患者接受死亡的事实,理解生与死是人类自然生命历程的必然组成,是不可抗拒的自然规律,从而树立科学、合理、健康的死亡观。②死亡确实有肉体上的痛苦和精神上的焦虑、恐惧,这给自然的生命过程镀上了可怕的阴影。护理人员应经常与患者交谈,让其相信医护人员能使其摆脱临终的痛苦,保证临终阶段的舒适和尊严。③帮助临终患者认识弥留之际生存的价值和意义,消除对死亡的恐惧、焦虑等心理现象,坦然面对,并为之做好必要的思想准备,让美好的希望和回忆充满最后阶段的生活。

(6)临终患者家属的关怀:临终关怀服务的对象除了患者以外,还包括患者的家属。护理人员应关注家属的身心变化,进行减轻哀伤辅导,帮助家属建立信心、适应生活、顺利度过丧亲的痛苦阶段。失去至亲以后一般家属会经历以下几个阶段:①接

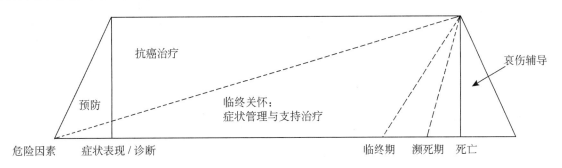

图 8-12 抗癌治疗与临终关怀的分布关系

受死亡的事实；②经历悲伤的痛苦；③重新适应逝者不存在的环境；④将活力重新投注到其他关系上。

(六) 临终关怀中的疼痛管理

晚期癌症患者的症状中疼痛占85.5%，80%的晚期患者有两种以上的痛苦症状同时出现，且相互影响。

桑得斯在20世纪60年代早期第一次使用了"total pain"的概念，全方位疼痛，又名"整体性疼痛"，强调晚期癌症疼痛是多方面因素的结果，包括：躯体的、心理的、社会的和精神的因素，并且4个因素间相互作用，因而可以说是复杂性疼痛。

护士在临终疼痛管理中发挥着至关重要的作用，护理内容如下。

1. 详细及全面的疼痛评估　使用痛尺，评估患者的疼痛程度。同时留意患者形容疼痛的情况，从患者的睡眠、表情、行为，甚至于患者的梦境中了解患者的疼痛。护士应耐心倾听患者的主诉，尊重患者的表达并相信患者。

2. 患者及其家属的教育　护士要了解患者及其家属对疼痛管理的认识和误区，进行疼痛管理相关知识的宣教。

3. 躯体疼痛的处理　有学者指出，对临终患者来说，所有不必要的药物都可停用，只有镇静、镇痛、解痉药是必要的。美国护理学会指出，只要能控制患者感觉到的痛苦，无论采取什么样的药物，多大的剂量，采取何种给药途径，都是可以的。护士应帮助患者选择合适的疼痛控制方式，协调医生、患者及其家属，做到提前预防处理镇痛药物不良反应，要考虑使用疼痛控制的其他方法，特别是一些非药物疗法。

4. 心理性疼痛的缓解　美国一位临终关怀专家认为："人在临死前精神上的痛苦大于肉体上的痛苦"。临终疼痛患者的心理学症状中，涉及焦虑和抑郁的最多。因此，一定要在控制和减轻患者机体上痛苦的同时，做好临终患者的心理关怀。首先，在处理心理性疼痛时，关键是与患者建立信任关系，如此，才能让临终者把他真正想说的话说出来，可以让临终者顺利转化心境，接受生命或好好地面对死亡。其次，要积极倾听患者主诉，这是缓解心理性疼痛的有效措施。最后，在处理心理性疼痛时，要尊重患者的个人意愿，允许患者按照自己的方式做事，很多护理操作也可以依照患者的要求进行。

5. 社会支持　社会性疼痛是与预期或实际的分离，或丢失有关的痛苦。临终患者常痛苦地意识到他们将要因死亡而和家属离别，护理人员应采取一些措施避免临终患者与亲友分离。

6. 寻找生命的意义　患者的痛苦往往受整体的感受所影响，心灵上的问题，很多时候都会加重患者对疼痛的感受。因此，作为护士，应陪伴在心灵困苦的患者身边，聆听他们的人生经历，帮助他们寻找人生意义，给予安慰和鼓励。

（赵继军　张伟英）

参考文献

杜世正,徐燕,袁长蓉.2009.非恶性疾病姑息护理研究和实践的进展[J].解放军护理杂志,26(2B):43-44.

郭向丽,周玲君,赵继军.2009.术后疼痛控制目标的研究进展[J].护理学报,16(6B):4-6.

焦静,刘华平.2008.患者相关癌痛控制障碍及影响因素的研究进展[J].中国护理管理,8(11):23-25.

李柳芬.2008.疼痛管理在术后疼痛控制中的作用[J].护士进修杂志,23(6):565-566.

梁芳果,丁红,王健.2007.ICU患者镇静治疗的新进展[J].实用医学杂志,23(1):12-14.

马朋林,李秦,刘京涛,等.2008.镇静-镇痛策略与机械通气患者ICU不适经历关系的多中心调查研究[J].解放军医学杂志,33(8):957-959.

宋文阁.2008.实用临床疼痛学[M].郑州:河南科学技术出版社.

熊根玉,孙小平,张达颖.2008.疼痛规范管理的临床应用研究[J].护士进修杂志,23(9):806-807.

张伟英,肖海霞,顾君君,等.2009.疼痛规范管理对肺叶切除术患者术后早期疼痛控制效果的影响[J].解放军护理杂志,26(22):12-13,18.

赵继军,崔静.2009.护士在疼痛管理中的作用[J].中华护理杂志,44(4):383-384.

赵继军,陆小英,赵存凤,等.2002.数字疼痛量表和描述疼痛量表的相关性研究和改进[J].现代护理,8(9):657-661.

赵继军,宋莉娟.2007.国外疼痛专科护士的培养与使用[J].中华护理杂志,42(10):882-883.

赵继军.2009.疼痛护理学[M].2版.北京:人民军医出版社.

朱雨霞,高凤莉.2005.癌痛控制的状况与分析[J].中华护理杂志,40(3):226-228.

Strassels SA, McNicol E, Suleman R. 2005. Postoperative pain management: A practical review, part 2[J]. Am J Health Syst Pharm, 62:2019-2025.

第9章

社区护理

第一节 基本概念

一、健康的基本概念

健康是人类全面发展的基础。健康关系到个体的幸福、家庭的和睦、社会的和谐、民族的强盛。维护和促进健康是每一位公民的愿望,也是每一位公民义不容辞的责任。然而,伴随社会的发展,健康的标准也在不断地演变、完善。

(一)健康的定义

传统的生物医学模式认为:没有疾病就是健康;1948年,世界卫生组织(WHO)在其宪章上将健康定义为:健康不仅是没有疾病或虚弱,而是身体的、精神的健康和社会适应良好的总称;1990年,WHO在有关文件中对健康的定义又加以补充,将健康归纳为4个方面:躯体健康、心理健康、社会适应良好、道德健康。

由此可见,健康是一个相对的、动态的概念。随着时代的变迁、医学模式的转变,人们对健康的认识不断提高,健康的内涵不断地拓宽。从单纯的躯体健康,逐步扩展到心理健康、社会健康及道德健康,即理想的健康状况不仅仅是免于疾病的困扰,还要充满活力,与他人维持良好的社会关系,使之处于完全健全、美好的状态。

(二)影响健康的因素

人类的健康取决于多种因素的影响和制约,其主要影响因素可分为两大类,即环境因素和生物遗传因素。

1. **环境因素** 环境是指围绕着人类空间及直接或间接地影响人类生活的各种自然因素和社会因素之总和。因此,人类环境包括自然环境和社会环境。

(1)自然环境:又称物质环境,是指围绕人类周围的客观物质世界,如水、空气、土壤及其他生物等。自然环境是人类生存的必要条件。在自然环境中,影响人类健康的因素主要有生物因素、物理因素和化学因素。

自然环境中的生物因素包括动物、植物及微生物。一些动物、植物及微生物为人类的生存提供了必要的保证,但另一些动物、植物及微生物却通过直接或间接的方式影响甚至危害人类的健康。

自然环境中的物理因素包括气流、气温、气压、噪声、电离辐射、电磁辐射等。在自然状况下,物理因素一般对人类无危害,但当某些物理因素的强度、剂量及作用于人体的时间超出一定限度时,会对人类健康造成危害。

自然环境中的化学因素包括天然的无机化学物质,人工合成的化学物质及动物和微生物体内的化学元素。一些化学元素是保证人类正常活动和健康的必要元素;一些化学元素及化学物质在正常接触和使用情况下对人体无害,但当它们的浓度、剂量及与人体接触的时间超出一定限度时,将对人体产生严重的危害。

(2)社会环境:又称非物质环境,是指人类在生产、生活和社会交往活动中相互间形成的生产关系、阶级关系和社会关系等。在社会环境中,有诸多的因素与人类健康有关,如社会制度、经济状况、人口状况、文化教育水平、生活方式和医疗卫生服务等,这些因素相互影响,直接或间接影响人类的健康,但对人类健康影响最大的两个因素是:生活行为、方式因素与医疗卫生服务因素。

行为是人类在其主观因素影响下产生的外部

活动,而生活方式是指人们在长期的民族习俗、规范和家庭影响下所形成的一系列生活意识及习惯,生活方式包括饮食方式、劳动方式、性生活方式、休闲方式等。随着社会的发展、人们健康观的转变以及人类疾病谱的改变,人类行为和生活方式对健康的影响越来越引起人们的重视。合理、卫生的行为和生活方式将促进、维护人类的健康,而不良的行为和生活方式将严重威胁人类的健康。不良的行为和生活方式对人民健康的影响日益严重,如吸烟、酗酒、吸毒、纵欲、赌博、滥用药物等。

医疗卫生服务是指促进及维护人类健康的各类医疗、卫生活动。它既包括医疗机构所提供的诊断、治疗服务,也包括卫生保健机构提供的各种预防保健服务。一个国家医疗卫生服务资源的拥有、分布及利用,对其人民的健康状况起重要作用。

2. 生物遗传因素　生物遗传因素是指人类在长期生物进化过程中所形成的遗传、成熟、老化及机体内部的复合因素。生物遗传因素直接影响人类健康,对人类诸多疾病的发生、发展及分布均具有重要的影响。

二、社区的基本概念

社区是人们生活的基本环境,是社区卫生服务的基本范围,是社区护士服务的基本场所。因此,社区直接或间接地影响着居民的健康。

(一)社区及其构成要素

根据有关记载,"社区"一词源于德文(gemeinschaft),后由德文译为英文,其基本含义为具有共性的团体。随着"社区"一词在全球的广泛应用,世界各国的学者根据"社区"一词在其国家的具体应用,从不同角度、不同层面解释"社区"的内涵。

德国学者汤尼斯(F. Tonnies)提出:社区是以家庭为基础的历史共同体,是血缘共同体和地缘共同体的结合。美国学者戈派革(Goeppinger)认为:社区是以地域为基础的实体,由正式和非正式的组织、机构和群体等社会系统组成,彼此依赖,行使社会功能。WHO也曾根据各国的情况提出:一个有代表性的社区,人口数为10万~30万,面积在5000~50 000km^2。

1. 社区定义　我国社会学家费孝通先生早在1933年就提出"社区"的概念,并根据我国的具体情况,将社区定义为:"社区是若干社会群体(家族、氏族)或社会组织(机关、团体)聚集在某一地域里所形成的一个生活上相互关联的大集体"。

2. 构成社区的要素　社区是构成社会的基本单位,也可以被视为宏观社会的一个缩影。尽管社区的诸多定义不尽相同,但构成社区的基本要素应包括以下几方面。

(1)人群:一定数量的人群是构成社区的首要因素。

(2)地域:相对固定、共同的地理区域是构成社区的必备要素。

(3)生活服务设施:基本的生活服务设施一方面可以满足社区居民生活的基本需求,将居民稳定于社区;另一方面可以促进居民间的相互沟通、理解和联系。

(4)文化背景及生活方式:相似的文化背景和生活方式将增进居民间的共同语言,密切他们之间的联系。

(5)生活制度及管理机构:明确的生活制度及相应的管理机构将约束和规范社区居民的行为,维护社区秩序,促进社区和谐。

在这5个要素中,一定数量的人群和相对固定的地域是构成社区的最基本要素,是社区存在的基础。在此基础之上,满足居民生活需要的服务设施、特有的文化背景及生活习惯或生活方式、明确的生活制度及相应的管理机构是社区人群相互联系的纽带,是形成一个"生活上相互关联的大集体"的基础,是社区发展的保障。

(二)社区的基本功能

社区具有多种功能,但与社区卫生服务密切相关的功能主要有6种,即空间功能、联接功能、传播功能、社会化功能、控制功能和援助功能。

1. 空间功能　社区作为人们生活、工作或学习的基本环境,首先为人们提供了生存和发展的空间。没有这个空间,人们就无法生存、繁衍,更无法发展。因此,空间功能是社区的最基本、最主要的功能。

2. 联接功能　社区常被人们比喻为宏观社会的缩影,其主要原因是因为社区具有突出的联接功能。社区不仅为人们提供了空间,而且将不同种族、年龄、身份、文化背景的人群聚集在一起,并以各种方式将个人、家庭、商业、企业和事业机构等联接在一起,构成相关小社会。

3. 传播功能　社区人口密集,文化、知识、技术、信息等也非常密集,从而构成了文化源、知识源、技术源、信息源,为传播提供了条件。各种信息在社区内外,以各种方式快速传播,为人们及社区本身的发展创造了基础。

4. 社会化功能　社区居民通过不断的学习、相互影响,形成社区特有的风土人情、人生观和价值观。

5. 控制功能　通过制订各项行为规范和相关规章制度,社区管理机构对居民的行为加以约束、控制,从而有效地维持社区秩序、保障社区的和谐和居民的安全。

6. 援助功能　无论是对妇女、儿童、老年人等特殊人群,还是对处于疾病、灾难或经济困难中的个体、家庭或弱势群体,社区具有提供帮助和支援的功能。

三、社区卫生服务的基本概念

社区卫生服务是医疗卫生工作的重要组成部分,是促进和维护人民健康的基本保障。

(一)社区卫生服务的定义、服务内容及对象

1. 社区卫生服务的定义　社区卫生服务是指社区内的卫生机构及相关部门根据社区内存在的主要卫生问题,合理使用社区的资源和适宜技术,主动为社区居民提供的基本卫生服务。社区卫生服务是以人群健康为中心、家庭为单位、社区为范围、需求为导向,以妇女、儿童、老年人、慢性病病人、残疾人等为重点,以解决社区主要卫生问题、满足基本卫生服务需求为目的,融预防、医疗、保健、康复、健康教育、计划生育技术服务等为一体,有效、经济、方便、综合、连续的基层卫生服务。

2. 社区卫生服务的对象　社区卫生服务面向整个社区,其服务对象为社区的全体居民。

(1)健康人群:是社区卫生服务的主要对象之一,由各个年龄段的健康人群组成。

(2)亚健康人群:亚健康是介于健康和疾病之间的中间状态。所谓的亚健康人群是指那些没有任何疾病或明显的疾病,但呈现出机体活力、反应能力及适应能力下降的人群。据有关部门调查表明:亚健康人群约占总人口的60%,故亚健康人群应成为社区卫生服务的重点对象。

(3)高危人群:高危人群是指目前尚处于健康状态,但本身暴露于某些致病因素中的人群。致病因素包括生物遗传、环境及生活行为和习惯等因素,如家族遗传病史、不良生活习惯等。

(4)重点保健人群:是指由于各种原因需要得到特殊保健的人群,如妇女、儿童、老年人等。

(5)患病人群:是由患有各种疾病的病人组成,包括患常见病、慢性病的病人。目前,居家的病人是社区卫生服务的重要对象之一。

3. 社区卫生服务的工作内容　社区卫生服务的主要特点之一是"六位一体"的综合服务内容,即社区卫生服务融预防、医疗、保健、康复、健康教育、计划生育技术服务等为一体。

(1)预防服务:从个人、家庭和社区3个层次,根据不同特点和需求,提供三级预防服务。

①第一级预防(primary prevention):又称病因预防或发病前期预防。即通过采取各种措施,控制或消除致病因素对健康人群的危害,以达到防止疾病发生的目的。

②第二级预防(secondary prevention):又称临床前期预防或发病期预防。即在疾病的临床前期,通过早期发现、早期诊断、早期治疗,从而使疾病得到有效的控制或治愈,以达到防止疾病进一步发展的目的。

③第三级预防(tertiary prevention):又称临床预防或发病后期预防。即通过对病人采取及时、有效的治疗,防止疾病的进一步恶化,以达到预防并发症和病残的目的。

(2)医疗服务:提供有效、经济、方便的基本医疗服务是社区卫生服务中的一项内容。社区基本医疗服务主要包括:①常见病、多发病的诊断和治疗;②急重症、疑难病症的紧急救护、转诊;③恢复期病人的继续治疗。

(3)保健服务:即为社区重点保健人群提供综合性、连续性的保健服务。社区保健服务主要包括:①妇女围婚、围生及围绝经期的保健服务;②新生儿、婴幼儿、学龄前、学龄期、青少年的保健服务;③老年人保健服务。

(4)康复服务:在有关机构的专业指导下,利用社区资源,组织康复对象及其家属开展医疗康复,以减少、减轻残障。社区康复服务主要包括慢性病病人的康复和残疾人的康复。

(5)健康教育:是社区卫生服务的主要方式之一,社区的预防、保健、医疗、康复及计划生育服务均需通过健康教育提高其服务效率。

(6)计划生育技术服务:计划生育是我国国策,是社区卫生服务的重要内容之一。社区计划生育技术服务主要包括:①国家人口与计划生育基本政策的宣传;②计划生育技术的咨询和指导;③避孕药具的发放与管理。

(二)社区卫生服务的特点

社区卫生服务不同于医院的医疗服务。作为基本卫生服务,社区卫生服务以公益性、主动性、广泛性、综合性、连续性、可及性为主要特点。

1. 公益性 社区卫生服务除基本医疗服务外,康复等服务也属于社区卫生服务的范围。

2. 主动性 社区卫生服务人员应主动深入社区、走进家庭,提供以家庭为单位的综合卫生服务,以满足社区居民的健康需求。

3. 广泛性 社区卫生服务面向社区全体居民,包括健康人群、亚健康人群及患病的病人。

4. 综合性 社区卫生服务的内容不仅包括基本医疗服务,还包括疾病预防、人群保健、康复、健康教育和计划生育指导等服务。

5. 连续性 社区卫生服务的内容和对象决定了其服务的连续性。自生命尚未诞生至生命结束,社区卫生服务人员将针对社区居民生命周期各阶段的特点和需求,提供相应的预防、保健、医疗和康复等服务。

6. 可及性 社区卫生服务从时间、地点和价格等方面确保社区居民不仅使用方便且能够承担得起。

四、社区护理的基本概念

社区护理是社区卫生服务的重要组成部分,社区护士在确保社区卫生服务质量、提高社区卫生服务效益中发挥着重要的作用。

(一)社区护理的定义与工作内容

1. 社区护理定义 社区护理是将公共卫生学及护理学理论相结合,用以促进和维护社区人群健康的一门综合学科。社区护理以健康为中心,以社区人群为对象,以促进和维护社区人群健康为目标。

公共卫生学是一门预防疾病、延长寿命、促进身心健康和提高工作效率的科学和艺术。通过有组织的社会力量,预防疾病、延长寿命,是公共卫生学的主要目的。护理学是医学领域里一门综合性应用科学,它结合了自然科学与社会科学的理论,形成了护理的理论体系与护理技术操作。护理是发现和处理人类现存或潜在的健康问题的过程。随着护理模式的转变,护理学的范围也在逐步拓宽,从疾病的护理扩展至疾病的预防;但其侧重点仍是依赖于护理人员的力量,帮助病人恢复健康、减少残障。

社区护理将护理学理论和公共卫生学理论有效结合,不仅面向患病人群,还面向健康人群;不仅通过组织的社会力量,提供预防疾病的服务,更依赖于护理人员的力量,提供恢复健康的服务。

2. 社区护理服务的内容 在我国,社区护理服务是社区卫生服务的重要组成部分。根据社区卫生服务的"六位一体"内容,社区护士将配合社区的全科医师、预防保健人员、康复人员等其他专业人员,重点开展以下5个方面的社区护理服务。

(1)社区保健护理:社区护士将针对社区居民的特点和需求,特别是妇女、儿童、老年人,提供相应的保健护理服务,如妇女围生期和围绝经期的保健、儿童免疫规划的实施、老年保健等护理服务,以减少各种健康问题的发生,促进健康。

(2)社区慢性疾病、传染病、精神病病人的护理和管理:社区护士将对居家的慢性疾病、传染病和精神病病人提供医疗护理和管理服务,同时指导其家属、照顾者正确地护理和照顾病人并做好相应地消毒、隔离和保护易感人群的工作,在控制疾病的基础上,促进健康的恢复。

(3)社区康复护理:社区护士将向社区的残疾人群提供相应的康复护理服务,以帮助他们尽可能降低残障程度,重返社会。

(4)社区急、重症病人的急救与转诊服务:社区护士将向社区的急、重症病人提供院前救护和转诊服务,以确保他们被及时、平安地送至相应的医疗机构。

(5)社区临终护理:社区护士将向居家的临终病人提供临终关怀护理服务,以减轻临终病人的身心痛苦,维护其尊严,改善其生活质量,使临终病人平静、舒适地度过人生的最后阶段,同时为临终病人的家属提供心理、精神支持,确保家属安全度过居丧期。

(二)社区护理服务的特点

1. 社区护理是护理领域的一个分支 作为一门综合学科,社区护理在将护理学和公共卫生学基本理论和知识有机结合的基础上,拓展、丰富了护理学内涵,从而延伸了护理学的领域。

2. 社区护理以人群健康为中心 社区护理以社区人群为服务对象,以促进和维护人群健康为主要目标。

3. 社区护士具有高度的自主性 在社区护理过程中,社区护士往往独自深入家庭进行各种护理,故要求社区护士具备较强的独立工作能力和高度的自主性。

4. 社区护士必须和其他相关人员密切合作 社区护士在工作中不仅仅要与社区其他医疗、卫生、保健人员密切合作,鼓励社区卫生服务对象的参与,还要与社区居民、社区管理人员密切配合。

(三) 社区护理的发展过程

社区护理起源于西方国家,追溯其发展过程,可划分为4个主要阶段,即:家庭护理阶段、地段护理阶段、公共卫生护理阶段和社区卫生护理阶段(表9-1)。

1. 家庭护理阶段 早在19世纪中期以前,由于卫生服务资源的匮乏、医疗水平的局限及护理专业的空白,多数病人均在家中休养,由家庭主妇看护、照顾。在这些家庭主妇中,绝大多数既没有文化,也没有受过任何看护训练,她们只能给予病人一些基本的生活照顾。然而正是这种简单、基础的家庭护理,为早期护理和社区护理的诞生奠定了基础。

2. 地段护理阶段 地段护理源于英国。早在1859年,英国利物浦(Liverpool)的企业家若斯蓬(William Rathbone)先生因其患病的妻子在家得到一位护士的精心护理,而深感地段护理之重要并致力于地段护理的发展。于是,在19世纪中期到19世纪末期的50年间,英国、美国为了使贫病交加人群能享受到基本的护理服务,从而改善贫困人群的健康状况,陆续开设了地段护理服务。地段护理在英、美两国主要侧重于对居家贫困病人的护理,包括指导家属对病人进行护理。从事地段护理的人员多数为志愿者,少数为护士。

3. 公共卫生护理阶段 公共卫生护理源于美国。早在1893年,美国护士伍德(Lillian Wald)女士在纽约亨利街区(Henry Street)开设了地段护理。随着其服务对象和服务内容的逐步拓宽,伍德女士称之为公共卫生护理。公共卫生护理将地段护理的服务对象由贫困病人,扩大至地段居民;将服务内容由单纯的医疗护理,扩展至预防保健服务。在从事公共卫生护理人员中,绝大多数为公共卫生护士,少数为志愿者。

4. 社区护理阶段 进入20世纪70年代后,世界各国越来越多的护士以社区为范围,以健康促进、疾病防治为目标,提供医疗护理和公共卫生护理服务。于是,从20世纪70年代中期开始,美国护理协会将这种融医疗护理和公共卫生护理为一体的服务称之为社区护理,将从事社区护理的人员称之为社区护士。1978年,世界卫生组织给予肯定并加以补充,要求社区护理成为社区居民"可接近的、可接受的、可负担得起的"卫生服务。从此社区护理以不同的方式在世界各国迅速地发展起来,社区护士的队伍也在世界各国从质量和数量上逐步地壮大起来。

(四) 社区护士的角色与能力要求

社区护士是指在社区卫生服务机构及其他有关医疗机构从事社区护理工作的护理专业人员。社区护士是社区卫生服务的主要提供者,是社区居民健康的维护和促进者。

1. 社区护士的角色

(1) 照顾者:社区护士将以照顾者的角色服务于社区居民,向社区居民提供各种照顾,包括生活照顾及医疗照顾。

(2) 教导者:对社区居民的教育与指导,将贯穿于社区护理服务的始终。因此,社区护士将以教导者的角色向社区居民提供各种教育、指导服务,包括健康人群和亚健康人群的教育、病人教育及病人家属的指导。

(3) 咨询者:社区护士还将以咨询者的角色向社区居民提供有关卫生保健及疾病防治咨询服务,解答居民的疑问和难题,成为社区居民的健康顾问。

(4) 管理者:社区护士根据社区的具体情况及居民的需求,设计、组织各种有益于健康促进和健

表9-1 社区护理的发展过程

阶段	护理对象	护理类型	护理内容
家庭护理	贫困病人	以个体为导向	医疗护理
地段护理	贫困病人	以个体为导向	医疗护理
公共卫生护理	有需求的民众	以家庭为导向	医疗护理及预防保健
社区护理	社区居民	以人群为导向	健康促进及疾病预防

摘自:刘建芬.2010.社区护理学.2版.北京:中国协和医科大学出版社

康维护的活动。

(5) 协调者：社区护理服务的特点之一是鼓励各类相关人员的参与。因此，社区护士将协调社区内各类人群的关系，包括社区卫生服务机构内各类卫生服务人员的关系、卫生服务人员与居民或社区管理者的关系等。

(6) 研究者：社区护士不仅要向社区居民提供各种卫生保健服务，同时还要注意观察、探讨、研究与护理及社区护理相关的问题，为护理学科的发展及社区护理的不断完善提供依据。

2. 社区护士的能力　社区护理的工作范围、社区护士的职责和角色对社区护士的能力提出了更高的要求，要求社区护士不仅要具备一般护士所应具备的护理基本能力，还要特别加强以下几种能力的培养。

(1) 人际交往能力：社区护理工作既需要其合作者的支持、协助，又需要其护理对象及家属的理解、配合。社区护士的主要合作者包括社区内其他卫生专业人员，如全科医师；社区的管理人员，如街道、居委会的工作人员；社区护理的对象，即社区的全体居民，如病人、家属、健康人群。面对这些不同年龄、家庭、文化及社会背景的合作者和护理对象，社区护士必须掌握社会学、心理学及人际沟通技巧方面的知识，具备在不同的场合、面对不同的服务对象进行有效沟通的能力，更好地开展社区护理工作。

(2) 综合护理能力：主要包括各专科护理技能及中西医结合的护理技能。根据社区护理的定义及社区护士的主要职责，社区护士即是全科护士，他们将面对各种病人和残疾者，如外科术后的病人、卒中恢复期的病人、精神病病人或临终病人等。因此，社区护士必须具备各专科护理技能及中西医结合的护理技能，才能满足社区人群的需求。

(3) 独立解决问题能力：社区护士多处于独立工作状态，往往需要独立地进行各种护理操作、运用护理程序、开展健康教育、进行咨询或指导。此外，无论是在社区服务中心（站）还是病人的家里，其护理条件及设备均不如综合医疗机构，这就要求社区护士具备较高的解决问题或应变的能力。因此，具有独立判断、解决问题或应变能力，对社区护理人员是非常重要的。

(4) 预见能力：主要应用于预防性的服务，而预防性服务是社区护士的主要职责之一。在实际工作中，社区护士不仅要运用顺向思维，还要运用逆向思维。所谓的顺向思维，即针对已发生的问题，找出解决的方法并实施；而逆向思维则是在问题发生之前找出可能导致问题发生的潜在因素，从而提前采取措施，避免或减少问题的发生。社区护士应有能力预见在治疗和护理中可能发生的变化，疾病或残疾将给家庭带来的直接与间接影响，以及社区内可发生的健康问题，以便提前采取措施，防患于未然。

(5) 组织、管理能力：组织、管理者是社区护士的另一个重要角色。社区护士一方面要向社区居民提供直接的护理服务；另一方面还要调动社区的一切积极因素，大力开展各种形式的健康促进活动。社区护士有时要负责人员、物资和各种活动的安排，有时要组织本社区有同类兴趣或问题的机构人员学习，如老人院中服务员的培训或餐厅人员消毒餐具的指导，这些均需要一定的组织、管理能力。

(6) 调研、科研能力：社区护士不仅担负着向社区居民提供社区护理服务的职责，同时也肩负着发展社区护理、完善护理学科的重任。因此，社区护士首先应不断地充实自己的理论知识，提高自己的业务水平。其次，社区护士应掌握科研的基本知识，能独立或与他人共同进行社区护理科研活动。在社区护理实践中，善于总结经验，提出新的观点，探索适合我国国情的社区护理模式，推动我国社区护理事业的发展。

(7) 自我防护能力：社区护士的自我防护能力主要体现于3个方面，即自我法律保护能力、职业防护能力及人身防护能力。首先，社区护士应提高自我法律保护意识，在提供社区护理服务中，严格执行各项规章制度，特别是在服务对象家庭中提供医疗护理服务时，应注意维护服务对象的合法权益，认真履行护理人员的职责，避免引起不必要的纠纷；其次，社区护士应提高职业防护意识，严格执行无菌操作原则，消毒、隔离制度及医疗废弃物处理原则，防止因工作疏忽而引起交叉感染，损害服务对象及自身健康；最后，社区护士应提高自我人身安全防护的意识，在深入社区或进行家庭访视过程中，避免携带贵重物品或过多现金，冷静应对各种突发事件。

五、社区重点人群保健

重点人群亦称特殊人群，是指具有特殊生理、心理特点或处于一定的特殊环境中容易受到各种有害因素作用、患病率较高的人群。妇女因其特殊的生理特点、生理周期和生育功能,在特定时期较之男性具有更多的健康危险因素;儿童和老年人则因其特殊的生理、心理特点较成年人更易患病和死亡,故妇女、儿童和老年人成为社区卫生服务的重点保健人群。

(一)社区妇女儿童保健

妇女保健是针对妇女生理和生殖的特点,以预防为主、保健为中心,维护和促进妇女身心健康为目的,开展以保障生殖健康为核心的保健工作。

儿童保健是研究儿童生长发育的规律及其影响因素,采取有效措施,预防儿童疾病、促进健康的一门学科。

妇女和儿童人口数量众多,约占人口总数的2/3。社区作为他们生活的基本环境,社区护士肩负着保护和促进妇女、儿童健康的重任。

1. 社区妇女和儿童保健的内容

(1)社区妇女保健的内容:社区妇女保健的主要内容是针对妇女围婚期、围生期和围绝经期的生理、心理的特点及需求,提供相应的预防保健服务。详细内容参见妇产科护理指南。

(2)社区儿童保健的内容:社区儿童保健的主要内容是在新生儿、婴幼儿、学龄前期、学龄期和青少年期,针对各阶段儿童生理、心理的特点及需求,提供相应的预防保健服务。详细内容参见儿科护理指南。

2. 社区妇女和儿童的主要保健措施

(1)积极开展社区妇女、儿童的健康调查,掌握社区妇女、儿童的人口数量、年龄结构、健康状况、主要健康问题及其危险因素。

(2)大力开展健康教育,普及健康知识,提高健康意识,培养良好的生活习惯和方式。

(3)主动提供有针对性的妇女和儿童保健服务,如健康咨询、计划生育技术指导、免疫规划的实施等,有效预防各种常见健康问题和疾病。

(二)社区老年保健

老年保健是指在平等享用卫生资源的基础上,充分利用现有资源,使老年人得到基本的医疗、康复、保健和护理等服务,以维持和促进老年人的健康。

1. 社区老年保健的对象　社区老年保健以社区全体老年人为对象,包括健康的老年人和患病的老年人,但重点保健服务对象为以下五类人群。

(1)高龄老年人:高龄老年人一般是指75岁以上的老年人,即老老年人和非常老的人。随着人均寿命的逐渐增长,高龄老年人在老年人群中的比例不断扩大;随着衰老进程的不断加重,高龄老年人的体质更加脆弱;因此,高龄老年人更需要社区保健服务。

(2)独居老年人:独居老年人是指老年人因没有子女或不与子女共同居住的老年人。随着独生子女比例的扩大、养老观念的转变,独居老年人在老年人群中的比例也在逐渐扩大。由于交通等各种不便,他们将更依赖于社区老年保健服务。

(3)疾病恢复期老年人:疾病恢复期老年人包括急、重症恢复期的老年人及需要继续或长期治疗的老年人。这类人群疾病尚未完全治愈,身体状况相对较差,往往渴望社区的指导、教育及帮助。

(4)丧偶老年人:丧偶老年人一般可能独居或与子女共同居住。随年龄的增长,丧偶老年人的比例不断增加。这类人群往往由于孤独等心理问题引发各种躯体健康问题,社区应针对他们的特点和需求提供相应、及时的保健服务。

(5)精神障碍老年人:精神障碍老年人主要是指老年性痴呆的病人。由于生活自理能力的逐渐丧失、生活规律的紊乱,他们更需要社区的特殊关注、帮助和支持。

2. 社区老年保健的内容　针对老年人生理、心理及社会环境的特殊性,老年人健康促进与维护主要通过老年人的自我保健、家庭保健及社区保健共同实现。

(1)自我保健:自我保健是指个人、家庭、邻居、亲友和同事自发的卫生活动,并做出与卫生有关的决定。老年人自我保健主要是指老年人自身提高自我观察、预防、护理及急救的意识和基本技能,从而达到预防疾病、促进和维护健康的目的。

①自我观察:老年人应注意自身情况的变化,特别是生命体征的变化,如体温、脉搏、血压等;患慢性疾病的老年人还应密切观察自身病情的变化,如疼痛的部位、性质的改变等,以防延误病情。

②自我预防:老年人应自觉地建立合理的饮食、休息及锻炼等生活方式,保持良好的心理状态,同时应定期进行体格检查。

③自我护理:老年人应具备基本的自我照顾、自我调节及自我保护能力。患慢性疾病的老年人还应掌握基本的自我治疗、护理能力,如安全用药、自我注射胰岛素等。

④自我急救:老年人应熟知急救电话号码;外出时应随时携带自制急救卡,包括姓名、血型、主要

疾病的诊断、定点医院、联系电话等信息,患有心血管疾病的老年人还应随时携带急救盒,备有硝酸甘油等药物。

(2)家庭保健:家庭保健是指以家庭为单位,以促进家庭及其成员达到最高水平的健康为目的的卫生保健实践活动。

家庭是老年人生活的基本环境、是感情的主要依托,老年人健康的促进和维护与家庭密切相连。因此,家庭成员应针对老年人的特点和需求,关心、理解老年人,为老年人营造安全、健康的生活环境。

(3)社区保健:社区保健是指社区卫生服务机构针对社区各类居民的生理、心理特点及需求,提供相应的保健服务,以促进和维护社区人群的健康。

社区保健服务是社区卫生服务的重点内容之一,老年人又是社区保健服务的重点人群。因此,针对老年人的生理、心理的特点和需求,提供相应的保健服务是社区卫生服务机构的主要工作。

3. *社区老年保健的原则* 社区是老年人生活的基本环境。随着独生子女家庭的不断普及,家庭养老功能逐渐减弱,老年人的保健与照顾越来越多地依赖于社区。保健是社区卫生服务的重要内容之一,老年人群又属于特殊人群,因此,无论是老年人对社区的需求,还是社区卫生服务的职责和功能,社区老年保健均是社区义不容辞的责任。做好社区老年保健服务工作,是增强老年人自我保健意识,改善老年人健康状况,提高老年人生活质量的有效手段。在提供社区老年保健服务时,应遵循下列原则:

(1)以促进和维护老年人健康为目标:社区老年保健应以最大限度地延长老年人的健康时段及独立自理生活时间,缩短老年人患病时段及依赖他人生活时间为目标。

(2)以社区老年人群为对象:社区老年保健服务应以社区整体老年人群为对象,包括健康老年人、患慢性病的老年人和残疾的老年人等。

(3)提供综合性服务:社区老年保健服务应针对老年人的特点和需求,从生理、心理及社会适应3个层次,提供预防、护理、康复、协调等综合性服务。

(4)充分发挥个体和家庭的作用:社区老年保健应以家庭为单位,在充分调动家庭成员积极性的基础上,帮助老年人掌握自我保健的知识,具备自我保健的能力。

六、社区慢性疾病病人的护理与管理

慢性疾病已逐渐成为威胁人类健康的主要疾病。慢性疾病不仅给病人的生理、心理、社会功能带来不同程度的影响,还给病人家庭、社会带来沉重的经济负担。因此,社区护士对慢性疾病病人的有效护理与管理将对改善病人生活质量、减轻家庭和社会负担发挥积极的作用。

(一)慢性疾病的定义及其特征

1. *慢性疾病的定义* 慢性疾病全称慢性非传染性疾病,是一类起病隐匿、病程长、病情迁延不愈、病因复杂且尚未完全被确诊疾病的总称。

2. *慢性疾病的特征*

(1)病因复杂:慢性疾病的发病原因复杂,往往由多种复杂的因素相互影响而导致。

(2)发病初期症状和体征不明显:一般慢性疾病在发病初期症状和体征不明显,不易被病人及时发现,从而延误治疗。

(3)具有不可逆转的病理变化:慢性疾病一般具有不可逆的病理变化,因而不能被治愈。

(4)需要长期的治疗和护理:慢性疾病由于不能被治愈,故需要长期治疗和护理。

(二)常见慢性疾病的危险因素

1. *生物遗传因素* 许多慢性疾病均与生物遗传因素有密切联系,如高血压、糖尿病均有家族聚集性。

2. *行为因素* 慢性疾病的发生、发展与行为和生活方式密切相关,如高钠、高胆固醇饮食习惯和缺乏运动的生活方式往往与心血管疾病的发生和发展有关。

3. *环境因素* 无论是自然环境还是社会环境均与慢性疾病有关,如环境污染、文化背景等。

4. *精神心理因素* 长期精神紧张、压抑、郁闷等也可导致慢性疾病的发生和发展。

(三)社区慢性疾病病人的护理与管理原则

1. *充分调动病人及其家属的积极性* 慢性疾病的治疗、护理和管理是一项长期的工作,将从病人发病起伴随其一生。因此,社区护士对慢性疾病病人的护理和管理必须依赖病人本人及其家属和照顾者。社区护士一方面应帮助病人、家属、照顾者充分了解疾病的相关知识,重视疾病的治疗、病人的护理和管理,以积极的态度应对疾病;另一方面应耐心帮助病人、家属、照顾者掌握正确自我管理、家庭护理的基本知识和技能。

2. **合理调节病人的日常生活习惯和方式** 随着慢性疾病的发生和发展,社区护士应帮助病人合理调节生活习惯和方式,建立有益于治疗疾病、控制疾病的日常生活方式和习惯。如糖尿病病人,社区护士应指导他们如何建立合理饮食、适当运动的生活方式。

3. **注重病人心态的调整** 慢性疾病病人的精神和心理状态对其疾病的发展与控制具有重要的作用。社区护士应关注病人的精神心理状态,帮助他们正确对待疾病,消除或减轻心理压力。

4. **鼓励病人坚持科学的治疗** 定期检查、长期治疗是控制慢性疾病发展的重要措施,然而这却会导致病人产生厌烦心理。一些病人会逐渐放松监测、检查;一些病人会间断治疗,甚至停止治疗;一些病人听信虚假广告宣传采纳不科学的治疗方法。社区护士应掌握病人的就医行为,鼓励、监督病人定期监测、检查,坚持科学的治疗。

第二节 社区护理的相关理论

一、家庭理论

家庭是人们赖以生存的环境,是社区卫生服务的基本单位。家庭不仅影响着每一位成员的健康状态,还影响着健康的恢复和疾病的发展。

(一) 家庭的概念

家庭是人类生活中最重要的一种组织形式,个人的生存、种族的繁衍、社会的安定,无一不以家庭为依归。不同的社会制度、宗教信仰、文化背景,赋予家庭不同的内涵。

一些学者认为:家庭是一种初级的社会文化系统,是由两人或两人以上,因婚姻、血缘或收养关系而组成的一种团体,是父母、子女共同生活,彼此依赖的处所。其成员之间在情感及躯体上有法定关系,彼此享有共同的时间、空间与财产等资源。

社会学家对家庭所持的观点是:家庭是由两个或两个以上人员通过婚姻、血缘或收养关系组成的社会基本单位,他们共同居住在一起,成员因子女的诞生(或收养)而增加。家庭成员彼此相互沟通与互动,分别扮演家庭中的社会角色如父、母、子、女等,分享同一文化和某些独有的家族特征。

婚姻、血缘和经济供养是构成家庭的3个基本要素,是维护家庭稳定的三大支柱。

(二) 健康家庭的特征

1. **良好的沟通** 家庭成员之间以开放坦诚的沟通方式表达意愿,分享彼此的感觉、理想、价值观,相互关心。

2. **良好的生活方式** 为成员创建安全的居家环境,安排合理的营养、休闲环境、运动方案,保持平衡的心态。

3. **增进成员成长** 家庭为其成员提供教育、支持和足够的空间,满足成员生理、心理、社会和人文的需要,维持良好的功能,提供成长的机会。

4. **适时调整角色** 家庭成员的角色不是固定不变的,当家庭发生变故或情况有变化,对角色分工就需要家庭成员共同商讨并做适当调整。

5. **正视问题** 家庭在不同的发展阶段,会有不同的发展任务,出现不同的问题。家庭成员应积极面对,负起责任,解决、处理争议或问题,妥善化解矛盾或冲突,及时寻求社区资源,运用社区资源满足家庭成员的需要。

6. **与社区保持联系** 经常与社区沟通,不与社区脱节,关心社区的发展。

(三) 家庭的类型

1. **核心家庭** 由夫妇和未婚子女或收养子女组成的家庭。在我国,核心家庭已成为主要的家庭类型。此类家庭的特点是人数少、结构简单,家庭内只有一个权力和活动中心,家庭成员间容易沟通、相处。

2. **传统家庭** 由血缘、婚姻或收养关系组成并生活在一起的一组人,包括父母、子女、夫妇一方或双方的父母、兄弟姊妹。在我国,传统家庭曾是主要家庭类型,随着社会的发展,传统家庭的数量逐渐减少。此类家庭的特点是人数多、结构复杂,家庭内存在一个主要的权力和活动中心,几个权力和活动的次中心。

3. **单亲家庭** 是指由离异、丧偶或未婚的单身父、母及其子女或领养子女组成的家庭。此类家庭的特点是人数少、结构简单,家庭内只有一个权力和活动中心。

4. **重组家庭** 是指夫妻双方至少有一人已经历过一次婚姻,并可有一个或多个前次婚姻的子女及夫妻重组后的共同子女。重组家庭的特点是人数相对较多、结构复杂。

5. 无子女家庭　指因各种原因无孕育子女的家庭,其中包括丁克家庭。丁克家庭指夫妇双方均有收入,但不打算生育子女。其家庭特点是人数少、结构简单。

(四)家庭的功能及其对健康的影响

1. 家庭的功能　每一家庭都有其功能,以满足家庭成员不同的需求,并使家庭成员的行为符合社会的期望。家庭功能主要包括情感、社会化、生殖、经济及健康照顾5项功能。

(1)情感功能:情感是维系家庭的重要基础。家庭成员间情感的需要包括建立自尊、道德观及营造一个情爱的环境。家庭成员之间通过彼此相互理解、关心和情感支持,缓解或消除社会生活带来的烦恼、压力,从而维持均衡、和谐的心理状态,使每个成员体会到家庭的归属感和安全感。

(2)社会化功能:家庭是孩子接受教育的第一课堂,有帮助年幼成员从"生物人"逐步向"社会人"转化的功能。家庭为子女传递文化,提供社会教育,帮助完成社会化过程,并根据社会标准管制成员的行为表现。其他成员在家庭为其提供的环境中学习语言、知识,学会遵守社会道德行为规范,明辨是非。社会同时也为家庭提供法律法规保障:承认夫妻身份,保障婚姻关系,维护家庭利益,使家庭在良好的社会环境里发展生活功能。

(3)生殖功能:家庭的主要功能之一是生养子女,传宗接代,维持人的延续,这是生物世代延续的本能及需要。近年来,一些家庭对生育子女的看法和态度已发生了改变,少生或不生孩子的家庭逐年增多(如丁克家庭),淡化了后代的繁衍和家庭的生殖功能。

(4)经济功能:家庭的功能之一是经营生活,为其成员提供物质、文化方面的供应,满足衣、食、住、行、娱乐、教育等各方面的生活需要。

(5)健康照顾功能:促进和维护成员健康是家庭的基本功能。家庭不仅有保护、促进成员健康的功能,还有提供各种照顾和支持的功能,即在有人生病时提供心理支持、营养、运动、护理等照顾。

2. 家庭对健康的影响　家庭作为其成员的亲密社会环境,是其健康观念、情感支持和健康相关行为的根本来源。因此,家庭对每一位成员健康和疾病的影响远远超过其他任何社会关系的影响。

(1)遗传:生物遗传是影响人类健康与疾病的重要因素之一。人的身高、体形、性格、心理状态等均受遗传因素的影响。一些疾病如高血压、冠心病、糖尿病、乳腺癌等,也与遗传因素有密切的关系。

(2)生长发育:作为儿童生长的基本环境,家庭的喂养、教育、行为培养等方式,可直接或间接地影响着儿童生理、心理的健康及生长发育。

(3)疾病发生与发展:家庭的健康观念、防病意识、就医和遵医行为、生活方式和卫生习惯,直接影响疾病在家庭中的发生和传播。家庭成员共同生活在一起,通常摄入相似的饮食,因此热量、盐、胆固醇等摄入也相似;不均衡的膳食、缺乏运动、吸烟等不利健康的危险行为又可以在家庭成员间相互影响,使得有些疾病表现出家庭的聚集性。

(4)疾病恢复:家庭中某一成员患病后,其他成员对其重视、关心、照顾及经济支持的程度,对该成员身体康复或病情加重将产生影响。

(五)家庭的发展周期

家庭与个人一样,有其生活周期和发展阶段。多数家庭的建立始于夫妇婚姻关系的正式建立,随着子女的增加而逐步扩大。在家庭存在的过程中,经历着不同的发展阶段,每个发展阶段,又有不同的任务和健康需求。根据杜瓦尔(Duvall)理论,家庭有8个生活阶段。

1. 新婚家庭　从结婚到第一个孩子出生之前,家庭处于新婚阶段。其主要任务是夫妻双方相互适应,与双方家庭成员建立新的人际关系,协调性生活,决定是否生育孩子。

2. 有婴幼儿的家庭　第一个孩子出生至孩子2~3岁。伴随孩子的出生和生长,家庭的主要任务是适应父母角色,应对养育孩子带来的生活、经济及心理压力,协调家庭因成员增加而发生的冲突。

3. 有学龄前儿童的家庭　第一个孩子3~6岁。此阶段家庭的主要任务是抚育孩子,增强养育孩子的能力,关注孩子的身心发展,使孩子社会化。

4. 有学龄儿童的家庭　第一个孩子6~13岁。家庭处于适应学龄期阶段,其主要任务是教育孩子,帮助孩子逐步适应学校的学习、管理和生活,协助其发展同伴关系;防止意外事故发生,预防传染病。

5. 有青少年的家庭　第一个孩子13~20岁。家庭的主要任务是教育、培养孩子有责任感,使孩子在自由和责任之间平衡;加强与孩子的沟通;针对青少年生理和心理发育的特点,进行性教育。

6. 有子女离家的家庭　已有孩子离开家庭走向社会。家庭的主要任务是在继续向孩子提供支持的同时,适应孩子离开家庭的变化,调试婚姻。

7. 空巢家庭 从所有孩子离开家庭到夫和(或)妻退休。家庭的主要任务是巩固婚姻关系,适应夫妻二人生活,培养休闲活动的兴趣;逐步适应因增龄导致的生理退化、孤独及病痛;计划退休后的生活。

8. 老年家庭 指夫妻退休到配偶死亡的家庭。其主要任务是适应因收入减少而发生的经济变化;适应退休后的角色与生活;适应健康状况的衰退;应对疾病、丧偶、死亡等多种变化。

杜瓦尔划分的家庭生活的 8 个阶段,适用于绝大多数家庭,但也有例外,如没有孩子的家庭,会从第一阶段直接过渡到第七阶段。

(六)家系图的内涵及制作原则

家系图是将与一个家庭有关的信息用图形和线条连接,是社区保健人员常使用的工具,包括家庭人员构成、关系、家族的遗传背景、现有家庭成员患病情况、居住状况等信息。家系图可以显示出某一家庭中常见的健康问题在该家庭连续几代人中发展的趋势,为其后代是否有可能出现这些健康问题给予提示,如恶性肿瘤、心脏病或糖尿病在家族中发病率的图谱,提醒家族中的每个人密切关注有关的危险因素。

1. 家系图的设计 绘制家系图的目的是显示家庭成员基本情况和潜在健康问题的真实概况。绘制时应使用方便的、医务人员认可的技术和符号,简明扼要,能提供一目了然的信息。

标准的家系图由 3 代及以上的家庭成员组成,包括配偶双方家庭的所有成员。辈分不同的成员长者居上,同代人中第一个出生的成员在最左边,而后顺序依次向右排列。在第一代人中,传统上将丈夫的符号放在左边。家庭成员姓名、出生日期(或年龄)、所患疾病可在图形侧面或下方注明(图9-1)。

家系图的主要组成内容包括:①3 代及以上的家庭成员;②家庭成员的姓名、出生日期或年龄;③已经去世的成员,死亡日期、年龄、死因;④家庭成员所患疾病或存在的健康问题;⑤使用符号代表的含义。

2. 家系图的绘制 用标准的符号绘制家系图,可以帮助社区医务人员更快地回顾某家庭的信息。家庭成员生活或健康状况发生变化时,对符号稍加修改,即可提供变更后的信息,以便更完整地显示每个人的情况。

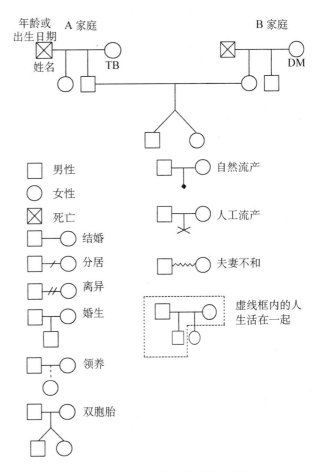

图 9-1 家庭成员基本信息的家系图

(摘自:刘建芬.2010.社区护理学.2 版.北京:中国协和医科大学出版社)

二、社区健康教育

社区作为宏观社会的缩影,是开展健康教育的重要场所;社区护士作为提供健康教育的主力军,肩负着向社区全体居民传播健康知识和信息、帮助居民树立正确健康观、培养健康生活方式的重任。

(一)社区健康教育的概念

1. 社区健康教育的定义 是以社区为基本单位,以社区居民为教育对象,以促进居民健康为目标的有计划、有组织、有评价的健康教育活动。通过挖掘个人、家庭、社区和社会的保健潜力,增进社区居民的健康知识,树立正确的健康观念,自愿采纳健康行为,消除或减轻影响健康的危险因素,从而达到预防疾病,促进健康,减少残障,提高生活质量的目的。

2. 社区健康教育的对象 社区健康教育面向社区全体居民,针对居民的不同特点和需求,可将其分为四种群体,即健康人群、高危人群、患病人群和家属及照顾者。

(1)健康人群:健康人群一般在社区占的比例最大,他们由各个年龄段的健康人群组成。

(2)高危人群:主要是指那些目前尚处于健康状态,但本身暴露于某些致病的生物遗传、环境或不良生活行为和习惯等因素的人群,如有高血压病、糖尿病、乳腺癌家族史的人群,以及有吸烟、酗酒或其他物质依赖的人群。

(3)患病人群:包括患有各种急、慢性疾病的病人。这类人群可根据其疾病的分期分为3种病人,即临床期病人、康复期病人及临终病人,如高血压病、冠心病、糖尿病、脑卒中恢复期、术后恢复期及恶性肿瘤晚期病人等。

(4)家属及照顾者:病人家属及照顾者与病人接触时间最长,他们的言行对病人的身心健康起着重要作用。然而,他们可能会因为缺乏护理的基础知识或因长期护理而产生自身心理上或躯体上的疲惫,甚至厌倦,从而影响病人的治疗、康复效果。因此,对他们进行健康教育是十分必要的。

(二)社区健康教育的步骤

1. 评估 即收集资料。社区健康教育评估即社区健康教育者或社区护士通过各种方式收集有关健康教育对象的资料,为开展健康教育提供依据。在实际评估中,可从以下6个方面收集有关教育对象的资料。

(1)生理状况:包括身体状况及生物遗传因素。

(2)心理状况:包括学习的愿望、态度及心理压力等。

(3)生活方式:包括吸烟、酗酒、饮食、睡眠、性生活、锻炼等生活习惯。

(4)学习能力:包括文化程度、学习经历、学习特点及学习方式等。

(5)生活、学习及社会环境:包括工作职业、经济收入、住房状况、交通设施、学习条件及自然环境等。

(6)医疗卫生服务:包括医疗卫生机构的地理位置及享受基本医疗卫生服务的状况等。

社区健康教育的对象可具体到个人,也可至整个社区,他们可以是健康人群,也可以是久病卧床的病人。因此,社区护士应针对不同的对象,采取不同的评估方式。常用的评估方式分为直接评估与间接评估。直接评估包括观察、面谈、问卷等方法,间接评估则多为查阅有关档案资料、询问亲朋好友。

2. 诊断 即确定问题。社区护理健康教育诊断是指社区健康教育者或社区护士根据已收集的资料,进行认真的分析,从而确定教育对象的现存或潜在的健康问题及相关因素。社区健康教育诊断可以分6步进行。

(1)列出教育对象现存或潜在的健康问题:教育者应根据收集的资料,找出教育对象现存的和可能出现的健康问题。

(2)选出可通过健康教育解决或改善的健康问题:教育者在列出的所有健康问题中,排除由生物遗传因素导致的健康问题,挑选出由行为因素导致、可通过健康教育改善的健康问题。

(3)分析健康问题对教育对象健康所构成的威胁程度:教育者将挑选出的健康问题按其严重程度加以排列。

(4)分析开展健康教育所具备的能力及资源:教育者对社区内及本身所具备开展健康教育的人力、物力资源及能力进行分析,以决定所能开展的健康教育项目。

(5)寻找相关因素:教育者应对教育对象及其环境进行认真分析,找出与健康问题相关的行为因素和环境因素,以及促进教育对象改变行为的相关因素。

(6)确定健康教育的首选问题:根据以上一系列分析,教育者最后确定健康教育的首选问题。

3. 制订计划 在完成了社区健康教育诊断后,即可以制订社区健康教育计划。为了使社区健康教育计划能有效地实施,社区护士应与其他社区卫生服务人员、社区基层组织领导及教育对象共同磋商制订。在制订计划时,一定要以教育对象为中心。计划的内容应包括以下几点:①社区健康教育的内容、目的及长、短期目标;②实施社区健康教育的时间、地点;③对社区健康教育者的培训方案;④社区健康教育教材的选择或编写;⑤开展社区健康教育的形式;⑥社区健康教育的评价方式。

4. 实施计划 即将计划中的各项措施变为实践。在制订了完善的社区健康教育计划后,即可付诸实施。在具体实施过程中应注意做好以下几点工作:①首先开发领导层,以得到社区基层领导及管理者的支持;②协调社会各界力量,创造执行计划的良好内、外环境;③认真做好健康教育者的培训;④培养典型,以点带面;⑤不断调查研究,探讨新的教育形式和方法;⑥及时总结工作,交流、推广好的经验。

5. 评价　是对照计划进行检查、总结。社区健康教育评价是对社区的健康教育活动进行全面的监测、核查和控制,是保证社区健康教育计划设计、实施成功的关键措施。社区健康教育的评价应贯穿社区护理教育活动的全过程。

在实际工作中,健康教育评价可以分为3种,即即时评价、阶段评价及效果评价。即时评价是指在进行健康教育时,教育者应通过教育对象的不同形式反馈,如面部表情、提问等,及时修改教育方式及方法。阶段评价是指在健康教育的过程中,教育者应定期对照计划检查教育进度及效果。效果评价则是指在健康教育结束时,教育者应对照计划对教育活动进行全面检查、总结。

(三)社区群体健康教育的教学基本技能

教学技能是指教育者在课堂教学中,依据教学理论、运用专业知识和教学经验等,使教育对象掌握学科基础知识、基本技能,并受到思想教育等所采用的一系列教学行为方式。围绕教学的过程,教学基本技能主要包括导入技能、强化技能、变化技能和结束技能等。作为职业技能,教学技能是教育者必备的技能。教育者对教学技能掌握和运用的程度不仅会影响教育对象对学习的兴趣,还会影响教育对象对教学内容、信息的理解和掌握。

健康教育的实质是行为干预,而教育对象不良生活行为、习惯的改善程度,将取决于他们对健康知识和健康信息掌握和接受的程度。教育者的基本教学技能将直接影响教育对象的学习过程和效果。教育者若能熟练掌握基本教学技能,确保准确地将健康知识传递给教育对象,则可激发教育对象的学习兴趣和自觉性,转变其观念和态度,从而提高健康教育的有效性。

1. 导入技能　是教育者在一个新的教学内容或活动开始时,引发教育对象学习动机的行为方式。教育者一般在一个新课题、一项活动或一节课开始时,应用导入技能,时间一般限制在3~5min。根据教育对象和教学内容的特点,常用的导入方式一般分为7种类型。

(1)直接导入:教育者以概括介绍本次课主要内容,或明确本次课学习目的和要求,作为本次课的开始。

(2)经验导入:教育者以教育对象已有或熟悉的经验为切入点,通过讲解、提问,逐步引出本次课的新内容。

(3)旧知识导入:教育者以对已学知识的复习、提问等活动开始,逐步引出新内容。

(4)实验导入:教育者以实验演示或布置教育对象实验,作为本次课的开始。

(5)直观导入:教育者以展示实物、模型或指导教育对象观看影像制品,作为本次课开始。

(6)故事、事例导入:教育者以讲解教育对象熟悉的事例、故事,作为本次课的开始。

(7)设疑、悬念导入:教育者以设置一些疑问、悬念,作为本次课的开始。

2. 强化技能　是教育者运用各种肯定或奖励的方式,使教学内容与教育对象反应建立稳固的联系,帮助教育对象形成正确的行为,激发教育对象学习热情,促使他们的思维沿着正确的方向发展的一类教学行为。强化技能的主要类型包括4种,即语言强化、动作强化、标志强化和活动强化。

(1)语言强化:教育者通过语言评论的方式,对教育对象的反应或行为给予鼓励或表扬,以促使教育对象向所希望的方向发展。语言强化可分为口头强化和文字强化两种。

(2)动作强化:教育者通过身体动作、面部表情等非语言方式,如微笑、点头、鼓掌等,对教育对象的反应、行为给予肯定、鼓励、赞扬。

(3)标志强化:教育者通过运用各种象征性标志、奖赏物等,对教育对象的反应、行为给予肯定、鼓励、赞扬。

(4)活动强化:教育者通过组织一些特殊的活动,如课外辅导、竞赛活动、经验介绍等,对教育对象的反应、行为给予肯定、鼓励、赞扬。

3. 变化技能　是教育者根据教学内容和教育对象反应,通过变化教学媒体、师生相互作用形式及对教育对象的刺激方式,引起教育对象的注意和兴趣,将无意注意过渡到有意注意,保持教育对象学习动机,形成良好课堂学习气氛的一类教学行为。变化技能一般分为3类,即教态的变化、教学媒体的变化和师生相互作用的变化。

(1)教态的变化:教态主要包括教育者在教学中的身体动作、面部表情、眼神、声音等非语言行为。教态的变化是指教育者在教学中适当变化其声音、手势、眼神及身体运动等,如移动身体的位置、变化身体的局部动作或面部表情、改变声调、语速等,以达到刺激教育对象、吸引教育对象的目的。

(2)教学媒体的变化:教学的过程实质上是一个信息传递的过程,教育对象主要通过视觉和听觉媒体、触觉、嗅觉及操作,接受、理解和掌握信息。

教育者在教学过程中，根据教学内容、教育对象学习特点，适当变化教学媒体，如投影与板书交替使用等，以达到缓解教育对象对单一教学媒体的疲劳、提高教学效率的作用。

(3)师生相互作用形式的变化：教学的过程是教育者与教育对象相互作用的过程，作用形式主要包括：教育者与全体教育对象、教育者与个别教育对象、教育对象与教育对象等。教育者在教学过程中，可根据教学内容和教育对象学习方式的特点，变化相互作用的形式，如授课与小组讨论交叉进行，从而活跃课堂教学气氛、激发教育对象兴趣。

4. 结束技能　是教育者完成一个教学任务或活动时，为巩固、拓展教育对象的学习所采用的特定的行为方式。结束技能不仅可以应用于一节课、一个章节的结束时，也可以用于讲授新概念、新知识的结尾。完美的教学结尾，可以收拢教育对象的思维，清理教育对象的思路；还可以激励教育对象向新的高峰攀登。结束的类型主要包括三种，即系统概况、分析比较、拓展延伸。

(1)系统概括：教育者将一节课、一个章节的内容进行总结归纳、系统概括，强调重点内容，并可采用板书、列表、绘图等方法增强效果。

(2)分析比较：教育者将新概念与原有概念或并列概念、相对概念、易混淆的概念进行分析比较，明确指出本质特征和不同点，以帮助教育对象加深记忆和理解。

(3)拓展延伸：教育者可通过提出问题、设置悬念等方式，将讲授的知识向其他方面延伸，以拓宽教育对象的知识面，激发教育对象学习、研究的兴趣。

第三节　社区卫生服务和社区护理服务的新进展

自20世纪中期以来，在WHO的倡导下，世界各国针对自身医疗卫生服务体系和医疗卫生保健服务需求的特点，以不同的方式积极地发展社区护理服务，不同程度地达到了有效、合理利用医疗卫生资源、满足人类对健康服务需求的目的。

一、美国社区护理服务的特点

长久以来，美国政府一直被其医疗卫生服务的"高成本、低覆盖"所困扰。与其他发达国家相比，一般发达国家医疗卫生费用支出占其国民经济总产值(GDP)的7%～10%，而美国医疗卫生费用支出已占其GDP的16%；尽管美国政府为老年人群、贫困人群提供医疗保险保障，但仍有约15%美国公民没有任何医疗保险保障。因此，大力发展社区护理服务早已成为美国政府"降低医疗卫生服务的成本、提高医疗卫生服务的覆盖率"的主要措施之一。

(一)社区护理服务简况

作为社区护理的起源地之一，美国社区护理服务开展时间较长，社区护理服务体系也较完善。在美国，各州开设社区护理服务的模式不完全相同，主要通过社区护理服务中心、老年服务中心、妇幼健康服务中心、社区精神健康中心、临终关怀服务中心等社区护理机构，向社区妇女、儿童、老年人、慢性疾病病人、疾病恢复期病人、临终病人等提供相应的医疗护理和预防保健服务。从事社区护理服务的护士均为注册护士，具备本科以上的学历、3～5年的临床护理经验，具有较强的决策、合作和管理能力。随着医疗技术的提高，社区护士越来越多地参与二级、三级医疗保健服务，社区护士队伍中具有硕士学历以上的人数比例逐渐增加。

(二)社区护理服务特点

1. 以人群健康为中心　美国社区护理服务以人群健康为中心，将预防保健服务和医疗护理服务有效结合。社区护理机构定期以不同方式为不同年龄段、不同特点的居民举办促进和维护健康的活动，如健康咨询、讲座等，在强调"每个人既具有享受健康的权利又具有维护健康的责任"的基础上，指导居民具体维护、促进健康的方法。

2. 团队作用明显　美国社区护理服务的提供者为多专业合作的团队。作为社区护理服务的主体，社区护士将根据服务对象的特点和需求，与医生、营养师、康复师、心理学工作者、社会工作者等相关专业兼职人员密切配合、团结协作，共同提供社区护理服务。

3. 社区护理机构与医院衔接紧密　为了提高医疗资源使用率、降低医疗卫生服务成本，美国社区护理机构与医院密切联系，确保病人的连续治疗和护理。在美国，术后及病情稳定的病人将被转入所在社区，由社区护士按照医院的治疗、护理或康复方案提供相应的服务。病人及其家庭因此减轻经济负担，医院因此有效缩短了病人平均住院日、提高了病床的周转率。

4. 社区护士整体素质较高　美国社区护士不仅具有本科以上学历,还具有丰富的临床护理经验,从而使得他们在家庭访视、家庭护理中表现出高度的自主性和独立性。

二、英国社区卫生服务的简况

作为现代护理先驱南丁格尔的故乡,英国也是社区卫生服务的起源地之一。英国素以其全民医疗保健服务制度而闻名于全世界。然而,进入20世纪70年代后,由于英国经济的低速增长、免费医疗导致的医疗服务过度利用和浪费,全民医疗保健服务制度已不堪重负。为了控制医疗服务成本,社区卫生服务得以加速发展。

目前,英国的社区卫生服务主要由全科医疗服务和社区护理服务两部分组成。全科医疗服务以门诊为主要形式,由全科医师承担常见病的诊断及治疗、恢复期病人的康复医疗等;社区护理服务主要以社区护理、保健访视和学校护理为主要形式。社区护理是英国社区护理中的最主要服务形式,其主要护理服务内容包括家庭护理、术后护理、保健护理等;保健访视主要是通过对婴幼儿和老年人的家庭访视,提供预防保健服务,并进行健康教育;学校护理则面向在校教育对象,向他们提供健康检查、健康教育等服务。

在英国,从事社区卫生服务的工作人员主要有全科医师、社区护士、心理治疗师和社会工作者等。成为一名全科医师需在大学本科毕业后经过5年临床实践,再通过3年专门培训,通过执业考试并获得全科医师执业资格;社区护士均为毕业于正规护士学校并经过1年社区护理培训的注册护士。

三、澳大利亚社区卫生服务与社区护理服务简况

澳大利亚拥有770万平方公里的陆地面积,却只有约2000万人口。为了缓解由于地广人稀所导致居民就医不便的问题,澳大利亚建立了非常完善和先进的社区卫生服务机构。

1. 社区卫生服务简况　澳大利亚政府统一规划、设立了社区卫生服务中心,组织专门的家庭医生和护士,向社区个体、家庭和群体提供全方位的卫生服务。每个社区卫生服务中心管辖2万~15万居民,承担了公立医院、私人诊所以外的社会性、区域性公共卫生服务。社区卫生服务中心向辖区居民提供基本医疗、健康咨询、护理等社区支持和健康促进服务,如提供全免费的全科医疗服务、承担病人出院后的基本医疗和护理服务、定期举办健康教育讲座、开展老年人医疗保健服务等。

澳大利亚的社区卫生服务中心独立于政府,为非营利性机构。工作人员包括医生、护士、物理治疗师、心理治疗师、社会工作者等其他卫生技术人员。目前,从事社区卫生服务的工作人员达20万余人,约占全国医疗卫生技术人员总数的35%。

社区卫生服务在澳大利亚整个卫生体系中发挥了重要作用,特别是在健康"守门人"、预防保健、疾病康复等方面作用明显。根据WHO公布的结果,澳大利亚在全球综合健康指标评比中排名第4位,但其卫生服务总费用的支出仅处于发达国家的中等水平(2006年澳大利亚卫生总费用仅占其GDP 9.6%)。

2. 社区护理服务简况　作为社区卫生服务的重要组成部分,社区护理服务在澳大利亚的卫生体系中同样发挥着举足轻重的作用。在各个社区卫生服务中心,护士作为主要工作人员,专业分类详细,主要由全科护士、临床护士、老年保健护士、专业婴幼儿护士、助产士、心理治疗护士等组成;分别向社区居民提供儿童、妇女、老年人的家庭保健服务、健康教育及健康咨询服务、出院病人和慢性疾病病人的家庭护理及康复服务、临终关怀服务等。在澳大利亚,从事社区卫生服务的护士均为注册护士,他们均经过高中毕业后3年的本科教育或研究生水平教育,并接受过专门培训。

四、德国社区卫生服务的特点

社区护理服务在德国发展较迅速、完善。在德国,政府、宗教和慈善机构开设了一些社区护理站,以提供社区护理服务,一般每7个护理站由一个总部管理,各州护理技术检测协会定期对护理站进行考核和验收。

社区护理服务的主要对象为老年人、儿童、慢性疾病病人、术后恢复期病人和残疾人等。社区护理服务内容以预防、保健和康复护理服务为主。

目前,从事社区护理服务的护士人数已约占德国护士总人数的50%。社区护士均为注册护士,并具有5年以上、丰富的临床经验。

五、日本社区护理简况

日本于1994年进入老龄化社会,即其65岁以

上人口数量已超过其人口总数的7%。根据日本总务省统计：截止到2009年9月15日，日本65岁以上老年人口数量已占总人口数量的22.7%。为了应对人口快速老龄化的严峻形势，日本政府积极发展社区护理服务。

社区护理在日本可分为两个领域，即：以个人、家庭、特定集团、社区为服务视点的公共卫生护理和以家庭为服务视点的居家护理。公共卫生护理和居家护理协同发挥预防、保健、健康教育、康复、诊疗处置和生活护理作用。公共卫生护理服务由各都、道、府、县所属的保健所和保健所所辖的保健中心提供，其主要服务内容包括：地区健康问题的诊断、儿童虐待的预防、成年人习惯病的预防、精神障碍者的支援、老年人和残疾人的外出支援等；居家护理服务由访问护理站提供，主要内容包括：诊疗处置、病情观察、用药管理、康复护理、生活护理及指导等。

六、韩国社区护理服务简况

进入21世纪后，韩国人口老龄化的压力日趋增加。为此，韩国将大力发展社区医疗作为提高国民健康水平、缓解医疗卫生服务压力的重要举措之一。

韩国社区护理涉及6个领域，即：保健所、家庭护理机构、学校、工厂企业、保健诊所等；根据不同的机构，社区护士包括保健护士、家庭看护师、养护教师、产业护士、助产士、保健诊疗员等。在各保健所，护士主要提供婴幼儿的健康咨询和评估、预防接种、围生期保健、计划生育、传染病的管理、慢性疾病病人的治疗和康复、口腔管理等服务；在家庭护理机构，家庭看护师通过家庭访视，主要提供健康咨询、定期身体检查及化验、伤口护理、排泄护理、心理护理及特殊护理等服务，其服务对象主要为65岁以上的老年病人、慢性疾病病人、术后出院病人、康复期病人及产妇和婴儿等。在韩国，从事家庭护理的护士均为具备10年以上临床工作经验的注册护士，并在完成家庭护理专业1年（600学时）课程后通过国家家庭看护师的资格考试。

第四节 社区护理服务的实施

一、新生儿与产妇的家庭访视

（一）家庭访视概述

家庭访视（home visit）是指在服务对象家庭里，为了维护和促进个人、家庭和社区的健康而提供的护理服务。家庭访视是社区护理工作的重要工作方法。

1. 家庭访视的目的

(1)收集服务对象的相关资料。

(2)明确服务对象的生活方式和存在的健康问题。

(3)为居家病人提供综合性护理服务。

(4)为重点保健对象提供相应的保健服务。

(5)提高病人自我护理能力，指导病人家属或照顾者正确护理。

2. 家庭访视的步骤

(1)访视前阶段：为了确保家庭访视的效果和效率，社区护士在访视前应做好充分的准备，包括人员的准备、物品的准备等。

①确定访视对象：在面对诸多访视对象时，社区护士应合理安排访视顺序，优先考虑访视那些可能会影响群体健康、病情严重可能会导致死亡或留有后遗症的对象，如急性传染病病人、冠心病病人等。

②设计访视路线：在设计访视路线时，社区护士应将新生儿、产妇等重点保健对象放在前面，将传染病病人放在后面，以免引起交叉感染。

③联系访视对象：确定访视路线后，社区护士应提前与访视对象或家属取得联系，告知访视时间、目的及内容，并指导他们做好相应的准备。

④准备访视物品：社区护士应根据访视对象的特点、需求，准备好访视物品。

⑤告知访视安排：在访视前，社区护士应将访视安排、路线告知社区卫生服务中心（站）的同事。

(2)访视阶段：在访视阶段，社区护士应针对访视对象的特点和需求，重点做好以下几项工作。

①通过与访视对象、家属、照顾者交流沟通，建立相互信任感。

②全面评估访视对象的身心健康状况、家庭环境等情况。

③针对访视对象的需求，提供相应的护理服务，并进行记录。

④解答访视对象、家属、照顾者的有关问题，并

给予指导。

⑤在结束访视前,根据需要与访视对象、家属、照顾者预约下次访视时间。

(3)访视后阶段:访视结束后,社区护士回到社区卫生服务中心(站)应将访视物品进行整理,妥善处理医疗废弃物;并对访视活动进行评价、总结。

3. **家庭访视的注意事项** 家庭访视是社区护士提供社区护理服务的重要方式和手段,为了确保家庭访视的效果,社区护士应特别注意以下几点:

(1)尊重访视对象、家属和照顾者,并充分调动他们的积极性,共同参与护理活动。

(2)严格遵守家庭访视管理规定和护理技术操作程序,确保访视对象的安全。

(3)访视护士应穿着得体,尽量着工作服;携带有效身份证明,勿佩戴贵重首饰或携带大量现金。

(4)访视途中或访视过程中如遇突发事件,应沉着镇静,当局面难以控制时,应在提供紧急护理后立即离开现场寻求帮助,必要时应报警。

(5)若需紧急或临时增加访视对象时,社区护士应首先报告社区卫生服务中心(站),征得同意后方可提供访视服务。

(二)新生儿与产妇家庭访视的频率和内容

新生儿和产妇是社区护士家庭访视的重点对象。对于产妇而言,产后28d是产妇身体和心理恢复的关键时期;对于新生儿而言,出生后28d也是其生长的重要时期。因此,产后与新生儿家庭访视是妇女产褥期保健和新生儿保健的重要措施。社区护士通过家庭访视,为产妇和新生儿提供良好的保健服务和指导,从而促进产妇身心健康的恢复和新生儿的健康生长。

1. **新生儿家庭访视频率及内容** 根据新生儿及产妇的健康情况,社区护士一般对新生儿进行3~4次的家庭访视,分别为初访、周访、半月访和满月访。社区护士在每次访视前应根据访视内容做好充分准备;在访视过程中,通过详细询问、仔细观察和检查,了解新生儿的健康状况,耐心解答家长的问题并给予有针对性的指导,认真填写新生儿访视卡;访视结束前,社区护士应与家长预约好下次访视的时间。每次新生儿家庭访视的时间和主要内容如下。

(1)初访:初访一般在新生儿出生后3d,或在新生儿出院后24h(一般不超过72h)进行。作为第1次访视,社区护士应在全面了解新生儿情况的基础上,对家长进行指导。其重点内容包括:①一般情况、面色、呼吸、体重、身高、体温、吸吮能力等。②出生前、出生时及出生后情况。孕母情况、分娩方式、出生时体重和身高、是否接种卡介苗和乙肝疫苗、喂养情况等。③居室环境。温度、湿度、通风状况、卫生状况等。④特别情况。检查有无黄疸、脐部感染、出血等。

(2)周访:一般在新生儿出生后5~7d进行。社区护士在进行新生儿周访时,除了解新生儿的一般情况、喂养情况外,应重点检查新生儿脐带是否脱落;对已脱落的新生儿,应检查其脐窝是否正常。

(3)半月访:一般在新生儿出生后10~14d进行。社区护士在此次访视中,不仅要了解新生儿的一般情况、喂养情况,还应重点完成以下任务:①检查生理性黄疸是否消退;②判断生理性体重下降的恢复情况;③根据新生儿具体情况,指导家长补充维生素K的方法。

(4)满月访:一般在新生儿出生后27~28d进行。作为最后一次新生儿家庭访视,社区护士应对新生儿进行全面体格检查,对家长给予相应的指导,并指导家长继续进行婴幼儿生长发育的监测和定期健康检查。访视结束后,社区护士应做出新生儿访视小结。

2. **产妇家庭访视频率及内容** 根据产妇的分娩方式、健康状况等情况,社区护士一般在产妇分娩后的28d内对其进行2~3次家庭访视,分别在产妇出院后3d内或产后5~7d,产后2周和产后28d。社区护士应结合新生儿访视的频率和内容一并进行。对于产妇,社区护士应重点掌握其生命体征、腹部或会阴伤口的愈合情况、饮食、睡眠、大小便情况、心理和精神状态、泌乳情况、乳房有无肿块、恶露性状、子宫收缩情况等。

二、老年痴呆病人的家庭护理

(一)老年性痴呆概述

老年性痴呆又称阿尔茨海默病(Alzheimer disease,AD),是一组病因未明的慢性大脑退行性变性疾病。

老年性痴呆多数人发病在65岁以上,可导致老年人记忆力、认知能力逐渐减退,最终丧失生活自理能力,从而严重影响老年人的生活质量,已成为威胁老年人健康的主要疾病之一。

1. **病因与危险因素** 目前导致老年性痴呆的病因尚不十分清楚,其致病危险因素主要包括以下5个方面。

(1) 衰老因素：在诸多与老年性痴呆有关的因素中，衰老可谓首要危险因素。国内外的研究成果显示：随着年龄的增长，老年性痴呆的发病率、患病率逐渐增高。65岁以上人群中重度老年性痴呆患病率达5%以上，而80岁以上人群老年性痴呆患病率高达25%~30%。

(2) 遗传因素：老年性痴呆发病具有家族聚集性，呈常染色体显性遗传及多基因遗传。研究表明，基因突变对老年性痴呆的发生起着决定性作用，目前发现至少有4个基因与老年性痴呆有关，即APP基因、载脂蛋白E(ApoE)基因、早老素1基因(PS1)和早老素2基因(PS2)。

(3) 疾病因素：高血压、动脉硬化、脑卒中、糖尿病等疾病与老年性痴呆的发生有关。

(4) 饮食因素：铝含量过高、胆固醇过高、嗜酒等也与老年性痴呆的发生有关。

(5) 其他因素：影响老年性痴呆发生的因素还包括，受教育程度较低、性格内向、不良生活方式等因素。

2. 临床表现　老年性痴呆一般起病缓慢、隐匿，以进行性记忆障碍、智能障碍、定向力障碍、情感障碍等为主要临床表现。

(1) 记忆障碍：老年性痴呆病人早期以记忆障碍为突出症状，并以短期记忆和记忆保持障碍为主。病人表现为健忘和顺行性健忘，即忘记刚刚发生的事情、遗失物品，如忘记刚刚与人谈话的内容、刚刚做过的事情、东西放置的位置等。随着病情的发展，老年性痴呆病人后期也会逐渐出现远期记忆障碍。

(2) 智能障碍：老年性痴呆病人的计算、理解和判断能力将逐渐全面下降，早期表现为计算错误、学习能力障碍，后期表现为不能识别数字和符号，导致丧失工作、做家务的能力。

(3) 定向力障碍：老年性痴呆病人会出现时间、地点、人物的定向能力障碍。主要表现为记不清重大事件发生的时间、地点，甚至忘记自己的出生年月、主要经历，不认识亲人，在熟悉的环境中迷路，找不到家门、走错房间等。

(4) 情感障碍：老年性痴呆病人可表现为淡漠、呆滞少语，也可表现为欣快、焦虑、抑郁，部分病人易激惹，甚至发生暴怒、冲动行为。

(5) 人格改变：人格改变为病人最常见的表现。病人在个性、人格上会发生很大变化，主要表现为性情固执、偏激，以自我为中心，自私、多疑、孤僻，对人冷淡，易发脾气，甚至打骂家人。部分病人会缺乏羞耻感，表现为随处大小便等。

(6) 睡眠障碍：老年性痴呆病人常表现为昼夜颠倒、睡眠倒错，即白天瞌睡、打盹，夜间不眠、到处乱走、喊叫，干扰他人。

(7) 感知觉、思维障碍：老年性痴呆病人在痴呆、记忆障碍的基础上，可出现错构、虚构现象，甚至被偷窃妄想、被害妄想、关系妄想、嫉妒妄想等。

3. 治疗要点　虽然老年性痴呆是一种不可逆性的疾病，目前尚无根治办法，但早发现、早诊断、早治疗不仅可以延缓疾病的发展，还可以使病人在认知功能上得以改善。因此，早期治疗是关键。治疗的主要方法包括一般性支持治疗、改善认知功能和对症治疗。

(二) 老年性痴呆病人的家庭护理措施

老年性痴呆病人的照顾将给家庭及社会造成极大的精神和经济负担。社区护士应指导和帮助病人家属、照顾者正确护理和管理病人，以达到保障病人安全、改善生活质量、减轻家庭负担的目的。

1. 日常生活护理　对于老年性痴呆的病人，社区护士应在准确评估其日常生活自理能力的基础上，指导其家属、照顾者鼓励病人独立完成日常生活的自我照顾，必要时给予协助或帮助。

(1) 穿衣：老年性痴呆病人以选择简单、纽扣较少的衣服为宜。照顾者可将衣服按穿着顺序依次排好；耐心向病人讲解穿衣步骤，必要时给予示范；然后鼓励病人自行穿衣。

(2) 进食：老年性痴呆病人以低脂、低盐、易消化饮食为宜，应定时进餐饮水，鼓励与他人共同进餐，注意食物的温度，防止呛咳、窒息；同时多吃蔬菜和水果，防止便秘。

(3) 睡眠：老年性痴呆病人应养成良好、规律的作息习惯，早上按时起床，晚上按时睡觉；病人若夜间醒来，照顾者应陪伴病人一段时间，尽量安慰、劝服其再次入睡。为了避免病人昼夜颠倒，尽量减少其白天睡眠时间，并鼓励其多进行一些体力活动。

(4) 排泄：照顾者应定时提醒病人排尿、排便，特别是在外出前、临睡前及夜间。如果病人将大小便排在裤内，应及时帮助其清洁、更换，一定不要责备、讽刺病人，以免伤其自尊。

(5) 梳洗和沐浴：帮助病人养成规律梳洗、沐浴的习惯。向病人讲解、示范梳洗的步骤和方法，鼓励病人自己梳洗；定期协助、陪伴病人沐浴，注意防止病人烫伤、滑倒或发生其他意外。

2. **确保病人安全** 随着疾病的逐渐发展,老年性痴呆病人的安全愈来愈成为护理的核心。社区护士应帮助病人照顾者掌握防止病人跌倒、走失、发生意外的主要措施。

(1)防止跌倒:为了防止病人跌倒,照顾者应特别注重病人的衣着和居室设施、环境等。病人衣服应合体,特别是裤子不宜过长;居室、卫生间地面应保持干燥,并经过防滑处理;室内照明应充足,特别是病人床头应备有照明设备,以便病人夜间活动。

(2)防止走失:为了防止病人走失,照顾者一方面应注意不要让病人单独外出,安装特别门锁,使病人不易独自出门;另一方面,照顾者应在陪伴病人外出时,为病人佩戴写有自己姓名、住址、亲属联系电话的名牌,以便病人万一走失后有助于寻找。

(3)防止意外:病人家属、照顾者应将家中可导致自伤的器具、药物等妥善放置,以免病人发生意外。

3. **认知功能训练** 认知功能训练对于老年性痴呆病人尤为重要,社区护士可针对病人和家庭的特点给予指导。

(1)保持环境的熟识度:尽量减少居住环境的变化,如少搬家、少变换家具的位置或更新家具等,保证病人居住环境的稳定、规律,使病人熟悉环境,避免因环境变化而引起不安。

(2)强化病人的时间感:将挂历、时钟挂在居室显著的地方,以增强病人的时间感。

(3)增强病人识别能力:将居室不同房间加上鲜明标识,以强化病人识别方向、事物的能力。

4. **异常行为应对** 老年性痴呆病人可能会出现一些异常行为,社区护士应提前让病人家属、照顾者做好思想准备,并指导他们掌握应对的方法。

(1)暴力行为:当病人表现出暴力行为时,照顾者应保持镇静,努力寻找导致病人暴力的原因,尝试转移病人注意力,以缓解或停止其暴力行为。若病人暴力行为频繁出现,则应及时就医,给予药物控制。

(2)其他异常行为:老年性痴呆病人还可能表现出一些其他异常行为,如收集垃圾等秽物、独自徘徊或自言自语等,照顾者切忌用指责、训斥等简单方法制止,可考虑提供一个安全地方,适当"放纵"一下,然后再逐渐转移其注意力。

5. **关注家属、照顾者健康** 长期照顾、护理老年性痴呆病人,会使家属、照顾者不同程度感到身心疲惫,社区护士在帮助和指导病人家属、照顾者护理病人的同时,还应特别关注病人家属、照顾者的身心健康状况,指导他们自我照顾、自我减压。

(1)分工合作:老年性痴呆病人的家庭成员应团结合作,共同承担照顾病人的责任,共同分担照顾病人的烦恼。

(2)及时求助:当病人家属或照顾者感到心力交瘁、身心疲惫时,应及时向家庭其他成员或专业人员寻求帮助。

(3)学会放松:照顾者在专心照顾病人的同时,应学会利用闲暇时间自我放松,如听听音乐、练练瑜伽、游泳等,以缓解压力,补充体力。

三、社区临终病人及其家属的关怀与护理

(一)临终关怀概述

1. **临终关怀定义** 临终关怀是通过对临终病人的关怀和护理,使病人尽快接受现实,稳定情绪,从而能在尊严、舒适、平静中辞世。病人家属通过关怀和情感支持,达到维护、提高身心健康的目的。临终关怀旨在提高临终病人生命质量,减轻痛苦,安详辞世。

2. **临终关怀宗旨** 是提高临终病人的生活质量,维护临终病人家属的身心健康。

(1)照护为主:对于临终病人,应以加强全面护理为主,从而达到减轻痛苦、提高生命质量的目的。

(2)注重心理:针对临终病人的特殊心理活动,提供相应的心理护理服务,是临终关怀的重要内容之一。

(3)姑息治疗:临终病人的治疗应在尊重生命和死亡的自然过程基础上,不以盲目地延长生命为目的,而以解除痛苦、姑息治疗为主。

(4)关心家属:临终关怀的对象不仅局限于临终病人,还包括理解、支持、安慰临终病人的家属,确保他们安全度过居丧期。

3. **临终关怀的主要内容** 社区护士将围绕临终病人及其家属,提供相应的关怀与护理服务。

(1)临终病人的护理:为了达到维持和改善临终病人的生活质量、最终能在尊严、舒适、平静中辞世的目的,社区护士应和病人家属或照顾者一起,重点为病人提供基础护理、疼痛控制和心理护理服务。

(2)临终病人家属的关怀:为了达到安慰病人家属、提高身心健康的目的,社区护士重点为病人家属提供情感上的支持和心理关怀。

(二)临终病人的特点

社区护士应针对临终病人的主要生理特点及需求,满足临终病人的生活需求,维持其生命质量。

1. 生理特点

(1)循环衰竭:脉搏细速、不规则或测不到,心尖冲动往往最后消失;血压逐渐降低,甚至测不到;大量出汗;皮肤苍白、湿冷、发绀、出现斑点。

(2)呼吸困难:呼吸表浅、频率或快或慢,张口呼吸、潮式呼吸或间停呼吸。

(3)胃肠蠕动减弱:食欲缺乏、恶心、呕吐、腹胀、口渴、脱水等。

(4)肌张力丧失:不能进行自主的身体活动;无法维持良好、舒适的功能体位;还可能出现吞咽困难、大小便失禁。

2. 心理护理 美国心理学家罗斯(Kubler-Ross)博士认为,临终病人的心理活动一般分为5个阶段。

(1)否认期:当病人初次面对"不治之症"或疾病晚期等诊断时,往往以否认诊断或质疑诊断作为第一反应;继而会寻求再次检查,希望能否定前一诊断。此种表现即为否认期病人的突出表现。

(2)愤怒期:当病人面对已无法改变的现实时,可能会表现出愤怒、怨恨的情绪,并容易迁怒于医护人员、家属及照顾者。

(3)协议期:当病人被迫接受现实时,为了延长生命,可能会提出各种协议性要求,并寻求各种方法缓解症状,乞求"奇迹"的出现。

(4)抑郁期:当病情不断发展、治疗无明显效果时,病人可能将陷入极度痛苦、绝望之中。

(5)接受期:当病情进一步恶化、死亡无法避免时,病人情绪将相对稳定,表情淡漠;由于机体极度衰竭,病人常处于嗜睡状态。

(三)临终病人的护理措施

1. 基础护理措施 社区护士通过直接或间接向临终病人提供基础护理服务,以达到使其减轻病痛、维持或改善生活质量的目的。

(1)观察病情:密切观察病情变化、生命体征及尿量的变化,并及时、准确记录,备齐各种抢救用品。

(2)保持能量供应:针对病人的病情,以有效方式补充适当高热量、高蛋白饮食,维持临终病人机体的抵抗力。

(3)保持呼吸正常:及时清除呼吸道、口腔分泌物,采取适当体位,保持呼吸道畅通;必要时给予氧气吸入。

(4)维持排泄功能正常:及时解决尿潴留、便秘等问题,减轻病人痛苦。

(5)皮肤护理:保持皮肤清洁、干燥,预防压疮的发生,做好口腔护理。

(6)保障充足休息:根据病人的习惯和愿望,安排好病人的休息,保证充足睡眠。

2. 疼痛控制措施 疼痛往往是大多数恶性肿瘤晚期病人的主要临床表现,也是影响其生命质量的主要因素。因此,有效地控制疼痛是提高恶性肿瘤晚期病人生活质量的重要途径,也是临终关怀的主要内容之一。

(1)疼痛的评估:有效的疼痛控制依赖于准确的疼痛评估。

①疼痛的分级:根据WHO的疼痛分级标准,疼痛分为4级。

0级:无痛。

1级:有疼痛,不严重,可以忍受,不影响睡眠。

2级:疼痛明显,无法忍受,影响睡眠。

3级:疼痛剧烈,无法忍受,严重影响日常生活。

②疼痛的评定:常用于评定病人疼痛的方法有数字评分法和视觉模拟评分法。

数字评分法:用数字0~10分评估疼痛的程度,0分表示无痛,10分表示剧痛,中间数字依次分别表示疼痛的不同程度,由病人根据自己疼痛的程度进行评分。

视觉模拟评分法:在纸上画一条长10cm的线段,线段的右端为无痛、左端为剧痛,线段的中间部分则表示不同程度的疼痛。病人根据自己的感觉在线段上标出疼痛的程度,再依据病人标出的记号、面部表情及睡眠等情况综合进行评定。

(2)控制疼痛的方法:根据病人疼痛评定的结果,可选择药物镇痛或非药物镇痛方法。

药物镇痛:根据WHO推荐的"三级阶梯药物镇痛方案",针对疼痛的等级,分别采用非麻醉、弱麻醉及强麻醉镇痛药物(表9-2)。

非药物镇痛:常用的非药物镇痛方法包括松弛疗法、音乐疗法、针刺疗法及神经阻滞疗法等。

①松弛疗法:通过调整病人体位或给予按摩,使机体松弛,减轻疲劳、焦虑,有助于促进病人睡眠、缓解疼痛。

②音乐疗法:音乐不仅可以分散人的注意力,还可以使人心情平静、身体放松。因此,音乐一般对因机体、精神和心理等原因导致的综合性疼痛有

表 9-2 三级阶梯药物镇痛方案

疼痛等级	疼痛描述	镇痛方案
0级	无疼痛	无须处理
1级	有疼痛,可以忍受,不影响睡眠	非麻醉药物:阿司匹林、匹米诺定
2级	疼痛明显,无法忍受,影响睡眠	弱麻醉药物:可待因、布桂嗪(强痛定)、曲马朵
3级	疼痛剧烈,无法忍受,严重影响日常生活	强麻醉药物:吗啡、盐酸哌替啶

摘自:黄人健.2009.社区护士培训教程.2版.北京:中央广播电视大学出版社

明显的缓解作用。

③针刺疗法:针对病人疼痛的性质、部位,采用不同穴位针刺,可诱生体内的内啡肽,产生中枢性镇痛的效果。

④神经阻滞疗法:通过使用药物或物理手段,暂时或长期阻断神经系统传递作用,达到缓解疼痛的作用。

(3)社区临终病人疼痛的控制原则

①以提高临终病人生活质量为宗旨,尽可能将疼痛控制在0~1级。

②根据病人个体的差异、疼痛的部位、等级,确定镇痛方案。

③采用药物镇痛时,应严格遵循药物治疗疼痛的基本要求,如给药途径、剂量和时间等。

④密切观察病人病情的发展,根据病人疼痛的程度,及时调整镇痛方案。

3. 心理护理措施 针对临终病人不同心理发展阶段的特点,社区护理人员应配合家属或照顾者从以下几个方面提供心理护理:①根据病人的接受能力,逐步将病情告知病人;②充分理解病人,原谅病人的一些言行;③引导、倾听病人诉说忧伤;④鼓励、支持病人战胜死亡的恐惧;⑤关注病人心理的变化,防止自伤等意外的发生。

(四)临终病人家属的关怀

1. 临终病人家属的特点

(1)生理特点:临终病人家属在照顾和失去亲人的过程中,不仅心理承受巨大压力和悲痛,生理上也会出现各种表现,如因压力过大、失眠所导致的头痛、血压升高;因过度压抑、悲伤所导致的食欲缺乏、便秘等。

(2)心理特点:在经历护理和失去亲人的过程中,临终病人家属心理将承受巨大的压力和悲伤。根据学者安格尔理论,临终病人家属的哀伤可分为4个阶段。

①惊愕:最初得到亲人临终诊断的时候,多数家属表现与病人相同,他们会感到震惊,否认事实。

②察觉:当家属不得不接受现实并面对、照顾临终病人时,他们会感到无奈、压抑和痛苦。

③恢复:当病人去世后,家属在处理后事过程中会感到悲痛,但会逐渐恢复。

④释怀:随着时间的推移,家属将逐渐结束悲伤的过程,对新生活产生兴趣。

2. 临终病人家属的关怀 面对临终的亲人,家属将承受较大的心理、精神压力;照顾临终的亲人,家属也会产生急躁、悲观、厌烦的情绪。家属的言行、表情不仅直接影响临终病人的生活质量,还会引发家庭危机,或导致其他家庭成员出现身心健康问题。因此,在临终病人不同的阶段,其家属也需要相应的理解、安慰和指导。

(1)帮助家属尽快接受事实:当初次面对亲人"临终"的事实时,家属往往与病人本人的感觉、反应相似,拒绝或害怕面对现实。社区护士应在同情、理解的基础上,耐心、细致地做好家属的思想工作,使家属尽快接受现实,从而为共同做好病人的心理工作奠定基础。

(2)指导家属正确照顾病人:家属或照顾者是社区临终病人最主要、最密切的关怀者、服务者。因此,社区护士在向临终病人提供直接服务的同时,须指导家属或照顾者掌握正确照顾、护理、安慰病人的方法,以保证满足病人舒适的需求,最大限度地维持病人的生命质量。

(3)协助家属做好善后:当病人去世后,社区护士应在尊重家属意愿的前提下,帮助家属妥善处理好各项善后工作,尽量使家属减少遗憾、减轻悲伤。

(4)引导家属安全度过居丧期:针对不同家庭、不同家属的特点,社区护士应在居丧期内定期走访家属,了解他们身心状况,进一步做好心理安慰工作,确保他们安全度过居丧期。

(黄惟清)

参考文献

冯正仪.2010.社区护理[M].上海:复旦大学出版社.

黄人健.2009.社区护士培训教程[M].2版.北京:中央广播电视大学出版社.

刘建芬,黄惟清.2010.社区护理学[M].2版.北京:中国协和医科大学出版社.

刘建芬.2008.社区特殊人群保健[M].北京:北京大学医学出版社.

杨秉辉.2006.全科医学概论[M].2版.北京:人民卫生出版社.

赵秋利.2007.社区护理学[M].2版.北京:人民卫生出版社.

第二篇 外科护理学

第10章

水、电解质和酸碱代谢失衡患者的护理

第一节 概 述

正常体液容量、渗透压及电解质含量是机体正常代谢和各器官功能正常进行的基本保证。创伤、手术及许多外科疾病均可能导致体内水、电解质和酸碱平衡的失调,处理这些问题成为外科患者治疗中的一个重要内容。

1. **体液组成及其分布** 体液可分为细胞内液和细胞外液两大部分。细胞内液绝大部分存在于骨骼肌群中,占体重的35%~40%。细胞外液则占体重的20%。细胞外液又可分为血浆和组织间液两部分。血浆约占体重的5%,组织间液约占体重的15%。胃肠道消化液、汗液、尿液、脑脊液、胸腹腔渗出液或漏出液等,属于特殊的细胞外液,又称为第三间隙液或透细胞液。

细胞外液和细胞内液中所含的离子成分有很大不同。细胞内液阳离子主要是K^+和Mg^{2+},阴离子主要是HPO_4^{2-}和蛋白质。细胞外液阳离子以Na^+为主,阴离子以Cl^-为主,其次是HCO_3^-、有机酸等。细胞外液和细胞内液的渗透压相等,正常血浆渗透压为290~310mmol/L。

2. **体液平衡及调节** 体液及渗透压的稳定是由神经-内分泌系统调节的。体液正常渗透压通过下丘脑-垂体后叶-抗利尿激素系统来恢复和维持,血容量的恢复和维持则是通过肾素-醛固酮系统。此两系统共同作用于肾,调节水及钠等电解质的吸收及排泄,从而达到维持液体平衡,使体内环境保持稳定。体液平衡失调可以有三种表现:容量失调、浓度失调和成分失调。

3. **酸碱平衡及调节** 一个酸碱度适宜的体液环境是机体进行正常生理活动和代谢过程的需要。通常人的体液保持着一定的 pH(正常范围为7.35~7.45)。当 pH 低于 7.2 或高于 7.55 时,细胞功能将受到严重损害。当 pH 低于 6.8 或高于 7.8,可能伴有生命危险。人体通过体液的缓冲系统、肺的呼吸和肾的排泄完成对酸碱的调节作用。血液中的缓冲系统以HCO_3^-/H_2CO_3最为重要。肺的呼吸对酸碱平衡的调节作用主要是通过排出CO_2,使血中$PaCO_2$下降。肾在酸碱平衡调节系统中起最重要的作用,其机制为:通过Na^+-H^+交换而排H^+;HCO_3^-重吸收;产生NH_3并与H^+结合成NH_4^+排出;尿的酸化而排H^+。

pH、HCO_3^-、$PaCO_2$是反映机体酸碱平衡的三大基本要素。其中,HCO_3^-反映代谢性因素,HCO_3^-的原发性减少或增加,可引起代谢性酸中毒或代谢性碱中毒。$PaCO_2$反映呼吸性因素,$PaCO_2$的原发性减少或增加,可引起呼吸性碱中毒或呼吸性酸中毒。

第二节 体液代谢的失调

一、水和钠的代谢紊乱

(一)等渗性缺水

【病因】

消化液的急性丧失,如肠外瘘、大量呕吐等;体液丧失于第三间隙,如腹腔内或腹膜后感染、肠梗阻、烧伤等。

【病理生理】

水和钠成比例丧失,血清钠在正常范围,细胞外液的渗透压保持正常。但等渗性缺水可造成细胞外液量(包括循环血量)的迅速减少。

【临床表现】

恶心、厌食、乏力、少尿、口唇干燥,眼窝凹陷,皮肤干燥、松弛等,但无明显口渴。若在短期内体液丧失达到体重的5%,可出现脉搏细速、肢端湿冷、血压不稳定或下降等。当体液丧失达体重的6%～7%时,可有严重的休克表现,并常伴发代谢性酸中毒。如果患者丧失的体液主要为胃酸,则可伴发代谢性碱中毒。

【辅助检查】

红细胞计数、血红蛋白量、血细胞比容明显增高。尿比重增高。

【治疗要点】

治疗原发病。静脉滴注平衡盐溶液或等渗盐水,使血容量得到尽快补充。预防低钾血症的发生,一般在血容量补充使尿量达40ml/h后开始补钾。

【护理】

1. 维持适当的液体容积 ①观察并记录患者的生命体征、中心静脉压、意识状态、出入量,以及尿量、尿比重的变化,以作为液体补充的根据;②补液时监测是否出现循环负荷过重,如颈静脉怒张、中心静脉压过高、呼吸困难、肺部听诊有湿啰音、心搏过速等,若出现上述表现须立刻通知医生并控制输液速度。

2. 避免直立性低血压造成身体创伤 ①观察患者的情绪状态,确定意识状态和病情变化;②加强意识混乱及定向力障碍患者的保护措施,如移除环境中的危险因素,拉起床档,加强室内灯光,安排护理人员照顾;③定时监测患者的血压,血压过低时应遵医嘱补充液体;④提醒血压低的患者或家属,凡从床上坐起或下床等改变姿势的动作,均应缓慢小心,以免造成眩晕而跌倒受伤。

3. 维持皮肤和黏膜的完整性 ①定时观察患者皮肤和黏膜的完整情况;②预防压疮:加强生活护理,保持皮肤清洁干燥,维持床单位整洁,定时给予患者翻身;③预防口腔炎:指导患者养成良好的卫生习惯,对有口腔黏膜炎症者,定时给予口腔护理。

(二)低渗性缺水

【病因】

1. 消化液持续性丢失,如反复呕吐、长期胃肠减压引流或慢性肠梗阻等。

2. 大创面的慢性渗液。

3. 应用排钠利尿药,如氯噻酮、伊他尼酸(利尿酸)等。

4. 等渗性缺水治疗时补充水分过多而忽略钠的补充。

【病理生理】

水和钠同时缺失,但失钠多于缺水,故血清钠低于正常范围,细胞外液呈低渗状态。机体代偿使尿量排出增多,细胞外液总量更为减少,细胞间液进入血液循环,以部分补偿血容量。

【临床表现】

1. 轻度缺钠 血清钠浓度在135mmol/L以下,患者感到疲乏、头晕、手足麻木,尿中钠含量减少。

2. 中度缺钠 血清钠浓度在130mmol/L以下,患者除有上述症状外,尚有恶心、呕吐、脉搏细速、血压不稳定或下降、脉压变小、浅静脉萎缩、视物模糊、站立性晕倒等。尿量少,尿中几乎不含钠和氯。

3. 重度缺钠 血清钠浓度在120mmol/L以下,患者神志不清,肌肉痉挛性抽痛,腱反射减弱或消失;出现木僵,甚至昏迷,常发生休克。

【辅助检查】

尿比重<1.010,尿Na^+和Cl^-明显减少。血钠<135mmol/L。红细胞计数、血红蛋白量、血细胞比容及血尿素氮值均有所增高。

【治疗要点】

1. 积极对因治疗。

2. 轻、中度缺钠者,一般补充5%葡萄糖盐溶液。重度缺钠出现休克者,先输晶体溶液,如复方乳酸氯化钠溶液、等渗盐水,后输胶体溶液,如羟乙基淀粉、右旋糖酐和血浆等以补足血容量,再静脉输注高渗盐水,以进一步恢复细胞外液的渗透压。补钠公式:需补充的钠量(mmol)=[血钠的正常值(mmol/L)-血钠测得值(mmol/L)]×体重(kg)×0.6(女性为0.5)。

【护理】

1. 维持适当体液容积及减轻水肿 ①每日测量并记录体重、出入量、生命体征、尿比重、水肿程度;②限制低渗液体摄入,避免导致血中钠离子浓度下降;③避免使用过量清水灌肠或低张溶液进行鼻胃管灌洗,而应使用生理盐水溶液;④给予患者口服含电解质的液体;⑤静脉输注高张溶液或等张溶液。

2. 增加肺部气体交换功能 ①使患者处于半坐卧位,以利静脉血液的回流并减轻呼吸困难;②指导患者深呼吸、腹式呼吸及有效咳嗽技巧;③持续监测呼吸频率、深度、呼吸音及呼吸困难的状态,必要时遵医嘱给予机械辅助呼吸。

3. 避免受伤及减轻头痛 ①注意患者有无意识混乱、疲倦、定向力丧失、昏迷、抽搐发作等影响患者安全的因素;②移除环境中的危险因素;③保持环境的安静,减少噪声及其他刺激,避免患者因受影响而导致急躁不安;④监测患者脑水肿的情况,若患者有头痛不适,遵医嘱给予必要的处理。

4. 其他 密切监测血钠值并观察症状改善情况。

(三)高渗性缺水

【病因】

摄入水分不足:如食管癌致吞咽困难,危重患者的给水不足,经鼻胃管或空肠造口给予高浓度肠内营养溶液等。水分丧失过多:如高热大量出汗、大面积烧伤暴露疗法、糖尿病未控制致大量尿液排出等。

【病理生理】

水和钠同时丢失,但因缺水更多,故血清钠高于正常范围,细胞外液的渗透压升高,细胞内液移向细胞外间隙,结果导致细胞内、外液量都有减少。最后,由于脑细胞缺水而导致脑功能障碍。

【临床表现】

1. 轻度缺水 缺水量为体重的2%~4%。除口渴表现外,无其他症状。

2. 中度缺水 缺水量为体重的4%~6%。表现为极度口渴,有乏力,尿少及尿比重增高,唇舌干燥,皮肤失去弹性,眼窝下陷,常有烦躁不安。

3. 重度缺水 缺水量超过体重的6%,除上述症状表现外,可出现躁狂、幻觉、谵妄,甚至昏迷。

【辅助检查】

尿比重增高。红细胞计数、血红蛋白含量、血细胞比容轻度升高。血清钠>150mmol/L。

【治疗方法】

积极治疗原发病。鼓励患者饮水,或根据缺水程度静脉滴注5%葡萄糖注射液或0.45%氯化钠注射液。高渗性缺水者实际上也有缺钠,补液的同时还应注意避免低钠血症。纠正同时存在的缺钾,可在尿量超过40ml/h后补钾,避免出现低钾血症。

【护理】

1. 维持适当的体液容积 ①观察并记录患者的生命体征、中心静脉压、意识状态、出入量,以及尿量、尿比重的变化;②当尿量<40ml/h时,立即报告医生;③鼓励患者多饮水,经胃管或静脉补充液体;④输液速度勿过快,防止出现循环负荷过重;⑤渗透性利尿药会造成钾离子流失,应给予低钾血症患者补充钾离子;⑥静脉注射葡萄糖者,需监测患者的血糖状况,避免出现高血糖。

2. 维持皮肤黏膜的完整性 详见本章低渗性脱水。

3. 防止因跌倒造成的创伤 详见本章低渗性脱水。

(四)水中毒

【病因】

各种原因所致的抗利尿激素分泌过多;肾功能不全,排尿能力下降;机体摄入水分过多或接受过多的静脉输液。

【病理生理】

机体的摄入水总量超过了排出水量,以致水分在体内潴留,细胞外液量明显增加,循环血量增多;同时血清钠浓度降低,血浆渗透压下降。由于此渗透压低于细胞内液的正常渗透压,水分则由细胞外移向细胞内,结果使细胞内、外液的渗透压均降低,同时液体量亦均增加。

【临床表现】

1. 急性水中毒 发病急;水过多所致脑细胞肿胀和颅内压增高,引起头痛、嗜睡、躁动、精神错乱、定向能力失常、谵妄,甚至昏迷等,严重者可出现脑疝症状和体征。

2. 慢性水中毒 体重明显增加,软弱无力、恶心、呕吐、嗜睡,唾液、泪液增多等,一般无凹陷性水肿。

【辅助检查】

红细胞计数、血红蛋白量、血细胞比容和血浆蛋白量均降低,血浆渗透压降低,红细胞平均容积增加,红细胞平均血红蛋白浓度降低。

【治疗要点】

立即停止水分摄入。程度较轻者,在机体排出多余水分后,水中毒即可解除。程度严重者,除禁水外,可静脉滴注20%甘露醇、或呋塞米(速尿)等促进水分的排出,也可酌情输入高渗盐水。

【护理】

限制液体的摄入量,并且根据医嘱将限水量平均分配于24h给予。遵医嘱给予患者利尿药,并评价其治疗效果。避免应用5%葡萄糖注射液进行输液治疗,否则会使容量负荷加重。密切监测患者的生命体征、中心静脉压、意识状态、出入量,以及尿量、尿比重的变化。每日监测患者的体重、出入量平衡情况。监测呼吸的次数、节律,以及呼吸音,必要时遵医嘱给予氧气吸入。

二、钾代谢异常

钾是机体重要的矿物质之一。体内钾总含量的98%存在于细胞内,细胞外液的含钾量仅是总量的2%,正常血清钾浓度为3.3~5.5mmol/L。钾的代谢异常分为低钾血症和高钾血症。

(一)低钾血症

【病因】

1. 摄入不足　长期进食不足或静脉补充钾盐不足。

2. 丢失增加　呕吐、腹泻、鼻胃管吸引、醛固酮增多症、急性肾衰竭多尿期、应用排钾利尿药物等。

3. 钾离子向细胞内转移　大量输注葡萄糖和胰岛素,或见于代谢性碱中毒。

【临床表现】

1. 肌无力:最早的临床表现是肌无力,先是四肢软弱无力,以后可延及躯干和呼吸肌,一旦呼吸肌受累,可导致呼吸困难或窒息。

2. 胃肠道功能障碍:厌食、恶心、呕吐、腹泻、肠麻痹、腹胀。

3. 心脏传导阻滞和节律异常。

4. 代谢性碱中毒,反常性酸性尿。

【辅助检查】

血清钾浓度低于3.5 mmol/L。典型的心电图表现为早期出现T波降低、变平或倒置,随后出现ST段降低,Q-T间期延长和U波。

【治疗要点】

治疗原发病。口服氯化钾或枸橼酸钾溶液,静脉补充氯化钾。

【护理要点】

1. 鼓励患者多摄取富含钾的饮食,如柳橙、香蕉等。

2. 经口补充钾盐时,注意患者有无胃肠道刺激反应。

3. 根据医嘱由静脉补充钾离子

(1)禁止静脉推注钾。

(2)限制总量:补钾量应为氯化钾3~6g/d。

(3)控制补钾浓度:补液中钾浓度不宜超过40mmol/L。

(4)滴注勿快:补钾速度不宜超过40mmol/h。

(5)见尿补钾:一般尿量超过40ml/h方可补钾。

(6)使用洋地黄或利尿药的患者,应密切监测血清钾的变化,防止血钾过低引起洋地黄中毒(中毒征象为恶心、呕吐、心律失常及视力障碍)。

4. 密切监测患者心电图的变化,有无心律失常或心排血量减少情况,如低血压、面色苍白、眩晕、盗汗、呼吸困难等。

5. 与患者讨论适当的活动项目与时间,协助患者床上被动活动和下床活动,移除环境中的危险物品,避免患者因肌肉乏力导致跌倒等意外伤害。

(二)高钾血症

【病因】

1. 口服或静脉补钾过多,或输入大量库存血。

2. 肾功能减退:急慢性肾功能不全、应用保钾利尿药、盐皮质激素不足等。

3. 细胞内钾的移出,如溶血、挤压综合征、严重烧伤、严重感染、代谢性酸中毒等。

【临床表现】

临床表现无特异性,可有感觉异常、软弱无力、神志模糊、心动过缓或心律失常等。严重高钾血症者有微循环障碍的表现,如皮肤苍白、发冷、发绀、低血压等,甚至发生心搏骤停。

【辅助检查】

血钾高于5.5 mmol/L。当血钾高于7mmol/L时,几乎都有异常心电图表现,表现为早期T波高尖、Q-T间期延长,随后出现QRS波增宽、P-R

间期延长。

【治疗及护理要点】

1. 暂停一切含钾溶液或药物的输入,避免摄入高钾的食物。

2. 密切监测患者心率、心律及心电图波形的变化,以及血清钾值的变化。

3. 遵医嘱给患者输注胰岛素和葡萄糖、碳酸氢钠注射液,口服或保留灌肠离子交换树脂,血液透析或腹膜透析治疗,以降低血清钾浓度。由于离子交换树脂会导致便秘,必要时遵医嘱给予通便药物。

4. 根据医嘱给予患者静脉注射葡萄糖酸钙溶液,以对抗高钾对心肌的抑制作用。近期拟用洋地黄治疗的患者慎用钙剂,因其可增加洋地黄的毒性。

三、钙代谢异常

(一) 低钙血症

【病因】

可发生于急性胰腺炎、坏死性筋膜炎及小肠瘘、甲状旁腺受损、降钙素分泌亢进、血清蛋白水平下降、高磷酸血症、应用氨基糖苷类抗生素及维生素 D 缺乏者。

【临床表现】

口周和指(趾)麻木及针刺感、肌疼痛、腱反射亢进、手足抽搐、喉痉挛、全身痉挛、肠蠕动增加、腹泻、心律失常、心悸、骨质疏松,甚至病理性骨折,出血时间延长。

【辅助检查】

血清钙<2.25mmol/L,部分患者伴有血清甲状旁腺素低于正常。

【治疗要点】

治疗原发病,急性低血钙伴有强直性痉挛时需要立即静脉补充氯化钙或葡萄糖酸钙溶液,需长期治疗者可口服钙剂和维生素 D。

【护理】

1. 密切监测血清钙值变化趋势,遵医嘱及时给予患者补充钙剂。

2. 密切观察患者是否出现肌肉强直现象,建立安全的活动模式和防护措施,避免患者因手足抽搐而受伤。

3. 防止窒息,加强观察呼吸频率和节律,必要时做好气管切开的准备。

4. 遵医嘱输注氯化钙或葡萄糖酸钙溶液,输注时须注意下列事项:①速度应缓慢,以避免发生低血压或心律失常;②不可与碳酸盐或磷酸盐混合使用,避免出现沉淀反应;③禁止使用肌内注射,静脉注射时需小心,勿使药液渗至皮下,以防引起组织坏死;④若同时使用洋地黄制剂需监测心律的变化。

(二) 高钙血症

【病因】

主要见于甲状旁腺功能亢进,其次见于骨转移性癌、摄入过多的钙或维生素 D、肾上腺功能不全、肢端肥大症、多发性骨髓瘤等患者。

【临床表现】

高血钙的临床表现是以血清钙水平确定的。前期症状有疲乏、厌食、恶心、呕吐和体重下降。随着血钙浓度增高时可出现头痛、背和四肢痛、口渴和多尿等,甚至出现室性期前收缩和自发性室性节律。甲状旁腺功能亢进者在病程后期可导致全身性骨质脱钙,发生多发性病理性骨折。血清钙浓度高达 4~5mmol/L 时,可能有生命危险。

【辅助检查】

血清钙>2.75 mmol/L,血清甲状旁腺素明显增高,部分患者常同时伴有尿钙增加。

【治疗要点】

以处理原发病及促进肾排泄为原则。可通过低钙饮食、补液、应用乙二胺四乙酸(EDTA)、类固醇和硫酸钠等措施降低血清钙浓度。甲状旁腺功能亢进者经手术切除腺瘤或增生的腺组织可彻底治愈。

【护理】

1. 加强血清钙水平的监测,遵医嘱积极给予对症处理。

2. 鼓励患者多饮水和多食膳食纤维丰富的食物,以利于排便。对严重便秘者,可通过导泻或灌肠等方式缓解便秘。

3. 对于有高钙血症危险性的患者,须限制钙剂及维生素 D 的摄取量。

4. 移动患者及为患者摆放体位时需小心,以防发生病理性骨折。

四、镁代谢异常

(一) 低镁血症

【病因】

多见于长期禁食、摄入不足、吸收障碍、慢性腹泻、消化液丧失、应用利尿药、醛固酮增多、甲状旁腺功能亢进及高钙血症等患者,以及长期接受静脉营养而未补充镁者。

【临床表现】

表现为神经、肌系统功能亢进。①精神障碍：精神紧张、易激动、烦躁不安、精神错乱、定向力障碍；②神经肌肉症状：手足抽搐、全身痉挛；③心律失常：室性期前收缩，心房颤动。

【辅助检查】

血镁＜0.75 mmol/L，心电图示 Q-T 间期延长。

【治疗要点】

口服镁制剂，增加含镁饮食，或静脉补充硫酸镁。镁缺乏者常伴有钾和钙的缺乏，同时应兼顾补钙和补钾。

【护理】

1. 密切监测生命体征、意识状态、血清镁变化。

2. 轻度缺镁者，可由饮食或口服镁剂来补充。

3. 肌内注射镁剂时应做深部注射，且经常更换注射部位，以防局部形成硬结。

4. 静脉注射硫酸镁注意事项：①静脉用镁要观察尿量及肾功能变化。②给药速度需缓慢，以免发生镁中毒和心搏骤停。③给药后密切监测有无呼吸抑制、血压下降及腱反射减弱等情况，早期发现镁中毒。一旦出现可用葡萄糖酸钙来治疗。

5. 因完全纠正镁缺乏需较长时间，加之低镁血症所致的神经系统、肌肉功能障碍，患者容易出现精神紧张和激动，护士应加强对其鼓励和安慰，帮助其调整情绪，面对疾病。

(二) 高镁血症

【病因】

主要发生在肾功能不全者。偶可见于应用硫酸镁治疗子痫的过程中。烧伤早期、广泛性外伤或外科应激反应、严重细胞外液量不足和严重酸中毒等也可引起血清镁增高。

【临床表现】

主要表现为中枢和外周神经传导障碍、肌软弱无力、腱反射减弱、神经迟钝，严重者可出现呼吸抑制，甚至心搏骤停。

【辅助检查】

血镁＞1.25mmol/L，常伴有血清钾增高，心电图与高钾血症相似。

【治疗方法】

立即停用镁剂。经静脉缓慢输注 10% 葡萄糖酸钙注射液 10～20ml 或氯化钙溶液，以对抗镁剂对心脏和肌肉的抑制作用。同时积极纠正酸中毒和缺水。必要时考虑透析治疗。

【护理】

1. 立即停止镁制剂的摄入。

2. 密切监测生命体征、意识状态、血清镁值及心电图变化。

3. 遵医嘱注射钙剂，补水。

4. 必要时协助患者进行腹膜透析或血液透析治疗。

五、磷代谢异常

(一) 低磷血症

【病因】

1. 磷摄入不足，特别是长期接受静脉营养而未补充磷制剂者。

2. 排泄增多：脂肪泻、慢性腹泻、吸收不良综合征、维生素 D 缺乏、肾小管性酸中毒及甲状旁腺功能亢进症。

3. 转移入细胞内：大量应用葡萄糖及胰岛素、呼吸性碱中毒。

4. 其他：严重烧伤、感染、酒精中毒等。

【临床表现】

低磷血症缺乏特异性的临床表现，可有神经肌肉症状，如头晕、厌食、肌无力等，重症者可有抽搐、精神错乱、昏迷，甚至可因呼吸肌无力而危及生命。

【辅助检查】

血清无机磷浓度＜0.96 mmol/L，常同时伴有血清钙升高。

【治疗要点】

积极治疗原发病。对需长期静脉输液者，溶液中应补充磷 10mmol/d。严重低磷者，可酌情增加磷制剂用量，但须注意密切监测血清磷水平。对甲状旁腺功能亢进者，手术治疗可使低磷血症得到纠正。

【护理】

密切监测血清磷的变化，遵医嘱给予患者相应治疗。

(二) 高磷血症

【病因】

摄入或吸收过多，如服用维生素 D 过量。排泄减少，如甲状旁腺功能低下。磷从细胞内溢出，如酸中毒、接受细胞毒性化疗药物治疗。

【临床表现】

临床表现不典型，有时仅表现为低血钙的一系列临床症状。

【辅助检查】

血清无机磷浓度>1.62 mmol/L,常同时伴有血清钙降低。

【治疗要点】

积极治疗原发病,针对低血钙进行治疗,急性肾衰竭伴明显高磷血症者,必要时可做透析治疗。

【护理】

见本章低血钙相关护理。

第三节 酸碱平衡的失调

适宜的体液酸碱度是机体维持人体组织、细胞正常功能的重要保证,通常人的体液保持着一定的pH,即7.35~7.45。正常pH的维持需要依靠3个生理系统的相互作用:肺排出体内挥发性酸(碳酸);肾排出非挥发性酸和过剩的碳酸氢盐;血液缓冲系统中和过多的酸和碱。一旦酸碱失调超过人体的代偿能力,将出现不同类型的酸碱失衡失调:呼吸性酸中毒、呼吸性碱中毒、代谢性酸中毒、代谢性碱中毒。这4种类型若出现两种以上并存,即出现了混合型酸碱平衡失调。

一、呼吸性酸中毒

【病因】

凡能引起肺泡通气不足的疾病均可导致呼吸性酸中毒。①慢性阻塞性肺疾病(COPD);②全身麻醉过深、呼吸机管理不当、急性肺气肿、严重气胸、胸腔积液等;③急性气管阻塞:大咯血、溺水、喉或支气管痉挛等。

【病理生理】

肺泡通气及换气功能减弱,不能充分排出体内生成的二氧化碳,以致 $PaCO_2$ 增高,引起高碳酸血症。

【临床表现】

患者可有胸闷、气促、呼吸困难、躁动不安等。因换气不足可致缺氧,可有头痛、发绀。随酸中毒加重,可有血压下降、谵妄、昏迷等。脑缺氧致脑水肿、脑疝,甚至呼吸骤停。

【辅助检查】

急性呼吸性酸中毒时,pH明显下降,$PaCO_2$ 增高,HCO_3^- 可正常,常伴高血钾。慢性呼吸性酸中毒时,pH下降不如急性期明显,$PaCO_2$ 增高,HCO_3^- 亦可增高。

【治疗要点】

1. 急性呼吸性酸中毒 ①积极治疗原发病。②改善患者的通气功能:必要时气管插管或气管切开;调整呼吸机参数,保证足够的有效通气量。③呼吸中枢抑制者可使用呼吸中枢兴奋药(尼可刹米、二甲弗林等)。④处理高钾血症。

2. 慢性呼吸性酸中毒 ①除积极治疗原发病;②针对性地采取控制感染、扩张小支气管、促进排痰等措施,可改善换气功能和减轻酸中毒程度。

【护理】

1. 观察患者的呼吸频率、深度、潮气量等情况。

2. 协助患者取适当体位,如半坐卧位,以增加膈肌活动幅度,以利于呼吸。

3. 训练患者深呼吸及有效咳痰技巧,给予患者雾化吸入,促进排痰。

4. 必要时进行呼吸机辅助呼吸,做好气管插管辅助工作,并做好气道护理。

5. 严密监测血气值的变化。

二、呼吸性碱中毒

【病因】

凡引起肺泡过度通气的因素均可导致呼吸性碱中毒。常见于癔症、高热、中枢神经系统疾病、剧烈疼痛、创伤、低氧血症、呼吸机辅助通气过度等。

【病理生理】

呼吸性碱中毒是由于肺泡过度通气,排出二氧化碳过多,以致血 $PaCO_2$ 降低,最终引起低碳酸血症,血pH上升。

【临床表现】

患者多无明显症状,部分可有呼吸急促表现。急性呼吸性碱中毒患者有眩晕、手足和口唇麻木及针刺感、肌肉颤动、抽搐,常伴心率加快。严重低二氧化碳血症致脑血管痉挛,可有意识不清以至晕厥。

【辅助检查】

血气分析pH增高,$PaCO_2$ 和 HCO_3^- 下降。

【治疗要点】

积极治疗原发疾病。用纸袋盖在口鼻部,增加呼吸道死腔,可减少二氧化碳的呼出。如系呼吸机使用不当造成的通气过度,应调整呼吸频率及潮气量。危重患者或中枢系统疾病所致的呼吸急促,可使用药物阻断自主呼吸,由呼吸机进行适当的辅助呼吸。

【护理】

1. 观察患者的呼吸频率、深度等情况。
2. 机械通气患者监测患者的潮气量、呼吸频率等指标,如有异常及时通知医生,对呼吸机参数进行相应调整,或遵医嘱给予药物阻断患者的自主呼吸。
3. 严密监测血气值的变化。

三、代谢性酸中毒

【病因】

1. 酸性物质过多 ①失血性及感染性休克导致乳酸性酸中毒;②糖尿病或长期不能进食引起酮体酸中毒;③抽搐、心搏骤停等引起有机酸过多形成;④治疗应用氯化铵、盐酸精氨酸或盐酸剂量过多。
2. 碱性物质丢失过多 ①腹泻、肠瘘、胆瘘和胰瘘等,经由粪便、消化液丢失的 HCO_3^-;②输尿管乙状结肠吻合术后,尿内的 Cl^- 吸收进入细胞外液,以致血中 Cl^- 增多,也可引起酸中毒;③应用碳酸酐酶抑制药,可使肾小管排 H^+ 及重吸收 HCO_3^- 减少。
3. 肾功能不全 由于肾小管功能障碍,内生 H^+ 不能排出体外,或 HCO_3^- 吸收减少,均可导致酸中毒。

【病理生理】

当酸性物质的积聚或产生过多,碳酸氢盐会因缓冲作用而被消耗,此时阴离子间隙增加。碳酸氢盐丢失导致酸中毒时,肾脏会保留氯离子以维持电中性,此时阴离子间隙不会改变。

【临床表现】

轻度代谢性酸中毒可无明显症状。重症患者可有疲乏、眩晕、嗜睡,可有迟钝或烦躁。最明显的症状是出现深而快的呼吸,呼吸频率有时可高达每分钟 50 次;呼出气带有酮味;患者面颊潮红,心率加快,血压偏低。严重者可昏迷或神志不清,腱反射减弱或消失。患者常可伴有缺水状态。代谢性酸中毒可降低心肌收缩力和周围血管对儿茶酚胺的敏感性,患者容易发生心律失常,急性肾功能不全和休克。

【辅助检查】

血气分析 pH 和 HCO_3^- 浓度明显下降;代偿期的血 pH 可在正常范围,但是 HCO_3^-、BE 和 $PaCO_2$ 均有一定程度的降低。

【治疗要点】

病因治疗。HCO_3^- 为 16~18mmol/L 时,常可自行纠正,不必应用碱性药物。对于 HCO_3^- 低于 10mmol/L 的重症酸中毒患者,应立即输入碳酸氢钠进行治疗。纠正代谢性酸中毒同时需注意预防低钙及低钾血症。

【护理】

1. 严密监测患者的生命体征、血气值的变化。
2. 5%碳酸氢钠注射液为高渗性,过快输入可致高钠血症、血浆渗透压升高及容量超负荷。
3. 应用碳酸氢钠纠正酸中毒时,若过量可导致代谢性碱中毒,表现为呼吸浅慢,脉搏不规则及手足抽搐。
4. 严密监测电解质的变化:①低钙血症:酸中毒被纠正以后,离子化的钙减少,便会发生手足抽搐。故原先已有低钙血症者,需预先注射 10%葡萄糖酸钙注射液 10~20ml;②高钾血症:代谢性酸中毒未及时纠正会导致高钾血症的发生,一旦患者出现神志淡漠、感觉异常、乏力、四肢瘫软等,应及时通知医生;③低钾血症:代谢性酸中毒过快地纠正酸中毒还可能引起大量 K^+ 转移至细胞内,导致低钾血症,因此在大剂量碳酸氢钠治疗时应补充足够的钾。

四、代谢性碱中毒

【病因】

1. 胃液丧失过多:严重呕吐、长期胃肠减压等。
2. 碱性物质摄入过多:长期服用碱性药物;大量输注库存血,抗凝药入血可转化成 HCO_3^-。
3. 低钾血症。
4. 利尿药的应用。

【病理生理】

代谢性碱中毒可能因不正常的酸丢失或过度的碱蓄积而造成。当发生代谢性碱中毒后,人体通过肺和肾的调节,使之重新达到平衡。

【临床表现】

一般无明显症状,可有低钾血症和缺水的临床表现,严重时可因脑和其他器官的代谢障碍而发生昏迷。

【辅助检查】

代偿期血液 pH 可基本正常,但 HCO_3^- 和 BE(剩余碱)均有一定程度的增高。失代偿时,血液 pH 和 HCO_3^- 明显增高,$PaCO_2$ 正常。可伴有低氯血症和低钾血症。

【治疗】

积极治疗原发病。对丧失胃液所致的代谢性碱中毒,可输注等渗盐水或葡萄糖盐水。碱中毒几乎都同时存在低钾血症,故须同时补给氯化钾。治疗严重碱中毒时(血浆 HCO_3^- 40~50mmol/L,pH>7.65),可应用稀释的盐酸溶液或盐酸精氨酸溶液。

【护理】

1. 严密监测患者的生命体征、血气值的变化。

2. 纠正碱中毒不宜过于迅速,一般也不要求完全纠正。

3. 稀释的盐酸溶液应用方法:将 1mmol/L 盐酸 150ml 溶入生理盐水 1000ml 或 5％葡萄糖注射液 1000ml 中(盐酸浓度成为 0.15mmol/L),经中心静脉导管缓慢滴入(25~50ml/h)。每 4~6 小时监测血气分析及血电解质。

4. 盐酸精氨酸溶液会导致高钾血症,应密切监测血清钾值的变化。

(胥小芳　张海燕)

■ 参考文献

曹伟新,李乐之.2006.外科护理学[M].4 版.北京:人民卫生出版社.

陈孝平.2014.外科学[M].8 版.北京:人民卫生出版社.

李梦樱.2001.外科护理学[M].北京:人民卫生出版社.

刘淑媛,陈永强.2006.危重病护理专业规范化培训教程[M].北京:人民军医出版社.

第 11 章

休克患者的护理

休克是机体受到有害因素的强烈侵袭,迅速导致神经、内分泌、体液代谢和循环功能障碍,全身有效循环血量明显下降,引起组织器官灌注量急剧减少,导致组织细胞缺氧以及器官功能障碍的临床病理生理过程。有效循环血量明显下降和组织器官低灌注是休克的血流动力学特征。组织缺氧,以致造成毛细血管交换功能障碍和细胞受损是休克的本质。目前休克研究在细胞因子、炎性介质的改变及相互关系、细胞内基因的修饰、核转录表达调控等方面迅速发展。

【病因和分类】

出于临床治疗的需要,多年来休克按病因分类,如出血性休克、过敏性休克、感染性休克、心源性休克,一目了然地指明了休克的临床来源。但近年来国内外趋于一致的新认识是:将休克按发生原因的病理生理改变分类,是人们对休克的认识已从临床描述向病理生理水平过渡的必然结果,新分类法能为更好理解和治疗休克提供直接的依据。

1. 心源性休克 心源性休克是由于心脏泵功能衰竭,心排血量下降,动脉系统血流量减少,静脉系统回流受阻,心脏前负荷增加,导致左侧心力衰竭,出现急性肺水肿。在治疗上以减少前负荷进行容量调节为目的。常见于心肌收缩力减弱,如大范围急性心肌梗死(梗死范围超过左心室体积的40%)、重症心肌炎;心脏机械结构异常,如心脏压塞、严重二尖瓣关闭不全;严重心律失常,尤其是室性心律失常。

2. 低容量性休克 因各种原因导致的患者血管内容量不足是这类休克的主要临床病理生理改变。快速大量失血、大面积烧伤所致的大量血浆丧失、大量出汗、严重腹泻或呕吐、内脏器官破裂、穿孔等情况引起的大量血液或体液急剧丧失都可引起血容量急剧减少而导致低血容量休克。失血性休克、创伤性休克属于此类。

3. 分布性休克 这类休克的共同特点是外周血管扩张及阻力血管小动脉扩张使大血管内压力损失,容量血管扩张使回心血量锐减,这两种情况可以单独或合并存在,血液在毛细血管和(或)静脉中潴留,或以其他形式重新分布,而微循环中有效灌注不足。引起血管扩张的因素包括感染、过敏、中毒、脑损伤、脊髓损伤、剧烈疼痛等。过敏性休克、神经源性休克、内分泌性休克、感染性休克都属于这一类。

4. 阻塞性休克 这类休克的基本发病机制是血流的主要通道受阻,根据梗阻的部位分为心内梗阻性和心外梗阻性休克。临床见于主干内肺栓塞、原发性肺动脉高压、主动脉夹层动脉瘤等。阻塞性休克的血流动力学特点因梗阻的部位不同而不同,但基本改变大多是血液回流或输出受阻,导致心排血量减少、氧输送量减少、组织灌注不足、缺血、缺氧。

【病理生理】

休克的病理生理过程是一个连续发展的过程,创伤、骨折、出血作为休克的始动因子,导致一系列休克介导因子的参与,近年来对内皮细胞和因子功能的研究初步揭示,机体自身反应可能导致组织细胞进一步损伤,从而导致休克病因和治疗进一步复杂化。

1. 休克时微循环的变化 导致休克的病理生理改变是有效循环血量不足,外周血管阻力增高及微循环的改变。休克时微循环变化大致可分为3期,即微循环缺血期、微循环淤血期和微循环凝血期。但是,休克的发展过程实际上是渐进的、连续的、无法完全分隔的,各期可以交叉存在。

(1)微循环缺血期(缺血性缺氧期)。微循环变化的特点是：①微动脉、后微动脉和毛细血管前括约肌收缩，微循环灌流量急剧减少，压力降低；②微静脉和小静脉对儿茶酚胺敏感性较低，收缩较轻；③动静脉吻合支可能有不同程度的开放，血液从微动脉经动静脉吻合支直接流入小静脉。

(2) 微循环淤血期（淤血性缺氧期）。微循环变化的特点是：①后微动脉和毛细血管前括约肌舒张（因局部酸中毒，对儿茶酚胺反应性降低），毛细血管大量开放，有的呈不规则囊形扩张（微血池形成），而使微循环容积扩大。②微静脉和小静脉对局部酸中毒耐受性较大，儿茶酚胺仍能使其收缩（组胺还能使肝、肺等微静脉和小静脉收缩），毛细血管后阻力增加，而使微循环血流缓慢。③微血管壁通透性升高，血浆渗出，血流淤滞。④由于血液浓缩，血细胞比容增大，红细胞聚集，白细胞嵌塞，血小板黏附和聚集等血液流变学的改变，可使微循环血流变慢甚至停止。⑤由于微循环淤血，压力升高，进入微循环的动脉血更少（此时小动脉和微动脉因交感神经作用仍处于收缩状态）。由于大量血液淤积在微循环内，回心血量减少，使心排血量进一步降低，加重休克的发展。

(3) 微循环凝血期（弥散性血管内凝血）。从微循环的淤血期发展为微循环凝血期是休克恶化的表现。其特点是：在微循环淤血的基础上，微循环内（特别是毛细血管静脉端、微静脉、小静脉）有纤维蛋白性血栓形成，并常有局灶性或弥散性出血；组织细胞因严重缺氧而发生变性坏死。

2. 休克时主要脏器功能改变

(1) 中枢神经系统：休克早期，通过代偿和血液重新分布，以及脑血流的自身调节作用，除因应激反应而有兴奋性升高外，一般没有明显的脑功能障碍。休克进一步发展，全身动脉压进一步降低而使心排血量减少和血压降低，不能维持脑的血液供给，同时脑的耗氧率增高。严重的缺氧和酸中毒还能使脑的微循环血管内皮细胞和小血管周围的神经胶质细胞肿胀，致脑微循环狭窄或阻塞，动脉血灌流更加减少。在微循环凝血期，脑循环内可以有血栓形成和出血。大脑皮质对缺氧极为敏感，当缺氧逐渐加重，将由兴奋转为抑制（表情淡漠），甚至发生惊厥和昏迷。

(2) 心：除心源性休克伴有原发性心功能障碍外，其他各类型休克也都可引起心功能改变。休克因素作用后，先由于代偿导致心率加快、心肌前负荷代偿性增加、心肌收缩力增加，使心排血量无减少，血压维持正常；后来由于心率增加、心肌耗氧量增加、冠状动脉血流量不足和分布异常，造成心肌缺氧、能量代谢障碍、酸中毒，进而影响心肌的舒缩功能，甚至可出现心力衰竭。

(3) 肺：随着休克的发展，肺功能也发生不同程度的改变。在休克早期，由于呼吸中枢兴奋，故呼吸加快加深，通气过度，导致低碳酸血症和呼吸性碱中毒；继之，由于交感-儿茶酚胺系统兴奋和其他血管活性物质的作用，可使肺血管阻力升高；如果肺低灌流状态持续较久，则可引起肺淤血、水肿、出血、局限性肺不张、微循环血栓形成和栓塞以及肺泡内透明膜形成等重要病理改变，最终导致通气血流比值失调（正常值0.8），此即所谓休克肺（shock lung）的病理学基础。在灌流不足的情况下，通气尚好的肺泡难以获得良好的气体交换，出现"无效腔通气"。肺泡萎陷又使毛细血管内的血流得不到更新，产生肺内分流。这些都会加重患者的缺氧状态，在临床上表现为进行性呼吸困难，即急性呼吸窘迫综合征（ARDS）。呼吸频率在20次/分以上，进行性低氧血症及呼吸性碱中毒，肺顺应性降低，X线检查双肺呈弥漫性毛玻璃样改变。一旦发生ARDS，后果极为严重，病死率很高。

(4) 肝：休克早期，由于交感神经-肾上腺髓质系统兴奋，肝动脉和门脉血管收缩，肝总血流量减低，将肝内血液投入有效血液循环中以维持血压，发挥代偿作用；休克晚期，血液流速减慢、黏度增加，血液淤滞在肝微循环之中，组织缺氧可以诱发肝损伤。造成肝能量代谢、解毒和合成功能障碍，无氧酵解增加，脂肪动员加速，乳酸、酮体堆积，清除毒素能力减弱，凝血-纤溶系统失衡，严重的最终发展为肝功能衰竭。

(5) 肾：肾是休克时最容易损伤的靶器官，因为肾是高血流量器官，约占心排血量的1/4，对缺血非常敏感。肾的改变在休克早期就可发生，这时发生的是功能性的急性肾衰竭，因为它还不伴有肾小管坏死，此时肾功能的变化是可逆的。一旦休克逆转，血压恢复，肾血流量和肾功能即可恢复正常，尿量也将随之而恢复正常。故尿量变化是临床判断休克预后和疗效的重要指标。当休克持续时间较长时，可引起急性肾小管坏死，发生器质性的肾衰竭。临床出现少尿或无尿，代谢性酸中毒，电解质紊乱，含氮代谢物蓄积。

(6) 胃：正常小肠血流量500~1000ml/min。各种原因发生休克时，由于血液的重新分布和血容量不足,肠血流量明显减少。全身失血15%,肠血流量可以减少40%,首先使肠绒毛顶部出现血氧供给障碍,黏膜细胞更新减慢,甚至坏死、脱落,随之出现黏膜通透性增加,肠吸收与分泌功能受影响,肠黏膜屏障破坏,易导致内毒素与肠道内细菌移位,造成机体感染,发生炎性反应综合征。

【临床表现】

按照休克的病程演变,其临床表现可分为两个阶段,即休克代偿期和休克抑制期,或称休克早期和休克期,各期表现特点不同。休克的临床表现,见表11-1,表11-2,表11-3。

表11-1 休克各期的临床表现要点

分期	程度	神志	口渴	皮肤黏膜色泽	皮肤黏膜温度	脉搏	血压	体表血管	尿量	估计失血量
休克代偿期	轻度	神志清楚,伴有痛苦表情,精神紧张	口渴	开始苍白	正常或发凉	100次/分以下,尚有力	收缩压正常或稍升高,舒张压增高,脉压缩小	正常	正常	20%以下(≤800ml)
休克抑制期	中度	神志尚清楚,表情淡漠	很口渴	苍白	发冷	100～120次/分	收缩压为70～90mmHg,脉压小	表浅静脉塌陷,毛细血管充盈迟缓	尿少	20%～40%(800～1600ml)
	重度	意识模糊,甚至昏迷	非常口渴,可能无主诉	显著苍白,肢端发绀	厥冷(肢端更明显)	速而细弱,或摸不清	收缩压在70mmHg以下或测不到	表浅静脉塌陷,毛细血管充盈非常迟缓	尿少或无尿	40%以上(>1600ml)

表11-2 感染性休克的两种临床表现

临床表现	冷休克(低排高阻型)	暖休克(高排低阻型)
神志	躁动、淡漠或嗜睡	清醒
皮肤色泽	苍白、发绀或花斑	淡红或潮红
皮肤温度	湿冷或冷汗	温暖、干燥
脉搏	细速	慢、有力
尿量	<25ml/h	>30ml/h

表11-3 失血性休克的分级及临床表现

级别	失血量(ml)(占全血量%)	心率(次/分)	血压	脉压	毛细血管充盈试验	呼吸(次/分)	尿量(ml/h)	意识
Ⅰ级	<750(<15%)	<100	—	—或↑	—	14～20	>30	轻度躁动
Ⅱ级	750～1500(15%～30%)	>100	—	↓	+	20～30	20～30	焦虑不安
Ⅲ级	1500～2000(30%～40%)	>120	↓	↓	+	30～40	5～15	模糊
Ⅳ级	>2000(>40%)	>140	↓	↓	+	>35	无	昏迷

【辅助检查】

1. 实验室检查

(1) 血、尿和粪常规检查：红细胞计数、血红蛋白值降低可提示失血，反之则提示失液；血细胞比容增高提示有血浆丢失。白细胞计数和中性粒细胞比例增高常提示感染的存在。尿比重增高常表明血液浓缩或容量不足。消化系统出血时粪隐血阳性或呈黑粪。

(2) 血生化检查：包括肝肾功能检查、心肌酶学指标、血糖、血电解质等检查，可了解患者是否合并多器官功能衰竭、细胞缺氧及酸碱平衡失调的程度等。

(3) 凝血机制：包括血小板、出凝血时间、凝血因子Ⅰ、凝血酶原时间及其他凝血因子。当血小板$<80\times10^9$/L，凝血因子Ⅰ<1.5g/L，凝血酶原时间较正常延长3s以上时应考虑弥散性血管内凝血（DIC）的发生。

(4) 动脉血气分析：有助于了解酸碱平衡状况。休克时，因缺氧和乏氧代谢，可出现pH和PaO_2降低，而$PaCO_2$明显升高。若$PaCO_2$超过6.0~6.67kPa（45~50mmHg）而通气良好，提示严重肺功能不全。$PaCO_2$高于8.0kPa（60mmHg），吸入纯氧后仍无改善，提示有ARDS。其中还值得提出的是BE的监测。BE不受呼吸的影响，是表明液体复苏后组织灌注不足程度与持续时间的一种方便而敏感的测定方法，正常值可作为复苏的终极指标，单纯反应代谢性酸碱平衡失调状况。

(5) 血乳酸：严重感染与感染性休克时组织缺氧使乳酸生成增加。在常规血流动力学监测指标改变之前，乳酸水平已升高。因此，乳酸可作为评估疾病严重程度及预后的指标之一。但单纯血乳酸水平尚不能充分反映组织氧合状态。因此，动态监测乳酸水平变化和计算乳酸清除率可能是更好的监测方法。

2. 其他

(1) 影像学检查：创伤者，应视受伤部位做相应部位的影像学检查以排除骨骼、内脏或颅脑的损伤。

(2) B超检查：有助于发现部分患者的感染灶和引起感染的原因。

(3) 阴道后穹穿刺：育龄妇女有停经史时应做阴道后穹穿刺。

【治疗要点】

强调休克治疗的时间性原则，无论患者自身怎样代偿，休克一定会对机体造成损害。休克早期或程度轻微，组织细胞损伤或死亡的数量较少，如在50%以内，则脏器功能损害还可能限制在一定范围内，病程可以逆转；随着休克持续，细胞缺氧损伤程度加重，范围扩大，最终将不可避免地造成脏器功能的不可逆损害，不论是可逆还是不可逆损害，临床表现都是多器官功能障碍综合征（MODS）。各型休克虽病因各异，但共同的救治原则是：就地抢救，不宜搬动，吸氧保暖，消除病因，补液扩容，正确使用血管活性药物，防止水、电解质、酸碱失衡，防止并发症等综合治疗。

1. 纠正循环衰竭　足够的血容量可以纠正休克，即使不能，也是后续有效治疗的基础。过早使用血管活性药物可能掩盖病情，或使之恶化。

(1) 首先调整前负荷的原则：根据病理生理学知识，除分布性休克是以血流分布异常为主要发生机制外，其他几类休克都是以心排血量减少为特征，休克的共同结局是有效血容量减少。所以休克治疗首先应该是判断和调整前负荷，应用液体疗法或使用血管扩张药、利尿药等手段，使前负荷相对应于心肌收缩力处于最佳范围。为加快复苏，临床需要积极的液体疗法，由于时间性的要求，治疗强调力度，液体速度常很快，液体种类的选择也倾向于晶体液。快速大量的扩容治疗不仅要根据局部丢失的液体量，而且要考虑由于血管扩张导致的循环容量相对不足和毛细血管通透性增加而形成的循环容量向组织间的移动。应该指出，即使承担一定程度的组织水肿（如脑水肿、肺水肿等）也应坚决维持有效循环容量。此时，两害相较取其轻。

(2) 调整前负荷与药物疗法兼用的原则：单纯调整前负荷效果有限，休克救治中常需兼用心血管活性药物，如正性肌力药、血管扩张和血管收缩药。每种药物都有局限性和不良反应，为扬长避短，每种都尽量用小剂量，可同时联用几种（如2~4种），种类配伍根据需要选择。血管扩张药在近年休克治疗中越来越受重视，因为它改善心肌顺应性和心肌做功，增加心排血量，有助于更好地输入液体和改善微循环，对合并心功能不全患者尤其适合。临床应用最多的是小剂量硝酸甘油，因为它主要扩张容量血管，也有扩张冠状血管的作用，并使液体疗法更加安全和使回心血量的调节更易进行。纯血管收缩药如甲氧明、间羟胺（阿拉明）、去甲肾上腺素等在抢救时临床已较少应用，但并不排斥，有时仍为必要。休克复苏很重视动脉血压，因为维持一定的灌注压是必要的,但当代治疗中还更看重循环灌注的血流量,单纯α兴奋作用提高血压通常是以进一步牺牲脏器灌注血流量为代价的,因此需要在血压和血流量之间寻找适当平衡,休克治疗追求的是压力和血流量两者同时得到恢复。

2. 纠正呼吸衰竭　休克患者常合并低氧血症,严重的低氧血症如未能及时纠正可加重组织缺氧,加重器官功能衰竭,重症患者可出现二氧化碳潴留和呼吸衰竭,也可由于卧床、意识不清而导致排痰困难和气道不畅,这些都会加重休克的病情,必须积极予以纠正。现代休克治疗要求争分夺秒尽快恢复组织细胞的供氧,休克和可能休克的患者要立即大量吸氧,必要时还应积极选用气管内插管进行机械通气,目的是保持动脉血氧饱和度(SaO_2)在一定水平。

3. 纠正酸中毒和电解质平衡紊乱

(1)纠正酸中毒:组织器官的低灌注状态,是休克患者酸中毒的根本原因,而因应激反应所释放的儿茶酚胺又促进了酸中毒的发展,因此纠正酸中毒最好的方法在于恢复组织的灌注量。对轻度休克或休克早期,经输液后可迅速改善微循环状况,一般不必过早输注碱性药物。只有当休克比较严重,抗休克措施处理较晚以及复苏较困难的患者,才考虑给予适当的碱性药物,如5%碳酸氢钠溶液。因此,对休克患者须结合临床情况及时发现代谢性酸中毒与可能发生的呼吸性碱中毒或呼吸性酸中毒,并及时处理。

(2)维持电解质平衡:休克时血钾变动较大,少尿和组织破坏容易造成血钾过高,应限制摄入。在休克治疗过程中尿量增多又易出现血钾过低和缺钾,需及时补充。严重休克引起急性肾衰竭而有进行性高血钾者需及时采用胰岛素与葡萄糖溶液治疗,必要时行透析疗法。

4. 保护肾功能　休克患者应常规留置导尿以观察排尿情况。要求每小时尿量为20～30ml,若低于此量,提示肾血流量不足,肾功能受损。在血容量补足而尿量仍少的情况下,可行利尿治疗。上述治疗无效时应按急性肾衰竭处理,行血液透析或持续血液滤过,有助于缓解病情。

5. 纠正导致或加重休克的诱因

(1)呼吸系统诱因:应保持休克患者气道通畅,并积极纠正低氧血症。休克患者可出现低氧血症,而低氧血症又可加重休克,呈恶性循环。如吸氧和一般治疗不能纠正低氧血症,应考虑早期选用气管内插管,人工机械通气。对过敏性休克合并喉头水肿者要及时行气管切开。

(2)感染:根据不同致病菌合理选用敏感抗菌药物,控制原发感染。可先根据原发病的临床表现加以估计,在经验性使用抗生素的同时积极寻找病原体,如行血培养、引流液培养等,并做药物敏感试验,根据药敏结果有针对性地使用抗生素。

(3)加重休克的心律失常:休克患者因严重的低氧血症可导致严重的心律失常,而严重的心律失常又可引起心排血量减低,加重休克。当患者出现明显低氧血症时,首先应纠正低氧血症,吸入纯氧;若纠正低氧血症仍不满意,应考虑使用机械通气。低氧血症纠正后,心律失常多可消失。

6. 其他治疗

(1)激素的应用:感染性休克、毒血症显著而感染一时难以控制者,可应用肾上腺皮质激素治疗,静脉滴注氢化可的松100～200mg或静脉注射地塞米松5～10mg。此外,激素也可用于急性心肌炎、过敏性休克。大剂量应用时可能引起感染扩散、水电解质平衡失调等不良作用,有溃疡病或糖尿病者忌用。

(2)抗凝治疗:对出现DIC的休克患者,抗凝治疗可使血液处于低凝状态而防止新的微血栓形成。宜早期用肝素1mg/kg,应用4h后根据凝血时间调整剂量,应用3～7d后逐步停药。有未愈合的创伤、咯血、溃疡病出血或脑出血者忌用肝素。在肝素等治疗后出血量较多时,可补充凝血因子,适当输入血浆、新鲜血或纤维蛋白原。

【护理措施】

1. 一般护理

(1)专人护理:休克患者病情严重,应置于重症医学科内进行治疗,并设专人护理。

(2)卧位:为利于休克患者血液循环,畅通气道和便于呕吐物流出,防止窒息及吸入性肺炎,应将患者头躯干抬高20°～30°,抬高下肢15°～20°。可防止膈肌及腹腔脏器上移而影响心肺功能,并促进静脉回流,增加回心血量(疑有脊柱损伤时禁用此体位)。并注意尽量减少对患者的搬动,保持安静。

(3)吸氧:休克患者均存在不同程度的低氧血症,通常以鼻导管吸氧或面罩供氧,必要时可建立人工气道给予呼吸机辅助呼吸。如有痰液,应及时吸痰,以保持呼吸道通畅,保证氧疗效果。

(4)及早建立静脉通道:快速建立有效的静脉输液通道是扩充血容量的先决条件,并可同时抽血进行血型检查及配血。一般应选用粗针头或套管针,建立2条或2条以上的静脉通道,以保障扩容治疗和各类药物的及时使用,其中1条应为深静脉,以供监测中心静脉压。

(5)记录出入量:输液时,尤其在抢救过程中,应有专人准确记录输入液体的种类、数量、时间、速度等,并详细记录24h出入量以作为后续治疗的依据。

(6)调节体温:①密切观察体温变化。②保暖:休克时体温降低,注意四肢和躯干的保暖,适当加盖棉被、毛毯。低血容量休克时,快速输入低温库存血,易使患者体温降低,故输血前应注意将库存血复温后再输入。③降温:感染性休克高热时,应以物理降温为主,以免因药物降温导致出汗过多而加重休克,尤其对低血压和低血容量者绝对忌用药物降温。头部可置冰帽,以降低脑代谢,保护脑细胞。

(7)镇静、镇痛:剧烈疼痛可引起和加重休克,因此,对创伤性休克、神经源性休克、急性心肌梗死引起的心源性休克等患者,应注意及时控制剧烈疼痛,遵医嘱使用相应药物。

(8)预防意外损伤:对于烦躁或意识不清的患者,应加床旁护栏以防坠床,必要时用约束带约束固定。

2. 休克的监护　在现代休克治疗中应用高技术手段的趋向越来越突出,血流动力学和多脏器、多生命体征的监测,多种治疗仪器的普及使用在临床已较为常见。在监测的基础上,又产生了治疗目标的概念,即在理解病理生理的基础上,医生们对重要的生理参数设定一定的治疗目标。如维持平均动脉压(MAP)在60mmHg(8.0kPa),心率在80～120次/分,动脉血氧饱和度(SaO_2)在90%,肺动脉楔压(PCWP)维持在10～18mmHg,心排血指数(CI)在非感染性休克中应>2.2L/(min·m^2)、感染性休克时应维持在4.0L/(min·m^2)。说明监护已经成为贯穿休克护理、治疗全过程的必需措施。

(1)一般监测

①意识:患者的意识状况常反映神经中枢的血液灌注。在休克早期,脑组织缺血缺氧尚不明显,常表现为烦躁不安、紧张、激动等自主神经兴奋症状,此时需耐心劝慰患者,使之积极配合治疗护理。若休克进一步发展,脑组织严重缺血缺氧,神经细胞功能受到抑制,则可表现为表情淡漠、意识模糊甚至昏迷,此时应给予适当约束,加用床档以防坠床。

②肤色:皮肤颜色由红润转为苍白是休克的重要体征,反映外周血管收缩,血流量减少;若口唇和(或)甲床发绀则说明微循环淤滞,休克在继续恶化;皮肤有出血点或瘀斑,提示可能发生DIC。肤色的改变往往出现在血压、脉搏变化之前,而恢复则在其后,应注意仔细观察。

③肢端温湿度:肢端温度降低和肢端与躯体温差加大,是因周围血管收缩,血流量减少所致。休克早期,仅有手足发凉,干燥或潮湿,若温度降低范围扩大,延及肘及膝部以上,四肢湿冷或伴出冷汗,表示休克程度加重。温差的缩小或加大,可作为判断周围循环血液灌注状态的参考。

④受伤部位、数目、大小、出血情况:由于休克患者病情危重,护士常忙于抢救而忽视对伤口的细致观察。值得注意的是,不少休克患者,其休克本身,与伤口的继发性出血、大量渗血、化脓感染、骨折端压迫疼痛等有直接因果关系。因此,应注意仔细检察患者的受伤部位、数目及大小,经常观察伤口有无出血、肿胀,分泌物颜色、气味,有无气泡等,发现异常,及时报告医生。

(2)呼吸功能监测:观察呼吸的频率及节律,休克早期由于缺氧和代谢性酸中毒,呼吸深快;晚期由于呼吸中枢受抑制,呼吸浅慢甚至不规则。听呼吸音和呼吸道通畅情况,反映患者的呼吸道有无梗阻、痰堵、误吸,呼吸音低表明休克加重。

监测血气分析,包括PaO_2、$PaCO_2$、HCO_3^-、BE等。

临床上可以利用肺动脉漂浮导管测得心排血量(CO),采得肺动脉内的混合静脉血,同时结合动脉血气分析和血红蛋白(Hb),就可计算出氧输送量(DO_2)、氧耗量(VO_2)和氧摄取率(O_2ext)等氧相关指标。应用上述3项氧相关指标可对机体的氧供、氧耗和氧需状况进行客观的量化评定。其临床意义及影响因素可概括为:

①DO_2反映氧供状况,为单位时间通过循环系统向全身组织细胞输送的氧量。DO_2取决于两大因素,即CO和动脉血氧含量(CaO_2)。CO取决于前后负荷、心率和心肌收缩力;CaO_2取决于Hb、SaO_2和PaO_2。由此可知,在氧的输送过程中,三大系统发挥着主要作用:心血管系统保证组织灌注,呼吸系统使血液得到充分氧合,血液系统提供足够的Hb以携氧。

②VO_2和$O_2\text{ext}$均反映组织细胞利用氧的状况。

③临界氧输送（CDO_2）为维持组织细胞有氧代谢的最低氧需求量。在正常情况下，VO_2并不根据DO_2的多少来决定，而是依赖组织代谢需要来调整。当DO_2下降时，组织细胞通过增加$O_2\text{ext}$而使VO_2保持不变，说明组织细胞不存在缺氧；当DO_2下降超过一定限度时，即使$O_2\text{ext}$成倍增加，VO_2仍将随DO_2下降而下降，呈现VO_2对DO_2的依赖关系，称供需依赖，为组织细胞缺氧的表现。VO_2由不依赖DO_2转为依赖DO_2的临界点被称为CDO_2。

(3) 循环功能监测

①脉搏：休克时脉率增快常出现在血压下降之前，随着病情恶化，脉率加速，脉搏变为细弱甚至触不到。若脉搏逐渐增强，脉率转为正常，脉压由小变大，提示病情好转。

②血压：低血压是诊断休克的一个重要指标，但不是一个早期指标。休克早期血压变化不明显，收缩压尚能维持在正常范围内；但由于周围血管收缩，舒张压升高更为明显，因而脉压减小，这是休克早期特征性的血压变化。当休克进入失代偿期，血压明显下降。

③心肌供血及节律：心电监护、定时行12导联心电图检查，可实时判断心电活动状态，了解心肌供血情况，及早发现心律失常及其先兆，指导应用合适的治疗药物，评价药物应用的疗效，防范药物的不良反应和中毒。

④前负荷：常用的指标有中心静脉压（CVP）、肺毛细血管楔压（PCWP）。CVP代表右心房或上、下腔静脉近右心房处的压力。通常升高见于右侧心力衰竭或补液量过多过快，降低见于血容量不足。PCWP反映左心房平均压及左心室舒张末期压，升高代表左心功能不全、心源性休克、补液过多，降低代表血容量不足。

⑤后负荷：常用的指标有肺循环的总阻力（PVR）、外周血管阻力（SVR）。PVR代表心室射血期作用于右心室肌的负荷，增高代表有肺血管病变。SVR代表心室射血期作用于左心室肌的负荷。当血管收缩药使休克等使心排血量减低时SVR增加，相反，血管扩张药、贫血、中度低氧血症可致外周血管阻力降低，SVR下降。

⑥心肌收缩力：常用的指标有心排血量（CO）、心排血指数（CI）。CO指左心室或右心室每分钟射入主动脉或肺动脉的血容量。降低意味着组织低灌注，极度降低可以出现心源性休克。CI降低意味着组织低灌注，极度降低可以出现心源性休克，增高见于某些高动力性心力衰竭。

(4) 肾功能监测

①尿量：尿量的监测是护理工作中观察、判断肾毛细血管灌流量的一项重要指标之一。患者在治疗中应放置导尿管，每小时测量尿量。如经抢救治疗后尿量>0.5ml/(kg·h)时，是休克缓解的一个重要指标。

②尿钠：增多为急性肾小管坏死，减少为肾前性氮质血症。

③尿比重、尿渗透压：尿渗压、尿比重升高见于肾前性氮质血症、急性肾小球肾炎等，降低见于急性肾小管坏死。

④血肌酐、尿素氮：当肾小球滤过率下降到正常1/3时血肌酐才上升，下降到正常的1/2时血尿素氮才升高。尿肌酐/血肌酐>30常表明是肾前性氮质血症，<20多为急性肾小管坏死。

3. 液体复苏的护理 液体复苏时护士不仅需遵医嘱迅速建立输液通道并保持输液通畅，准确记录出入量，密切观察输液反应等，尚需在液体复苏中加强临床监测，及时发现或避免液体复苏的并发症。

(1) 穿刺部位的选择：在抢救休克时需合理选择穿刺部位。尽量避免在伤部或伤肢补液，尤其是腹部多脏器伤时不宜做下肢静脉穿刺或插管，一般可选上肢或颈部静脉；若上肢、头部有创伤者，则选用下肢静脉，否则可能会加重出血。必要时可选择桡动脉或股动脉穿刺，一方面监测动脉压，一方面可经动脉加压输血输液。

(2) 补液速度：在复苏过程中不仅需选择合适的液体，还需以适当的速度输入，才能取得满意的效果。一般原则是先快后慢，先晶后胶。但对于非控制性失血性休克患者，在进行彻底止血前补液速度应缓慢，一般以维持组织基本灌流为宜。总之，补液的同时必须根据各项监测指标随时调整输液速度及评估补液效果，并注意观察患者有无肺水肿及心力衰竭的临床表现。

(3) 补液的量：补液虽遵医嘱执行，但护士应明确补液原则。现代观点认为休克时需"适当地超量补充"。但在高原或患者存在肺功能不全的情况下，过度的容量复苏可导致肺水肿，因此，在液体复苏过程中护士必须密切监测患者的病情变化。一般可根据患者血压、脉搏、脉压及尿量等的改变情况来判断有效循环血量是否已补足,并及时报告医生,随时加以调整。

4. 改善组织灌注　休克时常应用血管活性药物以提升血压,改善微循环。使用时从低浓度、慢速度开始。根据血压逐渐加量,血压平稳后,经逐渐降低药物浓度,减慢速度后撤除,以防突然停药引起不良反应。尽量使用微量输液泵,因其可以准确输入药物。在输液过程中,严密观察患者的局部皮肤,严防药物外渗,若注射部位出现红肿、疼痛,应立即更换滴注部位,患处用0.25%普鲁卡因封闭,以免发生皮下组织坏死。

5. 增强心肌功能　对于心功能不全的患者,应遵医嘱给予增强心肌功能的药物,用药过程中,注意心律的变化及药物的不良反应。如果使用洋地黄类药物应监测其血药浓度。

6. 保持呼吸道通畅　观察呼吸形态、监测动脉血气、了解缺氧程度。病情许可时,鼓励患者做深、慢呼吸及有效咳嗽。协助患者做双上肢运动,促进肺的扩张,改善缺氧状况。严重呼吸困难者,可行气管内插管或气管切开,并尽早使用呼吸机辅助呼吸。昏迷患者,头应偏向一侧或使用口咽通气道,以免舌后坠或呕吐物误吸。有气道分泌物时须及时清除。

7. 预防感染　休克时机体免疫功能下降,容易继发感染,应注意预防。在操作前,必须洗手并严格执行无菌技术操作规程。遵医嘱应用有效抗生素。协助患者咳嗽、咳痰。当痰液及分泌物堵塞呼吸道时,及时予以清除,防止肺部感染的发生。观察与感染有关的征象,做好血、尿标本的收集和送检,监测白细胞计数和分类情况,做好伤口、静脉留置导管、导尿管、气管内插管、气管切开等的护理。

（王　玥　张海燕）

参考文献

曹伟新,李乐之.2006.外科护理学[M].4版.北京:人民卫生出版社.

陈孝平.2005.外科学[M].8版.北京:人民卫生出版社.

王志红,周兰妹.2014.危重症护理学[M].北京:人民军医出版社.

徐丽华,钱培芬.2008.重症护理学[M].北京:人民卫生出版社.

第 12 章

营养支持患者的护理

凡是不能经口进食或经口服普通饮食不能满足营养需求的患者,均需用肠内营养或肠外营养支持来提供生命所需要的营养物质。经口或各种胃肠内置管将维持人体代谢所需的营养物质供给患者的方式称之为胃肠内营养(enteral nutrition,EN)支持。将营养物质经静脉途径供给患者,则称肠外营养(parenteral nutrition,PN)支持。若患者所需的营养物质全部经静脉途径供给患者,则称完全胃肠外营养(total parenteral nutrition,TPN)支持。肠内营养比肠外营养更符合正常生理规律,价格便宜,安全方便,并发症少,所以营养支持的基本原则是:只要消化道有功能,尽量应用肠内营养支持。

第一节 营养状态的评估

营养状态评估是制订营养支持方案的前提,也是评价营养支持效果的重要依据。常用的营养状态评估指标,如表 12-1 所示。

表 12-1 营养状态评估指标

序号	项 目	方 法	标 准
1	体重测量	标准体重(kg)=身高(cm)−105	实际体重为标准体重的 80%~90% 为轻度营养不良,70%~80% 为中度营养不良,低于 70% 为重度营养不良
2	近期体重变化	$\frac{原体重-测量体重}{原体重} \times 100\%$	1 周内体重下降>1%~2%,1 个月内下降>5% 或 3 个月内下降>7.5% 或 6 个月内下降>10%,都有临床意义
3	体质指数(BMI)	BMI=体重(kg)÷身高(m)^2	正常值为 18.5~24,>24 为肥胖,<18.5 为营养不良
4	三头肌皮皱厚度(TSF)	患者坐位时臂自然下垂,平卧时双臂在胸前交叉,用卡钳夹住肩峰与尺骨鹰嘴连线中点处的上臂伸侧皮皱 3s,测定其厚度,连测 3 次取平均值	男性为 8.3mm,女性为 15.3mm。减少 35%~40% 为重度营养不良,减少 25%~34% 为中度营养不良,减少 24% 以下为轻度营养不良
5	上臂中点肌周径(MAMC)	用上臂中点周径(MAC)推算上臂中点肌周径,即 MAMC(cm)=MAC(cm)−TSF(cm)×3.14。可代表全身肌肉储存状况	女性 23.2mm,男性 25.3mm。标准值的 90% 为轻度营养不良,60%~90% 为中度营养不良,60% 以下为重度营养不良
6	血清蛋白量	对判断预后有价值;清蛋白半衰期为 20d,不能反映急性营养状况改变	正常值为>35g/L。28~34g/L 表明内脏蛋白轻度消耗,21~27g/L 为中度消耗,<21g/L 为重度消耗

续表

序号	项 目	方 法	标 准
7	血清转铁蛋白量	半衰期为8.8d,能较快反映内脏蛋白改变	正常值为2.0~3.0g/L。1.5~2.0g/L表明内脏蛋白轻度消耗,1.0~1.5g/L为中度消耗,<1.0g/L为重度消耗
8	淋巴细胞计数	淋巴细胞计数=白细胞总数×淋巴细胞%	正常值>$2.0×10^9$/L,$(1.2~2.0)×10^9$/L为轻度减少,$(0.8~1.2)×10^9$/L为中度减少,<$0.8×10^9$/L为重度减少
9	氮平衡	24h尿内尿素氮(g)=尿素氮(g/L)×24h尿量(L),24h总氮丧失量(g)=24h尿内尿素氮(g)+4(经皮肤、粪便、尿中丢失氮的总和)。24h摄入氮量=蛋白质摄入量(g)÷6.25。氮平衡值=24h摄入氮量-24h总氮丧失量	正常值为±1g
10	基础能量消耗(BEE)	男性:BEE(kcal)=66.5+13.75×体重(kg)+5×身高(cm)-6.8×年龄(岁);女性:BEE(kcal)=655.1+9.56×体重(kg)+1.85×身高(cm)-4.68×年龄(岁)	对于手术创伤后患者,应加上临床校正系数,如体温高于37℃时,每升高1℃,能量需求增加12%;严重感染如脓毒症时,增加10%~30%;大范围手术时,增加10%~30%;呼吸窘迫综合征时,增加20%

第二节 肠内营养支持

胃肠道不仅可以消化吸收营养物质,还具有内分泌和免疫防御功能。在生理情况下,胃肠道黏膜是防止肠腔内细菌越过肠壁进入循环的有效屏障。肠腔内存在食物是胃肠道黏膜细胞增殖最重要的刺激;停止进食,或使用肠外营养支持时,可导致肠黏膜因失用而引起绒毛萎缩、细胞量减少及酶活性降低。因此肠内营养支持不仅价格低廉,实施方便,而且有利于维护胃肠道的结构与功能。

一、肠内营养制剂

1. 非要素制剂 适用于胃肠功能较好的患者。该类制剂以整蛋白或游离大分子蛋白为氮源,渗透压接近等渗,口感好,可口服,也可管饲。

2. 要素制剂 由氨基酸或蛋白水解物、葡萄糖、脂肪、多种维生素和矿物质、微量元素等单体物质组成,营养成分较为全面,无需消化即可直接或接近直接吸收和利用。

3. 组件制剂 以某种或某类营养素为主的肠内营养制剂,主要包括蛋白质组件、脂肪组件、糖类组件、维生素组件和矿物质组件。它可对完全制剂补充或强化。

4. 特殊治疗用制剂 针对疾病特点而给予患者个体化的营养支持,目的在于将衰竭脏器的代谢负荷减至最低,纠正脏器功能障碍所致的代谢异常。高支链氨基酸(branched-chain-amino acid,BCAA)配方适用于肝功能异常的患者。BCAA包括亮氨酸、异亮氨酸和缬氨酸,它们均可在肌肉和脂肪组织中被代谢,是人体唯一一类可不经肝代谢的必需氨基酸(essential amino acid,EAA)。BCAA可与芳香族氨基酸竞争性进入血-脑屏障,有助于防治肝性脑病。在应激状态下,BCAA可以抑制蛋白质分解,刺激肝蛋白质合成,有助于或加速疲劳后膈肌肌力的恢复。必需氨基酸配方适用于肾衰竭患者,含有足够的能量、必需氨基酸、组氨酸、少量脂肪和电解质。针对糖尿病患者应限制葡萄糖用量,并充分补充外源性胰岛素,以控制血糖。

二、输入途径

一般根据每个患者的疾病特点,有无误吸的可能和需要营养支持的时间长短等,选择适宜的营养输入途径。除口服外，常见的营养输入途径有鼻胃管、鼻十二指肠空肠管、胃造口、空肠造口。

鼻十二指肠空肠管的置管技术比鼻胃管困难。在置管前先给予甲氧氯普胺（胃复安）10mg，将鼻十二指肠空肠管下至胃内后，嘱患者右侧卧，利用重力和胃的蠕动，数小时后导管可通过幽门。在X线透视指引下放置，成功率更高。此外，也可以借助纤维内镜放置。置管后，应该用X线检查证实营养管是否放置适当，必要时注入造影剂以确定其精确位置。

三、肠内营养的输注

1. 输注时患者体位　经鼻胃管或胃造口输注时，取半卧位，头部抬高至少30°，以防反流，引起误吸。经鼻肠管或肠造口输注时，可取随意卧位。

2. 输注方式　有间歇性注入法、持续注入法、循环间歇性注入法等。经空肠喂养起始速度为20～40ml/h，如患者耐受良好，则可按20ml/h的速度递增，最大不超过120ml/h。一般3～4d可达到全量。空肠与胃不同，空肠对高渗液体的耐受性差，故不要超过配方中的推荐浓度。

四、护理措施

1. 营养液的护理　营养液最好现配现用，配制过程保持清洁无菌。开启的液体放入冰箱保存，时间不超过24h。输注时适当加温，一般保持37～38℃为宜。连续滴注容器及输注管24h更换，尽可能采用匀速持续滴注的方式。

2. 喂养管的护理　喂养管妥善固定，记录外露长度，每天检查固定于鼻部的胶布或腹部造口管出口处的缝线，如有松动，妥善固定或通知医生。胃或空肠造口处应2～3d换药1次，并注意检查有无消化液流出腐蚀皮肤。经喂养管注入药物时，必须碾碎，彻底溶解后方可注入。鼻饲前后用50ml温开水冲洗管道，以免管道堵塞。聚氯乙烯管内含有增塑剂，柔软性较差，对胃内pH很敏感，一般放置7d左右予以更换。聚氨酯材料制成的喂养管可放置6～8周，患者耐受性好。

3. 输注护理　肠内营养液的浓度与总量应逐渐增加，速度可从慢到快，经空肠喂养起始速度为20～40ml/h，如患者耐受良好，则可按20ml/h的速度递增，最大不超过120ml/h。每4～6h检查患者的耐受性，调整输注速度。输注过程中要定期监测胃内残留量，如果潴留量≤200ml，可维持原速度；如果潴留量≤100ml增加输注速度20ml/h；如果残留量≥200ml，应暂时停止输注或减慢输注速度。

4. 并发症的预防护理

(1) 机械性并发症：鼻咽食管损伤是长期经鼻咽食管进行肠内营养支持的并发症。喂养管质地过硬或管径过粗可导致鼻咽食管损伤。预防措施是加强监护，熟练掌握操作技术，选择直径细、质地软的喂养管。

鼻腔置管的患者，置管期间评估插管位置有无发红，患者吞咽时有无咽痛，评估黏膜有无干燥。鼓励患者用鼻呼吸，如医嘱许可，鼓励其进食、水，也可以通过含服口含片来刺激唾液分泌。鼻腔置管的患者，每日进行口腔护理，定时漱口，以保持口腔清洁，防止口腔感染。必要时用液状石蜡润滑鼻孔。

(2) 胃肠道并发症：如恶心、呕吐、腹泻、便秘等。根据不同情况进行处理。

①管饲前翻身、拍背、吸痰、清理呼吸道，以减少喂养过程中因呼吸问题引起的恶心呕吐。发生呕吐时，应立即停止管饲，记录残留量，并将患者头偏向一侧，清理分泌物，同时监测呼吸、心率、血氧饱和度变化。对肠内营养耐受不良（胃潴留＞200ml、呕吐）的患者，可给予促胃肠动力药物，在喂养管末端使用加温器，也有助于患者对肠内营养的耐受。

②腹泻时应记录粪便性质、排便次数和量。注意肛周皮肤的清洁。输注营养液时注意输注速度，肠内营养液新鲜配制和低温保存，一旦腹泻应降低营养液浓度，减慢输注速度，在饮食中加入抗痉挛或收敛药物以控制腹泻。

③出现便秘时要记录24h水的出入量，适当补充温开水和粗纤维食物。若病情允许，喂食后鼓励患者轻微活动，以促进消化。

(3) 代谢性并发症：包括水、电解质、糖、维生素和蛋白质代谢的异常。常见有高血糖、低血糖、水过多、脱水、低/高血钠、低/高血钾及脂肪酸缺乏。应每日记录出入量。定期监测全血细胞计数、凝血酶原时间、血糖、尿素、肌酐、电解质、血清胆红素、丙氨酸转氨酶、天冬氨酸转氨酶、碱性磷酸酶。监测氮平衡情况。

(4) 吸入性肺炎：每次喂食前评估患者的意识状态，有无咽反射；输注食物前评估管道位置是否正确。输注过程中，监测呼吸状态、咳嗽、呼吸短促都是误吸的指征。喂食期间或喂食后半小时抬高床头30°，以促进食物借重力通过胃十二指肠括约肌，减少误吸的危险。监测胃潴留情况，如果潴留量≥200ml，应暂时停止输注或降低输注速度。呼吸道原有病变时，应考虑行空肠造口。如果患者有气管内插管或气管切开插管，在喂食时应保持气囊膨胀。

一旦误吸发生，可采取以下措施：停止输注食物；通知医生；抬高床头30°；将胃内容物吸净。即使小量误吸，也应鼓励患者咳嗽，咳出气管内液体。如有食物颗粒进入气管，应立即行气管镜检查并清除。应用抗生素治疗肺内感染，行静脉输液及皮质激素消除肺水肿。记录喂食停止时间、患者表情以及呼吸状态的改变。

第三节 肠外营养

一、肠外营养制剂

包括葡萄糖、脂肪乳剂、复方氨基酸溶液、电解质、维生素和微量元素等。

1. 葡萄糖 葡萄糖加胰岛素是肠外营养常用的能量供给方式。糖尿病和手术创伤所致胰岛素不足的患者，必须补充外源性胰岛素。在严重应激状态下，机体存在胰岛素抵抗，即使供给外源性胰岛素，糖的利用仍较差，因此需严密监测血糖并给予适当比例的胰岛素。

2. 脂肪乳剂 是肠外营养的另一种重要能源。其作用特点有：所含热量高，尤其适用于对液体摄取量受限的患者；可提供机体必需脂肪酸和三酰甘油，维持机体脂肪组织的恒定；有利于人体吸收脂溶性维生素；对静脉壁无刺激，可经周围静脉输入；脂肪乳剂无利尿作用，亦不自尿和粪中失去。脂肪与葡萄糖共同供能，更符合生理。

3. 复方氨基酸溶液 可分为两类，平衡型与特殊型。平衡型氨基酸含有8种必需氨基酸和8～12种非必需氨基酸，适用于大多数患者。特殊氨基酸适用于特殊患者，如高支链氨基酸和用于肾病患者的制剂等。

近年来，个别氨基酸在代谢中的特殊意义受到重视，较具代表性的是谷氨酰胺。谷氨酰胺属非必需氨基酸，在血液和肌组织中含量极高。谷氨酰胺在肾是最重要的生氨前物质，在肝是糖原生成的主要基质，它又是体内一切增殖迅速的细胞和组织的能源基质。应激反应时肌肉谷氨酰胺输出增加。体内谷氨酰胺的水平和生存率明显相关。应用谷氨酰胺于创伤、感染、术后及危重患者，不仅可以保存细胞内和肌肉的谷氨酰胺，为各类免疫细胞和肠细胞提供能源基质，维持肠黏膜上皮细胞与肠道相关淋巴组织的细胞构成，而且还保持了IgA的生理水平，从而减少细菌移位，保护了肠道的结构完整和免疫功能。谷氨酰胺不稳定、不耐热，一般的氨基酸制剂中不含有谷氨酰胺，目前已制成较稳定的含丙氨酸或甘氨酸的双肽用于临床。

二、肠外营养液的输入途径

1. 外周静脉营养 主要适用于营养支持在2周以内、治疗剂量不大，或因单纯肠内营养不能满足需要而须同时辅以静脉营养的患者。由于周围静脉管径细小，不能耐受较高的渗透压，超过10%浓度的葡萄糖容易引起静脉炎，所以不适于需要较多热量的患者。

2. 中心静脉营养 超过2周的胃肠外营养，必须从中心静脉24h滴注，或因需要的热量高而难以由外周静脉营养提供时应用。中心静脉因血流量大且快，输入的高渗营养液瞬间被稀释，对血管的损伤轻微。因为需经中心静脉置管，所以在技术上和护理上比外周静脉营养复杂。

三、护理措施

（一）肠外营养液输入通路的建立与维护

1. 外周静脉 营养支持过程中，注意观察有无血栓性浅静脉炎发生。由于外周静脉管径细小，高渗营养液会使血管内皮受到化学性损伤，其次置有导管的静脉跨越关节时导管与静脉壁的碰触使静脉受到机械性损伤。发生静脉炎时输注部位的静脉呈条索状变硬、红肿、触痛，一般不发热。目前临床常用的静脉炎分级标准，如表12-2所示。一旦发生静脉炎，应更换输液部位，患肢抬高制动，局部湿热敷、贴渗液吸收贴等。

表 12-2 静脉炎分级标准

级别	临床标准
0	没有症状
1	输液部位发红伴有或不伴有疼痛
2	输液部位疼痛伴有发红和(或)水肿
3	输液部位疼痛伴有发红和(或)水肿,条索状物形成,可触摸到条索状的静脉
4	输液部位疼痛伴有发红和(或)水肿,条索状物形成,可触摸到条索状物长度>2.5cm,有脓液流出

2. 中心静脉

(1)置管过程中应注意的问题

①气胸:置管过程中或置管后患者出现胸闷、胸痛、呼吸困难、置管侧呼吸音减弱等,应考虑气胸的发生,立即报告医生。对依靠机械通气的患者,更应密切观察。

②血管损伤:在同一部位反复穿刺所致,表现为局部出血或血肿形成等,发现后应立即退针并压迫局部。

③胸导管损伤:多发生于左侧锁骨下静脉穿刺时,穿刺时可见清亮的淋巴液渗出,应立即退针或拔出导管,报告医生。

④空气栓塞:因置管过程中或输液过程中导管脱落断开所致,若大量空气进入可立即致死。置管过程中应安置患者于平卧位,嘱患者屏气;置管成功后及时连接输液管道;牢固连接。一旦疑及空气进入,立即置患者于左侧卧位,取头低足高位,使空气贴附在右心房或右心室的右侧,减少进入肺动脉的机会,同时立即报告医师。

(2)输液期间应注意的问题

①导管移位:表现为输液不畅或患者感觉到颈、胸部酸胀不适;X线透视可明确导管位置,每班需记录导管刻度。一旦发生导管移位,应立即停止输液并拔出导管,同时报告医生。

②每日更换输液管道及静脉营养袋,定时更换透明敷料,并记录更换日期。

(3)监测患者有无感染的症状和体征,如体温、血白细胞等。如果可疑有与管道有关的感染发生,协助医生在新的部位重新进行静脉穿刺,使用新的静脉营养液、管道和滤器。拔管后对导管尖端做细菌培养及药敏测试,同时遵医嘱输入抗生素。

(4)不要在配好的静脉营养液中添加任何成分。不要通过营养液输入管道输入其他药物、输血或测中心静脉压。

(二)营养液的配置和输入

1. 营养液应现配现用,24h内输完,保存时应放置于4℃冰箱内,最长不超过24h,以免导致混合物中多种物质分解,使营养素的生物利用度下降。输注前0.5～1h从冰箱取出、置室温下复温后再输。

2. 营养支持过程中对患者进行准确地营养评估,记录患者每日摄入的准确热量、出入量,评估患者有无体液不足或体液过多的症状、体征,监测肝肾功能、血浆蛋白、酸碱平衡、电解质等。

3. 合理安排输液种类和顺序,开始输注肠外营养液时,应慢速输注。针对已出现体液不足者,应先补充部分平衡盐溶液后再输注静脉营养液;已有电解质紊乱者,输注静脉营养液前,先予以纠正。尽量使用输液泵控制营养液输入速度;因为输入过慢,患者营养不足;过快则可因胰岛素分泌可能赶不上血糖的增加而产生高血糖危象。

4. 若病情允许,患者在输入静脉营养的同时可经口进食,以维持消化道功能。

(三)代谢性并发症的预防和护理

1. 低血糖症 易发生于不用脂肪乳剂、仅输入高浓度葡萄糖、突然中断输液或减慢输液速度时,由于内源性胰岛素水平较高,而葡萄糖相对不足所致。低血糖发作时症状多样,且可致死,怀疑低血糖时,可让患者口服葡萄糖,或遵医嘱静脉输注葡萄糖。

2. 高渗性非酮性昏迷 主要是因为给隐性糖尿病患者和严重应激的患者短时间内输入大量高张糖所致。由于血糖过高,血浆渗透压显著升高,造成渗透性利尿。患者表现为多尿、口渴、头痛,甚至昏迷。此时,应立即停止营养液的输入,用1/2浓度的生理盐水加用胰岛素纠正脱水,并监测血糖变化直至正常。预防高渗性非酮性昏迷,应根据患者年龄与耐受程度调节输液速度并决定是否需要外源性胰岛素。定时监测尿糖。

3. 氨基酸水平异常 对长期输注肠外营养的患者应注意补充些不足的氨基酸,如谷氨酸、半胱氨酸、牛磺酸和卡尼汀。

4. 低磷血症　磷在葡萄糖和胰岛素存在的条件下向细胞内转移。此外，蛋白质合成时磷的需要量增加。临床上可见到中度营养不良的患者，接受一段时间的静脉营养时，一般状态稍有改善后逐渐出现肢体疼痛、震颤、腱反射减弱、意识淡漠、呼吸困难等，这是未补充磷或补充不足引起低磷血症所致。

5. 肝功能损害　使用全肠外营养超过2周，部分患者出现转氨酶升高、脂肪肝、淤胆，甚至黄疸，这是目前全肠外营养尚不能克服的缺陷，多在停用后数周内恢复正常，极少成为迁延性病变。脂肪肝与过多输入葡萄糖有关，淤胆与过量氨基酸输入有关。

6. 其他　脂代谢异常、电解质失衡、微量元素缺乏、代谢性酸中毒等。

（张海燕）

参考文献

陈孝平.2014.外科学[M].8版.北京:人民卫生出版社.

刘长文,徐淑秀.2002.危重症脏器支持与护理[M].北京:人民卫生出版社.

王志红,周兰姝.2007.危重症护理学[M].2版.北京:人民军医出版社.

第 13 章

损伤患者的护理

各种致伤因子作用于人体,造成的组织结构破坏和生理功能障碍统称为损伤。导致损伤的主要因素有机械性、物理性、化学性和生物性等。通常把由机械性因素导致的损伤称为创伤。

第一节 创 伤

创伤主要是指机械力作用于人体所造成的损伤,其特点首先是致残率高,影响人口素质和生存质量。严重创伤(ISS 评分≥16)的致残率达 36.1%,其次,损伤多发生于青壮年,伤后潜在寿命损失年数(YPLL)和对社会生产力的影响远远超过其他疾病。美国前 2 位死因为肿瘤和心脏病,但创伤的 YPLL 大于肿瘤和心脏病之和。在新加坡,创伤为第 5 位死因,但 YPLL 却居首位。因此,创伤对社会劳动力的损失最大。

【创伤分类】

1. 按伤口是否开放分类

(1)开放性创伤:①擦伤(abrasion)常因皮肤与外界硬物或毛糙物摩擦而发生;②撕裂伤(laceration)钝性暴力作用于体表,造成皮肤和皮下组织撕开和断裂;③切伤和砍伤(incised wounds or cut wounds)切伤为锐利物体(如刀刃)切开体表所致;砍伤与切伤相似,但刃器较重(如斧)或作用力较大。

(2)闭合性创伤

①挫伤(contusion):最为常见,系钝性暴力(如枪托、石块)或重物打击所致的皮下软组织损伤,常为浅表软组织的挫伤。

②挤压伤(crush injury):指机体大范围的皮下组织或肌组织受巨大暴力捻挫或长时间挤压所造成的损伤。

③扭伤(sprain):常发生于关节周围,系关节部位的某一侧受到过大的牵张力使关节异常扭转,致相关韧带、肌腱、肌损伤或撕裂。

④震荡伤(concussion):又称冲击伤,多由爆炸产生的冲击波形成的高压及高速气流引起胸腔、腹腔内脏器官及耳鼓膜损伤等。

⑤关节脱位和半脱位(luxation and semiluxation):系关节部位受到不匀称的暴力作用后所引起的损伤。骨骼完全脱离关节面者称为完全性脱位,部分脱离关节面者称为半脱位。

⑥闭合性骨折(closed bone fracture):系强力作用于骨组织所产生的骨断裂。

⑦闭合性内脏伤(closed internal injury):系强暴力传入体内所造成的内脏损伤。

2. 按损伤部位分类 可分为颅脑伤(craniocerebral injury)、颌面颈部伤(maxillofacial and cervical injury)、胸部伤(chest injury)、腹部伤(abdomen injury)、骨盆部伤(pelvis injury)、脊柱脊髓伤(spine and spinal cord injury)、上肢伤(upper extremity injury)、下肢伤(lower extremity injury)、多发伤(multiple injury)。

3. 按致伤因子分类 可分为冷武器伤(cold weapon wounds)、火器伤(firearm wounds)、冲击伤(blast injury)、复合伤(combined injury)。

4. 其他分类 按火器伤伤道形态可分为切线伤、反跳伤、非贯通伤和贯通伤 4 种;按相邻体腔是否联合损伤分类,通常仅指胸腹腔同时发生损伤并伴有膈肌破裂,此种损伤称为胸腹联合伤。

【创伤的病理生理】

1. 炎症与免疫反应 机体在致伤因素的作用下,会出现炎症反应,表现为局部红、肿、热、痛。

红、肿、热主要是因为肥大细胞释放组胺,使微血管扩张和通透性增高,形成充血和渗出所致;疼痛是因组织内压增高、缓激肽等引起。

炎症和免疫反应两者关系非常密切,许多免疫因子可激发诱导和调控炎症反应;炎症细胞,如中性粒细胞和单核细胞免疫功能可能低下,也可能亢进。

2. 神经内分泌系统反应　致伤因素作用于人体后可引起一系列神经内分泌系统的变化,其中以交感-肾上腺髓质、下丘脑-垂体和肾素-醛固酮3个系统的反应最为重要。在上述神经内分泌变化的作用下,机体会发生糖、脂肪和蛋白质的代谢变化,出现高血糖、高乳酸血症,引起负氮平衡;水、电解质代谢紊乱可致水钠潴留,钾排出增多;也可出现钙磷代谢异常等。

3. 主要内脏器官的功能变化　严重创伤可引起多系统器官功能不全综合征(MODS)。肠道不仅是创伤和休克时最易受损的靶器官,同时因肠屏障功能障碍而成为体内最主要的内源性感染源,对肝、肺及全身脏器功能产生重要影响。肝库普弗细胞吞噬功能减弱,可诱发或加重感染;同时肝是机体生化代谢反应和能量转化的中心器官,肝细胞损伤必然会导致全身生化代谢紊乱和能量转化障碍。肺功能不全通常在创伤后最先发生且发生率最高,可产生全身缺氧和酸碱平衡紊乱;因肺代谢和屏障功能丧失,使大量有害物质得不到消除。

【创伤的组织修复】

1. 创伤的修复过程

(1)炎症反应阶段:时间为3～5d,伤后早期伤口血液凝固和纤维蛋白溶解、免疫应答、微血管通透性增高,炎性细胞渗出以清除致伤因子和坏死组织,防止感染,为组织再生与修复奠定基础。

(2)组织增生和肉芽形成:成纤维细胞、内皮细胞等经增殖、分化、迁移,分别合成分泌组织基质(主要为胶质纤维)和逐渐形成新生毛细血管,并共同构成肉芽组织。

(3)伤口收缩与瘢痕形成:伤口边缘向中心移动、收缩,以清除创面,恢复机体组织的连续性,随着愈合过程的进展,胶原纤维不断增加,成纤维细胞和毛细血管逐渐减少,最后转变为细胞和血管均少、而纤维较多的瘢痕组织。

2. 伤口愈合类型

(1)一期愈合:一期愈合通常指创口小、清洁、无感染,不产生或产生很少的肉芽组织的愈合,典型实例是外科切口的愈合。

(2)二期愈合:二期愈合又称间接愈合,是指伤口不能直接对合,而需经肉芽组织填补缺损的组织后方能愈合。多发生于创口较大、坏死组织较多、伴有感染或未经及时而优良的外科处理的伤口。

【创伤的评估】

1. 全身评估　严重创伤或伴有并发症时常出现不同程度的全身反应,因此全身检查大体可反映创伤的严重程度。

(1)生命体征的检查:注意患者呼吸、脉搏、血压、体温等生命体征以及意识状态、面容、体位姿势等,若出现以下任何一项或多项表现,必须进一步深入检查:呼吸频率>25次/分或<15次/分,呼吸困难,呼吸过浅或发绀;脉率>100次/分或微弱、触不清,收缩压<90mmHg或毛细血管充盈时间>2s;意识障碍、语言对答或对疼痛刺激反应迟钝。

(2)创伤严重程度评分:为初步评定伤情,已设计出多种创伤严重程度评分法。院前急救常用的评定法为CRAMS评分法,C(cardiac)为循环,R(respiratory)为呼吸,A(abdomen)为腹部,M(motion)为运动,S(speech)为语言。医院内常用AIS(abbreviated injury score)和ISS(injury severity score)评分。

ISS是在AIS的基础上形成的,AIS是对每个部位损伤程度的评定,ISS则是对全身损伤部位(只取伤情最重的3个部位)的综合评分。AIS是将各种损伤由轻到重分为6级。ISS评分是将人体分为6个分区:①头颈部(包括颅骨和颈椎);②面部(包括口腔、耳、眼、鼻和面骨);③胸部(除胸内脏器外还包括膈肌、肋骨和胸椎);④腹部和盆腔脏器(包括腰椎);⑤四肢与骨盆(但不包括脊椎);⑥体表(包括任何部位的皮肤)。在计算时只将全身6个区中损伤最严重的3个分区各取一最高AIS值求其平方和。分值为1～75。75分见于两种情况:一是有3个不同部位AIS=5的损伤;二是一处AIS=6的损伤(AIS=6的ISS值就定为75)。目前一般认为ISS<16分者为轻伤,ISS≥16分者为重伤,ISS>20病死率明显增高,ISS>50存活者少,ISS为75是难以救治的极重度损伤。

2. 局部评估

(1)闭合性创伤检查:不同闭合性创伤的症状体征各不同。有些易于诊断,如肢体受伤后出现疼痛和肿胀,同时有运动障碍、外观畸形等;而有一些缺乏临床指征,如嵌入骨折、单纯脊椎骨折等,这时只能靠X线片确诊。以下方法有助于某些创伤的诊断。

①影像学检查

X线检查：可诊断有无骨折、脱位、金属异物和胸腹腔的游离气体。

计算机断层扫描（CT）和磁共振成像（MRI）：CT主要用于颅脑损伤的检查；MRI在脊髓、颅底、骨盆等处损伤的诊断效果很好。

B型超声检查：可明确有无肝、脾、肾等实质性器官的损伤和腔内积液等。

②试验穿刺：常用于闭合性损伤的诊断，有助于判断内脏器官有无破裂、出血，如血气胸、心包积液或积血。

③导管术：通过插入导管而进一步明确诊断或动态观察内脏出血等情况。

④探查手术：对于患者伤情重，病情变化快并高度怀疑有内脏破裂等严重创伤时，临床立即行探查手术，以起到抢救和治疗的作用。

（2）伤口检查：开放性伤口，如有进行性出血、开放性气胸、腹部肠管脱出等情况，应先做止血、堵塞和覆盖的紧急处理，待手术时再做仔细检查。包括伤口大小、深度、形状；伤口污染情况；伤口的性状；伤口内有无异物存留。

3. 实验室辅助检查

（1）血常规和血细胞比容：判断失血、血液浓缩或感染等情况。

（2）尿常规、尿淀粉酶检查：判断有无泌尿系统和胰腺的损伤。

（3）血生化检查：对疑有肾损伤的患者，可进行肾功能检查；疑有胰腺损伤时应做血淀粉酶检查；血电解质检测和血气分析有助于了解有无水、电解质、酸碱平衡和呼吸功能异常。

【创伤的治疗】

1. 急救　急救的原则是抢救先于诊断和治疗，优先处理致命性损伤，采取边诊断、边救治、再诊断、再救治。急救的目的是抢救生命，必须优先抢救的急症主要包括心跳呼吸骤停、窒息、大出血、张力性气胸和休克等。常用的急救技术为复苏、通气、止血、包扎、固定和搬运（转运）。

2. 局部治疗　伤后早期充分清除坏死或失去生机的组织、血块、异物等有害物质，控制伤口出血，尽可能将已污染的伤口变成清洁伤口，为伤口早期愈合创造良好的局部条件。

3. 全身治疗

（1）抗感染：根据伤口性状给予相应的抗生素治疗。

（2）液体调整和营养支持：临床中根据中心静脉压（CVP）、尿量、血压及电解质检测结果，进行体液调整，以纠正脱水、血清钾异常、血清钙的降低以及酸碱失衡。

【护理措施】

1. 维持循环血容量，执行VIPCO急救程序

V：即保持呼吸道通畅，充分给氧，及时清理口腔血块、呕吐物、痰液等分泌物，必要时做好气管插管或气管切开准备，并备好呼吸机。

I：即立即建立静脉通路，快速输液、输血，扩充血容量，维持血液循环稳定，至少建立2～3条静脉通路，预防低血容量性休克的发生。

P：即心脏泵功能检测，通过监测血压、心率、中心静脉压及肺毛细血管楔压（PC-WP）等血流动力学指标，及时发现并纠正心律失常、心源性休克等。

C：即紧急控制出血，创面广泛出血者立即加压包扎止血预防出血性休克的发生。

O：即需要紧急手术的患者，立即送手术室手术，并注意转运途中生命体征的监测。

2. 疼痛的护理

（1）环境：安静整洁，光线、温度、湿度适宜。

（2）制动：骨与关节损伤时将患肢固定和制动以减轻疼痛。

（3）体位：多取平卧位，肢体受伤时应抬高患肢，有利于患肢静脉回流和减轻肿胀，从而减轻局部疼痛。

（4）镇静、镇痛：根据疼痛程度，遵医嘱合理使用镇静、镇痛药物，同时注意观察病情变化和药物的不良反应。

3. 创面的观察与处理　健康的肉芽组织色泽新鲜呈粉红色，较坚实，表面呈细颗粒状，触之易出血，可用等渗盐水或凡士林纱条覆盖；若肉芽组织生长过快，突出于伤口，阻碍周围表皮生长，应给予剪平后压迫止血，或用10%～20%硝酸银烧灼后再用生理盐水湿敷；若肉芽水肿，创面淡红，表面光滑，触之不易出血，可用3%～5%氯化钠溶液湿敷，促进水肿消退；若肉芽色苍白或暗红、质硬、表面污秽、有纤维覆盖，可用搔刮部分肉芽等方法处理。

4. 引流管的护理　急救中一般留置胃管、胸腔闭式引流管、尿管等，护士应密切观察引流管的性状、颜色、量，保持引流管通畅，妥善固定，特别是变换体位时，要留出足够长度；更换引流时，要遵守无菌原则。对于张力性气胸、血气胸需做胸腔穿刺

或胸腔闭式引流,以解决心肺受压,如1次引流1000~1500ml以上或每小时血性引流液超过200ml连续3h时,应立即报告医生并做好剖胸探查的准备。

5. 并发症的观察和护理

(1)伤处出血:指意外损伤后48h发生的继发性出血,也可以在修复期任何时段。表现为:伤口敷料渗出增多,引流液的性质、颜色和量发生变化。具体表现为患者面色苍白,肢端发凉,脉搏细速等。若发现异常及时报告医生并立即建立静脉通路,快速输液,进行交叉配血并输血等处理。

(2)伤口感染:多见于开放性损伤的患者。若伤口出现红、肿、热或疼痛再次加重,体温升高、脉速,白细胞计数明显增高等,表明伤口已感染,应及时报告医生。早期可以局部理疗和使用有效抗生素。若已形成脓肿,则协助医生行脓肿切开引流术,并协助做细菌培养和药敏试验。

(3)挤压综合征:挤压综合征是指四肢体受到重物长时间挤压致局部肌肉缺血、缺氧改变,继而引起肌红蛋白血症、肌红蛋白尿、高血钾和急性肾衰竭为特点的全身性改变。表现为局部压力解除后,出现肢体肿胀、压痛、肢体主动活动及被动牵拉活动引起疼痛。当外伤患者肢体出现肿胀、压痛、肢体活动时疼痛,皮温下降、感觉异常、弹性减退,在24h出现茶褐色或血尿等改变时,立即报告医生。早期禁止抬高患肢,禁止对患肢进行按摩和热敷。医生切开减压清除坏死组织后,密切观察患肢皮肤温度、血供、感觉、活动等。遵医嘱给予碳酸氢钠及利尿药,防止肌红蛋白阻塞肾小管,对行腹膜透析或血液透析治疗的肾衰竭患者做好相应护理。

6. 心理护理 多发伤患者均是意外伤害,缺乏心理准备,对受伤后果顾虑较多,常表现惊恐、焦虑、担忧、急躁等情绪,护士应关心、体贴患者,同时关心家属,主动与其沟通,及时提供抢救信息,保证抢救工作顺利进行。

7. 功能锻炼 患者病情稳定后,鼓励、指导并协助患者早期进行功能锻炼。根据损伤部位不同,给予相应的有针对性的功能锻炼。预防发生关节僵硬和肌肉萎缩。功能锻炼以主动活动为主,被动活动为辅,循序渐进为原则。

第二节 烧 伤

【病因】

烧伤(burns)是指由热力所引起的组织损伤,包括由火焰、热液(水、汤、油)、热蒸汽、热金属液体或固体(钢水、钢锭等)所引起的损伤。因电、化学物质所引起的损伤,也属烧伤范畴,其特性不同,本节暂不论述。

【病理生理】

根据烧伤病理生理特点,一般将烧伤临床发展分为4期,各期之间相互交错,烧伤越重,其关系越密切。

1. 急性渗出期 烧伤后无论烧伤深浅或面积大小,迅速发生体液渗出。体液渗出的速度,一般伤后6~12h最快,持续24~36h,严重烧伤可延至48h以上。较小面积的浅度烧伤,体液渗出量有限,一般对有效循环血量无明显影响。当烧伤面积较大,体液的渗出量较多,机体代偿不足,循环血量明显下降,可发生休克,因此此期又称为休克期。

2. 急性感染期 烧伤后皮肤黏膜屏障功能受损,机体免疫功能受抑,抵抗力下降,机体对致病菌的易感性增加,通常在休克的同时即可继发局部和全身性感染。近年来,实验研究证明,在严重烧伤时,内源性感染是早期全身性感染的重要来源,细菌可以通过呼吸道、肠道等进入血液循环,播散至各脏器,严重者可引起多器官功能障碍综合征。

3. 创面修复期 创面修复过程在伤后不久即开始。一度烧伤,生发层存在,再生能力强,3~7d痊愈,脱屑,无瘢痕;浅二度烧伤,2周左右痊愈,不留瘢痕;深二度烧伤,3~4周愈合,可产生瘢痕;三度烧伤或严重的深二度烧伤,因皮肤及其附件已全部烧毁,无上皮再生的来源,创面纤维化不可避免,形成瘢痕或挛缩,导致肢体畸形和功能减退。

4. 康复期 深度创面愈合后,可形成瘢痕,严重者影响外观和功能。瘢痕可分为瘢痕增生、痛性瘢痕、瘢痕疙瘩、瘢痕畸形等,均需进行功能锻炼。

【临床表现】

1. 烧伤面积和深度估计

(1)烧伤面积的计算:是指皮肤烧伤区域占全身体表面积的百分数。

①中国九分法:将全身体表面积划分为若干9%的等份,见表13-1。

表 13-1 中国烧伤面积计算九分法

部位		占成人体表面积（%）	占儿童体表面积（%）
头颈	发部 3		
	面部 3	9×1	9+(12-年龄)
	颈部 3		
双上肢	双上臂 7		
	双前臂 6	9×2	9×2
	双手 5		
躯干	躯干前 13		
	躯干后 13	9×3	9×3
	会阴 1		
双下肢	双臀 5		
	双大腿 21	9×5+1	9×5+1-(12-年龄)
	双小腿 13		
	双足 7		

为便于计算和记忆，临床总结出九分法面积估计口诀，即"头三面三颈三，双手五双前臂六双上臂七，身躯前十三后十三会阴一，两侧臀部一个五，双足七双小腿十三，双大腿二十一"。

②手掌法：无论成人或儿童，将五指并拢，其一掌面积为体表面积的1%。

(2)烧伤深度的估计：目前采用三度四分法。

①一度烧伤(first degree burns)为表皮角质层、透明层、颗粒层的损伤。表现为局部红肿，又称红斑性烧伤，有疼痛和烧灼感，皮温稍高，3~5d愈合，不留瘢痕。

②二度烧伤(second degree burns)局部出现水疱，又称水疱性烧伤，分为浅二度和深二度。

浅二度烧伤(superficial partial thickness burns)：伤及真皮表层，即生发层健在。局部红肿，有大小不等水疱。创面质地较软，温度较高，剧烈疼痛，痛觉敏感。约2周痊愈。不留瘢痕，皮肤功能好。

深二度烧伤(deep partial thickness burns)：伤及真皮乳头层以下，仍残留部分网状层，局部肿胀，间或有较小水疱，感觉迟钝，温度较低，有拔毛感疼痛。接近浅二度的，3~4周可自行愈合；接近深二度烧伤，愈合后可有瘢痕和瘢痕收缩，引起局部功能障碍。

③三度烧伤(third degree burns)全层皮肤烧伤，可深达肌肉甚至骨、内脏等器官。皮肤坏死、脱水后形成焦痂，硬如皮革，干燥、无渗液，发凉，针刺或拔毛无痛觉。若创面小，3~4周焦痂脱落后，周围健康皮肤生长可将其覆盖；若创面大者，需要手术植皮，愈合后形成瘢痕，正常皮肤功能丧失，常造成畸形。

2.烧伤严重程度

轻度烧伤(mild degree burns)：面积在9%以下的二度烧伤。

中度烧伤(moderate degree burns)：总面积为10%~29%的二度烧伤，或三度烧伤面积不足10%。

重度烧伤(severe degree burns)：烧伤面积为30%~49%，或三度烧伤面积为10%~19%，或烧伤面积不足30%，但有以下情况之一者：①全身情况较重或已有休克；②较重的复合伤；③中、重度吸入性损伤。

特重烧伤(major burns)：总面积在50%以上；或三度烧伤面积在20%以上。

【烧伤现场抢救】

烧伤的现场急救是去除致伤原因，脱离热源，抢救危及患者生命的损伤，如大出血、窒息、开放性气胸、中毒等。

1.迅速脱离热源　尽快扑灭火焰，脱去着火或沸液浸渍的衣服，或就地翻滚压灭火焰，并用湿衣物扑打或覆盖灭火；若有水源可用大量冷水淋洗或浸入水中（水温一般为15~20℃）或用冷水浸湿的毛巾、纱垫敷于创面。

2.保持呼吸道通畅　火焰、烟雾可致吸入性损伤，引起呼吸窘迫，可放置通气管，必要时行气管内插管或气管切开，保持呼吸道通畅，同时给予氧气吸入。合并一氧化碳者吸入应移至通风处，并吸氧。

3.保护创面　保护好创面，防止创面再损伤和污染。对于手、足部的烧伤用冷水或冰水浸泡0.5~1h，以减轻疼痛和损伤程度；裸露的创面用无菌敷料、干净布类覆盖或行简单包扎后送往医院，若烧伤面积较大者，伤后不能在2h送到附近医院，应在原单位给予抗休克治疗，待休克被控制后再转运；协助患者调整体位，避免创面受压；避免涂有色的外用药，以免影响对烧伤深度的判断。

【烧伤处理】

1.烧伤早期处理

(1)轻度烧伤的早期处理

一般处理：疼痛明显者，遵医嘱给予镇痛药；禁食者给予静脉补液，无禁忌者可以酌情进食；并遵医嘱给予抗生素和注射破伤风抗毒素。

创面初期处理：①根据烧伤面积、深度、部位及污染或感染情况选择包扎、暴露或半暴露治疗；烧伤面积大者趋向于暴露，烧伤面积小者趋向于包扎。②对患者包扎时，要保持其功能位。

包扎处理：包扎具有保护创面、防止创面干燥及再损伤、减轻疼痛、减少污染和及时引流创面渗液的作用。

暴露疗法：使创面的渗液和坏死组织干燥成痂，以暂时保护创面。要求室内清洁，温度28～32℃，湿度50%～60%，接触创面的用品应无菌。

（2）中、重度烧伤的早期处理

一般处理：询问病史，了解伤前体重；清洁创面，评估烧伤面积和深度，测量生命体征，检查有无复合伤、中毒或吸入性损伤，保证呼吸道通畅；进行血常规、肝功能、肾功能等相关检查，并使用广谱抗生素。

烧伤休克的防治：根据体液丢失情况给予补液。

①估算液体量。根据烧伤早期体液渗出的规律估算液体总量。国内通用按烧伤面积和体重计算补液量和补液方案。

伤后第1个24h：成人每1%二、三度烧伤面积每千克体重补充胶体液0.5ml和电解质1ml，另加生理需要量2000ml（小儿按体重或年龄计算）。

伤后第2个24h：电解质和胶体为第1个24h液体量的50%，另加生理需要量2000ml。

伤后第3个24h：视患者病情变化而定。

②补液的种类。a.胶体液：包括血浆、血浆代用品（如右旋糖酐、羟乙基淀粉等），如补液后休克不明显好转，大面积深度烧伤或深度电烧伤，红细胞破坏严重，可考虑输全血；b.电解质：选用平衡盐溶液，可按2份等渗盐水和1份等渗碳酸钠溶液的比例补充或给予乳酸林格液；c.水分：5%～10%葡萄糖注射液。

③补液速度：输液速度先快后慢。伤后8h内输入第1个24h总量的50%，另50%于以后16h内输完。

2.烧伤创面的处理　主要目的是保护创面、减轻损伤和疼痛；防止感染，及时封闭创面，促进愈合。

（1）浅度创面处理：一度烧伤创面主要是镇痛和防止再损伤；浅二度烧伤创面除镇痛外，主要防止感染，促其早日愈合。可采用暴露、半暴露或包扎疗法。特殊部位，如头、面、颈、会阴部不便包扎，可采用暴露或半暴露疗法，趋于愈合或小片植皮的创面亦可采用半暴露疗法。创面的水疱可以保留，也可用无菌注射器将液体抽出，破裂的疱皮应予清创，表面用凡士林纱布覆盖。包扎疗法，创面用生理盐水、0.1%苯扎溴铵溶液或碘伏等消毒创面，涂烧伤软膏，厚层纱布覆盖创面。

（2）深度创面处理：一般采用切痂、削痂或植皮（游离皮片移植）等方法，促使创面愈合。

（3）感染创面处理：导致烧伤创面感染的常见菌种为铜绿假单胞菌、金黄色葡萄球菌、大肠埃希菌、白色葡萄球菌等。近年来真菌感染逐渐增多，并有克雷伯杆菌、无芽孢厌氧菌感染。应加强无菌管理，定时翻身，避免长时间受压，充分暴露创面，局部可用1%磺胺嘧啶银霜剂或溶液，也可用碘伏处理。全身应用抗生素，可先合理选用两种抗菌药物联合抗感染，以后再根据创面细菌培养和药敏试验结果加以调整，并配合营养支持治疗。

【护理措施】

1.维持有效呼吸　及时清理呼吸道分泌物，鼓励患者自行咳嗽咳痰，对气道分泌物较多者，定时翻身、叩背，改变体位或雾化吸入以利于分泌物排出。

（1）若经以上措施分泌物不能排出，呼吸道黏膜水肿，呼吸困难，呼吸频率增快，血氧饱和度下降、血氧分压下降时，协助医生积极做好气管插管或气管切开。

（2）呼吸道烧伤患者多有不同程度的缺氧，一般给予鼻导管或面罩吸氧，及时改善缺氧状态。

（3）针对气管切开的患者，严格执行无菌操作，给予雾化吸入保持呼吸道湿润，稀释痰液，正确吸痰，预防肺部并发症。

（4）针对气管内插管呼吸机辅助呼吸时：①吸痰前给予高浓度或纯氧，每次吸痰不超过15s，吸痰过程中密切观察生命体征，若氧分压（SPO_2）一时不能上升，可给予间断吸氧、吸痰；②持续湿化气道，及时补充湿化瓶内的水，不低于警戒线，其中水的吸入温度在33～35℃，湿度70%～90%。

2.补充液体，维持有效循环血量

（1）迅速建立2条或3条静脉输液通道，保证各种液体及时输入，遵循先晶后胶、先盐后糖、交替输入、先快后慢的原则合理安排输液种类和速度。

（2）根据尿量、中心静脉压、心率、末梢循环、精神状态等判断液体复苏的效果。成年人一般应维持尿量>30ml/h，老年人20～30ml/h，小儿15～

20ml/h,维持舒张压 8.0kPa(60mmHg)以上,脉压 2.7kPa(20.25mmHg)以上,心率 120 次/分之内(小儿 140 次/分)。若尿量过少,血压偏低,心率过快说明有效循环血量不足,应加快输液速度,反之则减慢输液速度。

3. 加强创面护理,促进愈合,防止发生感染

(1)抬高患肢:肢体烧伤者,将患肢抬高,密切观察患肢皮肤温度、颜色、动脉搏动、肿胀等情况。保持关节功能位,适当进行患肢功能锻炼。对于躁动或意识障碍的患者,适当予以肢体的约束,防止损伤创面。

(2)保持敷料清洁干燥:根据创面情况给予相应敷料包扎创面,有渗出、异味时及时更换;定时为患者翻身,避免创面受压时间过长。协助医生做创面细菌培养和药物敏感试验,合理使用抗生素,并观察用药效果及不良反应。

(3)病室环境:病室环境清洁,通风好,每日紫外线空气消毒 2 次,床单位用含氯消毒液每日擦拭,温度适宜在 28～32℃,相对湿度 50％～60％。

(4)特殊烧伤部位的护理

①眼:化学烧伤者早期应反复彻底冲洗以降低化学物质在眼部的浓度,一般选用生理盐水,酸烧伤可用 2％碳酸氢钠溶液,碱烧伤可用 3％～4％硼酸液起到中和作用。分泌物较多者,白天用氯霉素滴眼液滴眼,晚间用红霉素眼膏涂在眼部。眼睑闭合不全者,用油纱布覆盖以保护眼球。

②耳:保持耳部干燥,及时清理分泌物,在外耳道入口处放置无菌干棉球,并经常更换;耳周部烧伤用无菌纱布铺垫,避免耳郭受压,并防止发生中耳炎或软骨炎。

③鼻:保持鼻腔清洁、湿润、通畅,有分泌物时及时清理,防止鼻腔干燥出血,合并感染用庆大霉素等抗菌药物滴鼻。

④口腔:口腔烧伤早期由于水肿可致口唇外翻,呈鱼口状,为防止黏膜干燥,用湿棉签湿润口腔黏膜,拭去脱落的黏膜组织。能进流食者可用吸管吸入,以防食物残渣污染口腔创面,能进半流食或软食者,进食后要保持口腔创面清洁,进食后用生理盐水或硼酸水漱口或做口腔护理,必要时给予静脉营养。

⑤会阴:多采用湿润暴露疗法。剃净阴毛清创后,无菌操作留置尿管。及时清理创面分泌物,保持创面清洁、干燥;用油纱布隔开阴唇,防止因粘连而畸形愈合;每次排便时先在创面涂一些药物(膏),避免粪便污染创面,排便后冲洗消毒创面再涂药。定时放尿,每日定时会阴擦洗,预防尿路及会阴部感染。

(5)心理护理:烧伤大多数由意外事故引起,患者完全缺乏心理准备,躯体和精神都受到巨大的摧残,在整个抢救治疗过程中,由于他们担心生命安危,担心遗留瘢痕、毁容、畸形或残疾,担心医疗费用,加上创面疼痛,全身暴露疗法等原因,容易产生恐惧、焦虑、悲伤、抑郁、自卑、羞涩等心理,我们应耐心倾听,充分了解分析每个患者不同的心理特点,做到心理护理个性化、科学化,使患者增强信心,发挥其主观能动性;耐心解释创面愈合和治疗的过程;遵医嘱镇痛,请有亲身经历的康复者与患者交流,增加患者治疗的信心和安全感。

(6)康复护理:功能锻炼对防治烧伤后关节僵直、肌肉萎缩、肌腱粘连、提高神经肌肉反应能力、增加免疫力有重要作用。指导和协助患者进行功能锻炼:①维持功能体位;②鼓励伤员进行功能锻炼;③制订并实施个体化康复治疗计划;④避免对瘢痕性创面机械性刺激,如搔抓等;⑤防止紫外线与红外线照射受伤部位,因其可促使瘢痕增生。

(孔祥燕　张海燕)

参考文献

曹伟新,李乐之.2006.外科护理学[M].4 版.北京:人民卫生出版社.

陈孝平.2014.外科学[M].北京:人民卫生出版社.

高劲谋,等.2004.我国创伤学急救模式现状及思考[J].中华创伤杂志,6(1):3-5.

郭燕妮,吴晓冰,黄海容,等.2008.100 例特重度成人烧伤护理体会[J].齐齐哈尔医学院学报,29(19):2412-2413.

黄凯显,黄耀光,周建,等.2002.严重多发伤损伤特点及防治[J].创伤外科杂志,4(6):346-349.

孙爱红,桑桂兰,等.2009.多发伤创伤 148 例急救原则与护理[J].齐鲁护理杂志,15(8)65-67.

王正国,等.2000.创伤研究的回顾与展望[J].中华创伤杂志,16(1):7-9.

吴在德,吴肇汉.2008.外科学[M].7 版.北京:人民卫生出版社.

夏秋昕,陈健格,等.2001.多发伤的急救与护理[J].中华急诊医学杂志,10(2):144.

许虹等.2009.特重烧伤护理中的风险管理[M].护理实践与研究,6(19):83-84.

周洪娣,等.2004.严重多发伤的急救护理进展[M].护理研究,18(7):1237-1239.

第14章

外科重症监护

第一节 概 述

重症监护病房(intensive care unit,ICU),是指专业医护人员将疑难危重患者集中管理,应用现代化的医疗设施和先进的临床监测技术,对患者进行严密的监测和治疗的单位。

ICU的特点有别于普通病房,其主要是:①收治重要脏器功能不全的危重患者;②可对患者进行连续、动态、全面的监测,以达到早期诊断并及时处理的目的;③具有最先进的诊治手段;④ICU专职医生与专科医生协同诊治。其水平和规模是医院现代化建设的内容和标志之一。

ICU的模式、规模、建筑、设施以及组织管理形式应由医院的特点及条件决定,目前国内外没有统一的模式。外科重症监护病房(surgery intensive care unit,SICU)主要收治严重创伤、烧伤、严重中毒、复苏后、各种大手术后严重失血、低心排血量综合征及呼吸功能障碍、器官移植、各种类型的严重休克、严重感染、各种原因导致一个或多个器官功能障碍或衰竭,严重代谢障碍以及严重过敏性反应患者。急性传染病、晚期恶性肿瘤患者、病因不能纠正的濒死患者、脑死亡患者、各种慢性传染病、精神病患者等均不属ICU收治对象。

ICU中对病情严重程度的判断可通过危重疾病严重程度评分来实现。危重疾病严重程度评分是根据疾病的一些重要症状、体征和生理参数等来量化评价危重疾病严重程度的方法。

急性生理和慢性健康状况评价系统(acute physiology and chronic health evaluation,APACHE):Knaus医生1981年提出,分为以下3种状况来反映患者疾病疾病严重度:急性生理评分、年龄评分、慢性病评分。①急性生理评分:体温;MAP、HR、R;(A-a)DO_2;动脉血pH;血清Na、K、Cr;Hct、WBC;GCS;每个项目为0～4分。②年龄评分:<44岁=0;45～54岁=2;55～64岁=3;65～74岁=5;≥75岁=6。③慢性病评分(chronic health points score):CVS、Resp、Liver、Renals、Immune,每个项目为2～5分。

1985年Knaus等提出了APACHE的修改本APACHEⅡ(表14-1、表14-2、表14-3)。APACHEⅡ评分=A+B+C,为0～79分,评分越高,病死率越高。国际标准为14～20分。

表14-1 APACHE Ⅱ危重病评分系统表

分值为 A=急性生理评分(APS)

项目\分值	4	3	2	1	0	1	2	3	4
直肠温度(℃)	≥41.0	39.0～40.9		38.5～38.9	36.0～38.4	34.0～35.9	32.0～33.9	30.0～31.9	≤29.9
平均动脉压(MAP,mmHg)	≥160	130～159	110～129		70～109		50～69		≤49
心率(HR,次/分)	≥180	140～179	110～139		70～109		55～69	40～54	≤39
呼吸频率(R,次/分)	≥50	35～49		25～34	12～24	10～11	6～9		≤5

续表

项目 \ 分值	4	3	2	1	0	1	2	3	4
氧合作用下($FiO_2 \geq 0.5$)时 饱和氧$(A\sim a)DO_2$	≥500	350~499	200~349		<200				
氧合作用下($FiO_2 < 0.5$)时 PaO_2					>70	60~70		55~60	<55
动脉血 pH	≥7.7	7.6~7.69		7.5~7.59	7.33~7.49		7.25~7.32	7.15~7.24	<7.15
或 HCO_3(mmol/L)	≥52.0	41.0~51.9	32.0~40.9		22.0~31.9		18.0~21.9	15.0~17.9	<15.0
血清钠(Na,mmol/L)	≥180	160~179	155~159	150~154	130~149		120~129	111~119	≤110
血清钾(K,mmol/L)	≥7.0	6.0~6.9		5.5~5.9	3.5~5.4	3.0~3.4	2.5~2.9		<2.5
血肌酐(Cr,μmol/L)	≥309	177~308	133~168		53~124		<53		
血细胞比容(Hct)	≥0.60		0.50~0.59	0.46~0.49	0.30~0.45		0.20~0.29		<0.20
白细胞计数(WBC,$\times 10^9$/L)	≥40.0		20.0~39.9	15.0~19.9	3.0~14.9		1.0~2.9		<1.0
神经功能(GCS)	等于15减去实际Glasgow昏迷评分的分值								

注:计算 APS 共 12 项生理变量积分之和进行评估

表 14-2 年龄评分表

分值为 B=年龄评分

年龄(岁)	分值
≤44	0
45~54	2
55~64	3
65~74	5
≥75	6

表 14-3 健康状况评分表

分值为 C=慢性健康状况评分

既往健康状况	分值
无下述所指的慢性病*	0
有下述所指的慢性病,患者为择期手术后	2
有下述所指的慢性病,患者为非手术或急诊手术后	5

*指住院前患者具有严重器官功能障碍或免疫功能受损病史,判定标准如下,具备一项即可:①肝:活检证实肝硬化或门脉高压;过去有消化道出血史或肝功能衰竭、肝性脑病。②心血管:Ⅳ级心功能(纽约心脏病学会)。③呼吸系统:慢性限制性、阻塞性或者血管性疾病,活动严重受限,如不能上楼或操持家务,或证明有慢性缺氧、高碳酸血症、继发红细胞增多症、严重肺动脉高压(>40mmHg)或依赖呼吸机。④肾:长期接受透析。⑤免疫损害:曾接受治疗,抗感染能力受抑,如免疫抑制治疗、化疗或放疗,长期使用大量类固醇,或有损害免疫功能的疾病诸如白血病、淋巴瘤、艾滋病(AIDS)。

APACHE Ⅲ 系统在 APACHE Ⅱ 系统的基础上做了改动:①把疾病种类及相应的风险系数增加到 150 项,补充了中等程度的慢性器官损害指标,并给予计分;②扩大了急性生理测量项目,增设 6 个新的项目,包括血尿素氮、胆红素、动脉血二氧化碳分压、血糖、尿量和血清蛋白等;③为排除进入 ICU 后治疗的影响和偶然数值的影响,不记录 24h 内的最差值,而强调记录到达 ICU 时的最原始数值。APACHE Ⅲ 评分的范围是 0~299 分,以 60 分为界限,评分越高,病情越重,病死率越高。

治疗干预评分系统(therapeutic intervention scoring system,TISS):是 Cullen 提出的,每个患者每天都会被评分,以量化其所需接受的治疗项目,评分越高,反映患者的疾病越严重,同时也反映出照顾各类患者的人力需求。TISS 可分 4 级:①一级(0~9 分):不需要 ICU 护理;②二级(10~19 分):需要高依赖病房(HDU)护理,需要 ICU 护士 0.5 名;③三级(20~39 分):需要高依赖 HDU 或 ICU 护理,需要 ICU 护士 0.5~1 名;④四级(>40 分):需要常规的 ICU 护理,需要 ICU 护士 1~2 名。

第二节 呼吸功能的监测和治疗

【呼吸功能的监测】

1. 临床观察指标 ①呼吸的频率和节律、呼吸运动；②咳嗽、咳痰情况，包括痰量和痰液的性质、有无咯血；③肺部叩诊音的变化；④肺部呼吸音的变化；⑤心率、血压和意识状态。

2. 肺功能的监测指标

(1) 潮气量（V_T）：指平静呼吸时每次吸入或呼出的气量，正常成人为 500ml 或 5～7ml/kg。

(2) 每分通气量（V_E）：是静息状态下每分钟进入或呼出肺的气体总量，正常成人 6L/min（5～7L/min）。

(3) 肺活量（VC）：用最大力量吸气后所能呼出的最大气量，成人正常为 65～75ml/kg。

(4) 肺泡通气量（V_A）：是安静状态下每分钟吸气时进入呼吸性细支气管及肺泡参与气体交换的有效气量，正常情况下，肺泡通气量为 4L/min。

(5) 通气/血流比值（V/Q）：是肺泡通气量与肺血流量之比，肺血流量为 5L/min，正常比值为 0.8。

(6) 肺泡-动脉血氧分差 [$P_{(A-a)}O_2$]：指肺泡氧分压与动脉血氧分压的差值，一般为 0.667～2.0kPa（5～15mmHg）。

(7) 肺顺应性：指单位压力变化时引起的肺容量变化。

(8) 气道阻力：指呼吸过程中气体在气道内流动时与气道旁内壁产生的摩擦力。

(9) 氧合指数（PaO_2/FiO_2）：是监测肺换气功能的主要指标之一，正常值为 57.3～74.5kPa（430～560mmHg）。PaO_2/FiO_2 是目前国内外诊断急性肺损伤（ALI）和急性呼吸窘迫综合征（ARDS）最常用、最主要和最简单的指标，结合病史和其他指标，当 PaO_2/FiO_2＜40kPa（300mmHg）为 ALI，PaO_2/FiO_2＜26.7kPa（200mmHg）为 ARDS。

3. 血气分析

(1) pH：血液中氢离子浓度 [H^+] 的负对数，反映血液的酸碱度，正常值为 7.35～7.45，相应的 [H^+] 为（40±5）nmol/L，平均为 7.40。

(2) 动脉血二氧化碳分压（$PaCO_2$）：血液中物理溶解的二氧化碳分子所产生的压力，正常值 4.67～6.0kPa（35～45mmHg），平均 5.33kPa（40mmHg）。$PaCO_2$ 是判断肺泡通气状态的重要指标，升高提示通气不足，降低提示通气过度。$PaCO_2$≥6.67kPa（50mmHg）表示存在Ⅱ型呼吸衰竭。还可以通过 $PaCO_2$ 判断有无呼吸性酸碱平衡紊乱或有无代谢性酸碱平衡紊乱的代偿反应。

(3) 碳酸氢盐（bicarbonate，HCO_3^-）：是反映机体酸碱代谢状况的指标，包括标准碳酸氢盐（standard bicarbonate，SB）和实际碳酸氢盐（actual bicarbonate，AB）。SB 是指动脉血在 37℃，$PaCO_2$ 5.33kPa，SaO_2 100% 条件下，所测得的血浆 HCO_3^- 含量。AB 是指隔绝空气的动脉血在实际条件下所测得的血浆 HCO_3^- 含量，正常值 22～27mmol/L，平均 24mmol/L。正常情况下 SB 和 AB 无差异。SB 不受呼吸因素影响，为血液碱储备，受肾调节，能准确反映代谢性酸碱平衡。AB 则受呼吸性和代谢性双重因素影响，AB 升高可能是代谢性碱中毒或呼吸性碱中毒肾的代偿调节反映。AB 与 SB 的差值反映了呼吸因素对 HCO_3^- 的影响。AB＞SB 提示存在呼吸性酸中毒，AB＜SB 提示存在呼吸性碱中毒，AB＝SB 且＜正常值，提示存在代谢性酸中毒，AB＝SB 且＞正常值，提示存在代谢性碱中毒。

(4) 缓冲碱（base buffer，BB）：BB 是血液中具有缓冲作用的碱离子总和，包括 HCO_3^-、血红蛋白、血浆蛋白和磷酸盐等，正常值为 45～55mmol/L。BB 反映了机体对酸碱平衡紊乱的总缓冲能力（重要成分是 HCO_3^-），不受呼吸因素和 CO_2 改变的影响。

(5) 碱剩余（buffer excess，BE）：BE 是在 37℃、$PaCO_2$ 5.33kPa，SaO_2 100% 条件下，将血标本滴定至 pH7.40 所消耗的酸或碱的量，反映了全血或血浆中碱储备增加或减少的情况，不受呼吸因素的影响。BE 为正值，表明缓冲碱增加，固定酸减少；BE 为负值，表明缓冲碱减少，固定酸增加。正常值为（0±3）mmol/L。BE 只反映了代谢性因素对酸碱平衡的影响，与 SB 的意义大致相同。

(6) 血浆 CO_2 总量（$T-CO_2$）：$T-CO_2$ 是血浆中以各种形式存在的 CO_2 总量，主要包括结合形式的 HCO_3^- 和物理溶解的 CO_2。动脉血浆 $T-CO_2$ 为 28mmol/L，其中 95% 以上为 HCO_3^-，故 $T-CO_2$ 基本反映了 HCO_3^- 的含量。CO_2 潴留或代谢性碱中

毒时，T-CO_2增加；通气过度或代谢性酸中毒时，T-CO_2降低。

(7)二氧化碳结合力(CO_2-CP)：CO_2-CP是指血浆中以碳酸氢根离子形式存在的二氧化碳含量的多少。二氧化碳结合力增高可见于代谢性碱中毒或呼吸性酸中毒；降低可见于代谢性酸中毒或呼吸性碱中毒。正常值为22～31mmol/L。它代表机体重碳酸氢盐的储存量。碱储备增加，既可能是呼吸性酸中毒的代偿，也可能是代谢性碱中毒的直接结果。反之，碱储备减少，可能是代谢性酸中毒，也可能是呼吸性碱中毒的代偿。

(8)动脉血氧分压(PaO_2)：PaO_2是指物理溶解在动脉血液中的氧分子产生的压力，是评估动脉氧合是否充分的标准。在海平面PaO_2的正常值约是13.3kPa(100mmHg)，但PaO_2除了受大气压影响外，还与年龄呈负相关。临床上PaO_2主要用于判断机体是否缺氧和缺氧的程度。当其降至8.0kPa(60mmHg)，为判断呼吸衰竭的标准。

(9)动脉血氧饱和度(SaO_2)：SaO_2反映了动脉血氧与血红蛋白的结合程度，是血红蛋白与氧结合的氧含量与血红蛋白完全与氧结合的氧容量之比，正常值95%～98%。SaO_2间接反映了组织缺氧的程度，可用于评价组织摄氧能力。

4. **胸部X线片分析** 胸部具有含气的肺组织作为天然对比，为X线检查提供有利的条件，因此，胸片也是临床应用最多的X线检查。胸部X线平片表现是肺部病理生理和病理解剖改变的综合反映，它不仅能显示肺内和纵隔的各种疾病，也可了解病变的严重程度，对于ICU患者还能提供体液平衡的信息和各种插管的准确位置。近年来，计算机X线摄影(CR)技术的应用使X线检查又有一步的提高，尤其对手术后和ICU患者提供了更清晰的胸部X线检查。

【呼吸治疗】

1. **氧疗** 氧治疗是通过吸入不同浓度的氧，使吸入氧浓度(FiO_2)和肺泡氧分压(P_AO_2)升高，以增加动脉血氧分压(PaO_2)，从而达到缓解或纠正低氧血症。其目的是缓解或纠正低氧血症，降低低氧所致的过度呼吸作功，降低低氧对心脏的刺激，减少心脏作功和心肌氧耗量。

临床应用的氧疗途径很多，依呼吸道内、外给氧，可分为以下几种。

(1)呼吸道内给氧

①鼻导管、鼻塞：是临床上最常采用的方法，使用于长期吸氧的患者。传统的鼻导管吸氧，需将吸氧管插入鼻咽部，对患者刺激较大，且有实验证实并不比鼻塞给氧效果好，故目前已被较短的双腔吸氧管所代替。

②面罩：可供给氧的面罩主要有以下两种。

简单面罩：面罩应罩住患者口鼻，且应有足够的出气孔，一般给氧流量宜在5～6L/min，使面罩内FiO_2在40%左右。偏低会使面罩内二氧化碳聚积。适合于严重缺氧而无二氧化碳潴留者。

附贮袋面罩：在简单面罩的基础上，加用一贮气袋，以贮存较高浓度的氧。如果附有单项活瓣，患者可吸入贮气袋内氧，而呼出气则由面罩出气孔逸出。此面罩可以小流量而吸入高浓度氧，不浪费氧。

③口含管：主要适用于昏迷伴舌根后坠阻塞呼吸道的患者。

④经气管给氧：已有开放气道的患者，用无菌吸氧管插入气管插管或气管切开套管内吸氧。其氧疗效果好，有利于呼吸道分泌物的排出、保持呼吸道通畅，主要适用于肺部感染严重、呼吸道分泌物多或黏稠不易排出的患者；也常用于昏迷或意识障碍，不能主动排痰和随时有可能发生误吸的患者。

⑤呼吸机给氧：应该是最有效的氧疗途径或方法，它借助机械的作用和不同的物理原理和功能，能最大限度地提高氧浓度，纠正许多特殊类型的缺氧。

(2)呼吸道外给氧

①氧气帐和头罩：主要用于儿童和重症不合作患者。现在有各种材料制成的氧帐和头罩，一般罩内氧浓度、气体的湿度和温度，均可控制和调整，但耗氧量大。

②高压氧疗：是指将患者置于高压氧舱内，在2～3个大气压下给予纯氧，可提高吸入气的氧分压，还可显著提高动脉血中物理溶解的氧含量。在重危患者中，高压氧治疗对脑组织和细胞的缺氧与脑功能的恢复尤其有效。许多医疗实践已证明，对某些脏器的缺氧，高压氧治疗是其他治疗所无法替代的。

③体外膜肺氧合(ECMO)，腔静脉内氧合(IVOX)：这是一种设备较复杂、技术要求高、并发症多的有创氧疗技术。近年来多用于新生儿、早产儿的某些可逆性严重肺疾病。

2. **胸部物理疗法** 胸肺物理治疗是采用规范

的护理程序,通过对胸肺情况评估、雾化吸入-叩拍-振肺-咳嗽运动-体位引流、吸痰等物理措施来保证机体维持正常的肺通气和肺换气的一种临床治疗方法。

通过胸部物理治疗可以打开萎陷的肺泡,促进肺泡复张,保持肺泡换气;清除痰液,利于肺内分泌物的引流;改善通气/血流灌注;通过变换体位,最大限度增加心肺功能;预防及治疗上腹部手术后的肺炎、因痰液滞留而导致的肺炎或呼吸衰竭、长期卧床导致的坠积性肺炎等呼吸并发症的发生。

3. 机械通气

(1)机械通气适应证

①通气泵衰竭为主的疾病:COPD、支气管哮喘、重症肌无力、吉兰-巴雷综合征、胸廓畸形、胸部外伤或胸部手术后等所致外周呼吸泵衰竭,脑部炎症、外伤、肿瘤、脑血管意外、药物中毒等所致中枢性呼衰。

②换气功能障碍为主的疾病:ARDS、肺炎、间质性肺病、肺栓塞等。

③需强化气道管理者:保持气道通畅,防止窒息;使用某些抑制呼吸药物者。

(2)机械通气禁忌证:①气胸及纵隔气肿未行引流者;②肺大疱和肺囊肿;③低血容量性休克未补充血容量者;④严重肺出血;⑤气管食管瘘;⑥缺血性心脏病及充血性心力衰竭。

(3)机械通气模式的选择:机械通气的模式很多,选择时主要参照各种通气模式的特点和患者的具体病情,如缺氧纠正的情况、患者的肺功能状况、是否准备撤机等综合考虑。有时在呼吸机使用过程中还需要根据患者的病情变化,不断地调整和改变通气模式。

①容积控制通气(volume controlled ventilation,VCV):潮气量(V_T)、呼吸频率(RR)、吸呼比(I/E)和吸气流速完全由呼吸机来控制。能保证潮气量和分钟通气量的供给,完全替代自主呼吸,有利于呼吸肌休息,但不利于呼吸肌锻炼。

②压力控制通气(pressure controlled ventilation,PCV):预置压力控制水平和吸气时间。吸气开始后,呼吸机提供的气流很快使气道压达到预置水平,之后送气速度减慢以维持预置压力到吸气结束,之后转向呼气。该通气模式可使峰压较低,有可能降低气压伤的发生,能改善气体分布和V/Q,有利于气体交换。

③同步(辅助)控制通气(Assisted CMV,AC-MV):自主呼吸触发呼吸机送气后,呼吸机按预置参数(VT,RR,I/E)送气;患者无力触发或自主呼吸频率低于预置频率,呼吸机则以预置参数通气。与CMV相比,唯一不同的是需要设置触发灵敏度,其实际RR大于或等于预置RR。

④间歇强制通气(intermittent mandatory ventilation,IMV)/同步间歇强制通气(synchronized IMV,SIMV):IMV是指按预置频率给予CMV,实际IMV的频率与预置相同,间隙控制通气之外的时间允许自主呼吸存在;SIMV是指IMV的每一次送气在同步触发窗内由自主呼吸触发,若在同步触发窗内无触发,呼吸机按预置参数送气,间隙控制通气之外的时间允许自主呼吸存在。IMV/SIMV与CMV/ACMV不同之处在于:前者的控制通气是"间歇"给,每一次"间歇"之外是自主呼吸,而后者每一次通气都是控制通气。

⑤压力支持通气(pressure support ventilation,PSV):吸气努力达到触发标准后,呼吸机提供一高速气流,使气道压很快达到预置的辅助压力水平以克服吸气阻力和扩张肺脏,并维持此压力到吸气流速降低至吸气峰流速的一定百分比时,吸气转为呼气。该模式由自主呼吸触发,并决定RR和I/E,因而有较好的人机协调。

⑥SIMV+PSV:在使用SIMV时,由于间歇控制通气之外的每一次均自主呼吸不具有压力辅助,对于自主功能不强的患者往往会感觉较控制通气时费力,并且控制通气和自主呼吸之间的潮气量大小的波动也会造成患者不舒服。因而在患者的每一次自主呼吸都给予一定水平的压力支持,使患者能获得与控制通气水平相当的潮气量,对于减少呼吸功耗,增加人机协调具有十分重要的意义。SIMV+PSV可调节的支持范围很大,实际应用十分广泛。

⑦持续气道正压(continuous positive airway pressure,CPAP):气道压在吸气相和呼气相都保持相同水平的正压即为CPAP。当患者吸气使气道压低于CPAP水平时,呼吸机通过持续气流或按需气流供气,使气道压维持在CPAP水平;当呼气使气道压高于CPAP时,呼气阀打开以释放气体,仍使气道压维持在CPAP水平。

⑧双相间歇正压气道通气(biphasic intermittent positive airway pressure,BIPAP):BIPAP为一种双水平CPAP的通气模式,自主呼吸在双相压力水平均可自由存在。高水平CPAP和低水平

CPAP 按一定频率进行切换,两者所占时间比例可调。该模式允许自主呼吸与控制通气并存,能实现从 PCV 到 CPAP 的逐渐过渡,具有较广的临床应用范围和较好的人机协调。

(4)呼吸机参数的设置和调节

①FiO_2:$FiO_2>0.5$ 时需警惕氧中毒。原则是在保证氧合的情况下,尽可能使用较低的 FiO_2。

②VT:一般为 6~15ml/kg。调节原则是:首先应避免气道压过高,即使平台压不超过 2.94~3.43kPa(30~35cmH$_2$O),并与 RR 相配合,以保证一定的分钟通气量(MV)。容积目标通气模式预置 VT,压力目标通气模式通过调节压力控制水平(如 PCV)和压力辅助水平(如 PSV)来获得一定量的 VT。PSV 的水平一般不超过 2.45~2.94kPa(25~30cmH$_2$O),若在此水平仍不能满足通气要求,应考虑改用其他通气方式。

③RR:应与 V_T 相配合,以保证一定的 MV;应根据原发病而定:慢频率通气有利于呼气,一般为 12~20 次/分;应根据自主呼吸能力而定:如采用 SIMV 时,可随着自主呼吸能力的不断加强而逐渐下调 SIMV 的辅助频率。

④I/E:一般为 1/2。采用较小 I/E,可延长呼气时间,有利于呼气,在 COPD 和哮喘常用,一般可小于 1/2。在 ARDS 可适当增大 I/E,甚至采用反比通气(I/E>1),使吸气时间延长,平均气道压升高,甚至使内源性呼气末正压(PEEPi)也增加,有利于改善气体分布和氧合。

⑤流速波形:一般有方波、正弦波、加速波和减速波四种。其中减速波与其他三种波形相比,使气道峰压更低、气体分布更佳、氧合改善更明显,在临床更为推崇。加速波应用较少。

⑥吸气峰流速:对于有自主呼吸的患者,理想的吸气峰流速应与自主呼吸相匹配,吸气需求越高,则流速也应相应提高,以减少呼吸功耗。正常值为 40~80L/min。

⑦吸气末正压时间:指吸气结束至呼气开始这段时间,一般不超过呼吸周期的 20%,较长的吸气末正压时间有利于气体在肺内的分布,减少无效腔通气,但使平均气道压增高,对血流动力学不利。

⑧PEEP:不同病种常规所需的 PEEP 水平差别很大,COPD 可予 0.294~0.59kPa(3~6cmH$_2$O),ARDS 则可高达 0.981~1.47kPa(10~15cmH$_2$O),而对于支气管哮喘以前趋向于较高水平的 PEEP,而目前则趋向于较低水平的 PEEP,甚至 0kPa 的 PEEP。目前推荐"最佳 PEEP(best PEEP)"的概念:最佳氧合状态;最大氧运输量(DO_2);最好顺应性;最低肺血管阻力;最低肺内分流量(Qs/Qt);达到上述要求的最小 PEEP。但在实际操作时,可根据病情和监测条件进行,一般从低水平开始,逐渐上调,待病情好转,再逐渐下调。

(5)呼吸机的自动监测

①压力监测系统:呼吸机压力监测系统,是较为重要的监测系统。都以压力传感器持续监测患者气道压的变化。

高压报警:高压报警多见于患者咳嗽、分泌物堵塞气道、管道扭曲、自主呼吸与呼吸机拮抗或不协调等。处理方法为:检查呼吸机管道是否打折、受压,倾倒管道内冷凝水;检查患者是否有分泌物堵塞气道、咳嗽等情况发生;若患者存在激动、烦躁不安等表现可以按医嘱适当使用镇静药;对于因呼吸机拮抗或不协调应与医生共同检查,重新设置参数。

低压报警:呼吸机低压报警装置是发现患者脱机的一种保护措施,因为低压报警最可能的因素就是患者脱机。患者一般表现为呼吸急促、发绀、可听到咽喉部有漏气声或听到患者说话声;对气管切开患者可见气管切开口周围分泌物有气泡出现。处理:检查气管导管气囊充气情况,必要时重新充气,如气囊破裂立即更换气管导管;仔细检查呼吸机管路,更换破裂管道并将各接头接紧,尤其检查容易忽视的接口,如集水瓶等;如患者出现呼吸急促、发绀等缺氧症状,立即使用简易呼吸器进行人工呼吸。

②容量监测系统:呼吸机的容量监测装置,主要为保障患者的通气量或潮气量而设置。监测是以流量传感器对吸气或呼气流量积分计算,持续监测患者通气量或潮气量的变化,监测得到的具体数值可以被直接显示。

低容量报警:常见原因主要为患者的气管导管与呼吸机脱开或某处漏气,处理见低压报警;对于有闭式引流者,大量气体自胸腔漏出,需重新设置报警限,调节潮气量以补偿漏气。

高容量报警:实际 TV 或 MV 高于所设置水平的报警,多预示患者可能存在自主呼吸与呼吸机拮抗或不协调。处理见高压报警,同时要检查所设置的通气方式、潮气量、呼吸频率等参数是否合适,报告医生及时调整。

③FiO_2监测:由于机械通气中吸入氧浓度过高

或过低均不尽如人意,过高会引起氧中毒,过低不能满足患者纠正缺氧需要,所以必须控制吸入氧浓度。大多数呼吸机均有此装置并具备气源报警功能。

④湿化器温度监测:湿化器温度监测是防止湿化瓶内温度过高或过低的保险装置。理想的温度监测是保持湿化器温度恒定在所需要的范围,一般在30~40℃。

⑤电源报警:电源报警见于停电或电源插头脱落、电闸掉闸。现在呼吸机配有蓄电池,停电后蓄电池短时间内工作,保证通气。如无蓄电池应立即将呼吸机与患者的人工气道脱开,给予人工通气以确保患者正常的通气功能。

⑥低 PEEP 或 CPAP 水平报警:设置此项报警参数时,一般以所应用的 PEEP 或 CPAP 水平为准,即如设置的 PEEP 或 CPAP 水平为 0.981kPa(10cmH$_2$O),报警水平也设在此水平,一旦低于这个水平,呼吸机就会报警。如未用 PEEP 或 CPAP,则该项参数不需设置。

(6)呼吸机的撤离:所谓撤离是指机械通气向自主呼吸过渡的过程。撤机技术包括逐渐增加患者自主呼吸的时间或逐渐降低通气支持的水平。需严密监护新近撤机患者的病情,因撤机后患者失去了呼吸支持,需要自我保护气道,这意味着他必须神志清楚,能够正确吞咽而不误吸,咳嗽排痰有力。在撤机过程中应鼓励患者多做自主呼吸,锻炼呼吸肌,增强自信。并告知患者,倘若在撤机过程中出现呼吸困难,一定会有相应的呼吸支持,以确保其有足够的供氧及通气,减少患者的焦虑情绪,增加撤机成功率。撤机指征包括:①患者氧合良好,在吸氧浓度<0.6 的情况下,PaO$_2$>8kPa(60mmHg)。②能够维持二氧化碳分压在相对正常范围内。③可以满足断开呼吸机后的呼吸功耗。④神志清楚,反应良好,患者应有张口及咳嗽反射。

4. 气道的湿化与雾化　正常的上呼吸道黏膜有加温、加湿、滤过和清除呼吸道内异物的功能。呼吸道只有保持湿润,维持分泌物的适当黏度,才能保持呼吸道黏液-纤毛系统的正常生理功能和防御功能。建立人工气道后,呼吸道加温、加湿功能丧失,纤毛运动功能减弱,造成分泌物排出不畅。雾化吸入可用于稀释分泌物,刺激痰液咳出及治疗某些肺部疾病。雾化液一般选择蒸馏水或生理盐水,根据病情还可以加入抗炎、止喘、化痰药物。

第三节　血流动力学的监测和调控

【血流动力学的监测】

1. 无创血流动力学监测　无创血流动力学监测是应用对机体组织没有机械损伤的方法,经皮肤或黏膜等途径间接获取有关资料。此方法安全方便,患者易接受。

(1)心率:心率是 ICU 中最简单的、最基本的监测项目。

(2)心电图:心电信号通过导联线上的电极获取。

(3)动脉压:用袖带血压计测定血压是临床上最常见的检查方法。

(4)尿量:监测每小时尿量有助于分析周围组织灌注情况。每小时尿量超过 0.5ml/kg 提示肾血流灌注良好。

(5)心排血量和心功能

①心阻抗血流图:测定心排血量是通过心阻抗仪和多导生理记录仪来完成的,它的原理是在心动周期中,随着心脏舒缩引起的血流动力学变化,组织的电阻也随之变化。

②超声心动图:利用超声波反射观察心脏大血管部位活动情况的一种检查方法,有助于研究评价心脏大小、室壁厚度、瓣膜功能和异常室壁活动。

③多普勒心排血量:利用多普勒超声血流测定来测定血液成分、流动方向及流速。全面反映心排血量、心肌收缩力、后负荷及间接前负荷等血流动力学指标。

2. 有创血流动力学监测

(1)中心静脉压(CVP):中心静脉压是测定位于胸腔内的上、下腔静脉近右心房入口处的压力,主要反映右心充盈情况。正常值为 5~12cmH$_2$O。

适应证:①休克、脱水、失血、血容量不足等危重症患者;②较大、较复杂的颅内手术;③术中需大量输血、血液稀释的患者;④麻醉手术中需施行控制性降压、低温的患者;⑤心血管代偿功能不全或手术本身可引起血流动力学显著变化的患者,如主动脉瘤手术;⑥脑血管舒缩功能障碍的患者。

禁忌证:①凝血机制严重障碍者避免进行锁骨下静脉穿刺;②局部皮肤感染者应另选穿刺部位;

③血气胸患者避免行颈内及锁骨下静脉穿刺。

置管部位：围术期监测 CVP 最常用的部位是右侧颈内静脉，锁骨下静脉、左颈内静脉及股静脉也常选用。

测压方法：有换能器测压和水压力计测压两种。其体表零点位置，通常是第 4 肋间腋中线部位。导管的位置、是否标准零点、胸膜腔内压大小及测压系统的通畅程度是影响 CVP 测定值的主要因素。

中心静脉压监测的意义：①中心静脉压升高：补液量过多或过快；右侧心力衰竭；血管收缩；心包压塞；急性或慢性肺动脉高压；呼吸机和高呼气末正压。②中心静脉压降低：血容量不足如失血、缺水；血管扩张；血管收缩扩张功能失常如败血症。

临床并发症：①疼痛和炎症；②出血；③空气栓塞；④插管部位出现血肿；⑤气胸；⑥心律失常；⑦局部的感染。

(2) 动脉压：有创直接动脉测压法是指经皮肤穿刺或切开皮肤将导管置于周围动脉内，连接压力换能器连续测定动脉压的方法。

适应证：①心血管手术；②血流动力学波动大的手术如嗜铬细胞瘤；③大量出血患者手术，如巨大脑膜瘤切除和海绵窦漏修复术；④各类休克、严重高血压、危重患者手术；⑤术中需进行血液稀释、控制性降压的患者；⑥需反复抽取动脉血做血气分析等检查的患者。

禁忌证：①Allen 试验阳性者禁用同侧桡动脉穿刺；②穿刺部位皮肤感染；③凝血功能障碍者为其相对禁忌证。

置管部位：常采用桡动脉、肱动脉、腋动脉、足背动脉、颈动脉等。

并发症：主要由于血栓形成或栓塞引起血管堵塞。其他并发症包括出血、感染、动脉瘤和动静脉瘘等。

(3) 肺动脉压和肺毛细血管压的监测

适应证：①心脏大血管手术及心脏病患者非心脏大手术，如瓣膜置换术、心功能差的冠状动脉搭桥术、主动脉瘤手术和嗜铬细胞瘤摘除术；②手术患者合并近期发生心梗或不稳定心绞痛、COPD、肺动脉高压者；③各种原因引起的休克、多器官功能衰竭；④左侧心力衰竭、右侧心力衰竭、肺栓塞，需高 PEEP 治疗者；⑤血流动力学不稳定，需用血管活性药物治疗者。

禁忌证：三尖瓣或肺动脉瓣狭窄，右心房或右心室肿瘤、法洛四联症。

肺动脉导管位置：一般通过颈内静脉或锁骨下静脉在监测仪屏上的压力波形指导下判断导管进入心脏位置。

临床意义：肺动脉压（PAP）正常值收缩压＜4kPa(30mmHg)，舒张压＜1.60kPa(12mmHg)，平均压＜2.13kPa(16mmHg)。当肺动脉压＞4.0kPa 为轻度肺动脉高压，＞8.0kPa 为中度肺动脉高压，＞12kPa 为重度肺动脉高压。肺动脉嵌顿压（PAWP）也称肺楔压，正常值平均压 1.07～1.6kPa(8～12mmHg)。PAWP＜5mmHg 表示体循环血容量不足，＞2.4kPa(18mmHg)为即将出现肺淤血，＞4.0kPa 时为肺水肿（心源性）。

(4) 心排血量监测：心排血量（CO）是反映心泵功能的重要指标，受心率、心肌收缩性、前负荷和后负荷等因素影响。Swan-Ganz 导管监测 CO 采取的是温度稀释法（或称热稀释法），这是目前最为简便而且相对准确的方法。近年来新技术的出现，根据动脉脉搏波形连续测定心排血量（pulse indicator continous cardiac output，PiCCO），测定时不需要经肺动脉的导管，仅进行锁骨下静脉（或颈静脉）和股动脉穿刺，在股动脉放置特殊的导管。

(5) 混合静脉血氧饱和度监测（SVO_2）：SVO_2 反映全身氧利用的程度，代表氧供和氧耗的平衡在组织水平的结果。正常混合静脉血氧分压为 40mmHg，SVO_2 为 75%。SVO_2 正常说明组织有充足的氧供，SVO_2 下降提示氧供减少或氧需增加。已有报道在动脉血氧饱和度变化不大时，SVO_2 与心排血量有关。当 CO＜3L/min 时，微小的变化可产生 SVO_2 的巨大变化。故可用 SVO_2 间接监测心排血量的情况。2005 年 ESC 急性心力衰竭指南中推荐在心源性休克及长时间严重低心排综合征患者中，通过肺动脉测定混合静脉血氧饱和度评价氧的摄取，保持急性心力衰竭患者的 SVO_2 在 65%以上。

【血流动力学的调控】

血流动力学监测的目的是为了及时准确地监测心血管系统功能变化，评估心血管功能，明确诊断，指导治疗，制订治疗方案，从而对血流动力学进行调节与控制，并监测调控结果。血流动力学变化的主要因素包括前负荷、心肌收缩力和后负荷三个方面，因此保证静脉回心血量及充足的有效循环血量、维持良好的心功能状态和调节恰当的血管张力是维护循环稳定的关键环节。有效的循环血量、有效的心肌收缩力、一定的血管张力三者中,对前者主要通过容量复苏来解决,而后两者则主要通过药物来进行调控。

(1)前负荷的调节:前负荷不足不能有效地发挥心脏的代偿功能,前负荷过大又会损害心肌收缩力,增加心肌耗氧。前负荷过低可以通过调整体位和输液来纠正;而前负荷过大则可采取以下方法处理。

①体位:取半卧位或坐位垂腿可立即减少静脉回心血量,降低前负荷。

②利尿药:通过抑制肾水、钠重吸收而降低前负荷以及减轻肺淤血、改善心室功能。对使用强心苷的患者给予呋塞米后应预防低钾血症的发生。

③血管扩张药:通过扩张容量血管减轻心脏前负荷,减少心肌耗氧,改善心室功能。临床以硝酸甘油最为常用,硝酸甘油扩张静脉的作用比扩张小动脉的作用强,降低前负荷的作用明显,心力衰竭伴高容量负荷时首选使用硝酸甘油。

(2)后负荷的调节:后负荷过高可增加心室射血阻力,使心肌做功和氧耗增加,而后负荷过低又可影响组织灌注和导致心、脑、肾等重要脏器的缺血。临床调节后负荷的具体方法有使用血管扩张药和血管收缩药等。

①血管扩张药:包括α肾上腺素能受体阻滞药、M胆碱能受体阻滞药及其他直接作用于血管的血管扩张药,能解除血管痉挛,使微循环灌注增加,从而改善组织器官缺血、缺氧及功能衰竭状态。α肾上腺素能受体阻滞药酚苄明、酚妥拉明主要用于嗜铬细胞瘤的术前准备和术中高血压危象的处理。钙拮抗药硝苯地平和尼卡地平可有效地扩张小动脉平滑肌,降低后负荷。硝普钠扩张小动脉的作用比扩张静脉作用强,因而降低后负荷的作用强。心力衰竭伴血压高、低心排者首选硝普钠。前列腺素E_1和前列环素为相对选择性肺血管扩张药,近年被广泛应用于肺动脉高压和右心功能障碍的治疗。

②血管收缩药:收缩皮肤、黏膜血管和内脏血管,增加外围阻力,使血压回升,从而保证重要生命器官的微循环血流灌注。一般很少应用,只有在一些特定情况下才考虑使用。当存在严重的低血压而使用一般的正性肌力药物治疗无效时,可考虑暂时使用去甲肾上腺素,或和其他扩血管药联合应用。

(3)心肌收缩力的调节:心肌收缩力是维持心功能的基础,任何造成心肌受损及过多做功的因素均可导致心肌收缩力下降。临床调节心肌收缩力除去除原发病、调节心脏前后负荷外,常采用以下方法。

正性肌力药的应用:正性肌力药又称强心药,能增强心肌纤维的收缩力,改善心血管的功能状态。强心药主要用来治疗心力衰竭(心功能不全),通过增加心排血量,以适应机体组织的需要。根据作用的方式不同,主要分为以下几类。

①洋地黄苷类:临床上常用的洋地黄苷类包括地高辛、毛花苷C、洋地黄毒苷及毒毛花苷。这类药物可加强心功能不全患者的心肌收缩力,使心排血量增加,心室舒张末压及容量下降,静脉及器官充血缓解,全身各组织器官血流灌注增加。心肌收缩力加强虽可使心肌耗氧量增加,但心室腔缩小及室壁张力下降则使心肌耗氧量下降。其结果是洋地黄苷类能改善心肌的工作能力而不增加心肌耗氧量。心排血量增加可反射地使原已亢进的交感神经系统的兴奋性降低,使心室排血阻力下降,从而使心排血量进一步增加。

②拟交感胺类:临床上常用的拟交感胺类药物有多巴胺、多巴酚丁胺,此外还有异丙肾上腺素、羟苯心安、吡布特罗及沙丁胺醇等。其主要作用是直接兴奋心脏的β肾上腺能受体,增强心肌收缩力和心排血量。可单独使用,亦可与洋地黄或血管扩张药联合使用治疗心力衰竭。

③双吡啶衍生物:临床应用的双吡啶衍生物类主要为氨力农和咪利酮。与双吡啶衍生物类似,具有正性肌力和扩张外周血管的作用。

④一些新合成的强心药:匹罗昔酮,具有正性肌力及扩张外周血管的作用,对急性充血性心力衰竭有改善血流动力学作用;异波帕明与多巴胺药物类似,具有正性肌力和利尿作用,且不影响心率和血压,部分作用是激动β受体,而增加心肌收缩性,能增加心排血量,降低外周阻力,促进利尿;双氢吡啶衍生物,具有激活心肌细胞膜上慢钙通道的作用,可促使钙离子经慢钙通道进入心肌细胞内;撒吗唑,为苯丙咪唑衍生物,具有正性肌力及扩张血管的作用。其正性肌力作用被认为与其提高心肌细胞内肌钙蛋白对钙离子的敏感性有关。

负性肌力药的应用:负性肌力药主要有β受体阻滞药和钙通道阻滞药两类。

①β受体阻滞药:通过阻断心脏β受体降低心肌收缩力和心率。目前临床常用的静脉制剂有美托洛尔(metoprolol)和艾司洛尔(esmolol)。美托

洛尔为中效制剂,反复使用应注意蓄积效应。

②钙通道阻滞药:在钙通道阻滞药中维拉帕米(verapamil)的心肌抑制作用最强,如剂量过大,可出现心动过缓、窦性停搏、低血压、心源性休克、心脏传导阻滞甚至无收缩等。氯化钙或正性肌力药可拮抗维拉帕米的负性肌力作用,而维拉帕米引起的心动过缓和房室传导阻滞,则需用异丙肾上腺素或暂时性起搏处理。

第四节 其他器官功能的监测和治疗

【肾功能监测和治疗】

1. 肾功能监测

(1)肾小球滤过功能测定

①肾小球滤过率(glomerular filtration rate, GFR)测定:是单位时间内经肾小球滤过的血浆量称为肾小球滤过率。肾小球滤过率可通过测定菊粉清除率和内生肌酐清除率等方法来进行评测。

②血尿素氮(BUN)测定:是反映肾小球滤过功能的另外一个常用指标。肾小球滤过率下降到正常的1/2以上时,血尿素氮才会升高,故该指标亦非敏感指标。正常值为 3.2～7.1mmol/L(8～20mg/dl),影响血尿素氮的因素很多,如感染、高热、脱水、消化道出血、进食高蛋白饮食等。

③血肌酐(creatinine,Cr)测定:是反映肾小球滤过功能的常用指标。在外源性肌酐摄入量稳定的情况下,血肌酐浓度取决于肾小球滤过的能力。研究证实,只有当肾小球滤过率下降到正常1/3以上时,血肌酐才明显上升,所以该指标并非敏感指标。血肌酐正常值为 88.4～132.6μmol/L(1～1.5mg/dl),性别、肌肉容积可影响血肌酐数值。

(2)肾小管功能测定

①尿量:尿量测定是肾功能监测最常用的重要指标,正常人 24h 尿量 1000～2000ml;24h 尿量＜400ml 或每小时尿量＜17ml 为少尿;24h 尿量＜100ml 为无尿。

②尿比重:生理状态下正常人尿比重为1.015～1.025;尿比重持续在 1.010 左右,称为尿比重固定。

③尿渗透压:代表着血中和尿中各种溶质分子和离子颗粒总数,当尿渗透压高于血渗透压时,尿被浓缩,反之尿被稀释。尿渗压测定可以比较准确地测定尿浓缩和尿稀释功能,一般采用渗透压自动测定仪测定。

正常值为(800±300)mmol/L。

④血二氧化碳结合力(carbon dioxide combining power,CO_2CP):血中碳酸氢根的浓度是以温度为 0℃、大气压为 101kPa(760mmHg)时,每100ml血浆中碳酸氢根所含二氧化碳的毫升数,通常用二氧化碳结合力表示。正常值为 22～31mmol/L。

2. 急性肾衰竭的治疗

(1)控制原发病或致病因素

①纠正水、电与酸碱平衡、恢复血容量:特别是老年人与原有肾病者。

②抗休克:注意休克时内脏血管可能处于收缩状态,单纯应用收缩血管药物对肾功能可能具有不利的影响,在扩容的基础上较好。在恢复血容量的同时,降低外周血管阻力与黏滞度,增加肾灌注。

③有效抗感染治疗:积极治疗存在的感染性疾病,但注意应选择肾毒性低的药物,必要时配以清创处理。

④预防 DIC:有效控制感染与抗休克是预防DIC 的关键环节。

(2)利尿治疗:适合于血容量恢复后、休克纠正后尿量仍然不增加的患者;利尿可以增加尿量与肾小管内的尿流率,减少管型形成的机会,从而有可能降低小管内压力而增加肾小球滤过率;以多巴胺与呋塞米联用效果为佳。

(3)保守疗法

①少尿期:以控制液体入量为最重要,应"量出为入",液体入量宜小于前一天的全部出量再加500ml,体液出量计算包括尿量、大便量、呕吐量、引流量、伤口渗出量等。

②多尿期:以防止脱水与离子水平低下为主,多尿一周后尿素氮与肌酐水平下降,此时宜补充蛋白质,以利恢复。

③恢复期:主要是防止应用肾毒性药物为主,防止出现新的肾损害。

(4)透析疗法:是抢救急性肾衰竭最有效的手段,可降低病死率、缩短病程,适用于少尿或无尿 2d;尿毒症症状明显;肌酐清除率下降50%以上;血钾≥6.5mmol/L;严重代谢性酸中毒;CO_2CP≤13mmol/L;水中毒表现如脑水肿与肺水肿等。

【肝功能监测和治疗】

1. 肝功能测定项目

(1) 肝功能监测：包括蛋白、糖、脂肪代谢监测。血清胆固醇正常值 3.10～6.50mmol/L。急性肝功能衰竭（ALF）患者血清总胆固醇水平下降，若＜1.5 mmol/L，表示预后较差。

(2) 胆红素代谢监测：正常值总胆红素 1.7～17μmol/L，直接胆红素 0.5～3.4μmol/L，间接胆红素 1.7～13.4μmol/L。肝细胞破坏严重，血清胆红素进行性升高，以结合胆红素为主，丙氨酸转氨酶先升后降，形成"酶胆分离"现象，提示预后较差。

(3) 肝酶谱监测：丙氨酸氨基转移酶（ALT）国际推荐法，正常值为 5～35U/L。天冬氨酸转移酶（AST）：国际推荐法 5～40U/L。丙氨酸氨基转移酶（ALT）/天冬氨酸转移酶（AST）比值可以判断预后，比值 0.31～0.63 时预后良好，比值 0.64～1.19 与预后无肯定关系，比值 1.20～2.26 时预后极差。

(4) 凝血功能监测：ALF 患者凝血因子合成降低，出现凝血功能障碍。PT 超过 50s，PA＜20%，提示预后不良，是肝移植的指征。

2. 急性肝功能衰竭的治疗　患者应在 ICU 实施加强医疗和监护，强调基础治疗的同时，应注重针对三高（血氨、脑脊液与血清中芳香氨基酸、假性神经传导介质升高）、三低（血糖、血钾、血清蛋白低）、二水肿（脑水肿、肺水肿）、二障碍（出凝血功能障碍、肾功能障碍）进行综合治疗。改善肝损害所致的内环境紊乱，少量多次输注新鲜血或新鲜血浆，可补充多种凝血因子，有助于预防出血，并能提供调理素，增强机体免疫力。应用乳果糖，它的治疗作用较为肯定，其作用除酸化肠道与轻泻的作用外，还可提供细菌利用氨的基质，所以它能抑制肠道阴性菌繁殖，减少内毒素血症，而且还可降低肠道毒素的吸收，使血氨下降。血浆置换疗法可部分清除患者体内中分子量以上的毒性物质，减轻肝内炎症；同时，补充新鲜血浆蛋白、凝血因子等，有利于肝细胞恢复和再生。暂时性人工肝支持，可以使因肝功能衰竭所产生的各种有害物质如高度黄疸、高内毒素等得以清除，维持内环境稳定，肝的代谢功能部分被取代，病变的肝可望通过再生而恢复其原有结构和功能，已度过危险期而获得生存。

【出凝血功能监测】

1. 血液凝固时间测定　包括全血凝固时间（CT）、凝血酶原时间（PT）、部分凝血活酶时间（PTT 或 APTT）以及凝血酶时间（TT）等。PT 长短反映Ⅰ、Ⅱ、Ⅴ、Ⅶ、Ⅹ诸因子的含量、质量。APTT 的长短反映Ⅰ、Ⅱ、Ⅴ、Ⅷ、Ⅹ、Ⅺ、Ⅻ等因子的含量和质量。TT 反映的是纤维蛋白原的含量。凝血的第一阶段是凝血活酶的形成，PTT 是测定从第一阶段到血凝时间；第二阶段是凝血酶的形成，PT 测定的就是从凝血酶活化到血凝的时间，而 TT 测定的是纤维蛋白原生成纤维蛋白的时间，即第三阶段。

2. 凝血因子活性的测定　通常测定 Ca^{2+} 含量、因子Ⅶ、Ⅷ及Ⅴ、Ⅳ、Ⅹ、Ⅻ和血小板的计数及质量。

3. 凝血酶原激活的标志物　纤维蛋白肽 A（FPA）和纤维蛋白肽 B（FPB）的出现是凝血酶原激活凝血过程正在进行的标志物。

4. 抗凝系统的测定　抗凝血酶Ⅲ（ATⅢ）及其复合物，ATⅢ是体内最重要的抗凝物质，占血浆中抑制凝血酶物质总活性的 50%～60%。蛋白 C（PC）和蛋白 S（PS），在 DIC 时被消耗。蛋白 C 活化肽（PCP），在 DIC 早期 PCP 含量增高。

5. 纤溶系统的测定　体内凝血系统激活后常伴有继发性纤溶系统的激活。监测包括纤溶酶原激活物，纤溶抑制剂等，纤维蛋白（原）降解产物（FDP）有显著的抗凝作用，血浆肽段 $B_{1\sim42}$ 和 $B_{15\sim42}$，可用来鉴别原发和继发纤溶亢进，D-二聚体（D-Dimer），DIC 患者的阳性率为 93%。

6. 血栓弹力图（TEG）　可以应用微量血标本，在相对短的时间内用简便的方法获得准确的凝血障碍资料，指导治疗，并具有可动态观察的优点。

（吴晓英　王　玥　张海燕）

参考文献

陈孝平.2014.外科学[M].8 版.北京：人民卫生出版社.

王志红，周兰妹.2008.危重症护理学[M].北京：人民军医出版社.

徐丽华，钱培芬.2008.重症护理学[M].北京：人民卫生出版社.

第 15 章

多器官功能障碍综合征患者的护理

在严重感染、创伤和休克等急性危重病情况下,导致两个或两个以上器官或系统同时或一个接一个地发生功能障碍或衰竭,这种序贯渐进的临床过程被称为多器官功能障碍综合征(multiple organ dysfunction syndrome,MODS)。如肠道屏障功能障碍、心功能障碍、急性呼吸窘迫综合征、急性肾衰竭和急性肝功能衰竭等。MODS 是危重病患者的严重并发症和重要死亡原因。

第一节 概 述

【发病机制】

1. MODS 的发病基础 包括以下多种外科危重病:①创伤,烧伤或大手术导致组织严重损伤或失血、失液。②严重的感染。③各种原因的休克。④心搏、呼吸骤停经复苏后。⑤出血坏死性胰腺炎、绞窄性肠梗阻、全身冻伤复温后。⑥输血、输液、用药。⑦原有某种疾病,如冠心病、肝硬化、慢性肾疾病等。此外,糖尿病、营养不良和长期应用免疫抑制药而致免疫功能低下者易发生 MODS。

2. MODS 的发病机制

(1)过度的炎性反应:MODS 的发病机制尚未被完全阐明,目前较趋一致的看法是全身炎症反应综合征(systemic inflammatory response syndrome,SIRS)可能是形成 MODS 最主要的原因。

(2)肠道动力学说:肠道是机体最大的细菌和内毒素库。因此肠道很可能是 MODS 的菌血症的主要来源。肠道屏障功能障碍是 MODS 形成的重要原因,危重病情况下肠黏膜因灌注不足而遭受缺氧性损伤,可导致细菌移位,形成"肠源性感染"从而诱发多种炎症介质释放,引起远距离器官损伤。

3. 重要器官功能障碍的发生机制 MODS 早期发生肺功能衰竭,表现为肺细胞毛细血管内皮损伤,肺间质水肿,肺泡表面活性物质失去和肺泡塌陷、部分肺血管栓塞、肺分流和死腔通气增加,即急性呼吸窘迫综合征(acute respiratory distress syndrome,ARDS)。肝在 MODS 的进展和结局中起了决定性作用。肝具有重要的代谢功能,当 MODS 同时存在严重肝功能障碍时,可使肝的合成和代谢功能恶化。MODS 时,由于肠道屏障功能障碍发生细菌移位或存在其他感染源,导致炎症介质持续释放,且不可控制。MODS 时肾功能障碍可以是组织低灌注的结果,被激活的炎性细胞及其介质亦可直接损伤肾组织。冠脉血流减少,内毒素的直接毒性和血液循环中的心肌抑制因子可引起心功能障碍,先前已存在心血管疾病的患者更易于发生较严重的心功能障碍。

【临床表现】

MODS 的临床过程有两种类型:①一期速发型,是指原发急症发病 24h 后有 2 个或更多的器官系统同时发生功能性障碍。如 ARDS,急性肾衰竭(acute renal failure,ARF),弥散性血管内凝血。由于原发急症甚为严重,24h 内患者即可因器官衰竭而死亡,一般归于复苏失效,未列为 MODS。②二期迟发型,是先发生一个重要器官或系统的功能障碍。常为肾、肺或心血管的功能障碍,经过一段近似稳定的维持时间,继而发生器官或系统功能障碍。此型往往多因继发感染而致。

【预防和治疗】

1. 提高复苏质量,重视患者的循环和呼吸,尽可能及早纠正低血容量、组织低灌注和缺氧。MODS 患者最早、最常见的是 ADRS,纠正其低氧血症,必要时给予机械通气。

2. 防止感染是预防 MODS 极为重要的措施，明确的感染灶必须及时引流，彻底清除坏死组织。尽可能使感染病变局限化，减轻毒血症。外科感染常由多种致病菌引起，故需广谱抗菌药或几种抗菌药联合应用。

3. 及早处理最先发生功能障碍的器官，阻断病情的连锁反应，以免形成 MODS。

4. 尽可能改善全身情况，如体液、电解质和酸碱度的平衡，营养状态等，以减轻其对机体产生的不良影响。

5. 为维护肠黏膜屏障功能，防止细菌和内毒素移位，加强全身支持治疗，尽可能采用肠内营养，添加食用纤维素和给予特殊营养物质，如谷氨酰胺和生长激素等。

6. 免疫调理治疗，设法阻断介质或削弱其作用。

第二节 急性肾衰竭

由各种原因引起的急性肾功能损害，及由此所致的氮质血症、水与电解质紊乱等一系列病理生理改变，称为急性肾衰竭(acute renal failure, ARF)。

【病因与分类】

由于含氮复合物在血液内潴留，ARF 的临床表现为氮质血症，根据不同病因和早期处理的差异通常将其分为 3 类。

1. 肾前性　因脱水、血容量减少、心排血量下降使肾灌注不足，可引起可逆性肌酐清除率下降，常见的病因有大出血、休克、脱水等。

2. 肾后性　因双侧输尿管或肾的排尿突然受阻，而继发 ARF。多见于双侧输尿管结石、前列腺肥大、盆腔肿瘤压迫输尿管等。

3. 肾性　肾缺血和肾中毒等各种原因引起肾本身病变，急性肾小球坏死是其主要形式，约占 3/4。大出血、脱水、全身严重感染、血清过敏反应等可造成缺血性肾小管上皮损伤。

【发病机制】

1. 肾缺血。

2. 肾小管上皮细胞变性坏死。是急性肾衰竭持续存在的主要因素，多由肾毒性物质或肾持续缺血所致，可引起肾小管内液反漏和肾小管堵塞。

3. 肾小管机械性堵塞，也是 ARF 持续存在的主要因素。脱落的黏膜、细胞碎片、肾小管蛋白均可在缺血后堵塞肾小管；滤过压力降低更加重肾小管堵塞；严重挤压伤或溶血后产生的血红蛋白、肌红蛋白亦可导致肾小管堵塞。

4. 缺血-再灌注损伤。肾缺血时细胞 ATP 浓度急剧下降，膜的转运功能受损，细胞内钠、钙离子积聚，细胞器功能障碍。肾血供恢复后可产生大量氧自由基(OFR)，导致细胞功能障碍或凋亡。

5. 感染和药物引起间质性肾炎。

6. 非少尿型急性肾衰竭。因肾单位损伤的量和程度以及液体动力学变化不一致所引起。当仅有部分肾小管细胞变性坏死和肾小管堵塞，肾小管和肾小球损害程度不一致时，或者某些肾单位血流灌注量并不减少，血管并无明显收缩和血管阻力不高时，可发生非少尿型 ARF。

【临床表现】

临床上表现为少尿或者无尿和多尿两个时期。

1. 少尿或无尿期　一般为 7~14d，有时可长达 1 个月。少尿期是整个病程的主要阶段，此期越长，病情越严重。

(1) 水电解质和酸碱平衡紊乱

①水中毒：体内水分大量积聚，致使细胞外和细胞内液间隙均扩大，引起高血压、肺水肿、脑水肿、心力衰竭和软组织水肿等。

②高钾血症：少尿后 2~3d，血清钾便开始增高，4~5d 可达危险的高度，是少尿无尿阶段最严重的电解质失调，为 ARF 死亡的常见原因之一。

③高镁血症、高磷血症、低钙血症、低钠血症和低氯血症。

④代谢性酸中毒。

⑤代谢物积聚：蛋白代谢终末产物不能经肾排泄，留存体内，从而发生氮质血症。

(2) 出血倾向：原因有血小板质量下降、多种凝血因子减少和毛细血管脆性增加等，常有皮下、口腔黏膜、牙龈以及胃肠道出血。

2. 多尿期　每日尿量增至 400ml 以上时，预示多尿期开始。尿量不断增加，可达 3000ml 以上，一般历时 14d，在开始的一周内因肾小管功能尚未完全恢复，氮质血症还可能会恶化，尿量虽有所增加，但血尿素氮、肌酐和血钾继续上升，仍属于少尿期的继续。

3. 恢复期

(1) 多尿期后进入恢复期，需待数月方能恢复正常,应加强调理,以免产生并发症或发展为慢性肾衰竭。

(2)非少尿型急性肾衰竭:每日尿量常超过800ml,与少尿型相比,血肌酐虽呈进行性升高,其升高幅度低,临床上易被忽视。

【治疗】

1. 少尿期治疗

(1)利尿药:除了预防性用药,还应早期用药。

(2)限制水分和电解质:严格限制液体摄入,记录24h出入量。

(3)营养治疗:给予足够的蛋白质,抵制分解代谢,不必过分限制口服蛋白质。

(4)预防和治疗高血钾。

(5)纠正酸中毒。

(6)预防和控制感染。

(7)血液净化:当非手术治疗无效而出现以下症状时,应采用血液净化技术:血肌酐超过442μmol/L,血钾超过6.5μmol/L,严重代谢性酸中毒,尿毒症症状加重,出现水中毒症状和体征。血液净化是通过使用高通透性血滤器,并给予大量置换液,模拟正常肾小球滤过和肾小管重吸收功能,将血引入滤过器,使得血液中的水分不断被超滤,同时补充置换液,借以清除体内多余水分及氮质产物,维持酸碱平衡的过程。

2. 多尿期的治疗 多尿期初,尿量虽有所增加,但肾的病理改变并未完全恢复,病理生理改变仍与少尿期相似。当尿量明显增加时,有面临水、电解质失衡状态,这一阶段全身情况仍差,蛋白质不足、虚弱,易于感染,故仍需积极治疗。

【护理措施】

1. 病情监测措施

(1)少尿期:24h尿量<400ml时,称少尿;<100ml,称无尿。

①生命体征的监测:严密监测患者神志及生命体征,包括心率、心律、血压、呼吸、血氧饱和度。出现头痛、恶心、呕吐、表情淡漠以及心率增快、心律失常、血压升高、呼吸节律、频率、幅度改变、血氧饱和度下降,提示患者容量负荷加重。

②电解质和代谢产物的监测:急性肾衰竭少尿期肾不能排钾,使血钾增高,因此,需要严密监测患者心电图改变。高血钾早期心电图可见T波高;严重高血钾出现房室传导阻滞、心室扑动、心室颤动、心脏停搏。在急性肾衰竭少尿期时,血肌酐和尿素氮明显升高。

③呼吸功能监测:有无呼吸困难;呼吸频率加快、幅度加深,提示体内酸中毒加重;咳泡沫痰、听诊肺部啰音、氧饱和度下降,提示肺水肿加重,摄床旁胸部X线片进一步诊断。

④血气分析监测:了解患者呼吸功能,监测酸碱及代谢平衡,指导用氧,必要时行机械通气。

⑤尿量的监测:尿量是肾衰竭重要的监测指标,可以提示病情的进展。正常尿量24h为1000~2000ml,平均1500ml左右。少尿期使用利尿药后少尿无改善,提示应加用肾替代治疗。

⑥中心静脉压监测:少尿期中心静脉压增高提示容量负荷加重,要控制补液量及速度。

⑦24h出入平衡监测:准确记录出入量。少尿期要严格控制入量,此期易发生体内水分过多及高钾血症;多尿期要防止尿量增加而补液不足。

(2)多尿期:24h尿量>2500ml时,称多尿。

①生命体征的监测:监测患者神志及生命体征,包括心率、心律、血压、呼吸、血氧饱和度。患者如果发生心率增快、血压下降,提示有可能血容量不足,要加快补液速度。

②尿量的监测:准确记录每小时及24h尿量。多尿期随着尿量的增加,标志着肾功能逐渐在恢复,此时要注意预防电解质紊乱。

③中心静脉压监测:多尿期静脉压降低提示血容量不足,要积极补液。

④电解质的监测:多尿期时,监测血电解质。因大量排尿易产生脱水、低钾、低钠血症,注意观察患者有无恶心、呕吐、腹胀、低钾的表现。

2. 氧疗 采用鼻塞或双鼻导管低流量(2~5L/min)吸氧。如果患者氧饱和度不能维持正常值(95%~98%),可改用面罩或贮氧面罩高流量(5~10L/min)吸氧,此时氧饱和度仍继续下降,则提示有肺水肿或呼吸衰竭发生,护士应立即通知医生并备好呼吸机及气管插管用物。

3. 用药护理

(1)少尿期遵医嘱使用利尿药,用药后准确记录尿量,保持水、电解质及酸碱平衡,注意观察有无恶心、呕吐、腹痛、腹泻等不良作用。

(2)多尿期血钾降低患者需要静脉补充氯化钾时,要注意氯化钾的浓度,外周静脉补钾不超过4.5g;要注意氯化钾输入的速度,1h内输入15%氯化钾注射液不超过10ml;见尿后补钾。

4. 常见致死原因的监测与处理

(1)高钾血症:监测血钾及心电图。一旦发现,尽快去除引起高血钾的原因,避免食用高钾食物,忌用库血,静脉推注10％葡萄糖酸钙、静脉滴注碳酸氢钠、供能剂(葡萄糖+胰岛素),用无钾透析液透析。

(2)心力衰竭:一旦发现,及时采取超滤透析,减轻液体负荷,同时给予强心治疗。

(3)消化道出血:应用不含镁的抗酸药和选择性H_2受体拮抗药。

(4)代谢性酸中毒:观察患者的呼吸和神志变化,观察有无嗜睡、乏力及深大呼吸。监测动脉血气分析,改善通气,补碱治疗,同时治疗高血钾和低钙。

5. 血液净化的护理

(1)防止低血压:主要由于滤过速度过快或补液量不足所致。可减少滤过速度,减慢血流速度,适当补液。

(2)抗凝治疗的护理:抗凝的目的是使血液凝固时间延长,以利于血液净化治疗。应维持APTT为正常值2倍。观察患者的出血倾向,如:牙龈、气道、消化道等,及时调整抗凝药。

(3)血管通路的护理:妥善固定,保持通畅,预防感染。

(4)血液净化治疗中的护理:观察患者生命体征、意识状态,严密观察仪器运转情况,及时排除报警。保持管路密闭,连接完好,防止空气进入、漏血、管道滑脱。及时发现并处理破膜、凝血等。

6. 饮食护理 少尿期既要限制入量,又要适当补充营养,应给予低容量、低钾、低钠、高热量、高维生素及适量的蛋白质。多尿期供给足够热量和维生素,蛋白质可逐渐加量,保证机体需要量。

7. 预防控制感染 措施包括:①每天环境紫外线消毒;②每日早晚口腔护理和会阴冲洗;③翻身、皮肤按摩,避免压疮和皮肤感染;④拍背、排痰,避免上呼吸道感染及肺炎;⑤减少不必要的介入性操作;⑥合理应用抗生素,避免产生耐药菌株。

第三节 急性呼吸窘迫综合征

急性呼吸窘迫综合征(acute respiratory distress syndrome,ARDS)是一种常见危重症,病死率极高,严重威胁重症患者的生命并影响其生存质量。

【病因】

多种危险因素可诱发,主要包括:①直接肺损伤因素,如严重肺部感染、胃内容物吸入、肺挫伤、吸入有毒气体、淹溺、氧中毒等;②间接肺损伤因素,如严重感染、严重的非胸部创伤、重症急性胰腺炎、大量输血、体外循环、弥散性血管内凝血等。

【发病机制】

是在严重感染、休克、创伤及烧伤等非心源性疾病过程中,肺毛细血管内皮细胞和肺泡上皮细胞损伤造成弥漫性肺间质及肺泡水肿,导致的急性低氧性呼吸功能不全或衰竭,以肺容积减少、肺顺应性降低、严重的通气/血流比例失调为病理生理特征,临床上表现为进行性低氧血症和呼吸窘迫,肺部影像学上表现为非均一性的渗出性病变。

【临床表现】

急性起病,可发生在各年龄段,不限于成人。

1. 初期表现 患者呼吸加快,有呼吸窘迫感,一般的吸氧法不能得到缓解。尚无明显的呼吸困难和发绀,肺部听诊无啰音。X线胸片亦无明显异常。

2. 进展期表现 患者有明显的呼吸困难和发绀;呼吸道分泌物增多,肺部有啰音。意识发生障碍,如烦躁、谵妄或昏迷。体温可增高,白细胞计数增多;X线胸片有广泛性点状、片状阴影。此时必须行气管插管给予机械通气支持,才能缓解缺氧症状。

3. 末期 患者陷于深昏迷,心律失常,心搏变慢,乃至停止。

【治疗】

1. 原发病治疗 全身性感染、创伤、休克、烧伤、急性重症胰腺炎等是导致ARDS的常见病因。控制原发病、遏制其诱发的全身失控性炎症反应是预防和治疗ARDS的必要措施。

2. 呼吸支持治疗

(1)氧疗:ARDS患者吸氧治疗的目的是改善低氧血症,使动脉氧分压(PaO_2)达到60～80mmHg。采用可调节吸氧浓度的文丘里(venturi)面罩或带储氧袋的非重吸式氧气面罩。ARDS患者低氧血症严重,常规的氧疗常常难以奏效,机械通气仍然是最主要的呼吸支持手段。

(2)有创机械通气:ARDS患者经高浓度吸氧仍不能改善低氧血症时,患者呼吸功明显增加,表现为严重的呼吸困难,应气管插管进行有创机械通气,减少肺不张和分流,减轻肺水肿,同时保证高浓度吸氧,防止肺外器官功能损害。

①肺保护性通气:由于患者大量肺泡塌陷,容积明显减少,常规或大潮气量通气易导致肺泡过度膨胀和气道平台压过高,加重肺及肺外器官的损伤。应使气道平台<2.94～3.43kPa(30～35cmH$_2$O),将潮气量降低,允许PaCO$_2$高于正常,即允许性高碳酸血症。

②肺复张:在机械通气的过程中间断的给予高于常规平均气道压的压力并维持一段时间,充分复张塌陷的肺泡,纠正低氧血症和保证PEEP效应。

③呼气末正压(PEEP)的选择:充分复张塌陷肺泡后,应用适当水平PEEP防止呼气末肺泡塌陷,改善低氧血症,并避免剪切力,防治呼吸机相关肺损伤。

④俯卧位通气:俯卧位通气通过降低胸腔内压力梯度,促进分泌物引流和促进肺内液体移动,明显改善氧合。常规机械通气治疗无效的重度ARDS患者,若无禁忌证,可考虑采用俯卧位通气。

⑤镇静、镇痛:机械通气患者应考虑使用镇静镇痛药,以缓解焦虑、躁动、疼痛,减少过度的氧耗,并实施每日唤醒。

(3)液体通气:部分液体通气是在常规机械通气的基础上经气管插管向肺内注入相当于功能残气量的全氟碳化合物,以降低肺泡表面张力,促进肺重力依赖区塌陷肺泡复张。部分液体通气可作为严重患者常规机械通气无效时的一种选择。

3. ARDS的药物治疗

(1)液体管理:高通透性肺水肿是ARDS的病理生理特征,肺水肿的程度与ARDS的预后呈正相关。通过积极的液体管理,改善ARDS患者的肺水肿。

(2)鱼油:鱼油富含ω-3脂肪酸,具有免疫调节作用,有助于改善ALT/ARDS患者氧合,缩短机械通气时间。

(3)此外还有糖皮质激素、一氧化氮吸入、肺表面活性物质、前列腺素E$_1$、重组人活化蛋白C等。

【护理措施】

1. 病情观察

(1)呼吸状况:观察呼吸频率、节律、深度,有无发绀、球结膜水肿,肺部有无异常呼吸音及啰音。

(2)循环状况:监测心率、心律及血压,必要时进行血流动力学监测。

(3)意识状况和神经精神状况观察:患者有无嗜睡、谵妄及昏迷。昏迷者应评估瞳孔、肌张力,腱反射及病理反射。

(4)实验室检查:监测动脉血气分析、电解质、酸碱平衡和肝肾功能。

2. 氧疗护理

(1)保持气道通畅:及时清理呼吸道分泌物,保持呼吸道的湿化和温度。

(2)减少机体耗氧量:控制体温,高热患者可使用降温设备。避免强烈的呼吸运动。

3. 机械通气的护理

(1)人工气道的护理

人工气道的固定方法。①经口气管插管的固定:胶布固定法、绳带固定法、支架固定法和弹力固定带固定法。②气管切开置管的固定:用一根系带分别固定于气管切开套管的两翼,绕颈一周后系于一侧,松紧度以容纳一指为宜。

经口气管插管的深度:气管插管距门齿距离为(22±2)cm;X线胸片示插管尖端位于隆突之上、气管中央位置或主动脉弓水平。

气囊的管理:其作用是使气管插管与气管壁之间严密无隙,防止呕吐物、血液、或分泌物反流入气管,同时避免机械通气时漏气。气管毛细血管的灌注压约2.45kPa(25cmH$_2$O),若气囊压力大于此压力,可导致缺氧性损伤或组织坏死。目前气囊不需要定期放气,但非常规性的放气或调整仍有必要。

人工气道的湿化:正常的上呼吸道黏膜有加温、加湿、过滤和清除呼吸道内异物的功能。建立人工气道后,以上功能丧失,纤毛运动减弱,造成分泌物排出不畅。常用的方法有蒸汽加温湿化、温湿交换过滤器、雾化吸入给药。气管内滴入已被多项研究证明不但没有稀释痰液的作用还容易引起低氧血症和感染。

吸痰:建立人工气道后,吸痰是保持气道通畅、改善通气及控制感染的重要措施。

(2)呼吸机的监测:在机械通气时要密切观察呼吸机的正常运转和各项参数。注意呼吸机的报警,如有报警应立即查明原因,给予及时排除。如故障不能排除,应考虑更换呼吸机,如条件受限,患者无自主呼吸,应使用简易人工呼吸器维持通气和给氧,保证患者的安全。

检查机械故障的一般规则:①按智能报警系统提示的问题进行检查;②无报警故障,先查电源,注意稳压器有无保护和故障;③查气源,观察中心供氧压力或氧气瓶压力,同时要注意空气压缩机电源是否接妥;④观察呼吸机面板各项参数有无变化,并分析变化原因;⑤查看各连接部分是否妥当,注意插管转换接头,套管与机械部分连接是否有漏气,管道有无扭曲、打折等;⑥管道与集水器中水要及时清理,勿让呼吸机管道中冷凝水倒灌入气道或进入机箱。

检查气管插管气囊是否有故障:①听,气道有无漏气声;②查,插管位置有无改变;③试,气囊放气量与充气量是否一致。

气道压力的观察如下:①吸气峰压增高的常见原因为患者气管痉挛;呼吸道分泌物增多,痰液黏稠;气道异物或气囊偏心堵塞气道;管路打折;通气管路中冷凝水流入气道,导致呛咳;人工设置气道压力上限太低。②吸气压力降低的常见原因为各部位管道连接不紧密;气囊漏气或充气不足;气管插管脱出。

(3)氧浓度监测:原则上吸入氧浓度应根据患者的病情和血气结果来调节,一般轻、中度低氧血症给予的氧浓度≤40%,浓度>50%时间不能太长,以免发生氧中毒,为患者吸痰的前后,给予1～2min纯氧吸入。增加血氧饱和度的方法不单是靠增加吸氧浓度,还包括增加每分通气量和呼气末压力调节等。

(4)通气量监测:人工机械通气的主要功能是维持有效的通气量。潮气量根据患者病情、年龄、体重不同,一般按10ml/kg计算。通气量＝潮气量×呼吸频率,但要注意观察患者实际吸入气量。要重视下列问题并及时处理:①呼吸机管路连接不紧密导致漏气;②气管插管气囊漏气而达不到规定通气量;③患者烦躁、呛咳或自主呼吸与呼吸机不同步,发生人机对抗,使通气量不足;④辅助呼吸时,患者自主呼吸缓慢微弱,不能有效地触发呼吸导致通气量不足。

(5)呼吸机相关性肺炎(VAP)的预防:①严格的手卫生。②无菌操作技术。③半卧位,由于气管插管或气管切开导致声门的关闭功能丧失,患者胃肠内容物易反流误吸进入下呼吸道,导致VAP。因此,除非有脊髓损伤等禁忌证,机械通气患者均应保持半卧位,预防VAP的发生。④声门下分泌物引流可降低VAP的发病率,尤其对初期的VAP患者。⑤加强口腔护理。⑥及时倾倒呼吸机管路内冷凝水,避免频繁拆除或更换呼吸机管路。在管路被污染的时候才行更换,而不是定期更换。

(6)定时翻身,体位引流,防止压疮。

(7)预防下肢静脉血栓。

第四节　应激性溃疡

应激性溃疡(stress ulcer)是机体在严重应激状态下发生的一种急性上消化道黏膜病变,以胃为主,表现有急性炎症、糜烂或溃疡,严重时可发生大出血或穿孔。此病可属于MODS,也可单独发生。

【病因和发病机制】

1. 中度、重度烧伤,可继发胃、十二指肠的急性炎症及溃疡,又称柯林(Curling)溃疡。

2. 颅脑损伤、颅内手术或脑病变,可继发胃、十二指肠或食管的急性炎症及溃疡,又称库欣(Cushing)溃疡。

3. 其他重度创伤或大手术,特别是伤及腹部者可继发本病。

4. 重度休克、严重全身感染可诱发本病。

【临床表现】

早期临床表现往往不明显,本病不严重时无上腹痛和其他胃部症状,常被忽视。部分患者可出现不同程度的上腹痛、腹胀、恶心及呃逆等,由于原发病危重,掩盖了消化系统的症状,故常首先以出现呕血和排柏油样便为早期表现,大出血可导致休克;反复出血可导致贫血。

【治疗】

积极治疗原发病,控制严重创伤、烧伤、休克及全身感染等原发病的发生与发展是防治应激性溃疡的关键。

1. **降低胃酸和保护黏膜**　可以缓解胃十二指肠的炎症,以免大出血和穿孔。可用胃管尽量吸出胃液,同时用抗酸药、H2受体拮抗药,如患者正在使用肾上腺皮质激素类药物,应给予停药处理。

2. **非手术疗法**　置入较粗的胃管,先以冷盐水冲洗去除胃内血液和凝血块,静脉滴注西咪替丁等降低胃酸的药物。经内镜止血、栓塞治疗。

3. **手术治疗**　经各种非手术治疗仍继续反复大量出血、不能维持血压、合并溃疡穿孔或腹膜炎者为手术适应证。以选择迷走神经切断加胃窦切除或次全胃切除、并行局部止血为常用术式。

4. **肠功能屏障的治疗**　营养支持,包括肠外和肠内营养；维护肠黏膜屏障功能；维护肠免疫及生物屏障作用。

【护理措施】

1. 休息与体位　情绪稳定，减少身体活动有利于减少出血。少量出血者应限制活动，大出血者绝对卧床休息，取去枕平卧位并将下肢略抬高，以保证脑部供血。呕吐时，协助患者将头偏向一侧，防止窒息或误吸。

2. 病情监测

(1)判断出血量：大便隐血试验阳性提示每日出血量>5ml，当出血量达50～70ml，即可出现黑粪。如短时间内出血量达250～300ml，多可导致呕血。一次出血量不超过400ml时，一般不引起全身症状，当出血量超过500ml，患者可有头晕、乏力、心悸、心动过速和血压偏低。大量出血可引起急性周围循环衰竭，严重时可致失血性休克、失血性贫血、氮质血症和体温升高。

(2)留置导尿管，监测每小时尿量和比重，作为调节体液的指标。

(3)监测生命体征，根据病情一般每30min至1h测量生命体征1次。当收缩压<12kPa(90mmHg)，脉率>120次/分，尿量<30ml/h，CVP<0.5kPa(3.75mmHg)，提示为休克或低血容量状态。

(4)监测血常规，血细胞比容及出凝血时间、血气分析、电解质、肝肾功能，老年人或原有心血管病者应监测心电图。

(5)记录呕血和黑粪次数和量，记录24h出入量，观察肢体温度、皮肤和甲床色泽、静脉充盈度和意识状态。如面色苍白，四肢冰凉，皮肤湿冷，烦躁不安，提示微循环血液灌注不足；皮肤逐渐转暖，出汗停止则提示血流灌注好转。

(6)监测胃液pH，控制胃液pH>4，抑制胃蛋白酶活性，对于消化性溃疡与急性胃黏膜病变所致出血可终止。

3. 补充血容量及护理措施　上消化道大量出血时，输血、补液疗法至关重要，应紧急建立静脉通道，立即配血，配合医生迅速、准确地补充血容量，采取各种止血治疗及用药等抢救措施。

(1)药物止血：使用抑酸药或去甲肾上腺素盐水胃管注入等。

(2)纤维内镜下局部止血的护理：术后密切观察有无活动性出血，生命体征和粪便颜色。

(3)放射介入止血的护理：患者术后卧床24h，穿刺点以沙袋压迫。穿刺的肢体制动、咳嗽、大小便，呕吐时均需按压穿刺点。观察患者的生命体征、腹部情况及穿刺肢体远端的血液循环情况。

4. 饮食护理　患者应禁食，少量出血无呕吐者，可进温凉、清淡饮食。这对消化性溃疡者尤为重要，因进食可减少胃收缩运动并可中和胃酸，促进溃疡愈合，维持营养，出血停止后渐改为营养丰富、易消化，无刺激性半流质、软食，开始少量多餐，以后可改为正常饮食。

5. 生活护理　限制活动时间，嘱患者坐起、站立时应动作缓慢。出现头晕、心慌、出汗时应立即卧床休息并告知护士，必要时由护理人员陪同出入厕所或卧床排泄。排便次数多者应及时注意清洁肛门周围的皮肤。重症者有烦躁不安或神志不清时应加强巡视，并给予适当的约束。

(詹艳春　张海燕)

参考文献

陈孝平.2014.外科学[M].8版.北京:人民卫生出版社.

加拿大危重病协会和危重症临床实验组.2005.呼吸机相关性肺炎临床预防指南[J].世界急危重医学杂志,2(2):668-669.

刘长文,徐淑秀.2002.危重症脏器支持与护理[M].北京:人民卫生出版社.

吴欣娟.2008.实用ICU护理与技术[M].北京:科学出版社.

中华医学会重症医学分会.2007.急性肺损伤/急性呼吸窘迫综合征诊断治疗指南[J].中国实用外科杂志,1(27):1-6.

第16章

器官移植患者的护理

第一节 概 述

【概念和分类】

1. 概念 器官移植是指通过手术的方法将某一个体的活性器官移植到另一个体的体内,继续发挥原有的功能。供给移植物的个体称作供者,接受移植物的个体称作受者。移植物的供者和受者不属同一个体,称作异体移植术。供者和受者是同一个体称作自体移植术,自体移植物重新移植到原来的解剖位置,称作再植,如断肢再植术。

2. 分类

(1)按供者和受者的遗传学关系分类

①自体移植:指供、受者为同一个体,移植后不引起排斥反应。

②同质移植:指相同基因的不同个体间的移植,移植后不会发生排斥反应。如同卵双生同胞间的器官移植。

③同种异体移植:指供、受者属于同一种族,如人和人之间的器官移植,是目前应用最广泛的移植方法,按供者情况可分为活体移植和尸体移植。

④异种移植:为不同种族之间的组织或器官移植,移植后可引起强烈的排斥反应,目前处于研究阶段。

(2)按移植物植入的部位分类

①原位移植:移植物植入到受者该器官的原解剖位置。

②异位移植:移植物植入到该器官原解剖位置以外的部位。

③原位旁移植:移植物植入到该器官原解剖位置旁。

【移植前准备】

1. 供体的选择 供体的选择应遵循供、受者免疫学和非免疫学选择的条件。为了提高移植效果,在器官移植前必须进行相关的免疫学检测,临床常见的检测方法有以下几种。

(1)ABO血型相容试验:是检测供者与受者的红细胞血型抗原是否相同。若供、受者ABO血型不合,移植后的效果较差。

(2)人类白细胞抗原配型(HLA配型):按照6抗原相配的原则进行配型,主要包括HLA-A、HLA-B、HLA-C及HLA-DR、HLA-DP、HLA-DQ。临床主要检测HLA-A、HLA-B及HLA-DR等3个位点。HLA抗原配型与肾移植及骨髓移植的存活率密切关系,但与肝移植无密切相关。

(3)淋巴细胞毒交叉配合试验:检测受者血清中是否存在针对供体特异性抗体的最直接方法。若淋巴毒交叉配合试验阳性(>10%),提示有超急性排斥反应或血管排斥反应的风险。肾移植要求淋巴毒交叉配合试验必须<10%,肝移植可相对放宽,但仍以<10%为最佳。

2. 器官保存 目前临床大多数器官保存采用单纯低温保存法。这种方法主要采用特制的器官灌洗液(0~4℃)快速灌洗,使被灌洗的器官迅速又均匀地降到10℃以下,然后保存于0~4℃的保存液中直至移植。

3. 受者准备

(1)心理准备:为患者提供术前指导,让患者了解器官移植的基本知识,解除思想顾虑,减轻对移植后的恐惧,以良好的情绪和精神接受手术。

(2)完善相关检查:除一般术前常规检查外,还要查肝、肾、心、肺和神经系统功能,肝炎病毒相关指标及电解质水平,根据不同器官进行相关的免疫学检测。

(3)免疫抑制药物的应用:根据器官移植的种类及受者情况决定术前或术中用药。

4.病室准备 为移植后的患者准备隔离病房,病房要光线及照明充足,通风良好,各种灭菌物品及抢救设备齐全,病房要求术前一日用0.5%过氧乙酸或其他消毒液擦拭病房内一切物品和门窗,然后用乳酸熏蒸或其他方法空气消毒。术后每日以消毒液擦拭室内地板及屋内其他物品,并进行空气消毒。医护人员或患者家属进移植病房前应洗手,穿戴隔离衣、帽、口罩和鞋等。

【免疫抑制治疗】

临床器官移植的免疫抑制治疗可分为基础治疗和挽救治疗。基础治疗,指应用免疫抑制药预防排斥反应的发生。由于移植物血流开通后即开始了免疫应答,故术后早期免疫抑制药用量较大,称为诱导阶段;尔后减量,达到维持量以预防急性排斥反应的发生,称为维持阶段,当急性排斥反应发生时,加大免疫抑制药的用量,以逆转排斥反应,称为挽救治疗阶段。临床常见免疫抑制药有以下几种。

1.皮质类固醇 用于治疗和预防同种异体移植排斥反应,常用于免疫抑制治疗的诱导和维持阶段,大剂量的激素冲击治疗也可用在发生急性排斥反应是作为挽救治疗手段,与其他免疫抑制药物联合使用,主要抑制T淋巴细胞的活性,常用药物有泼尼松(强的松,prednisone)、泼尼松龙(强的松龙,prednisolone)及氢化可的松(hydrocortisone)等。不良反应主要有骨质疏松、应激性溃疡、感染等。

2.环孢素(环孢素A,cyclosporineA,CsA)主要抑制T淋巴细胞的活化和增殖。环孢素的主要不良反应是肝毒性、肾毒性、高血压、神经毒性、高尿酸血症、牙龈增生、多毛症及糖尿病。临床使用时要严格监测CsA血药浓度,避免其血药浓度过高而引起毒性反应。

3.他克莫司(tacrolimus,FK506) 又名普乐可复,主要是抑制T细胞的活化和增殖,其肾毒性及肝毒性与环孢素相似,但牙龈增生及多毛症罕见。

4.霉酚酸酯(mycophenolate mofetil,MMF)可相对特异性的抑制T、B淋巴细胞的增殖。主要不良反应有腹泻、关节痛、白细胞减少及胃肠道出血。

【临床排斥反应与治疗】

1.超级性排斥反应 常由于妊娠、输血,或ABO血型不符,移植物再灌注数秒后或数小时之内,预存抗体与移植物抗原迅速结合,激活补体介导的溶解反应,同时导致移植物微血管系统内广泛的血栓形成,移植物迅速被破坏。往往在术中就可以看到恢复血供后移植物颜色由正常迅速变为暗红色,出现肿胀,尔后血流减少,移植物功能丧失。

2.加速性排斥反应 表现为术后3~5d发生的剧烈排斥反应,病程进展较快,伴移植物功能逐渐恶化并最终发生衰竭。

3.急性排斥反应 是临床器官移植排斥反应中最常见的类型,多发生在移植术后1周以后,大多数发生在术后6个月内。主要临床表现为患者寒战、发热、全身不适、移植物肿大及局部肿胀等,并出现移植物功能减退,如肾移植患者可出现少尿或无尿及血肌酐升高;肝移植患者出现胆汁减少、黄疸加深、血清转氨酶及胆红素升高;心脏移植患者可发生心律失常及右侧心力衰竭。

4.慢性排斥反应 慢性排斥反应主要表现为移植术后数月或数年后逐渐出现的同种移植物功能减退直至衰竭,临床以移植物功能逐渐丧失为主要表现。慢性排斥反应目前尚无逆转的方法,部分治疗仅可减缓其发展速度。

第二节 肾 移 植

肾移植是治疗终末期肾疾病最主要的手段,至2003年年底,全世界已有60万人接受了肾移植手术。目前我国每年约有5000人接受肾移植手术,术后大部分的患者能够恢复正常的工作和生活能力,提高了生活质量。肾移植手术基本采用异位移植,以髂窝内移植多见,将供肾动脉与髂内(或髂外)动脉吻合,供肾静脉与髂内静脉吻合,供肾输尿管与膀胱吻合。

【护理措施】

1.术前护理

(1)心理护理:根据患者的反应做好相应的心理护理,向患者讲解手术性质及术后注意事项,使患者对肾移植手术有初步的了解,减少对手术的恐惧,同时做好患者家属的心理护理。

(2)实验室检查:除完成入院常规检查、ABO血型相容试验、人类白细胞抗原配型及淋巴细胞毒交叉配合试验等免疫学检查外,还要有B超检查,以了解双侧髂血管情况。

(3)术前监测血压、透析后体重变化,术前24h增加血液透析1次。

2. 术后护理

(1)监测生命体征:术后每小时监测脉搏、血压、出入量及中心静脉压,连续监测3d,病情平稳后可逐渐延长监测间隔时间。

①血压监测:一般要求术后血压略高于术前。术后血压不能过低,以保证足够的移植肾血流灌注。

②尿量及体重监测:尿量及体重是反映移植肾功能状况及体液平衡的重要指标。术后72h内宜每小时监测尿量,术后72h后可下床活动即开始监测体重,术后第1天尿量宜维持在300ml/h以上,多数患者术后早期宜发生多尿,即尿量达1000ml/h以上,应注意患者电解质的变化;部分患者术后可出现少尿或无尿,注意是否由于血容量不足、血压偏低造成移植肾血流灌注不足,仔细分析原因,为合理补液提供依据。

③合理静脉输液:肾移植术后静脉输液应遵循"量出为入"的原则,根据尿量调整输液速度,当尿量<500ml/h时,输液量为出量的全部;当尿量为500～1000ml/h时,输液量为出量的80%;当尿量超过1000ml/h时,输液量为出量的70%。一般24h出入总量差额不超过1500ml。

④监测切口引流量:应随时观察记录引流情况,观察引流颜色及量的变化,查看切口敷料有无渗出,估算引流量,以指导补液。

(2)排斥反应的观察及护理

①严密观察病情,及时发现排斥反应:密切观察患者生命体征、尿量、肾功能及移植肾区变化。若患者出现发热、血压升高、尿量减少、血肌酐上升伴移植肾区疼痛,应及时通知医生,考虑患者是否发生急性排斥反应。

②一旦发生排斥反应,应遵医嘱进行相应的治疗,定期监测患者的血药浓度,每日监测患者空腹体重,根据体重调整免疫抑制药物用量。

③辅助检查:一旦发生排斥反应,可选择B超检查,确定移植肾血流及移植肾大小情况,必要时行移植肾穿刺治疗以确定是否发生排斥反应。

(3)感染的预防及护理

①环境:每日用消毒液擦拭病室地面及屋内物体表面,每日进行空气消毒,定期进行空气细菌培养,医护人员进入病室内应洗手、戴口罩,穿隔离衣、鞋、帽。患者衣服、被子及床单须经过高温消毒后方可使用。

②防止交叉感染:禁止医务人员以外的人员进入移植病室,术后早期不宜外出,若须外出,注意防护,戴好帽子、口罩等。

③口腔护理:每日进行口腔护理,根据患者口腔情况选择合适的漱口液,预防口腔感染。

④病情观察:观察患者有无感染征象,常见并易发现的感染部位有皮肤、口腔、切口、尿道等。

(4)心理行为干预:心理干预能帮助肾移植患者减轻心理压抑,通过心理干预的手段来减轻患者的心理应激,改善患者情绪、提高应对能力,促进患者躯体、社会功能、心理健康和精神健康。

(5)家庭护理干预:家庭护理干预是帮助患者树立正确的生活方式,预防并发症的有效措施,护士通过详细了解患者的家庭成员特别是配偶的情况,从患者入院到出院期间,对患者及其家属适时进行康复健康教育,并给予患者家属尽可能的健康教育,减轻家属的心理压力,使其积极配合患者的康复治疗,以此提高患者的支持力度。

3. 健康教育

(1)合理活动:①合理安排休息时间,根据身体情况选择适当的活动方式,注意保护移植肾不被硬物挤压或碰撞。②保持心情愉悦,避免不良情绪刺激,采取适当方式宣泄抑郁情绪,保持心理平衡。

(2)自我监测:①指导患者自我监测体温、血压、尿量、体重等。每日监测体温并记录,每日测晨起空腹体重并记录,监测24h尿量并记录。②指导患者自我检查移植肾区,移植肾是否有压痛及肿胀等。

(3)预防感染:①避免交叉感染。不到人多嘈杂的环境,外出时戴口罩,居室内保持通风。②注意保暖,预防感冒,注意个人卫生,勤更换内衣,保持被褥干燥清洁。③注意饮食卫生。不到饮食卫生不合格的餐厅就餐,不吃生、冷及不洁食物。

(4)正确服药:严格遵医嘱服用免疫抑制药,不自行增减药物。

(5)饮食指导:不食可使免疫力发生变化的食物及补品,如人参、灵芝等。

(6)定期复查:出院后第1个月每周1次;出院后第2个月每2周1次;出院后半年每个月1次。

若有病情变化,及时就诊。

(7)加强患者配偶的健康教育,适时恢复性生活:在对配偶实施同步健康教育的研究中发现对于肾移植患者的配偶同步实施健康教育后,患者的躯体功能、角色功能、情绪功能、社会功能等明显改善,这对于改善患者的性功能、婚姻及生活质量均有重要意义。

第三节 肝 移 植

【概述】

肝移植(liver transplantation)是指经手术切取供体全部或部分肝来取代受体终末期病肝,以恢复肝功能,挽救生命。供体取自尸体或活体。

肝移植是治疗终末期肝病最根本的方法。肝移植研究始于20世纪50年代。1963年,美国移植学家Starzl实施了世界首例临床肝移植。20世纪80年代后随着环孢素、他克莫司等免疫抑制药的应用及体外静脉转流技术、新型器官保存液的应用和相关学科的发展,肝移植的疗效稳步提高。目前肝移植患者1年的生存率已达80%~90%,5年生存率达70%~80%。我国肝移植起步于1977年,近年来得到较快发展,已有不少医院成功开展了肝移植手术。据统计,全国累计实施肝移植术已近5000例。

【适应证】

1. 肝实质疾病　各种失代偿期肝硬化(肝炎后肝硬化、酒精性肝硬化等)、肝功能衰竭(急慢性重症肝炎、药物中毒、新生儿肝炎等)、先天性肝纤维化、多囊肝、严重肝外伤等。

2. 肝肿瘤　原发肝癌、肝母细胞瘤、特殊类型的肝转移癌。

3. 静脉回流障碍性疾病　Budd-Chiari综合征、肝小静脉闭塞症。

4. 先天代谢障碍性疾病　肝豆状核变性(Wilson病)、α_1-抗胰蛋白酶缺乏病、糖原贮积综合征、家族性非溶血性黄疸。

5. 胆汁淤滞性疾病　先天性胆道闭锁、原发性或继发胆汁性肝硬化、硬化性胆管炎。

【禁忌证】

1. 绝对禁忌证

(1)肝胆系统外的难以控制的全身感染。

(2)肝胆系统外的恶性肿瘤或肝癌已出现肝外转移。

(3)心、脑、肺等重要生命器官功能衰竭者。

(4)严重酒精依赖、吸毒及精神病患者。

(5)HIV阳性患者。

2. 相对禁忌证

(1)转移性肝肿瘤。

(2)门静脉血栓或栓塞者。

(3)胆管癌。

(4)肝、胆感染所致的败血症。

(5)乙型肝炎病毒表面抗原(HBsAg)和乙型肝炎病毒e抗原(HBeAg)均阳性或乙型肝炎核酸(HBV-DNA)阳性的乙型肝炎患者。

【术前护理】

1. 一般护理

(1)增加营养:指导患者进食含优质蛋白、高糖、高维生素、易消化的低脂饮食。对禁食患者,严格遵医嘱补液。

(2)预防感染:保持环境清洁舒适,及时发现并处理全身或局部感染性病灶,纠正凝血机制异常。

(3)预防感冒,注意患者保暖,指导患者呼吸锻炼。

2. 特殊护理

(1)保护和改善肝功能:经静脉或口服给予保肝药物,每日晨测腹围1次。观察黄疸的变化,关心患者的主诉。

(2)药物准备:①术前一天及术中抗生素治疗;②术前进行组织配型,配血、新鲜血浆、血小板,根据凝血情况配各种凝血因子及纤维蛋白原等;③药物准备:除一般药品外,还要准备人血白蛋白、免疫抑制药、抗生素、保肝抗凝药物、利尿药物和各种抢救药品等。

(3)肠道准备:①术前一天进流食,口服肠道抗生素。术前一天晚及术晨清洁灌肠。②术前12h禁食、6h禁水。③术晨留置胃管尿管。

(4)皮肤的准备:备皮范围为右侧胸部及全腹、双侧腋窝、腹股沟区和双腿上1/3。

3. 心理支持

(1)护士要耐心向患者解释疾病的有关知识及进行移植的必要性,介绍医院的技术水平及现代肝移植的成就,邀请其他器官移植成功的患者及恢复期的肝移植患者与其交谈,增强治疗信心,使患者处于接受手术治疗的最佳心理状态。

(2)制订完整的宣教计划,帮助患者逐步了解肝移植的有关知识及术后用药的注意事项,向患者说明术前准备及检查的必要性,指导患者掌握有关术后康复过程的配合技巧及相关知识,以确保其对手术的风险及可能出现的问题有明确理解,以便合作。

4. 无菌层流室的准备

(1)层流室的消毒:术前一天彻底清洁病房,用含氯消毒液擦拭室内物品、墙、窗及提前24h应用层流设施。

(2)物品准备:配备多功能监护仪、呼吸机、吸引器、消毒的衣被及其他常用物品。

(3)药物准备:备齐免疫抑制药、抗生素、人血白蛋白、保肝、抗凝药及各种抢救药。

【术后护理】

1. 接待患者　连接监护装置,固定各种管道,给予四肢保护性约束,迅速评估患者的全身情况。

2. 病情监测

(1)生命体征监测:因手术影响、大剂量液体输入和供肝低温灌注,加之术后免疫抑制药的应用,很容易使患者的生命体征发生较大波动。因此,应持续心电监护,严密观察患者的生命体征及血氧饱和度,每30~60min观察1次并记录。术后出现体温过低,立即用电热毯保暖或输入液体用加温泵加温,使体温保持在36~37℃。术后尽早拔除气管插管,保持呼吸道通畅,鼓励患者行深呼吸、有效咳嗽,定时给予雾化吸入,注意观察有无肺水肿及胸腔积液的发生,术后1周内每日拍X线胸片1次。

(2)循环的监测:术后严密监测心率、血压、肺动脉楔压、中心静脉压,详细记录每小时出入量,包括尿量、胃液、胆汁和腹腔各种引流液以及体温改变引起的额外蒸发。维持动脉及静脉通道,保持通畅。

(3)凝血功能的监测:术后在监测弥散性血管内凝血(disseminated intravascular coagulation,DIC)、凝血酶原时间(prothrombin time,PT)及血常规的同时,要密切注意引流液的量、性质,防止腹腔出血;注意尿色的变化,以防膀胱出血;注意全身皮肤黏膜有无淤血、瘀斑、出血点。术后48h内,腹腔内出血是低血压和肾衰竭的最常见原因。

(4)管道的监护:妥善固定各种管道,保持通畅,防止管道脱落、扭曲、堵塞等,观察和记录各引流液的量和性质。特别是观察T管的引流,因T管能反映肝功能的情况,提示排斥反应或胆道梗阻、肝动脉血栓或原发性移植肝有无功能。T管的拔除一般在术后3~6个月。

3. 营养支持　肠蠕动恢复后尽早进食,进食可使胆汁分泌增加,促进肝功能恢复。选择减少脂肪代谢、减轻肝负担,富含维生素和钾的食物,进食过程中注意卫生。

4. 用药的护理　免疫抑制药是移植患者要终身服用的抗排斥药,使用时应做到按医嘱正确用药,剂量准确、准时,并注意药物的配伍禁忌。

(1)他克莫司(FK506):常用剂量为0.15mg/(kg·d),空腹口服,饭前1h或饭后2h服用,服药后需严格监测血药浓度。肝移植术后1个月内理想的血药浓度为10~12ng/ml。

(2)皮质类固醇:常用药有泼尼松龙,口服静脉均可吸收。

(3)硫唑嘌呤(azathioprine):是同种异体移植免疫治疗的经典药物之一。常用剂量为2~5mg/(kg·d),维持量为0.5~3mg/(kg·d),可通过口服或静脉注射给药。

5. 并发症的护理

(1)出血护理:多发生在术后48h内,主要表现有引流管内血性液体较多或突然增多,心率加快,脉搏细速,尿量减少或口干等症状,实验室检查发现血红蛋白减少。术后要严密观察腹腔引流液的情况,每60min向上向下挤压引流管1次,并随时记录每次引流液的性质和量,如短期内大量鲜血引出,血压下降,则提示活动性出血,须立即通知医生处理,同时迅速建立静脉输液通道,准备输血。

(2)排斥反应的监测:排斥反应的处理原则是早期发现、早期鉴别、早期用药。肝移植术后2~4周是急性排斥反应的高危期,主要表现为发热、全身不适、胆汁量锐减、稀薄而色淡,肝功能异常。明确诊断需行肝组织穿刺活检。慢性排斥反应常发生在移植术后数月或数年,是一缓慢、进行性发展的过程,表现为移植肝功能逐渐减退,最终发展为慢性肝功能衰竭。慢性排斥反应通常是不可逆的。在护理过程中应严密观察皮肤及巩膜黄染消退情况、胆汁引流情况,遵医嘱及时准确采取血标本检验,以监测肝功能各项指标及血药浓度,一旦排斥反应确定,应及时给予抗排斥反应治疗。常用的联合用药方案是激素冲击和加大免疫抑制药用量。

(3)血管并发症:血管并发症是肝移植术后预后最严重的并发症之一,会导致明显的移植肝功能丧失和患者死亡。其中肝动脉血栓形成是最严重的并发症,多发生在术后1周内,表现为肝区突发性疼痛、高热、肝功能异常、反复菌血症并常伴有肝脓肿,术后1周应每天定时行肝血管彩超检查。

(4) 胆道并发症护理:主要包括胆瘘及胆道梗阻。胆瘘患者常有轻微至中度不等的疼痛、腹胀,腹腔引流管内引出胆汁样液体,严重者胆汁可经手术切口溢出,有时可伴有肠梗阻症状或引起腹膜炎。

(5) 神经系统并发症:神经系统并发症分为器质性疾病和非器质性疾病,发生率为8.3%~47%。此类并发症的常见症状为幻视、幻听、被害妄想、意识障碍和精神活动异常等。护理时应注意评估患者的精神状况,严格免疫抑制药的应用,并注意患者的心理护理。

6. 感染的预防 感染是肝移植术后主要的并发症之一,发生率36%~80%,病原菌有细菌、真菌、病毒,其中以细菌感染最为常见。移植术后患者感染的主要原因有长期留置导管,使用大量免疫抑制药、大量激素,身体抵抗力低等。

(1) 严格进行保护性隔离:安置患者在单人房间,术后早期严格控制家属探视及医务人员进出。保持室内空气新鲜,温度、湿度适宜,定期空气消毒及细菌监测。进入病室的一切物品要经过消毒处理方可入内。

(2) 严格无菌技术:医护人员操作前后,严格洗手,进行任何操作和接触患者均应戴口罩、手套,穿隔离衣。保持各种静脉插管及桡动脉插管处干燥清洁,每日更换无菌透明敷料,如有污迹血迹随时更换。保持切口敷料干燥,注意定时行胆汁、引流液、血、尿、痰培养和药敏试验。

(3) 加强基础护理:保持患者"三短六洁",防止感染,注重皮肤护理,防止破溃。

7. 心理护理 移植术后患者因药物影响、代谢紊乱、疼痛、呼吸困难等原因,再加上陌生的环境、与家属隔离、死亡威胁等因素的影响,患者常常出现不良心理反应。护士帮助患者尽快适应监护病房的环境,及时向患者报告手术成功的消息,帮助患者寻求单位、家属及社会的支持。

8. 出院指导

(1) 加强营养,增加抵抗力,但禁食具有增强机体免疫力的补品及保健品,以免引起排斥反应。

(2) 注意劳逸结合,保持良好的情绪,注意个人卫生,适当体育锻炼。

(3) 注意季节变化,添加衣服防止感冒,尽量少去公共场所防止交叉感染。

(4) 遵医嘱正确服用免疫抑制药,不可自行减量或停药。

(5) 定期复查,出现异常及时与医生联系。

(杨艟舸 李晓丹 张海燕)

参考文献

曹伟新,李乐之.2006.外科护理学[M].4版.北京:人民卫生出版社.

陈孝平.2014.外科学(上册)[M].8版.北京:人民卫生出版社.

刘纯燕.2008.器官移植护理学[M].北京:人民卫生出版社.

刘美玲.2000.现代护理与临床[M].北京:科学出版社.

王泽铰.2006.7例肝移植术后护理[J].中华现代护理杂志,3(7):601-602.

肖春梅.2000.背驮式肝移植的护理[J].护士进修杂志,13(12):58.

张明.2009.肝移植24例临床护理[J].齐鲁护理杂志,15(2):76.

第17章

肿瘤患者的护理

在居民常见死亡原因中癌症占据第二位,发展中国家癌症死亡人数占总死亡人数的70%。其中最常见的是肺癌、胃癌、乳腺癌、大肠癌、肝癌、子宫癌和食管癌。我国最新调查显示:每年癌症新发病约250多万,死亡160万,癌症已成为中国人口死亡原因第一位。

肿瘤发生的原因通过流行病学和高发区的研究提出循证依据,其中比较重要的有:吸烟、电离辐射、化学致癌物、微生物感染、营养因素及遗传因素。

【肿瘤的诊断与分期】

1. 肿瘤诊断的特点

(1)肿瘤的早期症状常不明显,不能单靠症状进行诊断,它的特异性很差,和很多疾病有相似的表现,体检往往可以为早期发现肿瘤提供资料和数据。

(2)影像学检查不但对肿瘤的诊断提供重要的依据,而且为制订治疗方案和观察疗效提供依据。

(3)细胞和组织学证据仍然是肿瘤确定诊断的主要依据。

(4)有些肿瘤具有生物化学和免疫学方面的标志物,对明确诊断有帮助,目前生物学的标志物愈来愈多地应用于临床。

2. TNM分期的原则　肿瘤临床分期的目的是反映疾病的发展阶段,为制订治疗计划和评估预后提供依据。目前临床常用的主要是TNM分期。T代表原发肿瘤,根据肿瘤大小和局部范围可分为五级(N_0、T_1、T_2、T_3、T_4);N表示区域淋巴结的情况,按淋巴结受累范围可分为五级(N_0、N_1、N_2、N_3、N_4);M表明远处转移,M_0为无远处转移,M_1则为有远处转移。

【肿瘤治疗的方法】

1. 综合治疗的原则　近40多年来肿瘤的治疗已进入综合治疗的时代,即根据患者的机体状况、肿瘤的病理类型、侵犯范围(分期)和发展趋向,合理地、有计划地综合应用现有的治疗手段,以期较大幅度地提高治愈率和改善患者的生活质量。

国际肿瘤学界普遍认为综合治疗的结果在多数肿瘤中优于单一治疗。在临床肿瘤学中的重大进展中大都和综合治疗关系密切。

强调合理地、有计划地治疗,就是强调要事先多商量讨论,充分估计患者最大的危险是局部复发还是远处播散,辨证论治最大限度地做到合理安排,给患者带来裨益。综合治疗的主要原则有以下两点。

(1)目的要明确:安排的顺序要符合肿瘤细胞生物学规律:肿瘤治疗失败的主要原因可有三方面:一是局部治疗不彻底,或在不成功的治疗后局部复发;二是远处播散;三是机体免疫功能降低给肿瘤复发播散创造了有利条件。

(2)安排要合理:在充分衡量正邪之间、局限与播散及权衡的情况下,如何制订合理、有计划的综合治疗方案也很重要。这需要通过多学科的医生充分讨论协商。对于某些肿瘤,局部控制相对是个主要问题。例如皮肤癌局部治疗包括手术切除、放疗或化疗(如氟尿嘧啶、秋水仙油膏、皮癌净等)都可将其治愈,这样就没有必要再加用其他治疗,如扩大切除或预防照射都是不必要的。在另一些情况下,如绒毛膜上皮癌、骨肉瘤、小细胞肺癌等,虽尽量扩大切除或照射,都不能消除远处播散的可能。因此,必须采取必要的全身措施。即使是同一种肿瘤,也需要根据不同发展阶段和趋向,估计局部与播散哪一个可能性更大,从而采取适当有效的治疗措施。例如,乳腺癌在迅速发展阶段不宜贸然手术,而应先用放射或化疗,待肿瘤相对稳定后再施行手术。多数早期癌,单独手术即可治愈,过分的放疗或化疗反而有害。从免疫学角度来看,肿瘤发展迅速,说明机体免疫处于抑制和"麻痹"状态,手术后无疑易发生播散。而若经过其他治疗措施,待肿瘤稳定后再手术,则播散机会将大大下降。

综合治疗的几种模式,见表17-1。

表 17-1 综合治疗的几种模式

模 式	适用肿瘤
术后放、化疗(传统模式)	乳腺癌、睾丸肿瘤、大肠癌等
先化疗或放疗后手术(保留器官的先化疗及放疗)	骨肉瘤(各期)、头颈部癌(Ⅱ～Ⅲ期)、乳腺癌(Ⅲ期)、肺癌(ⅢA期)
先化疗或放疗后手术	卵巢肿瘤、睾丸肿瘤、小细胞肺癌、头颈部癌
放、化疗同时进行(尤因瘤模式)	尤因瘤、非小细胞肺癌
化放疗加生物治疗	非霍奇金淋巴瘤、大肠癌、乳腺癌

2. 肿瘤外科治疗的规范 肿瘤外科手术是肿瘤综合治疗中的一个重要手段,但不是唯一的。对于某些局限性肿瘤,单用手术方法即可治愈。但很多患者单靠手术治疗不能防止肿瘤复发和远处转移;有些患者即使用了"超根治术",也不能取得根治性疗效。外科手术治疗对肿瘤有以下几个作用。

(1)用于肿瘤的预防:有些良性病变有发展成恶性肿瘤的危险性,手术能及时阻止这些病变向恶性发展。如先天性多发性结肠息肉病,先天性睾丸未降、溃疡性结肠炎、多发性内分泌增生症、口咽部及外阴的白斑、易受摩擦部位的黑痣等。

(2)用于肿瘤的诊断

①细针穿刺细胞学检查:通过用细针头,对怀疑的肿块进行穿刺后做细胞学检查。其优点是方法简便,缺点是有一定的假阳性及假阴性。

②针吸活组织检查:用一些特殊的针头,如Core-cuhum-cut、Vim-silwrIElan 等不同针头,穿刺肿瘤,取得组织块送病理检查。优点是可以取得病理学诊断,其缺点是由于针吸的组织较少,对某些软组织及骨肿瘤的诊断较困难;同时穿刺活检亦有可能促进肿瘤细胞的播散。因而要严格掌握指征。

③切取活检:切取一小块肿瘤组织做组织学检查以明确诊断。活组织检查与第二次手术间隔的时间越短越好,最好是在有冷冻切片的条件下进行手术,以防止肿瘤的播散。也可切除整个肿瘤送病理检查以明确诊断。其优点是可以做出正确的组织学诊断,恶性肿瘤在切除活检后所引起的损伤较少,从而可减少医源性的播散,因而是一般肿瘤活检的首选方式。

(3)用于根治性手术:首先须掌握外科治疗的原则。肿瘤外科治疗要从原发灶控制、转移淋巴结的处理、远处转移的防止与治疗这三方面进行考虑。外科治疗实体瘤患者时应明确:①患者可以用局部手术治疗方法来治愈;②选择的治疗手段应该为患者提供最好的治愈率、最少的手术创伤及功能损害;③为保证局部、区域和可能存在的远处转移的控制,考虑配合应用其他辅助治疗方案。

其次是预防医源性播散。①防止肿瘤细胞的播散:检查肿瘤和手术操作时应轻巧,以防瘤细胞的播散。为此,应注意以下事项:术前检查应轻柔,防止粗暴的检查,亦应减少检查次数;术前皮肤准备时应轻巧,减少局部摩擦,以防止癌细胞进入血管;尽量不用局部麻醉,因为局部麻醉后可使组织水肿,造成解剖困难,同时局部麻醉使得局部压力增高,容易造成肿瘤细胞播散;手术时的切口充分,暴露清楚,便于操作。②防止癌细胞的局部种植:脱落的肿瘤组织易在有外伤的组织创面上种植,手术时应采用以下措施:创面及切缘应用纱布垫保护;肿瘤如果有溃疡或菜花样外翻时,可用手术巾保护,使其与正常组织及创面隔离;切除的范围要充分,包括病变周围一定的正常组织;勤更换手术器械,用过的器械应用蒸馏水或 1:1000 氧化汞液冲洗后再用;手术者的手套不直接接触肿瘤。

(4)肿瘤的姑息性手术:姑息性手术是指对原发病灶或其转移性病灶的切除达不到根治的目的,而切除肿瘤的目的是防止危害生命及对机体功能的影响,消除某些不能耐受的症状;或用一些简单的手术,防止和解除一些可能发生的症状,目的是提高生存质量。如消化道肿瘤的姑息性切除或改道手术,可以解除肿瘤的出血,防止空腔脏器的穿孔,防止消化道的梗阻及以后肿瘤引起的疼痛。有时肿瘤的体积较大,手术治疗已不能达到根治目的,但将原发病灶做大部分切除便于用其他治疗方法控制手术后所残存的瘤细胞,称为减瘤手术。这种减瘤手术仅适合于原发病灶的大部用手术切除后,残留的肿瘤能用其他治疗方法,如放射治疗或化学药物治疗等有效地控制。因而除某些为了姑息性的解除症状的目的外,如果对残留的肿瘤组织无特殊有效的治疗方法者,一般并不适合于做减瘤手术。临床上适合于做减瘤手术的肿瘤常有卵巢肿瘤、软组织肉瘤及 Burkitt 淋巴瘤等。在此种情况下,外科手术治疗是作为减少细胞的量、减少肿瘤体积的方法,也是其他治疗方法的补充手段。

(5)肿瘤的急症处理:肿瘤亦常有一些急症情况,需要应用外科治疗方法予以解决。当然大多数的急症情况可能是晚期病变的象征,但有些急症情况在手术后配合其他治疗或在症状解除后再施以根治性手术,有时仍可取得较好的疗效。

喉癌、甲状腺癌压迫气管时有气急,常须做气管切开手术,以解除气道梗阻现象;肿瘤患者常有白细胞及血小板降低,易引起出血、感染及水肿等,要急症引流;出血需要急症手术切除肿瘤或结扎通向肿瘤的血管,如贲门癌或胃癌引起出血,直肠、宫体肿瘤出血,鼻咽癌出血等;胃肠道肿瘤穿孔常可由肿瘤直接侵犯所引起,亦可在全身性治疗后肿瘤本身溶解、坏死造成,常见的如胃肠道的恶性淋巴瘤在全身化疗或局部放疗后,引起小肠穿孔。但在此情况下很难做到根治性切除,往往仅能姑息性切除,甚至仅能做修补术或引流术等。

3. 放射治疗 是恶性肿瘤的主要治疗手段之一,约70%的恶性肿瘤在治疗的不同时期需要放射治疗。放射治疗的目的是对规定的肿瘤体积给予精确的放射剂量,使癌细胞全部死亡,而肿瘤周围的正常组织不发生或只发生很小的损伤。但目前放射治疗中,放疗治疗并发症将或多或少、或轻或重伴随肿瘤放射治疗的过程中或治疗以后。

(1)头颈部放疗常见并发症

①急性反应包括口腔、口咽、鼻和鼻咽黏膜红肿充血、水肿与糜烂或溃烂,表现为口腔、咽喉肿痛,进食困难和声音嘶哑等。如果不给予积极的对症支持处理,可导致营养缺乏,甚至中断治疗,而影响治疗疗效。

②头颈部放疗还可损伤到腮腺、颌下腺等唾液腺和味蕾受损,导致不同程度的口腔干燥、味觉障碍,由于唾液减少和味觉障碍,严重时可能影响消化功能。尽管其功能障碍在治疗后可能有一定程度的恢复,但仅为部分恢复。

③喉水肿也可以出现,一般在治疗后6个月恢复。可能出现咽喉肿痛、声音嘶哑,甚至呼吸困难等,应给予积极的抗炎消水肿治疗。如果是喉癌,6个月不消失时,应警惕有肿瘤残留的可能性。

④早期皮肤反应表现为皮肤痒痛、红肿、水疱、溃破等。出现反应时,保持皮肤干燥,不搔抓,穿柔软的内衣以免使皮肤破溃影响治疗。因此,对于照射区的皮肤,除了对症处理外,护理非常重要。

⑤脑部肿瘤放射治疗中,可能出现颅内压增高的现象,如出现头痛、恶心呕吐或这些症状加重。处理主要为脱水利尿,降低颅内压。

⑥颞颌关节受损时,可出现不同程度的张口困难等。

⑦放射治疗中牙齿受损是常见并发症之一,特别是在牙卫生差者。因此,在进行头颈部肿瘤治疗时,特别是在照射野包括口腔和口咽时,首先要进行洁齿。

(2)胸部放疗常见并发症

①放射性支气管炎:以刺激性干咳为主,一般不需要特殊处理,给予对症支持处理即可,治疗结束后恢复。

②放射性肺炎:放射性肺炎和放射性肺纤维化是肺损伤的主要两种形式,是胸部肿瘤、纵隔淋巴瘤、纵隔肿瘤、部分胸壁肿瘤和乳腺癌治疗中较常见的并发症。放射性肺炎发生率在10%~36%,在治疗开始后约1个月即可发生,多发生在治疗后3个月内。症状以干咳少痰、气短、呼吸困难为主,伴有或无发热。体征少,仅有呼吸音粗或少许啰音,白细胞数正常或稍高。

③肺纤维化:在肺部受到较高剂量和一定体积照射时,或重或轻将出现放射性肺纤维化。多发生在治疗后6个月,但2年后可逐渐出现部分缓解。

④放射性食管炎:一般在照射2周后出现,以进食不适、疼痛为主,重者有吞咽困难、前胸后背疼痛不适,甚至滴水不入。在放化疗结合治疗时,可能出现更早,症状重,特别是同步化疗时。

(3)腹部放疗常见并发症

①恶心呕吐:是腹部肿瘤放射治疗中最常见的并发症,在GITSG随机分组研究中,恶心呕吐发生率为36%~48%,重度者为5%左右。

②腹泻与胃炎:相对较少,腹泻发生率约为7%,胃炎发生率为9%。如果为盆腔照射,约有10%不同程度的直肠炎。

③白细胞和血小板下降:白细胞下降常见,发生率为40%~70%,多为轻度下降,仅不到5%发生比较严重的白细胞下降。血小板下降为8%~65%,重者约为3%。

④放射性直肠炎:主要为盆腔照射时发生,发生率约为10%,在直肠癌和妇科恶性肿瘤的治疗中常见。腹泻常见,重者有疑似痢疾样表现。

4. 化学治疗药物分类及作用机制

(1)目前国际上临床常用的抗肿瘤药物约80

余种，根据药物作用的分子靶点分为：①作用于 DNA 化学结构的药物；②影响核酸合成的药物；③作用于 DNA 模板影响 DNA 转录或抑制 DNA 依赖 RNA 聚合酶而抑制 RNA 合成的药物；④影响蛋白质合成的药物；⑤其他类型的药物。但目前抗肿瘤药物发展很快，以上分类多不能概括现有的药物和即将进入临床的药物。根据作用机制和临床应用的方便，将已经进入或即将进入临床的药物分类如下(表 17-2)。

(2)抗肿瘤药物的不良反应：①急性和亚急性不良反应是指用药后立即和疗程内出现的不良反应，如过敏、恶心呕吐、腹泻、手指麻木、皮疹、手足综合征和脱发、肝肾功能受损等。②长期不良反应是指停药后甚至停药后多年出现的不良反应，包括

表 17-2 临床抗肿瘤药物分类

类别	作用机制	药品
细胞毒类药物	作用于 DNA 化学结构的药物	①烷化剂：氮芥、环磷酰胺、塞替派、亚硝脲类和甲基磺酸酯类(白消安)；②铂类化合物：顺铂、卡铂和草酸铂；③丝裂霉素；④多柔比星、表柔比星、吡柔比星
	影响核酸合成的药物	①二氢叶酸还原酶抑制药：甲氨蝶呤、培美曲塞；②胸腺核苷合成酶抑制药：氟尿嘧啶、卡培他滨；③嘌呤核苷合成酶抑制药：6-巯基嘌呤、硫鸟嘌呤；④核苷酸还原酶抑制药：羟基脲；⑤DNA 多聚酶抑制药：阿糖胞苷、吉西他滨
	作用于核酸转录的药物	放线菌素 D、阿克拉霉素、普卡霉素
	作用于拓扑异构酶抑制药	依立替康、拓扑替康、羟喜树碱；依托泊苷、替尼泊苷
	主要作用于有丝分裂 M 期，干扰微管蛋白合成的药物	紫杉类、长春碱类、高三尖杉酯碱
	其他细胞毒药	L-门冬酰胺酶
激素类	抗雌激素	三苯氧胺、托瑞米芬、依西美坦
	芳香化酶抑制药	氨鲁米特、福美斯坦、来曲唑、阿那曲唑
	孕激素	甲羟孕酮、甲地孕酮
	性激素	雄性激素：甲睾酮、丙酸睾酮；雌激素：己烯雌酚
	抗雄激素	氟他胺
	黄体生成素释放激素激动药/拮抗药	戈舍瑞林、醋酸亮丙瑞林
生物反应调节药		干扰素；白细胞介素-2；胸腺素类
单克隆抗体		利妥昔单抗；西妥昔单抗；曲妥珠单抗；贝伐单抗
辅助药	升血药	粒细胞集落刺激因子、粒细胞巨噬细胞集落刺激因子、白细胞介素-Ⅱ、重组人红细胞生成素
	止呕药	恩丹西酮、盐酸格雷司琼
	镇痛药	阿司匹林、对乙酰氨基酚、可待因、曲马朵、吗啡、芬太尼透皮贴剂
	抑制破骨细胞药物	双磷酸盐：帕米磷酸二钠、唑来磷酸
其他	细胞分化诱导药	维甲类和亚砷酸等
	细胞凋亡诱导药	
	新生血管生成抑制药	恩度
	表皮生长因子受体	易瑞沙等
	酪氨酸激酶抑制药	
	基因治疗	
	瘤苗	

神经毒性、造血功能障碍、心脏毒性、间质性肺炎内分泌失调等。并且根据严重的情况分为4度,1度是轻微反应,2度是中度反应,3度是严重反应,4度为致命性严重不良反应。在治疗实施过程中1、2度是允许的;3度应尽量避免,并应该调整剂量;出现4度时立即停药进行处理或急救。

【肿瘤的康复】

肿瘤康复是调动医务工作者、患者与家属、社会工作者的共同努力,采取医疗支持、心理支持、营养支持、社会支持等措施,减轻癌症对患者造成的痛苦,提高治愈率,延长生存期,改善生活质量,帮助患者早日重返社会。

肿瘤康复的内容包括:心理支持、减轻痛苦、合理营养、器官功能康复、生活指导、家庭及社会支持、临终关怀。

【外科治疗护理】

1. 术前护理

(1)心理护理和健康指导:心理-社会因素不仅在癌症发生、发展中起作用,在癌症的治疗及康复阶段也极大地影响治疗效果。负性情绪如忧郁悲观、恐惧绝望等使中枢神经系统过度紧张,削弱了人体免疫功能,还会影响手术的顺利进行,如造成少数患者心率加快、血压升高,致使麻醉和手术无法进行。而乐观、积极配合的良好身体状态则会增加全身免疫功能,使疾病向有利方向发展;患者稳定的情绪对控制术中出血量,预防术后并发症也可起到不可低估的作用。故护理工作既要帮助患者完成具体的诊治,还要从精神方面给予安慰、支持和鼓励,消除其焦虑、恐惧等不良情绪,增强其战胜疾病的信心和决心,以较正常的心理状态配合诊治;对严重影响患者的心理问题可寻求心理医生的帮助。总之,心理护理应贯穿整个护理过程中,及时发现、及时解决患者的不安心理,促进患者康复。

①评估:家庭环境、职业状况、工作种类、经济状况、自我护理能力、预期的术后自我护理能力、有效的家庭及社会支持、人格类型、学习与认知能力等。

②术前健康指导的内容:a. 疾病的相关知识:使患者初步了解自己的病情。b. 需要做的诊断、治疗检查:使用患者能理解的语言说明检查及治疗的目的、过程,检查治疗前、后注意事项,以解除患者焦虑,放心接受检查和治疗。c. 与手术室访视护士一起向患者介绍手术相关内容:麻醉方式、体位和手术方法及手术效果、术中的配合等,必要时可向患者描述手术室环境,尽量回答患者关于手术的疑问,建立与患者之间的信任关系。d. 术后需要患者配合的护理工作如肺部功能训练,深呼吸,咳痰,床上大、小便及肢体活动,也应于术前做指导,以保证患者术后能主动配合,这对促进患者的恢复及减少并发症的发生有着明显的效果。

③术前健康指导采用的方式:a. 和谐的护患关系,有效的交流:护士应多与患者交流,从语言、行为特点去发现和更深入的了解患者心理活动。通过书面方式、视听教材、参照实物或示范对相关的知识进行指导,并要求患者或家属反馈,以保证效果。b. 主动、细心周到的护理工作:护士可通过对患者及其他患者主动、细心周到的护理工作来消除其对手术的各种顾虑和不安。c. 现身说法,相互学习:鼓励患者与相似手术的患者交流,用实例说明手术效果,以坚定患者手术治疗的信心。d. 据实以告,尊重患者的知情权:对可能影响今后生活的手术,要告知患者预后,使患者对手术、预后及手术相关并发症有理性的认识,减少术后心理问题;对可能造成功能受损或丧失的患者,术前应给予指导,使其尽快适应,如要截肢的患者术前指导使用拐杖、锻炼臂力;术后会造成失语的患者术前做好哑语训练,术后准备笔纸,以利交流;对人工肛门的患者术前要说明做人工肛门的意义,以减轻患者的焦虑和不安情绪,并指导患者及其家属正确使用假肛袋。e. 同时为患者创造一个较为舒适、宽松的休养环境,使患者尽可能起床活动、生活自理或部分自理,对保持机体正常功能有积极意义。

(2)手术前准备工作

①协助医师做好体格检查、常规化验以及一些特殊检查,如B超、心肺功能检查、CT等;各种化验标本的采集,血压、体温、脉搏、呼吸等的测量及记录,均需准确及时,以提供诊断材料。

②加强营养知识宣教,提高患者手术耐受力。术前的营养状况能明显影响手术的结果,如蛋白或热量的缺乏可能导致术后切口的裂开、肠梗阻、脓血症等,延长住院时间。故术前要对患者体质有全面了解,特别是全身营养状况、进食情况、是否进行了放、化疗,以及是否有糖尿病、高血压、心脏病等伴发病,用以估计患者对手术的耐受力;并结合症状、体征及化验结果,指导患者纠正营养状况,鼓励患者进高蛋白、高热量、高纤维饮食,多吃鸡蛋、牛奶、蔬菜、水果等,于手术前尽量补充营养,纠正营养失调。严重营养不良者或进食困难者,可给予要

素饮食或全胃肠外营养,或补充蛋白遵医嘱输血,以保证手术安全进行,促进术后恢复,缩短疗程。

③结合病情需要,帮助患者建立良好的卫生习惯。特别是有口腔、消化道及呼吸道疾病的患者应早、午、晚漱口刷牙;有牙龈炎、扁桃体炎、龋齿或牙疾,应及时治疗,手术前应进行洁牙,以预防术后吻合口瘘及呼吸道感染等并发症的发生。有吸烟嗜好者应劝其戒烟并讲明吸烟的危害及对手术的影响。其他如外阴、肛门部病变,手术前应每日清洗或用1:5000高锰酸钾溶液浸泡,保证局部清洁,预防感染。

④皮肤的准备:皮肤准备是手术前准备工作的重要环节,皮肤准备不符合要求是造成手术后感染的一个重要因素。备皮范围:原则上是备皮范围大于手术范围,四肢手术备皮范围须超过手术部位的上下两个关节。注意事项:由于恶性肿瘤细胞的黏附力较正常细胞小,如检查次数较多、挤压,极易增加扩散机会,因此术前皮肤准备时应轻巧,忌用力擦洗,防止癌细胞进入血管。

2. 术后近期护理

(1)心理护理:术后患者对了解手术情况及术后注意事项的需求大于其他的需求,故护士应协助医生及时地告知患者或家属手术情况,指导其术后注意事项,以利于患者顺利度过手术期。

(2)生命体征的监护:医院有条件的应设麻醉恢复室,专人守护至患者清醒。密切观察血压、脉搏、呼吸、血氧饱和度,有条件时患者回病房30min后抽动脉血查血气分析,以调节氧流量。

(3)术后体位:选择体位时,要分清主次,权衡利弊,以能增加其舒适,促进引流,减轻疼痛以及易于呼吸为原则,根据病情随时调整。术后如无禁忌,应早期开始活动。

(4)引流管的护理

①护士要经常巡视观察、挤压引流管保持其通畅,防止堵塞或引流管被压、扭曲,胸腔闭式引流还要了解有无皮下气肿等。

②观察并准确记录引流液的颜色、性质及量,特别是术后24h内。

③胃肠减压及各种负压吸引,要注意经常保持负压状态,并调节负压的大小,达到有效吸引。

④记录各引流管置管的深度,尤其是食管癌术后营养管及胃管的深度。

⑤引流管要妥善固定,长短适中,患者在床上能自由翻身活动不易拉出为标准。

⑥对各种引流管均应做好交接班,并让患者及其家属认识到其重要性以及注意事项和应急措施,如胸管一旦脱开,及时用手夹闭寻求护士帮助。

(5)切口的护理

评估:切口情况包括切口的长度、宽度、深度、位置,切口的方向、切缘、分泌物等。患者情况包括年龄、肥胖、术前放化疗、营养不良、糖尿病等。

护理:①一般无菌切口应注意观察敷料有无渗血、脱落等,保持清洁干燥。对切口出现的异常情况要通知医生及时处理。②口腔手术后要定时清洁口腔,张口困难者可用压舌板和喉镜暴露口腔,以1.5%过氧化氢溶液棉球擦洗后,再给予冲洗和吸引。注洗器头不可直接冲洗切口,以免引起出血。③对行皮瓣移植术的患者,需密切观察皮瓣的颜色、温度,如颜色苍白或青紫、局部变冷应及时处理。④面部手术后切口多暴露,需经常用乙醇棉球轻轻擦拭,保持局部清洁、干燥,促使切口愈合。⑤肠造口一般在左侧,应嘱患者尽量左侧卧位,以免造口处粪便流出污染切口。

(6)疼痛的管理

①评估:可能引起疼痛的原因,收集资料包括:疼痛部位、疼痛的强度和性质、患者的主观感受,注意患者的脸部表情、身体位置、活动、肌肉强硬情形和脉率。

②护理:护士指导患者正确使用术后自控镇痛泵或遵医嘱给镇痛药,并观察记录镇痛效果和药物的不良反应,预防和及时发现呼吸抑制等并发症的发生。决不可过于强调用药成瘾而让患者忍耐。在护理过程中也要注意细节,减少护理操作给患者带来疼痛,如开胸术后扶患者坐起时不要用力牵拉患侧手臂。胸、腹部手术后,用胸、腹带包裹,咳嗽时按压切口,以减轻切口张力,减少牵拉引起的疼痛。

(7)密切观察病情,预防术后并发症。常见的并发症有:肺不张、肺部感染、出血、吻合口瘘、吻合口梗阻、切口感染、坏死、裂开,尿潴留等。甲状腺癌术后还应观察患者有无呛咳或声音嘶哑,手足抽搐,以判断有无喉上及喉返神经或甲状旁腺损伤。肝癌术后应密切观察患者神志、尿量、腹水、化验血尿素氮等以及时发现肝性脑病、肝肾综合征。胃癌术后应预防倾倒综合征。对高强度聚焦超声治疗的患者应做好皮肤降温,预防局部皮肤灼伤;同时应观察有无腹部压痛、反跳痛及腹胀,预防肠管损伤;观察有无咳嗽、咯血,以及早发现肺部损伤。

3. 术后恢复期护理

此阶段的护理重点是指导患者锻炼,恢复机体功能以及建立和适应新的生活习惯。术前应使患者及其亲属理解功能锻炼及训练的意义,教会患者锻炼的方法,锻炼时要循序渐进,防止过度活动造成损伤。

(1)功能锻炼:功能锻炼是提高手术效果、促进机体和器官功能恢复以及预防畸形的重要手段。

①乳癌根治术:术后第2~3天即可开始进行握拳、屈腕、屈肘、上举和肩关节活动范围的锻炼,要求术后2周内达到术侧手臂能越过头顶摸到对侧耳部,不致影响日后生活自理。

②开胸术后:由于切口长,肋骨被切除,患者常因怕疼不敢活动患侧上肢,以致肩关节活动受限,造成肩下垂,术后应指导患者进行肩关节活动,主要为上举与外展动作。

③颈淋巴结清扫术:由于手术造成颈部肌肉缺损,并因神经被切断造成斜方肌不同程度的麻痹而致肩下垂、肩胛扭转及上臂外展受限,影响术后生活及劳动能力,因此当切口愈合后即开始练习肩关节及颈部活动。

④截肢术后:对截除下肢者手术前应教会患者如何使用拐杖,同时进行双臂拉力锻炼及用健肢站立平衡训练,以便术后尽早锻炼,防止失用性萎缩,不仅练习在平地行走,也应练习上下楼梯。并做好装义肢的准备。

⑤全喉切除及喉成形术后:全喉切除术后患者依靠永久性气管造口呼吸并失去发声功能,因此术后应训练食管发声,护士应讲解发声方法,并耐心主动的帮助练习。或使用人工喉或电子喉。

(2)培养自我护理能力,适应新的生活习惯:增强自信心,逐渐训练自理能力,是癌症患者争取康复的重要内容之一。

①训练患者自行处理气管造口:做到能对着镜子吸痰,清洗导管,更换喉垫。造口可盖以湿纱布,以湿润并滤过吸入的空气,并讲解应注意事项,如告诉患者气管套管不可随意拔出,不可沐浴或游泳以免误吸,并应避免接触粉尘以及有毒气体,注意保暖,预防感冒等。

②训练患者护理永久性人工肛门或膀胱造口:指导患者选择合适用具,示范、教会患者及其家属自行处理假肛的方法,造口周围皮肤的清洁、饮食卫生以预防腹泻,以及造口的扩张方法等。同时应协助患者调节饮食,养成定时、定量进餐及定时排便等习惯。外出可用一宽带围腰临时将造瘘口封住等方法。

4. 出院健康指导 目的是指导患者重新安排生活,尽早恢复工作或部分恢复工作,尽快适应社会。出院的健康指导一般在出院前1~2d进行,教育方式应尽量符合个体化的需要,采取口头讲解、文字卡片等多种方式相结合,使患者真正理解,正确应用。

(1)休息与活动:告知患者适当活动和锻炼的重要性,鼓励进行可耐受的活动。生活规律,劳逸结合,避免劳累。

(2)饮食:根据患者的病情指导患者制订合理的食谱,注意饮食的卫生及多样性,忌烟酒,养成良好的饮食习惯。

(3)用药:对出院带药的患者应指导其正确服用药物,教会患者了解用药注意事项,自我监护药物的不良反应,嘱其如有不适随诊。

(4)对带切口出院的患者:应指导护理切口,告知感染的症状和体征,以利于患者及时就医。

(5)定期随访:肿瘤是一个易复发和转移的疾病,故定期随访是肿瘤治疗过程中的一个必备措施。护士应教育患者定期来院随访,以保证治疗的彻底性。若出院后复发,可尽早得到治疗。

(6)对家属的教育:肿瘤是一个难治、花费大的疾病,许多家属经历了漫长的陪伴患者治疗后,在精神、心理和经济上都难以承受,甚至产生厌恶、遗弃的想法,在患者出院后易放松对患者在各方面的关心,这对患者的康复不利。护士应告知家属其在患者康复阶段的重要性,指导家属在家护理和照看患者,学会有效地向患者提供支持的方法。

(7)指导联系社会支持组织,如癌症康复会、气功练习组等,寻求社会支持。

【放射治疗护理】

1. 放疗前护理

(1)摘除金属物质:在放疗中金属物质可形成次级电子,使其相邻的组织受量增加,出现溃疡且不易愈合。所以接受头颈部照射的患者在放疗前应摘除金属牙套,气管切开的患者将金属套管换成塑料套管或硅胶管,避免造成损伤。

(2)洁齿:头颈部肿瘤放疗不可避免地要包括牙齿、牙龈、颌骨,故放疗前必须要做好口腔的处理,及非手术治疗照射范围内的患齿,处理如充填龋齿,拔除短期内难以治愈的患牙和残根。如有严重的牙龈炎,要积极对症处理。避免诱发放疗并发症。

(3) 评估全身状况,一般情况较差者尽快调整,如纠正贫血、脱水、电解质紊乱等,白细胞和血小板低给予治疗。如有感染,须先控制感染后再行治疗。如有伤口,应妥善处理,一般应待伤口愈合后开始放疗。

2. 放疗期间护理

(1) 照射野皮肤的保护:①充分暴露照射野皮肤,避免机械性刺激,内衣要柔软、宽松吸湿性强的棉织品,颈部有照射野要求衣领柔软或穿无领衫。②照射野皮肤可用温水软毛巾轻轻沾洗,禁用碱性肥皂擦洗,不可涂乙醇、油膏等对皮肤有刺激性的药物。禁贴胶布。局部不可用热水袋,避免冷热刺激。③剃毛发宜用电动剃须刀,以防损伤皮肤造成感染。④保持照射野皮肤的清洁干燥,特别是多汗区皮肤如腋窝、腹股沟、外阴等处。⑤外出时防止暴晒及风吹雨淋。

(2) 保持口腔清洁:头颈部放疗患者,由于射线的影响,唾液分泌减少,口腔自洁能力下降,容易发生龋齿及口腔感染,从而诱发更严重的放疗并发症或后遗症。①保持良好的口腔卫生,餐后睡前漱口,清除食物残渣,预防感染和龋齿发生。②每日用软毛牙刷刷牙,建议用含氟牙膏。③饮食以软食易消化为好,禁烟酒,禁止强冷强热及辛辣食品对口腔黏膜刺激。

(3) 监测血常规:放疗可使造血系统受到影响致使外周血常规下降,尤其是大范围照射,如颅骨、脊柱、骨盆、肋骨、脾等,均可抑制血细胞的生成,造成骨髓抑制,使白细胞和血小板锐减,以致出现严重感染。患者在放疗期间每周查1次血常规,及时监测血细胞的变化,并观察有无发热等症状,及早对症治疗,以保证放疗顺利进行。

(4) 头颈部放疗护理要点:①眼、鼻、耳可使用滴剂预防感染,保持照射部位清洁舒适;②根据需要做鼻咽冲洗、上颌窦冲洗,保持局部清洁提高放射敏感性;③气管切开的患者保持呼吸道通畅,观察有无喉头水肿并备齐急救物品;④指导督促患者张口功能锻炼,预防放射性张口困难;⑤脑瘤患者放疗期间,观察有无颅内压增高症状,预防癫痫发作。

(5) 胸部放疗护理要点:食管癌照射后局部黏膜反应较重,疼痛和吞咽困难暂时加重,做好宣教指导饮食,注意观察有无食管穿孔。肺癌患者放疗期间,注意预防感冒,以免诱发放射性肺炎。

(6) 腹部放疗护理要点:腹腔盆腔照射前应排空小便,减少膀胱反应。

(7) 饮食调整:接受放疗后患者会出现食欲缺乏,头颈部患者会出现口干、味觉改变、口咽疼痛等不同程度的口腔黏膜反应,从而影响进食;加上放疗后消耗增加,使患者体重下降,全身反应加重,严重者可导致中断治疗。有资料显示,放疗患者体重减轻7kg者预后差。科学合理的营养饮食可促进组织修复,提高治疗效果。尤其要注意以下以点。

①味觉改变、口干、口咽疼痛等症状出现时,饮食应以清淡、无刺激易咀嚼的半流和软食为主,多饮水,增加维生素A、维生素B_2、维生素C的供给。多吃生津止渴、养阴清热食品,如藕汁、萝卜汁、绿豆汤、冬瓜汤、芦根汤、西瓜、蜂蜜、猕猴桃、雪梨、葡萄等新鲜蔬菜和水果。配合中药,如胖大海、菊花、麦冬、洋参片等泡水饮用。

②口腔黏膜反应严重引起进食疼痛,可将新鲜水果或蔬菜榨汁后饮用,可将肉松或鱼、肉等切碎放入粥或面片中食用。重度口腔黏膜反应不能进食时,可采用鼻饲饮食或静脉营养,以保证足够的营养,促进机体恢复。

③腹泻患者给予少渣、低纤维饮食,避免产气食品,如豆类、牛奶、糖、碳酸类饮料。

3. 放疗后护理

(1) 放疗结束后,告诉患者后期放射反应可能出现的情况,以免反应出现患者误认为复发或病情加重,感到惊慌。做好放疗后宣教工作。

(2) 定期复查:住院患者出院后1个月复查,以后根据情况每3个月或6个月复查。病情变化,及时就诊。

(3) 放疗结束后仍注意照射野皮肤的保护,避免感染、损伤及物理性刺激,防止强风及雨淋、阳光暴晒。

(4) 养成良好口腔卫生习惯,预防龋齿。放疗后2～3年不能拔牙,如需要拔牙,需向牙医提供头颈部放疗史,采取相应措施,以免诱发颌骨骨髓炎或骨坏死。

(5) 预防感冒及时治疗头面部感染,以免诱发放射性肺炎、头颈部蜂窝织炎。反复发作的蜂窝织炎可加重日后张口困难和皮肤软组织纤维化。

(6) 使患者充分认识功能锻炼的重要性,头颈部放疗患者应掌握张口锻炼的方法,以便出院后能自觉坚持锻炼,预防张口困难提高生存质量。

4. 正常组织放射反应的表现及处理

(1) 早反应组织的表现及处理

①皮肤急性反应:根据国际肿瘤放射学会关于急性放射损伤分级标准,将皮肤急性放射反应分为4级:Ⅰ级:暗红色红斑,干性脱皮或脱发,出汗减少;Ⅱ级:触痛性或鲜色红斑,皮肤皱褶处有片状湿性脱皮,或中度水肿;Ⅲ级:皮肤皱褶以外部位融合的湿性脱皮,凹陷性水肿;Ⅳ级:溃疡、出血、坏死。

皮肤急性反应的处理:干性反应出现时,局部涂薄荷淀粉、氢化可的松油等药物,可起到清凉止痒作用,勿用手抓挠,造成皮肤损伤;若出现湿性反应时,局部外用氢的油、金因肽或湿润烫伤膏等,可减轻局部炎症反应、促进皮肤愈合;充分暴露反应区皮肤,切勿覆盖或包扎,外出注意防晒;当照射野皮肤出现结痂、脱皮时,禁用手撕剥,以免感染溃烂;出现皮肤色素沉着不必做特别的处理,放疗结束后皮肤会逐渐恢复。

②口腔黏膜反应:根据国际肿瘤放射学会关于急性放射损伤分级标准,将黏膜急性放射反应分为4级:Ⅰ级:充血,可有轻度疼痛,无需镇痛药;Ⅱ级:片状黏膜炎,或有炎性血清血液分泌物,中度疼痛,需用镇痛药;Ⅲ级:融合的纤维性黏膜炎,可伴重度疼痛,需用麻醉药;Ⅳ级:溃疡、出血、坏死。

口腔黏膜反应处理:a.患者出现口干、唾液分泌减少,口腔黏膜稍有红斑、充血、轻度疼痛进食略少。护理措施是保持口腔清洁,避免过热、过硬及刺激性食品,餐后漱口,清除食物残渣,用氯己定漱口水或复方硼砂溶液漱口液含漱每日至少4次。红肿红斑处勿用硬物刺激以免黏膜受损出血。b.口咽部明显充血水肿,斑点状白膜、溃疡形成,有明显疼痛,进食困难。相应处理:氯酮液或金喉键等药物喷喉,也可用口腔溃疡陈涂口腔溃疡面,这些药物可起到保护口咽黏膜、消炎镇痛、促进溃疡愈合的作用。2%利多卡因含漱或丁卡因糖块于餐前含服,可改善进食引起的疼痛症状,可适当应用镇痛药。c.口腔黏膜极度充血、糜烂、出血、白膜融合成片状,溃疡加重并有脓性分泌物,剧痛不能进食并可伴发热。此期应暂停放疗,禁食,给予静脉营养或鼻饲饮食。合理应用镇痛药,减轻患者的痛苦。口腔自洁困难者,由护士完成口腔护理,防止感染,促进创面愈合。

(2)晚反应组织照射后表现:晚反应组织特点是这些组织中的细胞群体的更新很慢(如肺、肾、心、中枢神经系统),增殖层次的细胞在数周甚至一年或更长时间也不进行自我更新,因此损伤很晚才会表现出来。皮肤除了早期的上皮反应还会发生严重的晚期损伤(如纤维化、萎缩、毛细血管扩张)。

不同照射部位可出现不同的晚期反应,如放射性肺炎、直肠炎、膀胱炎、肾炎、放射性骨髓炎、放射性颅脑损伤、骨坏死及局部组织纤维变形成瘢痕狭窄等。有些晚期反应是不可逆的,且无特殊治疗,故应以预防为主。

【介入治疗护理】

1. 术前特殊准备

(1)按医嘱做碘过敏试验、抗生素试验,并做记录。

(2)穿刺部位皮肤准备范围为大腿内侧上1/3至脐下,备皮后洗澡,更换病号服。

(3)术后患者需卧床12～24h,故应训练床上排尿排便。

(4)术前如发现患者有以下情况应及时报告主管医生考虑暂停手术,发热(体温38.5℃以上)、感冒、女性患者月经期间、备皮部位有感染等。

(5)按医嘱准备好术中所需物品及药品,如病历、影像资料、化疗药物、止吐药、造影剂、栓塞剂等,经核对医嘱后送导管室。

(6)术前4h禁食以免术中因化疗药引起呕吐导致窒息。

(7)术日晨按医嘱给患者输液,一般选择左侧上肢静脉。

2. 术后护理

(1)协助患者平卧12～24h,术侧下肢严格制动6～8h,严禁弯曲。加压包扎处按压1～2h。观察穿刺点是否有渗血及血肿,若有渗血或绷带松动应给予重新加压包扎。术后24h解除加压包扎,观察穿刺部位并消毒局部皮肤后用无菌敷料覆盖。

(2)严格观察病情的变化,术后24h测量生命体征并记录,若发现异常情况立即报告医生并及时处理。

(3)严密观察术侧下肢足背动脉的搏动情况,皮肤的颜色、温度、感觉的变化。穿刺侧下肢有无疼痛及感觉障碍,若趾端苍白、小腿疼痛、皮肤温度下降、感觉迟钝,则首先检查是否包扎过紧,导致血管严重受压,其次提示有无下肢血管栓塞的可能。

(4)按医嘱给予静脉补液,观察尿量及性状。若用铂类药物,术后3d给予水化疗法,每天补液在2500ml以上。应保持每日尿量在2000ml以上,嘱患者多喝水或增加输液量,以减少化疗药物对肾的损害。如出现少尿、血尿,立即报告医生,及时利尿,静脉滴注5%碳酸氢钠注射液以碱化尿液。

(5)发热护理:发热是栓塞术后最常见的并发症,发热大多是由于化疗药物或栓塞剂注入肿瘤组织使瘤组织坏死,机体吸收坏死组织所致。一般在栓塞化疗后1~3d出现,通常在38℃左右,经过对症处理后7~14d可消退。对栓塞化疗患者,术后3d内应每日测量体温4次,当腋温为38.5℃以上时应嘱患者卧床休息,保持室内空气流通,并给予清淡、易消化的高热量、高蛋白、含丰富维生素的流质或半流质饮食,鼓励患者多饮水、汤、果汁,选择不同的物理降温法如冰敷、温水或乙醇擦浴、温盐水灌肠,若无效则按医嘱使用解热镇痛药,如对乙酰氨基酚(百服宁)、吲哚美辛(消炎痛)栓,必要时加用地塞米松等。患者高热时还要保持口腔清洁,注意保暖,出汗后及时更换衣服,不要盖过厚的被子,以免影响机体散热。遵医嘱给予输液和应用抗生素,记录降温效果,高热致呼吸急促者给予低流量吸氧。若体温持续在38.5℃以上不退,应给予抽血进行细菌培养及药敏试验。

(6)疼痛护理:疼痛是栓塞术的必然结果,由于栓塞(或化疗药物)使肿瘤组织缺血、水肿和坏死可引起不同程度的手术后暂时性疼痛,造成患者精神上的过度紧张和焦虑,常使疼痛加重。因此患者认为病情加重,治疗效果不好,心情消极,烦躁不安甚至拒绝合作。护士应了解患者的心理,采取相应的护理措施,给予正确的引导,告诉患者疼痛是介入治疗的一种常见反应,烦躁会加重痛苦。患者疼痛时护士应观察疼痛的性质、程度、时间、发作规律、伴随症状及诱发因素,疼痛较轻者可告知疼痛原因、分散注意力、采取舒适体位等方法帮助患者稳定情绪缓解疼痛。疼痛严重者要及时给予药物控制疼痛,并观察记录用药后效果。

(7)呃逆现象:有些患者特别是肝癌或肺癌患者,由于介入治疗后病灶受化疗药物及其代谢产物、血管栓塞等因素影响,继发性引起膈肌充血或膈肌间接受到刺激产生痉挛可出现呃逆。轻者持续2~3d,重者可达1周以上。轻者嘱其深吸一口气,然后再慢慢呼出,反复多次,或用纱布包住舌尖轻轻地牵拉多次,一般都可奏效;重者则需应用药物治疗,如丁溴东莨菪碱(解痉灵)、山莨菪碱、哌甲酯(利他林)肌内注射或者足三里注射。

(8)局部皮肤损伤:因肿瘤内毛细血管丰富,血流缓慢,在介入治疗过程中,当高浓度的化疗药物和栓塞剂局限于某一区域时会对正常的皮肤黏膜造成损伤,表现为皮肤红、痛、肿、灼热,严重时会出现水疱、溃烂。当皮肤出现红肿时立即冰敷患处,以减少药物的吸收;也可外敷喜疗妥或用33%硫酸镁溶液冷湿敷,切忌热敷。如果出现了水疱或已溃烂时要防止感染,每日换药,保持患处清洁、干燥,必要时应用抗生素。

(徐 波)

参考文献

全国卫生专业资格考试专家委员会.2008.肿瘤学[M].北京:人民卫生出版社.

徐波.2008.肿瘤护理学[M].北京:人民卫生出版社.

第18章

颅脑疾病患者的护理

第一节 颅内压增高

成人的颅腔是一个骨性的半封闭的体腔,借枕骨大孔和颈静脉与颅外相通,其容积是固定不变的。颅内容物包括脑组织、脑脊液和血液,三者与颅腔容积相适应,使颅内保持相对稳定的压力。颅腔内容物对颅腔壁所产生的压力称颅内压(intracranial pressure,ICP),正常颅内压是保证中枢神经系统内环境稳定和完成各种生理功能的必要条件。

由于颅内的脑脊液介于颅腔壁和脑组织之间,一般以脑脊液的静水压代表颅内压,通过侧卧位腰椎穿刺或直接脑室穿刺来获得该压力数值,正常值为 0.7~2.0kPa(70~200mmH$_2$O),儿童为 0.5~1.0kPa(50~100mmH$_2$O)。当颅腔内容物的体积增加或颅腔容积缩小超过颅腔可代偿的容量,使颅内压持续高于 2kPa(200mmH$_2$O),并出现头痛、呕吐和视盘水肿等临床表现时,即称为颅内压增高(increased intracranial pressure)。颅内压增高是神经内外科常见表现,也是重危病症,如不及时解除引起颅内压增高的病因,或采取降低颅内压力的措施,往往导致脑疝而危及患者生命。

【病因与发病机制】

1. 病因

(1)颅内容物体积增加:以脑水肿最为常见,如:脑的创伤、炎症及脑缺血缺氧、中毒所致脑组织水肿,因脑的体积增大引起颅内压增高;脑脊液分泌或吸收失衡所致脑积水;二氧化碳蓄积和高碳酸血症时引起脑血管扩张,使颅内血容量急剧增多。

(2)颅内占位性病变:如颅内血肿、肿瘤、脓肿等在颅腔内占据一定体积导致颅内压增高。

(3)颅腔容积缩小:如凹陷性骨折、先天性畸形、颅骨异常增生症等使颅腔变小。

2. 发病机制 颅腔内容物在正常生理情况下,脑组织体积比较恒定,当发生颅内压增高时,首先是一部分脑脊液被挤入椎管内,同时通过脑脊液分泌减少、吸收增加来代偿;其次是减少脑血流量来缓冲。只要颅腔内容物体积或容量的增加不超过颅腔容积的 8%~10%,就不会出现颅内压增高;但超过这一调节限度时,即产生颅内压增高。

当颅内压增高到 4.67kPa 以上或接近动脉舒张压水平,脑灌注压在 5.33 kPa(正常为 10.27 kPa)以下时,脑血流减少到正常值的 1/2,脑处于严重缺血缺氧状态。为了改善脑缺氧,机体一方面通过脑血管扩张,脑血流量增加;另一方面全身周围血管收缩,使血压升高,伴心率减慢,使得心排血量增加,同时呼吸减慢加深,以提高血氧饱和度,这种全身性血管加压反应,也称为库欣(Cushing)反应。当颅内压力继续升高时,脑血管自身调节失效,脑血流量即迅速下降,严重脑缺氧造成的脑水肿,进一步加重颅内压增高,造成恶性循环。当颅内压升至接近平均动脉压水平时,颅内血流几乎停止,脑细胞活动也随之停止。

【影响颅内压增高病程的因素】

1. 年龄 婴幼儿及小儿颅缝未完全闭合,老年人脑组织萎缩,均可使颅腔的代偿能力增加,延缓病情的进展。

2. 病变进展速度 病变进展速度越快,颅内压的调节能力越小。颅内压调节功能存在一个临界点,超过该点以后,细微的容量增加即可引起颅内压骤然上升。

3. 病变部位 位于颅中线和颅后窝的病变,

容易阻塞脑脊液循环通路而导致脑积水；位于颅内大静脉附近的病变，容易阻塞颅内静脉的回流和脑脊液的吸收，两者均可导致颅内压增高。

4. 颅内病变伴脑水肿的程度　炎症性病变，如脑脓肿、弥漫性脑膜炎等均可伴有明显的脑水肿；脑转移性癌的体积并不大而伴有脑水肿却较严重，导致早期出现颅内压增高。

5. 全身情况　呼吸道梗阻或呼吸中枢衰竭造成脑缺氧和高碳酸血症，继发脑血管扩张和脑水肿，导致颅内压增高。严重的系统性疾病，如尿毒症、肝性脑病、各种毒血症可引起脑水肿，高热也会加重颅内压增高。

【临床表现】

1. 颅内压增高"三主征"　即头痛、呕吐和视盘水肿三项颅内压增高的典型表现。头痛是颅内压增高最常见的症状，由颅内压增高使脑膜血管和神经受刺激或牵拉引起。常在晨起或夜间时出现，咳嗽、低头、用力时加重，头痛部位常在前额、两颞侧。呕吐是因迷走神经受激惹所致，常在头痛剧烈时出现，呈喷射性，可伴有恶心，与进食无直接关系。视盘水肿是颅内压增高的重要客观体征，常为双侧性。眼底检查可见视盘充血水肿，边缘模糊，中央凹陷消失，视网膜静脉怒张，严重者可见出血。早期多不影响视力，存在时间较久者有视力减退，严重者失明。

2. 生命体征改变　病情急剧发展时，全身性血管加压反应出现血压升高，脉压增大，脉搏慢而有力，呼吸深而慢（"二慢一高"）。随着病情加重，晚期失代偿时出现血压下降、脉搏快而弱、呼吸浅促或潮式呼吸，最终呼吸、心搏停止。

3. 意识障碍　急性颅内压增高时，常有进行性意识障碍，由嗜睡、淡漠逐渐发展成昏迷。慢性颅内压增高患者，表现为意识淡漠、反应迟钝和呆滞，症状时轻时重。

4. 其他症状与体征　颅内压增高还可以引起一侧或双侧外展神经麻痹、复视、黑蒙、头晕、猝倒、反应迟钝、智力减退等症状。若病变位于功能区，还可伴有相应的体征出现。

【辅助检查】

1. 腰椎穿刺　可以直接测量颅内压力，同时取脑脊液做化验。但颅内压增高明显时，有促成枕骨大孔疝的危险，应避免进行。

2. 影像学检查　电子计算机X线断层扫描（CT）、磁共振成像（MRI）能显示病变部位、大小和形态，对判断引起颅内压增高的原因有重要参考价值。脑血管造影和数字减影血管造影（DSA）检查，主要用于脑血管畸形等疾病的诊断。

【治疗要点】

最根本的治疗方法是祛除病因，如手术切除颅内肿瘤、清除颅内血肿、处理大片凹陷性骨折、控制颅内感染等；若病变不能切除而颅内压比较高者可行去骨瓣减压术。对原因不明或一时不能解除病因者，先采取限制液体入量，应用脱水药、糖皮质激素，冬眠低温等治疗，以减轻脑水肿达到降低颅内压的目的。对有脑积水的患者，先穿刺侧脑室做外引流术，缓慢放出脑脊液少许，以暂时降低颅内高压，待病因诊断明确后再手术治疗。

【护理措施】

1. 一般护理

（1）体位：床头抬高15°~30°的斜坡位，有利于颅内静脉回流，减轻脑水肿。昏迷患者取侧卧位，便于呼吸道分泌物排出。

（2）饮食与补液：不能进食者，成人每天静脉输液量为1500~2000ml，其中生理盐水不超过500ml，保持每日尿量不少于600ml，并且应控制输液速度，防止短时间内输入大量液体，加重脑水肿。意识清醒者给予普通饮食，但要限制钠盐摄入量。

（3）吸氧：通过持续或间断吸氧，可以降低$PaCO_2$使脑血管收缩，减少脑血流量，达到降低颅内压的目的。

（4）心理护理：劝慰患者安心养病，避免因情绪激动、血压升高，增加颅内压力。

2. 对症护理　可用适量的镇静药缓解疼痛，但禁用吗啡类镇痛药，避免抑制呼吸中枢。高热可加重脑缺氧，应采取有效降温措施。昏迷躁动不安者应加保护措施，避免意外损伤，但切忌强制约束，以免患者挣扎导致颅内压增高。有视物障碍者单独行动时，须注意安全；对复视者可戴单侧眼罩，两眼交替使用，以免视神经失用性萎缩；当患者呕吐时，防止呕吐物呛入气管。

3. 防止颅内压骤然升高的护理

（1）卧床休息：保持病室安静，清醒患者不要用力坐起或提重物。稳定患者情绪，避免情绪激烈波动，以免血压骤升而加重颅内压增高。

（2）保持呼吸道通畅：当呼吸道梗阻时，患者用力呼吸、咳嗽，致胸腔内压力增高，由于颅内静脉无静脉瓣，胸腔内压力能直接逆行传导到颅内静脉，加重颅内压增高。同时，呼吸道梗阻使$PaCO_2$增高,致脑血管扩张,脑血容量增多,也加重颅内高压。应预防呕吐物吸入气管,及时清除呼吸道分泌物;有舌根后坠影响呼吸者,应及时安置口咽通气管;昏迷患者或排痰困难者,应配合医生及早行气管切开术。

(3)避免剧烈咳嗽和用力排便:当患者咳嗽和用力排便时胸、腹腔内压力增高,有诱发脑疝的危险。因此,要预防和及时治疗感冒,避免咳嗽。应鼓励能进食者多食富含纤维素食物,促进肠蠕动。已发生便秘者切勿用力屏气排便,可用缓泻药或低压小量灌肠通便,避免高压大量灌肠。

(4)控制癫痫发作:癫痫发作可加重脑缺氧和脑水肿,应遵医嘱按时给予抗癫痫药物,并要注意观察有无癫痫症状出现。

4. 用药的护理

(1)高渗性脱水药:最常用20%甘露醇250ml,在30min内快速静脉滴注,每日2~4次,静注后10~20min颅内压开始下降,维持4~6h,可重复使用。通过减少脑组织中的水分,缩小脑的体积,起到降低颅内压的作用。若同时使用利尿药,降低颅内压效果更好。脱水治疗期间,应准确记录出入量,并注意纠正利尿药引起的电解质紊乱。停止使用脱水药时,应逐渐减量或延长给药间隔,以防止颅内压反跳现象。

(2)应用肾上腺皮质激素:主要通过改善血脑屏障通透性,预防和缓解脑水肿,使颅内压下降。常用地塞米松5~10mg,每日1次或2次静脉注射。在治疗中应注意防止感染和应激性溃疡。

5. 病情观察 观察意识、生命体征、瞳孔和肢体活动的变化,并按Glasgow昏迷计分法标准进行评分和记录,重症患者应监测颅内压变化。颅内压监测是采用压力传感器和监护仪连续测量颅内压的方法,临床上最常用的是硬脑膜外颅内压监测和脑室内颅内压监测,护理要点详见第14章重症监护。

6. 冬眠低温疗法的护理 冬眠低温疗法是应用药物和物理方法降低体温,使患者处于亚低温状态,其目的是降低脑耗氧量和脑代谢率,减少脑血流量,增加脑对缺血缺氧的耐受力,减轻脑水肿。适用于各种原因引起的严重脑水肿、中枢性高热患者。但儿童和老年人慎用,休克、全身衰竭或有房室传导阻滞者禁用此法。

冬眠低温疗法前应观察生命体征、意识、瞳孔和神经系统疾病并记录,作为治疗后观察对比的基础。先按医嘱静脉滴注冬眠药物,通过调节滴速来控制冬眠深度,待患者进入冬眠状态,方可开始物理降温。使用冰袋、冰帽进行局部降温时要用衬垫保护皮肤;使用降温毯降温时,降温毯应置于患者躯干部,背部及臀部温度较低,血循环减慢,应定时翻身以避免压疮,翻身时动作要轻,防止直立性低血压。降温速度以每小时下降1℃为宜,体温降至肛温31~34℃较为理想,体温过低易诱发心律失常。在冬眠降温期间要严密观察生命体征变化,若脉搏超过100次/分,收缩压低于13.3kPa(100mmHg),呼吸慢而不规则时,应及时通知医生停药。冬眠低温疗法时间一般为3~5d,停止治疗时先停物理降温,再逐渐停用冬眠药物,任其自然复温。

7. 脑室外引流的护理 侧脑室外引流主要用于脑室出血、颅内压增高、急性脑积水的急救,暂时缓解颅内压增高;还可以通过脑室外引流装置监测颅内压变化、采取脑脊液标本进行化验,必要时向脑室内注药治疗。其护理要点如下。

(1)妥善固定:将引流管及引流瓶(袋)妥善固定在床头,使引流管高于侧脑室平面10~15cm,以维持正常的颅内压。

(2)控制引流速度和量:引流量每日不超过500ml为宜,避免颅内压骤降造成的危害。

(3)保持引流通畅:观察引流管内不断有脑脊液流出,管内的液面随患者呼吸、脉搏上下波动表明引流通畅。

若引流管无脑脊液流出,其常见的原因有:①颅内压低于0.981~1.47kPa(10~15cmH_2O),此时将引流瓶降低能观察到有脑脊液流出;②引流管放入脑室过长而盘曲成角,提请医生对照X线片,将引流管缓慢向外抽出至有脑脊液流出,再重新固定;③管口吸附于脑室壁,可将引流管轻轻旋转,使管口离开脑室壁;④引流管被小血块阻塞,可挤压引流管将血块等阻塞物挤出,或在严格无菌操作下用注射器抽吸,切不可用生理盐水冲洗,以免管内阻塞物被冲入脑室系统,造成脑脊液循环受阻。

(4)注意观察引流液的量和性质:若引流出大量血性脑脊液提示脑室内出血,脑脊液浑浊提示有感染。

(5)严格的无菌操作:预防逆行感染,每天更换引流袋时先夹住引流管,防止空气进入和脑脊液逆流颅内。

(6)拔管指征:引流时间一般为1~2周,开颅术后脑室引流不超过3～4d；拔管前应行头颅CT检查，并夹住引流管1～2d，夹管期间应注意患者意识、瞳孔及生命体征变化，观察无颅内压增高症状可以拔管，拔管时先夹闭引流管，以免管内液体逆流入颅内引起感染。拔管后要注意观察有无脑脊液漏。

8. 健康教育

(1) 及时就诊：若出现原因不明的头痛症状并进行性加重，经一般治疗无效，或头部外伤后有剧烈头痛并伴有呕吐者，应及时到医院做检查以明确诊断。

(2) 避免诱发脑疝的因素：颅内压增高的患者要预防剧烈咳嗽、便秘、提重物等使颅内压骤然升高的因素，以免诱发脑疝。

(3) 指导患者学习康复的知识和技能：对有神经系统后遗症的患者，要针对不同的心理状态进行心理护理，调动他们的心理和躯体的潜在代偿能力，鼓励其积极参与各项治疗和功能训练，如肌力训练、步态平衡训练、排尿功能训练等，最大限度地恢复其自理生活的能力。

第二节 急性脑疝

颅内病变使颅内压增高达到一定程度时，尤其是局部占位性病变使颅内各分腔之间的压力不平衡，可推压脑组织从高压区向低压区移位，其中某一部分脑组织被挤入颅内生理空间或孔隙，产生相应的临床症状和体征称为脑疝（brain herniation）。脑疝是颅内压增高的严重后果，疝出的脑组织压迫脑的重要结构或生命中枢，如不及时救治常危及患者生命。

【分类】

根据移位的脑组织及其通过的硬脑膜间隙的不同，常见的脑疝有小脑幕切迹疝和枕骨大孔疝。小脑幕上方的颞叶沟回、海马回通过小脑幕切迹向幕下移位，称小脑幕切迹疝（又称颞叶沟回疝），因疝入的脑组织压迫中脑的大脑脚，并牵拉动眼神经引起锥体束征和瞳孔变化。由小脑扁桃体经枕骨大孔向椎管内移位，称枕骨大孔疝（又称小脑扁桃体疝）。其他还有大脑镰疝（扣带回疝）和小脑幕切迹上疝（小脑蚓疝）等，这几种脑疝可以单独发生，也可同时或相继出现。

【临床表现】

1. 小脑幕切迹疝（transtentorial herniation） 典型的临床表现是在颅内压增高的基础上，出现进行性意识障碍，患侧瞳孔最初有短暂的缩小，但多不易被发现，以后出现进行性扩大，对光反射消失，并伴有患侧上睑下垂及眼球外斜。病变对侧肢体肌力减弱或瘫痪、肌张力增加、腱反射亢进、病理征阳性。如脑疝继续发展，则出现深度昏迷，双侧眼球固定及瞳孔散大、对光反射消失，四肢全瘫，去大脑强直，生命体征严重紊乱，最后呼吸、心搏停止而死亡。

2. 枕骨大孔疝（transforamen magna herniation） 临床上缺乏特征性表现，容易被误诊。患者常有剧烈头痛，以枕后部疼痛为甚，反复呕吐，颈项强直或强迫体位，生命体征变化出现较早，瞳孔改变和意识障碍出现较晚。当延髓呼吸中枢受压时，患者早期即可突发呼吸骤停而死亡。

【治疗要点】

当患者出现典型的脑疝症状，应立即静脉快速输入高渗脱水药，争取时间尽快手术切除病变。若难以确诊或虽确诊但无法切除者，立即穿刺侧脑室做外引流术，或病变侧颞肌下减压术等姑息性手术来降低颅内压。待病情缓解后再做开颅切除病变或做脑室-腹腔分流术。

【急救护理】

1. 脑疝发生后应做紧急处理 保持呼吸道通畅，并吸氧，立即静脉快速输入甘露醇、地塞米松、呋塞米等，以暂时降低颅内压；同时紧急做好术前检查和手术前准备，密切观察生命体征、瞳孔的变化。对呼吸功能障碍者，立即气管插管进行辅助呼吸。

2. 病情观察 观察意识、生命体征、瞳孔和肢体活动的变化。意识反映了大脑皮质和脑干的功能状态，评估意识障碍的程度、持续时间和演变过程，是分析病情进展的重要指标；急性颅内压增高早期患者的生命体征常有"二慢一高"现象；瞳孔的观察对判断病变部位具有重要的意义，要注意双侧瞳孔的直径，是否等大、等圆及对光反射的灵敏度的变化，颅内压增高患者出现病侧瞳孔先小后大，对光反应迟钝或消失，应警惕小脑幕切迹疝的发生；小脑幕切迹疝压迫患侧大脑脚，出现对侧肢体瘫痪，肌张力增高，腱反射亢进，病理反射阳性，但有时脑干被推向对侧，使对侧大脑脚受压，造成脑疝同侧肢体瘫痪,应结合瞳孔变化及有关资料进行综合分析。

3. 其他护理措施 参见本章第一节颅内压增高患者的护理。

第三节 颅脑损伤

颅脑损伤分为头皮损伤、颅骨骨折及脑损伤,三者可单独发生,也可合并存在。

一、颅骨骨折

颅骨骨折(skull fracture)按其部位分为颅盖骨折(fracture of skull vault)与颅底骨折(fracture of skull base);按骨折形态分为线形骨折和凹陷骨折(粉碎骨折多呈凹陷性,一般列入凹陷骨折);依骨折部位是否与外界相通分为闭合性骨折和开放性骨折。颅骨骨折的严重性并不在于骨折的本身,而在于可能同时存在颅内血肿和脑的损伤而危及生命。

【临床表现】

1. 颅盖骨折 线形骨折常合并有头皮损伤,骨折本身依靠触诊很难发现。凹陷范围较大的骨折者,软组织出血不多时,触诊多可确定,但小的凹陷骨折需经 X 线摄片才能发现。凹陷骨折的骨片陷入颅内,使局部脑组织受压或合并有颅内血肿。

2. 颅底骨折 颅底骨折多为强烈间接暴力引起,常伴有硬脑膜撕裂引起脑脊液外漏或颅内积气,一般视为开放性骨折。依骨折的部位不同可分为颅前窝、颅中窝和颅后窝骨折,主要表现为皮下或黏膜下瘀斑、脑脊液外漏和脑神经损伤三个方面。三种颅底骨折的临床表现见表 18-1。

【治疗要点】

颅盖骨线形骨折或凹陷性骨折下陷较轻,一般不需处理;骨折凹陷范围超过 3cm、深度超过 1cm、兼有脑受压症状者,则需手术整复或摘除陷入的骨片。颅底骨折本身无特殊处理,重点是预防颅内感染,脑脊液漏一般在 2 周内愈合。脑脊液漏 4 周不自行愈合者,可考虑做硬脑膜修补术。

【护理措施】

1. 脑脊液漏的护理

(1)卧位:颅前窝骨折患者神志清醒者,取半卧位,昏迷者床头抬高 30°,患侧卧位。颅中窝、颅后窝骨折患者,采取患侧卧位。维持上述特定体位至停止脑脊液漏后 3~5d,目的是借助重力作用使脑组织移向颅底,使脑膜逐渐形成粘连而封闭脑膜破口。

(2)预防逆行性颅内感染:每天 2 次清洁、消毒鼻前庭或外耳道,避免棉球过湿导致液体逆流颅内;在外耳道口或鼻前庭疏松放置干棉球,棉球渗湿及时更换,观察并记录 24h 浸湿的棉球数,以此估计漏出液量。应禁忌鼻腔、耳道的堵塞、冲洗和滴药,脑脊液鼻漏者,严禁经鼻腔置管(胃管、吸痰管、鼻导管),禁忌做腰椎穿刺。并应避免用力咳嗽、打喷嚏和擤涕;避免挖耳、抠鼻;避免屏气排便,以免鼻窦或乳突气房内的空气被压入颅内,引起颅内积气或颅内感染。遵医嘱应用抗生素和破伤风抗毒素。

2. 病情观察 应注意有无颅内感染或颅内压增高症状,若脑脊液外漏多,可使颅内压过低而导致颅内血管扩张,出现颅内低压综合征,表现为剧烈头痛、眩晕、呕吐、厌食、反应迟钝、脉搏细弱、血压偏低。应注意观察脑脊液的外漏量,可遵医嘱补充大量水分缓解症状。

二、脑 损 伤

脑损伤是指脑膜、脑组织、脑血管以及脑神经的损伤。根据脑损伤发生的时间和机制分为原发性脑损伤和继发性脑损伤,前者指暴力作用于头部时立即发生的脑损伤,如脑震荡(cerebral concussion)、脑挫裂伤(cerebral contusion);后者指受伤一定时间后,因脑水肿和颅内血肿压迫脑组织引起

表 18-1 三种颅底骨折的临床表现

骨折部位	皮下或黏膜下瘀斑	脑脊液漏	脑神经损伤
颅前窝	眼睑、眼结膜下出血呈熊猫眼征、兔眼征	从鼻或口腔流出	嗅神经、视神经
颅中窝	耳后乳突区、咽黏膜下	外耳道、鼻腔流出	面神经、听神经
颅后窝	耳后及枕下区	胸锁乳突肌及乳突后皮下	第 9~12 对脑神经

的损伤。按伤后脑组织与外界是否相通,分为闭合性和开放性脑损伤两类。

【临床表现】

1. 脑震荡　脑震荡是指头部受到撞击后,立即发生一过性神经功能障碍,无肉眼可见的神经病理改变,但在显微镜下可见神经组织结构紊乱。

临床表现为伤后立即出现短暂的意识丧失,一般持续时间不超过30min,同时伴有面色苍白、出冷汗、血压下降、脉缓、呼吸浅慢、瞳孔改变等自主神经和脑干功能紊乱的表现。意识恢复后对受伤时,甚至受伤前一段时间内的情况不能回忆,而对往事记忆清楚,此称为逆行性健忘。清醒后常有头痛、头晕、恶心呕吐、失眠、情绪不稳定、记忆力减退等症状,一般可持续数日或数周。神经系统检查多无明显阳性体征。

2. 脑挫裂伤　脑挫裂伤是外力造成的原发性脑器质性损伤,既可发生于着力部位,也可在对冲部位。包括脑挫伤和脑裂伤,前者脑组织破坏较轻,软脑膜完整;后者指软脑膜、血管和脑组织都有破裂,伴有外伤性蛛网膜下隙出血。由于两者常同时存在,合称为脑挫裂伤。因受伤的部位和程度不同,其临床表现差别亦大。

(1)意识障碍:是脑挫裂伤最突出的症状,伤后立即出现昏迷,昏迷时间超过30min,可长达数小时、数日至数月不等,严重者长期持续昏迷。

(2)局灶症状与体征:脑皮质功能区受损时,受伤后立即出现相应的神经功能障碍症状或体征,如语言中枢损伤出现失语,运动区受损伤出现对侧瘫痪等。

(3)头痛、呕吐:与颅内压增高、自主神经功能紊乱或外伤性蛛网膜下隙出血有关。合并蛛网膜下隙出血时可有脑膜刺激征阳性,脑脊液检查有红细胞。

(4)颅内压增高与脑疝:因继发脑水肿和颅内出血引起颅内压增高,出现生命体征改变、意识障碍或偏瘫程度加重,或意识障碍好转后又加重。

(5)CT或MRI检查:可显示脑挫裂伤的部位、范围、脑水肿的程度及有无脑室受压及中线结构移位。

3. 颅内血肿　颅内血肿按症状出现的时间分为急性血肿(3d内出现症状)、亚急性血肿(3d至3周出现症状)、慢性血肿(3周以上才出现症状)。按血肿所在部位分为硬脑膜外血肿、硬脑膜下血肿、脑内血肿。无论哪一种外伤性颅内血肿,主要表现为头部外伤后,先出现原发性脑损伤的症状,当颅内血肿形成后压迫脑组织,出现颅内压增高和脑疝的表现。但不同部位的血肿有其各自的特点。

(1)硬脑膜外血肿:常因颞侧颅骨骨折致脑膜中动脉破裂所致,大多属于急性型。患者的意识障碍有3种类型:①典型的意识障碍是伤后昏迷有"中间清醒期",即受伤后原发性脑损伤的意识障碍清醒后,在一段时间后颅内血肿形成,因颅内压增高导致患者再度出现昏迷;②原发性脑损伤严重,受伤后昏迷持续并进行性加重,血肿的症状被原发性脑损伤所掩盖;③原发性脑损伤轻,受伤后无原发性昏迷,至血肿形成后开始出现继发性昏迷。患者在昏迷前或中间清醒期常有头痛、呕吐等颅内压增高症状,幕上血肿大多有典型的小脑幕切迹疝表现。

CT检查显示颅骨内板与硬脑膜之间有双凸镜形成或弓形密度增高影,常伴有颅骨骨折和颅内积气。

(2)硬脑膜下血肿

①急性硬脑膜下血肿主要来自脑实质血管破裂所致。因多数与脑挫裂伤和脑水肿同时存在,故表现为受伤后持续昏迷或昏迷进行性加重,少有"中间清醒期",较早出现颅内压增高和脑疝症状。

CT检查急性或亚急性硬脑膜下血肿表现为脑表面有半月形高密度、等密度或混合密度影,多伴有脑挫裂伤和脑受压。

②慢性硬脑膜下血肿较少见,好发于老年人,病程较长。临床表现差异很大,多有轻微头部外伤史,主要表现为慢性颅内压增高症状,也可有间歇性神经定位体征,有时可有智力下降、记忆力减退、精神失常等智力和精神症状。

CT检查表现颅骨内板下低密度或等密度的新月形或半月形影。

(3)脑内血肿:多因脑挫裂伤导致脑实质内血管破裂引起,常与硬脑膜下血肿同时存在,临床表现与脑挫裂伤和急性硬脑膜下血肿的症状很相似。

CT检查在脑挫裂伤灶附近或脑深部白质内见到圆形或不规则高密度血肿影,周围有低密度水肿区。

【治疗要点】

脑震荡无需特殊治疗,应卧床休息1～2周,用镇静药等对症处理。脑挫裂伤一般采用非手术治疗,如防治脑水肿、支持疗法和对症处理;当病情恶化出现脑疝征象时,需手术去骨瓣减压、开颅清除血肿和坏死脑组织。颅内血肿一经确诊原则上手术治疗,手术清除血肿,并彻底止血。在CT的严密监测下,一部分颅内血肿患者可先采用脱水等非手术治疗,可取得良好的疗效,一旦出现颅内压进行性升高、局灶性脑损害或出现脑疝早期症状,即应紧急手术。

慢性硬脑膜下血肿若已经形成完整的包膜,可采用颅骨钻孔放置引流管,排空积液,以利于脑组织膨出消灭无效腔。术后患者取平卧位或头低足高患侧卧位,保持体位引流。引流瓶应低于创腔30cm,术后不使用强力脱水药,亦不严格限制水分摄入,以免颅内压过低影响脑膨出。

【护理措施】

1. 现场急救 首先争分夺秒地抢救心搏骤停、窒息、开放性气胸、大出血等危及患者生命的伤情,颅脑损伤救护时应做到保持呼吸道通畅,注意保暖,禁用吗啡镇痛。无外出血表现而有休克征象者,应查明有无头部以外部位损伤,如合并内脏破裂等。开放性损伤有脑组织从伤口膨出时,在外露的脑组织周围用消毒纱布卷保护,再用纱布架空包扎,避免脑组织受压,并及早使用抗生素和TAT。记录受伤经过和检查发现的阳性体征,以及急救措施和使用药物。

2. 一般护理

(1)体位:意识清醒者采取斜坡卧位,有利于颅内静脉回流。昏迷患者或吞咽功能障碍者宜取侧卧位或侧俯卧位,以免呕吐物、分泌物误吸。

(2)营养支持:昏迷患者须禁食,应采用胃肠外营养。每天静脉输液量在1500~2000ml,其中含钠电解质500ml,输液速度不可过快。受伤后3d仍不能进食者,可经鼻胃管补充营养,应控制盐和水的摄入量。患者意识好转后出现吞咽反射时,可耐心地经口试喂蒸蛋、藕粉等食物。

(3)降低体温:高热使机体代谢增高,加重脑组织缺氧,应及时处理。应采取降低室温、物理降温、遵医嘱给予解热药等降温措施。

(4)躁动的护理:引起躁动的原因很多,如头痛、呼吸道不通畅、尿潴留、便秘、被服被大小便浸湿、肢体受压等,查明原因及时排除,切勿轻率给予镇静药,以免影响观察病情。对躁动患者不可强加约束,避免因过分挣扎使颅内压进一步增高。

3. 保持呼吸道通畅 意识障碍者容易发生误咽误吸,或因下颌松弛导致舌根后坠等原因引起呼吸道梗阻。必须及时清除咽部的血块和呕吐物,并注意吸痰,舌根后坠者放置口咽通气管,必要时气管内插管或气管切开。保持有效地吸氧,呼吸换气量明显下降者,应采用机械辅助呼吸。

4. 严密观察病情 目的是观察治疗效果和及早发现脑疝,不错失抢救时机。

(1)意识状态:反映大脑皮质功能和脑干功能状态,观察时采用相同程度的语言和痛刺激,对患者的反应做动态的分析,判断意识状态的变化。意识障碍的程度目前通用的格拉斯哥昏迷评分法(Glasgow coma scale,GCS),见表18-2。格拉斯昏迷计分法分别对患者的睁眼、言语、运动三方面的反应进行评分,再累计得分,用量化方法来表示意识障碍的程度,最高为15分,总分低于8分即表示昏迷状态,分数越低表明意识障碍越严重。

表18-2 格拉斯哥昏迷评分(GCS)

睁眼反应	计分	言语反应	计分	运动反应	计分
自动睁眼	4	回答正确	5	遵嘱活动	6
呼唤睁眼	3	回答错误	4	刺痛定位	5
刺痛睁眼	2	语无伦次	3	躲避刺痛	4
不能睁眼	1	只能发声	2	刺痛肢屈	3
		不能发声	1	刺痛肢伸	2
				不能活动	1

(2)生命体征:观察生命体征时为了避免患者躁动影响准确性,应先测呼吸,再测脉搏,最后测血压。受伤后生命体征出现"两慢一高",同时有进行性意识障碍,是颅内压增高所致的代偿性生命体征改变;下丘脑或脑干损伤常出现中枢性高热;受伤后数日出现高热常提示有继发感染。

(3)瞳孔:注意对比两侧瞳孔的形状、大小和对光反射。受伤后立即出现一侧瞳孔散大,是原发性动眼神经损伤所致;受伤后瞳孔正常,以后一侧瞳孔先缩小继之进行性散大,并且对光反射减弱或消失,是小脑幕切迹疝的眼征;如双侧瞳孔时大时小,变化不定,对光反射消失,伴眼球运动障碍(如眼球分离、同向凝视),常是脑干损伤的表现;双侧瞳孔散大,对光反射消失、眼球固定伴深昏迷或去大脑强直,多为临终前的表现。另外,要注意伤后使用某些药物会影响瞳孔的观察,如使用阿托品、麻黄碱使瞳孔散大,吗啡、氯丙嗪使瞳孔缩小。

(4)锥体束征:原发性脑损伤引起的偏瘫等局灶症状,在受伤当时已出现,且不再继续加重;伤后一段时间出现或继续加重的肢体偏瘫,同时伴有意识障碍和瞳孔变化,多是小脑幕切迹疝压迫中脑的大脑脚,损害其中的锥体束纤维所致。

(5)其他:剧烈头痛、频繁呕吐是颅内压增高的主要表现,尤其是躁动时无脉搏增快,应警惕脑疝的形成。

5. 减轻脑水肿,降低颅内压　应用高渗脱水药、利尿药、肾上腺皮质激素等药物是减轻脑水肿、降低颅内压的重要环节。观察用药后的病情变化,是调整应用脱水药间隔时间的依据。要避免使颅内压骤然升高的因素。

6. 预防并发症　昏迷患者生理反应减弱或消失,全身抵抗力下降容易发生多种并发症,如压疮、关节僵硬、肌肉挛缩、呼吸道和泌尿系感染。

7. 手术前后的护理　除继续做好上述护理外,应做好紧急手术前常规准备,手术前2h内剃净头发,洗净头皮,涂擦75%乙醇并用无菌巾包扎。手术后搬动患者前后应观察呼吸、脉搏和血压的变化。小脑幕上开颅手术后,取健侧或仰卧位,避免切口受压;小脑幕下开颅手术后,应取侧卧或侧俯卧位。严密观察并及时发现手术后颅内出血、感染、癫痫以及应激性溃疡等并发症。

手术中常放置引流管,如脑室引流、创腔引流、硬脑膜下引流等,护理时严格注意无菌操作。手术后创腔引流瓶(袋)放置于头旁枕上或枕边,高度与头部创腔保持一致,以保证创腔内一定的液体压力,可避免脑组织移位,当创腔内压力升高时,血性液仍可自行流出。手术48h后,可将引流瓶(袋)略放低,以期较快引流出创腔内的液体,使脑组织膨出,以减少局部残腔。引流3～4d后,当血性脑脊液转清,即可拔除引流管,以免形成脑脊液漏。

8. 健康教育

(1)对存在失语、肢体功能障碍或生活不能自理的患者,当病情稳定后即开始康复锻炼。要耐心指导患者功能锻炼,制订经过努力容易达到的目标,一旦康复有进步,患者会产生成功感,树立起坚持锻炼和重新生活的信心。

(2)有外伤性癫痫的患者,应按时服药控制症状发作,在医生指导下逐渐减量直至停药。不做登高、游泳等有危险的活动,以防发生意外。

(3)对重度残疾者的各种后遗症采取适当的治疗,应鼓励患者树立正确的人生观,指导其部分生活自理;并指导家属生活护理方法及注意事项。

第四节　颅内动脉瘤

颅内动脉瘤是颅内血管壁的囊性膨出,多因动脉壁局部薄弱和血流冲击而形成,极易破裂出血,是蛛网膜下隙出血最常见的原因之一。以中老年人多见,在脑血管意外的发病率中,仅次于脑血栓形成和高血压脑出血。首次出血幸存者若未得到及时正确处理,3周内有40%病例发生再出血,且再出血的病死率高达80%。因此,对颅内动脉瘤患者进行早期治疗尤为重要。

【病因】

发病原因尚不十分清楚。由于脑动脉的外膜和中膜缺乏弹性,内弹力层更薄,并且位于蛛网膜下隙的脑动脉,没有组织支撑;同时后天性动脉粥样硬化和高血压破坏动脉内弹力板,动脉壁逐渐膨出形成囊性动脉瘤。另外,体内感染、黏液瘤栓子以及头部外伤也可能导致动脉瘤形成。

【病理】

囊性动脉瘤呈球形或浆果状,紫红色,瘤壁极薄,瘤顶部更薄是出血的好发部位。动脉瘤出血破入基底池和蛛网膜下隙,破口处与周围组织多有粘连。巨大的动脉瘤内常有血栓形成,甚至钙化,血栓分层呈"洋葱"状。动脉瘤90%位于颈内动脉系统,约10%是椎-基底动脉系统动脉瘤,通常位于脑血管分叉处。直径小的动脉瘤出血机会较多。

【临床表现】

1. 出血症状　小的动脉瘤破裂前可无症状。部分动脉瘤患者破裂出血前有"警兆症状",如偏头痛、眼眶痛或动眼神经麻痹,此时应警惕可能发生蛛网膜下隙出血。出血多突然发生,部分患者有运动、情绪激动、咳嗽等诱因。破裂出血流至蛛网膜下隙,患者出现剧烈头痛,频繁呕吐、大汗淋漓,意识障碍和脑膜刺激征等,严重者因颅内压增高引发脑疝而危及生命。

多数动脉瘤破口会被凝血封闭而出血停止,病情逐渐稳定。如未及时适当治疗,随着动脉瘤周围血块溶解,在前次出血后2周内动脉瘤再次或3次破溃出血,再出血率为15%～20%,6个月内为50%,死于再出血者约占本病的1/3。

蛛网膜下腔出血可诱发血管痉挛,发生率为

21%～62%,多发生在出血后 3～15d。局部血管痉挛只发生在动脉瘤附近,患者症状不明显,若广泛血管痉挛会导致脑梗死发生,患者意识障碍加重、偏瘫,甚至死亡。

2. 局灶症状 较大动脉瘤压迫邻近结构出现相应的局灶症状,压迫脑干出现偏瘫;如动眼神经麻痹出现单侧眼睑下垂,瞳孔散大,内收,上、下视不能,直、间接对光反射消失。

【辅助检查】

数字减影脑血管造影(DSA)是确诊颅内动脉瘤的检查方法,对判断动脉瘤的位置、数目、形态、内径、有无血管痉挛和确定手术方案有重要意义。头颅 CT 检查或 MRI 扫描也有助诊断。

【治疗要点】

1. 非手术治疗 绝对卧床,加强监护,镇静,减少不良的声、光刺激,经颅多普勒超声监测脑血流变化,发现脑血管痉挛时,早期试用钙离子拮抗药等扩血管治疗。

2. 手术治疗 手术治疗方法很多,开颅动脉瘤蒂夹闭术是有效治疗手段,既不阻断载瘤动脉,又完全彻底消除动脉瘤。颅内动脉瘤介入栓塞治疗是一种安全有效的微创治疗方法,具有微创、简便、相对安全、恢复快等特点。

【护理措施】

1. 术前护理

(1)一般护理:保持病房安静,尽量减少外界不良因素的刺激,稳定患者情绪,保证充足睡眠,预防再出血。患者应绝对卧床休息,床头抬高 15°～30°,以利于静脉血回流;减少不必要的活动、检查、治疗和护理应集中进行。给予高热量、高蛋白、高维生素且宜消化的高营养饮食。

(2)病情观察:注意观察患者生命体征、意识、瞳孔、对光反射、肢体活动度等的变化。正确使用降压药物,维持血压稳定,应用微量泵控制用药量,使血压维持在 16/12 kPa。一旦发现血压升高,应采用有效降压药物,如硝酸甘油、硝普钠等,使血压尽快降至正常。也要避免血压偏低造成脑缺血。

(3)保持适宜的颅内压:维持颅内压在 13.3kPa(100mmH$_2$O)左右。①避免颅内压过低,因为颅内压骤降加大颅内血管壁内外压力差,会诱发动脉瘤破裂,所以脑动脉瘤患者应用脱水药时,一定要控制输注速度,一般不提倡快速输入,更不能用加压输入法;行脑脊液引流者引流速度要慢,脑室引流瓶的位置不能过低;做腰穿检查或治疗时,一次排放的脑脊液量不要超过 30ml,穿刺后患者去枕平卧 4～6h。②避免引起颅内压增高的因素,如便秘、咳嗽、癫痫发作等。患者进食水时应采取侧卧位或头高位,速度应缓慢,防止误咽引起呛咳。

(4)手术前常规准备:按头颅手术要求备皮,介入栓塞治疗者常规行双侧腹股沟区备皮。术后患者要严格卧床,故术前应训练患者床上进食、床上大小便、术侧肢体制动等。对癫痫发作患者,由专人陪护,床加护栏,防止发生意外。

2. 动脉瘤蒂夹闭手术中护理

(1)协助麻醉:患者进入手术室后,协助麻醉医生在完善局部麻醉下完成桡动脉、股静脉穿刺置管。

(2)物品准备:洗手护士提前洗手,准备开颅器械及不同型号动脉瘤夹等特殊器械,熟练掌握所需仪器的性能和使用方法,将物品按使用先后顺序摆放整齐,准备 2 套负压吸引装置和双极电凝,安装好磨钻系统并测试。

(3)术中配合:洗手护士应熟知手术步骤,常规消毒铺巾后,粘贴脑科手术膜,术中要快速、准确地传递器械,使术者眼睛不离开显微镜即可拿取。根据手术部位深浅备好各种不同规格的脑棉及吸收性明胶海绵。暂时阻断载瘤动脉,一般应控制在 15～20min,如果阻断大脑中动脉,则应控制在 15 min 之内,否则可加重脑血管痉挛或发生脑缺血。

手术过程中分离瘤体时,动脉瘤有破裂的危险,护士要协助麻醉师保证患者术中有足够的麻醉深度,以防止患者活动。同时还应避免手术床及显微镜的无意碰撞,如需升降手术床及调整显微镜,应暂停手术操作,以免误伤术野组织。

3. 手术后护理

(1)体位:术毕送患者回 ICU,麻醉未醒时给予平卧位或侧卧位,保持呼吸道通畅,待意识清醒后抬高床头 15°～30°,以利颅内静脉回流。术后体位要避免压迫手术伤口,以免引起颅内压增高。颅内动脉瘤介入栓塞治疗术后常规卧床 6～24h,术侧下肢制动,健侧翻身。搬动患者或为患者翻身时,应有人扶持头部使头颈部成一直线,防止头颈部过度扭曲或震动。

(2)一般护理:保持环境安静,限制探视人员,避免患者情绪激动,注意保暖。给予患者面罩吸氧,流量 6～8L/min,观察患者生命体征的变化。术后当日禁食,次日给予流质或半流质饮食,饮食以清淡、营养丰富、富含纤维素的食物为主,进食应循序渐进,昏迷患者留置胃管,经鼻饲提供营养,注意观察有无消化道出血。保持大小便通畅,防止便秘或尿潴留导致腹压增加,引起的颅内压升高或出血。

(3)病情观察:密切监测生命体征和持续心电监护,特别注意血压的变化,维持血压在16.0~17.3/10.7~12.0kPa(120~130/80~90mmHg),特别是颅内动脉瘤介入栓塞治疗的患者,术后血压应保持略偏高水平,以增加脑血管的灌流量,减少因脑血管痉挛而致脑血流量不足。但是血压不宜过高,血压过高会增加术后出血机会,对于血压较高的患者一般给予硝普钠静脉输入,采用自动微量泵控制输入速度。血压过高或过低时及时通知医生,在医生的指导下完成血压调节。定时记录生命体征、心电图变化、精神症状、水电解质平衡及引流情况等。

详细了解手术过程中出血、抗凝药物的使用情况等,观察皮肤有无瘀斑、瘀点,若有异常及时报告。

(4)并发症的观察及护理

①脑血管痉挛:术后患者的意识变化为首要或主要表现,还可有颅内压升高、一侧肢体活动障碍、失语症等。应密切观察患者意识、生命体征变化,进行软化血管治疗。脑血管受刺激容易诱发脑血管痉挛,表现为一过性神经功能障碍,如头痛、短暂的意识障碍、肢体瘫痪和麻木、失语症等。早期发现,及时处理,可避免脑缺血、缺氧而出现不可逆的神经功能障碍。为预防脑血管痉挛,术后用尼莫地平治疗7~10d。给药期间观察有无胸闷、面色潮红、血压下降、心率减慢等不良药物反应。最好采用微量泵控制尼莫地平的剂量和速度,避光输注,如有不适及时停用。

②脑梗死:术后血栓形成或血栓栓塞引起脑梗死,出现一侧肢体无力、偏瘫、失语甚至意识不清,应考虑有脑梗死的可能,嘱患者绝对卧床休息,保持平卧姿势,遵医嘱扩血管、扩容、溶栓治疗。若术后患者处于高凝状态,常给予短期48h的肝素化,配合长期阿司匹林治疗,预防脑梗死,治疗中密切观察有无出血倾向。

③动脉瘤再破裂:是血管内栓塞术后严重的并发症,多因血压波动引起,应避免一切引发血压骤升的因素。术后使用血压监护仪持续监测血压24~72h,或持续动脉压监测,每30min观察并记录血压1次,必要时采取控制性低血压治疗,控制平均动脉压在10~12.4kPa(75~93mmHg)。瘤体破裂出现头痛剧烈、呕吐频繁、意识障碍和神经损害症状,立即通知医生,做开颅手术准备。

④穿刺点局部血肿:发生在动脉瘤介入栓塞治疗术后6h内。原因是动脉硬化,血管弹性差,或术中肝素过量或凝血机制障碍,或术后穿刺侧肢体活动频繁,或局部压迫力度不够。颈动脉穿刺术后沙袋压迫穿刺点8~10h,并加压包扎,去枕平卧2d,绝对卧床3d。

⑤下肢动脉血栓形成:栓塞治疗中有不同程度的血管内皮受损,均可造成动脉血栓形成。术后因患者处于高凝状态、肢体瘫痪,加上精神紧张,缺乏适当的活动,易造成下肢静脉血栓。故术后6h在生命体征稳定的情况下,应鼓励患者进行自动翻身,增加被动四肢活动、按摩,或使用弹力长筒袜,以降低血栓的发生率。

4.健康指导

(1)指导患者注意休息,避免劳累及保持良好心态,避免情绪激动。合理饮食,多食蔬菜、水果,保持大便通畅,需继续服药者严格遵医嘱服用。

(2)功能锻炼:康复训练应在病情稳定后早期开始,瘫痪的肢体坚持被动及主动的功能锻炼;对失语的患者,进行耐心的语言训练;以恢复生活自理及工作能力,尽早回归社会。

(3)动脉瘤栓塞术后,定期脑血管造影随访,未闭塞者应手术治疗。

第五节 颅内肿瘤

生长在颅内的肿瘤通称为脑瘤,颅内肿瘤包括原发性肿瘤和继发性肿瘤。颅内原发性肿瘤可发生于脑组织、脑膜、脑神经垂体、血管及残余胚胎组织等。由身体其他部位恶性肿瘤转移至颅内的称为颅内继发性肿瘤,亦称为颅内转移瘤。多发生在大脑半球额叶、顶叶及颞叶。颅内转移瘤在男性中原发灶以肺癌最多,女性为乳腺癌最多。

【概述】

脑瘤的病因至今尚不明确。少数系先天发育过程中胚胎性残余组织演变而成。临床上对多次复发的胶质瘤病理形态进行了观察,发现由生长较活跃的星形细胞瘤逐步向多形性胶母细胞的病理形态演变并不少见。

根据肿瘤组织的起源,2007 年 WHO 中枢神经肿瘤新分类在德国海德堡会议通过:Ⅰ类为神经上皮组织起源,如大脑胶质瘤病;Ⅱ类为脑神经核脊神经根;Ⅲ类为脑膜起源肿瘤;Ⅳ类为淋巴瘤和造血组织肿瘤;Ⅴ类为生殖细胞起源;Ⅵ类为鞍区肿瘤,如垂体细胞瘤;Ⅶ类为转移性肿瘤。

脑瘤一般不向颅外转移,但可在颅内直接向邻近正常脑组织浸润扩散,也可随脑脊液的循环通道转移。脑瘤的预后与病理类型、病期及生长部位有密切的关系。良性肿瘤单纯外科治疗后有被治愈的可能;交界性肿瘤单纯外科治疗后易复发;恶性肿瘤一旦确诊需要外科治疗辅助放疗和(或)化疗。

【临床表现】

1. 颅内压增高　各种症状引起颅内压急性或慢性持续增高超过 2.0kPa(15mmHg),并出现头痛、呕吐、视盘水肿三大症状时,称为颅内压增高。在多发性颅内转移时则更为明显。

(1)头痛:头痛是颅内压增高的常见症状,可为搏动性痛或胀痛,呈持续性或阵发性,头痛主要以清晨及夜间较重为多见,严重时可伴恶性呕吐,坐卧不安。

(2)呕吐:一般与饮食无关,有时伴剧烈头痛,呈喷射状。严重者进食后即吐。

(3)视盘水肿:是颅内压增高的重要客观体征。早期没有视觉障碍,视野检查仅可见生理盲点扩大。后期视力开始减退甚至失明。

(4)其他症状:情绪淡漠、智力减退、意识障碍、复视等症状。

(5)脑疝:当发生严重脑水肿及肿瘤占位病变时,颅内压力不断增高达到一定程度时,就会迫使一部分脑组织通过自然空隙,向压力较低处移动形成脑疝。

2. 局灶症状　因脑组织受肿瘤的压迫、浸润、破坏所造成,症状进行性加重,如局限性癫痫、偏瘫、语言障碍及共济运动失调等。位于脑干等重要部位的肿瘤早期即出现局部症状,而颅内压增高症状出现较晚。

【诊断与治疗】

1. 诊断

(1)危险信号:醒后头痛、喷射状呕吐、视力与视野的改变、迟发性癫痫、神情淡漠、意识障碍等。

(2)脑肿瘤标记物:脑肿瘤标记物可分为两大类:一是在患者体液中可测量到的质变或量变的物质;二是在肿瘤标本中检测到变化的物质。脑肿瘤标记物可用于估计肿瘤发生的危险性,有助于诊断和评估肿瘤的进展、检测肿瘤的复发。文献报道 S-100 蛋白、神经胶质原纤维酸性蛋白(GFAP)、髓鞘质碱性蛋白(MBP)等,已用于胶质瘤的诊断中。

(3)影像学检查:目前 CT 扫描和磁共振成像检查是应用颅内肿瘤诊断的首选手段,结合两者检查结果,不仅能明确诊断和鉴别诊断,而且能精确肿瘤的位置、大小及周围组织的情况,可以指导手术方案的选择,并对术后追踪和发现肿瘤复发及转移有很大的帮助。PET-CT 在脑肿瘤诊断中的主要用于颅内肿瘤的定位、治疗后复发与纤维瘢痕形成的鉴别、评价疗效等。

2. 治疗

(1)手术治疗:手术治疗的目的是切除肿瘤、降低颅内压并明确诊断、减少肿瘤负荷、增强放疗或化疗的疗效。

①肿瘤根治性手术:为了保护脑组织,一般只能切除肿瘤的 90% 以上,不能彻底切除。

②肿瘤大部分切除手术:切除超过 60% 以上,为姑息性手术。因恶性肿瘤弥漫性、浸润型生长,没有明显的分界,肿瘤部位深或部位位于重要功能区域等原因。

③内减压手术:肿瘤不能完全切除时,可将肿瘤周围的非功能区域的脑组织大块取出使颅内留出空间,降低颅内压,延长生命。

④外减压手术:手术中切除颅骨并切除硬脑膜,使颅腔容积扩大,以达到降低颅内压的目的。

⑤立体定向活检手术:立体定向过程是将脑内结构靶点通过影像学(CT、MRI)定位转换为立体定向仪的框架坐标,进行定位后将立体定向器械送至靶点,实施立体定向活检术,对于定性诊断困难的颅内病变,可以明确病理诊断,为选择治疗方案提供重要的参考依据。

(2)放射治疗技术选择:常规放疗选用直线加速器及^{60}钴治疗机,适用于对放射线敏感的脑肿瘤;三维适形放疗的目的是使肿瘤剂量与靶区适形,以减低正常组织的剂量;调强放疗是三维适形放疗的高级阶段,适用于肿瘤形态不规则,并与周围正常重要组织相连的情况;立体定向放射外科治疗使用多个小野三维集束定向照射,周围正常组织受量很小,射线对病变起着类似手术的作用,故俗称为

"刀",γ刀适用于直径<3cm的肿瘤,效果较肯定,X刀可用于直径较大的肿瘤,但整体效果不如γ刀。立体定向放射具有精确定位、精确摆位、精确剂量、安全快速、疗效可靠的特点;粒子束治疗对正常组织有更好的保护作用,但设备十分昂贵,目前国内仅有少数医院使用。颅内肿瘤放疗容易出现部分脑组织坏死,特别是X刀治疗后,有报道在约40%患者有不同程度的脑组织坏死,大多数为无症状性。

(3)化学治疗的作用:对于手术后残余的肿瘤组织或部分肿瘤对放疗不敏感的病例,化疗起到了进一步杀灭残余的肿瘤组织,防止肿瘤复发的重要作用。目前使用的化疗方案可分为三大类:①含亚硝脲类药物的化疗方案;②含替莫唑胺的化疗方案;③不含亚硝脲类药物和替莫唑胺的化疗方案。前2种方案主要用于恶性胶质瘤的术后、放疗后辅助化疗和恶性胶质瘤复发的治疗。

(4)其他治疗手段:有资料显示,光动力学方法用于脑胶质瘤治疗取得了较好的效果,大多数是高度恶性或复发性脑胶质瘤,少数是转移瘤和低度恶性的脑胶质瘤。免疫治疗有希望清除肿瘤组织而不损害脑组织,对恶性脑组织的治疗又增加了一种选择的机会,目前此治疗方法还处于试验阶段。随着分子生物学技术的进步和肿瘤发病机制研究的深入,恶性肿瘤的基因治疗越来越受到重视。目前进行胶质瘤基因治疗方法和策略很多,虽然还以动物实验为主,但为临床应用奠定了基础。

【手术护理】

1.术前护理

(1)病情观察:患者入院后需要严密观察有无颅内压增高的症状,有无意识障碍、行为的改变、肢体运动的障碍。随时注意有无脑疝的前驱症状和癫痫的发作。

(2)颅内压增高护理:严格卧床休息,采取头高15°~30°的斜坡卧位,利于颅内静脉血回流,降低颅内压。避免剧烈咳嗽和用力排便,防止颅内内压增高导致脑疝的发生。便秘时可使用缓泻药,禁止灌肠。

(3)安全护理:评估患者生活自理的能力和颅内压增高与癫痫发作的危险因素,采取相应的预防措施,防止跌倒及撞伤,保证患者住院期间的安全。

(4)手术野准备:要求患者手术前每日清洁头发,术前一天检查患者头部皮肤情况,是否有破损或毛囊炎,剃光头后需要消毒头皮戴上手术帽。

2.术后护理

(1)体位护理:术后未清醒的患者取仰卧位,头偏向健侧,以保持呼吸道的通畅;患者清醒后抬床头15°~30°;肿瘤腔较大的患者术后14~48h要避免患侧卧位。如麻醉清醒前期有烦躁者,适当约束预防坠床,对于意识不清或躁动患者需要加床档保护。术后有发生肢体偏瘫的可能,需要注意观察肢体活动情况,正确选择肢体被动和主动按摩的时机,对帮助肢体的恢复是十分重要。

(2)保持呼吸道通畅:颅后窝、脑桥、小脑角肿瘤患者,手术后有舌咽、迷走神经损害,咳嗽及舌咽反射减弱或消失,气管内分泌物不能及时排出,及易并发肺部感染,也可能发生窒息、脑缺氧、脑水肿。因此需要积极采取肺部物理治疗措施,如翻身、拍背、雾化、吸痰,必要时做好气管切开的准备。

(3)饮食护理:术后次日可进流食,第2天给予半流食逐渐过渡到普食。昏迷患者需要鼻饲解决营养问题。

(4)切口护理:严密观察切口敷料和切口应留管的情况,保持引流管的通畅。脑室内外引流管在手术后3~5d拔除。如引流液呈鲜红色黏稠状考虑为颅内出血,引流液为粉红色水样液则考虑脑脊液漏。

(5)眼部保护:额部手术患者在手术后2~3d会出现颜面部水肿,尤其眼部周围淤血较为明显;颅后窝手术时常损伤三叉神经与面神经两对脑神经,因而出现眼睑闭合不全角膜感觉和放射消失。因此,必要时实施眼睛冲洗、滴眼药水、涂眼药膏或凡士林纱布遮盖眼部等护理措施。

(6)严重并发症护理

①脑水肿是最严重的外科手术并发症之一,主要原因为周围脑组织损伤,肿瘤切除后局部血流的改变,术中牵拉导致的损伤。术后主要监护患者的瞳孔、意识、生命体征和颅内压变化,如出现异常及时与医生联系,遵医嘱给予甘露醇和地塞米松,以减轻或消除脑水肿。

②手术后因脑损伤、脑缺氧、脑水肿等因素而诱发癫痫,癫痫发作时重点采取保护性措施,避免伤害,保障患者安全。保持病室安静,减少外界刺激,禁止使用口腔测量体温的方法;立即松解患者衣领,头部偏向一侧,保持呼吸道通畅;使用牙垫防止舌咬伤。

③在脑肿瘤外科治疗过程中,消化道出血是一种严重的并发症,此类出血多为应激性溃疡。临床

表现为呕血、便血、呃逆、血压下降等。大出血时取平卧位,头偏向一侧保证呼吸道通畅,防止误吸或窒息;保持胃管通畅,做好观察消化道出血情况尤为重要。

【放疗康复指导】

1. 放疗3~4周后会出现放疗部位头发脱落、局部瘙痒,应注意保护放射野皮肤清洁干燥,避免抓挠受损的皮肤,可用薄荷痱子粉止痒,或局部涂搽氢化可的松软膏,穿宽松柔软的衣服,避免用肥皂及粗糙毛巾擦洗放射野皮肤,禁止粘贴胶布,涂搽碘酒、乙醇或有刺激性的药物,不可使用护肤品和局部热敷。

2. 长期卧床患者要注意防止肌肉萎缩和压疮的发生,定时活动肢体和翻身按摩受压部位,以达到预防的目的。

3. 嘱咐门诊患者要密切观察放疗后的反应,如出现恶心、呕吐、头痛、视力改变等,应及时到医院进行检查处理。

4. 放疗患者多有营养不良、食欲缺乏、体重减轻、免疫功能低下等,给予高蛋白易消化的饮食是十分必要的。

恶性脑瘤治疗后很容易复发,因此一定按照医嘱定期到医院复查,以便早期发现早期治疗。

【化疗毒性反应及护理】

1. 亚硝脲类药物可产生严重延迟的骨髓毒性,亚硝脲类积累剂量$>1200mg/m^2$后,易出现严重的不可逆性肺纤维化。化疗前进行血常规检查,严格掌握用药适应证;化疗期间要定期监测血常规,若白细胞下降时要预防感染的发生,必要时采取保护性隔离措施;血小板降低时应保持皮肤和黏膜的完整性,注意预防出血。

2. 使用博来霉素联合替尼泊苷和顺铂方案时需注意博来霉素的过敏反应及肺毒性。给药前需要评估患者药物过敏史,准备抗过敏药物及抢救物品,用药时必须密切观察患者情况,特别是在药物使用后第1个小时内进行生命体征监测,若发生过敏反应,立即停药实施抢救措施。另外,化疗期间严格评估肺部的症状及体征,定期进行X线检查是十分必要的,即使停药后还应嘱咐患者定期随诊,因为博来霉素常在停药后2~4个月仍可发生肺纤维化变。

3. 氮芥类化疗药物可致出血性膀胱炎,肾功能异常患者慎用或禁用;水化、利尿及使用尿路保护药是减轻或消除出血性膀胱炎的有效措施。化疗期间嘱咐患者多饮水以利尿,碱化尿液,增加排尿次数,一般尿量维持在每日2000~3000ml。

(倪国华　徐　波)

参考文献

陈忠平.2009.神经系统肿瘤[M].北京:北京大学出版社.

侯友贤.2006.恶性肿瘤放疗与康复[M].北京:人民军医出版社.

胡雁,陆箴琦.2007.实用肿瘤护理[M].上海:上海科学技术出版社.

吕世亭.2007.颅脑损伤后颅内压增高[J].现代实用医学,19(5):337-339.

马廉亭.2007.颅内压增高危象——脑疝综合征(二)[J].中国临床神经外科杂志,12(3):253-255.

曲朋远.2009.颅内动脉瘤夹闭术围术期护理综述[J].齐鲁护理杂志,15(14):47-49.

沈丹,郭留萍.2010.颅内动脉瘤夹闭术的护理体会.现代中西医结合杂志,19(3):376-377.

王惠玲.2009.颅内动脉瘤介入术的护理进展[J].护理研究,23(13):1145-1146.

徐姜定.2003.颅内压增高监测及治疗进展[J].浙江临床医学,5(7):481-482.

姚文英.2007.23例颅内动脉瘤显微夹闭术的术中配合与护理[J].中华护理杂志,42(2):169-171.

张惠兰,陈荣秀.1999.肿瘤护理学[M].天津:天津科学技术出版社.

郑红云,俞雯霞,曹艳佩.2008.颅内压增高患者短时轻度过度通气的观察与护理[J].上海护理,8(2):15-17.

Ishikawa T, Nakayama N, Moroi J, et al. 2009.Concept of ideal closureline for clipping of middle cerebral artery aneurysms-technical note[J].Neurol Med Chir(Tokyo),49(6):273-277.

Marion DW. Penrod LE. 1997. Treatmentof traumatic brain injury with mod-erate hyporth-ermia [J].NEng J Med,336:540.

第 19 章

甲状腺疾病患者的护理

第一节 甲状腺功能亢进的外科治疗

甲状腺功能亢进简称"甲亢",是由于各种原因导致正常甲状腺素分泌的反馈控制机制丧失,引起循环中甲状腺素过多而出现以全身代谢亢进为主要特征的疾病总称。分为原发性甲状腺功能亢进(Graves病)、继发性甲状腺功能亢进和高功能腺瘤三类。原发性甲状腺功能亢进最常见,年龄多在20~40岁,表现为甲状腺弥漫性肿大,两侧对称,常伴有眼球突出,故又称"突眼性甲状腺肿"。继发性甲状腺功能亢进较少见,指在结节性甲状腺肿基础上发生甲状腺功能亢进,患者年龄多在40岁以上,无突眼,容易发生心肌损害。高功能腺瘤较少见,患者腺体内有单个自主性高功能结节,结节周围的甲状腺组织呈萎缩改变,无突眼。

【病因】

原发性甲状腺功能亢进的病因迄今尚未完全阐明。目前多数认为原发性甲状腺功能亢进是一种自身免疫性疾病,该类患者血中有刺激甲状腺的自身抗体,一类是"长效甲状腺激素",另一类是"甲状腺刺激免疫球蛋白",两类物质均为G类免疫球蛋白,来源于淋巴细胞,都能抑制促甲状腺素(TSH),并与TSH受体结合,从而加强甲状腺细胞功能,分泌大量甲状腺素。

至于继发性甲状腺功能亢进和高功能腺瘤的病因,也未完全明确,可能是结节本身自主的分泌紊乱。

【临床表现】

患者甲状腺呈弥漫性肿大、性情急躁、容易激动、失眠、双手常有细速颤动、多汗、怕热、皮肤潮湿、食欲亢进但消瘦、体重减轻、易疲乏、心悸、脉快有力(脉率常>100次/分,休息和睡眠时仍快)、脉压增大等。部分患者可出现停经、阳萎等内分泌功能紊乱或有肠蠕动亢进、腹泻等症状。

【辅助检查】

1. 基础代谢率测定 可用基础代谢率测定器测定。临床上根据脉压和脉率计算,一般在清晨患者完全安静、空腹时测量血压和脉率,常用计算公式:基础代谢率%=(脉率+脉压)-111。正常值为±10%。基础代谢率+20%~+30%为轻度甲状腺功能亢进,+30%~+60%为中度甲亢,+60%以上为重度甲亢。

2. 甲状腺摄^{131}I率测定 正常甲状腺24h内摄取的^{131}I量为人体总量的30%~40%,若2h内摄^{131}I量超过总量的25%,或24h内超过总量的50%,并且吸^{131}I高峰提前出现,均表示有甲状腺功能亢进。

3. 血清T_3、T_4含量测定 甲状腺功能亢进时,血清T_3可高于正常值的4倍左右,上升较早而快;而T_4上升则较迟缓,仅高于正常值的2.5倍。

【治疗要点】

手术、放射性^{131}I及抗甲状腺药物是治疗甲状腺功能亢进的主要方法。甲状腺大部切除术仍是目前治疗甲状腺功能亢进的一种常用而有效疗法。长期治愈率达95%以上,手术死亡率低于1%。主要缺点是有一定的并发症,还有4%~5%的患者术后甲状腺功能亢进复发,也有少数患者术后发生甲状腺功能减退。

手术治疗指征:继发性甲状腺功能亢进或高功能腺瘤;中度以上的原发性甲状腺功能亢进;腺体较大,伴有压迫症状,或胸骨后甲状腺肿;抗甲状腺药物或^{131}I治疗后复发者,或长期坚持用药有困难者。

青少年甲状腺功能亢进患者、症状较轻者、老年患者或有严重器质性疾病不能耐受手术治疗者为手术禁忌证。

做常规手术危险而非手术治疗无效或不宜者,可采用介入治疗。通过选择性动脉插管,应用聚乙烯醇(PVA)栓塞双侧甲状腺上下动脉,阻断甲状腺大部分血供,使甲状腺缺血、萎缩,降低甲状腺的功能,达到治疗甲状腺功能亢进的目的。

【护理措施】

1. 术前准备　为了避免患者在基础代谢率高亢的情况下进行手术的危险,充分而完善的术前准备是保证手术顺利进行和预防甲状腺术后并发症的关键。

(1)心理护理:手术前后保持良好的心理状态是保证手术成功的前提之一。针对患者的心理状态和对疾病知识的需求,向患者介绍手术医师和手术室情况,说明手术治疗的优点及有关疾病知识。为患者提供安静、宽松的休养环境,限制探视,避免外来刺激。做好同病室患者的解释工作,理解甲亢患者的情绪激动等表现,多关心和爱护、体谅患者。对精神过度紧张或失眠者,适当应用镇静和催眠药物。

(2)术前检查:除全面的体格检查和必要的化验检查外,还包括:①颈部透视或摄X线片,了解气管有无受压或移位;②详细检查心脏有无扩大、杂音或心律失常等,并做心电图检查;③喉镜检查,确定声带功能;④测定基础代谢率,了解甲亢程度,选择手术时机;⑤测定血钙、血磷含量,了解甲状旁腺功能状态。

(3)药物准备:通过药物降低基础代谢率,是甲亢患者手术准备的重要环节。有两种方法:①先用硫脲类药物,待甲状腺功能亢进症状得到基本控制后停药,改服2周碘剂,再行手术。由于硫脲类药物甲基或丙硫氧嘧啶、甲巯咪唑等能使甲状腺肿大和动脉性充血,手术时极易出血,因此,服用硫脲类药物后必须加用碘剂2周,待甲状腺缩小变硬,动脉性充血减轻后手术。②开始即口服碘剂,2~3周后甲状腺功能亢进症状得到基本控制(患者情绪稳定,睡眠良好,体重增加,脉率<90次/分,基础代谢率在<+20%),便可进行手术。对于心率≥90次/分的患者,加用普萘洛尔2~3d,也可以得到良好的效果。少数患者服碘剂2周后症状改善不明显,可加服硫脲类药物,待甲状腺功能亢进症状基本控制,停用硫脲类药物,继续单独服用碘剂1~2周或以后再进行手术。

碘剂的作用在于抑制蛋白水解酶,减少甲状腺球蛋白的分解,从而抑制甲状腺的释放,还能减少甲状腺的血流量,减少腺体充血,使腺体缩小变硬。但由于碘剂不能抑制甲状腺素的合成,因此一旦停服后,储存于甲状腺滤泡内的甲状腺球蛋白大量分解,将使甲状腺功能亢进症状重新出现,甚至加重,因此凡不准备施行手术治疗的甲状腺功能亢进患者均不能服用碘剂。常用的碘剂是复方碘化钾溶液(lugol液),3次/日,第1天每次3滴,第2天每次4滴,逐日每次增加1滴至每次16滴为止,然后维持此剂量。服用碘剂以2周左右为宜,应用3周以后抑制甲状腺激素释放的作用进入不应期,故必须严格掌握手术时机。

对于不能耐受碘剂或硫脲类药物,或经上述两类药物准备,心率降低不显著者。主张与碘剂合用或单用普萘洛尔做术前准备。普萘洛尔是一种肾上腺素能β受体阻滞药,能控制甲状腺功能亢进的症状,改善心动过速、心律失常,缩短手术前准备的时间,而且用药后不会引起腺体充血,有利于手术操作。服用方法为:每6h服药1次,每次20~60mg,一般4~7d后脉率即降至正常水平,便可施行手术。由于普萘洛尔在体内的有效半衰期不到8h,故最后一次服药须在术前1~2h,术后继续口服4~7d。另外,术前不用阿托品,以免引起心动过速。

(4)饮食护理:给予高热量、高蛋白和富含维生素的食物,少食多餐,每日饮水2000~3000ml,补偿因腹泻、大量出汗及呼吸加快引起的水分丢失。忌饮浓茶、咖啡以及进食辛辣等刺激性食物,忌烟、酒。

2. 术后护理

(1)体位:患者血压平稳或全身麻醉清醒后半坐卧位,以利呼吸和引流切口内积血。起身活动时可用手置于颈后以支撑头部。保持呼吸道通畅,咳嗽时用手固定颈部以减少震动。

(2)病情观察:密切监测患者生命体征,如患者高热、脉速、烦躁不安,应警惕甲状腺危象;注意切口渗血情况,观察引流液的量和颜色,及时更换浸湿的敷料,估计并记录出血量。让患者发音,观察有无声音嘶哑或声调降低。了解患者饮水后有无呛咳或误咽,以早期判断有无神经损伤。

(3)引流管护理:手术野常规放置橡皮片或引

流管引流24～48h，以利于观察切口内出血情况并及时引流切口内的积血，预防术后气管受压。

(4)饮食：术后6h清醒患者如无恶心、呕吐，先给予患者温或凉流质饮食，过热可使手术部位血管扩张，加重渗血，逐步过渡到半流食和软食。

(5)药物应用：患者术后继续服用复方碘化钾溶液，3次/日，以每次16滴开始，逐日每次减少1滴，使用1周左右。

(6)主要并发症的预防与护理

①术后呼吸困难和窒息：多发生于术后48h内，是最危急的并发症。临床表现为进行性呼吸困难、烦躁、发绀，甚至窒息。常见原因有切口内出血压迫气管、喉头水肿、气管塌陷等。

发现上述情况时，须立即进行床旁抢救。切口内血肿压迫气管时，及时剪开缝线，敞开切口，迅速除去血肿，再送手术室做进一步止血和其他处理。对喉头水肿者立即给予地塞米松10mg静脉滴注，呼吸困难无好转时行气管切开。气管塌陷者应立即行气管切开术。因此，术后患者床旁应常规放置气管切开包和无菌手套。

②喉返神经损伤：主要是手术时损伤所致，少数是由于血肿或瘢痕组织压迫或牵拉引起。前者在术中立即出现症状，后者在术后数日才出现症状。切断、缝扎引起的属永久性损伤；钳夹、牵拉或血肿压迫所致者多为暂时性，经理疗等处理后，一般在3～6个月可逐渐恢复。一侧喉返神经损伤，多引起声音嘶哑，可由健侧声带代偿性地向患侧过度内收而恢复发音；两侧喉返神经损伤可导致两侧声带麻痹，引起失声、呼吸困难，甚至窒息，多需立即做气管切开。

③喉上神经损伤：多为手术时损伤喉上神经所致。若外支损伤，可使环甲肌瘫痪，引起声带松弛、声调降低。若内支损伤，则使喉部黏膜感觉丧失，患者在进食、饮水时，容易误咽发生呛咳。一般经理疗后可自行恢复正常。

④手足抽搐：由于手术时误切甲状旁腺或术后早期甲状旁腺血液供应不足引起血清钙下降的结果，多在术后1～3d出现。多数患者症状轻且短暂，只有面部、唇部或手足部的针刺样麻木感或强直感，经2～3周后，未受损伤的甲状旁腺增生，起到代偿作用，症状便消失。严重者可出现面肌和手足的疼痛性痉挛，每天发作多次，每次持续10～20min或更长，甚至可发生喉和膈肌痉挛，引起窒息死亡。患者的饮食应限制肉类、乳品和蛋类等食品（因含磷较高，影响钙的吸收）。抽搐发作时，立即静脉注射10%葡萄糖酸钙或氯化钙10～20ml。症状轻的患者口服葡萄糖酸钙或乳酸钙2～4g，3次/日；症状较重或长期不能恢复的患者，可加服维生素D_2，以促进钙在肠道内的吸收。最有效的治疗是口服双氢速甾醇油剂，能明显提高血钙含量，降低神经肌肉的应激性。

⑤甲状腺危象：是甲状腺功能亢进的严重并发症，多发生于术后12～36h。原因是甲状腺素过量释放引起的暴发性肾上腺素能兴奋现象，其发生多与术前准备不充分、甲状腺功能亢进症状未能很好控制及手术应激有关。主要表现为：高热（＞39℃）、脉快（＞120次/分）、大汗、烦躁不安、谵妄，甚至昏迷，常伴有呕吐、水泻。处理不及时可导致死亡。

一旦发生危象应立即报告医生并进行抢救，包括吸氧、镇静、降温、静脉输入大量葡萄糖注射液，应用肾上腺皮质激素，口服复方碘化钾溶液（首次3～5ml），紧急时将10%碘化钠5～10ml加入10%葡萄糖注射液500ml中静脉滴注，以降低循环血液中甲状腺素水平；还可用普萘洛尔5mg加入葡萄糖注射液100ml中静脉滴注，以降低周围组织对肾上腺素的反应。

预防的关键是充分的术前准备，使血清甲状腺素水平及基础代谢率达到或接近正常，术中和术后使用皮质激素，可以大大降低甲状腺危象的发生率。

3. 健康指导

(1)指导患者自我控制情绪，保持精神愉快、心境平和。

(2)指导患者进行颈仰卧位的练习，以适应手术时体位。指导突眼患者注意保护眼睛，睡前用抗生素眼膏敷眼，可戴黑眼罩或以油纱布遮盖，以避免角膜过度暴露后干燥受损，发生溃疡。

(3)服药指导：说明甲状腺功能亢进术后继续服药的重要性并督促执行。教会患者正确服用碘剂的方法，如将碘剂滴在饼干、面包等固体食物上，一并服下，以保证剂量准确。

(4)功能锻炼：切口未愈合前，嘱患者活动时头颈肩同时运动。一段时间后开始锻炼，促进颈部的功能恢复。

(5)随诊和复诊：如果出现切口红肿热痛、体温升高、心悸、手足震颤、抽搐等情况及时到医院就诊。定期门诊复查，若发现颈部结节、肿块，及时治疗。

第二节 甲状腺癌

甲状腺癌是常见的内分泌恶性肿瘤之一,占头颈部肿瘤的首位,约占全身恶性肿瘤的1%,临床发现的甲状腺结节中有5%~10%为甲状腺癌。除髓样癌外,多数甲状腺癌起源于滤泡上皮细胞。我国甲状腺癌发病率呈逐年增加趋势,女性发病率高于男性。因甲状腺解剖复杂、血供丰富,且甲状腺癌手术范围大,术后并发症发生率高,甚至危及患者生命。

【病理】

按肿瘤的病理类型可分为:①乳头状腺癌约占成人甲状腺癌的70%和儿童甲状腺癌的全部,多见于21~40岁女性,恶性程度低,生长较缓慢,较早出现颈部淋巴结转移,但预后较好;②滤泡状腺癌约占20%,多见于50岁左右的妇女,属中度恶性,发展较迅速,1/3经血液循环转移至肺、肝和骨及中枢神经系统,预后不如乳头状腺癌;③未分化癌占5%~10%,多见于老年人,高度恶性,发展迅速,早期即可发生颈部淋巴结转移,侵犯喉返神经、气管或食管,常经血液转移至肺、骨等处,预后很差;④髓样癌较少见,仅占5%,来源于滤泡旁细胞,可分泌降钙素,恶性程度中等,可有颈淋巴结侵犯和血行转移,预后不如乳头状腺癌和滤泡状腺癌。

分化型甲状腺癌(differentiated thyroid cancer,DTC)是指乳头状癌和滤泡状癌两种,是最常见的甲状腺恶性肿瘤,约占甲状腺癌总数的80%,总体上预后良好。

【临床表现】

甲状腺癌的共同表现是肿块,肿块质硬而固定,表面高低不平,随吞咽时上下移动。随着病程进度,肿块逐渐增大,吞咽时上下移动度减低,未分化癌可在短期内出现上述症状。有的患者甲状腺肿块不明显,因发现转移灶而就医。晚期出现压迫症状,如声音嘶哑、呼吸困难、吞咽困难。压迫颈交感神经节引起的Horner综合征,颈丛浅支受侵犯时,出现耳、枕、肩等部位的疼痛。可有颈淋巴结及远处脏器转移(多见于扁骨和肺)等表现。

髓样癌除有肿块外,由于癌肿产生5-羟色胺和降钙素,患者可出现腹泻、心悸、脸面潮红和血钙降低等症状。对合并有家族史者,应排除多发性内分泌肿瘤综合征Ⅱ型的可能。

【辅助检查】

1. 超声检查 列为首选检查方法,不仅能在一定程度上判定甲状腺结节本身,还可以了解颈血管周围淋巴结的肿大情况。高频超声可发现体格检查不能触及的隐匿性病灶。

2. 病理组织学检查 针刺细胞学检查对诊断结节的良恶性及区分恶性结节的病理类型具有重要价值。超声引导下进行针刺细胞学检查能显著提高准确率,尤其适用于直径<1.5 cm或临床上不易触及的小结节。术中冷冻切片病理组织学检查,是重要的确诊方法和选择术式的依据。

3. 核素扫描 核素显像的目的多数在于判断结节的性质。对判断甲状腺乳头状癌术后是否有远处转移,以及转移灶是否有吸碘功能有帮助。

4. CT和磁共振成像检查 CT可确定肿瘤为囊性、实质性或混合性,对囊壁的厚薄、囊腔密度也能清楚地显示。磁共振成像能多方位成像,扫描面广,有利于对颈部淋巴结转移的发现,对甲状腺功能亢进者亦能行增强扫描。

5. 肿瘤标志物检测 甲状腺乳头状癌患者血清甲状腺球蛋白可明显增高,但无特异性。由于甲状腺球蛋白持续性升高常提示肿瘤的复发或转移,可作为术后随访指标。

【治疗要点】

手术是除未分化癌以外各型甲状腺癌的基本治疗方法,并辅助放射、甲状腺激素等治疗。未分化癌通常采用放射外照射治疗。

1. 手术治疗 手术切除范围根据肿瘤的临床特点来决定,常用术式有:腺叶加峡部切除术、甲状腺近全切除术和全切除术;若快速病理证实为淋巴结转移者,需行颈部淋巴结清扫术。

2. 放射治疗 分外放射和内放射两种。一般甲状腺癌对外照射不敏感。内放射治疗指放射性核素(^{131}I)治疗。对于分化型甲状腺癌,术后应用^{131}I治疗,适用于45岁以上患者、多发性病灶、局部侵袭性肿瘤及存在远处转移者。一般手术后1个月进行首次^{131}I治疗,一次未愈可再次服用。服^{131}I后5~7d,行^{131}I-全身显像(^{131}I-WBI)检查,供估计预后和制订今后治疗方案。

3. 内分泌治疗 分化型甲状腺癌手术治疗的患者都必须接受甲状腺激素治疗。治疗目的是防止出现甲状腺功能低下,抑制和降低促甲状腺激素水平,建立不利于残留甲状腺癌细胞复发或转移的环境。

4. 分子靶向治疗　甲状腺癌分子靶向治疗药物有望成为治疗的发展方向之一,主要分为单克隆抗体和小分子化合物两类。依据甲状腺癌分子生物学特点,目前已有多种分子靶向药物进入临床试验,如小分子多靶点酪氨酸激酶抑制药范得他尼、羟胺类口服组蛋白去乙酰酶抑制药 SAHA 等药物的应用均取得一定效果。

【护理措施】

1. 手术患者的护理

(1)术前护理:常规手术前准备。指导患者适应手术体位,练习颈过伸仰卧位。必要时,剃除其耳后毛发,以便行颈淋巴结清扫术。有针对性地开展心理护理,建立良好的护患关系,消除环境因素对患者心理的影响,有计划、有目的地给患者及其家属介绍治疗方案,满足患者及家属在接受治疗前的知情权和同意权,对患者提出的疑问给予解释,以消除患者不安心理和紧张情绪。

(2)术后护理

①病情观察:密切监测患者生命体征的变化。观察切口渗血情况,注意引流液的量和颜色,及时更换浸湿的敷料,估计并记录出血量。了解患者的发音和吞咽情况,判断有无声音嘶哑或音调降低、误咽或呛咳。

②体位和引流:患者血压平稳或全麻清醒后取半坐卧位,以利呼吸和引流切口内积血。手术切口内引流管应正确连接引流装置,并观察切口内出血情况。如有血肿压迫气管出现呼吸困难者,立即配合床旁抢救,拆除切口缝线、清除血肿。

③活动和咳痰:指导患者在床上变换体位,起身活动时可用手置于颈后以支撑头部。指导患者深呼吸、有效咳嗽,并用手固定颈部以减少震动;亦可行超声雾化吸入帮助患者及时排出痰液,保持呼吸道通畅,预防肺部并发症。

④饮食:详见本章甲状腺功能亢进的外科治疗术后护理。

⑤药物:对于甲状腺全切除的患者,应早期给予足够量的甲状腺素制剂。

⑥并发症的防治

乳糜漏:行颈淋巴结清扫术的患者,手术创伤较大,容易损伤胸导管导致乳糜漏。处理方法是局部加压包扎,并加强对症治疗,维持水电解质平衡,低脂饮食,适量补充蛋白质及维生素,乳糜漏多能愈合。

其他:呼吸困难和窒息、神经损伤、甲状旁腺损伤详见本章甲状腺功能亢进的外科治疗术后护理。

2. ^{131}I 治疗患者的护理

(1)心理护理:由于患者对放射性治疗不了解,往往表现出焦虑、恐惧心理。护士要向患者及其家属讲解单纯手术不可能将甲状腺组织完全切除,残留的甲状腺组织仍有摄取 ^{131}I 功能,并且分化好的滤泡状癌和乳头状癌,在切除原发灶或用促甲状腺释放激素(TSH)刺激后,其转移灶 80% 以上有摄取 ^{131}I 的功能。两者均可以被 ^{131}I 所释放的 β 射线破坏,该治疗具有方法简单、安全、痛苦少等优点。

(2)治疗前患者准备:患者治疗前停用甲状腺素片、忌食含碘丰富的食物 1 个月以上。在患者无禁忌证的情况下,^{131}I 治疗前 3d 给予泼尼松 10mg,3 次/日,以预防和缓解治疗期间的局部辐射反应。

完善各项检查:常规检查血常规、肝功能、肾功能、血清甲状腺激素和促甲状腺激素、甲状腺球蛋白。摄 X 线胸片、单光子发射型计算机断层(SPECT)全身骨扫描、甲状腺显像,同时测定患者甲状腺吸碘率。

(3)病室的准备:设有专门防护条件的单人间病室,备气管切开包、吸痰器、氧气、抢救车等急救药品及物品,同时依据患者的爱好需求在房间内放置一些书报、电视等设备。

(4)治疗后护理

①用药护理:^{131}I 给药方法为口服溶液一次口服法。服 ^{131}I 后 24h 至 1 周开始甲状腺替代治疗,遵医嘱补充甲状腺激素。继续服用泼尼松片 10mg,3 次/日,疗程 1 周。观察患者甲状腺功能低下症状和有无服药后的不良反应,如有不适通知医生并给予对症处理。

②饮食护理:患者服 ^{131}I 后 2h 方可进食,进食利于通便的水果或食物,多饮水,勤排便。食谱与服药前相似,忌碘 4 周。

③病情观察:服药后护士多巡视,落实分级护理要求。指导患者掌握自行监测体温、脉搏及正确使用床头传呼电话的方法。注意观察患者的情绪、体温、脉搏、心率及血压的变化。服药早期少数患者易出现胃肠道反应、颈部局部轻度胀痛,一般无需特殊处理,1 周内多会自行好转。患者服药后隔

离观察14～21d可以出院。

④辐射防护:进行^{131}I治疗的患者是一个开放型活动性的放射源,除病灶摄碘外,其余的^{131}I可从患者尿液、汗液、唾液中排出。护理人员应将患者安置在专用核素治疗病房内,病房门上及床上挂标示牌,注明放射性核素的种类、放射强度、使用日期及隔离时间。病房内设专用卫生间,放射性废水污物进行规范处理。同时应注意孕妇和儿童不宜与患者接触,以避免不必要照射。

⑤并发症的观察及处理:若患者出现放射性皮炎,局部灼痛剧烈,应及时给予大剂量糖皮质激素静脉推注,局部外敷地塞米松霜,保持皮肤清洁预防感染。若患者出现喉头水肿、呼吸困难,其原因可能是气管周围组织有广泛的癌细胞浸润,或残留甲状腺组织过多,使残留甲状腺发生放射性炎症和水肿所致,应立即给予吸氧,常用地塞米松5～10mg静脉推注,必要时行气管切开。

3.健康指导

(1)指导患者调整心态,保持良好心情,配合医生治疗和护理。

(2)向^{131}I治疗的患者宣教射线防护知识,按正当性和防护最优化的原则,尽可能地减少射线对患者、家属及医护人员不必要的照射。

(3)出院后继续药物治疗,对于甲状腺全切除者,可用左甲状腺素片,每日0.05～0.1mg,并定期测定血浆T_4与TSH,以此调整用药剂量。

(4)坚持功能锻炼,指导术后患者早期下床活动,注意保护头颈部。颈淋巴结清扫术者,斜方肌不同程度受损,因此,切口愈合后应开始肩关节和颈部的功能锻炼,随时注意保持患肢高于健侧,以纠正肩下垂的趋势。

(5)复诊和随诊,术后3个月、6个月、1年随访,以了解有无甲状腺组织,患者若发现颈部结节、肿块,及时到医院检查。

第三节 原发性甲状旁腺功能亢进

原发性甲状旁腺功能亢进(primary hyperparathy-roidism,PHPT)简称甲旁亢,是一组由于甲状旁腺肿瘤或增生,甲状旁腺腺体细胞功能亢进、分泌过多的甲状旁腺激素(parathyroid hormone,PTH),而导致全身性钙、磷及骨代谢异常的内分泌疾病,此病可经手术治愈。PHPT致高钙血症可引起神经系统、骨骼系统、泌尿系统、消化系统出现异常,手术前后患者病情变化较大,应加强围术期护理,提高手术的安全性,减少术后并发症的发生。

【病理】

原发性甲状旁腺功能亢进包括腺瘤、增生及腺癌。甲状旁腺腺瘤中单发者约占80%,多发性占1%～5%;甲状旁腺增生约占12%,4枚腺体均可受累;腺癌仅占1%～2%。PTH调节体内钙的代谢并维持钙和磷的平衡,它促进破骨细胞的作用,使骨钙溶解入血,导致血钙和血磷升高。当其血中浓度超过肾阈值时,便经尿排出,导致高尿钙和高尿磷。PTH同时还能抑制肾小管对磷的回收,使尿磷增加,血磷降低。所以发生甲状旁腺功能亢进时出现高血钙、高尿钙、低血磷。

【临床表现】

原发性甲状旁腺功能亢进包括无症状型、症状型两类。无症状型病例可仅有骨质疏松等非特异性表现,常在普查时因血钙增高而被确诊。我国目前以症状型原发性甲状旁腺功能亢进为多见。按其症状可分为三型。

1. Ⅰ型 最为多见,以骨病为主,也称骨型。患者可诉骨痛,身高变矮,严重者合并胸廓畸形。易发生病理性骨折,甚至因腰椎骨折导致截瘫。骨膜下骨质吸收是本病特点,骨外膜和骨小梁萎缩、变薄,骨组织多被纤维组织所代替,形成多个骨囊肿和巨细胞瘤样病变,最常见于中指桡侧或锁骨外1/3处。

2. Ⅱ型 以肾结石为主,故称肾型。在泌尿系结石患者中,甲状旁腺腺瘤者约有5%,对反复发作的肾结石,特别是双肾结石,应警惕患有此病的可能。患者在长期高血钙后,逐渐发生氮质血症。

3. Ⅲ型 兼有上述两型的特点,表现有骨骼改变及尿路结石,称肾骨型。

4. 其他症状 可有消化性溃疡、腹痛、神经精神症状、虚弱及关节痛。血钙高于3.77 mmol/L者易发生高钙血症危象,而危及患者生命。

高钙血症危象可表现为脱水、胃肠道症状,或出现注意力不集中、共济失调、嗜睡、神志改变等神经系统的症状,也可因高血钙对心肌细胞膜的钠内流抑制作用加大,心肌的兴奋性和传导性降低,患者可发生致命性的心律失常或心搏骤停。

【辅助检查】

1. 实验室检查 血钙值增高>3.0mmol/L

（正常值2.1～2.5 mmol/L），血磷值<0.65～0.97 mmol/L，甲状旁腺素（PTH）测定值升高，尿中环腺苷酸（cAMP）排出量明显增高。定性诊断主要依靠血钙和血PTH的升高。

2. X线检查　显示普遍骨质疏松，尤以密质骨为甚。

3. 其他　B超、核素扫描、CT检查有定位价值。

【治疗要点】

主要采用手术治疗，术中B超可帮助定位，术中冷冻切片病理检查有助于定性诊断。甲状旁腺腺瘤手术切除腺瘤；甲状旁腺增生做甲状旁腺次全切除，保留1/2枚血供良好的腺体；甲状旁腺腺癌应做整块切除，且包括一定范围的周围正常组织。

【护理措施】

1. 术前护理

（1）监测血钙变化，防治高钙血症危象：高钙血症是甲状旁腺功能亢进的主要临床表现，对人体器官有不同程度的损害，测定血钙采血时间应固定在清晨，用同一方法测，并结合24h尿钙作为参考。

对血钙>3.5mmol/L或可能发生高钙血症危象者，可静脉补充生理盐水以稀释血钙，静脉滴注呋塞米促进排钙，皮下注射降钙素100U/d，或奥曲肽0.1mg 1次/8h皮下注射，以抑制甲状旁腺分泌PTH，降低血钙。必要时血液透析可迅速降低血钙。

（2）心理护理：多数患者对手术有恐惧感，部分患者因高钙刺激而有性格改变，如幻觉、妄想等。护士应向他们说明手术的必要性且预后良好，介绍手术的过程，以取得患者对治疗的配合。

（3）饮食指导：患者由于血浆中PTH水平升高，可促进小肠对钙的吸收，患者术前需进低钙、低磷饮食，每日钙总量应在250mg以下，磷总量800mg以下。应叮嘱患者要严格按营养室配制的饮食进餐，以配合治疗。选择低钙食物如鸡、鸭、萝卜、大葱、马铃薯等。同时嘱患者多饮水，每日饮水3000～4000ml，增加尿钙的排出。

（4）预防病理性骨折：骨型患者因骨脱钙和囊肿形成，骨骼十分脆弱。对尚未发生骨折者，讲明活动时动作宜轻缓，用力宜均衡，避免发生自发性骨折。如患者须做检查，应尽量安排在床边进行或有人陪护，预防意外跌倒。对已骨折的患者做好骨折的护理，避免加重病情。

（5）术前准备：完善术前检查如血常规、凝血功能、血电解质、颈部彩超、颈部CT、甲状旁腺99锝MIBI显像、喉镜等检查。术前1天备皮、备血，禁食水12h。术晨留置导尿管，肌内注射阿托品0.5mg和苯巴比妥钠0.1g。

2. 术中护理　甲状旁腺手术常采用颈后伸体位，需防止患者发生颈椎骨折等并发症。对精神紧张的患者适当应用镇静药。术中加强心电监护，对因血钙异常导致的心律异常应及时处理。术中留置导尿观察尿量，并密切监测电解质的变化。

3. 术后护理

（1）一般护理：全身麻醉患者清醒后，生命体征稳定者改半卧位，以利呼吸和颈部切口引流，监测生命体征。术后24h内严密观察颈部切口，保持引流通畅，床边备气管切开包，预防血肿压迫发生呼吸困难。观察有无手术并发症，如声音嘶哑、呼吸困难、饮水时呛咳等表现。

（2）低血钙的观察及处理：手术成功的患者，血钙一般在术后24～48h降至正常。以后多数转入暂时的低血钙阶段，原因是甲状旁腺腺瘤或增生腺体切除后，PTH分泌减少，或由于骨骼大量吸收血钙，使血钙突然降低，出现神经、肌肉兴奋性增高，出现手足麻木及抽搐，严重者因喉、支气管痉挛发生窒息。低血钙多发生在术后1～3d，轻度手足麻木者给予口服钙剂3～6g/d，发生抽搐者给予10%葡萄糖酸钙10ml缓慢静脉推注。以后根据患者血钙浓度和临床表现调整补钙的量和用法，使血钙浓度维持在2.0～2.3mmol/L。通常2周左右血钙逐渐恢复正常，甲状旁腺功能亢进症状如四肢骨痛、乏力也明显好转，补钙量逐渐减少至停药。

（3）调整饮食：术后要进高钙低磷食物，如水果、蔬菜、牛奶、豆制品、虾皮、芝麻等，并给适量维生素D，以帮助钙的吸收。限制含磷高的饮食如乳品、蛋类等，以免抑制钙的吸收。

4. 健康指导

（1）预防外伤骨折：恢复期应配合适当体育活动，促进骨钙化和肌力的恢复，告知患者生活中应避免用力过度发生骨折。

（2）指导摄入钙、磷比例适当的饮食，禁食刺激性、含咖啡因、乙醇较高的食物。遵医嘱补钙，定期测定血钙。

（3）定期复查和随访：有心血管疾病者，尤其是高血压者应继续治疗，泌尿系结石需请泌尿科处理。

（倪国华）

参考文献

董亚秀,董燕,常京平,等.2008.原发性甲状旁腺功能亢进症的护理[J].护士进修杂志,23(2):140-141.

范晓黎.2006.甲状腺功能亢进围手术期处理的体会[J].淮海医药,24(6):486-487.

关俊珍,陈铁燕.2009.甲状腺功能亢进症的护理对策[J].中国地方病防治杂志,24(1):80.

李树玲.2006.我国甲状腺癌外科现状与展望[J].临床外科杂志,14(3):129-130.

李英,栾兆生.2010.^{131}碘治疗分化型甲状腺癌患者的护理[J].解放军护理杂志,27(1B).

林燕.2008.分化型甲状腺癌患者术后口服^{131}碘的护理[J].护理与康复,7(12):921-922.

马英梅,许丽华,哀淑兰.2008.原发性甲状旁腺功能亢进患者围手术期的护理研究[J].中国医学装备,5(1):54-55.

缪建平,王惠琴.2001.原发性甲状旁腺功能亢进患者围手术期护理[J].中华护理杂志,36(12):902-903.

谢诗蓉,席淑新.2008.甲状腺癌围手术期护理进展[J].上海护理,8(6):63-65.

杨焕东,刘全凤.2008.分化型甲状腺癌的诊治进展[J].医学综述,14(19):2940-2942.

于洋,高明.2008.甲状腺癌分子靶向治疗进展[J].中华肿瘤防治杂志,15(8):632-634.

郑树森.2011.外科学[M].2版.北京:高等教育出版社.

周建平.2007.中国人原发性甲状旁腺功能亢进10年文献回顾[J].中国普通外科杂志,16(1):78-80.

朱预.2006.甲状腺功能亢进的外科治疗及展望[J].中国实用外科杂志,26(7):495-498.

祝香兰.2009.甲状腺功能亢进患者的术前术后护理[J].实用中西医结合临床,9(5):86.

Nix P, Nicolaides A, Coatesworth AP.2005. Thyroid cancer re-view1:presentation and investigation of thyroid cancer[J].Int J Clin Pract,59:1459-1463.

第 20 章

乳腺癌患者的护理

乳腺癌(breast cancer)是女性常见的恶性肿瘤之一,发病率占全身恶性肿瘤的7%～10%,近年呈明显上升趋势,部分城市居女性恶性肿瘤之首位。近10年来乳腺癌5年生存率开始有所改善,首先归功于"早期发现、早期诊断、早期治疗",其次是术后综合辅助治疗的不断完善。

【病因】

乳腺癌的病因尚不清楚。雌酮及雌二醇对乳腺癌的发生有直接关系。20岁后本病的发病率迅速上升,绝经期前后的妇女发病率继续上升,可能与年老者雌酮含量增高有关。月经初潮年龄早、绝经年龄晚、未生育、晚生育或未授乳与乳腺癌发病均有关。一级亲属中有乳腺癌病史者,发病危险性是普通人群的2～3倍;乳腺小叶上皮高度增生或不典型增生可能与乳腺癌发病有关;另外,营养过剩、肥胖、高脂饮食可加强或延长雌激素对乳腺上皮细胞的刺激,从而增加发病机会。

【分子生物学】

自1987年Slamon和Alex首次发现HER-2基因以来,该研究不断深入。HER-2/neu基因,也称HER-2或C-erbB-2基因,是一种原癌基因,定位于人染色体17q21,编码由1255个氨基酸残基组成,分子质量为185kD的跨膜糖蛋白,故又称p185蛋白,是细胞膜上的一种受体。其胞内域具酪氨酸激酶活性,是人类表皮生长因子受体EGFR家族的第2个成员。在许多组织中都能发现HER-2基因,它参与调节复杂的信号传导系统,控制乳腺导管上皮生长和分化。当HER-2基因过度表达时,细胞膜上会产生大量受体,造成细胞快速生长,甚至如同癌细胞一般。p185蛋白在乳腺癌、卵巢癌、肺癌、胃癌、前列腺癌等十余种癌症中均显示部分患者有过量表达,其作为一个重要的肿瘤表面标记蛋白,尤其对于乳腺癌,已被国际公认是重要的临床指标。

30%的晚期乳腺癌患者肿瘤有HER-2基因的扩增或过度表达,其扩增倍数大于5的患者,肿瘤易早期复发且患者生存期缩短。在有淋巴结转移者中HER-2阳性乳腺癌患者预后差于HER-2阴性者。目前已有免疫组化Hercep Test试剂盒和Herceptin药物用于检测和靶向治疗乳腺癌。

【病理】

1. 病理类型　乳腺癌分型方法较多,目前我国分为非浸润性癌、早期浸润性癌、浸润性特殊癌、浸润性非特殊癌、其他罕见癌。浸润性非特殊癌是乳腺癌中最常见的类型,约占80%,一般分化低,预后较差,包括浸润性小叶癌、浸润性导管癌、硬癌、髓样癌(无大量淋巴细胞浸润)、单纯癌、腺癌等。

2. 转移途径

(1)直接蔓延:癌细胞沿导管或筋膜间隙蔓延,继而侵及Cooper韧带和皮肤。

(2)淋巴转移:可循乳房淋巴液的4条输出途径扩散。原发癌灶位于乳房外侧,易向腋窝淋巴结转移,然后扩散到锁骨下及锁骨上淋巴结。位于乳房内侧者,常向胸骨旁淋巴结转移,继而达锁骨上淋巴结。癌细胞也可通过逆行途径转移到对侧腋窝或腹股沟淋巴结。

(3)血行转移:多发生在晚期,但有些乳腺癌早期已有血供转移。癌细胞可经淋巴途径进入静脉或直接侵入血循环而发生远处转移。一般易侵犯肺、骨骼和肝脏。

【临床表现】

早期表现为患侧乳房出现无痛、单发的小肿块,多位于乳房的外上象限,肿块质硬,表面不光滑,边缘不整齐,与周围组织分界不清,乳房内不易被推动。

随着肿瘤增大,可引起乳房局部隆起;若侵犯连接腺体与皮肤的 Cooper 韧带,使之收缩,导致皮肤凹陷,称为"酒窝征";邻近乳头或乳晕的癌肿侵犯大乳管,可将乳头牵向癌肿一侧,使乳头偏移、抬高或内陷;癌肿继续增大,皮下淋巴管被癌细胞堵塞时出现淋巴水肿,皮肤呈"橘皮样"改变。少数患者乳头溢出血性液体。乳癌晚期侵犯胸肌和胸壁,使肿块固定不易推动,有时癌肿破溃形成菜花样溃疡,有恶臭的血性分泌物。在肿瘤周围皮肤可出现多个散在的癌结节。

乳腺癌淋巴结转移多见于同侧腋窝,开始为少数散在的淋巴结肿大,质硬、无压痛,尚可推动。随后肿大的淋巴结增多,并融合成团,甚至与皮肤和深部组织粘连。当累及腋窝神经丛时,患侧上肢出现麻木或疼痛;如果堵塞腋窝主淋巴管,则发生上肢淋巴水肿;压迫腋静脉时出现上肢发绀、水肿。晚期可有锁骨上淋巴结转移及肺、肝、骨等远处转移症状。

特殊类型乳腺癌有炎性乳腺癌和乳头湿疹样乳腺癌,其临床表现与一般乳腺癌不同。炎性乳腺癌并不多见,多在妊娠期或哺乳期发病,发展迅速,局部皮肤呈炎症样表现,无明显的局限性肿块,很快扩展到整个乳房,腋窝淋巴结常有肿大,预后差。乳头湿疹样乳腺癌较少见,恶性程度低,发展慢。初起乳头有瘙痒、灼痛,以后乳头、乳晕的皮肤变粗糙、糜烂和渗出,有时覆盖黄褐色鳞屑样结痂等湿疹样改变;较晚发生腋窝淋巴结转移。

【辅助检查】

1. 影像学检查 X 线钼靶摄片和干板照相检查,对区别乳房肿块性质有一定的价值,可用于乳腺癌的普查;超声显像能发现直径在 1cm 以上的肿瘤,属无损伤性检查,主要用于鉴别囊性肿块与实质性肿块。

2. 病理学检查 可用细针穿刺细胞学检查。对疑为乳腺癌者,将肿块连同周围乳腺组织一并切除,术中做快速冷冻病理学检查,不宜做切取活检。乳头溢液未扪及肿块者,可做乳腺导管内视镜及乳头溢液涂片细胞学检查。

手术切除的乳腺癌标本除了病理检查外,还可检测雌激素受体(ER)。

3. 基因检测 ①蛋白水平的检测:最常用的方法是免疫组织化学法(IHC),检测组织中的 p185 蛋白,能对 HER22/neu 癌基因进行定位,阳性者的细胞膜上出现棕黄色颗粒。此方法简便易行,价格便宜,适用于常规甲醛溶液固定的石蜡包埋组织,便于进行回顾性研究。②mRNA 和 DNA 水平的检测:常用的方法是 NFORM 基因检测系统(FISH),可以处理长期被石蜡包埋的组织块及细针穿刺的标本。IHC、FISH 两种方法的检测结果比较一致。

【诊断】

根据病史、肿块特点及配合必要的辅助检查,乳腺癌可得出诊断。乳腺疾病常以肿块症状出现,乳腺癌应与下列疾病鉴别。

1. 浆细胞性乳腺炎 是乳腺组织的无菌性炎症,炎症细胞中以浆细胞为主,60% 的患者呈急性炎症表现,肿块大时皮肤可呈"橘皮样"改变,40% 患者开始即为慢性炎症,表现为乳晕旁肿块,边界不清,可有皮肤粘连和乳头凹陷。

2. 乳房结核 是由结核杆菌所致乳腺组织的慢性炎症,好发于中、青年女性。病程较长,发展较慢,局部表现为乳房内肿块,肿块边界不清,活动度可受限。

3. 纤维腺瘤、囊性增生病、乳管内乳头状瘤与乳腺癌的鉴别,见表 20-1。

表 20-1 几种常见乳房肿块的鉴别

项目	纤维腺瘤	囊性增生病	乳管内乳头状瘤	乳腺癌
年龄	20～25 岁	25～40 岁	40～50 岁	40～60 岁
病程	缓慢	缓慢	缓慢	快
疼痛	无	周期性乳房胀痛	无	早期无
肿块数目	常为单个	大小不等结节状	常为单个	常为单个
肿块边界	清楚	不清楚	清楚	不清楚
乳头溢液	无	有	有	有
移动度	不受限	不受限	不受限	受限
转移病灶	无	无	无	淋巴结或血行转移

【临床分期】

为了制订乳腺癌的治疗方案,比较治疗效果以及判断预后,需要有统一的分期法。国际抗癌联盟(UICC)制订的 TNM 分期是目前常用的临床分期方法。

1. 原发肿瘤(T)分期

T_0：原发肿瘤未查出。

T_{is}：原位癌(非浸润性癌及未查到肿块的乳头湿疹样癌)。

T_1：肿瘤最大直径≤2cm。

T_2：肿瘤最大直径＞2cm,≤5cm。

T_3：肿瘤最大直径＞5cm。

T_4：肿瘤任何大小,但侵犯胸壁或皮肤,炎性乳腺癌亦属之。

2. 区域淋巴结(N)分期

N_0：同侧腋窝淋巴结未扪及。

N_1：同侧腋窝淋巴结肿大,尚可活动。

N_2：同侧腋窝淋巴结肿大互相融合,或与其他组织粘连。

N_3：有同侧胸骨旁淋巴结转移。

3. 远处转移(M)分期

M_0：无远处转移。

M_1：有同侧锁骨上淋巴结转移或远处转移。

4. 临床分期

0 期：$T_{is}N_0M_0$。

Ⅰ期：$T_1N_0M_0$。

Ⅱ期：$T_{0\sim1}N_1M_0$,$T_2N_{0\sim1}M_0$,$T_3N_0M_0$。

Ⅲ期：$T_{0\sim2}N_2M_0$,$T_3N_{1\sim2}M_0$,T_4任何NM_0,任何TN_3M_0。

Ⅳ期：包括M_1的任何 TN。

【治疗要点】

以手术治疗为主,辅以化学药物、内分泌、放射治疗和生物治疗等综合治疗。随着人类对乳腺癌生物学特性的认识,树立了乳腺癌是全身性疾病的观点,肿瘤的综合性治疗愈显重要。

1. **手术治疗** 手术方式有乳腺癌根治术、扩大根治术、改良根治术、单纯乳房切除术和保留乳房的乳腺癌切除术。手术方式的选择应根据病理分型、临床分期及辅助治疗的条件而定。对Ⅰ、Ⅱ期乳腺癌采用乳腺癌根治术或改良根治术。

(1)根治性手术：乳腺癌根治术的手术范围上自锁骨,下至腹直肌上段,外至背阔肌前缘,内至胸骨旁,将整个乳房、胸肌、腋下和锁骨下淋巴结整块切除;如在上述手术中,保留胸肌,称作乳腺癌改良根治术,是目前常用的手术方式;如在乳腺癌根治术中同时切除胸廓内动、静脉及其周围的淋巴结称扩大根治术。

(2)单纯乳房切除术：切除整个乳房,包括腋尾部及胸大肌筋膜。适用于原位癌、微小癌及年迈体弱不宜做根治性手术或晚期乳腺癌尚能局部切除者。

(3)保留乳房手术(保乳术)：手术完整切除肿块加清扫同侧腋淋巴结。肿块切除时要求肿块周围包裹适量正常乳腺组织,确保切缘无肿瘤细胞浸润,是减少术后复发的前提与保证,术后必须辅以放疗、化疗。临床统计保乳术与根治术比较,其 3、5、10 年生存率和远处转移率以及局部复发率没有差异,但残乳满意率、生活质量和幸福指数,前者明显占优。早期乳腺癌有向保乳手术方向发展的趋势,应在患者自愿接受的基础上开展。

2. **化学药物治疗** 乳腺癌是实体肿瘤中应用化疗最有效的肿瘤之一,在整个治疗中占重要地位。常用的有 CMF 方案(环磷酰胺、甲氨蝶呤、氟尿嘧啶),可在术后 1 周内开始用药。肿瘤分化差、分期晚的病例应用 CAF 方案(环磷酰胺、多柔比星、氟尿嘧啶),应用多柔比星者要注意心脏毒性。

3. **放射治疗** 手术后放疗可以减少早期乳腺癌患者的局部复发率,根治性手术后不做常规放疗。

4. **内分泌治疗** 绝经前妇女采用手术切除卵巢或用放射线照射卵巢的方法,以消除体内雌激素的来源,称为去势治疗,以达到抑制乳腺癌及其转移灶生长的目的。近 30 年以来,三苯氧胺(tamoxifen)在激素受体(ER)阳性乳腺癌患者的内分泌治疗中一直处于"金标准"地位。

近年临床使用的芳香化酶抑制药如来曲唑,能抑制肾上腺分泌的雄激素转变为雌激素过程中的芳香化环节,从而降低雌二醇,达到治疗乳腺癌的目的,但也给患者带来骨质疏松和骨折的风险。

5. **生物治疗** 近年来推广使用的曲妥珠单抗注射液(赫赛汀),对 *C-erbB-2* 过度表达的乳腺癌患者有一定效果。

【护理措施】

1. **心理护理** 女性乳腺癌患者除了有与其他癌症患者相似的情感障碍外,还因乳房是女性标志之一,一侧缺如导致患者抑郁、自卑心理。应取得家属和工作单位的密切配合,给予情感支持,以帮助患者重新认识和评价现状。介绍手术的必要性,让治疗成功的病例现身说教,以解除来自疾病及治疗不良反应的压力。高学历、职业女性失去乳房会自尊心下降,更注重自我形象及配偶态度、生活质量和社会状况,容易出现"自我形象紊乱",护理人员应有计划地做好情感干预及自我修饰指导,如戴义乳、穿宽松衣服等,有要求修复胸壁外形的患者,可介绍隆胸手术或乳房再造手术,以提高患者的生活质量。

2. 手术治疗护理

(1)手术前护理:按术前常规护理,术前 1d 沐浴更衣,术晨常规备皮,如需植皮者,要做好供皮区的皮肤准备。妊娠期或哺乳期的乳腺癌患者,前者应立即中止妊娠,后者应断乳,以免因体内激素水平活跃而加快癌肿发展。

(2)手术后护理:术后待血压平稳后取半卧位,以利于引流和改善呼吸功能,给予营养丰富的饮食。根治性手术后皮瓣坏死、切口感染及患侧手臂水肿是常见的并发症,常因此而影响化疗和放疗的时机。发生皮下积液、皮瓣坏死的原因与止血不彻底、大的淋巴管未结扎、脂肪液化、感染渗出、皮下积气和包扎欠妥等因素有关。为预防皮瓣坏死及患侧手臂水肿,术后护理措施如下。

①保持引流通畅:皮瓣下引流管做持续负压吸引,使皮瓣下的潜在间隙始终保持负压状态,有利于创面渗液的排出,也使皮瓣均匀地附着于胸壁,便于皮瓣建立新的血液循环。负压维持在 3～6kPa 为宜,并保持引流通畅,负吸器充盈 1/3～1/2 时应及时清除。术后引流 3～5d 渗出基本停止,每日引流量<15ml,且为清亮血浆样液体时即可拔除引流管并更换敷料,更换敷料时发现皮瓣下积液,应在无菌操作下穿刺抽吸,然后再加压包扎;若发现皮瓣边缘发黑坏死时,应及时报告医生并协助将其剪除,待创面自行愈合,或待肉芽生长良好后再植皮。

②防止皮瓣移动:术后切口覆盖多层敷料并用胸带(或绷带)包扎,使胸壁与皮瓣紧密贴合。包扎松紧度要适当,包扎过紧会影响皮瓣血液循环,若患侧上肢脉搏摸不清、肢端发绀、皮温降低,提示腋部血管受压,应调整绷带松紧度。术后 3d 内患侧肩部制动,以免腋窝皮瓣移动而影响愈合,患侧上肢保持内收、紧贴腋窝,下床活动时用健侧手扶托患肢,他人扶持时只能扶健侧,避免牵拉引起皮瓣滑动。

③预防患侧手臂水肿:因腋淋巴结切除后,上肢淋巴回流受阻,或因组织粘连压迫静脉等原因,可出现患侧上肢水肿。术后卧床患者,患侧肘部轻度屈曲,上肢用软枕垫高,并进行上肢远心端的按摩,以促进静脉血和淋巴液的回流。避免术侧上肢长时间下垂或用力,绝对禁止在术侧手臂测血压、注射或抽血,以免加重血液循环障碍。

3. 化疗或放疗的护理 参见第 17 章肿瘤患者的护理。

4. 内分泌治疗的护理 现多应用抗雌激素制剂三苯氧胺(tamoxifen),其结构式与雌激素相似,在靶器官内与雌激素争夺 ER,三苯氧胺与 ER 复合物能影响 DNA 基因转录,从而抑制肿瘤细胞生长,达到降低乳腺癌复发和转移的目的,特别是对 ER 阳性的绝经后妇女疗效更为明显。三苯氧胺的用量为每天 20mg,至少服用 3 年,该药的不良反应有潮热、恶心、呕吐、静脉血栓形成、阴道干燥或分泌物多;长期应用后个别病例可能发生子宫内膜癌,应注意观察,但后者发病率低且预后良好。

5. 生物治疗的护理 曲妥珠单抗(trastuzumab,商品名称:Herceptin 赫赛汀)是第一个基因靶向治疗乳腺癌的药物。Herceptin 是重组 DNA 衍生的人源化单克隆抗体,选择性作用于肿瘤细胞 HER-2 上,降低 HER-2 蛋白的过度表现,从而导致肿瘤细胞增生减少,另外它也可以经由调节一种抗体依赖型细胞媒介细胞毒性作用来杀死肿瘤细胞。曲妥珠单抗适用于治疗 HER-2 过度表达的转移性乳腺癌,与许多化疗药物有协同和叠加的作用。单独使用曲妥珠单抗的常见不良反应为:寒战、发热、恶心和呕吐、头痛等,较轻症状,通常 1～2h 消失。曲妥珠单抗与蒽环类药(阿霉素)和环磷酰胺合用,可出现中至重度的心功能减退,心射血分数降低。选择使用本药治疗的患者应进行全面的基础心功能评价,在护理患者用药过程中,若出现左心室功能减退表现,应考虑停用曲妥珠单抗。

6. 健康教育

(1)患侧上肢功能锻炼:早期功能锻炼是减少瘢痕牵拉,恢复术侧上肢功能的重要环节,应教会患者功能锻炼的方法。术后 24h 内患侧肩部制动,以免腋窝皮瓣移动而影响愈合,患者可做伸指、握拳、屈腕活动。术后 1～3d,进行上肢肌肉等长收缩,开始肘关节伸屈活动;术后第 4 天患者应开始做肩关节小范围活动,开始练习患侧手扪对侧肩部及同侧耳朵的动作,切口愈合拆线后,应循序渐进地增加肩部功能锻炼,如逐渐抬高患侧肘关节,手掌从触摸对侧肩部到颈后。鼓励患者用患侧的手梳头或洗脸,尽量恢复患侧上肢功能,有利于消除患者的思想顾虑,增强治疗的信心。

(2)出院患者的指导:指导患者自我心理调节,保持豁达开朗的心境和稳定的情绪。介绍出院后化疗、放疗的方案及复查日期。手术后5年内应避免妊娠,因妊娠可促使乳腺癌复发。

(3)普及妇女自查乳房知识。

(倪国华)

■ 参考文献

高月平,陈画华,田真,等.2007.乳癌保留手术与根治术患者的情感研究[J].护理学杂志,22(7):11-13.

华彬,韦军民.2006.乳癌 HER-2 基因研究的进展与现状[J].中国医刊,41(1):46-48.

孙旭东.2008.乳癌保留乳房手术研究进展[J].青岛大学医学院学报,44(5):468-470.

王弦,谢小强,曹亮.2008.HER22/neu 基因在乳腺癌中的研究进展[J].生物学杂志,25(1):5-8.

张超杰,唐利力,贺达仁,等.2006.乳腺癌保乳术与根治术的比较[J].医学与哲学:临床决策论坛版,27(8):20-23.

郑树森.2006.外科学[M].北京:人民卫生出版社.

(美)哈里斯,等.2006.王永胜,于金明,叶林译.乳腺病学[M].济南:山东科学技术出版社,205-431.

DeLaurentiisM, Cancello G, Zinno L, et al. 2005. Targeting HER-2 as a therapeutic strategy for breast cancer: a paradig2 matic shift of drug development in oncology[J].1 Oncol,16 Supp 14:7-13.

第21章

胸部创伤患者的护理

第一节 概 述

胸部由胸壁、胸膜和胸腔内脏器官三部分组成。正常胸腔是一个由胸椎、胸骨和肋骨构成的骨性胸廓的支撑以及脏、壁胸膜包绕的密闭腔隙环境,其间有包括心脏和心包、大血管、食管和气管等重要器官。因胸部暴露面积较大,常因来自外界的打击如车祸、挤压伤、摔伤和锐器伤等导致胸部损伤(chest trauma,thoracic trauma)。

【胸部损伤的分类】

胸部损伤可根据损伤是否造成胸膜腔与外界沟通,可分为闭合性胸部损伤(cloesd injuries)和开放性胸部损伤(open injuries)两大类。

1. 闭合性损伤 闭合性损伤多由于暴力挤压、冲撞或钝器碰击胸部所引起。轻者只有胸壁软组织挫伤和(或)单纯肋骨骨折,重者多伴有胸膜腔内器官或血管损伤,导致肋骨骨折、气胸、血胸,有时还造成心脏挫伤、裂伤而产生心包腔内出血。十分猛烈的暴力挤压胸部,传导至静脉系统,尚可迫使静脉压骤然升高,以致头、颈、肩、胸部毛细血管破裂,引起创伤性窒息。

2. 开放性损伤 开放性损伤平时多因利器刀锥、战时则由火器弹片等穿破胸壁所造成,如进入胸膜腔,可导致开放性气胸和(或)血胸,影响呼吸和循环功能,伤情多较严重。

【病情评估】

肺部损伤是常见的,急诊胸外伤大多合并多发伤,存在心、肺、大血管以及腹腔脏器的损伤,具有伤情复杂、病情严重、危及生命的特点,患者到达医院后最初几分钟的处理,往往是早期救治能否有效的关键,甚至可以决定患者的生存和死亡、康复和残废。因此当患者到达医院后,护士首先应立即对患者全面伤情评估,详细询问病史和受伤原因并行简单查体,包括患者受伤作用点、胸部两侧呼吸动度、双肺呼吸音及心音减弱、脉压、休克程度等,避免漏诊而耽误治疗。

其次要对患者的临床表现、症状以及受伤程度进行评估。胸部损伤后的主要症状是胸痛,其次是呼吸困难。疼痛常位于受伤处并伴有压痛且呼吸时加剧,尤以肋骨骨折者为甚。疼痛可使胸廓活动受限,呼吸浅快,导致缺氧和二氧化碳潴留。如果有多根多处肋骨骨折,会出现胸壁软化,影响正常呼吸运动,出现胸廓反常呼吸活动、气促、端坐呼吸、发绀、烦躁不安等。大量积气特别是张力性气胸,除影响肺功能外尚可阻碍静脉血液回流。心包腔内出血则引起心脏压塞。这些则可使患者陷入休克状态。因此,当胸部损伤后,临床表现呈多样性。不同的症状可表明胸部受损的程度和部位,对病情评估提供诊治依据。如:①胸部外伤后,患者呼吸时感到剧痛,可能提示是肋骨骨折;②出现严重的呼吸困难,可能已造成血胸或气胸;③出现呼吸困难、咳嗽、咯血时,就应考虑有可能是肺部受到损伤。

对于危急患者,诊治需分清主次,不必做过多的辅助检查以至延误抢救。应根据外伤史结合临床表现辅以X线胸部平片,必要时辅以CT、B超检查,一般不难作出初步诊断。对疑有气胸、血胸、心包腔积血的患者,在危急情况下,可先行诊断性穿刺,以明确诊断和缓解症状。胸部X线检查,可以判定有无肋骨骨折、骨折部位和性质,确定胸膜腔内有无积血和其容量,并明确肺有无萎陷和其他病变。

另外,如果患者就诊时无阳性体征,仍须警惕延迟性血气胸的发生,可嘱患者在伤后1周内复查胸部X线片。

综上所述,胸部损伤后由于涉及呼吸和循环两个生命系统,对于患者病情的正确评估尤为重要。应在正确的评估后,实施积极的正确地抢救。

【紧急处理】

胸部损伤的紧急处理包括入院前处理和入院后的急诊处理两部分。

1. 院前紧急处理　包括基本生命支持与严重胸部损伤的紧急处理。基本生命支持包括保持呼吸通畅、吸氧、及时控制出血并补充血容量、良好的镇痛和妥善固定及安全转运。对于严重胸部损伤的患者,应以维持呼吸循环系统稳定为第一原则,张力性气胸或严重的气胸,立即做胸腔穿刺尽快抽出胸内积气,为进一步行胸腔闭式引流争取时间。对胸壁的开放伤需立即用厚垫纱布或大块油纱布封闭并紧密固定,加压包扎。对出现连枷胸且伴有严重呼吸困难者,应及时给予人工辅助呼吸。

2. 院内急诊处理　有效的院前急救可以使更多严重胸部损伤的患者获得到医院实施急救、重获生命的机会。根据患者胸部损伤的不同程度有针对性地实施紧急处理。对于一般轻症胸部损伤,只需给予必要的镇痛治疗和固定胸廓。有气胸、血胸且叩诊呈实音者,需做胸膜腔引流术或做胸腔穿刺抽出积血;对呼吸已经停止者立即做气管内插管等。在对急诊患者实施紧急处理过程中,还应抓紧时机对患者的胸腹部做一次比较全面的检查。如有下列情况应急诊开胸探查手术:①胸腹腔内进行性出血;②心脏大血管损伤;③严重肺裂伤或气管、支气管损伤;④食管破裂;⑤胸腹联合伤;⑥胸壁大块缺损;⑦胸内留存较大异物。

第二节　肋骨骨折

肋骨骨折(rib fractire)在胸部伤中最为常见,占61%～90%。多发生在第4～7肋;不同的外界暴力作用方式所造成的肋骨骨折病变可具有不同的特点。作用于胸部局限部位的直接暴力所引起的肋骨骨折,断端向内移位,可刺破肋间血管、胸膜和肺,产生血胸和(或)气胸。间接暴力如胸部受到前后挤压时,骨折多在肋骨中段,断端向外移位,刺伤胸壁软组织,产生胸壁血肿。枪弹伤或弹片伤所致肋骨骨折常为粉碎性骨折。

按肋骨骨折的根数和每根肋骨折断的处数,可将肋骨骨折分为单根单处肋骨骨折、单根多处肋骨骨折、多根单处肋骨骨折、多根多处肋骨骨折。仅有1根肋骨骨折称为单根肋骨骨折。2根或2根以上肋骨骨折称为多发性肋骨骨折。每肋仅一处折断者称为单处骨折,有两处以上折断者称为双处或多处骨折。骨折部位的多少决定了患者的临床表现。

【临床表现】

不同的外界暴力作用方式所造成的肋骨骨折病变可具有不同的特点:作用于胸部局限部位的直接暴力所引起的肋骨骨折,断端向内移位,骨折断端可刺破肋间血管、胸膜以及肺组织,产生血胸和(或)气胸等并发症。间接暴力如胸部受到前后挤压时,由于肋骨向外过度弯曲,骨折多在肋骨中段,断端向外移位,可刺伤胸壁软组织,产生胸壁血肿。肋骨骨折常见临床表现如下。

1. 疼痛　局部疼痛是肋骨骨折最明显的早期症状,主要由肋骨骨折断端刺激肋间神经引起,在咳嗽、深呼吸或身体转动时加重。

2. 呼吸困难　因疼痛以及胸廓稳定性受损可使呼吸变浅、咳嗽无力,继而造成呼吸道分泌物增多、滞留,引起下呼吸道分泌物梗阻、肺湿变或肺不张导致呼吸困难。特别是当多根多处肋骨骨折时,因肋骨前后端均失去骨性连接,胸痛和胸廓稳定性破坏更为严重,使呼吸运动受限,肺活量及功能残气量(FRC)减少,肺顺应性和潮气量降低,使呼吸困难加重并出现低氧血症。

3. 压痛和胸廓挤压试验阳性　查体时,骨折处有明显的压痛,有时可触及到骨擦音。骨折错位明显时可以触到骨折断端。胸壁疼痛处与其局部压痛点一致,即可确诊为单处肋骨骨折。当用双手分别在胸廓前后部位同时对内挤压时,可引起骨折处胸壁疼痛为胸廓挤压试验阳性,胸部软组织挫伤时试验为阴性。

4. 反常呼吸运动　当多根多处肋骨骨折时,受累胸壁因失去支持而不稳定形成胸壁软化。当吸气时,胸腔负压增加,软化部分胸壁向内凹陷;呼气时,胸腔压力增高,损伤的胸壁浮动凸出,这与其他胸壁的运动相反,称为"反常呼吸运动"(连枷胸)。反常呼吸的程度与呼吸的深度相关。让患者做深呼吸即可确定是否存在反常呼吸。

5. 低氧血症　严重的胸部创伤多合并有肺挫伤,这种肺实质损害的病理生理改变与其他不同原因引起的急性呼吸衰竭基本相似,包括肺毛细血管损伤及其渗透性增加,间质出血、水肿,肺顺应性降低,潮气量及功能残气量减少;肺泡表面活性物质代谢障碍致肺泡萎陷;肺内通气分布不均引起通气/血流比失调,肺内动静脉分流,肺静脉血氧饱和度不足,形成低氧血症。

【辅助检查】

1. 影像学检查　胸部 X 线检查可显示,肋骨骨折线及其断端有无移位而明确肋骨骨折的部位、性质、有无气胸、血胸或肺萎陷等。若骨折位于胸肋软骨交接处,X 线检查可能阴性。

2. 血气分析　对于多发肋骨骨折,或伴有严重低氧血症者,应进行动脉血气分析,有助于评估病情,以明确有无低氧血症及二氧化碳潴留及其严重程度,诊断是否存在呼吸衰竭并决定进一步治疗。

3. 诊断性穿刺　行胸膜腔或心包腔诊断性穿刺,可对是否存在气胸、血胸或心包积血有诊断性意义。

【治疗要点】

肋骨骨折的治疗目的在于减少疼痛,清理呼吸道分泌物、改善肺通气,固定胸廓和防治并发症。

1. 镇痛　镇痛是治疗肋骨骨折的重要环节。给予足够的对呼吸无抑制的镇痛药物,可缓解疼痛,有利于排痰,促进患者呼吸的改善。镇痛的方法包括:①口服或肌内注射镇痛药;②使用镇痛泵;③肋间神经阻滞或硬膜外置管。

肋间神经阻滞或痛点封闭有较好的镇痛效果,且能改善呼吸和有效咳嗽功能。可用 1% 普鲁卡因 5ml 注射于脊柱旁 5cm 处的骨折肋骨下缘,注射范围包括骨折肋骨上、下各一根肋骨。痛点封闭是将普鲁卡因直接注射于肋骨骨折处,每处 10ml。必要时阻滞或封闭可每 12~24h 重复 1 次,也可改用长效镇痛药。

2. 清理呼吸道分泌物,改善肺通气　可给予一定祛痰药物、雾化吸入、鼻导管甚至纤维支气管镜吸痰等方法帮助排痰,以维持呼吸道畅通。

3. 固定胸廓　胸廓固定方法可根据伤情使用不同方法。

(1)多头胸带予以固定:对于单根单处肋骨骨折,由于周围组织完整,骨折端少有错位、活动及重叠者,可采用多头胸带予以固定,以减少肋骨断端活动,减轻疼痛。

(2)牵引固定法:对于反常呼吸运动可采用牵引固定法,局麻消毒后用无菌布巾钳夹住软化胸壁中央处的肋骨,再固定于牵引支架上,使浮动胸壁复位。对于有开胸探查指征的病例,在术中以钢丝贯穿缝合肋骨断端,效果更佳。

4. 呼吸机维护呼吸　对于呼吸困难严重患者需立即做气管插管或气管切开,施行呼吸器机械通气。通过间歇正压呼吸合并呼气末正压通气,可以保持呼吸道畅通、维持患者血氧,同时为胸廓提供机械支持,可抑制反常呼吸运动。

5. 并发症的预防　肋骨骨折发生气胸、血胸时应予以适当的处理。有些患者伤后即来急诊,气胸、血胸均极轻微,但绝不能轻视,应密切观察,根据患者的症状和体征定时进行胸部 X 线片复查,必要时安置胸腔闭式引流。

【护理】

由于引发肋骨骨折的原因、作用方式的不同,所造成的病变部位、性质以及其引发的临床表现和并发症各有不同,因此,对于肋骨骨折患者应根据骨折患者的特点,做好如下护理。

1. 密切观察患者病情,做好各项抢救准备工作

(1)密切观察患者的血压、脉搏、呼吸及全身状态的变化,并做好记录。

(2)密切观察患者胸部运动情况,及时发现有无呼吸困难和反常呼吸。如有严重的呼吸困难,可能已造成血胸或气胸;如出现呼吸困难、咳嗽、吐血时,就应考虑有可能是肺部受到损伤。上述症状如不及时处理,都会因呼吸和循环功能衰竭而导致死亡。因此应及时通知主管医生并做好抢救准备。

(3)观察患者有无皮下气肿,并记录气肿范围,如气肿蔓延迅速,应立即告知医生。使用弹力胸带外固定时要注意松紧适宜,必要时予以调整。

2. 保持患者呼吸道的通畅,防止发生肺部感染

(1)鼓励患者自行咳嗽排痰:鼓励患者深呼吸,通过有效的主动咳嗽排出痰液。可在患者咳嗽时指导或协助患者用双手按住骨折部位,减少咳嗽时胸壁震动引起的疼痛。

(2)痰多黏稠不易咳出时,可采用雾化或口服镇咳化痰的药物,使痰液稀释后,再通过咳嗽动作排出痰液。

(3)对咳痰无力的患者及时给予鼻导管或纤维支气管镜下吸痰的方法帮助排痰。

3. **密切观察患者疼痛变化，做好疼痛管理** 肋骨骨折患者均有不同程度的疼痛，肋骨骨折断端可刺激肋间神经产生局部疼痛，在深呼吸、咳嗽或转动体位时加剧。有效的镇痛措施，对提高患者舒适度、保持患者呼吸道的通畅，防止发生肺部感染等并发症、提高患者配合治疗信心有积极作用。但不同方法在为患者提供镇痛治疗的同时也会伴随不同程度和性质的不良反应，故使用镇痛治疗过程中，除密切观察患者疼痛变化外，还要做好并发症的观察，出现嗜睡、呼吸减弱、恶心、呕吐、便秘、精神异常等问题时，要及时请示医生，给予及时处理。

4. **预防便秘** 患者常因为疼痛或限制性治疗使活动量减少，造成便秘的发生，可通过鼓励患者早日下床活动、顺肠蠕动的方向环形按摩腹部、给予高纤维饮食，同时多饮水、多食水果蔬菜等方法，促进肠蠕动，以预防便秘。

5. **心理护理** 护士应加强与患者的沟通，做好心理护理及病情介绍，解释各种症状和不适的原因、持续的时间及预后，关心体贴安慰患者，使患者消除紧张情绪，帮助患者树立信心，配合治疗。

第三节 气 胸

气胸（pneumothorax）是指胸膜腔内积气。胸膜腔由胸膜壁层和脏层构成，是不含空气的密闭的潜在性腔隙。任何原因使胸膜破损，空气进入胸膜腔，称为气胸。此时胸膜腔内压力升高，甚至负压变成正压，使肺压缩，静脉回心血流受阻，产生不同程度的肺、心功能障碍。最常见的气胸是因肺部疾病使肺组织和脏层胸膜破裂，或者靠近肺表面的肺大疱、细小气泡自行破裂，肺和支气管内空气逸入胸膜腔，称为自发性气胸。根据气胸的性质，气胸可分为闭合式气胸（closed pneumothorax）、张力式气胸（tension pneumothorax）及开放式气胸（open pneumothorax）。

【临床表现】

1. **闭合式气胸** 闭合式气胸是指在呼气肺回缩时使脏层胸膜破口自行封闭，空气不再漏入胸膜腔。

此时，胸膜腔内测压显示压力有所增高但仍低于大气压。其临床表现则根据胸膜腔积气量多少以及出现肺萎陷程度而有所不同。胸膜腔内积气量可分为小量（肺萎陷在30%以下）、中量（肺萎陷在30%～50%）和大量（肺萎陷在50%以上）。小量积气时，患者呼吸、循环系统所受影响较小，常无特殊症状。随着胸膜腔积气量的增多，肺萎陷面积逐渐增加，继而影响肺的通气和换气功能，使通气/血流比失调。患者可出现胸闷、胸痛、呼吸困难等临床表现。查体可见气管向健侧移位，伤侧胸部叩诊呈鼓音，呼吸音明显减弱或消失，少部分病人可出现皮下气肿，位置与受伤部位相关。

2. **开放性气胸** 开放性气胸是指胸壁破口持续开启，患者在吸气和呼气时，空气自由进出胸膜腔。患侧胸膜腔内压力为0上下。双侧胸腔压力失衡，进而出现纵隔扑动，患者症状可表现为呼吸困难、发绀和休克。体格检查时可见胸壁有明显创口通入胸腔，并可听到空气随呼吸进出的"嘶-嘶"声音。伤侧叩诊鼓音，呼吸音消失，有时可听到纵隔扑动声。

3. **张力性气胸** 张力性气胸是指胸膜破口形成活瓣性阻塞，吸气时开启，空气漏入胸膜腔，呼气时关闭，胸膜腔内气体不能再经破口返回呼吸道而排出体外。其结果是胸膜腔内气体愈积愈多，形成高压，使肺受压。由于肺萎陷严重，纵隔向健侧移位，循环受到障碍。患者常表现有严重呼吸困难、发绀，伤侧胸部叩诊高调鼓音，听诊呼吸音消失。若用注射器在第2肋或第3肋间穿刺，针栓可被空气顶出。查体可发现脉搏细弱，血压下降，气管显著向健侧偏移，伤侧胸壁饱满，肋间隙变平，呼吸动度明显减弱。患者可出现皮下气肿，多见于胸部、颈部和上腹部，严重时可扩展至面部、腹部、阴囊及四肢。

【辅助检查】

1. **影像学检查** 胸部X线检查是诊断气胸的主要方法，可以显示肺萎缩的程度，肺内病变情况以及有无胸膜粘连、胸腔积液和纵隔移位等。气胸线以外透亮度增高，无肺纹可见。大量气胸时，肺脏向肺门回缩，外缘呈弧形或分叶状。纵隔旁出现透光带提示有纵隔气肿。

2. **诊断性穿刺** 胸腔穿刺既能明确有无气胸存在，同时通过抽出气体达到减轻胸膜腔内压、缓解症状的目的。

【治疗要点】

根据气胸的不同类型适当进行排气，以解除胸腔积气对呼吸、循环所造成的障碍，使肺尽早复张，恢复呼吸功能。

1. 闭合性气胸　小量气胸一般可在1～2周自行吸收，不需特别处理，但应注意观察其发展变化。中、大量气胸需行胸腔穿刺，或放置胸腔闭式引流，促使肺尽早膨胀。

2. 开放性气胸　须尽快封闭胸壁创口，变开放性气胸为闭合性气胸。可用多层清洁布块或凡士林纱布，在病人深呼气末敷盖创口并使用胶布或绷带包扎固定。要求封闭敷料够厚以避免漏气，但不能往创口内填塞；范围应超过创缘5cm以上包扎固定牢靠。进一步处理需根据患者的不同情况给予输血、补液和吸氧等治疗，纠正呼吸和循环功能紊乱。待患者呼吸循环稳定后，在气管内插管麻醉下进行清创术并留置胸腔闭式引流管。如果怀疑有胸内重要脏器、血管损伤、活动性出血或异物留存，应尽早剖胸探查处理。

3. 张力性气胸　张力性气胸最首要的急救在于迅速行胸腔排气解压。可用大号针头在锁骨中线第2肋间刺入胸膜腔，即刻排气减压。将针头用止血钳固定后，在其尾端接上乳胶管，连于水封瓶，若未备有水封瓶，可将乳胶管末端置入留有100～200ml盐水的输液瓶内底部，并用胶布固定于瓶口以防滑出，做成临时胸腔闭式引流。紧急时可在穿刺针尾端缚一橡皮指套、气球或避孕套等，其顶端剪一约1cm的小口制成活瓣排气针，以阻止气体进入，便于气体排出。

经急救处理后，置患者于斜坡半坐位，在胸腔最高位置胸腔引流管接水封瓶持续排气减压，如有需要可接负压吸引。若肺已充分复张，可于漏气停止后24～48h拔除胸引管。若肺不能充分复张，应追查原因。疑有严重的肺裂伤或支气管断裂者，应进行开胸探查手术。

【护理】

护理人员要积极与医生配合，在现场暂无医生的情况下，护理人员要进行及时有效的处理。

1. 急性期应嘱患者绝对卧床休息，保持情绪稳定以减少心、肺脏器的活动强度。同时给予吸氧、补充血容量、纠正休克等措施缓解并改善临床症状。

2. 密切观察患者有无气促、呼吸困难、发绀和缺氧等症状，观察患者的呼吸频率、节律和幅度有无异常，观察患者有无皮下气肿和气管移位等情况，早期发现异常，早报告、早治疗。

3. 胸腔闭式引流的观察和护理

（1）保持管道的密闭：①随时检查引流装置各个连接处是否连接完好，有无松脱或脱落现象。②定期观察并保持水封瓶长玻璃管在水下3～4cm处，防止空气进入胸腔。③在患者活动或被搬移以及需要更换胸引流瓶时，应双重夹闭引流管。

（2）保持管道通畅：①定期观察引流管内的水柱波动情况，正常的水柱上下波动4～6cm，若引流管内的水柱随呼吸上下移动，或在深呼吸或咳嗽时有气泡逸出或液体流出，则表明管道通畅。若停止了波动可能提示患者肺组织复张或胸腔引流管被堵塞。如出现气胸或张力气胸的早期症状，首先应怀疑引流管被血块堵塞，设法捏挤引流管使其通畅，并立即报告医师处理。②定期挤压引流管：初期每30～60分钟就要向水封瓶方向挤压引流管一次，及时检查管路是否有打折、受压、扭曲、滑落及堵塞等现象。③鼓励患者多活动，增加呼吸强度，也可依靠重力作用促进引流。

（3）妥善固定好引流管：将引流管留出足够长的一段以方便患者翻身活动，避免因体位变化时牵拉引流管，发生引流管的移位或脱落。

（4）严格无菌操作，防止逆行感染：①观察伤口有无渗血和液体，如果伤口渗出较多，应及时通知医生及时更换敷料。②引流瓶不应高于患者胸部，必须处于患者胸腔以下60～100cm的位置，尽可能靠近地面或是贴紧床边放稳妥。移动时一定夹闭管路，严防瓶内液体倒流到胸腔。③更换引流瓶时要严格各接头的消毒。

（5）密切观察并准确记录引流液的颜色、量及性质。做好交接班工作。

（6）做好心理护理和健康教育，消除患者紧张情绪，积极配合治疗：①指导患者适当的运动翻身，并进行深呼吸和咳嗽，或者吹气球，有利于促进肺组织的扩张。②指导患者不食辛辣刺激性强的食物，多进粗纤维食物，如芹菜、竹笋、蔬菜、水果等易消化食物，避免便秘的发生。③在气胸痊愈的1个月内，不要剧烈运动，如打球、跑步、抬提重物、剧烈咳嗽、屏气等。

第四节 血　　胸

胸膜腔积血称为血胸(hemothorax),与气胸同时存在称为血气胸(hemopneumothorax)。血胸可由于胸腔内任何组织结构的损伤出血所引起。血胸对肺和纵隔的压迫更加严重。胸膜腔积血后,首先同侧肺受压而萎陷,大量血胸时将纵隔推向健侧,使对侧肺也受压而萎陷,导致呼吸困难和循环功能紊乱,严重者可呈现休克症状。另外,当胸腔内迅速积聚大量血液,超过肺、心包和膈肌运动所起的去纤维蛋白作用时,胸腔内积血发生凝固,形成凝固性血胸(coagulating hemothorax)。血液凝固后,附在胸膜上的纤维素和血凝块逐渐机化,形成纤维组织,覆盖束缚肺和胸壁,限制胸壁活动幅度。

再者,血液是细菌繁殖的良好培养基,若血胸未经及时处理,从胸壁或胸内器官创口进入的细菌,易引致胸膜腔感染形成脓胸。

【临床表现】

血胸的临床表现与出血量、出血速度以及个人的体质有关。肺组织出血大多数由于肋骨骨折断端刺破胸膜和肺所致,由于破裂的血管小,肺循环血压低,出血处常能被血块所封闭而自行停止,一般出血量不多。肋间动脉或胸廓内动脉破裂,由于体循环动脉血压高,出血不易自行停止,出血量较多。心脏或胸内大血管如主动脉及其分支、上、下腔静脉和肺动静脉破裂,出血量大,伤情重,患者常在短时间内因大量失血死于休克。

血胸的临床表现随出血量、出血速度、胸内器官创伤情况和病人体质而有所不同。一般来讲,成人血胸量<500ml为少量血胸,500～1000ml为中量血胸,>1000ml为大量血胸。对于少量血胸患者,临床上可不呈现明显症状,查体也常无异常体征。中等量以上血胸,出血速度快,短时间即超过1000ml者,则呈现面色苍白、脉搏快而弱、呼吸急促、血压下降等低血容量休克症状。当胸膜腔大量积血压迫肺和纵隔引起呼吸困难和缺氧等。查体可呈现气管、心脏向健侧移位,伤侧肋间隙饱满,叩诊呈实音,呼吸音减弱或消失。出现以下征象应考虑患者可能存在进行性出血:①持续出现低血容量休克症状,经补充血容量仍不缓解;②胸腔引流血量每小时超过200ml并持续3h以上;③胸腔引流出的血液很快凝固。

【辅助检查】

1. 影像学检查

(1)胸部X线检查是最常用的检查。积留在肋膈窦的小量血胸,胸部X线检查可能不易被发现,有时可见到肋膈角消失。血胸量较多者,则显现伤侧胸部密度增大。大量血胸则显示大片浓密的积液阴影和纵隔向健侧移位征象。血、气胸病例则显示液平面。

(2)胸部B超检查可明确积血的位置与量。

2. 实验室检查　胸膜腔积血可引起低热,但如患者出现寒战、高热,应穿刺抽液送做细菌涂片和培养检查。若红细胞白细胞计数比例明显增加达100:1,提示可能的化脓性感染。

3. 胸膜腔穿刺　胸膜腔穿刺抽得血液则可确定诊断,抽出血性液体时即可诊断为血胸。若演变形成纤维胸,如范围较大者可出现病侧胸廓塌陷,呼吸运动减弱,气管、纵隔向病侧移位,肺通气量减少。X线检查显示纤维板造成的浓密阴影。

【治疗要点】

血胸的治疗原则应及时排出积血,促使肺复张,改善肺功能和预防感染。

1. 密切观察　血胸血量很少且无活动性出血倾向时,积血常能迅速被吸收而不残留后遗症,故无需特殊处理。

2. 留置胸腔闭式引流　中等量以上血胸(1 000ml以上),应早期安置胸腔闭式引流,可以尽快排出积血和积气,使肺及时复张,也是预防胸内感染的有力措施,同时有监测漏气及活动出血的作用。

3. 手术治疗　对于胸膜腔进行性出血,则应在输血补液等抗休克治疗的同时,及时施行剖胸探查术,清除血块和积血,寻找出血来源。对胸壁血管出血者,可分别在血管破口的近远端缝扎止血。肺裂伤出血绝大多数可缝合止血,但如为广泛裂伤,组织损伤严重,则须做肺部分切除术。凝固性血胸可在创伤后2～3d,胸膜纤维层形成后施行剖胸探查术,剥除胸壁和肺表面胸膜上纤维组织板,使胸壁活动度增大,肺组织扩张,改善呼吸功能。

4. 其他　血胸并发胸膜腔感染者,按脓胸进行治疗。

【护理】

1. 备好急救用物　血胸患者多以急诊方式入

院,且病情较重,因此,护理人员在患者入院时应准备好抢救用物,如胸腔穿刺包、气管切开包、胸腔闭式引流瓶、吸氧管、吸痰管、输液器及各种检测及抢救药品等。

2. 密切监测生命体征及尿量　血胸患者常会出现低血容量休克症状,因此生命体征监测尤为重要。患者入院后,立即给予鼻导管吸氧(一般 4L/min),测量血压,接好心电监护,观察心率,有无心律失常。有条件者监测手指脉搏氧饱和度。开始时每 15min 记录 1 次生命体征,平稳后改为每 30min 1 次,以后视病情变化遵医嘱执行。同时开放静脉通道,便于抢救用药。

若患者出现休克症状,应平卧。生命体征平稳后可改用半卧位,头部及上身支高 30°~45°。这种体位使膈肌下降在正常位置,有利于通气及胸腔引流。每 1~2h 给患者常规翻身一次或卧气垫床。但严重胸外伤则不宜翻身。

3. 密切观察胸腔引流的颜色、量和性质　若引流量每小时超过 200ml 并持续 3h 以上且引流出的液体颜色鲜红很快凝固,说明有活动性出血的可能,应积极做好开胸手术的准备。

4. 保持呼吸道通畅,维护呼吸功能　由于胸腔内大量积血压迫患侧肺和纵隔,而影响呼吸。因此,护士应在患者入院后及时给予雾化吸入等方法,及时清除口腔和呼吸道分泌物,以保持呼吸道通畅。

5. 其他　对安置胸腔闭式引流的患者,应做好相应的专科护理(详见本章气胸一节中胸腔闭式引流护理)。

第五节　心脏损伤

心脏损伤分为闭合性损伤和开放性损伤两大类。

【闭合性心脏伤】

心脏是一个空腔脏器,在心动周期中心肌张力处于不断变化过程中,直接或间接暴力如前胸受重物、驾驶盘等撞击、从高处坠落、突然加速或减速猛将心脏推压于胸骨和脊柱之间或心脏碰撞胸骨。突然不同方向作用于躯体后,可直接传至心脏,或通过心腔内液压传导,作用到心脏的不同部位,造成心脏不同程度的损伤或撕裂。这种强而迅速的间接外力,胸壁外有时可无明显损伤而心脏却严重受损,甚至破裂。由于右心室紧贴胸骨,最易挫伤。约有 10%的病例并发急性心脏压塞。

闭合性损伤包括心脏挫伤、心包损伤、心脏脱位、急性心脏压塞症、心脏破裂、外伤性室间隔穿孔、外伤性瓣膜损伤、外伤性室壁瘤。

1. 临床表现　轻者无明显症状,较重者出现心前区疼痛,大多数表现为心绞痛和心律失常,可伴有心悸、呼吸困难或休克等,偶可闻及心包摩擦音,常不为扩冠药物所缓解。心律失常多为心动过速、期前收缩和阵发性房颤。

心脏破裂患者快速出现低血容量征象:面色苍白、呼吸浅弱、脉搏细速、血压下降快速出现休克、甚至死亡。

2. 辅助检查

(1)心电图:可有 ST 段抬高,T 波低平或倒置,且常示心动过速、房性或室性心律失常。

(2)血液生化检查:肌酸激酶-同工酶(CPK-MB)以及乳酸脱氢酶(LDH_1 和 LDH_2)值明显升高。

(3)二维超声心动图显示心脏结构和功能的改变如腱索断裂、室间隔穿破、瓣膜反流、室壁瘤形成。

3. 治疗

(1)心肌挫伤的治疗在于对症处理,控制心律失常和防治心力衰竭,并观察有无室壁瘤发生。①卧床休息,密切观察心电监护。②纠正低氧血症,补充血容量维持动脉压。③如出现心律失常,给予抗心律失常药物。治疗非低容量低血压症心脏损伤时须滴注多巴胺、肾上腺素等。④治疗心力衰竭:心力衰竭分左侧心力衰竭、右侧心力衰竭和全心衰竭,是心脏病后期发生的危急症候。药物治疗主要起强心和减轻心脏负荷两方面的作用,在应用选择性地作用于心脏、增强心肌收缩力的药物的同时,正确使用利尿药。

(2)手术治疗:在全麻体外循环下实施房、室间隔缺损修补术,瓣膜替换术、腱索或乳头肌修复术、冠状动脉旁路移植术、室壁瘤切除术等。

(3)心脏破裂的抢救:立即施行手术,抢救急性心脏压塞可先做心包腔穿刺减压缓解同时输血液,争取手术时间。

【开放性心脏伤】

心脏开放性损伤大多是由于枪弹、弹片、尖刀等锐器穿入所致,少数可因胸骨或肋骨折断猛烈向内移位穿刺所引起,包括急性心脏压塞症、穿透性心脏伤、冠状动脉损伤、心脏异物、室壁瘤、冠状动脉瘘。近年来有报道医源性损伤,如心血管外科手术、侵入性导管检查或造影等,也可引起心肌损伤。根据损伤程度可为单纯心包伤、心壁表浅裂伤、穿入或贯通一个心腔、穿过间隔伤及两个心腔,以及较为罕见的心内结构、传导束和冠状动脉损伤。心脏穿透伤病人可分为四类。①死亡:入院前已无生命体征;②临床死亡:送院途中有生命体征,入院时无生命体征;③濒死:半昏迷、脉细、测不到血压、叹息呼吸;④重度休克:动脉收缩压<10.7kPa(80mmHg),神志尚清。

1. 临床表现 心脏穿透伤的病理和临床表现,一方面取决于受伤机制,即穿透物的性质、大小和速度。另一方面,主要取决于损伤的部位、伤口的大小以及心包裂口的情况。主要表现为心脏压塞和(或)出血性休克,两者有所侧重。

(1)心脏压塞:心包裂口小,或被周围组织或血块所堵塞,心脏出血可引起急性心脏压塞,使心脏舒张受限,腔静脉回心血流受阻和心排血量减少。心脏压塞有利于减少心脏出血,患者生存机会反而较有出血但无心脏压塞者为多,然而,如不及时解除,则很快导致循环衰竭。Beck三联症即静脉压升高、心搏微弱血压下降、心音遥远,是典型的心包压塞综合征。

(2)失血性休克表现:当心包裂口足够大时,心脏的出血可通畅流出体外或流入胸腔、纵隔或腹腔,心包内积血量不多,临床上主要表现为失血性休克,甚至迅速死亡。有明确的外伤史,有体表伤口和伤迹,呼吸急促、心慌、失血,低血压,多有贫血貌。

(3)听诊异常:若有室间隔损伤,则可闻及收缩期杂音,若有瓣膜损伤,可闻及收缩期或舒张期杂音,心包穿刺和(或)胸腔穿刺有积血即可诊断。

2. 辅助检查

(1)X线检查:X线检查对心脏穿透伤的诊断帮助不大,但胸部X线片能显示有无血胸、气胸、金属异物或其他脏器合并伤。胸部X线片上有心脏气液平面具有诊断意义。

(2)超声心动:超声心动对心脏压塞和心脏异物的诊断帮助较大,有助于异物定位,可显示异物的大小、位置,且能估计心包积血量。但应注意不能因做过多的检查而延误抢救时间。

3. 治疗要点 心脏开放性损伤均应立即手术抢救,抢救要点如下。

(1)已经心搏停止者须行开胸心脏复苏,胸外按压不仅无效,且能加重出血和心脏压塞。护理上在密切观察生命体征的同时,做好复苏的准备,包括:①迅速气管内插管,机械通气;备好除颤器及开胸急救设备。②建立两处以上快速静脉扩容通道,快速加压输血补液,以提高心脏充盈压,积极抗休克治疗。③建立中心静脉压测量装置,正确判断有无心包压塞。④如有血气胸,准备行闭式引流术。⑤疑有心脏压塞者配合立即行心包穿刺。

(2)术前准备以快速大量输血为主,适量给予多巴胺和异丙肾上腺素以增强心肌收缩力。刺入心脏并仍留在胸壁上的致伤物(如尖刀)在开胸手术前不宜拔除。如疑有大血管损伤或心内结构损伤等情况,做建立体外循环准备。

(3)心包穿刺:即使抽出30ml积血就能显著使心包腔减压,病情立即改善,血压可由听不到转而能听到,神志可由不清转而清醒。

(4)心包开窗探查术:若心包穿刺未抽出血液,临床上又高度怀疑心脏压塞,可紧急在局麻下从剑突下进入行心包开窗,以手指探查心包腔,放入减压引流管。

(5)即使心脏停搏约10min之内亦应积极手术抢救,可取得较理想的抢救成功率。

(6)术中有条件,应采集自体胸血并回输,术毕大剂量联合应用有效抗生素预防感染。

(7)细致地检查有无复合损伤。

第六节 创伤性窒息

创伤性窒息(traumatic asphyxia)是闭合性胸部伤中一种较为少见的综合病症,其发生率占胸部伤的2%~8%。是由钝性暴力作用于胸部的瞬间,伤者声门突然紧闭,气管及肺内空气不能外溢,引起胸膜腔内压骤然升高,压迫心脏及大静脉。由于上腔静脉系统缺乏静脉瓣,这一突然高压使右心血液逆流而引起静脉过度充盈和血液淤滞,并发广泛的毛细血管破裂和点状出血,甚至小静脉破裂出血所致的上半身广泛皮肤、黏膜的末梢毛细血管淤血及出血性损害。

【临床表现】

创伤性窒息多见于胸廓弹性较好的青少年和儿童,多数不伴胸壁骨折。主要临床表现为面、颈、上胸部皮肤以及口腔、球结膜、鼻腔黏膜出现针尖大小蓝紫色瘀斑,以面部与眼眶部为明显。眼球深部组织内有出血时可致眼球外凸,视网膜血管破裂时可致视力障碍甚至失明。鼓膜破裂可导致外耳道积血,进而引起耳鸣及听力障碍。颅内轻微的点状出血和脑水肿产生缺氧可引起暂时性意识障碍、烦躁不安、头晕、头胀,甚至四肢抽搐、肌张力增高和腱反射亢进等,瞳孔可扩大或缩小。若有颅内静脉破裂,患者可发生昏迷,甚至死亡。

【辅助检查】

1. 胸部 X 线　是诊断肺挫伤的重要手段,其改变约 70% 病例在伤后 1h 内出现,30% 病例可延迟到伤后 4～6h,范围可由小的局限区域到一侧或双侧,程度可由斑点状浸润、弥漫性或局部斑点融合浸润、以致弥漫性单肺或双肺大片浸润或实变阴影。

2. CT 检查　显示肺实质裂伤和围绕裂伤周围的一片肺泡积血而无肺间质损伤。

3. 其他检查　①检查心肌酶系统变化,了解心肌挫伤程度;②心电图检查了解心电情况;③眼底检查:了解玻璃体、视网膜、视神经出血情况。

【治疗要点】

对于出血点及瘀斑,一般 2～3 周可自行吸收消退,不需特殊处理。仅须在严密观察下给予对症治疗,包括半卧位休息、维持呼吸循环系统稳定、适当镇痛和镇静等。创伤性窒息本身并不引起严重后果,其预后取决于胸内、颅脑及其他脏器损伤的严重程度。对于有合并伤者,应针对具体伤情采取相应的急救和治疗措施。

【护理】

1. 一般护理

(1)密切观察:①对于典型症状的创伤性窒息患者应高度警惕有无合并损伤;②在复苏和抢救休克的同时观察患者的神志、瞳孔、肌张力和各种病理反射,并将患者迅速转移到病房;③每 30min 测血压、脉搏、呼吸 1 次,必要时随时测量。有异常情况及时通知医生,并配合医生妥善处理。

(2)保持呼吸道通畅,维持足够的通气量:①及早给氧:对于重症患者,在呼吸道通畅情况下,及早经鼻导管给氧,5～7L/min,以避免发生脑和其他组织缺氧;②对于呼吸困难者应保持呼吸道通畅,行气管插管或气管切开,使用机械通气,纠正低氧血症。

(3)做好心理护理及对症处理:因为突然受伤,加上外观上的显著改变,往往使患者感到紧张、害怕,护理人员要热情、耐心做好安慰、解释工作,消除患者的恐惧心理,使其取得配合。

2. 并发症的护理

(1)脑水肿的护理:创伤性窒息中枢神经系统症状主要是由于脑缺氧和脑水肿引起的颅内压升高所致,及时处理脑水肿能预防脑疝发生。①保持呼吸道通畅,清除呼吸道异物或切开气管,及时吸痰,预防脑缺氧;②正确使用脱水利尿药物,减轻脑水肿;③高压给氧;④给能量合剂,纠正代谢紊乱;⑤清除低渗性因素,必要时补充钠,限制水分输入;⑥护理人员要密切观察病情变化,注意有无反跳现象出现,及时通知医生,按不同病因及病情进行处理。

(2)心肌挫伤及肺挫伤:创伤性窒息在有肺挫伤时,常有心肌挫伤伴随存在。①使用呼吸机,用机械通气帮助呼吸的方法最为有效。早期应用,不仅可以减轻自主呼吸时呼吸肌的工作量和耗氧量,并可增加肺泡通气量和给氧,有助于消除肺水肿,预防肺不张,并使已萎陷的肺泡重新膨胀。②给予雾化吸入,避免呼吸道干燥。③应用呋塞米等利尿药,同时提高血浆蛋白含量,使血浆胶体渗透压增高,以利于消除肺水肿。④心电图有改变者应用能量合剂。⑤护理人员要熟悉呼吸机和心电监护仪的使用和管理,了解治疗中可能出现的问题。

(3)视网膜及神经损伤:眼部症状是创伤性窒息的主要表现,约 20% 的患者因球后淤血、水肿而致眼球突出。多数伤后有视力障碍或丧失,是视网膜水肿、出血,视神经供血不足或神经鞘内出血等原因造成的。①早期使用类固醇类药物控制感染;②患者绝对卧床休息,取一定的头高脚低位或根据医嘱用沙袋固定头部;③协助患者日常生活,但不要移动头部;④注意预防并发症,如感冒、咳嗽等。

(张静华　孟蕾　温焕舜　张海燕)

■ 参考文献

曹伟新,李乐之.2010.外科护理学[M].4版.北京:人民卫生出版社.

陈孝平.2014.外科学[M].8版.北京:人民卫生出版社.

梁欣,王金凤,高继红.1997.创伤性窒息的护理体会[J].中原医刊,(11):143-145.

吴孟超,吴在德.2008.黄家驷外科学[M].7版.北京:人民卫生出版社.

吴在德,吴肇汉.2008.外科学[M].7版.北京:人民卫生出版社.

张国良.2007.实用胸部外科学[M].北京:中国医药科技出版社.

张敏,王琼萍.2009.重型创伤性血气胸的急救与护理配合[J].护理实践与研究,(16):53-54.

赵志红.2010.肋骨骨折的护理[J].郧阳医学院学报,29(1):84.

第22章

食管癌患者的护理

食管癌80%～85%的病例分布在发展中国家,以鳞状上皮癌为主。食管癌患者就诊时65%～70%病情已到晚期,因此早发现、早诊断、早治疗仍是目前食管癌防治的重点。

【流行病学】

1. 发病率、病死率及流行趋势

(1)发病率:据 D. M. Parking 报告(2002年)世界上食管癌发病率居恶性肿瘤发病的第8位,其中男性世界标化发病率11.5/10万,居第6位,女性世界标化发病率4.7/10万,居第9位。我国处于世界上食管癌相对高发的地带,但不同地区食管癌发病率相差悬殊,1993～1997年河北省磁县男性世界标化发病率是广西壮族自治区扶绥县的52倍。

(2)病死率:D. M. Parking 报道(2002年)显示,世界上食管癌病死率居恶性肿瘤死亡的第6位,其中男性病死率9.6/10万,居第5位,女性病死率3.9/10万,居第8位。我国是世界上食管癌病死率最高的国家之一,据我国卫生部《2009中国卫生统计年鉴》,2004～2005年我国食管癌病死率达15.21/10万,居恶性肿瘤病死率第4位,其中男性病死率为20.65/10万,女性病死率为9.51/10万。

(3)流行趋势:我国自20世纪60年代末开始在食管癌高发区先后建立了一些防治现场,经过几十年的积极防治,近几年高发区磁县、林州、盐亭县等防治现场食管癌发病率和病死率均有下降趋势。近30年来,西方国家食管腺癌发病率明显上升,认为与 Barrett 食管有关。

2. 人群分布

(1)年龄:发病率随年龄的增长而增高,40岁以下者罕见,40岁以上呈直线上升趋势,80%在50岁以上发病,70岁达到高峰。

(2)性别:发病率和病死率一般为男性高于女性,但在高发地区,男女发病率并无明显差异。

(3)种族:不同种族的发病率有明显差异。美国的黑种人高于白种人;亚洲的中国人、日本人高于欧洲人、美洲人;犹太人比较少见。我国新疆哈萨克族居民的食管癌发病率最高。除此之外,我国食管癌发生的组织学也与西方国家存在明显差别,我国食管恶性肿瘤90%以上为食管鳞状细胞癌,而西方国家的食管恶性肿瘤多为食管腺癌。

3. 地理分布 食管癌高发区一般位于水源缺乏、土地贫瘠、饮食缺乏营养的贫困地区。我国有几个食管癌高发区:①华北三省交界的太行山区(河南林县、河北磁县、山西阳城县);②川北地区(四川盐亭县);③苏北地区(江苏扬中县);④鄂皖交界的大别山区(湧县、麻城县);⑤秦岭高发区(丹凤县、嵩县等);⑥闽粤交界地区(广东汕头、福建南安县);⑦新疆哈萨克族居住地区(里托县)。

4. 分子流行病学 我国学者在食管癌高发区做了大量工作,认为食管癌和其他癌症一样,是由于相互作用的多基因变异所引起的复杂性疾病,这种疾病可能还是环境差异的反映以及基因-环境相互作用的结果。一些研究结果证明,叶酸生物转化基因、致癌物代谢基因、DNA修复基因和细胞周期控制基因的遗传变异涉及食管癌的发生或发展。这些食管的分子流行病学研究为了解低外显度基因遗传多态在食管癌病因学上的作用做出了重要的贡献,需要进一步研究。

【病因学】

到目前为止,食管癌的确切病因尚未阐明,但根据流行病学的大量资料和近年来实验室的广泛研究,已取得很大进展,特别是对高发区人体内外环境的研究,对揭示病因和发病条件,提供了越来越多的线索和科学依据。

1. 社会经济状况　包括收入水平、受教育程度、职业3个层面。社会经济状况越差的人群，患食管癌的风险越大。高发区大都是在发展中国家的贫困地区，自然条件艰苦。

2. 生活行为方式

(1) 吸烟、饮酒：1990年WHO的报道《膳食、营养与慢性病预防》指出"流行病学研究清楚地表明饮酒与食管癌的发生有关，吸烟也能引起食管癌"。吸烟是直接起作用，主要是烟雾和焦油中含有多种致癌物质。乙醇在人体内的代谢产物乙醛是比较肯定的致癌物，或者作为致癌物的溶剂起作用。国外有研究表明，大量饮酒与食管癌的发生密切相关，然而我国食管癌高发区，如林县，数代人无饮酒习惯，故乙醇在我国食管癌发病学中的作用程度尚需进一步研究。

(2) 饮食习惯：不良饮食习惯可加重对食管黏膜的物理刺激并造成损伤，使之发生炎症甚至可能引起不典型增生。

(3) 烫食：国际癌症研究中心评审结果认为，饮用温度很高的饮料会增加患食管癌的危险性，其作用机制可能是通过烫伤上皮组织，造成癌的易感和促进因素。我国晋中地区常喝热粥的居民的食管癌发病率明显高于无此习惯者。

(4) 腌制食品：酸菜、腌肉等腌制食品制作过程中产生的N-亚硝基化合物是致癌和促癌因素。我国高发区河南林县、四川盐亭和江苏扬中等地普遍食用腌酸菜。此外，酸菜中含有大量的白地真菌，真菌可促进硝酸盐还原为亚硝酸盐。

(5) 营养

①膳食结构单一：主要为新鲜蔬菜或水果摄入少、谷物占的比例大、优质蛋白质摄入少。谷物本身并未增加患食管癌的危险性，但由于谷物作为主食摄入比例大，造成副食种类少、数量少，来自蔬菜、水果、肉类、奶类、豆类的营养素摄入相应减少，导致某些必需营养素缺乏。

②微量元素缺乏：我国华北地区食管癌高发区的土壤、饮水和粮食作物中微量元素钼、锌、铁、铜、铅、钛、镁、氟等的含量都相对较低，而这些微量元素是某些氧化酶和亚硝酸盐还原酶的重要组成部分，对生长发育、组织的创伤修复有一定的影响。

3. 遗传因素　食管癌的发生有家族聚集现象。在我国高发区山西阳城，遗传度达到49.20%，可以看出，如果亲代患食管癌，其子代患食管癌的风险增高。但是高发区食管癌的遗传度差别却很大(18%～93%)，提示在共同环境暴露的情况下，易感的基因对食管癌的发生有一定的作用。一般来说，家庭成员有共同的生活环境和相似的生活习惯，环境和遗传的作用很难区分，可以说是外环境与机体交互作用的结果。

【病理学】

1. 大体分型　指对原发瘤大体标本外观形态学的肉眼分型，因其不考虑肿瘤侵犯的深度、组织学分类及有无淋巴结转移等，故不能作为预后因素。早期食管癌指的是原位癌和早期浸润癌，病变往往比较局限，按其形态可分为隐伏型、糜烂型、斑块型和乳头型。中晚期食管癌的按肉眼型态可分为髓质型、蕈伞型、溃疡型、缩窄型和腔内型。其中髓质型所占比率最高。少数中晚期食管癌不能归入上述各型者，称为未定型。

2. 组织学分型　食管癌在组织学上有鳞状细胞癌、腺癌、小细胞癌及腺鳞癌等类型，其中以鳞状细胞癌最多见，占食管癌的90%以上，腺癌次之。大部分腺癌的发生多起源于Barrett食管化生的腺上皮，其发生与长期反流性食管炎有关，极少数来自食管黏膜下腺体。原发性食管腺癌在我国少见，欧美文献报道比我国高。早期食管癌组织学表现主要是由鳞状上皮的不典型增生演发为原位癌，进而演进为早期浸润癌。中晚期食管癌为浸润性癌，癌组织浸润肌层或穿破纤维膜向外侵犯邻近脏器或有局部、远处转移。判断浸润癌的分化程度，通常采用三级分法：Ⅰ级称为高分化，癌组织分化良好，恶性度低；Ⅱ级称为中分化，癌组织分化较Ⅰ级差，恶性度高；Ⅲ级称为低分化，癌组织分化较Ⅱ级更差，恶性度更高。

【扩散与转移】

1. 直接蔓延　上段癌可侵入喉部、气管和颈部软组织；中段癌多侵入支气管、肺；下段癌常侵入贲门、膈和心包等处。受浸润的器官可发生相应的并发症，如大出血、化脓性肺炎及脓肿、食管-支气管瘘等。

2. 淋巴转移　上段癌常转移到食管旁、喉后、颈部及上纵隔淋巴结；中段癌多转移到食管旁及肺门淋巴结；下段癌常转移到食管旁、贲门及腹腔淋巴结，有10%的病例可转移到颈深和上纵隔淋巴结。值得注意的是，侵入食管黏膜下层的癌细胞可通过淋巴管网在管壁内扩散，在远离原发灶的黏膜下形成微小转移灶。

3. 血行转移　主要见于晚期食管癌患者，以转移至肺及肝最为常见。

【临床表现】

1. 早期症状　多数早期食管癌无症状，或偶尔出现神经刺激症状，常为一过性。一般肿瘤侵犯小于1/3食管周径时，患者可进普食，但大口吞咽时会发噎。常见以下4组症状：①进食时有轻微的哽噎感；②进食时胸骨后疼痛；③进食时食管内异物感；④胸骨后闷胀、隐痛、烧灼感或不能详述的不适。以上症状常间断出现，可呈缓慢地、进行性加重，有些可持续数年。

2. 进展期症状　在食管癌的进展期，因肿瘤进一步增大，超过食管周径的2/3以上时，会引发一系列症状：①进行性吞咽困难是最常见也是最典型的临床表现，占95%，开始时哽噎症状间断出现，但很快逐渐加重，发展至进半流食、流食甚至滴水不入；②下咽时胸骨隐痛、灼痛较为常见；③进食后呕吐；④体重减轻。

3. 晚期症状　多由食管癌引起的并发症或出现转移所引起，如肿瘤侵犯喉返神经引起声嘶、侵犯膈神经或膈肌引起呃逆、压迫气管引起呼吸困难等。相邻器官并发穿孔时，可发生食管支气管瘘、纵隔脓肿、肺炎、肺脓肿及主动脉穿孔大出血。骨转移、肝转移、胸腹腔转移时出现骨骼疼痛、肝大、黄疸及胸、腹腔积液等。

【辅助检查】

1. 食管拉网细胞学检查　主要用于食管癌高发区无症状人群普查，结合细胞涂片检查，可使诊断阳性率增加10%。

2. 食管钡剂造影　是食管癌早期诊断的重要手段，方法简便，患者痛苦小。

3. 食管内镜检查　通过纤维食管镜可对食管黏膜进行观察，直视病变部位，通过刷检细胞学和病理活检切片，可确诊食管癌。如果中晚期食管癌病变位于胸上段或颈段，应在做食管镜检查的同时做纤维支气管镜检查，以观察气管、支气管有无受侵。

4. 超声内镜检查（endoscopic ultrasonography，EUS）　可对早期食管癌病灶较准确地判断浸润深度，正确鉴别黏膜内癌和黏膜下癌，及其有无周围淋巴结转移等情况，是选择内镜治疗或外科手术治疗的重要参考指标。同时，EUS可准确判断进展期食管癌病变浸润深度、周围器官侵及和淋巴结转移情况，对于手术方案的选择、预后判断和随访等有重要意义。

5. CT　对于判定病变范围、淋巴结受累及转移情况，癌肿与周围组织关系有所帮助。

6. B超　用于发现肝、脾等脏器有无转移、腹膜后有无转移淋巴结等。

7. 放射性核素检查　目前多采用PET-CT，是正电子发射型计算机断层显像（PET）和X线计算机断层扫描（CT）两种技术融合在一起的产物，是核医学分子影像与CT影像相结合的高科技结晶，其对食管癌的诊断灵敏度和特异度均达90%以上，提高了对食管癌患者分期的准确度。

【治疗】

1. 手术治疗

（1）内镜下黏膜切除术（EMR）是发展较快且应用较为广泛的一种早期食管癌的治疗方法。这种方法可以为病理提供完整切除标本，便于术后病理的进一步诊断以决定是否需要进一步治疗。EMR治疗早期食管癌的随访结果表明，5年生存率为95%~100%。但EMR治疗食管癌前病变的长期效果仍有待于进一步的长期随访观察结果。此外，EMR仍存在一定的局限，如何术前准确判断病变的浸润深度和淋巴结转移，如何减少术后病变的复发，仍是目前较难解决的问题。近年来，内镜超声的应用可以有效判断病变的浸润深度，可以对EMR的治疗起到一定的指导作用，但内镜超声对淋巴结转移诊断的准确率仍较低，早期病变术前诊断的技术与方法仍需要进一步的改进。

（2）手术切除是食管癌治疗的主要手段，手术常用路径包括：①左胸后外侧切口食管切除术，适用于下段食管癌（主动脉弓下吻合）及气管隆嵴平面以下的中段食管癌（主动脉弓上吻合），是最常采用的经典术式；②左颈、左胸切口食管切除术，适用于食管中、上段癌（肿瘤上界一般在距门齿28cm处以上）需行颈部吻合的病例；③右胸后外侧、上腹二切口食管切除术，适用于胸中段食管癌（肿瘤上界一般在距门齿28cm处以下）可行胸内吻合的病例；④左颈、右胸、上腹三切口食管切除术，适用于食管中、上段癌；⑤结肠代食管术，适用于胃不能利用（如胃大部切除后等）、再次手术（如胃代食管手术失败等），以及肿瘤位于上段食管；⑥空肠移植食管重建术，适用于胃或结肠有器质性疾病而不能用以替代食管者；⑦非开胸食管切除术，包括食管内翻拔脱术和经裂孔食管切除术，主要适用于较小的颈段、腹段食管癌以及胸段的早期食管癌有开胸禁忌证者，此种手术方式不能进行胸内淋巴结清扫，对于是否适合于食管恶性肿瘤的外科治疗，一直存在着争议。

(3)随着外科技术的发展及手术设备的改进，现代微创外科已成功应用于食管癌的诊断及治疗。已有报道表明，电视辅助胸腔镜食管癌切除，特别是同时联合经腹腔镜游离胃时，可以明显降低心肺并发症的发生率，减少手术死亡率。

2. 综合治疗　国际上综合治疗尚处于临床试验阶段，国内迄今尚无大协作、大规模和有计划的前瞻性临床随机试验。食管癌的综合治疗包括以下几方面。

(1)术前放疗：可使肿瘤缩小，与周围器官的癌性粘连转为纤维性粘连，局部淋巴结转移得到控制，从而提高手术切除率。

(2)术前化疗：又称"新辅助化疗"，目的是降低肿瘤活性，消除微小转移灶，降低肿瘤T及N分期，提高手术切除率。但是术前化疗药物选择的盲目性和毒性反应，以及围术期死亡也是棘手的问题。

(3)新辅助治疗——术前联合放化疗：目前，食管癌辅助治疗中，同期放化疗所取得的效果最为显著。首先放化疗可同时兼顾肿瘤局部和可能存在的微转移灶，其次化疗药物如顺铂和氟尿嘧啶等具有增加肿瘤细胞对放疗的敏感性，同期使用可加强局部控制的力度，减少放疗剂量以减低毒性反应，提高治疗依从性和治疗效果。

(4)术后放疗和化疗：对Ⅲ期患者于术后3～6周行放疗，有助于加强局部控制，减少复发机会，比单一手术生存率提高。对于预防和治疗肿瘤局部复发和全身转移来说，化疗是目前唯一确切有效的方法，但是对食管癌进行系统性的术后辅助化疗的临床研究报道甚少。

【围术期专科护理】

1. 专科护理评估　食管癌患者多由于吞咽困难和疾病消耗，存在不同程度的营养不良，入院后应评估患者吞咽困难的程度、当前饮食情况及营养情况，并根据病情合理安排患者饮食，提供高蛋白、高热量、高维生素、易消化的流食或半流食。对吞咽困难严重者应遵医嘱给予肠外营养治疗，改善机体营养状况，提高患者的手术耐受力。

2. 呼吸道护理　详见第23章肺癌患者的护理。

3. 胃肠道护理

(1)术前特殊准备。①冲洗食管：对于有明显食管梗阻的患者，术前3d开始每日置胃管后，以温盐水或3%～5%碳酸氢钠溶液冲洗食管，以减轻局部感染和水肿，利于术后吻合口的愈合。②结肠代食管手术者一般术前3d即开始给予少渣饮食，同时口服肠道不吸收的抗生素，以减少肠道细菌。便秘者可给予甘油灌肠剂通便。术前1d禁食水，给予聚乙二醇电解质溶液口服，注意观察排便的次数及性状，达到排出液至清水为止。若患者有严重吞咽困难，亦可给予清洁灌肠，以完成消化道的彻底清洁。

(2)胃肠减压。术后胃肠蠕动减慢，胃内容物滞留，易导致胃扩张，影响吻合口愈合。术日及次日需每2～4h用生理盐水冲洗胃管1次，每次注入不超过20ml，并能相应吸出；术后第2天起，于交接班时进行冲洗，每日2～4次。护士须保证胃管通畅及处于负压状态，观察胃液的量和性质是否正常。

4. 胸腔闭式引流护理　一般来说，食管手术者常于开胸侧放置1根胸腔引流管。引流管的固定、挤压和观察详见第23章肺癌的护理。

5. 输液护理　食管手术术后静脉输液治疗的目的主要为消炎、补液、营养支持，当输入高渗溶液(>900mOsm/L)时，推荐使用中心静脉滴注。重力滴注的方法影响因素较多，滴速难以控制，有条件时使用输液泵控制输液速度。液体输注期间，护士应勤巡视，及时调节输液速度，防止输液过程中发生意外情况。

6. 饮食营养　食管癌手术范围广、创伤大，对心肺功能影响明显，机体应激反应强烈，由此引起的高分解代谢不仅加重了患者的营养不良，而且还可引起患者机体免疫功能抑制和急性炎性损伤，严重影响患者术后的恢复，增加并发症的发生率和病死率。因此，合理有效地提供营养支持有着积极意义。

(1)鼻饲：有研究发现，长期肠外营养支持会导致肠黏膜绒毛萎缩、屏障功能损害、细菌或毒素移位、导致相关感染和代谢紊乱并发症增加以及费用昂贵等问题。有研究证实，食管癌术后早期应用肠内营养较静脉营养能更好地改善患者的营养状况，增加了机体免疫力，减轻炎性反应，缩短住院时间，降低住院费用。故术后早期即应从空肠营养管中鼻饲营养液，鼻饲时患者应取半卧位或坐位，避免营养液反流污染吻合口甚至误吸。营养液的温度为38～40℃，滴注速度为100ml/h。护士应注意观察患者滴注营养液后的反应,如有恶心、腹胀、腹泻,应减慢滴速或停止滴注。营养液中酌情加入阿片酊 0.5ml 可减轻腹泻症状。

(2)经口进食:术后第 6 天胃管拔除后,无吻合口瘘的症状,可先试饮少量温开水,若无呛咳、吞咽困难等,自我感觉良好,即严格遵守从流食→少渣半流食→半流食→普通软食的程序。开始进食时宜小口慢咽,流质饮食可每 2h 进行 1 次,每次 50~100ml,注意观察患者进食后的反应,若出现胸闷、气促、心率快、发热等表现,应警惕吻合口瘘的发生,及时通知医生。根据食物在食管内受地心吸引力作用的原理,应尽量避免各种卧位进食。为防止反流性食管炎的发生,进食后应取高坡卧位,平时(包括夜间)取斜坡卧位。进食后不能立即躺下或睡觉,应散步或轻微活动,利于胃内容物及时排空。

(3)EMR 后,患者需禁食 3~4d,无出血者 4d 后可进流质饮食,逐渐过渡到半流质及软食。少量多餐,避免辛辣刺激性粗糙食物。饮食不宜过热,要细嚼慢咽,以免食管梗阻或穿孔。

7. **体位护理** 术日,患者麻醉未清醒前取去枕平卧位,头偏向一侧,以避免舌后坠或呕吐物、分泌物误吸入呼吸道引起窒息。清醒后应给予垫枕并抬高床头 30°,可减轻疼痛,有利于呼吸及引流。术后第 1 天起,患者应取坐位、半坐卧位或不完全健侧卧位,避免手术侧卧位,以促进开胸侧肺组织复张,同时注意定时变换体位,预防压疮的发生。

8. **疼痛护理、术后活动、皮肤护理** 详见第 23 章肺癌患者的护理。

9. **心理护理** 研究表明,食管癌患者围术期均存在不同程度的心理问题,以抑郁和焦虑症状最为明显。张照莉等对 148 例食管癌患者进行了心理评估,结果 89.5% 的患者有不同程度的焦虑、抑郁,主要担心手术失败、术后疼痛、经济负担过重、害怕术前安置各种管道等。护士应通过与患者的认真沟通,有针对性地进行特异性指导,纠正认识上的误区,帮助患者减轻焦虑不安或害怕的程度。同时可请手术成功的患者现身说法,帮助消除术前患者对手术的恐惧,在保护性医疗的前提下,给患者及家属讲解手术的过程及手术前后的配合方法,带领患者参观监护室环境及各种抢救设备,同时亲人给予感情的支持,经济上的保障,消除患者的后顾之忧。

10. **并发症的观察**

(1)出血、肺栓塞、肺不张:详见第 23 章肺癌患者的护理。

(2)吻合口瘘:高龄、术前全身营养状况差、免疫功能较差者是发生吻合口瘘的高危人群。颈部吻合口瘘,主要表现为颈部皮下感染、蜂窝织炎,较少出现全身中毒症状。胸部吻合口瘘,主要表现为高热、心率增快、胸闷、胸痛、呼吸困难等全身中毒症状,严重者可产生中毒性休克甚至突然死亡。胸部 X 线检查可见胸腔积液或液气胸。胸腔穿刺可抽出浑浊液体,有时带有臭味。口服亚甲蓝后,胸腔引流液或胸腔穿刺液是否变蓝,是诊断吻合口瘘的常用且简便的方法。

根据吻合口的部位、瘘口大小、发生时间对吻合口瘘进行处理。颈部吻合口瘘一般经过敞开换药、勤换敷料即可,多数患者仍可经口进食,或经胃肠内营养或静脉高营养,多于 2 周左右愈合。对于瘘口较大、胸部吻合口瘘或伴有胃坏死时,处理比较复杂,少数患者甚至需要 2 次开胸清创处理。

在吻合口瘘进行保守治疗期间,护士应协助医生做到:①充分引流,控制感染;②给予肠内或胃肠外营养支持,准确记录出入量;③防治其他并发症,主要为注意防治肺部并发症。此外,还应做好基础护理工作,保证皮肤清洁与完整,指导并鼓励患者进行带管活动,预防压疮的发生。

(3)乳糜胸:乳糜胸是由于胸导管及其属支破裂所致。术后每日引流量在 1000ml 以上,血色不深或呈乳白色为乳糜胸的典型表现,可行胸腔积液苏丹Ⅲ染色,若为阳性,可诊断乳糜胸。

乳糜胸总的治疗原则为,先采取非手术治疗,效果不好时再进行手术治疗,结扎胸导管。保守治疗期间应严密观察引流液的颜色及量,鼓励患者活动,促进肺复张,同时遵医嘱给予肠外营养支持治疗。

11. **健康教育** 出院饮食指导如下。

(1)正常情况下,进食应由稀到干,量逐渐增加。术后 1 个月内以流质、半流质饮食为主;术后 1~2 个月可过渡为软食;术后 2~3 个月后即可恢复普通饮食。

(2)进食以少食多餐为原则,进高蛋白、高热量、高维生素、少渣、易消化饮食。每次不要吃得过饱,可在每日正常 3 餐外另加餐 2 次。

(3)饮食要规律,避免刺激性食物及生冷食物,避免进食过快、过量、过热、过硬,药片、药丸应研碎溶解后服用,以免导致吻合口瘘。

(4)饭后不要立即卧床休息,要有适当的运动,促进胃排空;睡眠时将枕头垫高,以半坐位或低半卧位为佳;裤带不宜系得太紧;进食后避免有低头、弯腰的动作。出院后仍需关注进食后的反应,出现胸闷、气促、发热等症状及时就诊。

(徐 波)

参考文献

艾华,郭庆风,孙桂芝.2004.护理干预对恶性胸腔积液术后患者疼痛症状及呼吸功能的影响[J].中国临床康复,8(32):7091-7092.

蔡秋霞.2005.食管癌术后患者出院后的健康指导[J].中华现代中西医杂志,3(19):1812.

曹伟新,等.2006.外科护理学[M].北京:人民卫生出版社.

付茂勇,等.2009.冷冻肋间神经对食管癌术后镇痛效果的观察[J].肿瘤预防与治疗,22(4):398-400.

高虹,杨澜.2008.食管癌手术患者皮肤护理的研究[J].当代护士,(5):3-4.

高宗人,赫捷.2008.食管癌[M].北京:北京大学医学出版社.

戈峰,Ming Liu,李琦.2003.基础胸外科学[M].北京:中国协和医科大学出版社.

郝敬铎,岑雪英.2009.间歇加压充气装置预防术后下肢深静脉血栓形成的观察[J].Modern Practical Medicine,21(12):13483.

寇荣誉,马林红.2006.刺激排痰法对65例肺部感染患者护理效果观察[J].国医论坛,21(2):22.

李红晨,汪卫平.2010.术后早期肠内营养在食管癌患者中的应用[J].现代实用医学,22(1):67-69.

李岩,段长虹.2008.心胸外科疾病围手术期下肢深静脉血栓形成的预防[J].医学信息手术学分册,21(2):164-165.

李泽坚.2007.实用临床胸外科学[M].北京:科学技术文献出版社.

梁继娟,等.2007.食管癌患者围手术期饮食指导及心理护理[J].外科护理研究,21(6):1550-1551.

蔺国霞.2003.食管癌、贲门癌患者术后的康复指导[J].齐鲁护理杂志,9(6):473-474.

刘国英,卢学法.2007.肋间神经阻滞用于食管癌术后镇痛效果观察[J].山东医药,47(21):85-86.

刘奇,刘会宁,彭忠民.2007.实用胸部肿瘤外科学[M].北京:军事医学科学出版社.

刘睿,等.2008.心胸外科术后患者呼吸道感染的原因分析及护理进展[J].解放军护理杂志,25(4A):50-51.

刘志爽,等.2010.下肢深静脉血栓形成的高危因素及其预防和护理[J].当代护士,1:5-8.

陆小英,等.2002.术前备皮对胸腔手术术后切口感染发生的影响[J].解放军护理杂志,19(6):12-13.

任光国,等.2004.胸外科手术并发症的预防和治疗[M].北京:人民卫生出版社.

王菊吾,等.2007.改进术前备皮法的效果分析[J].中华护理杂志,42(11):1039-1040.

王丽娟,等.2002.肺切除术后患者对排痰护理感受的调查分析[J].中华护理杂志,37(11):857-858.

王士杰,等.2008.食管癌与贲门癌[M].北京:人民卫生出版社.

王耀鹏,等.2006.食管癌患者术后早期肠内营养的临床研究[J].中国胸心血管外科临床杂志,13(2):94-96.

王玉春,李冰梅.2008.胸心外科术后患者有效排痰方法的探讨[J].实用全科医学,6(6):652-653v

银瑞,赵方.2007.开胸术后肋间神经冷冻与患者自控静脉镇痛效果的临床比较[J].中国医师进修杂志,30(12):52-54.

张惠芳,等.2010.心理干预对食管癌患者手术预后的影响[J].广东医学,31(2):185-188.

张惠兰,陈荣秀.1999.肿瘤护理学[M].天津:天津科学技术出版社.

张萍.2005.食管癌术后的饮食管理[J].解放军护理杂志,22(12):23-24.

张瑞玲.2006.肺切除术后两种排痰法患者感受调查[J].护理研究,20(5):1245.

张毅,等.2007.食管癌患者术后早期肠内营养支持的作用[J].肠外与肠内营养,14(5):282-285.

张照莉,等.2009.食管癌术后心理护理干预的对照研究[J].重庆医学,37(9):1134-1135.

周琨,王丽娟,赵秋月,等.2004.肺癌术后复发患者再次行余肺切除术后护理[J].中华护理杂志,39(10):758-761.

朱建英,韩文军.2008.现代临床外科护理学[M].北京:人民军医出版社.

邹小农.2006.食管癌流行病学[J].中华肿瘤防治杂志,13(18):1-4.

第23章

肺癌患者的护理

肺癌是世界上最常见且发病率呈持续增高的少数几种恶性肿瘤之一。世界范围其发病构成比占据全部恶性肿瘤的16%,占全部癌死亡原因的28%。在大城市及工业污染重的地区,肺癌已占恶性肿瘤发病率首位,严重威胁着人类健康。

【流行病学】

1. 发病率、病死率及流行趋势

(1)发病率和病死率:20世纪初,肺癌尚为少见病种,随着吸烟的普及和工业文明的发展,肺癌的发病水平从20世纪30年代开始明显增加。世界卫生组织国际癌症研究中心的研究报告指出,目前肺癌是全世界发病率最高的癌症,每年新增患者人数为120万;根据目前癌症的发病趋势,预计2020年全世界癌症发病率将比现在增加50%,全球每年新增癌症患者人数将达到1500万人。根据我国卫生部《2009中国卫生统计年鉴》,2004—2005年我国肺癌病死率达30.83/10万,居恶性肿瘤病死率首位,其中男性病死率为41.34/10万,女性病死率为19.84/10万。

(2)流行趋势:近年来,肺癌的流行趋势有两个重要特征,一是组织细胞学类型的变化,20多年前,鳞状细胞癌一直是肺癌的主要组织学类型,而目前最常见的是腺癌;另一个重要特征是女性肺癌发病率在上升,Cornere等在新西兰进行的一项对照研究显示,45岁以下肺癌中67%为女性,而且腺癌是最主要的细胞学类型,占48%。

2. 人群分布

(1)年龄:近年来肺癌年龄发病曲线出现前移,提前了5~10岁,并且其发病率和病死率随年龄而上升。

(2)性别:几乎所有的国家和地区,肺癌的发病率和病死率皆是男性高于女性。近年来的研究表明,欧美等发达国家女性肺癌的发病率和病死率增长速度较男性快,男女发病性别比值不断下降。

(3)职业:肺癌是职业癌中最重要的一种,较为肯定的职业性肺癌包括石棉、砷和砷化合物、铬及铬化合物、镍及镍化合物、氯甲醚所致肺癌和焦炉工人肺癌等。

3. 地理分布 肺癌分布的一般规律是工业发达国家比发展中国家高,且存在城乡差别,大城市高于小城市,城市高于农村,近郊高于远郊。世界范围内,以北美和欧洲发病水平高,非洲最低,但各国家地区内部亦存在差异。我国肺癌分布不如食管癌、肝癌集中,东北、沿海及大工业城市相对高发,有由东北向南、由东向西逐步下降的趋势。

【分子生物学】

肺癌起源的生物学行为基于以下两个理论:①癌化,即由于外在或内在的因素影响,所有呼吸道上皮都处于发展成癌的危险中;②多步骤瘤变,肿瘤通过多次基因改变的积累,导致显型改变和癌。

发展中的化学预防策略需要对肿瘤发生过程的理解和能够反映高危状态及治疗效果的生物标记,以下即为可能成为化学预防中生物学的标志:①核视黄醛受体(RAR-β);②肿瘤抑制基因(p53);③原癌基因(EGFR、cyclin D1);④遗传标记,即染色体损伤产生的微核、染色体的多体性、染色体缺失(3p、5q、9q、11q、13q、17p)。

【病因学】

关于肺癌的确切致病因素尚不清楚,但经过长期的流行病学调查研究认为,常见的以下因素与肺癌的发生有一定的关系。

1. 吸烟 研究表明吸烟是肺癌最主要的危险因素,吸烟明显增加肺癌的发病危险,重度吸烟者的肺癌发病危险增加达10倍,甚至20余倍以上,两者存在明显的量效关系。统计文献报道,美国85%~90%的肺癌和吸烟有关,国内统计证明

80%～90%的男性,19.3%～40%的女性肺癌患者与吸烟有关。非吸烟肺癌患者有17%可归因于青少年时期的重度被动吸烟。大量证据表明,每日吸烟量越大,吸烟年限越长,开始吸烟年龄越早,吸入程度越深,烟草中焦油含量越高和吸无过滤嘴香烟等,均可使患肺癌危险性增高。

2. 职业暴露　工作场所致癌物的暴露对肺癌发病率的增加亦有重要作用,据统计职业性接触所引起的肺癌占肺癌总数的5%～20%。目前研究较多的是石棉,石棉致癌存在两个特点:①存在量效关系,且与吸烟有明显协同作用;②短时高强度暴露于石棉中也可能是致肺癌的危险因素。所有职业因子是肺癌的独立致病因素,与吸烟无关;但是这些职业因子与吸烟并存时,致肺癌的可能性进一步加大。

3. 大气污染和环境污染　全球范围内肺癌发病率均呈上升趋势,除吸烟外,大气和环境污染也是重要原因之一。现代工业和汽车尾气每年排放到大气中的多环芳烃估计达20 000～50 000t,其中苯并芘达5000t以上,后者为一种很强的致肺癌物质,而香烟中致肺癌的主要因子即为多环芳烃。环境污染一方面指大环境的污染,如工业生产和交通运输不合理排放的废气、废渣、废水;另一方面,家庭小环境的污染也不容忽视,取暖、烹调所造成的多环芳烃和油烟雾也可能与肺癌发病相关。

4. 饮食营养　越来越多的研究报道认为,饮食营养因素与肺癌的发病相关。Pillow等认为高脂、低蔬菜水果饮食增加了肺癌发病的危险性。有报道,饱和脂肪的摄入量与肺腺癌有较强的关系,食物胆固醇的摄入量与小细胞肺癌危险性有关。Ziegler等认为,增加蔬菜和水果的摄取,无论对吸烟者、被动吸烟者和非吸烟者来说都有可能降低肺癌发病的危险性。

5. 遗传因素　肺癌是一系列复杂的基因突变的后果,同一暴露条件下不同人群肺癌发病率不尽相同,即使在重度吸烟者中亦仅约8%的人发生肺癌,说明肺癌易感性存在个体差异。个体基因的差异或缺陷决定了不同个体对致癌物的易感性不同。对肺癌的家族聚集性研究表明:肺癌患者的非吸烟直系亲属比非吸烟人群患肺癌的危险度要增加2～4倍。

【病理学】

肺癌绝大多数起源于支气管黏膜上皮,极少来自肺泡上皮,因而肺癌主要为支气管肺癌。肺癌的分布情况为右肺多于左肺,上肺叶多于下肺叶。

1. 肉眼分型　依据解剖学位置和形态常可分为中央型、周围型和弥漫型三种。

2. 组织学分型　临床上较常见的肺癌类型为鳞状细胞癌、小细胞癌、腺癌和大细胞癌四种。

(1)鳞状细胞癌:约占肺癌40%以上,是最常见的类型。大多由近肺门处较大支气管黏膜上皮细胞经鳞状化生癌变而成。最常发生的部位是段支气管,其次为肺叶支气管,肉眼观多呈中央型。

(2)腺癌:占肺癌的25%～30%。大多数腺癌是周围型,肿块直径多在4cm以上。腺癌可分为腺泡癌、乳头状腺癌、细支气管肺泡癌和有黏液形成的实体癌四种亚型,其中绝大多数是乳头状腺癌。

(3)大细胞癌:大细胞癌由多形性、胞质丰富的大细胞组成,约占肺癌的15%。此癌好发于肺的周围部分或肺膜下,与支气管无关。部分大细胞肺癌具有神经内分泌功能。

(4)小细胞癌:小细胞肺癌来源于支气管黏膜的基底细胞或储备细胞,其特点是生长迅速和早期转移。小细胞肺癌是肺癌中恶性程度最高的一种,占肺癌的10%～20%。WHO将小细胞肺癌分为燕麦细胞型、中间型和混合型三种亚型。

【扩散和转移】

1. 直接蔓延　中心型肺癌穿过支气管壁后,可直接向肺内组织浸润与生长,亦可浸润支气管周围淋巴结,以及心包、心脏、大血管、食管、膈肌、喉返神经等。周围型肺癌常沿支气管或肺泡增殖,容易侵犯胸膜、胸壁、肋骨及膈肌。

2. 淋巴转移　是肺癌转移的重要途径,最常见锁骨上淋巴结的转移,此外包括肺门、纵隔、腋窝及腹腔淋巴结,多无特异性临床症状,淋巴结活检可确定组织类型。淋巴结大小不一定反映病程早晚。

3. 血行转移　当癌细胞侵入小静脉、毛细血管或胸导管时,即可进入血管发生远处脏器转移。

不同组织学类型的肺癌,播散的途径也不同。鳞癌以淋巴道转移为主;腺癌可侵犯、压迫局部组织,经支气管黏膜下淋巴播散,常累及胸膜出现胸腔积液,易发生肺门淋巴结转移,骨、肝、脑是其易转移的器官;大细胞癌易血行转移;小细胞癌早期可有血行和淋巴道转移。

【临床表现】

1. 由原发灶引起的症状

(1)咳嗽:最常见的临床症状,主要是由于肿瘤侵蚀支气管黏膜而引起的刺激性咳嗽,为一种保护性非自主反射,目的是为了清除呼吸道异物和分泌物。60%的患者以咳嗽为首发症状,80%患者有咳嗽症状。晚期由于支气管狭窄引起咳嗽加重,可带有金属音调。

(2)咯血或痰中带血:肺癌第二常见症状,以此为首发症状者约占30%。常表现为间断性或持续性、反复少量的痰中带血或少量咯血。持续时间不一,一般较短,仅数日,但也有达数月者。中央型肺癌咯血较常见,周围型肺癌在肿瘤较小时很少见咯血,但当肿瘤增大到一定程度后,由于肿瘤中心缺血坏死引起出血,也会出现咯血症状。

(3)胸痛:为肿瘤侵犯胸膜、肋骨、胸壁及其他组织所致。肺癌早期可有不定时的胸闷、胸部不规则的隐痛和钝痛,当用力、体位改变、咳嗽和深呼吸时患侧胸痛症状将愈加明显。据统计,周围型肺癌中以胸痛、背痛、肩痛、上肢痛和肋间神经痛为首发症状而前来就诊者占25%左右。

(4)呼吸困难:文献报道,肺癌中50%~60%患者存在呼吸困难,约10%以呼吸困难为首发症状。多见于中央型肺癌,尤其是肺功能较差者。呼吸困难程度因病情严重程度和耐受能力不同而异。

(5)发热:①癌性发热,肿瘤坏死组织被机体吸收所致,消炎药物治疗无效,有效的抗肿瘤治疗后可以退热;②炎性发热,某一段或叶支气管开口的阻塞或管腔受压迫,引起的相应段或叶的阻塞性肺炎或肺不张引起的发热,多在38℃左右,消炎治疗虽有效,但常反复发作。

(6)喘鸣:常为管腔内肿瘤或异物阻塞,以及管壁被管外肿大的纵隔淋巴结或侵犯纵隔压迫引起的管腔狭窄。喘鸣一般为间歇性,不受咳嗽影响。

(7)体重下降:肺癌晚期由于感染、疼痛等影响食欲及睡眠,肿瘤生长及其所产生的各种毒素引起身体消耗增加而导致患者体重下降,最终形成恶病质。

2. 肿瘤局部扩展引起的症状

(1)吞咽困难:一般由于纵隔第7、8组淋巴结(隆突下、食管旁淋巴结)转移增大时压迫食管造成吞咽困难,多为下叶肿瘤,并且淋巴结可向前浸润气管,向后浸润食管形成气管食管瘘,可反复发生吸入性肺炎。

(2)声音嘶哑:由于肺癌纵隔淋巴结转移或癌肿直接侵犯该侧喉返神经,造成患侧声带麻痹,左侧常因主动脉弓下淋巴结转移或压迫所致,右侧常因锁骨上淋巴结转移或压迫所致。

(3)膈肌麻痹:由于癌肿侵犯或压迫膈神经造成,表现为胸闷、气促,患侧肺下界上移,呼吸时膈肌出现矛盾运动(吸气时膈肌上升,呼吸时膈肌下降)。

(4)胸腔积液或心包积液:肿瘤累及胸膜或心包时所致,表现为胸部叩浊,心脏浊音界扩大,穿刺抽液行细胞学检查可确诊。

(5)上腔静脉综合征(SVCS):常因肺癌直接侵犯或压迫上腔静脉(包括转移纵隔淋巴结),造成上腔静脉及无名静脉的部分或完全堵塞导致静脉回流障碍。表现为气促、上肢和头颈部水肿、颈静脉怒张,胸壁皮肤见红色或青紫色毛细血管扩张,当阻塞发展迅速时还可以导致脑水肿而出现头痛、嗜睡、意识障碍等。

(6)Horner综合征:颈及第一胸交感神经节受肿瘤侵犯或压迫所致,表现为患侧颜面无汗和发红,患侧眼球内陷,眼睑下垂,眼裂狭窄,瞳孔缩小等。

(7)Pancoast综合征:为肺尖发生的支气管肺癌并侵犯肺上沟部,引起肩部和上胸壁疼痛等一系列临床综合征,多为低度恶性鳞癌,生长缓慢,晚期才出现转移。也可合并SVCS。

3. 远处转移引起的症状

(1)中枢神经系统转移:脑、脑膜和脊髓转移,主要表现为颅内高压症状,如剧烈疼痛、恶心、喷射性呕吐等;也可表现为脑神经受累症状,如复视、谵妄、意识障碍等。

(2)骨转移:易转移至肋骨、脊椎和骨盆,表现为局部疼痛,压痛,叩击痛,骨质破坏还可导致病理性骨折。

(3)肝转移:可有厌食、肝区疼痛、肝大、黄疸和腹水等,患者多于短期内死亡。

(4)肾及肾上腺转移:肺癌胸外转移中肾转移占16%~23%,可出现血尿;肾上腺转移也较常见,导致艾迪生病。患者多于短期死亡。

4. 副癌综合征 肺癌细胞产生并释放的具有内分泌功能物质,产生一种或多种特殊肺外症状而导致的综合征。

(1)肥大性肺性骨关节病:多见于鳞癌,主要表现为杵状指、长骨远端骨膜增生,关节肿胀、疼痛和触痛。

(2)异位促肾上腺皮质激素分泌综合征:肿瘤分泌促肾上腺皮质激素样物,导致Cushing综合征样症状，下肢水肿、高血压、高血糖、低血钾、向心性肥胖、精神障碍，多见于小细胞肺癌，特别是燕麦细胞癌。

(3)异位促性腺皮质激素分泌综合征：癌肿分泌黄体生成素(LH)和绒毛膜促性腺激素(HCG)刺激性腺激素产生所致，表现为男性乳房发育伴疼痛，各类型肺癌都可以发生，多见于未分化癌和小细胞肺癌。

(4)抗利尿激素分泌异常综合征(SIADH)：肿瘤分泌大量抗利尿激素(ADH)或其类似物质所致，表现为稀释性低钠血症和水中毒症状，多见于燕麦细胞癌。

(5)类癌综合征：肿瘤分泌 5-HT 所致，表现为支气管痉挛性哮喘、皮肤潮红、阵发性心动过速、腹泻、腹痛、消化性溃疡、心瓣膜病变等，多见于腺癌和燕麦细胞癌。

(6)神经-肌肉综合征：小细胞未分化癌多见，病因尚不明确，可能是一种自身免疫疾病，表现为随意肌肌力缺乏、极易疲劳、共济失调、感觉障碍等。

(7)高钙血症：癌肿分泌甲状旁腺激素或一种溶骨物质所致，多见于鳞癌，临床表现为高钙血症，并有不同程度的代谢性酸中毒。患者常感无力、口渴、多尿、食欲缺乏、烦躁不安。

【辅助检查】

1. 痰脱落细胞学检查　可用于肺癌的诊断及早期筛查，方法简便无痛苦，阳性率达到80%以上，可确定肿瘤的组织学类型。但由于该法假阴性率高(20%～60%)，并有一定的假阳性率(约2%)，且不能定位，故在临床应用中有一定局限性。

2. 影像学诊断

(1)胸部 X 线：最基本、应用最广泛的影像学检查方法，包括透视，正、侧位胸部 X 线摄片等，可发现块影或可疑肿块阴影。

(2)计算机体层摄影(CT)：目前已经作为手术和放疗前估计肿瘤大小和侵犯程度的常规方法。CT 图像清晰，能发现普通 X 线不易发现的较隐蔽的病灶，能清楚显示病变形态和累及范围，能检查有无淋巴结和远处转移，同时可行 CT 引导下穿刺活检。

(3)磁共振成像(MRI)：利用生物组织对中等波长电磁波的吸收来成像，能从横断位、冠状位和矢状位等多个位置对病灶进行观察，可增加对胸部疾病诊断及对肺门区肿瘤和血管的区别能力。

(4)正电子发射断层图(PET)：是目前唯一利用影像学方法进行体内组织功能、代谢和受体显像的技术，不仅能反映人体解剖结构改变，更可提供体内功能代谢信息，可从分子水平揭示疾病发病机制和治疗效应。通过 PET 可发现早期原发性肺癌和转移灶，并且可以判断手术是否达到根治以及术后是否有转移或者复发。在判断肿瘤分期及疗效方面，PET 优于现有的任何影像学检查。

3. 肺癌标记物　目前具有足够灵敏度和特异性的肺癌标记物还不多，对肺癌诊断、分期和监测有一定临床意义的肺癌标记物包括癌胚抗原(CEA)、神经元特异性烯醇化酶(NSE)、鳞状细胞癌抗原(SCC)、组织素肽抗原(TPA)、细胞角蛋白-19成分和异位激素等。

4. 有创检查方法

(1)纤维支气管镜检查：其管径细，可弯曲，易插入段支气管和亚段支气管，直接观察肿块，并且能够取得病理组织进行活检，还能直接对病灶进行处理，已成为确诊肺癌最重要的手段。

(2)胸腔镜检查：适用于肺部肿块，经纤维支气管镜或经皮肺穿刺活检未能得到组织学诊断，且不能耐受开胸手术的患者。其优点在于直观、准确，并可做活检。

(3)纵隔镜检查：是一种用于上纵隔探查和活检的方法，由于其具有高度的敏感性和特异性，在国外被广泛应用于肺癌的术前分期。

(4)经胸壁穿刺活检：在 CT 引导下，用细针穿刺肺部，采取活检组织做病理学或细胞学检查，此方法用于>1cm 的周围型肺部病灶以及不能耐受支气管镜检查或开胸活检的患者，阳性率可达80%。

(5)转移病灶活检：已有颈部、锁骨上、腋下及全身其他部位肿块或结节的患者，可行肿块切除活检，以明确病理类型及转移情况，为选择治疗方案提供依据。

【治疗】

1. 手术治疗

(1)肺楔形及局部切除术：适用于年老体弱、肺功能低下，难以耐受肺叶切除者的肺周边结节型分化程度较高的原发性癌或转移性病灶。但有报道，无淋巴结转移的Ⅰ期肺癌患者楔形切除的复发率明显高于肺叶切除术，因此对该种术式的选择必须慎重。

(2)肺段切除术：适用于肺内良性病变及老年、

肺功能差的周围型孤立性癌肿。目前大多用楔形切除术代替。但对于接近肺段根部的肿瘤,肺段切除较为安全彻底。

(3)肺叶切除术:目前国内外均以肺叶切除作为肺癌手术的首选方式,适用于局限一个肺叶内的肿瘤,叶支气管可受累,但须有足够安全切除部分,确保残端切缘无癌浸润。

(4)全肺切除术:指一侧全肺切除,适用于肺功能良好,估计可耐受一侧全肺切除,癌肿病变较为广泛的病例。因全肺切除手术死亡率明显高于肺叶切除术,因此在病灶能完全彻底切除的前提下,尽一切努力通过运用支气管成形和血管成形的办法完成肺叶切除术,而避免全肺切除。

(5)支气管袖状肺叶切除术:既可切除累及主支气管的肿瘤,又能保留健康的肺组织,对心肺功能不全或不能耐受全肺切除的患者,此术式安全并取得良好的效果。

(6)隆突切除术:指气管隆突或邻近区域受肿瘤侵犯时,将隆突和原发病变一并切除,行主支气管、支气管和气管吻合重建呼吸道。此术式复杂、难度大。

(7)电视辅助胸腔镜手术(VATS):是一种比较新的微创外科治疗技术,无需采用常规开胸切口即能进行复杂的胸腔手术。有资料显示 VATS 与标准开胸手术相比,对患者创伤和生理扰乱小,术后并发症和死亡率低,减少了术后疼痛,降低了术后的医疗工作量,缩短了住院时间,可促进患者早日康复。通过 VATS 可行肺活检术、肺楔形切除术、肺叶切除术等。但 VATS 仍有许多不足之处,如费用高,麻醉要求高,手术适应证有限等。

2. 综合治疗 第39届ASCO(美国临床肿瘤学会)大会上将多学科治疗列为肿瘤工作的重点。目前肺癌综合治疗手段除手术外还包括以下几项。

(1)术后放、化疗:传统方法,根据患者手术情况给予适当的辅助治疗,在 SCLC(小细胞肺癌)已有肯定结果,在 NSCLC(非小细胞肺癌)仍有争议。

(2)术前化疗或放疗(新辅助治疗)无论 SCLC 和 NSCLC 近年来都有比较肯定的结果,NSCLC(ⅢA期)的术前新辅助化疗目前很受重视,可使 N 分期下调($N_2 \to N_1$),获得手术机会,减少术中肿瘤细胞播散概率,消灭微小转移灶。

(3)放化疗结合:对于局部晚期的 NSCLC 的治疗,有强烈证据表明放化疗比单纯放疗好,同期放化疗优于序贯放化疗。当然,全量的化疗和放疗同期使用的前提,是患者必须有良好的状态和脏器功能,如果达不到这样的条件的话,有循证医学研究的结果是对局部晚期的 NSCLC,为了达到全量和及时的主要目的,宁可选择序贯化放疗模式,而不要一味地强调同期化放疗模式。

(4)生物治疗

①局部治疗:癌性胸腔积液引流排液后注入生物反应调节药,如溶链菌制剂、白细胞介素-2、干扰素等。

②免疫治疗:发挥患者自身免疫功能,提高人体防御机制,杀伤肿瘤细胞或抑制肿瘤的转移灶形成,而无损于人体器官功能。现在较为成熟有效的免疫调节药有白细胞介素-2、干扰素、肿瘤坏死因子。文献报道,免疫调节药与化疗联合应用可提高疗效,手术后长期应用免疫调节药有减少转移的作用。

③分子靶向治疗:利用肿瘤细胞可以表达特定的基因或基因的表达产物,将抗癌药物定位到靶细胞的生物大分子或小分子上,抑制肿瘤细胞的增殖,最后使其死亡。分子靶向药物作用的分子,正常细胞很少或不表达,在最大程度杀伤肿瘤细胞的同时,对正常细胞杀伤最小。分子靶向治疗药物包括:a.以表皮生长因子受体(EGFR)为靶点的药物,如吉非替尼(易瑞沙)、伊马替尼(格列卫)、HER-2抑制药(赫赛汀);b.以血管内皮生长因子(VEGF)为靶点的药物,如贝伐单抗(阿瓦斯汀)。

④基因治疗:大致可分为基因替代、基因修饰、基因添加、基因补充和基因封闭,较为推崇的是基因添加,即额外的将外源基因导入细胞使其表达。目前肺癌的基因治疗策略为将含特异性肿瘤坏死因子(TAAs)编码序列的基因导入人体内,产生免疫应答杀伤肿瘤细胞。

【围术期专科护理】

1. 专科护理评估 评估患者是否出现刺激性干咳,痰中带血,血痰,间断少量咯血;有无呼吸困难、发绀、杵状指(趾);有无肿瘤压迫、侵犯临近器官组织引起与受累组织相关征象,如持续性、剧烈胸痛等。

2. 呼吸道护理

(1)戒烟:因为吸烟会刺激肺、气管及支气管,使气管、支气管分泌物增加,妨碍纤毛的活动和清洁功能,易致肺部感染,故术前应指导并劝告患者戒烟。

(2)保持呼吸道的通畅:术前痰量超过50ml/d

的患者应先行体位引流；痰多不易咳出者，每天可行雾化吸入 3 次或 4 次，每次 20～30min，必要时经支气管镜吸出分泌物。注意观察痰液的量、色、黏稠度及气味；遵医嘱给予支气管扩张药、祛痰药、抗生素等药物，以改善呼吸状况，控制呼吸道感染。

(3)氧气吸入：术后由于麻醉药物的抑制，手术创伤及胸带包扎等，呼吸频率和幅度受限，患者常有缺氧表现，应持续吸氧以维持有效的呼吸功能，必要时使用面罩吸氧。护士应注意监测血氧饱和度，保持其在 90% 以上，能够达到 95% 以上为最佳。

(4)雾化吸入：术后第 1 天起需遵医嘱给予雾化吸入治疗，以达到稀释痰液、消炎、解痉、抗感染的目的。若患者痰液黏稠，可酌情增加雾化吸入次数。

(5)有效排痰

①腹式呼吸与咳嗽训练：腹式呼吸及咳嗽是开胸术后患者必须进行的康复锻炼，以促进肺的复张。一般可先进行腹式呼吸数次，将双手置于上腹部，感觉腹肌用力状况，然后执行"咳嗽三步曲"，即第一步深吸气，第二步憋住气，第三部声门紧闭；使膈肌抬高，增加胸腔内压力，最后突然放开声门，收缩腹肌使气体快速冲出将痰液咳出。护士需鼓励并协助患者进行，每 1～2h 进行 1 次。护士可在协助患者咳嗽时固定其胸部切口，以减轻疼痛。

②叩击排痰：护士在指导患者进行有效咳嗽的同时，可通过叩击其背部的方法，使痰液松动脱落至气道，利于患者咳出。具体方法为：协助患者取半坐卧位或侧卧位，护士手指并拢弯曲成杯状，利用腕部力量，避开胸部切口，从肺的下叶部开始，自下而上、由边缘向中央有节律地叩拍患者背部，每 4～6h 重复 1 次。叩击不可在肋骨以下、脊柱或乳房上，以避免软组织损伤。叩击用力需适当，老年患者切勿用力过猛，以免造成肋骨骨折，肺泡破裂等意外发生。在患者呼气或咳嗽时，可用双手在胸壁上加压以加强咳嗽效果。每次叩击时间为 3～5min。

③胸骨上窝刺激排痰：当患者咳嗽反应弱，无法掌握有效咳嗽的方法时，可在其吸气终末，用一手指稍用力按压其环状软骨下缘与胸骨交界处，刺激其咳嗽，或稍用力按压胸骨上窝的气管，并同时行横向滑动，可重复数次，以刺激气管促使其深部的痰液咳出，每 4 小时做 1 次。在操作过程中，应注意观察患者的神态、面色、脉搏等，防止发生意外。

④鼻导管刺激排痰：对于痰多且咳痰无力的患者，在叩击和振动的操作下还不能有效排痰时，可考虑鼻导管刺激法，诱导患者主动排痰。方法为：将吸痰管从鼻腔缓慢放入，长度为 10～15cm 时(接近声门处)上下轻轻移动，刺激患者产生咳嗽。操作过程中应注意避免误吸的发生。

⑤纤维支气管镜吸痰：各种辅助咳痰方法均无效时，可由医生利用纤维支气管镜进行吸痰。纤支镜可在直视状态下充分清除支气管和肺泡内痰液，避免由于盲吸造成的吸痰管内负压对支气管壁的损伤，并减少呼吸道感染。

⑥气管插管或气管切开：对于上述任何方法都不能有效排痰，患者术后出现因咳痰不畅造成严重低氧血症、心律失常，甚至呼吸衰竭时，可行气管切开术进行急救。通过人工建立的气管切口完成吸痰，并经呼吸机治疗，纠正呼吸衰竭的症状。

3. 胸腔闭式引流的护理　胸腔闭式引流的目的是排除胸腔内的积气、积血和积液，重建和保持胸腔内负压，预防纵隔移位，促进肺复张。

(1)置管位置：引流气体时，常放置在锁骨中线第 2 肋间；引流液体时，常放置于腋中线第 6～8 肋间。一般来说，肺叶切除术、肺楔形切除术者常于开胸侧放置一根胸腔引流管以排出积血积液；肺上叶、中叶、肺段切除术者需同时安置用于排气和排液的两根胸腔引流管。

(2)胸管的固定：应保证胸腔闭式引流管接水封长玻璃管置于液面下 2～3cm，并保持直立位。水封瓶液面应低于引流管胸腔出口平面 60～100cm，并放在床下固定位置，防止碰倒或打碎。患者带管下床时应注意引流瓶位置低于膝关节。

(3)胸管的挤压：术后初期每 30～60min 向水封瓶方向挤压引流管 1 次，促进引流，防止凝结的血块堵塞管道。方法为双手握住引流管距胸腔出口插管处 10～15cm，挤压时双手前后相接，后面的手捏闭引流管，前面的手快速挤压引流管，使管路内气体反复冲击引流管口。近年来主动挤压胸腔闭式引流管的做法受到质疑，JBI 循证护理中心关于"胸腔引流患者的护理"进行了系统综述，推荐的做法是只在管道内出现血块阻塞时才挤压，并且只在阻塞部位局部挤压，保证产生最小的负压。

(4)胸管的观察：护士检查引流管是否通畅的最直接的方法是观察玻璃管水柱是否随呼吸波动，正常水柱上下波动 4～6cm。若引流管水柱停止波动,有以下两种情况:①引流管阻塞,失去引流作用;②引流侧肺复张良好,无残腔。

4. 体位护理

(1)手术当日,患者麻醉未清醒前取去枕平卧位,头偏向一侧,以避免舌后坠或呕吐物、分泌物误吸入呼吸道引起窒息。清醒后应给予垫枕并抬高床头30°,可减轻疼痛,有利于呼吸及引流。

(2)术后第1天起,肺叶切除术或肺楔形切除术者,应避免手术侧卧位,最好坐位、半坐卧位或不完全健侧卧位,以促进患侧肺组织扩张;全肺切除术者,应避免过度侧卧,可采取1/4侧卧位,以预防纵隔移位导致呼吸循环功能障碍;气管、隆突重建术后,采用缝线将下颌固定于前胸壁7~10d,以减轻吻合口张力,防止吻合口瘘的发生。术后应避免患者采用头低仰卧位,以防膈肌上升妨碍通气。

5. 疼痛护理 开胸手术创伤大,加上胸腔引流管的刺激,胸肌及神经均受到损伤,切口疼痛较剧烈,患者常不敢深呼吸、咳嗽,引起分泌物潴留,导致肺炎、肺不张。有研究表明良好的术后镇痛可使术后肺功能改善10%~15%。目前用于临床的开胸术后的镇痛方法主要有以下几项。

(1)临时肌内注射和口服镇痛药,但不良反应较大,如呼吸抑制、恶心呕吐、胃肠道反应等,另外还具有用药不灵活、药物依赖、给药不及时等缺点。

(2)硬膜外置管注射麻醉药或镇痛药的方法常发生低血压、恶心呕吐、嗜睡、尿潴留等并发症,且操作较复杂,麻醉平面不易控制,且硬膜外置管还可能引起严重的硬膜外腔感染等并发症。

(3)患者自控镇痛(PCA)可维持药物的有效浓度,避免不同个体使用常规剂量不足或用药过量的情况,但其配方中麻醉药同样具有各种相应的不良反应,年龄过大或过小、精神异常、无法控制按钮及不愿接受者不适合使用,同时仍存在尿潴留、便秘、嗜睡、恶心呕吐甚至呼吸抑制等并发症。

(4)肋间神经冷冻,是用高压气流使局部产生低温,使引起疼痛的肋间神经的功能暂时被阻断而处于"休眠"状态而导致无痛的方法。有研究表明,冷冻肋间神经镇痛作用持续时间长,能覆盖整个围术期,不良反应小,无嗜睡、恶心呕吐、皮肤瘙痒、尿潴留、呼吸困难等不良反应,是一种值得推广的食管癌术后镇痛方法。但近期有研究发现,肋间神经冷冻镇痛后,慢性疼痛发生率增加,是值得注意的事件。

6. 术后活动 术后第1天起即可进行主动活动,应注意劳逸结合,量力而行,不进行活动或活动过量均对康复不利。

(1)肩关节活动:术后第1天开始可指导患者进行术侧手臂上举、外展、爬墙以及肩关节向前、向后旋转、拉绳运动等肩臂的主动运动,以使肩关节活动范围恢复至术前水平,预防肩下垂。

(2)下肢活动:主要目的在于预防深静脉血栓形成(DVT)。有资料统计,行外科手术而未采取预防措施者,DVT的发病率为25%。预防DVT的方法包括以下几项。

①膝关节伸屈运动及足踝主、被动运动,可以增加腓肠肌泵的作用。足踝的屈伸、内外翻及环转运动能增加股静脉的血流速度,其中以主动环转运动对股静脉血流的促进作用最强,预防效果最为理想。术后第1天起即可开始进行,每天不少于3次。

②据患者体质、病情,酌情鼓励患者进行术后床旁活动,活动需循序渐进,可于术后第1~2天开始进行。下床活动宜采取逐渐改变体位的方式进行,如坐起→双腿下垂床边→缓慢站立,这样可增加循环系统的适应时间。若患者感觉眩晕,应让其平卧,待症状缓解后,间隔几个小时再下床。床旁活动的量不宜过大,以患者不感到疲倦为宜。

③应用弹力袜。弹力袜可产生由下到上的压力,适度压迫浅静脉,增加静脉回流量以及维持最低限度的静脉压,可在早期离床活动时穿戴。不足之处是不同患者腿粗细不同,无法完全适合腿形,尤其是腿长型,有可能不能完全符合压力梯度;若使用不当可能引起水肿、浅表性血栓性静脉炎等并发症。

④下肢间歇充气泵的应用。下肢间歇充气泵是通过间歇充气的长筒靴使小腿由远而近地顺序受压,利用机械原理促使下肢静脉血流加速,减少血流淤滞,可在手术当天使用。使用器械辅助预防DVT时需注意评估皮肤的情况,观察有无红、肿、痛及皮肤温度的变化,了解血液循环情况。

7. 皮肤护理

(1)术前皮肤准备:有研究结果表明,术前适当的清洁手术野皮肤,其预防切口感染的效果同常规术前剃毛相类似,而剃毛则可造成肉眼看不见的表皮组织损伤,成为细菌进入体内的门户,易导致术后切口感染,同时会给患者带来不适。根据国内外学者的研究结果,结合临床实际情况,患者术前以淋浴清洁皮肤为主,只需剃去腋下及胸背部浓密部位剃毛即可,若手术涉及腹部切口,还应包括会阴部。有国外学者提倡使用脱毛剂脱毛,但其费用较高,对国内患者是否适用有待于进一步探讨。

(2) 术后皮肤保护:有研究表明,压力是导致压疮发生的重要原因,并与受压时间密切相关,术后压疮 85% 发生于骶尾部。护士应对患者的病情及营养状况进行正确评估,对于有压疮风险的患者,可提前在受压部位贴透明膜保护,帮助改善局部供血供养,减少摩擦力,减少受压部位的剪切力,预防压疮的发生。

8. 饮食营养　术后患者意识恢复且无恶心现象时,即可少量饮水;肠蠕动恢复后可开始进食清淡流食、半流食;若患者进食后无任何不适可改为普食。术后饮食宜为高蛋白、高热量、丰富维生素、易消化,以保证营养,提高机体抵抗力,促进切口愈合。术后应鼓励患者多饮水,补充足够水分,防止气道干燥,利于痰液稀释,便于咳出,每日饮水量 2500～3000ml(水肿、心力衰竭者除外)。

9. 心理护理　肺癌患者围术期常存在恐惧、焦虑、抑郁等心理,并且不能很好地去应对,常害怕手术后病情恶化和癌症疼痛的折磨,以及术后化疗、放疗过程中出现的不良反应。护士应给予患者同情与理解,熟悉患者的心理变化,深入患者内心与其进行沟通,取得患者信任和好感。学会转移和分散患者注意力,帮助患者获得家属和朋友的社会支持,充分调动患者自身内在的积极因素,主动配合手术和治疗,尽可能满足其心理和生理需求。

10. 特殊护理

(1) 全肺切除术的护理:一侧全肺切除后,纵隔可因两侧胸膜腔内压力的改变而移位。明显的纵隔移位能造成胸内大血管扭曲,心排血量减少并影响健侧肺的通气和换气,最终导致循环、呼吸衰竭。为防止纵隔的摆动,在全肺切除术后早期需夹闭胸腔引流管,使患侧胸腔内保留适量的气体及液体,以维持两侧胸腔内压力平衡。

护士需密切观察患者气管位置是否居中,如发现气管明显向健侧偏移,应立即告知医生,听诊肺呼吸音,在排除肺不张后,由医生开放胸腔引流管,排出术侧胸腔内的部分气体或液体,纵隔即可恢复至中立位。一般放出 100～200ml 液体及少量气体后夹闭引流管,观察 1～2h 后,根据患者情况重复操作。应特别注意开放胸腔引流管一定要控制引流速度,一次过快过量地放出胸腔内气体和液体,患者可出现胸痛、胸闷、呼吸困难、心动过速,甚至低血压、休克。

全肺切除术后的患者应控制静脉输液量和速度,避免发生急性心力衰竭及肺水肿。输血量不宜超过丢失的血量。输液滴速控制在每分钟 40 滴以内。术后第一个 24h 的输液总量在 2000ml 左右。重力滴注的方法影响因素较多,滴速难以控制,有条件时使用输液泵控制输液速度。液体输注期间,护士应勤巡视,及时调节输液速度,防止输液过程中发生意外情况。

(2) 上腔静脉压迫综合征的护理:对于出现上腔静脉压迫综合征的患者,护士需给予持续吸氧,密切观察患者的神志,注意血压、脉搏、呼吸等生命体征变化。测血压时尽量避免使用上肢,最好测量腿部血压。促进患者上身的重力引流,采取抬高床头 30°～45°卧位,以利于上腔静脉回流,减轻压迫症状。而且避免抬高下肢以增加血液回流至已充盈的躯干静脉。给予化学治疗时应避开上肢静脉,因上腔静脉压迫综合征会造成液体堆积在胸腔内,药物分布不均匀可能造成静脉炎或血栓,选择足背部容易暴露的静脉穿刺给药较为安全。饮食上需严格限制患者液体及食盐的摄入,以减少因钠盐摄入导致的血容量增高。

11. 并发症的观察与护理

(1) 出血:观察引流液的色、量。正常情况下,术日第一个 2h 内胸腔积液量 100～300ml;第一个 24h 胸腔积液量在 500ml 左右,色淡红、质稀薄。若引流液达到 100ml/h 呈血性,应高度警惕胸腔内存在活动性出血,需立即通知医生,密切观察病情变化。若胸腔积液达到 500ml/h,胸腔积液血红蛋白检查 >50g/L 为行开胸止血术的指征。

对于可疑出血者,护士还应严密观察有无失血性休克的表现,可结合以下几方面进行综合观察并记录:①心率、血压的变化;②有无面色、口唇、甲床、眼睑苍白;③有无大汗、皮肤湿冷;④有无烦躁、意识模糊;⑤每小时记录尿量 1 次,正常情况下应在 30ml/h 以上,直至出血征象平稳。

(2) 肺栓塞:肺栓塞是来自静脉系统或右心室内栓子脱落或其他异物进入肺动脉,造成肺动脉或其分支栓塞,产生急性肺性心力衰竭和低氧血症。肺栓塞典型的临床表现为:呼吸困难、胸痛和咯血,多数患者是在下床活动或排便后出现。当观察到可疑肺栓塞症状时,需及时给予高流量面罩吸氧、心电监护,并及时通知医生处理,尽力做到早发现、早治疗。

将肺栓塞的预防工作前置于术前更加具有现实意义。护士应于术前告知患者及其家属术后活动预防深静脉血栓的必要性,指导患者掌握床上、床旁活动原则与方法,明确告知术后勿用力排便,对于高危人群应遵医嘱预防性给予抗凝药物。

(3) 肺不张:肺不张多在术后 24～48h 开始出现症状,一般表现为发热、胸闷、气短,心电监护示心率加快,血氧饱和度降低。肺部听诊可有管状呼吸音,血气分析显示低氧血症、高碳酸血症。X 线胸片为气管偏向患侧,可见段性不张或一叶肺不张,或仅可见局部一片密度增高的阴影。

深呼吸、咳嗽、雾化吸入等是清除呼吸道分泌物和解除呼吸道阻塞的首选方法,特别是对轻度肺不张的患者效果最佳。对重度肺不张者,如呼吸道内有大量分泌物潴留并造成呼吸道梗阻的患者,可用纤维支气管镜吸痰。

(4) 支气管胸膜瘘:多发生于术后 1 周左右。常见原因有:支气管残端处理不当;术后胸腔感染侵蚀支气管残端;支气管黏膜本身有病变,影响残端愈合;一般情况差、严重贫血等。患者常出现刺激性咳嗽、发热、呼吸短促、胸闷等症状。尤其会随体位变化会出现刺激性的剧烈咳嗽,早期痰量多,陈旧血性痰液,有腥味,性质类似胸腔积液,以后则逐渐呈果酱色,当已发生脓胸时,可咳出胸腔内的浓汁痰。

在支气管胸膜瘘进行保守治疗期间,护士应协助医生做到:①及时行胸腔闭式引流术,保持引流通畅,排出脓液,控制感染;②帮助患者掌握日常管路放置位置,指导带管活动方法,嘱患者取患侧卧位,以防漏出液流向健侧;③注意观察有无张力性气胸;④当引流管间断开放时,应注意观察敷料情况,潮湿时及时更换,保护管口周围皮肤不被脓液腐蚀;⑤遵医嘱给予有效抗生素,积极控制感染;⑥加强营养,改善全身状况,促进瘘口愈合。

12. 健康教育

(1) 环境:保持休养环境的安静、舒适,室内保持适宜的温湿度,每日上、下午各开窗通风至少半小时,以保持空气新鲜。根据天气变化增减衣服,不要在空气污浊的场所停留,避免被动吸烟,尽量避免感冒。

(2) 饮食:只需维持正常饮食即可,饮食宜清淡、新鲜、富于营养、易于消化。不吃或少吃辛辣刺激的食物,禁烟酒。

(3) 活动:术后保持适当活动,每日坚持进行低强度的有氧锻炼,如散步、打太极等,多做深呼吸运动,锻炼心肺功能。注意保持乐观开朗的心态,充分调动身体内部的抗病机制。

(4) 其他:术后伤口周围可能会出现的疼痛或麻木属于正常反应,随时间推移,症状会逐渐减轻或消失,不影响活动。出院后 3 个月复查。如有不适,随时就诊。

(徐 波)

参考文献

(比利时)斯古列,(美国)弗瑞编著;张德超,译.2008.肺部恶性肿瘤[M].北京:中国中医药出版社.

艾华,郭庆风,孙桂芝.2004.护理干预对恶性胸腔积液术后患者疼痛症状及呼吸功能的影响[J].中国临床康复,8(32):7091-7092.

曹伟新,等.外科护理学[M].2006.北京:人民卫生出版社.

付茂勇,等.2009.冷冻肋间神经对食管癌术后镇痛效果的观察.肿瘤预防与治疗[J].22(4):398-400.

戈峰,Ming Liu,李琦.2003.基础胸外科学[M].北京:中国协和医科大学出版社.

郝敬锋,岑雪英.2009.间歇加压充气装置预防术后下肢深静脉血栓形成的观察[J].Modern Practical Medicine,21(12):1348.

黄云超.2007.临床肺癌学[M].昆明:云南科技出版社.

姜家艳,罗玉华.2009.肺癌手术患者围手术期的心理剖析及护理对策[J].齐齐哈尔医学院学报,30(7):891-892.

寇荣誉,马林红.2006.刺激排痰法对 65 例肺部感染患者护理效果观察[J].国医论坛,21(2):22.

李岩,段长虹.2008.心胸外科疾病围手术期下肢深静脉血栓形成的预防[J].医学信息手术学分册,21(2):164-165.

李泽坚.2007.实用临床胸外科学[M].北京:科学技术文献出版社.

刘国英,卢学法.2007.肋间神经阻滞用于食管癌术后镇痛效果观察[J].山东医药,47(21):85-86.

刘奇,刘会宁,彭忠民.2007.实用胸部肿瘤外科学[M].北京:军事医学科学出版社.

刘睿,等.2008.心胸外科术后患者呼吸道感染的原因分析及护理进展[J].解放军护理杂志,25(4A):50-51.

刘志爽,等.2010.下肢深静脉血栓形成的高危因素及其预防和护理[J].当代护士,1:5-8.

陆小英,等.2002.术前备皮对胸腔手术术后切口感染发生的影响[J].解放军护理杂志,19(6):12-13.

潘铁成,等.2009.实用肺癌外科临床手册[M].北京:人民卫生出版社.

任光国,等.2004.胸外科手术并发症的预防和治疗[M].北京:人民卫生出版社.

唐伏秋,涂颖.2008.恶性肿瘤上腔静脉压迫综合征的护理体会[J].解放军护理杂志,25(2B):53-54.

唐秀治,等.1999.癌症症状候护理[M].北京:科学技术文献出版社.

王菊吾,等.2007.改进术前备皮法的效果分析[J].中华护理杂志,42(11):1039-1040.

王丽娟,等.2002.肺切除术后患者对排痰护理感受的调查分析[J].中华护理杂志,37(11):857-858.

王玉春,李冰梅.2008.胸心外科术后患者有效排痰方法的探讨[J].实用全科医学,6(6):652-653.

闫芹,等.2007.45例上腔静脉压迫综合征患者的护理体会[J].华北煤炭医学院学报,9(5):711.

杨瑞森.2004.肺癌流行病学和早期诊断新技术[J].肿瘤防治杂志,11(7):745-748.

银瑞,赵方.2007.开胸术后肋间神经冷冻与患者自控静脉镇痛效果的临床比较[J].中国医师进修杂志,30(12):52-54.

张惠兰,陈荣秀.1999.肿瘤护理学[M].天津:天津科学技术出版社.

张瑞玲.2006.肺切除术后两种排痰法患者感受调查[J].护理研究,20(5):1245.

周琨,王丽娟,赵秋月,等.2004.肺癌术后复发患者再次行余肺切除术后护理[J].中华护理杂志,39(10):758-761.

朱建英,韩文军.2008.现代临床外科护理学[M].北京:人民军医出版社.

第24章

纵隔疾病患者的护理

第一节 概 述

【解剖生理概要】

纵隔在胚胎期起源于中间结构,因此在胸腔的中部,即纵隔内有心脏和大血管穿行。纵隔的前面为胸骨及相邻的肋骨,后面为脊椎及相邻的肋骨,两侧为壁层胸膜的中间部分,上面为第1对肋骨,下面为膈肌。临床上常将纵隔划分为若干区。最早的定位将纵隔分为4个区域:上纵隔、中纵隔、前纵隔和后纵隔。上纵隔从胸骨角至第4胸椎下缘做一横线至胸廓入口;前纵隔自上纵隔至膈肌及胸骨至心包;后纵隔包括自心包后方的所有组织;中纵隔包含前纵隔至后纵隔内所有的结构。也有将纵隔分为前上、中及后纵隔3个区。前上纵隔自胸廓入口至膈肌,前自胸骨至心包前缘;后纵隔自胸椎前缘至肋骨,上自胸廓入口至膈肌;中纵隔包括前上纵隔至后纵隔的所有结构。若将纵隔区域分为4个区,各区域内分别含有:①上纵隔内有上段气管和食管、胸腺、肺动脉、主动脉弓及其分支;②前纵隔含有胸腺、脂肪、淋巴结和疏松结缔组织;③中纵隔是心包和心脏所在,尚有气管分支、主支气管和支气管淋巴结及大血管;④后纵隔内有食管、胸导管、胸降主动脉,迷走神经及交感神经。

胸腺位于前纵隔的上部或上中部。其前面借疏松结缔组织与胸骨及胸锁乳突肌起始部相连,后面则覆盖在气管、左无名静脉、主动脉弓和部分心包上。其上极伸展至颈部,通过甲状胸腺韧带与甲状腺相连。下极通常位于第4肋软骨水平。胸腺若明显增生,则其右侧可与上腔静脉为邻,左侧与主动脉为邻。

胸腺动脉血供通常来自乳内动脉的侧分支和心包膈分支以及甲状腺下动脉的分支。交感和副交感神经都进入胸腺。胸腺没有淋巴输入管道。并且腺体内的淋巴细胞主要不是通过输出淋巴管流动。目前多数学者认为淋巴管只流经胸腺的囊及纤维隔膜,终止于纵隔、肺门及乳内淋巴结。

【各区域内常见疾病】

各区域内常见疾病,见表24-1。

表24-1 纵隔各区域内常见疾病

上纵隔	前纵隔	中纵隔	后纵隔
胸腺瘤	胸腺瘤	淋巴瘤	神经纤维瘤
淋巴瘤	畸胎瘤	支气管囊肿	胸导管囊肿
胸内甲状腺	脂肪瘤	心包囊肿	胃肠源性囊肿
	纤维瘤		纤维肉瘤
	纤维肉瘤		嗜铬细胞瘤
	生殖细胞肿瘤		
	胸腺囊肿		

第二节 纵 隔 肿 瘤

纵隔肿瘤可以发生在任何年龄,但以青、中年为多见。大多数肿瘤是在无症状的情况下常规胸部X线体检时被发现。纵隔肿瘤的诊断与治疗是纵隔外科的重要部分。

其中上、前纵隔中常见的肿瘤多为胸腺瘤、生殖细胞肿瘤、淋巴瘤以及胸内甲状腺、甲状旁腺肿瘤;中纵隔中占病变大多数是淋巴瘤或淋巴结的继发性肿瘤。发生于后纵隔的大多数为神经源性肿瘤,淋巴的病变也可发生在此。

一、胸 腺 瘤

胸腺是一具有内分泌腺功能并影响周身淋巴器官发生、发育的中枢性淋巴器官。也是具有免疫功能的重要器官。胸腺瘤是最常见的纵隔肿瘤之一。多数作者将成人胸腺瘤的发生率列在神经源性肿瘤的发生率之后,即纵隔肿瘤的第二位,胸腺瘤95%位于前纵隔。

【病理】

1. 肉眼检查表现　胸腺瘤的外形多呈圆形、椭圆形或不规则形,表面常为结节状。外有纤维包膜,50%以上包膜外附有残存退化胸腺脂肪组织。良性者包膜完整,与周围无粘连。恶性者浸润性生长,包膜不完整,表面粗糙,可累及胸膜、心包、大血管。肿瘤大小不一,为1.5～25cm,以5～8cm多见。肿瘤重量轻重不一,为10～1750g,通常20～200g为多。肿瘤多数为实质性,切面为分叶状。切面灰红色或灰白色,呈粗或细颗粒状,常伴有出血或囊性变。

2. 镜下结构　国内多数学者对胸腺瘤的细胞分型并未做明确数量概念的划分。只是根据细胞形态的特点与相对数量比例分为下述四种类型。

(1)上皮细胞型:占胸腺瘤的27%～34%。该型以上皮细胞为主组成。

(2)梭形细胞型:占2%～4%。不少学者认为其为上皮细胞的变异型。

(3)淋巴细胞型:占20%～27%。主要成分为淋巴细胞,呈弥漫性增生或结节状增生,时见淋巴生发中心。

(4)混合型:占40%～45%。

【临床表现】

1. 症状与体征　多数学者认为约50%胸腺瘤患者明确诊断前无任何临床症状,仅偶尔在胸部X线体检时被查出。随着肿瘤增大对邻近器官的压迫或肿瘤的外侵,患者可陆续出现程度不等的胸闷、胸痛、心悸、咳嗽、气急或呼吸困难等症状。严重的胸痛、短期内症状迅速加重,上腔静脉梗阻、喉返神经受侵出现的声音嘶哑、严重刺激性咳嗽、膈神经受侵出现的膈肌麻痹,以及心包积液引起心慌气短、胸腔积液所致呼吸困难、周身关节骨骼疼痛等体征则常提示肿瘤为恶性病变,且可能伴有局部转移。

据文献报道,18%胸腺瘤患者可出现体重下降、疲劳、发热、盗汗等临床症状。

2. 胸腺从属综合症状

(1)重症肌无力:15%的胸腺瘤患者合并重症肌无力。

(2)红细胞发育不全:5%的胸腺瘤可合并红细胞发育不全;红细胞发育不全的病人有近50%合并胸腺瘤。

(3)低丙种球蛋白血症:约10%患有丙种球蛋白不足的患者常合并胸腺瘤。

(4)全身性红斑狼疮:约2.5%的患者合并红斑狼疮,较少见。

【治疗】

1. 外科手术治疗　外科手术切除尤其是扩大胸腺切除术是目前国内外学者公认的治疗胸腺瘤之首选治疗方法,也是胸腺瘤综合治疗的关键。

2. 放射治疗　由于胸腺肿瘤的细胞对放射线较为敏感,因而放射治疗在胸腺瘤的治疗中占有相当重要的地位。

3. 化学药物治疗　随着以顺铂为主的化疗方案的不断发展,不少学者陆续报道了化学药物治疗Ⅲ期、Ⅳ期胸腺瘤的个案病例,并取得一定疗效。

二、胸 腺 癌

原发性胸腺癌是发生在胸腺的以恶性细胞学和结构为特征的上皮性肿瘤,其生物学行为不同于一般的恶性胸腺瘤,而与相同细胞类型的肺癌极为相似。在临床上较为少见。

【病理】

根据不同病例的细胞组织学形态的不同,多数学者主张将胸腺癌细胞分型分为8个亚型:鳞状细胞癌、类淋巴上皮癌、基底细胞样癌、黏液表皮样癌、肉瘤样癌(癌肉瘤、梭型细胞癌)、腺鳞癌、透明细胞癌、未分化癌。其中以鳞状细胞癌为多,腺鳞癌及类淋巴上皮癌次之。

【临床表现】

常见症状非常类似肺癌等恶性肿瘤的一些症状。大多数患者表现为胸痛或胸部不适,部分患者可有消瘦、盗汗、咳嗽、呼吸困难等症状。大多数胸腺癌患者在首次发现时已有外侵或转移表现。

【治疗】

胸腺癌的治疗原则同恶性胸腺瘤的治疗。即首选外科手术切除,在外科切除(包括姑息性切除)的基础上可加用局部放疗与全身化疗。

三、胸腺类癌

胸腺类癌是来源于胸腺神经内分泌细胞的一种较为低度的恶性肿瘤,较为少见。

【病理】

肿瘤多呈卵圆形或分叶结节状,可有包膜或包膜不完整。切面呈灰白色、质中等,小叶结构或有或无,常伴有出血坏死或囊性变。镜检肿瘤细胞多由规则的小圆形细胞组成,胞质极少,无嗜酸性,核为圆形或卵圆形呈分裂象。

【临床表现】

约1/3胸腺类癌患者在手术确诊前常无任何临床症状与体征,而少数患者只有前胸部疼痛、咳嗽、呼吸困难等非特异性症状。个别者也可表现为疲劳、发热、盗汗等。若肿瘤侵犯上腔静脉则可出现上腔静脉综合征。30%～40%可发生胸外转移,最易转移的部位是皮肤、骨、肾上腺、肝和淋巴结。

【治疗】

1. 手术切除 多数学者认为胸腺类癌无论瘤体大小,均以尽早手术切除为宜。

2. 再手术 复发率为20%左右,不少学者仍主张再次手术切除复发病灶,并认为部分病例仍有治愈的可能。

3. 放射治疗 放疗对于手术切除不彻底者可有一定辅助治疗作用。

四、胸腺囊肿

纵隔胸腺囊肿属少见病,可为先天性或炎症性。

【病理】

有关其来源,近年来多认为系胚胎发生上的异常。因此胸腺囊肿可出现在下颌角到颈中线以及纵隔内的任何部位。囊肿内含有浆液性液体,因退行性变可有囊内出血,上皮脱落后代之以纤维结缔组织,偶尔可见淋巴细胞浸润。

【临床表现】

囊肿体积较小时无特殊主诉,有症状者则为囊肿增大压迫周围脏器并影响其功能所致。常见的主诉为胸闷、胸痛。压迫心脏时,可有心慌、气短,粘连并压迫肺时,可有咳嗽。

【治疗】

胸腺囊肿一经发现应行手术治疗。手术一般不困难,术中多能发现此种囊肿来源于胸腺或有蒂连于胸腺,界限清楚,虽有粘连亦易于剥离。

五、畸 胎 瘤

畸胎瘤是遗留于纵隔内的残存胚芽和迷走的多种组织所发生的肿瘤。

【病理分类】

1. 成熟性囊性畸胎瘤 良性肿瘤,绝大多数位于前纵隔,偶见于后纵隔。

2. 成熟性囊性畸胎瘤恶变 肿瘤切面多为单房性囊内壁光滑或呈颗粒状,含有一至数个乳头状凸起,该处常为皮肤、脂肪、牙和小骨片。

3. 成熟性实体性畸胎瘤 罕见,大体观肿瘤一般较巨大,卵圆形包膜完整,质地坚硬,为实体性。

4. 未成熟性畸胎瘤 由内、中、外3个胚层组成,为较少见的恶性肿瘤。

【临床表现】

主要症状有胸痛、咳嗽和呼吸困难。偶尔肿瘤破裂穿入气管支气管树,囊内容物可咳出,常为豆渣样皮脂甚至有毛发及牙齿。肿瘤穿破心包可造成急性心脏压塞。穿破纵隔胸膜造成胸腔积液。若肿瘤巨大会产生对周围组织的压迫症状,造成咳嗽、呼吸困难、肺不张、肺炎等症状。肿瘤压迫喉返神经出现声音嘶哑、压迫上腔静脉会出现上腔静脉综合征。

【治疗】

完整切除良性畸胎瘤可获得几乎100%的治愈率,而放化疗则并不能够取得上述的疗效。

六、胸内甲状腺肿

胸腔内甲状腺肿的命名一直存在争议。有人根据病变是颈部甲状腺增大延续至胸腔而致,称为部分性胸内甲状腺肿大,病变完全在胸内而颈部未触及甲状腺,称完全性胸内甲状腺肿或胸骨后甲状腺肿,也有人泛称为纵隔甲状腺肿或胸内甲状腺组织。另一种胸内甲状腺肿为胸内异位或迷走甲状腺。在临床上纵隔内异位甲状腺极少见。

【病理】

胸内甲状腺肿,可由甲状腺组织增生而肿大或肿瘤所导致。良性肿瘤多数为球形结节状肿块,表面光滑或呈分叶状,外有完整的包膜,质坚韧,与周围正常甲状腺组织有明显分界。镜检:有胶样物质,有时可见坏死液化呈囊状,质变软,常有出血、纤维化钙化。恶性肿瘤包膜不完整,向周围浸润,质较坚硬,可转移至附近淋巴结或侵入附近器官或引起静脉栓塞。

【临床表现】

胸内甲状腺肿多见于女性。主要症状有咳嗽、憋气、气促、胸背部或胸骨后疼痛,仰卧位时胸部压迫感,一般甲状腺功能正常,合并甲状腺功能亢进时可有相应的症状。多数胸骨后甲状腺肿病人为60岁以上,有些患者常伴有不同程度的驼背、颈部粗短、肥胖,部分患者往往有甲状腺手术史。无症状病例约占30%,单纯性胸内甲状腺肿明显增大时,才出现压迫症状,但因胸骨后间隙狭窄,故胸骨后甲状腺肿,即使肿瘤不大亦可在早期出现症状。

【治疗】

胸内甲状腺肿一旦诊断明确应尽早行手术切除,以解除对周围脏器的压迫。手术方法可因肿块的部位、大小、形状、深度及与周围器官的关系而定。对有继发性甲状腺功能亢进者,术前应充分行抗甲状腺功能亢进药物治疗,待准备充分后方可行手术。

七、神经源性肿瘤

神经源性肿瘤包括:神经鞘源性肿瘤、自主(自律)神经系统肿瘤、副神经节系统肿瘤。

1. 神经鞘源性肿瘤　良性者可分为两类:神经鞘瘤和神经纤维瘤。恶性者为恶性神经鞘瘤或神经源性肉瘤。神经鞘瘤来源于神经鞘细胞,最好发于脊神经后根和肋间神经,亦可发生于交感神经和迷走神经,喉返神经。

2. 自主(自律)神经系统肿瘤　分为:①神经节细胞瘤。分化良好者皆有包膜,多数瘤体较大、质韧或硬。镜下主要为有髓神经纤维和胶原纤维。②神经节母细胞瘤。多数肿瘤包膜完整,少数不完全,切面色泽不一,以灰色或棕色为多。镜下可将其分为两种亚型:弥散型,见多种分化的细胞;第二亚型为混合型,以典型的神经节瘤为主。③神经母细胞瘤。肉眼下可全部或部分有包膜,但镜下常见瘤细胞穿越包膜。瘤体呈分叶或巨块。

3. 副神经节系统肿瘤　起源于副交感神经节简称"副节",按其对主细胞对铬盐的反应,副神经节瘤有嗜铬性与非嗜铬性之分。分为:①嗜铬性副节瘤。瘤细胞通常呈不规则多角形,体积较正常者稍大,胞质丰富、颗粒状,有时较空,界限不很分明。②非嗜铬性副节瘤。肉眼观察为卵圆形、略成分叶状、有弹性的肿块,表面光滑,常与大血管壁紧密相贴。

【临床表现】

神经鞘源性良性肿瘤,多数无症状,而少数患者其症状常是由于机械原因引起的,如胸或背部的疼痛是由于肋间神经、骨或胸壁受压或被浸润。咳嗽和呼吸困难是因为支气管树受压,Horner综合征是颈交感链受累,声音嘶哑是肿瘤侵犯喉返神经。肿瘤侵入脊椎可出现脊髓受压症状,下肢麻木、活动障碍。肺受压后部分不张,可反复出现肺部感染、咳嗽、多痰、发热,有些可出现急性呼吸困难,并且可使气管移位。神经鞘源性恶性肿瘤因生长快,症状出现往往较早较重,常因肿瘤侵犯邻近的组织而出现剧痛。神经纤维瘤病伴发胸腔内神经纤维瘤时,因其有周身性神经纤维瘤的表现,故不难确定。纵隔神经纤维瘤恶变者很少见。

神经节母细胞瘤患者约30%见于2岁以内,50%见于3岁以内,70%~80%见于10岁以内。除出现神经源性肿瘤相关的症状外,常可出现截瘫、慢性腹泻和某些部位的疼痛。嗜铬性副节瘤:多见于青壮年,主要症状为高血压和代谢的改变,高血压可有阵发性(突发)型和持续性两类。持续性与一般高血压并无区别。发作时患者可有心悸、气短、胸部压抑、头晕、头痛、出汗。

【治疗】

神经源性肿瘤无论是良、恶性都以手术切除为好,在切除肿瘤时应将肿瘤瘤体及包膜全部切除。纵隔神经母细胞瘤,应力争彻底切除原发病灶,对无法切除而残留的肿瘤,术中应行标记,以供手术后行放射治疗。晚期神经母细胞瘤患者多采用化学疗法。对良性嗜铬性副神经节瘤与非嗜铬性副神经节瘤均应首选施行手术切除。对其恶性副神经节瘤在适当的时候施行外科手术切除是最理想的治疗。

八、上腔静脉阻塞综合征

上腔静脉阻塞综合征是由各种不同的病因引起的完全性或不完全性上腔静脉阻塞,导致血液回流受阻,静脉压升高而出现的一系列临床征象。

【病因】

上纵隔的原发性或转移性肿瘤、上腔静脉内外的炎性病变等都可以造成不同程度的上腔静脉阻塞综合征。恶性肿瘤占全部上腔静脉阻塞综合征病例的80%~97%。

【临床表现】

由原发病变和上腔静脉阻塞两种原因所造成,

取决于阻塞的部位和程度以及侧支循环建立的情况,发病急、进展快、阻塞重和侧支循环少者,其临床症状多较重。凡有颅内静脉压升高者,均可表现为程度不同的头痛、头晕、嗜睡及憋气等症状。低头、弯腰或平卧时症状往往加重。主要表现为颜面肿胀充血、水肿,舌下静脉怒张。侧支循环形成较差者,可见胸壁和腹壁静脉迂曲扩张。

【治疗原则】

良性肿瘤引起的,应积极地给予手术治疗。良性病变引起的,应积极的给予内科治疗,内科治疗无效者,应手术治疗。恶性肿瘤引起的,原则上用以非手术为主的姑息性治疗。只有在估计能将原发病灶和受累的上腔静脉一并切除者,才考虑手术治疗。恶性肿瘤无法切除,姑息性治疗无效,而症状又很严重者,可以谨慎的考虑做静脉旁路手术。目的是减轻症状,延长生命。

1. 非手术治疗

(1)常规内科治疗:包括限制盐分的摄入、利尿和应用皮质激素。其目的是减轻组织水肿。

(2)放射治疗:对于恶性疾病引起者,放疗以解除或缓解症状、改善生活质量为目的,具有较好的减轻肿瘤压迫、镇痛、止血等姑息性治疗作用。

(3)化疗:对于恶性疾病引起者,化疗是一种姑息性治疗。

(4)上腔静脉腔内可扩张金属支架疗法。

2. 手术治疗 包括肿瘤切除术、上腔静脉切除或上腔静脉切除加置换术、上腔静脉旁路分流术等。

第三节 重症肌无力的治疗

重症肌无力是神经肌肉接头间传导功能障碍所引起的疾病,主要累及骨骼肌,休息或抗胆碱酯酶药物可使肌力恢复到一定程度。现广泛认为是一种自身免疫疾病。

【病因】

神经肌肉传导的自身免疫疾病,在患者体内产生抗乙酰胆碱受体抗体,破坏了自身神经肌肉接头处的乙酰胆碱受体。

【病理生理】

1. 抗体的发现:重症肌无力患者血清中可测出乙酰胆碱受体抗体。

2. 神经肌肉接头处的改变。

3. 电生理的改变。

4. 胸腺异常:80%重症肌无力患者的胸腺有病变。

【临床表现】

早期表现为运动或劳累后无力,休息后可减轻,常晨轻晚重。累及的肌肉及部位随时间受累的程度轻重不一。典型症状开始时仅有短暂的无力发作,之后呈渐进性,随时间而严重,开始时受脑神经支配的肌肉最先受累,如眼肌、咀嚼肌,病情进展累及全身肌肉,主要累及近端肌群,并常呈不对称表现。按改良 Osserman 分型,重症肌无力可分为:

Ⅰ型:主要为眼肌型,症状主要集中在眼肌,表现为一侧或双侧上眼睑下垂,有复视或斜视现象。

Ⅱ型:累及延髓支配的肌肉,病情较Ⅰ型重,累及颈、项、背部及四肢躯干肌肉群,据其严重程度可分为Ⅱa型与Ⅱb型。①Ⅱa型:轻度全身无力,尤以下肢为重,登楼抬腿无力,无胸闷或呼吸困难等症状。②Ⅱb型:有明显全身无力,生活尚可自理,伴有轻度吞咽困难,时有进流食不当而呛咳,感觉胸闷、呼吸不畅。

Ⅲ型:急性暴发型,出现严重全身肌无力,有明显呼吸道症状。

Ⅳ型:重度全身肌无力,生活不能自理,吞咽困难,食物误入气管而由鼻孔呛出,口齿不清伴有胸闷气急。

【治疗】

1. 药物治疗

(1)抗胆碱酯酶药物:作用于神经元的终板,减少乙酰胆碱的分解。最常用的药物有:新斯的明、溴吡斯的明、依酚氯铵、安贝氯铵。

(2)免疫抑制治疗:常用的有皮质类固醇。

2. 血浆置换术 作用未肯定,因并发症多及费用昂贵限制了长期使用。

3. 手术 胸腺切除术。

第四节 护 理

【术前护理】

1. 协助患者做好术前常规检查　充分地术前准备是保证手术安全和术后康复的必要条件。胸腺瘤患者术前应接受详细的检查。胸部CT可以了解肿瘤浸润范围,如血管受侵和胸膜种植转移情况等;血管造影术也十分重要,上肢注射造影剂便于了解有无上腔静脉、无名静脉压迫及受侵情况。应做好碘过敏试验及解释工作。

2. 症状护理　肿物压迫气管出现胸闷、气促、呼吸困难者严密观察呼吸频率、深浅度,遵医嘱给予低流量氧气吸入、对症治疗;气管偏移,颈静脉怒张,协助患者采取半卧位或舒适体位,密切观察患者有无头痛、头晕、嗜睡、憋气、头颈部及上肢有无肿胀等,嘱患者低头时宜慢,准确记录每日尿量;伴有重症肌无力症状者密切观察肌无力进展情况。服药期间密切观察肌力改善情况,若出现恶心、呕吐、出汗、手指抖动、肌肉颤动,或心率明显降低及大便次数过多时,应及时通知医生调整用量。

3. 积极控制基础疾病,纠正水电解质及酸碱代谢紊乱　术前有明显心血管疾病、高血压、糖尿病,尤其心电图异常者是术后心律失常的高危因素。术前心电图检查电轴左移、左心室高电压、T波改变及不完全房室传导阻滞。应准确测量脉率、心率,倾听患者主诉,有不适症状者给予心电监测。观察血压、血糖的变化,遵医嘱应用敏感的抗心律失常及降压药物;糖尿病患者,入院后每日监测晨空腹及餐后2h血糖,依据血糖结果,遵医嘱皮下注射胰岛素,指导患者适量运动以降低血糖,不可过度控制患者进食种类及量。对病情进展迅速、压迫食管致进食困难、血红蛋白低于100g/L以及低钾、低钠、低镁,应给予饮食指导并行胃肠外营养治疗。

4. 准确测定基础代谢率　可根据脉压和脉率计算,或用基础代谢率测定器测定。计算公式为:基础代谢率=(脉率+脉压)-111。测定基础代谢率要在完全安静、空腹时进行。正常值为此±10%;增高至+20%～30%为轻度甲状腺功能亢进,+30%～60%为中度甲状腺功能亢进,+60%以上为重度甲状腺功能亢进。

5. 做好心理护理　胸腺瘤与重症肌无力的发病密切相关,手术切除胸腺是目前治疗重症肌无力主要方法,重症肌无力经胸腺切除治疗,症状好转和完全缓解者达80%,但手术本身会导致一部分患者重症肌无力症状加重,甚至出现肌无力危象而导致死亡。因此患者对手术持有疑虑,应从关怀、鼓励出发,就病情、施行手术的必要性、对比非手术治疗的效果,术后恢复过程和预后等,耐心和患者交谈,使其增强对手术治疗的信心。

6. 全麻术前常规准备

(1)做好手术区皮肤准备:术前1天备皮并于20:00时消毒皮肤,并用无菌胸带包扎,更换清洁病服。

(2)消化道准备:按全麻术前消化道准备。术前12h禁食,术前6h禁水,以防止因麻醉手术过程中的呕吐而引起窒息或吸入性肺炎。

(3)呼吸道的准备:患者多病程长、消耗大,心肺功能及全身状况均有不同程度下降,因此术前2周鼓励并协助患者做好呼吸道的准备工作。

①耐心说服患者于术前2周戒烟:在烟雾和有毒物质的刺激下,呼吸道黏膜内的腺体遭到破坏,分泌大量的黏液,纤毛运动受到限制;气道阻力增大、纤毛变短而不规则,引起纤毛运动障碍。因此嘱患者应及早戒烟,改善肺的呼吸功能。

②指导患者进行呼吸功能锻炼:可以增强呼吸肌肌力和耐力,改善肺功能,加大呼吸幅度,减少解剖无效腔,提高肺泡通气量和血氧饱和度。包括腹式呼吸、缩唇呼吸、呼吸功能锻炼器。

腹式呼吸指吸气时腹部凸起,吐气时腹部凹入的呼吸法。让患者取坐位或平卧位、半卧位、屈膝,放松腹部肌肉,将双手分别放在上腹部和前胸部,来感觉胸腹部的运动。用鼻较慢、较深的吸气,此时膈肌松弛、腹部膨隆,坚持几秒钟,呼气时,腹肌收缩,腹部的手有下降感。病人可每天进行练习,每次做5～15min,每次训练以5～7次为宜,逐渐养成平稳而缓慢的腹式呼吸习惯。需要注意的是,呼吸要深长而缓慢,尽量用鼻而不用口。训练腹式呼吸有助于增加通气量,降低呼吸频率,还可增加咳嗽、咳痰能力。

缩唇呼气法就是以鼻吸气、缩唇呼气,即在呼气时,收腹、胸部前倾,口唇缩成吹口哨状,使气体通过缩窄的口形缓缓呼出。吸气与呼气时间比为1:2或1:3。要尽量做到深吸慢呼,缩唇程度以不感到费力为适度。每分钟7～8次,每天锻炼2次,每次10～20min。

指导患者正确使用呼吸功能锻炼器。训练时患者嘴紧紧含住吸气，吸气时进入三球仪的空气将3个球在各自的小室里向上推。首先靠近试管连接处的第1个球会向上走直达顶端，然后中间小室里的球会向上走，最后第3个球也会被吸起来。当吸气停止后，球会落下回到最初的位置。

【术后护理】

1. 按全身麻醉术后护理常规进行护理　胸腺瘤患者严密观察生命体征、意识、瞳孔、血氧饱和度及动态心电监护，尤其注意呼吸的深度及频率变化，认真做好特护记录，防止发生肌无力危象，做好再次气管内插管的抢救准备工作。

2. 心律失常的观察护理　纵隔肿瘤手术创伤大、出血多，术中对心脏及心包的牵拉刺激。术后易发生心律失常。术后心律失常的发生与患者年龄、病变大小、术前肿瘤压迫时间、是否合并心血管疾病、麻醉及手术持续时间、术中出血量有关。术中失血量超过600ml是术后心律失常的主要危险因素。

(1) 持续心电监护，及时发现心律失常　特别是术前合并心血管疾病、麻醉及手术持续时间超过3h者。Oka等研究指出手术时间＞3h，术后心律失常的发生为≤2h手术组的15倍。应熟练掌握心电监护仪的性能，正确区分外来干扰与异常心电图形。对于异常心律者，遵医嘱给予普罗帕酮(心律平)、地高辛对症治疗，失血量超过600ml者及时补充血容量，纠正心律失常引起的不适。

(2) 选择输液方式，严格控制输液速度：纵隔肿瘤侵犯上腔静脉行上腔静脉血管置换或成形，选择下肢静脉输液，以减轻吻合口的张力。合并一侧全肺切除术者根据中心静脉压监测值调节输液速度，中心静脉压维持在0.588～0.981kPa(6～10cmH$_2$O)。当中心静脉压低于0.49kPa(5cmH$_2$O)时，加快输液速度，尽快补充血容量；当中心静脉压高于1.18kPa(12cmH$_2$O)时，减慢输液速度，避免因液量不足或过量造成的心律失常。一侧全肺切除术输液速度小于每分钟40滴，同时准确判断气管位置，如气管位置偏向健侧告知医生短时间开放胸腔闭式引流管，放液时速度不宜过快，防止纵隔摆动引起心律失常。输血时将血液放置常温下自然升温至20℃或37～38℃温水浴中加热10min方可输入，以防输入低温血后诱发心律失常。

(3) 及时纠正电解质紊乱：由于手术创伤大，术中大量枸橼酸库存血的输入，电解质紊乱是术后常见并发症。常见的电解质紊乱有低血钾、低血镁及低血钠。低血钾可引起肌无力、腹胀和麻痹性肠梗阻，诱发心律失常。而血镁降低常伴有钾和钙的缺乏，使心肌的自律性、传导性和兴奋性增强，同时增强心肌对缺氧的敏感性，从而引起难治性心律失常。故术后应及时纠正电解质紊乱。低血钾在临床上容易引起重视，当出现顽固性心律失常而补钾后未能得到纠正时，应注意低血镁的可能。术后第1天均监测血常规及血生化，根据结果调整输入药物及输液量；根据患者的种族及口味与家属一起为其制订食谱，鼓励并协助患者进餐，进餐时为患者创造良好的进餐环境。

(4) 充足供氧：剖胸术后心律失常的发生与术后低氧血症有密切关系，低氧血症致酸中毒。酸中毒使血管收缩，加重右心负荷，对血流动力学的直接影响可引起或加重心功能不全，重症可因心力衰竭、心律失常导致死亡。因此，低氧血症是造成术后心血管并发症的重要因素。术后给予有效的供氧、雾化吸入，保持呼吸道通畅，鼓励并协助患者有效咳嗽排痰，使血氧饱和度维持在96%以上。必要时经支气管镜吸痰或气管插管、气管切开行呼吸机辅助呼吸，解除患者的缺氧症状。

3. 复张性肺水肿的观察护理　复张性肺水肿是指肺组织由于各种原因致长期受压萎陷，引起肺组织缺氧，毛细血管壁受损，当巨大肿瘤切除肺复张后，出现肺血管再灌注损伤，毛细血管通透性增加，使体液渗出到肺组织间隙，引起急性肺水肿，如抢救不及时，极易引起死亡。复张性肺水肿常发生于麻醉期(肿瘤切除膨肺后)，也可见于术后4～72h。应密切观察患者的呼吸、咳嗽咳痰情况，严格控制输液速度(每分钟40滴)和量(2000ml/d)，随时观察尿量，同时遵医嘱应用人血白蛋白、血浆等以提高血浆胶体渗透压。

4. 重症肌无力危象的观察与护理　有资料表明：胸腺瘤患者约15%并发重症肌无力，而重症肌无力患者约50%有胸腺瘤或胸腺增生。胸腺手术虽能使肌无力的症状得到改善，但多数患者症状不能立即缓解，同时手术、麻醉药物还可诱发重症肌无力。所以应密切观察并认真倾听患者的主诉，正确判断及处理。重症肌无力危象分为三种类型。

肌无力危象：主要表现为呼吸困难、烦躁不安、发绀、气管内分泌物增多而无力排出致严重缺氧，严重者引起急性呼吸衰竭,试验注射依酚氯铵(腾喜龙),肌力增强,支持此诊断。此型的特点是由于新斯的明用药不足所致。

胆碱能危象:是由于注射新斯的明过量所致。主要表现为呼吸道分泌物大量增加,注射本药后肌无力危象症状反而加重,停药后肌无力症状逐渐好转。因此应停用一切抗胆碱酯酶药物。

反拗危象:指应用大量抗胆碱酯酶药物或完全停用此类药物均不能缓解,患者呼吸肌麻痹逐渐加重。

5. 静脉或口服抗凝药物,防止血栓的发生 上腔静脉阻塞综合征行血管成型或人工血管置换术的患者术后需行抗凝治疗。应准确测定凝血酶原时间,并与正常人对照,要求凝血酶原时间为正常人(11～13s)的1.5～2倍为宜。根据结果由静脉泵入肝素或吉派林,2周后改为新抗凝片2mg或阿司匹林50mg口服,2次/日,防止血栓的发生。密切观察双上肢的颜色、温度、痛觉、肿胀及有无全身出血,准确测量双上肢周径并加以对比。

6. 闭式引流的观察 纵隔疾病的手术多为胸骨正中切口,要特别注意有无两侧胸膜破裂。术后发现两肺呼吸音不对称,疑有继发性气胸时,应立即报告医生。胸腺瘤摘除+肺叶切除术及更复杂的手术,均同时放置纵隔引流管和胸腔引流管,应保持其通畅,避免脱出。注意观察引流液的颜色、性质及量,伤口是否有出血,特别是应用抗凝药患者。如术后引流液量多,疑有渗血者,应根据出凝血时间,凝血酶原时间监测结果,遵医嘱调整肝素或鱼精蛋白的量。

7. 用药护理 胸腺瘤切除术后患者应禁用肌松药和中枢抑制药物,如箭毒、吗啡、哌替啶、氯丙嗪及巴比妥类等,以免诱发重症肌无力。

8. 甲状腺切除术患者应注意观察有无甲状腺危象的发生 甲状腺危象一般发生在术后12～36h。主要表现:高热(>39℃)、脉搏快而弱(>120次/分),烦躁不安,谵妄甚至昏迷,常伴呕吐、腹泻,如不及时抢救可危及生命。

9. 有效的术后镇痛 可采用硬膜外或静脉自控镇痛技术,给予0.9%氯化钠注射液10ml+舒酚太尼0.25mg,2ml/h速度泵入,疼痛时患者可按一下镇痛泵按钮,可泵入0.5ml,间隔时间至少15min。何时用药及用药剂量控制权掌握在患者手中,保持了体内有效的镇痛药物浓度,减少了引起心律失常的因素。

(赵秋月)

参考文献

鲍伟胜,王春雷,杨英珍,等.2000.心肌细胞钾通道的分子学多样性[J].细胞生物学杂志,22(4):173.

邓晓芳,王远东,徐岗,等.2006.食管癌术后心律失常危险因素的多因素分析[J].临床肿瘤学杂志,11(9):703-705.

顾恺时.2003.胸心外科手术学[M].上海:科学技术出版社.

山川洋右.1993.胸腺上皮性肿瘍への胸腺瘤TNM分类试案の适用.胸部外科,46:86.

Oka T, Ozawa Y, Ohkubo Y. 2001. Thoracic epidural bupivacaine attenuates supraventricular tachyarrhythmias after pulmonary resection [J]. Anesth Analg, 93(2):253.

第25章

心血管病介入性诊疗技术及护理

心血管介入性诊疗技术(interventional therapy for cardiovascular diseases)是近几年发展最快的医学科学之一,先天性心脏病和心脏瓣膜介入治疗、冠状动脉腔内成形术和冠脉内支架置放术、周围血管病介入等的治疗,疗效优良,其治疗技术均达到较高水平,在适应证和技术完善的条件下,已取代了一部分外科手术治疗。

第一节 心导管检查与心血管造影术

一、心导管检查及心室造影术

右心导管检查及右心室造影术:右心导管检查是经外周静脉穿刺、插管,使其前端经右心房、右心室达肺动脉,观察并测量上述部位的压力、血氧含量及血流动力学的改变;右心室造影术是继右心导管检查之后,换入造影用导管将导管前端送至右心室或右心房后进行造影,以了解其结构、形态、功能及肺动脉瓣、三尖瓣膜病损程度。

左心导管检查及左心室造影术:左心导管检查是经外周动脉穿刺、插管至左心室、升主动脉,测量左侧心腔血流动力学并了解其改变情况;左心室造影术是继左心导管检查之后进行,明确二尖瓣、主动脉瓣病损程度,了解左心功能情况。

【适应证】
1. 先天性心脏病、肺动脉疾病的诊断。
2. 先天性心脏病、风湿性瓣膜病外科手术前。
3. 需做血流动力学检测者。
4. 室壁瘤:了解瘤体位及大小,以决定手术指征。
5. 心内电生理检查。
6. 静脉及肺动脉造影。

【禁忌证】
1. 感染性疾病,如感染性心内膜炎、败血症、肺部感染等。
2. 严重出血性疾病。
3. 外周静脉性血栓性静脉炎。
4. 严重肝、肾功能损害。
5. 严重心力衰竭者。
6. 严重心律失常、电解质紊乱、洋地黄中毒。

【用物准备】
1. 导管:常用为5F、6F、7F型号。
2. 导丝:常用直径为0.0635cm、0.071cm、0.081cm、0.097cm,长145cm。
3. 穿刺针:常用型号成人为18G,儿童为20G。
4. 扩张器:常用型号为5F、6F、7F。
5. 敷料包、器械包各1个。
6. 多功能生理监护仪、除颤器及血氧分析仪。
7. 药品:利多卡因、肝素、地塞米松、阿托品、地西泮、硝酸甘油、对比剂等品。

【操作方法】
1. 患者取仰卧位,连接心电监测仪,局部皮肤消毒,铺无菌单。
2. 右心导管检查及右心室造影:常规经皮股静脉穿刺、插管,其前端经右心房、右心室、肺动脉,然后逐步将导管撤至上下腔静脉处,测量压力并记录,必要时采血进行血氧分析;插入造影导管,其前端至右心房、右心室、肺动脉,尾端接高压注射器,注入对比剂造影。
3. 左心导管检查及左心室造影:常规经皮股动脉穿刺、插管,其前端至左心室及升主动脉,测量左心室主动脉压力阶差;换入猪尾导管,其前端至左心室造影。

4. 撤出导管、鞘管,压迫止血,加压包扎。

【并发症及处理】

1. 心律失常　多因导管或造影剂直接刺激心内膜所致。将导管退离心室暂停操作,可恢复窦性心律。

2. 缺氧发作　常因导管通过狭窄的右心室流出道堵塞肺血流所致。术中要随时观察患者的神志、血压、脉率、面色、皮疹等变化,发现异常情况立即停止造影术的操作,并加大氧气流量,遵医嘱给予5%碳酸氢钠注射液,改善缺氧。

【护理措施】

1. 术前护理

(1)向患者介绍心导管检查及造影的目的、方法及注意事项,消除其疑虑。

(2)术前应详细询问有无过敏史,特别是对含碘类物品有无过敏史。

(3)术前双侧腹股沟备皮,禁食、禁水4h。

(4)术前1d晚遵医嘱应用镇静药,保证患者良好睡眠。

(5)完善术前各种检查及知情同意书的签署。

2. 术中护理

(1)严密监测并准确记录患者血流动力学的变化。

(2)对每个部位的血标本及时做血气分析,以免影响检查结果。

(3)如出现并发症及时给予相应处理及护理措施。

3. 术后护理

(1)术后遵医嘱监测心电图及生命体征的变化,发现问题及早处理。

(2)平卧12~24h,患侧肢体制动。穿刺静脉处加压包扎6h,穿刺动脉处加压包扎12h,并加压1kg左右的沙袋6~12h。

(3)观察足背动脉搏动情况,肢体的温度、颜色,穿刺部位有无渗血、肿胀。

(4)婴幼儿全身麻醉后应注意保温,头偏向一侧,防止呕吐后误吸,患儿完全清醒后方可进水、进食。

(5)术后遵医嘱应用抗生素及抗凝药。

二、选择性冠状动脉造影术

选择性冠状动脉造影术(coronary angiography,CAG),简称冠造,是经外周动脉穿刺、插管,送导管前端至左、右冠状动脉开口处,通过造影准确地了解冠状动脉病变的部位、狭窄程度和远端的冠状动脉血流通畅情况,并测定左心室功能。为冠心病术前、术后提供诊断依据。

【适应证】

1. 顽固性心绞痛,不能明确诊断的胸痛。

2. 冠状动脉畸形或狭窄性病变。

3. 冠状动脉病变外科手术、介入治疗前后。

【禁忌证】

1. 严重心律失常、心力衰竭。

2. 急性感染。

3. 严重肺部疾病、肝肾功能损害、周身动脉硬化。

【用物准备】

1. 上肢途径:5F或6F上肢穿刺鞘1个,直径0.088 9cm,长150cm泥鳅导丝1根,共用造影导管1根;下肢途径:18G穿刺针1个,6F鞘管1套,5F或6F左、右冠状动脉造影导管各1根,直径0.088 9cm(0.035inch)、长145cm导丝1根。

2. 三联三通、环柄注射器1个,压力传感器1套,输液器3套。

3. 敷料包、器械包各1个。

4. 心电监护仪,除颤器,临时起搏器,电极导管1根。

5. 药品:利多卡因、造影剂、肝素、地塞米松、地西泮、硝苯地平、硝酸甘油、阿托品、0.9%氯化钠注射液,葡萄糖氯化钠注射液、对比剂及急救药品等。

【操作方法】

1. 患者取仰卧位,连接心电监护仪,局部皮肤消毒,铺无菌单。

2. 常规行桡或股动脉穿刺并经鞘管送入导丝,沿导丝送入动脉鞘管。

3. 连接自动测压装置。分别插管至左冠状动脉或者右冠状动脉开口处,推注造影剂造影。

4. 拔出导管及鞘管,压迫穿刺点,止血后压迫包扎。

【并发症及处理】

1. 严重心律失常　可因高渗性离子型对比剂刺激、冠状动脉开口处有严重病变或因心导管进入过深所致。患者表现为心动过缓或心室颤动时,应立即将心导管撤离冠状动脉开口,嘱患者用力咳嗽,使对比剂迅速自冠状动脉排出,同时注射阿托品,如仍无效可使用人工心脏起搏。发生心室纤颤者应立即给予电除颤,同时进行心脏复苏的处理。

2. 心绞痛 造影时,心肌供血受阻以及导管插入过深阻塞血流均可引起心肌缺血。术中要避免导管前端进入冠状动脉过深,随时监测冠状动脉压力。发生心绞痛时,将导管迅速撤回,给患者舌下含硝酸甘油片或冠脉内注射硝酸甘油,待心绞痛消失后再继续检查。

3. 急性心肌梗死 由于脱落的粥样斑块或血块、心导管顶端血栓形成、动脉夹层撕裂形成血肿等堵塞冠状动脉而引起。可按心肌梗死抢救方法进行处理,如为血栓形成者可行溶栓治疗或行紧急PTCA。

【护理措施】

1. 术前护理

(1)向患者介绍冠状动脉造影术的目的、方法及注意事项,消除其疑虑,避免因心情紧张而诱发心绞痛。

(2)术前认真核查各项化验检查单据,如血常规、尿常规、出凝血时间、肝功能、肾功能、表面抗原、人类免疫缺陷病毒、梅毒等项化验结果是否正常,以及心电图、超声心动图、胸部X线片等项检查结果。

(3)训练患者有效地咳嗽、吸气、呼气和屏气动作,以便术中能更好地配合。

(4)遵医嘱术前服用肠溶阿司匹林。

(5)完善术前各种检查及知情同意书的签署。

2. 术中护理

(1)患者平卧于造影床上,对心情紧张者做好解释工作,对因情绪紧张致血压升高者,可含服硝苯地平10~20mg。静脉输液,心电监护。核对患者姓名、性别、年龄、病案号等。核查"介入治疗患者知情协议单"有无医生及患者签字。

(2)将鞘管插入血管后随时用肝素液(500ml盐水内加入肝素2 000U)冲洗管腔。导管插入冠状动脉口时,可给患者口含硝酸甘油0.5mg,力求冠状动脉保持扩张,使冠脉扩张显影良好,防止假阳性出现。

(3)注入对比剂时,患者冠状动脉可能发生暂时性梗阻及心肌一过性缺血,心电图可出现心率减慢、ST段与T波的改变。因此,每次造影完毕,嘱患者连续有力咳嗽,加大胸腔压力,改善冠状动脉循环,心肌供血可很快恢复。

(4)少数患者在注入对比剂后出现一过性头面部及全身灼热感、头痛、恶心、呕吐症状。如上述反应时间延长或出现高热,可肌内注射异丙嗪、地塞米松。对比剂使用过多时可给利尿药,以加速对比剂排泄。

3. 术后护理

(1)术后遵医嘱监测心电图及生命体征的变化,发现问题及早处理。

(2)患者转入CCU监护24h,注意观察有无心绞痛、心律失常的发生。鼓励患者少量多次饮水,以促进造影剂的排泄。

(3)冠脉病变严重者,嘱进流质、半流质饮食,少吃多餐,保持大便通畅,遵医嘱做好镇静处理。

(4)密切观察伤口的情况,注意有无出血或血肿等并发症的发生。

第二节 心肌活检术

心内膜心肌活检术(EMB)是通过导管或心内膜活检钳获得人右(左)心室,甚至右心房的小块心肌组织供光学显微镜、电子显微镜做形态学检查,并做有关的病理学、免疫学检查,从而为心肌疾病的进一步诊断提供依据。

【用物准备】

1. 器械类 穿刺针,7F动脉鞘,7F心肌活检钳。

2. 药品类 生理盐水,对比剂,2%利多卡因,肝素,各种抢救药品,配置肝素盐水(2.5U/ml)。

3. 敷料包 器械包,5ml注射器1个,10ml注射器2个,无菌针头若干。

4. 急救设备 临时起搏器,除颤器,氧气,麻醉机,吸引器等。

【操作方法】

1. 协助患者去枕平卧于导管床,头偏向左侧,充分暴露颈胸部手术野,给予心电监测,吸氧,指导患者配合。

2. 协助医生进行局部消毒,铺无菌巾;协助打开手术器械,进行右颈内静脉穿刺;协助采集活检标本,并及时送检。

3. 术中观察:首先认真听取患者主诉,如患者主诉持续胸痛,并伴有进行性加重应及时提醒医生处理;其次密切观察生命体征变化,预防并发症发生。如果心电监测出现持续室速,呼吸出现频率、节律及深度变化,和(或)伴有咳嗽、胸痛等症状时,要引起高度重视,及时配合医生处理。

4. 活检手术完成后,即可拔出鞘管,局部压迫5~10min,无菌透明敷料包扎,再次观察穿刺部位有无血肿及渗出。

【护理措施】

1. 物品、药品准备:静脉穿刺包、导管鞘、活检钳,必要时备超声心电图、2%利多卡因、肝素、0.9%氯化钠注射液。

2. 向患者和家属解释并取得同意及配合。

3. 术前遵医嘱给予地西泮10mg肌内注射。对有出血性疾病或抗凝治疗中的患者;有心室附壁血栓患者,特别是左心室;新近有过心肌梗死而且心壁菲薄的患者禁用。对先天性心脏病有缺损致左向右或右向左分流者,应避免做右心室心内膜活检,以防造成矛盾性体循环栓塞。

4. 局部严格消毒,操作应保持无菌,以防感染。

5. 密切观察患者的心电、呼吸、血压变化。如出现胸痛、气促、心率过快或过慢、血压下降等心脏压塞的表现立即停止手术,及时处理。

6. 并发症:左、右心室活检的并发症大致相同,经颈内静脉途径或股静脉途径行右心室活检并发症较多,但经股动脉行左心室活检的并发症更严重,而右心室活检的心脏压塞概率多于左心室活检。

(1)心壁穿孔、心脏压塞:为最严重的并发症,发生率为0.3%~0.5%,多见于右心室活检和操作用力过猛者。一般发生在活检术后20~30min。

(2)血栓栓塞:多见于左心室活检者,栓子来自组织碎屑或附壁血栓脱落,亦可见气栓所致。

(3)传导阻滞:包括束支传导阻滞和高度房室传导阻滞。

(4)心律失常:常为活检钳激发,当活检钳离开室壁时心律失常即消失。

(5)三尖瓣叶、主动脉瓣叶受损。

第三节 心内电生理检查和心导管射频消融治疗

心内电生理检查是利用心脏电刺激技术和记录心内电图明确心律失常的发病机制及其严重程度和实施射频消融手术前应进行的详细检查。

心导管消融是指通过静脉或动脉血管进入心脏的电极导管输入一定的物理能量,以破坏心动过速病灶及折返途径,达到根治或控制心律失常发作的一种介入治疗方法。

【适应证】

1. 房室折返性心动过速。
2. 房室结折返性心动过速。
3. 特发性室性心动过速。
4. 房性心动过速和心房扑动。

【禁忌证】

1. 急性心肌梗死发生3周内。
2. 心腔内附壁血栓。

【用物准备】

1. 电生理检查电极导管。
2. 插管导引器、导引钢丝、血管扩张器、导引外鞘管。
3. 连接线及线路转换盒。
4. 多导生理记录仪、程序刺激仪。
5. 药物有利多卡因、肝素、异丙肾上腺素、阿托品、地西泮等。

【操作方法】

1. 局部麻醉下穿刺锁骨下静脉或颈内静脉,插入冠状窦电极导管,左右股静脉插入电极导管分别置于高位右心房,希氏束,右心室。

2. 分别进行心房、心室等部位刺激,检查其窦房结功能、房室传导功能,判断心动过速发生机制。

3. 据心动过速发生机制穿刺动脉、静脉或行房间隔穿刺,插合适的消融电极,以合适的能量进行消融。

【并发症及处理】

1. 心脏压塞 射频消融术心脏压塞发生率为0.2%~0.6%,为严重并发症之一。其产生原因为:冠状静脉窦破裂、心脏穿孔。在手术过程中,一旦患者出现胸闷、心搏减弱、血压下降、心影扩大,则应高度怀疑为心脏压塞。有条件立即进行超声波检查明确诊断。若无急诊超声条件应根据患者临床症状综合分析判断,必要时应立即做心包穿刺引流。若已用肝素,应给予鱼精蛋白对抗治疗,同时快速补充液体并准备输血。经上述处理病情仍不缓解者应行外科手术治疗。

2. 三度房室传导阻滞 术中如果出现短暂三

度房室传导阻滞应该立即停止手术,并给予静脉推注地塞米松,多数患者的房室阻滞可恢复正常。个别永久损伤传导系统的患者则需安装永久性起搏器治疗。

3. 心室颤动　立即非同步体外除颤。

4. 血管并发症　动脉血栓形成和栓塞。术后严密观察足背动脉搏动情况,发现血栓形成或栓塞征兆应及早处理。早期可采取拉网法取出血栓。对发现较晚者采取血管内溶栓治疗。动-静脉瘘发生主要是因穿刺股静脉时进入股动脉、术后压迫止血不当,经听诊血管杂音及床旁超声明确诊断后行外科修补术。

【护理措施】

1. 术前护理

(1) 完善术前各项检查。

(2) 术前认真核查"介入治疗患者知情协议单"有无医师及患者签字。

(3) 患者接入导管室,嘱患者排便,协助患者脱掉全部衣服,摘掉饰品、义齿等,仰卧于检查床上,盖好被子,注意保暖。

(4) 将导电糊均匀涂抹在射频仪背部电极板上,糊面紧贴于患者腰骶部位下方,并嘱其保持仰卧体位,以防电极板移位,造成接触不良,在消融时发生室颤等严重并发症。

(5) 根据穿刺部位,确定建立静脉通路位置,以备术中用药。

(6) 连接全导联心电图(12导联),并将患者基础心电图记录、打印下来,这一点很重要,常因术者在向体内插送电极导管过程中,误将折返环的某一点碰断,使得术中在行电生理检查时很难将心动过速诱发出来,给手术带来难度,造成消融终点无法评价。

(7) 认真检查多导电生理仪、射频仪接地线情况,确保牢靠、稳固。

(8) 再次对患者进行简单的耐心讲解,态度要和蔼可亲、乐观、庄重、镇定,以消除患者恐惧心理,解除患者的种种疑虑,稳定其情绪,以取最佳配合。

2. 术中护理

(1) 严格执行无菌操作规程,铺无菌台、打开无菌辅料包及器械包,并将相关导管耗材等逐一递上手术台,协助吸取相关药品(利多卡因、肝素等)。协助医生穿无菌手术衣,消毒皮肤,铺无菌单,罩无菌机套。

(2) 无有创动脉血压监测情况下,采用袖袋式血压监测。

(3) 指套式血氧饱和度监测(必要时)。

(4) 严密监护患者血压、呼吸、心率、心律等变化,密切观察有无心脏压塞、心脏穿孔、房室传导阻滞或其他严重心律失常等并发症,并积极协助医生进行处理。

(5) 做好患者的解释工作,如药物、发放射频电能引起的不适症状,或由于术中靶点选择困难导致手术时间长等,以缓解患者紧张与不适,帮助患者顺利配合手术。

(6) 因心房颤动射频消融手术时间较长,如需全身麻醉应做好患者的麻醉护理及皮肤护理。

3. 术后护理

(1) 患者常因术前禁食。加之手术时间过长、术中心动过速、精神紧张引起出汗,体力精力消耗过大,会在术后拔管时出现低血容量状态或严重的疼痛性迷走反射,这时除保持输液速度外,还要严密监测心率、血压变化,多巴胺、阿托品备用。

(2) 术后每天描记全导联心电图,观察有无各种心律失常及房室传导阻滞。必要时行24h动态心电图检查。

(3) 术后卧床4~6h。如果术中穿刺动脉,术后穿刺侧肢体保持伸直状,制动12h,卧床24h,卧床期避免咳嗽、大笑、抬头、收腹等增加腹压动作,以防止穿刺部位出血。观察足背动脉搏动、远端肢体颜色、温度和感觉。

(4) 对电生理检查资料进行整理并保存完整。

第四节　人工心脏起搏器安置术

一、临时心脏起搏器安置术

【适应证】

1. 药物中毒(洋地黄、抗心律失常药物过量)等引起的有症状的窦性心动过缓、窦性停搏。

2. 可逆性的或一过性的房室传导阻滞或室内三分支阻滞伴有阿-斯综合征或类似晕厥发作。

3. 保护性起搏,用于潜在性窦性心动过缓或房室传导阻滞须做大手术或分娩者。

4. 尖端扭转型室性心动过速,协同药物治疗。

【用物准备】

1. 临时起搏器、起搏导管及相应鞘管。

2. 心脏监护仪和除颤器,氧气、气管插管等必备抢救物品。

3. 药品:利多卡因、抗心律失常药物及急救药品等。

【操作方法】

1. 采用经皮股静脉或锁骨下静脉穿刺的方法,在 X 线透视下将起搏导管置入右心室心尖部。

2. 确认电极导管接触右心尖满意后,将导管的尾部与起搏器连接,调节相关参数,确认起搏器正常工作。

3. 推出鞘管,固定起搏电极导管。

【护理措施】

1. 术前做好患者的解释和安抚工作,完善相关检查和知情同意书的签署。

2. 术中严格无菌操作,配合术者调节起搏器相关参数。

3. 术中密切监测患者的心律、心率及血压,详细记录起搏器工作状态。

4. 术后患侧肢体制动,平卧位或左侧斜位,防止电极脱位。

5. 心电监测起搏功能。

6. 预防应用抗生素。

7. 临时起搏器放置一般不超过 7d。

二、永久性人工心脏起搏器置入术

永久性心脏起搏器是一种置入于体内的电子治疗仪器,通过发放电脉冲,刺激心脏跳动。起搏器的基本类型有 4 种,分别是单腔起搏器、双腔起搏器、三腔起搏器、四腔起搏器。

【适应证】

1. 病态窦房结综合征伴有阿-斯综合征或类似晕厥发作。

2. 病态窦房结综合征、慢-快综合征,心搏停止>3s,或在快慢交替时产生症状者,或必须使用某些可引起或加重心动过缓的药物并产生症状者。

3. 房室传导阻滞或室内三分支阻滞伴有阿-斯综合征或类似晕厥发作。

【禁忌证】

1. 心脏急性活动性病变,如急性心肌炎、心肌缺血。

2. 合并全身急性感染性疾病。

【用物准备】

1. 起搏器、起搏导管及相应鞘管。

2. 心脏监护仪和除颤器,氧气、气管插管等必备抢救物品。

3. 药品:利多卡因、抗心律失常药物及急救药品等。

4. 行置入手术用相应的手术器械及敷料。

【操作方法】

1. 在 X 线影像下将电极送至相应部位(心房和心室)。

2. 测定起搏器各类参数,满意后固定导线。

3. 在左或右上胸按起搏器大小在胸大筋膜前做一皮下囊袋,充分止血后将起搏器与导线固定连接,置于囊袋内逐层缝合。

【护理措施】

1. 术前护理

(1)完善术前检查及知情同意书的签署。

(2)做好患者皮肤准备。

(3)对于正在服用抗凝药物的患者,术前 3～5d 停用这些药物。如不能停用药物者,术前应准备止血药,以备术中使用。

(4)嘱患者术前 1～2d 练习床上排便。

(5)术前左侧肢体建立静脉通道,以保证术中用药。

2. 术中护理

(1)严密监测患者生命体征,并准确记录。

(2)起搏器调节参数时要备好除颤器,如有恶性心律失常时能及时使用。

(3)做好起搏器的登记和记录。

3. 术后护理

(1)术后 24～48h 进行心电监护,观察心脏起搏情况,如有异常及时通知医生。

(2)术后囊袋切口加压包扎,并沙袋压迫 6～8h,保持切口清洁、干燥,观察有无渗血、出血、血肿及感染。

(3)术后卧床 1～3d,防止起搏器电极脱位。

(4)预防性使用抗生素 3d。

4. 出院指导

(1)患者出院后需每天自测脉搏并做记录,如发现异常及时到医院检查。

(2)保持安装起搏器囊袋处皮肤清洁、干燥,衣服宽松,防止摩擦。

(3)安装起搏器的患者不能做磁共振、超声波检查,避免进入有磁场的环境。

(4)定期复查起搏器功能。

第五节 经皮冠状动脉介入治疗

经皮冠状动脉介入治疗(percutaneous transluminal coronary intervention,PCI)是指采用经皮穿刺技术送入球囊导管或其他相关器械,解除冠状动脉狭窄或梗阻,重建冠状动脉血流的技术。主要包括经皮冠状动脉腔内成形术(PTCA)、支架置入术、定向性斑块旋切术(DCA)、斑块旋切吸引术(TEC)、斑块旋磨术及激光血管成形术等。

【常见并发症及处理】

1. 冠状动脉穿孔和心脏压塞 大多由于导引钢丝穿破冠状动脉所致,少数由于球囊导管或支架造成,在治疗完全闭塞病变时较易发生。发生冠状动脉穿孔时可根据穿孔的大小进行相应的处理,包括持续球囊充盈压迫、中和抗凝作用、覆膜支架置入和紧急外科手术。当明确诊断为心脏压塞时,应立即配合行心包穿刺引流。

2. 无复流(no-reflow)现象 冠脉无复流是指冠状动脉行球囊扩张或支架置入后狭窄解除,且无血管痉挛、夹层、血栓形成等机械阻塞因素存在,但即刻造影却显示冠脉前向血流急性减少(TIMI血流≤2级)的现象。多见于急性冠状动脉综合征富含血栓的病变及退化的大隐静脉旁路移植血管病变的介入治疗及斑块旋磨术治疗时,可造成严重后果。应立即在冠状动脉内注入硝酸甘油或钙拮抗药,也可用腺苷冠脉内注射。血流动力学不稳定者,除用升压药物外,应立即使用主动脉内球囊反搏。

3. 冠状动脉痉挛或急性闭塞 可由于导管的刺激、造影剂的影响等原因引发冠状动脉急性狭窄或闭塞性改变,可表现为相应导联心电图ST段的改变,患者也可出现心绞痛症状。处理可重复冠状动脉内注射硝酸甘油、维拉帕米以及GPⅡb/Ⅲa受体拮抗药。血流动力学不稳定时,除用升压药物外,应立即使用主动脉内球囊反搏。

4. 严重心律失常 由于导管刺激引发的心律失常处理见冠状动脉造影并发症。在急性心肌梗死患者行急诊PCI时容易发生再灌注心律失常,多发生于血管开通5min以内,以右冠状动脉血管较为多见。临床可表现为缓慢性心律失常,如窦性心动过缓、窦性停搏、房室传导阻滞,也可表现为快速性心律失常,如室性自主心律、室性心动过速、室颤。对于缓慢性心律失常,可给予阿托品0.5~1mg静脉注射,严重时可置入临时起搏器。加速性室性自主心律一般不用处理,必要时可给予阿托品提高窦性心律治疗。有血流动力学紊乱的快速性室性心动过速,应立即给予电复律治疗,并给予抗心律失常药物治疗。

5. 对比剂过敏 目前使用的血管对比剂均为含碘对比剂,与血液混合后可释放出碘原子,从而引起变态反应。对比剂过敏的发生有时极其凶险,除一般皮肤反应外,严重的可出现喉头水肿、呼吸困难、过敏性休克等,因此早期识别则显得至关重要。PCI过程中突然出现的低血压或高血压、头面部或躯干部皮肤瘙痒或皮疹对比剂过敏的早期表现。一旦确定过敏反应,可给予地塞米松10~20mg静脉注射,并可合并给予异丙嗪等抗组胺治疗。发生过敏性休克者,应立即给予肾上腺素同时快速补充有效循环血量。

6. 血管迷走反射 血管迷走反射主要发生与血管穿刺时和术后拔除鞘管时,患者表现为胸闷、头晕、恶心、呕吐、面色苍白、出汗等不适,严重者可表现为晕厥、休克。发生血管迷走反射时,应保证患者处于平卧位,头偏向一侧,防止呕吐物引起患者窒息,可给予阿托品静脉注射,同时给予输液扩容等抗休克治疗。

一、经皮冠状动脉腔内成形术

经皮冠状动脉腔内成形术(PTCA)是经外周动脉穿刺、插管,送入球囊导管,扩张狭窄的冠状动脉,达到血流通畅的目的。

【适应证】

1. 稳定性劳力型心绞痛。
2. 单支或多支冠状动脉病变。
3. 不稳定性心绞痛、急性心肌梗死。
4. PTCA术后再狭窄、冠状动脉旁路移植术后移植血管狭窄。

【禁忌证】

1. 严重心肾功能不全,出血性疾病患者。
2. 冠状动脉钙化或偏心性狭窄及完全闭塞者。

3. 冠状动脉多支广泛性弥漫性病变者。

【用物准备】

1. 冠状动脉造影用品1套。
2. 球囊导管1根(球囊直径2.5～3.0mm、长2～2.5cm),6F、7F、8F、9F导引导管各1根,经桡动脉插管应备Amplatz引导导管。
3. 引导导丝直径0.356mm、长180～300cm。
4. 专用压力泵1个。
5. 带阀Y形接头1个。
6. 临时起搏器及导管1套。
7. 药品:利多卡因、造影剂、肝素、地塞米松、地西泮、硝苯地平、硝酸甘油、阿托品、0.9%氯化钠注射液、葡萄糖氯化钠注射液、对比剂等急救药品。

【操作方法】

1. 选择穿刺置管位置,如常选用股动脉、也可经肱动脉或桡动脉穿刺。
2. 局部麻醉下行股动脉穿刺置入所选用的带止血活瓣的鞘管,注入肝素10 000U,操作每延长1h自静脉补充肝素3000U插入引导导管进行冠状动脉造影。
3. 经鞘管插引导导管在引导钢丝引导下,将引导导管尖端送至预扩张的冠状动脉造影,显示病变位置及病变特征。沿引导钢丝,将球囊导管送至病变部位,用稀释的造影剂充盈球囊行扩张术。
4. 经引导导管行冠状动脉造影,判定疗效。
5. 酌情保留股动脉内鞘管。压迫已撤出鞘管的穿刺部位,止血后加压包扎。

【护理措施】

1. 术前护理

(1)向患者介绍PTCA的目的、方法及注意事项,减轻其疑虑、恐惧心理。术前3d开始口服肠溶阿司匹林300mg+氯吡格雷75mg,1次/日;急诊患者术前口服肠溶阿司匹林300mg+氯吡格雷600mg。

(2)术前训练床上排便,以免术后发生尿潴留。

(3)备腹股沟及会阴部皮肤,做抗生素、碘过敏试验。

(4)行桡动脉穿刺者做Allen试验,判断能否行桡动脉穿刺及插管。

(5)完善术前各种检查及知情同意书的签署。

2. 术中护理

(1)认真查对病历,了解患者姓名、年龄及各种检查结果,如生化、感染五项、胸部X线片、冠脉CT等。

(2)做好患者的解释和安抚工作,协助患者仰卧于导管床上,行静脉输液、心电监护、持续吸氧。

(3)备好术中用物及用药,协助术者穿衣,配合术者手术,严格无菌操作。

(4)手术过程中密切监护患者生命体征的变化,患者病情发生变化时及时配合抢救。

3. 术后护理

(1)患者术后持续心电监护,密切观察心电示波及生命体征,观察有无ST段下移、抬高或T波倒置。

(2)静脉输液500～1000ml,促进造影剂排泄。

(3)遵医嘱应用3d抗生素预防感染。

(4)PTCA术后常规给予肝素抗凝以预防血栓形成。应按医嘱准确给药,严格掌握剂量和时间,并注意观察有无出血倾向,如穿刺口渗血、皮下瘀斑、牙龈出血等。

(5)股动脉内留置鞘管部位的护理:①撤出鞘管前,该侧肢体平伸,防止折损鞘管。②撤出鞘管后,压迫穿刺部位,桡动脉加压包扎6h;股动脉加压包扎24h并沙袋压迫6～8h,此期间,该侧下肢肢体平伸,制动12h观察局部有无出血、渗血。

4. 出院指导

(1)避免情绪激动,预防感冒。

(2)坚持服用抗凝药物,定期测定凝血时间和凝血酶原时间及白细胞与血小板等。

(3)用软毛牙刷刷牙。

(4)低胆固醇饮食,戒烟。

(5)6个月后复查,心前区如有不适及时就诊。

二、冠状动脉内支架术

冠状动脉内支架术是将支架置入冠状动脉内,通过导丝将装有支架的球囊导管送入病变部位,缓慢撤出球囊导管,支架被留在原位并支撑于血管壁上,用于预防球囊扩张后急性闭塞及再狭窄。

【适应证】

1. PTCA并发动脉夹层、严重内膜撕裂、急性闭塞或濒临闭塞。
2. 预防PTCA后再狭窄。

【禁忌证】

1. 出血性疾病、不能应用抗凝药者。
2. 血管直径≤2.5mm者。
3. 冠状动脉开口近端有明显动脉粥样硬化斑块。
4. 血管远端血流明显减慢者。

【用物准备】

1. 冠状动脉造影用品1套。
2. 6F、7F、8F大腔导管各1根。
3. 直径0.356mm(0.014 inch)、长180~300cm导丝1根。
4. 冠脉内支架及标准球囊导管各1根。
5. 药品准备同PTCA。

【操作方法】

1. 常规冠状动脉造影,明确病变血管位置、程度及范围。
2. 全身肝素化(按125U/kg经导管注射肝素,1h后如继续治疗,则按62.5U/kg)。
3. 球囊达冠状动脉狭窄部位,充盈球囊扩张狭窄部位后撤出球囊。
4. 经引导导管、沿导丝送入支架导管,冠脉内支架中心位于病变段中心。
5. 支架置入后球囊在支架内以高压力扩张。将球囊吸瘪,缓慢撤出球囊导管。
6. 再行冠状动脉造影,明确支架位置及膨胀情况。
7. 保留股动脉内鞘管。
8. 撤出鞘管,压迫穿刺点,止血后加压包扎。

【护理措施】

1. 术前护理　术前6d开始口服肠溶阿司匹林300mg+氯吡格雷75mg,1次/日;急诊患者术前口服肠溶阿司匹林300mg+氯吡格雷600mg外,其他护理同PTCA的术前护理。
2. 术中及术后护理　同经皮冠状动脉腔内成形术。
3. 出院指导　同PTCA。

三、冠状动脉内旋切术及旋磨术

冠状动脉斑块旋切术,通过机械装置在冠状动脉内将阻塞血流的斑块切除并移出,消除冠状动脉狭窄病变,改善远端心肌的供血。

冠状动脉旋磨术,利用高速旋转的带有微细钻石颗粒的旋磨头,将斑块研磨成细小的颗粒,从而消除斑块,增大管腔,形成光滑的表面。

【适应证】

1. 冠状动脉斑块旋切术　①大血管近端、非纤曲部位的局限性偏心狭窄病变;②前降支开口部和进端病变。
2. 冠状动脉旋磨术　①钙化性病变段狭窄长10~25mm,重度钙化;②开口部不能行球囊扩张的病变;③动脉粥样硬化。

【禁忌证】

1. 冠状动脉斑块旋切术　①冠状动脉远端、严重钙化和迂曲部位的病变;②冠状动脉完全闭塞。
2. 冠状动脉旋磨术　①病变长度为25~30mm的弥漫性病变;②有夹层征象的病变。

【用物准备】

1. 冠状动脉造影用品1套、经皮冠状动脉腔内成形术用品1套(备用)。
2. 直径0.356mm、长180~300cm导丝1根。
3. 9.5F、11F动脉引导导管各1根。
4. 带阀Y形接头1个。
5. Simpson旋切多腔导管1套。
6. 冠状动脉斑块旋磨导管。
7. 临时起搏器及临时起搏导管。
8. 药品:多巴胺、利多卡因、造影剂、肝素、地塞米松、地西泮、硝苯地平、硝酸甘油、阿托品、0.9%氯化钠注射液、葡萄糖氯化钠注射液、造影剂及急救药品等。

【操作方法】

1. 常规下行桡动脉或股动脉穿刺并插入鞘管,注入肝素10 000U。
2. 鞘管送入特制引导导管至冠状动脉口。将旋切刀具推向前端,沿导丝将旋切导管圆筒状壳置于狭窄病变部位,抵住病变,开动马达,缓慢使刀具前进切削突入圆筒内斑块(全程约5s)。可反复旋切,直至满意为止。
3. 用最大旋磨头适宜的引导导管,将其送至冠状动脉口。送入300cm交换引导导丝(柔软C型),跨过狭窄病变送入血管远端。将磨头推送至引导导管近止血活瓣处,沿导丝送至冠状动脉病变近端,踩下脚闸,使磨头缓慢前进,反复数次,直至感觉阻力消失,转速不再下降为止。
4. 旋磨术前、中、后持续给予硝酸甘油0.2mg自冠状动脉注入。
5. 4h后可拔除动脉内鞘管,压迫止血。术后处理同经皮冠状动脉腔内成形术。

【护理措施】

同PTCA。

第六节 经皮二尖瓣球囊成形术

经皮二尖瓣球囊成形术(PBMV)是经外周静脉穿刺插管,通过房间隔,将Inoue球囊送入二尖瓣口进行扩张,达到减少左心房血流阻力的目的。

【适应证】

1. 单纯二尖瓣中、重度狭窄,症状明显,且心律为窦性心律。

2. 瓣膜无明显变形,无严重钙化,无瓣下结构异常。

3. 超声心动图检查,左心房内无血栓,瓣口面积<1.5cm²。

4. 心导管检查左心房平均压>1.47kPa(11mmHg),二尖瓣跨瓣压差>1.07kPa(8mmHg)。

【禁忌证】

1. 风湿活动,体循环栓塞及严重心律失常者。

2. 瓣叶明显变形,瓣下结构严重异常者。

3. 中度以上二尖瓣及主动脉瓣反流者。

【用物准备】

1. 18号穿刺针,5F至6F扩张管各1根。

2. 6F段孔管(用于测肺动脉,左心房,左心室)压力。5F猪尾管(用于监测动脉压)、房间隔穿刺针及房间隔穿刺套管,Inoue橡胶尼龙网球囊导管,腰部直径有24mm、26mm、28mm(据瓣环大小选择)左心房导丝(环状)扩张管14F,延伸器,连接管,卡尺,刻度注射器。

3. 药品:利多卡因、肝素、地塞米松、阿托品、地西泮、硝酸甘油、造影剂以及急救药品等。

【操作方法】

1. 常规经皮股动脉、股静脉分别插入5F、6F导管鞘。再分别插入5F猪尾导管、6F端孔导管。

2. 穿刺房间隔,测左心房压。

3. 送引导球囊扩张导丝更换14F扩张器扩房间隔。

4. 撤出扩张管更换球囊导管于左心房内。将球囊置于二尖瓣口。

5. 用稀释造影剂快速充盈球囊,扩张二尖瓣口。

6. 扩张完毕,球囊退至下腔静脉,做右心导管及左心室造影。

7. 撤出导管、鞘管,压迫止血,加压包扎。

【护理措施】

1. 术前护理

(1)向患者介绍PBMV的目的、方法及注意事项,消除疑虑心理。

(2)术前应详细询问有无过敏史,并做静脉碘过敏试验。

(3)术前双侧腹股沟备皮,禁食、禁水4h。

(4)术前1天晚遵医嘱应用镇静药,保证患者良好睡眠。

(5)完善术前各种检查及知情同意书的签署。

2. 术中护理

(1)患者仰卧于导管床上,行静脉输液、心电监护、持续吸氧。

(2)静脉输液速度控制在每分钟30滴左右,切忌短时间内输入大量液体,加重患者心脏负荷。

(3)严密观察患者的反应,如发现异常情况,应立即报告术者及时处理。

(4)准确记录扩张前、后的左心房、右心室、肺动脉及主动脉压力曲线。掌握压力图形变化,监测动脉血压。

3. 术后护理

(1)术后遵医嘱监测心电图及生命体征的变化,发现问题及早处理。平卧24h,患侧肢体制动。穿刺静脉处加压包扎6~8h,穿刺动脉处加压包扎24h,并用1kg左右的沙袋压迫6~8h。

(2)观察足背动脉搏动情况,肢体的温度、颜色,穿刺部位有无渗血、肿胀。

(3)婴幼儿全麻后应注意保温,头偏向一侧,防止呕吐后误吸,患儿完全清醒后方可进水、进食。

(4)术后遵医嘱应用抗生素及抗凝药。

(5)特别应注意动脉栓塞并发症的发生,观察神志、肢体活动等情况。

4. 出院指导 ①注意保暖,减少感冒;②遵医嘱服用抗凝药物;③定期复查。

第七节 经皮肺动脉瓣球囊成形术

经皮肺动脉瓣球囊成形术(PBPV)是经周围静脉穿刺插管,将球囊导管送入狭窄的肺动脉瓣口进行扩张。达到解除或降低右心室流出道阻力的目的。

【适应证】

1. 单纯性肺动脉瓣狭窄，右心室至肺动脉连续测压，收缩压＞5.33kPa(40mmHg)。

2. 重症肺动脉瓣狭窄伴心房水平右向左分流。

3. 发育不良型肺动脉瓣狭窄。

4. 复杂型先天性心脏病姑息疗法，以缓解发绀。

5. 换瓣后引起再狭窄，对球囊扩张术为选择适应证。

【禁忌证】

1. 肺动脉瓣狭窄合并需手术治疗的心内畸形者。

2. 对于合并全身情况很差的晚期疾病。

【用物准备】

1. 右心导管检查及右心造影术用品1套。

2. 球囊导管1根。

3. 直径0.081cm、长200cm导丝1根。

4. 9F扩张管1根。

5. Inoue球囊导管的附属器材1套，如延长器、成形钢丝、卡尺、带刻度的30ml注射器。

6. 临时起搏器及电极导管1套。

7. 药品：利多卡因、肝素、地塞米松、阿托品、地西泮、硝酸甘油、造影剂等药品。

【操作方法】

1. 常规右心导管检查及右心室造影。明确肺动脉瓣口及环的内径。

2. 选择直径适当大小的球囊导管。

3. 全身肝素化（按125U/kg自导管内注入肝素）。

4. 送肺动脉导管前端至左下肺动脉远端，经导管送入导丝，前端超出导管端部，撤出导管。

5. 沿导丝送入扩张管。扩张血管穿刺口。沿导丝送入球囊导管，其中心位于狭窄部位。

6. 有低浓度造影剂充盈球囊，待球囊切迹消失后维持压力6～10s，然后抽瘪球囊，效果不满意可重复2～3次，每次间隔3～5min。

7. 撤出球囊导管，重复右心室造影、测肺动脉瓣上及瓣下压差与心排血量。

8. 拔出导管、鞘管。压迫穿刺部位，止血后加压包扎。

【护理措施】

1. 术前护理　同PBMV护理。

2. 术中护理

(1) 保证各种物品的供应。

(2) 术中观察患者生命体征的变化，做好各项监护，呼吸、血压、心率及心律的变化。

(3) 记录好心电图及所需各腔内压力。

(4) 对于不能合作的患儿在基础麻醉下行介入治疗。

(5) 准确记录术前、术后肺动脉与右心室连续压力曲线，以便进行疗效判断。

3. 术后护理　同PBMV护理。

4. 出院指导　同PBMV出院指导。

第八节　先天性心血管病心导管介入治疗

一、动脉导管未闭封堵术

动脉导管未闭（PDA）封堵术是经右股静脉穿刺插管，通过输送器置入封堵器送至PDA处，堵塞左向右分流。封堵有多种方法，目前主要采用Amplatzer法及coil法。

【适应证】

1. 单纯动脉导管未闭。

2. 动脉导管结扎术后再通。

【禁忌证】

1. 新生儿不宜采用本方法。

2. 动脉导管未闭有右向左分流，有发绀者。

3. 合并复杂的先天性心脏病。

【用物准备】

1. 左、右心导管检查及造影用品1套。

2. 直径0.0889cm（0.035 inch）、长150cm、260cm导丝各1根。

3. Amplatzer封堵器，输送器（内芯和外鞘组成，鞘管外经6F、7F）。

4. 三通开关2个。

5. 心电监护仪，电测压仪。

6. 敷料包、器械包各1个。

7. 药品：利多卡因、肝素、地塞米松、阿托品、地西泮、硝酸甘油、造影剂等药品。

【操作方法】

1. 局部麻醉或全身麻醉下行股静脉、股动脉穿刺并插入鞘管。

2. 经股静脉送入6F端孔行右心导管检查。经股动脉鞘管内送入5F猪尾导管，行主动脉弓降部造影并录像，确定动脉导管未闭的位置、大小形态。

3. 将输送器导管自肺动脉侧经未闭的动脉导管送入降主动脉。选择比所测未闭的动脉导管最狭窄直径为 2～4mm 的 Amplatzer 封堵器,安装于传送导丝顶端,经输送鞘管将封堵器送至降主动脉。

4. 待封堵器固定盘完全张开后,将输送鞘管、传送导丝回撤至未闭的动脉导管的主动脉侧,使腰部完全卡于未闭的动脉导管内。

5. 10min 后重复主动脉弓造影,观察未闭动脉导管的封堵效果。

6. 术中肝素化(0.5～1mg/kg)。

7. 撤出导管、鞘管。压迫穿刺部位,止血后加压包扎。

【护理措施】

1. 术前护理　同 PBMV 护理。

2. 术中护理

(1) 心电监护,静脉输液。

(2) 严密观察患者有无不适反应,及时发现并发症。协助医生准确记录好封堵后主动脉、肺动脉压力图形。

(3) 做好必要的抢救准备,包括药品及器械。与外科手术室保持联系,以便发生意外时行急诊外科手术。

3. 术后护理

(1) 术后遵医嘱监测心电图及生命体征的变化,发现问题及早处理。

(2) 平卧 24h,患侧肢体制动。穿刺静脉处加压包扎 6～8h,穿刺动脉处加压包扎 24h,并加压 1kg 左右的沙袋 6～8h。

(3) 观察足背动脉搏动情况,肢体的温度、颜色,穿刺部位有无渗血、肿胀。

(4) 婴幼儿全身麻醉后应注意保温,头偏向一侧,防止呕吐后误吸,患儿完全清醒后方可进水、进食。

(5) 术后遵医嘱应用抗凝药。

(6) 术后第 2 天,摄胸部 X 线片、查心电图及彩色超声心动图,观察封堵器位置及有无残余分流及脱落。

4. 出院指导

(1) 按医嘱服用肠溶阿司匹林 3 个月。

(2) 术后 3 个月内避免剧烈活动,防止封堵器脱落。

(3) 定期复查。

二、房间隔缺损封堵术

房间隔缺损(ASD)封堵术是经股动脉穿刺插管,置入输送器,经输送器置入封堵器送至房间隔缺损处,达到闭合房间隔缺损的目的。

【适应证】

1. Ⅱ孔型房间隔缺损,缺损直径<30mm 存在左向右分流。

2. 缺损边缘至冠状静脉窦,房室瓣及右上肺静脉的距离>5mm。

3. 外科手术后有残余分流的 ASD。

【禁忌证】

1. 一孔房间隔缺损及静脉窦房间隔缺损。

2. 房间隔缺损合并其他必须手术。

3. 严重肺动脉高压已导致右向左分流。

4. 下腔静脉血栓形成、盆腔静脉血栓形成导致完全梗阻。

5. 年龄<1 岁的婴儿。

【用物准备】

1. 常规行右心导管检查物品 1 套。

2. Amplatzer 封堵器,输送器由内心和外鞘组成,鞘管外径 8～12F。

3. 直径 0.089cm、长 260cm 加硬导丝 1 根。

4. 直径 0.089cm、长 150cm 导丝 1 根。

5. 彩色多普勒超生心动图仪,食管探头。

6. 药品:利多卡因、肝素、地塞米松、阿托品、地西泮、硝酸甘油、造影剂等药品。

【操作方法】

1. 局部麻醉或全身麻醉下行右股静脉插管。

2. 常规行右心导管检查。

3. 经 6F 段导管置入 260cm 的置换导丝,将前端置于左上肺静脉,沿该导丝送测量球囊导管至房间隔缺损处,造影以确定房间隔缺损直径。

4. 选该直径或比其大 1mm 的封堵器,安装于输送器内心的前端。

5. 将相应直径的输送鞘管进入左心房,再将封堵器送入左心房,待封堵器的左房侧盘及腰部张开后,回撤输送器内芯,在食管超声监视下使左心房盘与左心房壁充分相贴,腰部完全卡于房间隔缺损处内。

6. 经食管超声证实封堵器位置合适后,松开输送器内芯将封堵器释放,撤出输送装置。

7. 术后重复右心导管检查及肺动脉造影,证实疗效。

8. 术中全部肝素化(0.5~1mg/kg)。

9. 撤出导管、鞘管。压迫穿刺部位,止血后加压包扎。

【护理措施】

1. 术前护理　同 PBMV 护理。
2. 术中护理　同动脉导管未闭封堵术。
3. 术后护理　同动脉导管未闭封堵术。
4. 出院指导　同动脉导管未闭封堵术。

三、室间隔缺损封堵术

室间隔缺损(VSD)封堵术是经皮穿刺股静脉和股动脉,将封堵器经输送鞘管置入室间隔缺损处,回复或改善其血流动力学状态。

【适应证】

1. 膜周部 VSD,上缘距主动脉右冠瓣≥2mm,无主动脉右冠瓣脱入及主动脉瓣反流。
2. 肌部 VSD 通常直径＞5mm。
3. 外科手术后有残余分流的 VSD。

【禁忌证】

1. 活动性心内膜炎,心内有赘生物,或引起菌血症的其他感染。
2. 封堵器安置处有血栓存在,导管插入途径有血栓形成。
3. 严重肺动脉高压已导致右向左分流。
4. 缺损解剖位置不良,封堵器放置后影响主动脉瓣或房室瓣功能。

【用物准备】

1. 常规行右心导管检查物品 1 套。
2. 直径0.0889cm、长 300cm"面条"导丝 1 根。直径0.0889cm、长 145cm 或 150cm 超滑导丝 1 根。
3. Amplatz 圈套器,封堵器,输送器。
4. 药品:利多卡因、肝素、地塞米松、阿托品、地西泮、硝酸甘油、造影剂及急救药品等。

【操作方法】

静脉推注肝素 100U/kg。选择超滑导丝从动脉途径,右冠状动脉导管通过 VSD 入右心室,再更换"面条"导丝入主肺动脉。经股静脉送入圈套器至主肺动脉内将"面条"导丝头端抓住,将其拉出股静脉,从而建立股静脉—右心室—VSD—左心室—股动脉轨道。沿"面条"导丝将输送鞘管自股静脉送入左心室内。选择适宜的封堵器经输送鞘管送至左心室内,在透视下先打开封堵器的左心室侧盘,回撤至 VSD 的左心室侧,位置和形态满意后固定推送导管及输送导丝,继续回撤鞘管打开封堵器的右心室侧盘。左心室及升主动脉造影显示无残余分流且无主动脉反流时方可松开推送导管尾端的固定器。

【护理措施】

1. 术前护理　同 PBMV 护理。
2. 术中护理　同动脉导管术未闭封堵术。
3. 术后护理　同动脉导管未闭封堵术。
4. 出院指导　同动脉导管未闭封堵术。

第九节　外周血管病的介入治疗

一、外周血管腔内成形术及支架置入术

外周血管腔内成形术及支架置入术是经皮穿刺股动脉或肱动脉,将球囊置入病变血管进行扩张,必要时可置入血管内支架,使狭窄血管再通。

【适应证】

1. 各种病因所致的动脉狭窄性病变。
2. 动脉狭窄部位近心段、局限＜10cm、无钙化。
3. 动脉狭窄远端有缺血症状。
4. 血管搭桥术后吻合口狭窄及搭桥血管的狭窄也是相对适应证。

【禁忌证】

1. 动脉狭窄梗阻及严重钙化。
2. 动脉狭窄梗阻段病变较长＞15cm。
3. 髂动脉完全梗阻不能通过导丝。
4. 重症糖尿病。

【用物准备】

1. 常规造影用物。
2. 5F 猪尾导管、端孔导管。
3. 引导导管、超滑引导导丝[长 145~260cm,直径 0.097cm(0.038 inch)]。
4. 球囊导管(球囊直径据狭窄状况而定)。
5. Y 形接头,压力泵。
6. 常用血管内支架,自胀式支架。
7. 药品:利多卡因、肝素、地塞米松、阿托品、地西泮、硝酸甘油、造影剂及急救药品等。

【操作方法】

1. 常规股动脉穿刺并送入鞘管,经鞘管送入猪尾导管,其前端至狭窄段下方进行测压,行主动

脉造影了解狭窄部位、程度,证实诊断。

2. 首先将猪尾导管其前端送至升主动脉,送入导丝,撤出导管,沿导丝送入选择合适的球囊导管至狭窄段中心,在透视监视下,用稀释造影剂加压充盈球囊,连续测压,至压力满意则可撤出球囊,后置入内支架。

【护理措施】

1. 术前护理　同PBMV护理。

2. 术中护理

(1)术中严密监测心电图、观察心率、心律及血压变化。出现异常立即报告术者及时处理。

(2)重视患者的心理护理,尽量避免可能造成患者心理障碍的语言和行为。

(3)配合医生测量狭窄远、近端压力,确定狭窄部位,行球囊扩张后测压观察疗效。

(4)密切观察患者的反应,放支架时应向病变血管内注入肝素2000~5000U,以防血栓栓塞。

3. 术后护理

(1)患者绝对卧床24h;应定时观察足背动脉搏动情况及血管穿刺处有无出血、血肿。

(2)术后24h内静脉滴注肝素100U/h,并严密监测凝血机制。

(3)坚持服用抗凝药,定期测定出凝血时间和凝血酶原时间。

(4)6个月年后复查,如有不适感及时就诊。

二、外周血管溶栓术

外周血管溶栓术是经皮穿刺股动脉或肱动脉,将特制的溶栓导管或导丝置入病变部位血管内,泵入溶栓药物,开通阻塞血管。

【适应证】

1. 四肢动脉在原有疾病基础上急性血栓形成。

2. 搭桥血管血栓形成发生急性栓塞。

3. 心导管造影检查或介入治疗术后血栓并发症。

【禁忌证】

1. 有活动性出血和出血倾向。

2. 近期手术或外伤史(2周内)。

3. 重症高血压患者,血压24/13.3kPa(180/100mmHg)。

【用物准备】

1. 常用的血管造影管,5F、6F、7F端孔导管。

2. 5F、6F、7F动脉鞘。

3. 溶栓导管,导丝5F(cobra或crossorer)导管行溶栓。

4. 微量泵。

5. 50ml注射器。

6. 压力传感器及压力延长管。

7. 药品:利多卡因、肝素、地塞米松、阿托品、地西泮、硝酸甘油、对比剂及急救药品等。

【操作方法】

1. 常规行动脉造影,了解血栓闭塞部位,将导管前端接近血栓行尿激酶灌注。

2. 溶栓疗法中的尿激酶用量分以下3种。①高剂量:导管到位后,15min内注入25万U尿激酶,然后以25万U/h速度,连续灌注4h,以后剂量减为12.5万U/h灌注。②低剂量:导管到位后,15min内注入5万U尿激酶,然后以5万U/h速率灌注。③中等剂量:15min内注入10万U尿激酶,然后以10万U/h速率连续灌注。溶栓过程中血管造影监测,灌注溶栓药物后1.5h做首次造影,以后每间隔2~4小时进行造影,直至血栓溶解。

3. 溶栓完毕,经导管造影,证实疗效。

4. 拔出导管、鞘管,压迫穿刺点,止血后加压包扎。

【护理措施】

1. 术前护理　同PBMV护理。

2. 术中护理

(1)用微量泵将溶栓药物匀速注入体内,观察注入速度及量,严防空气注入。

(2)溶栓过程中密切观察患肢的皮肤颜色、温度、瘀斑、远端动脉搏动情况,听取患者主诉。

(3)注意观察口腔黏膜、皮肤、牙龈等处有无出血,穿刺点有无渗血、血肿。观察小便颜色。

(4)定时检测出凝血时间及凝血酶原活动度,及时向医生汇报,避免并发症的发生。

(5)溶栓过程较长,应保持灌注导管系统清洁,减少导管交换的次数,减少穿刺部位周围血肿,避免感染,使用抗生素。

3. 术后护理　同外周血管腔内成形术及支架置入术。

第十节　主动脉内球囊反搏术

主动脉内球囊反搏术（IABP）是目前心脏血管疾病临床应用比较广泛而有效的机械性辅助循环装置。1958年Harken首次描述主动脉球囊反搏的概念，1967年Kantrowitz首次在临床应用并获得成功，至今IABP在国内外已较普遍地应用，随着主动脉球囊反搏机技术的不断更新，IABP越来越成为救治重症心脏患者的"必备武器"。在手术室、心导管室及重症监护病房均可进行IABP的置入操作。

【适应证】
1. 各种原因引起的心脏衰竭。
2. 急性心肌梗死后发生的机械性并发症，如乳头肌断裂、二尖瓣关闭不全、大室壁瘤。
3. 内科治疗无效的不稳定型心绞痛。
4. 心肌缺血所致的室性心律失常。
5. 进展性心肌梗死。
6. 围术期对重症患者的支持和保护性措施。

【禁忌证】
1. 主动脉瓣关闭不全。
2. 主动脉夹层动脉瘤或胸主动脉瘤。
3. 脑出血或不可逆的脑损伤。
4. 严重的凝血机制障碍。
5. 终末期心脏。

【用物准备】
1. 主动脉球囊反搏机1台、主动脉球囊管1套、无菌治疗巾、无菌手套、无菌消毒用品、肝素盐水冲洗液等。
2. 球囊的选择与准备：根据患者身高和主动脉的大致直径选择IABP的大小，一般以球囊充气时使主动脉阻塞90%～95%较合适。球囊导管为一次性应用。根据球囊充气量的多少，分别选择4ml、9ml、10ml、15ml、25ml、35ml、40ml、50ml等不同容积的导管，供不同体重的儿童和成人使用。
3. 打开并取出无菌球囊管：用60ml注射器经单向活瓣给球囊充气，然后抽吸球囊，使之完全瘪下去；用无菌肝素盐水（生理盐水500ml+肝素0.2ml）冲洗球囊导管的中心腔。

【操作方法】
1. 取出无菌导丝，测量置入导管的长度，准确距离为患者体表穿刺点至胸骨角（Louis角）的长度。
2. 局部麻醉下行股动脉穿刺，通过穿刺针芯将"J"形引导钢丝送入股动脉并退出穿刺针。
3. 选择与所用球囊大小相吻合的扩张器，将扩张器与套管同时置入，然后退出扩张器。
4. 将完全抽瘪的球囊通过导丝引导插入降主动脉，将球囊管置于已评估好的位置。
5. 取出导丝，经中心管腔进行抽吸，将反搏机一侧的动脉压监测管与中心管腔相连，并从球囊腔内取出单向活瓣，将球囊腔的连接部分与反搏泵控制器的管道相连。
6. 将导管上起固定作用的小把手固定在患者的腿上，开始主动脉内球囊反搏术。

【护理措施】
1. 遵医嘱给予一定量的肝素；选择并检查置管一侧的股动脉、腘动脉及足背动脉的搏动情况。
2. IABP患者的半卧位应<45°，避免屈膝、屈髋引起的球囊管打折。
3. 连接一个"R"波向上的最佳ECG导联是进行IABP的重要条件，因此应注意贴牢电极避免脱落或接触不良。
4. 确保QRS波幅>0.5mV（若<0.5mV不易触发，应报请医生改变触发方式）。
5. 监测心率、心律，及时发现并预防心动过速或心动过缓或严重心律失常以免影响球囊反搏效果甚至停搏。
6. 仔细观察及发现反搏有效的征兆。循环改善的表现：皮肤、面色红润，鼻尖、额头及肢体末端转暖；尿量增多；舒张压及收缩压回升。及早发现并掌握停止治疗的指标：循环已改善，对药物的依赖性极小，多巴胺用量<5μg/(kg·min)，血压稳定[收缩压>12kPa（90mmHg）]，心脏指数>2.5L/(min·m^2)，排尿>1ml/(kg·h)。
7. IABP一般为危重患者。应做好患者的各项基础护理，循环稳定的患者应每2小时翻身及拍背1次。预防肺不张、肺炎等肺部并发症及压疮的发生。

（刘　焱　李庆印）

■ 参考文献

阜外心血管病医院护理部.2006.心血管病护理手册[M].北京:中国协和医科大学出版社.

侯桂华,霍勇.2010.心血管介入治疗护理实用技术[M].北京:北京大学医学出版社.

刘绍辉,张学军.2004.实用专科护士丛书:心血管内科分册[M].长沙:湖南科学技术出版社.

尤黎明,吴瑛.2008.内科护理学[M].北京:人民卫生出版社.

第26章

先天性心脏病外科治疗患者的护理

第一节 先天性心脏病总论

任何影响心脏发育的因素导致心脏某一部分出现发育停滞和异常称为先天性心脏病。

【病因】

1. 遗传因素 染色体异位与畸变,多基因突变,先天代谢紊乱。

2. 环境因素 高原,发育环境,辐射影响。

3. 感染 早期宫内感染、风疹、流感、流行性腮腺炎。

【预防】

加强孕妇保健,避免接触药物、辐射等高危因素,特别是在妊娠早期适量补充叶酸,积极预防风疹、流感等病毒性疾病。

【诊断】

常见典型先天性心脏病,通过症状、体征、心电图,X线和超声心动图即可作出诊断,并能估计其血流动力学改变,病变程度及范围,以制订治疗方案。对合并其他畸形、复杂先天性心脏病,可结合心导管或心血管造影等检查,了解其异常病变程度、类型及范围,综合分析,作出明确的诊断,并制订治疗方案。

【分型】

1. 非发绀型(血液左至右分流,肺血流量多)

(1)病理特点:由于心内畸形存在,造成血液左向右分流,引起肺循环血流量增加。

(2)临床表现:易患呼吸道感染,如感冒、肺炎,且肺炎不易治愈。

(3)常见病种:心房间隔缺损、心室间隔缺损、动脉导管未闭、心内膜垫缺损、肺静脉畸形引流、瓦氏(Valsalva)窦动脉瘤破入右心。

2. 发绀型(血液右至左分流,肺血流量少)

(1)病理特点:肺动脉发育不良或右心系统阻塞,造成肺循环血量减少,动脉血氧含量低。右向左分流或左、右心腔血液混合。

(2)临床表现:发绀、乏力、蹲踞、杵状指(趾)。

(3)常见病种:法洛四联症、法洛三联症、三尖瓣闭锁、永存动脉干、大血管异位、艾森门格综合征等。

3. 无发绀型(血液无分流)

(1)病理特点:在心脏畸形中,体、肺两循环之间无异常通道,无左右分流引起的肺充血,无右向左分流引起的中央发绀。

(2)常见病种:肺动脉口狭窄、主动脉狭窄、主动脉缩窄、原发性肺动脉扩张、原发性肺动脉高压或右位心。

第二节 动脉导管未闭

动脉导管原本系胎儿时期肺动脉与主动脉间的正常血流通道。为胎儿循环的重要通路,小儿出生后,动脉导管即在功能上关闭。如持续不闭合,则构成病态,称为动脉导管未闭(patent ductus arteriosus,PDA),见图26-1。

【分型】

1. 按型态分 管型,漏斗型,窗型,哑铃型。

2. 动脉瘤型分 自发性和继发性。

【病理】

PDA在先天性心血管病中居第2位。发病率

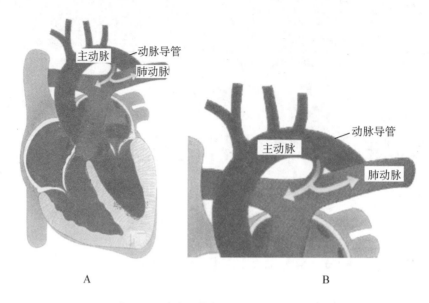

图 26-1 动脉导管未闭（B 为 A 的放大图）

女高于男。动脉导管是胎儿期连接主动脉与肺动脉的正常血管，出生后管腔会闭锁，如 1 岁后仍未闭塞，则为病理状态。未闭的动脉导管位于左锁骨下动脉远侧的降主动脉峡部与左肺动脉根部之间，粗细长短不等，大多外径 10mm 左右，长 6～10mm。外形可呈管状、漏斗状，粗短者则呈窗状。动脉导管未闭是最常见的先天性心脏病之一。由于主动脉和肺动脉的压力相差悬殊，动脉导管未闭引起连续性的左向右分流，致肺循环及回流至左心房的血流量增加，左、右心室负荷均加重。

【临床表现】

导管粗、分流量大的婴儿由于肺部充血，易有感冒或呼吸道感染，发育不良，甚至可出现左侧心力衰竭。导管细、分流量少者，则终身可无症状。

【辅助检查】

1. 心脏检查　在胸骨左旁第 2 肋间听到响亮粗糙的连续性机器样杂音，向左锁骨下窝或颈部传导，局部可扪及震颤；肺动脉明显高压者则仅可听到收缩期杂音。肺动脉瓣区第二音亢进。分流量较大者，心尖部还可听到柔和的舒张期杂音。周围血管体征有脉压增宽、宏大、颈部血管搏动增强，四肢动脉可扪及水冲脉和听到枪击音等体征，但随肺动脉压升高，分流量逐步下降而不显著，甚至消失。

2. 心电图检查　导管细小分流量小者正常或电轴左偏。分流量较大者示左心室高电压或左心室肥大。

3. X 线检查　心影随分流量而增大，左心缘向下向外延长。纵隔阴影增宽，主动脉结突出，可呈漏斗状，肺动脉圆锥平直或隆出，肺门血管阴影增深，肺纹理增粗。

4. 超声心动图　左心房、左心室内径增大。二维切面可示沟通主、肺动脉的动脉导管，并可测出其内径和长度；多普勒示有湍流而可判断出分流的大小。

【治疗要点】

外科手术单纯结扎术是一种安全、简易和有效的方法，适用于管型的未闭动脉导管。导管前壁加垫结扎术：适用于儿童病例并伴严重肺高压者。切断缝合术比较理想，但操作较复杂，注意出血倾向。

【护理措施】

1. 按心胸外科术后及麻醉后护理常规护理。行体外循环者按体外循环护理常规护理。

2. 注意血压变化，16kPa(120mmHg) 的患者给予扩血管药物，并积极控制血压。术后通常有心率增快表现。心率超过 160 次/分，注意容量的补充及给予少量镇痛药物。

3. 发现代谢性酸中毒，注意容量的补充及给予小剂量碳酸氢钠。

4. 密切观察体温、心率、呼吸、血压、胸腔引流液的性状与量，并做好记录。如有血压下降、心率增快、呼吸急促、引流量多者，提示有内出血的可能。

5. 尽早脱离呼吸机辅助，注意肺部并发症，儿童尤其是幼儿易发生肺部感染或肺不张等，应加强呼吸道护理，保持呼吸道通畅，协助咳嗽排痰，给予药物雾化吸入,定期叩背,鼓励咳嗽。动脉导管切断缝合术后早期,应避免用力剧烈咳嗽,必要时可给予镇咳药内服。伴肺动脉高压者,要严密观察呼吸,合理应用抗生素,预防呼吸道感染及呼吸衰竭。

6. 观察有无喉返神经损伤症状出现,发现声音嘶哑等,应报告医生处理。

7. 健康指导

(1)出院后应按时服用所带的药物。

(2)了解有无术后高血压:定期测血压。

(3)注意心率:动脉导管未闭术后近期心率偏快。如出院后心率持续较快,应到医院复查。

(4)动脉导管未闭手术是采用左侧后外切口,在左侧背部,故患儿术后左臂活动受限。注意纠正患儿不正确姿势,家长应鼓励患儿多活动左臂,适当的肢体练习,姿势要端正。

(5)体温一般出院时体温已正常。如出院后又有发热且持续不退者,应去医院检查。

(6)术后6个月应去医院复查。

第三节 房间隔缺损

房间隔缺损(atrial septal defect,ASD)是在胚胎期由于房间隔的发育异常,左、右心房间残留未闭的房间孔,造成心房间左向右分流,见图26-2。

【分型】

房间隔缺损分为原发孔缺损和继发死缺损。

(1)原发孔缺损:位于冠状静脉窦前下方,缺损下缘靠近二尖瓣瓣环,多伴有二尖瓣大瓣裂缺。

(2)继发孔缺损:多见,位于冠状静脉窦后上方。绝大多数为单孔缺损,少数为多孔缺损,也有筛状缺损。根据缺损的解剖位置又分为中央型(卵圆孔型)、上腔型(静脉窦型)、下腔型和混合型。继发孔缺损常伴有其他心内畸形,如肺动脉瓣狭窄、二尖瓣狭窄等。

【病理】

1. 小量分流 左心房向右心房水平分流,左心房压力大于右心房,右心房、右心室增大,肺动脉扩张后形成肺动脉高压。

2. 大量分流 肺动脉高压,心房间分流量减少,右心房向左心房分流。

【临床表现】

1. 小儿患者 常表现为肺充血或反复呼吸道感染。

2. 儿童患者 常无明显症状,少数只是易患感冒,但生长发育,活动能力不受限制。

3. 成人患者 多数右心负荷加重,出现劳累后心悸气短、易疲劳,以及心律失常等症状,症状持续加重,演变成右向左分流为主,发绀、杵状指、活动耐力下降、咯血等症状,以及腹胀、下肢水肿等右侧心力衰竭的症状。少数无明显症状,主要表现为心律失常。

【辅助检查】

1. 心电图检查 典型的病例常显示右心室肥大,不完全性或完全性右束支传导阻滞。心电轴右偏。P波增高或增大,P-R间期延长。额面心向量图QRS环呈顺时针方向运行。30岁以上的病例室上性心律失常逐渐多见,起初表现为阵发性心房颤动,以后持续存在。房间隔缺损成年人病例,呈现心房颤动者约占20%。

2. 超声心动图检查 超声心动图检查显示右心室内径增大,左心室面心室间隔肌部在收缩期与左心室后壁呈同向的向前运动,与正常者相反,称为室间隔矛盾运动。双维超声心动图检查可直接显示房间隔缺损的部位和大小。

3. 心导管检查 右心导管检查是诊断心房间隔缺损的可靠方法。右心房、右心室和肺动脉的血液氧含量高于腔静脉的平均血液氧含量达1.9%容积以上,说明心房水平有左至右血液分流。

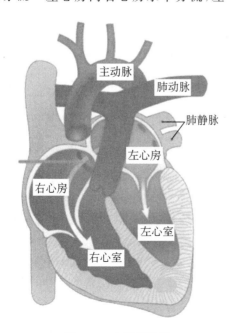

图26-2 房间隔缺损

【治疗要点】

1. 继发孔型房间隔缺损：房间隔缺损诊断确立，即使患儿无明显症状也应手术治疗。继发孔房间隔缺损的外科治疗已取得良好疗效，术后患儿生长发育正常，可从事正常的工作和劳动。手术死亡率降至1%以下。

2. 房间隔缺损治疗常规在中度低温和中度血液稀释体外循环下进行直视修补，也可在常温体外循环下直视修补。

3. 绝大部分缺损可直接缝合，巨大房间隔缺损需用人造补片或自体心包片修补。低位缺损要防止将下腔静脉开口缝向左心房及防止下腔静脉开口狭窄；高位缺损也应防止上腔静脉开口狭窄。注意防止损伤房室结。

4. 合并存在部分肺静脉异位引流者，应同时纠正。术中尚需经房间隔缺损处探查房室瓣。注意同期纠正瓣膜畸形。

5. 心脏复跳前，应特别注意左心房排气，防止脑气栓。

6. 原发孔型房间隔缺损：确定诊断后更应尽早手术治疗，手术应在体外循环下进行，首先修补二尖瓣裂。然后以涤纶片修补房间隔缺损。

【护理措施】

1. 按心胸外科术后及麻醉后护理常规护理。行体外循环者按体外循环护理常规护理。

2. 心律失常：术后24h常规动态心电图显示。出现心律失常多数是由于手术对于心房组织压迫、牵拉，使周围组织水肿所致。常发生房性心律失常，如房性期前收缩，结性期前收缩，心房扑动或心房纤颤，多为短暂性，可恢复。

3. 适当补液：患儿为左向右分流型疾病，故肺血较常人居多，所以术后应注意补液速度及量，并配合好强心、利尿的治疗。

4. 详细记录24h出入量，静脉用药、口服用药精确到每次1ml。

5. 切口疼痛：判定疼痛的轻重程度。患儿对于疼痛耐受程度不同，必要时给予镇痛药。

6. 出院指导　①注意心律变化；②注意少食多餐；③按时服用出院带药；④注意切口情况；⑤定期复查电解质。

第四节　室间隔缺损

室间隔缺损（ventricular septal defect，VSD）是胚胎期室间隔发育不全而形成的单个或多个缺损，由此产生左、右两心室的异常交通。发病率高，占先天性心脏发病率的50%，见图26-3。

【分型】

1. 膜周型。

2. 漏斗部型（动脉干下）。

3. 肌部型。

【病理】

1. 小型VSD　心室水平左向右分流，肺血流量轻度增加，左心室负荷轻度增加。为低阻力、小分流。

2. 中型VSD　心室水平左向右分流，肺血流量明显增加，肺血管增厚压力增高，左心室扩大，双心室扩大。为低至中阻力、大分流。

3. 巨大型VSD　左向右分流无阻力，肺充血特别严重，肺血管增生，肺动脉高压重，双向分流，最终右向左分流。高阻力、小分流。

【临床表现】

1. 症状　患者症状的轻重，取决于分流量的大小、肺动脉高压的程度。

(1) 小型VSD：低阻力、小分流的患者，可无症状。

(2) 中型VSD：中至大量分流者，常于婴幼儿期即出现喂养困难、发育不良、反复发生肺部感染及充血性心力衰竭。较大分流量的儿童或青少年患者，则表现心悸、乏力、不同程度的生长发育迟缓及活动耐力下降。

(3) 巨大VSD：左向右分流无阻力，左向右分流量减少，有的儿童临床症状会有短暂缓解，肺动脉高压会进一步造成双向分流或右向左分流，将出现明显的发绀、杵状指、活动耐力下降、咯血，以及腹胀、下肢水肿等右侧心力衰竭的症状。

2. 体征　心前区常有轻度隆起。胸骨左缘第3、4肋间能扪及收缩期震颤，并听到(3～4)/6级全收缩期杂音；高位漏斗部缺损则震颤和杂音位于第2肋间。肺动脉瓣区第二音亢进。分流量大者，心尖部尚可听到柔和的功能性舒张中期杂音。肺动脉高压导致分流量减少的病例，收缩期杂音逐步减轻，甚至消失，而肺动脉瓣区第二音则明显亢进、分裂，并可伴有肺动脉瓣关闭不全的舒张期杂音。

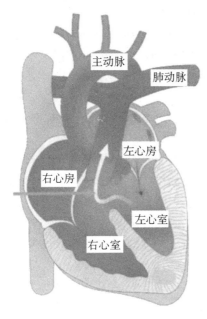

图 26-3 室间隔缺损

典型体征为胸骨左缘第 3、4 肋间有 4～5/6 级粗糙收缩期杂音,向心前区传导,伴收缩期细震颤。若分流量大时,心尖部可有功能性舒张期杂音。肺动脉瓣第二音亢进及分裂。严重的肺动脉高压,肺动脉瓣区有相对性肺动脉瓣关闭不全的舒张期杂音,原间隔缺损的收缩期杂音可减弱或消失。

【辅助检查】

1. X 线检查 中度以上缺损心影轻度到中度扩大,左心缘向左向下延长,肺动脉圆锥隆出,主动脉结变小,肺门充血。重度阻塞性肺动脉高压心影扩大反而不显著,右肺动脉粗大,远端突变小,分支呈鼠尾状,肺野外周纹理稀疏。

2. 心电图检查 缺损小示正常或电轴左偏。缺损较大,随分流量和肺动脉压力增大而示左心室高电压、肥大或左、右心室肥大。严重肺动脉高压者,则示右心肥大或伴劳损。

3. 超声心动图 左心房,左、右心室内径增大,室间隔回音有连续中断。多普勒超声:由缺损右心室面向缺孔和左心室面追踪可深测到最大湍流。

4. 心导管检查 右心室水平血氧含量高于右心房 0.9% 容积以上,偶尔导管可通过缺损到达左心室。依分流量的多少,肺动脉或右心室压力有不同程度的增高。

【治疗要点】

手术方法:全麻低温体外循环下,经胸骨正中切口。根据 VSD 的大小直接缝合或涤纶片修补。

【护理措施】

1. 监测 24h 动态心电图,观察血流动力学,并做好详细记录。

2. 心律监测:注意有无房室传导阻滞,期前收缩。

3. 呼吸系统护理:呼吸机辅助呼吸,并随时根据血气结果调整呼吸参数,氧浓度 50%,呼吸次数 20～30 次/分。

4. 严格控制出入量,适当补液:患儿为左向右分流型疾病,故肺血较常人居多,术后应注意补液速度及量。并配合好强心、利尿的治疗,详细记录 24h 出入量。

5. 控制感染:严格无菌操作,监测体温变化。术后前 3 日,测体温 6 次/日;待病情平稳后,4 次/日;过渡到 1 次/日。

6. 出院指导:①注意心律变化;②注意少食多餐;③按时服用出院带药;④注意体温变化,切口情况;⑤定期复查电解质;⑥注意增减衣服,预防呼吸道感染。

第五节 法洛四联症

法洛四联症(tetralogy of Fallot TOF)是临床上最常见的发绀型先天性心脏病,发病率为 3～6/100 万,在临床中占先天性心脏病的 11.9%～14%,占发绀型先天性心脏病的 40%～90%,1888 年法洛(Fallot)详细阐明法洛四联症是由四种不同病变:肺动脉狭窄、室间隔缺损、主动脉骑跨和右心室肥厚所组成的心脏畸形,故此病被称为法洛四联症,法洛四联症的严重程度,主要取决于肺动脉狭窄的程度(图 26-4)。

【病理】

在法洛四联症的四种病理改变中,最为重要的是肺动脉狭窄和室间隔缺损,因为主动脉骑跨与室间隔缺损的位置有关,右心室肥厚则是继发于肺动脉狭窄和室间隔缺损。法洛四联症肺动脉狭窄的特点是几乎都包含漏斗部和右心室流出道的其他部位,如肺动脉瓣、主肺动脉或分支,严重的肺动脉狭窄若使右心室至肺动脉的血流完全中断则为肺动脉闭锁,肺血来自未闭的动脉导管和(或)体肺侧

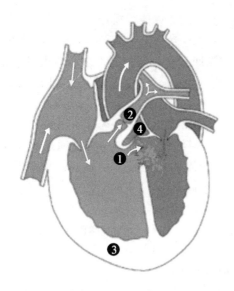

图 26-4　法洛四联症
（图中①室间隔缺损；②肺动脉狭窄；③右心室肥厚；④升主动脉骑跨）

支。法洛四联症室间隔缺损的特点：大多数位于主动脉和肺动脉下方，为嵴下型室间隔缺损和干下型室间隔缺损；此外，法洛四联症的室间隔缺损较大，直径与主动脉瓣口相近。

【临床表现】

1. 喜蹲踞　法洛四联症的小儿活动时需要经常蹲下来休息，主要因肺血量减少，活动时患者缺氧蹲踞，可减少双下肢静脉回流，又压迫动脉使体循环阻力增加，两者均减少心室水平右向左分流，从而提高血氧饱和度，缓解缺氧症状。

2. 气喘　也是常见症状之一，多在哭闹及劳累后出现，可为阵发性，严重可导致缺氧发作。

3. 血管栓塞　血液黏稠度高，容易引起各器官栓塞。

4. 发绀　为本病最突出的特征，多发生在婴儿时期，口唇及甲床明显，但在生后最初几个月中因动脉导管未闭而不出现发绀或仅在哭闹和进食中出现。肺动脉狭窄较轻或体肺侧支丰富的患儿发绀并不明显，发绀明显的婴幼儿生长发育受限。

5. 杵状指（趾）　法洛四联症患儿的手指、脚趾末端膨大如鼓状，称杵状指（趾）。

6. 心脏听诊　在胸骨左缘第2、3肋间有2～3/6级收缩期喷射性杂音，杂音的程度与肺动脉口狭窄的程度有关，狭窄越严重杂音越轻。肺动脉第二音减弱、分裂或消失。

【辅助检查】

1. 心电图　表现为电轴右偏或右心室肥厚，如右心室肥厚不明显，应想到可能有右心室发育不全等异常，如肺动脉狭窄轻及右心室水平存在大量左向右分流，心电图则表现为双心室肥厚。法洛四联症若合并心内膜垫缺损，心电图有电轴左偏及aVF导联主波向下的表现。

2. 胸部X线片　肺血纹理减少，肺动脉段凹陷，心尖上翘，形成所谓靴状心。法洛四联症的心形比正常小或大致正常，且多见右位主动脉弓。如法洛四联症的肺动脉狭窄心室水平存在大量左向右分流，胸部X线片常显示肺血管纹理增多和心脏扩大，这就难以与单纯室间隔缺损鉴别。

3. 超声心动图　主动脉内径增宽，室间隔与主动脉前壁连续中断，右心室流出道变窄，叠加彩色可见心室收缩期蓝色和红色信号，分别从右心室和左心室进入主动脉和对方心室。

4. 心血管造影　右心室造影可见肺动脉和主动脉同时显影，主动脉增宽，骑跨于室间隔上，左心室亦可显示影，也可显示肺动脉狭窄，肺动脉及其分支的发育情况。

5. 实验室检查　血细胞数量比容及血红蛋白显著增高，凝血因子较少。血氧分压饱和度下降。

【手术治疗】

1. 姑息手术

（1）Blalock-Taussing 分流术：全麻下经左或右前外侧切口，将锁骨下动脉与肺动脉吻合，使体循环血流入肺动脉。手术死亡率低，并发症少，在1%以下。

（2）中心分流术：于主动脉和主肺动脉之间用Core-Tex管搭桥。此方法简便安全，有利于再次手术分流管道。也可解除右心室流出道狭窄和肺动脉瓣狭窄而不闭合室间隔缺损，增加肺血流量，提高氧饱和度，促进肺动脉发育缓解症状。

2. 根治术　是闭合手术前存在的重要的体循环和肺循环之间的交通，彻底解除肺动脉及右心室流出道的狭窄，同时矫正所合并的其他心内畸形。

【护理措施】

1. 加强呼吸监护，预防肺部并发症　法洛四联症根治术，术后患儿自身调节功能较差，肺顺应性低，长期缺氧多伴有多器官损害。又由于左向右分流而引起肺循环淤血，常在术前有呼吸功能不全表现，术后回恢复室机械通气是加强呼吸监测的有利支柱，常规使用中等水平气道正压通气呼吸方式，呼吸机辅助48～72h，严格实行人工气道护理。

2. 加强循环监护,防治低心排血量综合征 低心排血量综合征(LOS)是 TOF 根治术后常见并发症之一。TOF 患儿因病情复杂,手术时间长,体外循环并发症多等使低心排血量发生率高,为主要死亡原因。护士须严密监测心律、左心房压的变化,术后早期按千克体重静脉应用多巴胺、多巴酚丁胺、米力农、硝酸甘油及酚妥拉明(立其丁)等血管活性药物、正性肌力药物,加强心肌收缩力、改善泵功能与末梢循环和心肺功能,预防低心排血量的发生。术后早期补充血容量很重要,以补充胶体溶液为主,维持中心静脉压 1.6~2kPa(12~15mmHg),根据尿量、出入量、心律、左心房压、中心静脉压等具体情况决定补充晶体液或全血、血浆、人血白蛋白等,严格限制液体入量和限制短时间内的快速补液,防止发生因容量负荷过度而导致的低心排血量;补液量以不超过 2~3ml/(kg·h)为宜或维持负平衡,输液速度采用微量输液泵、微量推注泵控制。定时检测血电解质,特别是血钾浓度,维持血钾 3.5~4.5mmol/L,及时纠正水电解质失衡;记每小时出入量,保证尿量不少于 1ml/(kg·h),并间歇应用小剂量呋塞米排出体内多余的水分,保持循环功能的稳定。TOF 根治术后由于手术的打击,患儿右心功能差,常会出现胸腔积液、肝大、腹水等,应密切观察肝脏大小,叩诊胸腹部,并配合医生做相应处理。

3. 防治出血及心脏压塞的发生 TOF 患儿自身凝血机制差,侧支循环丰富,体外循环时间长,凝血因子、血小板破坏较多以及手术复杂等都可导致术后出血及心脏压塞。术后应严密观察心律、左心房压、中心静脉压、经皮血氧饱和度的变化,妥善固定心包引流管,保持其通畅,特别是术后当天应每 15~30min 挤压引流管 1 次,必要时持续低负压吸引,并留意单位时间内引流量及性质,防止心脏压塞的发生。当引流量多,却突然减少,或引流不畅、经挤压无效,出现循环恶化时,应想到心脏压塞的可能,需做好第二次开胸的准备。如血性引流液每小时超过 4ml/(kg·h),且持续 2h 以上,应配合医生根据原因及时补充鱼精蛋白、输新鲜血或血小板,维持循环稳定,并做好开胸止血准备。

4. 做好患儿的保温和降温护理 术后 3d 持续监测直肠温度,调整体温至正常范围,以降低心肌耗氧量,维护心功能及其他脏器功能。

5. 消化道的护理 留置胃管,持续开放,必要时每小时用注射器抽吸,观察记录胃液量、颜色及性质。气管插管拔除后拔除胃管,如肠鸣音恢复,6h 后可以开始喂少量水,如 2h 内无恶心、呕吐现象,逐渐改为流质、软食至普食;声带麻痹者应延长禁食时间。

6. 预防感染的护理 准确及时使用有效抗生素,同时防止抗生素使用时间过长引起的二重感染。做好留置导尿管、胃肠引流管等管道护理及静脉留置针、手术切口、中心静脉压插管、桡动脉测压管、心包腔引流管、胸腔闭式引流管的切口护理,操作时严格执行无菌技术原则。如病情允许应尽早拔除各管道,避免医源性感染;认真做好消毒隔离工作,加强基础护理,避免交叉感染发生。

7. 其他 此组病例病情重,手术风险大,预后难以预测,以及医疗费用对家庭经济造成的压力,家长感到恐慌、手足无措。医务人员要同情家长的处境,多与他们沟通,认真倾听他们的烦恼和意见,耐心讲解疾病的原因和手术治疗方法,讲清术后监护配合的重要性,以取得合作。

8. 出院指导

(1)告知家长正确教育、耐心细致照顾患儿,交代患儿活动范围、活动量、活动方法,强调活动由少到多,逐渐适应正常儿童生活。

(2)严格按医嘱服用强心、利尿药,不可随意服药或增减剂量,以免发生危险。

(3)食用营养价值高易消化食品,适当限制盐的摄入量,少量多餐,食量不可过饱,更不可暴饮暴食,以免加重心脏负担。

(4)教会家长观察用药后反应,如尿量、脉搏、体温、皮肤颜色有无改变等,并告知复诊时间及所带资料。

第六节 复杂先天性心脏病

心脏存在较多畸形,如大动脉转位、完全性肺静脉异位引流、肺动脉闭锁(室间隔完整型)、右心室双出口、完全性房室管畸形、单心室、左心室发育不良综合征等。

【辅助检查】

1. 实验室检查。

2. 胸部X线片检查。

3. 超声心动图检查。

4. 心血管造影检查。

5. CT检查。

【术后监护】

1. 保持呼吸道通畅,用呼吸机辅助呼吸。心房转流术后不宜应用PEEP以免引起静脉血回流受阻。如合并肺动脉压高者,合并使用一氧化氮吸入和应用硝酸甘油、米力农等血管扩张药物者。

2. 低心排血量综合征,由于病情复杂,手术时间较长,术后出现心率快、低血压、中心静脉压、左心房压均升高,中心温度高、四肢凉,组织灌注不好尿少或无尿,代谢性酸中毒的情况,应用正性肌力药物,如多巴胺、多巴酚丁胺、肾上腺素,维持心率较快水平。根据左心房压,右心房压,肺动脉压适当补充血容量。四肢保暖,应用物理方法降中心体温。

3. 三度房室传导阻滞,给予盐酸异丙肾上腺素泵入,并配合医生安装临时起搏器。

4. 肺水肿或灌注肺,由于体外循环中炎性介质的释放,或胶体容量补充不足,可出现严重的低氧血症,肺内出血或大量肺内渗出液,X线透光度下降,严格控制出入量,给予人血白蛋白、血浆,维持正常的胶体渗透压,利用正压通气辅助呼吸,加用0.667~1.33kPa(5~10mmHg)PEEP,及时吸痰,加强胸部体疗工作。

5. 心脏压塞,由于出血、渗血,引流不畅或水肿组织压迫,心包缝合过紧导致。患者出现用药物无法矫正的低心排血量,组织灌注不足、中心静脉压高、血压下降、少尿或无尿。超声心动可诊断,配合医生开胸解除心脏压塞。

6. 胸腔积液,因为心功能较差,患者早期可见大量胸腔积液,给予穿刺或放置留置管处理,并保持其通畅。

7. 术中或术后感染,可导致心内膜感染。患者高热,寒战,白细胞增高,血培养阳性。但有可能因为抗生素的大量应用血培养为阴性。因选择适当的抗生素治疗。超声心动可发现心内膜有赘生物。必要时考虑手术解除赘生物。

(葛 怡 李庆印)

■ 参考文献

郭加强,吴清玉.2003.心脏外科护理学[M].北京:人民卫生出版社.

慕江兵,安续宁.2003.实用护理与新技术[M].北京:科学技术文献出版社.

吴清玉.2003.心脏外科护理学[M].济南:山东科学技术出版社.

第27章

后天性心脏病外科治疗患者的护理

第一节 冠状动脉旁路移植术后护理

冠状动脉性心脏病,是指各种原因引起的冠状动脉循环障碍心肌供血不足所致的心脏病,其中绝大多数是由于冠状动脉粥样硬化引起的,故又称之为冠状动脉粥样硬化性心脏病,简称为冠心病。

【病理】

冠状动脉有左、右两支,开口分别在左、右主动脉窦。左冠状动脉有1~3cm长的总干,然后分为前降支和回旋支。前降支供血给左心室前壁中下部、心室间隔的前2/3及心尖瓣前外乳头肌和左心房;回旋支供血给左心房、左心室前臂上部、左心室外侧壁及心脏膈面的左半部或全部和二尖瓣后内乳头肌。右冠状动脉供血给右心室、心室间隔的后1/3和心脏膈面的右侧或全部。这3支冠状动脉之间有许多小分支互相吻合,连同左冠状动脉的主干,合称为冠状动脉的4支。

冠状动脉粥样硬化的好发部位是左冠状动脉的前降支,尤其第一段最严重;其次是右冠状动脉,再其次是左冠状动脉的左旋支。肉眼早期动脉斑块分散,呈节段性分布。随后斑块互相融合。横切面斑块多呈新月形,偏于一侧,而管腔呈不同程度的狭窄。由于冠状动脉管腔较小,一旦发生粥样硬化,特别有继发性血栓形成或斑块内出血时,常造成管腔完全闭塞,导致心肌缺血,发生冠状动脉粥样硬化性心脏病。

【病因】

根据流行病学者的调查,冠心病的病因主要有:高脂蛋白血症、高血压、吸烟、糖尿病、肥胖、年龄、性别、高密度脂蛋白水平过低等,尤其是前四者。近年来,根据发病原因,提出预防方针,即改善生活方式、合理膳食、禁止吸烟、适度运动和积极治疗的措施,如对高血压、高胆固醇、糖尿病、肥胖等进行严格的药物控制后,病死率有所下降。

【临床表现】

1.临床类型和表现 由于冠状动脉病变的部位、范围和程度的不同,本病有不同的临床表现,一般可分为五型。

(1)心绞痛型:这是心肌急性暂时性缺血、缺氧所引起的临床综合征。表现为心前区阵发性疼痛或紧迫感,疼痛常放射至左臂和左肩等部位。每次发作持续3~5min,发作可一日数次,也可数日一次,休息或用药物(硝酸甘油)可以缓解。用力、情绪激动、受寒、饱餐等增加心肌耗氧情况下可诱发;有时候心绞痛不典型,可表现为气憋、晕厥、虚弱、嗳气,尤其在老年人。本型为一时性心肌供血不足所引起,心肌多无组织形态改变。

(2)心肌梗死型:这是心肌严重而持久的缺血、缺氧所引起的较大范围的坏死。表现为持续性剧烈压迫感、闷塞感,甚至刀割样疼痛,位于胸骨后,常波及整个前胸,以左侧为重。区别于心绞痛的是,疼痛持续更久、更重,休息和含化硝酸甘油不能缓解。有时候表现为上腹部疼痛,容易与腹部疾病混淆。伴有低热、烦躁不安、多汗和冷汗、恶心、呕吐、心悸、头晕、极度乏力、呼吸困难、濒死感,持续30min以上,常达数小时。应立即就诊。心肌梗死发生机制如下:①冠状动脉粥样硬化并发血栓形成,或斑块内出血,导致冠状动脉急性阻塞;②冠状动脉粥样硬化并发持续痉挛,导致冠状动脉急性阻塞;③在狭窄性冠状动脉粥样硬化的基础上,由于遇到心脏负荷增大(如重体力劳动、情绪激动等),使心肌需氧量骤然增加,狭窄的冠状动脉供血不足。

（3）隐匿型或无症状型：很多患者有广泛的冠状动脉阻塞却没有感到过心绞痛，甚至有些患者在心肌梗死时也没感到心绞痛。部分患者在发生了心脏性猝死，常规体检时发现心肌梗死后才被发现。部分患者由于心电图有缺血表现，发生了心律失常，或因为运动试验阳性而做冠状动脉造影才发现。本型特征无症状，但有心肌缺血的心电图改变。心肌无组织形态改变。

（4）缺血性心肌病型：长期心肌缺血所导致的心肌逐渐纤维化，过去称为心肌纤维化或心肌硬化。表现为心脏增大、心力衰竭和(或)心律失常。

（5）猝死型：指由于冠心病引起的不可预测的突然死亡，在急性症状出现以后 6h 内发生心搏骤停所致。主要是由于缺血造成心肌细胞电生理活动异常，而发生严重心律失常导致。

近年来有人提出急性冠状动脉综合征一词，指由于冠状动脉急性变化，血流突然减少，引起不稳定型心绞痛、急性心肌梗死或猝死。

2. 体征　一般病例在未发作时可无特殊体征，但大多数在发作前即有轻度高血压、心率增快。发作时部分病例可有房性奔马律、心尖双冲动。伴有乳头肌功能不全者，心尖区可有明显的收缩期杂音。在心肌梗死时，心音常减弱，伴有舒张期奔马律，多数患者心律失常、血压下降，可有心包摩擦音。除在发病的 72h 内有 50% 以上发生严重的心律失常外，可并发心源性休克和(或)心力衰竭等相应体征。

【辅助检查】

1. 心电图　常规 12 导心电图快捷方便，无创及时，费用低，是基础应用最普及的检查手段，心电图主要表现为 ST-T 改变，但存在一定的假阳性及假阴性。

2. 动态心电图　就是常说的 Holter，指连续记录心脏的电活动，计算机分析，获得心率及 ST-T 的同步趋势图，对心律失常、晕厥者意义较大。

3. 心电图运动试验　通过运动增加心脏负担，以激发心肌缺血。运动方式有踏板或蹬车，心电图改变主要以 ST 段水平型或下斜型压低 ≥1mm(0.1mV)，持续 2min 为阳性标准，此检查方便廉价，有一定的风险，即存在诱发心律失常、心绞痛可能。

4. 核素显像　是判断局部心肌血流的灌注的无创方法，灵敏度 80%～90%，准确性 70%～85%，缺点是特异性不高，不易与其他心脏病鉴别。

5. 多层螺旋CT　一般指 64 层以上的螺旋CT，敏感性 93%，特异性 96%，方法快捷且无创伤，价格昂贵，受支架金属伪影，管壁存在明显钙化等因素影响，且对狭窄病变及程度的判断仍有一定的限度，不能取代冠状动脉造影。

6. 冠状动脉造影　是目前冠心病诊断的"金标准"。可以明确冠状动脉有无狭窄，狭窄的部位、程度、范围等，同时进行左心室造影，对心功能进行评价，并据此指导进一步治疗，如行内科球囊扩张会或给予支架置入，或推荐行外科冠状动脉旁路移植等。

7. 超声和血管内超声　心脏超声可以对心脏形态、室壁运动以及左心室功能进行检查，是目前最常用的检查手段之一。对室壁瘤、心腔内血栓、心脏破裂、乳头肌功能等有重要的诊断价值。血管内超声可以明确冠状动脉内的管壁形态及狭窄程度，是一项很有发展前景的新技术。

8. 心肌酶学检查　是急性心肌梗死的诊断和鉴别诊断的重要手段之一。临床上根据血清酶浓度的序列变化和特异性同工酶的升高等肯定性酶学改变便可明确诊断为急性心肌梗死。

9. 心血池显像　可用于观察心室壁收缩和舒张的动态影像，对于确定室壁运动及心功能有重要参考价值。

以上几种冠心病的检查方法，各有优缺点，无论哪一种检查都得结合临床表现综合全面的分析，才能提高冠心病诊断的准确性。

【治疗要点】

1953 年体外循环技术的应用使真正意义上的心脏直视手术成为可能。自 20 世纪 60 年代世界上第 1 例冠状动脉旁路移植术(CABG)获得成功以来，该手术作为冠心病的重要治疗方法，得到了广泛的应用和深入研究。

CABG 是通过移植患者其他部位的血管在冠状动脉上搭一个桥梁，让血液通过这个桥梁输送到心肌组织，从而绕开冠状动脉堵塞的部分；是治疗冠心病所引起心绞痛、心肌梗死及其并发症最为有效的治疗方法之一，能有效地解除或缓解症状，改善心肌缺血，提高生活质量，延长寿命。目前外科采用主要的治疗方法有：单纯 CABG，分为体外循环下 CABG 和非体外循环下 CABG；CABG 同期室壁瘤切除术或室壁瘤闭式折叠术；CABG 同期瓣膜置换术；CABG 同期干细胞移植术；CABG 同期室间隔穿孔修复术;外科CABG同期内科介入支架置入术等。

【护理措施】

1. 术前护理重点

(1)预防心绞痛的发作和心肌梗死的发生

①了解患者心绞痛发作规律,避免诱发因素,如情绪激动、过度用力等。

②起床要慢,避免直立性低血压,预防跌倒。

③保持大便通畅,放松排尿,避免用力大小便。

④保持良好心态,避免焦虑及恐惧,树立治疗信心。

⑤避免寒冷刺激,注意保暖。

⑥禁烟,禁饮浓茶、咖啡及进食刺激性食物。

⑦饮食宜清淡、易消化、低盐、低脂、低胆固醇,少食多餐,避免过饱。

⑧夜间迷走神经兴奋,心率减慢,可将床头抬高。

⑨术前1d,调整心态,保证良好睡眠。

(2)抗凝问题:①冠心病患者常规口服阿司匹林类抗凝药,抑制血小板聚集,预防和治疗冠心病;②血小板半衰期为7~9d;③手术前5~7d应停用抗凝药物,避免术中、术后凝血功能障碍。

(3)冠心病合并其他病变

①并存高血压者:控制血压,减少心绞痛发作。

②并存高血脂者:降低高血脂可改善冠状动脉供血,减轻心绞痛,对预防急性心肌梗死、脑卒中十分重要。

③并存糖尿病者:积极控制糖尿病对防治心绞痛是有益的,对预防术后感染、肾功能不全也是很有益的。

④对肥胖者:宜节制饮食,对预防术后切口不愈合,术后肺功能不全有重要意义。

2. 术后护理

(1)CABG术后常规护理

①保持氧供和氧需的平衡。增加氧供:提高供氧浓度;降低氧耗:维持与心功能相适宜的心率、血压和体温,避免过高,适度镇静避免烦躁。

②预防围术期心肌梗死的发生。尽早发现术后ECG的变化,持续心电监测,每日定时做心电图,发现心电监测变化并存临床循环不稳定时,及时做ECG,必要时做床旁超声和心肌酶检查;持续血流动力学监测:包括持续有创血压、持续心排血量、持续肺动脉导管监测,如CVP、PAP、PCWP等。

③维护呼吸功能。保持呼吸道通畅,充分供氧,维持适宜的动脉氧分压;有效体疗;X线摄片;尽早下床活动。

④确保血管桥的通畅。有效及时的抗凝治疗,术后6h出血不多开始肝素抗凝治疗,术后1d开始服用阿司匹林等抗凝药物;观察用药后反应,如有无心包积液、消化道出血等征象。

(2)CABG术后并发症监护

①低心排血量:CABG术后部分患者发生低心排血量,严重影响术后康复,甚至危及生命。监护时借助S-G导管技术,进行血流动力学、持续心排血量和肺静脉血氧饱和度(SVO_2)的监测,迅速判断导致低心排血量的原因并配合医生采取相应的治疗措施。监护时重点如下。

a. 血流动力学监测:提示低心排血量的指标为,心排血指数<2 L/(min·m^2)、SVO_2下降、收缩压低于12kPa(90mmHg)、心率增快、中心静脉压上升,临床表现尿量显著减少或无尿、四肢末梢循环不良,辅助检查床旁X线片和超声提示确诊。

b. 药物治疗:给予正性肌力药物、血管扩张药、调整内环境药物、抗心律失常等药物纠正。

c. 辅助治疗:长时间处于低心排血量状态,可导致各重要脏器供血不足,严重时危及生命。当药物治疗不能改善或纠正低心排血量时,尽早应用主动脉内球囊反搏(IABP)或心室辅助治疗,同期做好基础护理、营养支持,预防酸碱电解质紊乱、感染、压疮等。

②低氧血症:低氧血症乃至顽固性低氧血症,是CABG术后常见的并发症,可导致患者住ICU时间延长或并发更严重的并发症而影响CABG手术的效果。术后监护重点如下:

a. 维持正常范围的血流动力学参数和心排血量,SVO_2的监测对氧供需平衡提供了重要指导意义,控制血红蛋白10g/L左右。

b. 纠正体外循环造成的肺损伤。结合X线片配合医生补充胶体,适时利尿;确保供氧,应用呼吸机及时的调整呼吸机参数,如潮气量、氧浓度、PEEP等;撤除呼吸机的可行鼻塞和面罩双吸氧,必要时行呼吸机加压给氧;降低耗氧因素。如体温高、烦躁不安的行降温、镇静等措施。

c. 老年患者由于呼吸系统的退行性改变,功能降低,生理上就存在着潜在的低氧血症,监护时更强调气道管理和预防VAP的发生,脱机后在适时镇痛和夜间充分休息好的前提下,协助患者早活动、加强体疗、增加营养。

d. 注意肾灌注的观察。在满足有效循环血容量的前提下,积极配合利尿,据报道心、肺、肾在低氧血症中的关系相互影响,相互制约,监护时兼顾三者功能和参数的观察,及时调整才能很好的预防和纠治低氧血症。

e. 预防肺部感染。肺部感染在术后低氧血症的发生中起着较大的作用,监护中在加强手卫生管理的同时做好气道管理和细菌学培养,协助医生及时调整抗生素。

③高血压:CABG 术后患者发生高血压,即使是一过性高压也可能会对患者心脑血管造成重大的并发症,严重时可危及患者生命。监护时配合医生有效的预防和控制高血压,及时地纠治已出现的并发症,是使患者安全度过 CABG 术后危险期的重要工作。

a. 仔细观察血流动力学变化,依据年龄、术前血压、术后胸液量、患者的肾灌注量调控血压在适宜的范围。

b. 观察引发高血压的可能诱因,如应激、初醒、低温、疼痛、紧张、烦躁、一过性恶心、吸痰操作、尿管不适感、胃肠胀气等。配合医生及时控制。

c. 血压控制不佳导致的并发症观察,如术后早期渗出血造成的血容量过快丢失、脑血管意外导致的脑功能障碍、高压性利尿导致的电解质紊乱、心肌氧耗和左心负荷的增加导致的心功能下降等。

d. 对于出现高血压或术前合并高血压的,配合医生给予降血压药物治疗,如:容量负荷重的应用利尿药,外周阻力高的应用血管扩张药,低温寒战的给予复温和肌松药,疼痛、烦躁的给予镇痛和镇静类药物,有基础高血压或应激的可选用静脉或鼻饲给予钙拮抗药、α 受体阻滞药或 β 受体阻滞药。

④心律失常:CABG 术后心律失常以室上性心动过速、房颤多见,也有心肌再灌注损伤、严重低心排血量、围术期心肌梗死、严重内环境紊乱等引起的室性心律失常。临床患者可出现烦躁不安、心排血量降低、心肌耗氧增加,严重者可影响血流动力学。监护如下:

a. 观察并及时查找诱发心律失常的因素,如酸碱电解质紊乱、低氧血症、低心排血量、体温过高、容量不足、起搏器设置不当、药物作用等。

b. 配合医生实施有效的治疗。酸碱电解质紊乱及时调整至正常水平;应激、烦躁的及时给予镇静、镇痛药;低氧血症的按其常规纠正;体温过高、容量不足引起的及时实施降温护理和有效的容量补充;起搏器设置不当的依据患者自主心率调整起搏器的频率、输出电流和感知,强调起搏器感知一定设置在按需起搏上;药物因素诱发的,护理时严格按用药管理制度实施,特别注意抗心律失常静脉推药的速度,避免速度过快引发的严重心律失常。

c. 房颤患者的护理。术后房颤是 CABG 术后最常见的心律失常,发生率高达 15%~27%。发生房颤的危险因素有右侧冠状动脉狭窄、高龄、男性、房颤病史、充血性心力衰竭病史、手术时经右上肺静脉减压、心肌阻断时间过长等。护理时主要在纠正酸碱和电解质紊乱、改善缺氧、补充容量的基础上,静脉注射毛花苷 C(西地兰)、胺碘酮(可达龙)、美托洛尔(倍他乐克)等,对于出现快慢综合征的患者,抗心律失常同时应使用起搏器保驾,预防心率过慢。

d. 围术期心肌梗死的护理:心肌梗死急性期手术的术中和术后发生严重心律失常的比例高,且与年龄、冠状动脉病变支数、移植支数、手术方式等有关。术后监护重点是:及时纠正酸碱电解质紊乱;维持满意的血压灌注;出现频发室性期前收缩的及时给予利多卡因 50mg、100mg 静脉推注或 4:1、8:1 利多卡因静脉泵入,也可应用胺碘酮静脉泵入;出现室速或室颤的配合医生及时除颤纠治,频繁室颤的可选择一次性除颤电极片。术后发生急性心肌梗死而出现恶性心律失常的,在配合医生应用抗心律失常药物和电击除颤的同时,做好相关心电图、心肌酶、床旁超声等检查,如仍无法稳定血流动力学,做好置 IABP 或进手术室探查的准备。

⑤糖尿病:有研究报道 CABG 围术期:患者均存在不同程度的胰岛素抵抗(IR);体外循环(CPB)是引起高血糖及 IR 的主要原因;冠心病患者由于术前存在 IR,术中则更为加重。持续的高血糖和 IR 对患者的术后恢复有非常不利的影响,增加术后并发症的发生,甚至导致患者死亡。监护要点如下。

a. 血糖监测:依据血糖水平、控制血糖药物的使用和对患者影响程度,如酸碱失衡、感染、肾功能不全等及时准确的监测血糖。

b. 血糖调整范围:控制血糖要求空腹 6.0~8.0mmol/L,餐后 8.0~10.0mmol/L。

c. 胰岛素使用:术后早期遵医嘱实施静脉泵入胰岛素,根据血糖监测调整用量;皮下注射胰岛素,要求监测餐前和餐后 2h 血糖;口服降糖药物。

d. 并发症的预防与护理：感染是最易发生的并发症，防治切口、有创管路、气道、泌尿系统、皮肤等感染；监测肾功能指标，观察尿量，预防肾功能不全；避免胰岛素使用不当引发的血钾紊乱和低血糖反应。

⑥肺部并发症：由于经典的CABG的并发症80%与体外循环（CPB）有关，CPB介导的全身炎症可涉及各个器官，肺与心脏一样在CPB中经历了缺血、再灌注过程，导致肺的缺血再灌注损伤，"灌注肺"是CPB过程中最严重的肺损伤表现。部分患者术前合并肺部基础病变，如长期的肺淤血导致的肺循环高压、COPD、慢性支气管等，术后肺部并发症是监护中预防和护理的重点：a. 配合医生改善心功能，减少肺淤血，加强强心、利尿和扩血管治疗。b. 存在肺循环高压的按其常规护理。c. 预防呼吸机相关性肺炎，从气道管理到护理和操作严格按规范流程实施。d. 强化基础护理，如按需按时体疗、口腔清洁等。e. 加强营养，增强机体抵抗力。f. 配合X线片、细菌学检查等，及时调整用药并观察效果。

⑦脑部并发症：CABG术后脑部并发症是导致死亡和生活质量下降的主要原因之一。由于体外循环手术，术中、术后脑血管灌注不足，脑细胞缺血缺氧，部分患者术前合并颈动脉狭窄和脑梗死等导致患者脑部并发症的发生。有文献报道CABG术后患者脑部并发症的表现为两类：一类表现为脑血管或缺氧性脑病并伴有神经系统局灶体征，如一侧肢体活动无力、舌尖、口角㖞斜、吃饭呛咳等，可经头部CT、MRI或脑电图证实；另一类表现为短暂的精神症状、谵妄、定向力障碍等。故应加强术后患者意识的监测。

a. 神经系统评估，重点是瞳孔、意识、肢体活动、视听觉等；加强血压、血氧、血糖监控在正常范围，有助于脑损伤的恢复；配合医生治疗脑水肿和使用脑神经营养药物。

b. 精神系统评估，如谵妄、异常兴奋、妄想等严重精神症状，治疗期间患者病情时有反复。配合医生给予镇静，如肌内注射地西泮和口服抗焦虑等药物治疗，同时各班加强患者安全防范措施并严格交接班，防止拔管、碰伤、坠床等恶性事件的发生。

c. 提供良好的氧供是促进受损脑细胞恢复的基础，监护时确保呼吸道通畅，及时清除气道分泌物；加强全身营养支持，可行肠道内营养和深静脉高营养，保证每日足够热量及维生素供应；预防吞咽障碍和食管反流引起的误吸。

⑧肾功能不全：肾功能不全是CABG术后严重的并发症之一，多因术前并存肾功能不全、CPB过程中低压和低流量灌注、CPB时间过长及术后早期低心排血量等导致的。术后监护如下：

a. 肾功能不全指标的观察：尿量是肾滤过率最直接的反映，护理时观察尿少可能的因素，如低心排血量、低血压或肾血流梗阻等，配合监测尿比重、是否有管型尿、血肌酐和尿素氮、血浆胶体渗透压、清蛋白等。排除肾灌注压不够的因素。

b. 配合医生治疗肾灌注不足的因素，监测血流动力学，确保有效肾灌注压，控制血浆胶体渗透压在正常的同时，配合应用多巴胺和利尿药，减少对肾功能影响的药物使用。

c. 观察肾功不全引起的危险指标和临床症状：CVP升高、高钾血症、高钠血症、血肌酐和尿素氮升高、代谢性酸中毒等引起患者心肺功能不全出现的低氧血症，内环境和酸碱紊乱导致的恶性心律失常和神经功能紊乱等。

d. 已经确诊肾功能障碍的积极配合医生行肾替代治疗。通常应用床旁血滤或血透治疗，以消除患者体内代谢废物和毒素，纠正酸碱、水、电解质紊乱，维持内环境稳定，为CABG术后患者的心、肺、肾功能恢复创造一个好的环境。血滤监护按规范流程实施。

⑨消化道出血：体外循环手术后消化道出血的最常见原因是应激性溃疡，由于术中灌注流量不足，术后低心排综合征、长时间机械通气、缺氧和感染等并发症均可导致消化道黏膜缺血、坏死。合并有术前消化道溃疡史和术后抗凝治疗者更易溃疡而出血。监护措施如下：

a. 预防消化道出血的发生：除上述因素外，CABG术后患者恶心、呕吐、有力咳嗽等均会导致一过性腹压增高，加之抗凝治疗，易并发消化道出血，故CABG术后患者均采用预防性用药治疗，如奥美拉唑40mg静脉给药等。

b. 针对高危患者进行观察：临床症状观察腹痛、腹胀、肠鸣音亢进等消化道症状伴随面色苍白、触摸腹部痛苦面容。临床阳性指标观察：胃液及呕吐物咖啡色或血色、排泄物黑粪或血便，胃液、呕吐和排泄物隐血检查呈阳性，血红蛋白或血细胞比容下降。伴随循环症状观察：急性消化道大出血的会伴有心率加快、血压下降、尿量减少等出血性休克症状，当排除了心包腔和胸腔出血，经快速补充容量,血压和CVP仍未回升的,应警惕消化道出血的发生。

c. 发生消化道出血的护理:一旦明确是消化道出血应采取禁食措施,停止使用抗凝药,及时留置胃管,进行胃肠减压、胃管引流。由于CABG术后早期难以耐受腹部手术的创伤,发生消化道出血时多倾向于非手术治疗,出血量大的及时鼻饲使用止血药,如云南白药、凝血酶、冰生理盐水加去甲肾上腺素等遵医嘱给药;同时静脉使用止血药,如维生素 K_1、巴曲酶(立止血)等,组胺H受体拮抗药,如奥美拉唑,减少消化道分泌药物,如生长抑素(思他宁)以及输入新鲜血等治疗出血的基本方法。当出血停止,循环稳定,胃液及排泄物颜色恢复正常,血色素不再下降,尝试给少量温开水或米汤鼻饲,特别观察鼻饲后消化道症状,如无继续出血倾向可逐步增加流质量,逐步过渡到半流饮食、软食等,应遵循少食多餐、易消化、低脂、低纤维、刺激小的原则。

d. 同期护理配合:加强全身营养支持,给予静脉高营养;及时纠正低心排血量;强化气道管理、预防VAP;纠正缺氧和内环境紊乱;观察并预防来自于胃肠道的菌群移位等,避免继发其他并发症。

⑩前列腺肥大对导尿的影响:CABG围术期内为便于患者病情观察需实施留置尿管。前列腺肥大,是老年男性术后排尿困难的常见原因,也是术后尿管延迟拔除的主要因素。监护重点:a. 病情恢复后,尽早拔除患者身上影响活动的管道,协助患者早下床活动;b. 术后第1天行尿管定时夹闭,患者下床后尽快拔除尿管;c. 配合医生给予口服治疗前列腺肥大的药物,如前列康。

(3)冠心病微创术后的监护:20世纪90年代,冠心病内科介入(PTCA、Stent)技术治疗的引入和发展,促进了冠心外科技术的发展,与此同时新技术、器械和设备的不断创新引入,为冠心病微创外科发展提供了可能。非体外循环CABG(OPCABG)、胸骨旁小切口和左前外小切口的不停跳冠状动脉旁路移植术(MIDCAB)、胸腔镜辅助下冠状动脉旁路移植术(VACAB)、内科介入联合外科CABG(hybrid)技术等相继展开。术后监护得到如下规范:

①微创单支病变CABG术后监护:在CABG术后常规监护的前提下,尽早拔除气管插管,早活动,早下床,缩短住院时间是其监护特点。

②冠心病OPCABG术后监护:OPCABG最大的优点是避免了体外循环可能对机体脑、肺、肾组织及凝血系统的非生理循环损伤,这对术前合并有脑、肺、肾功能不全的患者,尤其伴有全身动脉硬化、多脏器功能不全的老年患者都是一种更适宜的术式。对于体外CABG(CCABG)与OPCABG术后的监护通过近几年的文献检索和阜外心血管病医院临床病例观察发现:

a. 与CCABG相比常规的OPCABG术后护理确实具有创伤小、出血少、并发症少、恢复快的特点。

b. 由于OPCABG手术对术者的操作技术要求高,而术者的学习曲线又有差异,故OPCABG术后可能出现如术后心律失常、低心排血量等并发症。

c. 有学者研究认为老年患者术前常合并呼吸功能疾病,肺功能储备能力降低,OPCABG术后更容易受到损害,因此,术后的监护重点是人工与非人工气道的管理,预防肺部并发症的发生;Zangrillo研究表明老年患者是OPCABG术后房颤发生率的高危因素。术后这类患者应安装起搏器,观察并预防房颤的发生,出现房颤时在起搏器保驾下及时药物纠治;另有报道,对左心室功能减退的冠心病患者,CCABG与OPCABG在术后并发症比较上,低心排血量和围术期心肌梗死发生无明显差异;OPCABG技术虽然没有体外循环的影响,但仍有其他脑损伤因素存在,如术中低血压、脑氧饱和度降低等,是OPCABG术后产生脑损害的主要原因等。这就提示监护重点要按规范的相关并发症实施护理,同时还要针对不同类别的冠心病患者展开。

③冠心病同期机械损伤术后监护:冠心病同期机械损伤主要指心肌梗死后并发室壁瘤形成、瓣膜受损、室间隔穿孔的患者,应用体外循环CABG同期行室壁瘤切除、左心室形态重建、二尖瓣成形或置换及室间隔穿孔修补术是非常有效的外科治疗方法。

a. CABG合并室壁瘤术后护理:室壁瘤能引发心功能不全、恶性心律失常、血栓形成等多种并发症,直接对患者生命构成威胁,预后差,外科手术是治疗室壁瘤最有效的方法。

室壁瘤形成是发生恶性室性心律失常的解剖和电生理基础;国内谭琛等临床观察显示心肌梗死后室壁瘤并持续性室速(SVT)的难治性。低钾能触发持续性室性心动过速或心室颤动(VF),尤其在急性心肌梗死时更易发生。监护时预防并及时发现、纠治室性心律失常是非常重要的措施。

纠正引起低钾的因素,如酸中毒时给予碳酸氢钠,高血糖时给予胰岛素,低钙时给予钙剂,尿少时给予利尿等,都需要及时查钾并补钾,维持血钾 4.5～5.0mmol/L;同时要考虑镁与钾具有密切关系,镁缺乏时通过降低细胞内钾导致心律失常,故补钾同时一定补镁。

做好纠治恶性心律失常的应急准备,有研究者认为急性心肌梗死中出现所谓"警告性心律失常",如:频发、多形、成对、RonT的室性期前收缩,是出现致命性心律失常的先兆,对这类患者监护时应提前贴上一次性除颤电极片,做好随时电复律的准备,同时配合医生给予抗心律失常药物治疗,通常静脉胺碘酮 75mg 冲击给药,可间断使用,同时配合微量泵 600mg/50ml 静脉输入维持。

出现室速或室颤时,其治疗包括终止发作和预防复发。终止发作监护配合为迅速配合电除颤、同期 CPR 复苏、抗心律失常药物使用如胺碘酮、利多卡因等。预防复发的监护配合为选用胺碘酮治疗,因其具有抗心室颤动、抗心肌缺血及抗肾上腺素能作用,故能降低心搏骤停及猝死的发生率。单用无效或疗效欠满意者可合用 β 受体阻滞药,应从小剂量开始,注意避免心动过缓。

巨大室壁瘤的患者广泛、无功能的梗死心肌可导致严重的心功能不全,外科手术治疗的关键是心室减容和恢复左心室的正常形态。术后监护关键是维护左心功能,特别强调巨大室壁瘤切除、左心室成形术后血压不宜过高,心率依据术者要求维持相对快一些的水平,避免心脏瞬时负荷过重导致心力衰竭,观察、预防和纠治低心排血量,故做好血流动力学监护,为医生提供准确的病情变化信息,及时调整血管活性药物,定时床旁超声检查,以评价心功能状态。严重低心排血量时的配合医生及时应用心脏机械辅助装置。

b. CABG 合并瓣膜损伤的术后护理:病情重、术中操作复杂、手术时间长、术后呼吸机使用时间长是这类患者的特点,维护心功能是术后首要监护重点;同期并发症和病死率高,特别是心肌梗死后室壁瘤或二尖瓣反流均可导致左心室容量负荷过度或低心排血量,通常伴有不同程度心力衰竭,做好相关并发症护理可降低同期并发症和病死率;兼顾瓣膜术后护理特点,如瓣膜成形或替换术后需要华法林抗凝治疗,每日监测凝血酶原时间和活动度,要求国际标准化比值 INR 维持在 1.8～2.2。

3. 冠心病新进展监护 进入 21 世纪冠心病外科治疗迎来巨大挑战,它主要来自于内科介入技术的广泛展开,这种创伤小的治疗更易接受,许多病变轻的患者接受了 PTCA、Stent 的治疗,故冠心外科面临的挑战就是危重症患者愈来愈多。在此背景下应运而生内、外科与影像学结合的"一站式杂交"(Hybrid)技术再血管化治疗冠心病,以及终晚期冠心病外科治疗措施。围绕的监护进展如下。

(1)"一站式杂交"技术(Hybrid)的术后监护:1996 年 Angelini 报道了结合 PTCA 支架置入的"杂交"(Hybrid)CABG 技术,即利用微创技术对患者的冠状左前降支旁路移植术,同时利用介入技术为其他病变血管进行 PTCA 治疗。2007 年阜外心血管病医院实施 MIDCAB 的"一站式 Hybrid"结合 PTCA 支架置入技术,使患者安全性更高、经历痛苦更少,省时省费。监护重点如下:

①平衡好外科手术止血与内科支架抗凝之间的关系是最重要的。为此要求术后 1h 监测 ACT,将其控制在 150s 左右,出血过多时给予鱼精蛋白中和肝素治疗。

②术后第 1 天,胸液不多遵医嘱给予氯吡格雷和阿司匹林口服抗凝治疗。

③预防抗凝引发的消化道出血的并发症,给予奥美拉唑保护。

④术后当日肾功能无异常,液体入量＞2000ml,目的尽快排出介入中使用的造影剂。

⑤充分体现 hybrid 手术特点,术后患者清醒后尽早、平稳拔除气管插管,术后 1d 开始协助患者床上活动,达到早下地、早康复的目的。

(2)终晚期冠心病术后监护:终末期冠心病,常因大量功能组织细胞丧失而导致严重心力衰竭。目前,其主要治疗方式包括药物治疗、介入治疗和 CABG。但这些治疗只能重建血供、缓解症状、保护存活的心肌细胞,仅使顿抑的心肌细胞发挥功能,不能使坏死的心肌再生,以替代瘢痕组织。监护措施如下。

①冠心病血供重建同期心室成形加干细胞移植的监护:有学者认为干细胞不仅能直接分化成心肌细胞取代坏死心肌,还可通过新生血管内皮细胞,形成侧支循环来改善心肌供血。监护重点:a. 心功能维护,由于干细胞移植患者术前存在左心功能低(EF 11%～30%),术后不能马上改善心室功能,故维护好心脏功能仍是监护的重点。b. 预防心脏功能不全带来的低心排血量、恶性心律失常等并发症,以及继发的多脏器功能障碍综合征。按

相关监护要点实施。c. 同期实施心室辅助的按相关监护流程。值得注意的是干细胞移植仍存在诸多问题,有待远期随访观察和进一步探讨。

②心室辅助的监护:作为体外循环的衍生物,用人工心脏和辅助循环装置代替患者本身心脏或减低心脏负荷是一种较理想的解决方法。主要的辅助装置有:离心泵、体外循环膜肺(ECMO)和各种心室辅助装置(LVAD)。其监护重点:

a. 辅助装置的管理,确保运行安全,辅助参数设定的记载、连接患者与设备之间的管路安全及保温、置管部位的观察与护理。

b. 辅助期间观察辅助效果、配合医生调整辅助用药、呼吸机和相关的设备,做好相关检查。

c. 辅助期间并发症的预防及护理,如出血、栓塞、感染、溶血和低体温等,强调准确做好出凝血监测和抗凝监护。

d. 熟知辅助期间重点检查的项目,及时检查、追踪结果、反馈医生。如 ACT、游离血红蛋白、血浆胶体渗透压、细菌学检查、床旁 ECG、X 线片与超声等是非常规的检查重点。

e. 做好基础护理、营养支持和心理护理。

③终晚期冠心病心脏移植术后监护:对存活心肌组织明显减少的终晚期冠心病患者可以考虑行心脏移植手术。终晚期冠心病心脏移植术后护理与其他病种心脏移植术后护理有所区别。监护重点:a. 由于终晚期冠心病患者伴有糖尿病、高血压、高脂血症、高尿酸血症等基础病变,同时并存全身动脉硬化和外周血管阻力高的特点,加之移植后的应激反应、大量激素和环孢素 A 的应用,均会出现术后难以控制的高血糖、高血压、高血脂,故术后早期监控并配合治疗高血糖、高血压、高血脂等,对预防术后早期感染、肾功能不全至关重要,对预防后期冠状动脉病变,提高患者生活质量和远期生存率十分重要。b. 移植心脏的冠状血管病变和心肌缺血是影响心脏移植远期疗效的最主要因素之一。告知患者饮食不当和药物不良反应都会导致原有病变加重的知识,教会患者自我预防和监测,对提高远期生活质量至关重要。

第二节　心脏瓣膜病围术期护理

心脏瓣膜病(valvular heart disease)是临床上最常见的三大心脏病之一,严重者可明显降低生活质量,且致残率较高,长期药物治疗预后差,往往需要通过手术治疗来提高生存质量,改善长期预后。目前,我国以风湿性和感染性瓣膜病变为主,仍居后天性心脏瓣膜病的首位。西方国家已极为少见,取而代之的是二尖瓣、主动脉瓣退行性及老年性钙化性病变,以及缺血性二尖瓣病变。本节重点介绍以风湿性心脏病为主的瓣膜置换围术期护理。

【解剖生理】

正常人体心脏有 4 个瓣膜,即主动脉瓣、肺动脉瓣、二尖瓣、三尖瓣。主动脉瓣位于左心室与升主动脉之间,在心脏收缩期主动脉瓣的开放使左心室的射血通过主动脉瓣瓣口进入升主动脉,而后进入体循环的动脉系统。二尖瓣和三尖瓣均位于心房与心室之间统称为房室瓣,它们分别位于左心房与左心室的交通口及右心房和右心室的交通口上,其功能是在心室舒张期开放,使心房内的血液顺畅地流向心室,而在心室收缩期则关闭,阻止心室内的血液反流入心房。

【病因】

心脏瓣膜病是由于炎症、缺血性坏死、退行性改变、黏液样变性、先天性发育畸形、风湿性疾病及创伤等原因造成的心脏瓣膜(瓣叶)及其附属结构(包括瓣环、腱索及乳头肌等)的结构或功能异常,以瓣膜增厚、粘连、纤维化、缩短为主要病理改变,或伴有瓣环的扩张、腱索及乳头肌功能不全或断裂,以单个或多个心脏瓣膜狭窄和(或)关闭不全,导致血液前向流动障碍和(或)反流为主要临床表现的一组心脏疾病。

风湿性心脏瓣膜病是咽部甲组乙型溶血性链球菌感染后引起结缔组织的一种急性炎症性疾病,常累及心脏瓣膜,使瓣环肿胀,炎症侵蚀瓣叶以及在瓣膜上遗留下瘢痕的一种瓣膜疾病。心脏瓣膜易受风湿感染的顺序依次为:二尖瓣、主动脉瓣、三尖瓣及肺动脉瓣。其中二尖瓣病变居多。

【病理生理】

1. 二尖瓣狭窄　二尖瓣狭窄使左心房排血受阻,左心房容量及压力增高及肺静脉压升高,导致肺淤血、肺血管阻力升高,肺动脉高压,因此右心室肥厚、扩大,严重者继发功能性三尖瓣关闭不全。

2. 二尖瓣关闭不全　二尖瓣关闭不全产生二尖瓣反流,左心房容量负荷明显增加,左心房压力增高,肺淤血、肺动脉压力升高及右侧心力衰竭;左心室舒张末期容量及压力明显增加,持续的左心室容量超负荷,左心室收缩功能逐渐减弱。

3. 主动脉瓣狭窄　主动脉瓣狭窄的左心室射血阻力增加,使左心室肥厚,致左侧心力衰竭;左心室舒张末压增高使左心房压力增高,肺静脉、肺毛细血管淤血、水肿产生呼吸困难;射入主动脉内的血量减少及左心室排血受阻,引起舒张末压升高,从而降低冠状动脉灌注压,冠状动脉血流量减少;主动脉瓣严重狭窄时导致心排血量减少,产生脑供血不足。

4. 主动脉瓣关闭不全　主动脉瓣反流引发左心室容量负荷增加,左心室舒张末压升高,产生左心室肥厚、劳损及左侧心力衰竭。主动脉舒张压降低,使脉压增大,形成水冲脉,同时左心室舒张压升高使冠状动脉灌注压降低,心肌供血量减少,心肌氧供需失衡,表现为心绞痛。

【临床表现】

1. 二尖瓣狭窄　患者呈二尖瓣面容,口唇发绀、两颧暗红。左侧心力衰竭时可出现呼吸困难(劳力性呼吸困难、阵发性夜间呼吸困难、急性肺水肿)、咳嗽、咳痰、咯血、发绀等表现。右侧心力衰竭时可出现颈静脉怒张、肝大伴压痛、下肢可凹性水肿等症状。晚期可发生腹水和心源性肝硬化。听诊时心尖部可闻及舒张期隆隆样杂音。

2. 二尖瓣关闭不全　临床上,先出现的左侧心力衰竭表现是活动能力差,虚弱无力和心悸。到后期患者会出现一定程度的活动后呼吸困难。随病情的发展出现肝淤血、增大,下肢静脉水肿等右侧心力衰竭表现。心尖部可闻及响亮粗糙的收缩期吹风样杂音并向左腋下传导。

3. 主动脉瓣狭窄　在心功能代偿期,多无明显的症状,病变加重时可出现劳力性呼吸困难和劳力性缺血性心绞痛。主动脉瓣狭窄患者另一个严重症状是突发性晕厥。主动脉瓣听诊区可闻及收缩期喷射性杂音。

4. 主动脉瓣关闭不全　以充血性心力衰竭为主,可以表现为活动后的呼吸困难、端坐呼吸或夜间阵发性呼吸困难。部分患者还可表现有心肌缺血的症状及活动时的胸痛、晕厥。患者可出现周围血管征:毛细血管搏动征阳性(轻压指甲,甲床下搏动更明显);水冲脉;听诊周围动脉有枪击音。主动脉瓣听诊区可闻及舒张期吹风样杂音。

【辅助检查】

风湿性心脏病的检查包括超声心动图、选择性右心导管及心血管造影检查、心电图、胸部X线检查。

【治疗】

1. 一般治疗

(1)防治风湿热及感染性心内膜炎。

(2)防治上呼吸道感染。

(3)房颤的治疗。

(4)急性肺水肿及大咯血的治疗。

(5)改善全身及心功能状况。

2. 介入治疗　对狭窄病变可行经皮球囊瓣膜成形术。

3. 外科瓣膜手术

(1)瓣膜成形(包括瓣膜修复和放成形环)。

(2)瓣膜置换术(包括生物瓣、机械瓣、同种瓣、自体瓣)。

【瓣膜置换围术期护理】

1. 术前准备　患者术前各项准备工作直接关系到术中及术后能否顺利康复。

(1)改善心功能:一般情况较差的患者,术前应用强心、利尿、补钾药及扩张血管药治疗。

(2)采取严格治疗措施预防上呼吸道及肺部感染。

(3)配合医生完成各项化验及检查。

(4)改善营养不良患者的营养状况。

(5)安全保护:主动脉瓣患者应注意观察有无心绞痛及晕厥等症状,特别应嘱咐主动脉狭窄的患者少活动,避免情绪激动,值班护士应特别巡视这类患者,以防跌倒甚至猝死发生。

(6)心理指导工作:帮助患者树立信心,消除恐惧感,认真讲解要求与护士合作、配合及术后要注意的问题,如术前配血,备皮及个人卫生清洁工作;术后身上带的各种管道,自己不能随意动更不能拔出管道;术后刀口会有一定疼痛,医生会根据情况给予镇痛药;术后因心功能恢复期不宜多饮水会有口渴感;护士要教会患者做深呼吸及有效咳痰,嘱咐患者练习床上大小便等。

2. 术后护理

(1)按全麻、低温、体外循环置换术后护理常规。

(2)瓣膜置换术后监护重点:强心、利尿、补钾、抗凝、抗感染。

(3)瓣膜置换术后护理措施

①维护左心功能:术后严密动态监测血压、心率及中心静脉压等血流动力学变化。根据病情适

当地使用正性肌力药及扩血管药,维护心功能,准确记录出入量。术后早期注意单位时间内的液体入量,及时补充有效血容量,提高胶体渗透压,把组织间隙里多余的水分提供利尿排出体外。术后24h出入量应基本呈负平衡。

②预防心律失常的发生:瓣膜置换术后易出现心律失常。常见的心律失常有室性期前收缩、室性心动过速、心房颤动、室上性心动过速等。要熟悉上述心电图波形,术后严密监测心率、心律变化,发现异常及时上报医生。避免及消除易导致心律失常的隐患,如电解质酸碱失衡、低氧、容量过度充盈等。

③维持电解质平衡:瓣膜置换患者因术前长期应用利尿药、营养不良、术后尿多等因素易导致水电解质紊乱。为预防低钾造成的室性心律失常,术后血清钾维持在4~5mmol/L,临床上常采用30%浓度补钾,一定要选用深静脉并用输液泵匀速补充(1h不超过20mmol),并及时复查血钾结果。补钾同时也要关注镁、钙水平。

④术后出血的观察:术后密切观察引流液的性质及量,必要时进行ACT监测,如ACT大于生理值,遵医嘱给予鱼精蛋白中和肝素;如胸液>200ml/h(持续3h),则需二次开胸止血。

⑤术后观察有无心脏压塞征象:术后患者出现心率快、血压低且对升压药反应差,中心静脉压高,尿少等应及时通知医生,准备行床旁胸部X线片及超声检查。

⑥预防肺部感染:术前伴有肺动脉高压及反复肺部感染的患者,术后肺功能都会受到不同程度的损害。术后做好呼吸道护理,防止肺部并发症是使患者恢复的关键之一。

⑦术后注意监听瓣膜音质。

⑧预防出血和栓塞:术后根据瓣膜置换的种类口服华法林进行抗凝治疗,每日测定凝血酶原时间及活动度,INR比值,及时调整华法林用量。二尖瓣置换INR值维持在1.8~2.2;三尖瓣置换INR值维持在2.5~3.0;主动脉瓣置换INR值维持在二尖瓣置换底线。观察患者有无异常出血,如皮下出血、鼻出血、血痰、月经量增多等出血现象或晕厥,偏瘫等栓塞倾向。

(4)巨大心脏瓣膜病的术后护理:根据不同的病理机制引发的不同心腔变化,有针对性地进行监护是非常重要的。

①大左心室瓣膜病的术后护理:严重室性心律失常及左心功能不全为主要特征。关键是预防并及时配合医生纠治恶性心律失常。术后早期强调控制好血压和心率,保持适宜的血容量,避免刺激引发的循环波动;维持电解质平衡,血钾控制在4.5~5.0mmol/L,同时注意补镁;加强左心功能维护,预防低心排血量的发生。

②大左心房瓣膜病的术后护理:术后以肺循环高压及易并发肺感染为主要特征。监护的重点是肺不张、肺感染、呼吸衰竭等肺部并发症。术后早期气管插管和拔除气管插管后2~3d,注意结合床旁X线胸片、血气、肺部听诊等,采取措施排除并发症隐患和加强肺部护理,预防肺高压、肺感染等措施。

③小左心室瓣膜病的术后护理 术后关键是预防左侧心力衰竭,严格控制出入量及维持最佳的血压、心率。

(石 丽 李庆印 吴 荣)

参考文献

高永谦,黄方炯,韩玲,等.2000.冠状动脉搭桥术后早期室性心律失常分析[J].心肺血管疾病杂志,19:276-279.

管玉龙,董培青,潘玉春,等.1999.冠状动脉搭桥围手术期糖代谢的变化研究[J].中华外科杂志,37(17):703.

杭燕南,张马中,徐萍,等.1999.老年人围术期低氧血症防治的研究[J].中华麻醉学杂志,19(7):403-405.

李仁立,王琳.2001.心律失常临床诊治[M].北京:科学技术文献出版社.

谭琛,贾玉和,王方正,等.2005.胺碘酮治疗冠心病持续性室性心动过速的临床观察[J].中国心脏起搏与心电生理杂志,19(2):107-109.

王浩.2003.伴肺功能障碍微创冠状动脉旁路移植术2例.杭州医学高等专科学校学报,24:251-252.

吴洪斌,胡盛寿,宋云虎.2006.左心室巨大室壁瘤不同左心室成形方法的对比研究[J].中国胸心血管外科临床杂志,13(6):369-373.

姚陈.2008.冠状动脉旁路移植术后低氧血症[J].国际心血管病杂志,35(2):79-81.

易卫平,邱汉婴.2006.低钾与心室颤动[J].心脏杂志,18(4):469-471.

张萍.2007.室性心动过速治疗的新技术:生物学消融[J].临床心电学杂志,16(4):316-317.

中华心血管病杂志编委会.2001.抗心律失常药物治疗建议[J].中华心血管病杂志,29(6):323-332.

周涛,张大国,阎兴治,等.2009.年龄对非体外循环冠状动脉旁路移植手术的影响[J].中国老年学杂志,29:1388-1390.

Angelini GD, Wilde P, Salerno TA, et al.

1996. Integrated left small thoracotomy and angioplasty for multivessel coronary artery revascularization [J].Lancet,347: 757-758.

Haghjoo M, Basiri H, Salek M, et al.2008. Predictors of postoperative atrial fibrillation after coronary atery bypass graft surgery[J].Indian Pacing Electrophysiol J, 8(2):94-101.

Hosenpud JD, Bennett LE, Keck BM, et al. 1998.TIle Registry of the Intemational Society for Heart and Lung Tramplantation: lifteenth oficial report · 1998 [J].J Heart Lung Transplant,17:656-668.

Song YB, On YK, Kim JH, et al.2008.The effects of atorvastatin on the occurrence of postoperative atrial fibrillation after of-pump coronary arte bypass grafting surgery[J].Am Heart J,156(2):373.e9-16.

Zangrillo A, Landoni G, Sparicio D, et al. 2004.Predictors of atrial fibrillation after of-pump coronary artery bypass graft surgery [J]. J Cardiothorac Vasc Anesth, 18(6):704-708.

第28章

腹部损伤患者的护理

第一节 概 述

腹部损伤根据腹壁有无伤口分为开放性和闭合性两大类。开放性损伤若投射物有入口、出口者为贯通伤,有入口无出口者为非贯通伤;无论是开放性还是闭合性腹部损伤,都可能仅有腹壁损伤或同时兼有腹腔内脏器损伤,单纯腹壁伤一般病情较轻,也无须特殊处理。合并腹腔内脏器损伤时病情严重,常需紧急手术治疗。因此,评估腹部损伤的关键是确定有无腹腔内脏器的损伤。

【病因病理】

开放性损伤多由刀刺、枪弹等所引起,闭合性损伤常为高处坠落、碰撞、冲击、挤压、拳打脚踢等钝性暴力所致。腹部损伤的范围及严重程度,取决于暴力的强度、速度、着力部位和作用力方向等因素,也受解剖特点、内脏原有病理情况和功能状态等内在因素影响。肝、脾及肾的组织结构脆弱、血供丰富、位置比较固定,受到暴力打击后容易破裂;上腹受到碰撞、挤压时,胃窦、十二指肠水平部或胰腺可被压在脊柱上而断裂;上段空肠、末段回肠等肠道比较固定,比活动部分易受损;空腔脏器在充盈时比排空时更易破裂。主要病理变化是腹腔内出血和腹膜炎。

【临床表现】

由于致伤原因、受伤器官及伤情的不同,临床表现可有很大的差异。一般单纯腹壁损伤表现为受伤部位疼痛,局限性腹壁肿胀和压痛,有时可见皮下瘀斑。内脏挫伤可有腹痛或无明显临床表现,内脏穿孔或破裂者,常出现休克、腹腔内出血和腹膜炎,患者甚至处于濒死状态。

肝、脾、胰、肾等实质性脏器或大血管损伤时,主要临床表现是腹腔内(或腹膜后)出血,包括患者面色苍白,脉搏加快,严重时脉搏细弱,血压下降,甚至休克;腹痛多呈持续性,不很剧烈,腹膜刺激征不严重。但肝破裂伴有肝内胆管断裂或胰腺损伤伴有胰管断裂时,可因胆汁或胰液溢入腹腔而出现明显的腹痛和腹膜刺激征。肾损伤时可出现血尿。

胃肠道、胆道、膀胱等空腔脏器破裂时,主要临床表现是弥漫性腹膜炎。除消化道症状(恶心、呕吐、呕血或便血等)及之后出现的全身性感染症状外,以腹膜刺激征最为突出,其程度因空腔脏器内容物不同而异。通常胃液、胆汁或胰液对腹膜的刺激最强,肠液次之,血液最轻。有时可有气腹征,随后因肠麻痹出现腹胀,严重者发生感染性休克。

【辅助检查】

1. 实验室检查 红细胞、血红蛋白、血细胞比容等数值明显下降,表示腹腔内有大量失血。空腔脏器破裂时,白细胞计数和中性粒细胞比例明显上升。胰腺损伤时多有血/尿淀粉酶值升高。血尿提示有泌尿系统损伤。

2. 影像学检查 B超检查主要用于肝、脾、胰、肾等实质性脏器损伤的诊断,对内脏的外形和大小、腹腔内积液、对肝脾包膜下出血的检查有一定帮助。X线检查可了解有无气胸、腹腔内游离气体、腹膜后积气、腹腔内积液以及某些脏器的大小、形态和位置的改变。必要时进行 CT 和 MRI 检查、选择性动脉造影等,但处于休克状态患者,这些检查常受到很大限制。

3. 诊断性腹腔穿刺和腹腔灌洗术 对判断腹腔内脏有无损伤和哪一类脏器损伤有很大帮助。

4. 其他检查 对高度怀疑有腹腔内脏器损伤,但上述方法未能证实者,可做腹腔镜检查或剖腹探查术。

【治疗要点】

1. 非手术治疗　适应于轻度的单纯性实质性脏器损伤，或一时不能确定有无内脏损伤且生命体征平稳者。治疗方法包括：禁食、胃肠减压、补充血容量、应用抗生素、不随便搬动伤者、禁用镇痛药，需严密观察病情变化。

2. 手术治疗　对确认腹腔内脏器损伤者，或非手术治疗者在观察期间出现以下情况时，应终止观察，及时进行手术探查：①腹痛和腹膜刺激征有进行性加重或范围扩大者；②肠鸣音逐渐减弱、消失或出现腹胀明显者；③全身情况有恶化趋势，出现口渴、烦躁、脉率增快或体温及白细胞计数上升者；④红细胞计数进行性下降者；⑤血压由稳定转为不稳定甚至下降者；⑥胃肠道出血不易控制者；⑦膈下有游离气体，或腹腔穿刺吸出不凝固血液或胃肠道内容物；⑧经积极抗休克治疗情况不见好转反而继续恶化者。手术方法为剖腹探查术，待查明损伤部位和器官后再做针对性处理。

【护理措施】

1. 急救与护送　应先抢救威胁生命的伤情，如呼吸心搏骤停、窒息、开放性气胸、张力性气胸、明显的外出血等应迅速予以处理。应维持呼吸道通畅，积极预防休克，病人应禁食，补充血容量，及早应用抗生素和破伤风抗毒素，未明确诊断前，禁用吗啡等镇痛药。若腹部有开放性损伤且有内脏脱出，勿予强行回纳腹腔，以免加重腹腔污染，应用消毒碗覆盖脱出物，外面再加以包扎。经急救处理后，在严密的观察下，尽快护送到医院。

2. 非手术治疗及术前护理　绝对卧床休息，不随便搬动伤者，血压平稳者取半卧位。禁食，必要时胃肠减压，静脉输液补充血容量，并应用广谱抗生素防治腹腔感染，禁用吗啡等镇痛药物。做好常规术前准备。若患者腹腔内出血速度很快，应协助医生在抗休克的同时进行手术，抢救患者生命。

严密观察病情变化，监测生命体征，腹痛范围、程度及腹膜刺激症状，动态观察红细胞计数、血细胞比容和血红蛋白值。必要时重复诊断性腹腔穿刺或灌洗术、B超、X线检查或血管造影等检查。

患者突然受伤心理十分焦虑和恐惧，主要担心自己能否生存，或是否会留下残疾以及今后如何生活等。护士应取得患者家属配合，向患者讲清他的伤情以及目前的治疗情况，鼓励患者增强战胜疾病的信心，并积极配合医护人员的治疗。

3. 术后护理

(1) 体位：先按麻醉要求安置体位，待全麻清醒或硬膜外麻醉平卧6h后，血压平稳者改为半卧位，以利于腹腔引流，减轻腹痛，改善呼吸循环功能。

(2) 禁食、胃肠减压：术后禁食2~3d，并做好胃肠减压的护理。待肠蠕动恢复、肛门排气后停胃肠减压，若无腹胀不适可拔除胃管，从进少量流质饮食开始，根据病情逐渐恢复半流质饮食。

(3) 静脉输液与用药：禁食期间静脉补液，维持水、电解质和酸碱平衡。必要时给予完全胃肠外营养，以满足机体高代谢和修复的需要，并提高机体抵抗力。术后继续使用有效的抗生素，控制腹腔内感染。

(4) 观察病情变化：严密监测生命体征的变化，危重患者更要加强呼吸、循环和肾功能的监测和维护。注意腹部体征的变化，及早发现腹腔脓肿等并发症。

(5) 手术切口护理：保持切口敷料干燥、不脱落，如有渗血、渗液时及时更换，观察切口愈合情况，及早发现切口感染的征象。

(6) 腹腔引流护理：腹腔引流是腹腔内放置乳胶引流管或烟卷引流条，将腹腔内的渗血、渗液或消化液引流到体外的一种外引流方法，达到排出腹腔内的渗血渗液、坏死组织和脓液，防止感染扩散，促进炎症早日消退的目的。

术后应正确连接引流装置，如有多根引流管时应贴上标签，并妥善固定。保持引流通畅及引流管口周围皮肤清洁干燥，每日更换引流袋时，遵守严格的无菌操作。引流管不能高于腹腔引流出口，以免引起逆行感染。观察并记录引流液的性状和量，如发现引流液突然减少，患者有腹胀伴发热，应及时检查管腔有无堵塞或引流管滑脱。

4. 健康教育

(1) 加强宣传劳动保护、安全生产、遵守交通规则等知识，避免损伤的发生。

(2) 在公民中普及各种急救知识，在发生意外损伤时，能进行简单的自救或互救。

(3) 无论腹部损伤的轻重，都应经专业医务人员检查，以免贻误诊治。

(4) 指导康复期患者进食高热量、高蛋白、高维生素易消化的饮食，多饮水，多吃新鲜蔬菜、水果，禁烟酒及刺激性食物。

(5) 出院后要保持心情愉快、情绪稳定；适当锻炼，劳逸结合；增加营养，促进康复。若有腹痛、腹胀、肛门停止排气排便、伤口红肿热痛等不适,应及时就诊。

【损伤控制性手术及护理】

1. 损伤控制性手术概念　损伤控制性手术(damage control operation,DCO)主要是针对救治严重创伤患者,包括采用简便可行、有效而损伤较小的应急救命手术,处理致命性创伤;进一步复苏和计划分期手术处理非致命性创伤的治疗模式。DCO的目的是救命、保全伤肢、控制污染、避免生理潜能进行性耗竭,为计划确定性手术赢得时机。

严重创伤大出血患者常出现"死亡三联征",即低体温、严重酸血症、凝血障碍,其原因是大失血导致体液丢失,缺血缺氧致热量生成障碍,纠正休克时输入大量库血均可导致体温过低,低温时凝血酶原时间(PT)、活化部分凝血活酶时间(APTT)延长导致出血,加重消耗性凝血病,是造成创伤治疗结局不良的一个主要原因。此时再进行复杂而创伤大的手术,其结果是加重机体的生理紊乱,增加复苏的难度。损伤控制性手术是一种复杂外科问题应急分期手术的理念。

DCO已成为严重腹部损伤救治的新理念。第一阶段行初始简化手术,患者入院后经过快速的补液、术前准备,一期手术采用简单易行的方法,控制出血和阻止空腔脏器渗漏造成的污染后,快速关闭腹腔;第二阶段转入重症监护室进一步复苏,纠正凝血障碍、酸中毒和低体温;第三阶段适时对受损脏器进行确定性手术。

2. 护理措施　严重腹部损伤患者的DCO需要医疗、护理的共同努力,明确每一阶段的护理重点。救治严重腹部损伤时,护士要监测患者体温变化、酸中毒纠正情况、PT及APTT指标、有无DIC的发生等多项指标,根据监测数据的趋势,采取应对措施。

(1)第一阶段初始简化手术的护理:主要是维持有效循环,迅速建立2~3条静脉通道,用于抗休克、抗感染用药和快速补液。动态监测血流动力学指标及心电图、血气分析、尿量及血液乳酸浓度,做好紧急手术前准备。术中注意保温,手术室的室温在24~26℃,尽量少暴露患者,各种液体应加温到35~38℃后再输入,术中用37℃左右的冲洗液,术后运送患者过程中注意保暖。

(2)第二阶段复苏的护理:保持呼吸道通畅,保证充分的氧气供给;采用大容量输液泵控制输液速度,准确记录出入量,认真观察引流液量和性状;维持正常的体温,保持适宜的室内温度,盖好被褥,使用输液加温调节器将输入的液体加温至36℃左右再输入;为维护凝血功能快速补充红细胞悬液、凝血因子、血小板,使PT、APTT恢复接近正常水平;严密监测生命体征、乳酸清除时间、体温恢复时间,PT、APPT恢复时间,预防和及时发现DIC。

(3)第三阶段确定性手术的护理:此阶段维持患者内环境的相对稳定,做好确定性手术前的充分准备。术后根据麻醉和手术方式制订护理措施,预防手术后并发症。

第二节　常见内脏损伤的特点及处理

一、肝、脾破裂

脾是腹部内脏中最容易受损伤的器官,其破裂的发生率几乎占各种腹部损伤的20%~40%。已有病理改变(门静脉高压、血吸虫病、疟疾、淋巴瘤等)的脾更易破裂。按病理解剖脾破裂可分为:中央型破裂(破在脾实质深部)、被膜下破裂(在脾实质周边部)和真性破裂(破损累及被膜)。以真性破裂多见,约占85%。破裂部位较多见于脾上极及膈面,出血量较大。有撕裂脾蒂者可迅速发生出血性休克,甚至未及抢救而死亡。脾被膜下和实质内破裂者,因被膜完整,出血量受到限制,形成血肿可自行吸收,临床因无明显内出血征象而不易被发现。但有些被膜下血肿,在某些微弱外力的作用下致被膜破裂大出血,导致诊治中措手不及的严重后果。

肝破裂在各种腹部损伤中占15%~20%,右肝破裂较左肝破裂多见。肝破裂的致伤因素、病理类型和临床表现都与脾破裂极为相似。

【临床表现与诊断】

肝、脾破裂主要表现为腹腔内出血和失血性休克。脾破裂时血性腹膜炎所致的腹膜刺激征多不明显。但肝破裂后可能有胆汁溢入腹腔,因此,腹痛和腹膜刺激征常较脾破裂者明显。肝破裂后,血液有时通过胆管进入十二指肠,患者出现黑粪或呕血。B超检查是诊断肝、脾破裂的首选方法。

【治疗与护理】

对脾破裂口小而浅,出血量少,生命体征平稳,无其他腹腔脏器合并伤者可行非手术治疗，包括绝对卧床、禁食、输血输液、止血等处理，并密切观察随时准备中转手术。观察中发现继续出血或发现合并有其他脏器损伤，应紧急手术处理。可根据病情，采用生物胶粘合止血、物理凝固止血、单纯缝合修补、脾切除术等方法。

脾是体内最大的淋巴器官，是人体免疫系统的重要组成部分。在坚持"抢救生命第一，保留脾第二"的原则下，应尽量保留脾，尤其是儿童。脾切除后人体免疫系统功能的完整性遭到破坏，对病菌的抵抗力下降，容易发生严重感染。在护理过程中要做到及早、准确地发现病情变化，及时报告医生协助处理。

肝破裂以手术治疗为主，原则是彻底清创、止血，消除胆汁溢漏和建立通畅的引流。手术治疗和非手术治疗的指征与脾破裂相似。

二、胰腺损伤

胰腺损伤占腹腔脏器损伤的1%～2%，常系上腹部强力挤压，暴力将胰腺挤压到腰椎体上，造成胰腺的挫裂伤或断裂，约90%的胰腺损伤患者伴有其他邻近脏器损伤。胰腺损伤后的出血及外溢的胰液多局限于腹膜后间隙，临床症状轻微，损伤后不易发现。损伤后常并发胰瘘，因胰液侵蚀性强，又影响消化功能，故胰腺损伤者的病死率高达20%左右。

【临床表现和诊断】

胰腺损伤后，胰液积聚于网膜囊内而表现出上腹部明显压痛和肌紧张，可因膈肌受刺激伴有肩部放射痛。胰液经网膜孔进入腹腔，可出现弥漫性腹膜炎。若未及时发现和处理，漏出的胰液被局限在网膜囊内，日久可形成具有纤维壁的胰腺假性囊肿。

腹腔积液和血清淀粉酶升高对诊断有一定参考价值，腹部外伤后若血清淀粉酶明显升高，或在连续监测中呈进行性升高趋势，可提示胰腺损伤。B超检查可发现胰腺回声不均和周围积血、积液；上腹部CT检查对胰腺损伤的早期诊断具有重要的参考价值。

【治疗与护理】

高度怀疑或诊断为胰腺损伤者，应立即手术治疗，原则是全面探查、彻底清创、止血，控制胰腺外分泌及处理合并伤。"损伤控制性手术"治疗此类损伤，首先控制出血，胆道和胰腺损伤采用外引流，维持患者内环境的相对稳定，48～96h后再处理胰十二指肠损伤。

胰腺手术后容易并发胰瘘，一般发生在术后3～7d。因为有些胰瘘要在1周以后才表现出来，所以腹腔内烟卷引流可在数日后拔除，乳胶引流管需放置10d以上。术后3d内，每天采集标本做血、尿淀粉酶检查1次，以后根据具体情况而定。当患者出现腹痛、腹胀、高热及腹腔引流量增多且呈米汤样，查腹腔引流液淀粉酶含量增高，应考虑发生胰瘘。若发生胰瘘，应保证引流通畅，禁食并给予肠外营养支持，应用生长抑素（奥曲肽、施他宁）可明显减少胰液分泌量，有利于胰瘘的愈合。一般多在4～6周自愈。

三、十二指肠损伤

十二指肠大部分位于腹膜后，位置较深，损伤的发生率仅占腹部外伤的3.7%～5%。但由于其周围解剖关系复杂，一旦损伤，处理较其他脏器的损伤更为困难，伤后早期死亡原因主要是严重合并伤，后期死亡多因为诊断不及时和处理不当，引起十二指肠瘘致感染、出血和器官衰竭。

【临床表现和诊断】

十二指肠损伤多发生十二、三部。如发生在腹腔内部分，破裂后胰液和胆汁流入腹腔，腹膜炎症状和体征明显，故早期发现不难。若十二指肠破裂发生在腹膜后，早期症状和体征不明显，临床出现持续性右上腹和腰部疼痛，且进行性加重，并可向右肩和右睾丸放射，右上腹和腰部有明显的固定压痛，腹部体征相对轻微而全身情况不断恶化。部分患者可有血性呕吐物。血清淀粉酶升高。直肠指检有时可在骶前扪及捻发音，提示气体已达到盆腔腹膜后组织。

早期腹部X线平片可见腰大肌轮廓模糊，有时可见腹膜后有气泡；从胃管注入水溶性碘造影剂后，X线检查可见十二指肠周围有碘外溢。必要时可行CT检查，以助诊断。

【治疗与护理】

全身抗休克和及时剖腹探查处理是两大关键。手术时应仔细探查，方式包括单纯修补术、带蒂肠片修补术、损伤肠段切除吻合术、浆膜切开血肿清除术。术后应将胃肠减压管置于十二指肠上段，或十二指肠造口；空肠造口供术后肠内营养；腹膜后破裂者，需在修补处附近放置引流物，以减少术后并发症。

术后保持有效的十二指肠减压和引流，做好营养支持及抗感染治疗，加强基础护理，重视心理护理，都是患者康复的关键。因为十二指肠血供差，如果胃液、胆汁、胰液等消化液没有顺利排入空肠或者经造口管引流不畅，会导致十二指肠腔内压升高，再加上消化液的侵蚀，从而不利于修补处的愈合，所以，保持胃肠减压、十二指肠造口管的引流通畅，使肠腔处于空虚状态非常重要。术后要识别每根引流管并做上标记，分别接上吸引器和引流器，妥善固定防止脱落。烦躁不安或意识不清的患者应给予约束，防止引流管扭曲、折叠、受压，尤其应注意翻身时牵扯脱落。

四、小肠破裂

小肠占据中、下腹的大部分空间，受外伤的机会比较多。小肠破裂后可在早期即产生明显的腹膜炎，诊断并不困难。小肠破裂后，只有少数患者有气腹，若无气腹表现，并不能否定小肠穿孔的诊断。部分小肠裂口不大或穿破后被食物残渣、纤维蛋白甚至突出的黏膜所堵塞，故患者可能无弥漫性腹膜炎的表现。

小肠破裂的诊断一旦确定，应立即手术治疗。手术方式以简单修补为主，但肠段损伤严重、肠管有多处破裂、大部分或完全断裂、肠壁内或系膜缘有大血肿、肠系膜损伤使肠管血供障碍者，应做部分小肠切除吻合术。

五、结肠破裂

结肠损伤的发生率较小肠为低。因为结肠内容物液体成分少而细菌数量多，所以腹膜炎虽出现得较晚，却较严重。部分结肠位于腹膜后，受伤后容易漏诊，常导致严重的腹膜后感染。

由于结肠壁薄、血液供应差、细菌数量多，故结肠破裂的治疗不同于小肠破裂。除少数裂口小、腹腔污染轻、全身情况良好的患者可以考虑一期修补或一期结肠切除吻合外，大部分患者应先行肠造口术或肠外置术处理，3～4周后待患者情况好转，再行关闭瘘口术。对于比较严重的损伤一期修复后，宜在修补或吻合近端行结肠造口术，以确保肠内容物不再进入远端。

六、直肠损伤

直肠上段在盆腔腹膜反折之上，下段在反折之下，损伤后的表现有所不同。损伤在腹膜反折以上，其临床表现与结肠破裂基本相同；如破裂在腹膜反折以下，则将引起严重的直肠周围感染，并不表现为腹膜炎，容易延误诊断。

直肠上段破裂，宜剖腹进行修补或肠切除后端-端吻合术，同时行乙状结肠双筒造口术，2～3个月后闭合造口。直肠下段破裂者应充分引流直肠周围间隙，并行乙状结肠造口术，使粪便改道直至直肠切口愈合。

（倪国华）

■ 参考文献

陈孝平.2014.外科学[M].8版.北京：人民卫生出版社.

樊啸.1998.严重胰腺损伤的护理.实用护理杂志[J],14(6):310-311.

黄春玉,黄光玉,陈碧秀.2004.胰腺损伤的护理[J].四川医学,25(3):373-374.

黄春玉,张建,陈娟.2009.损伤控制性手术在严重腹部损伤患者中的应用及护理对策[J].护士进修杂志,24(1):49-50.

黄毅,杨宝贵.2009.外伤性脾破裂64例临床分析[J].安徽医药,13(6).

黎介寿.2006.腹部损伤控制性手术[J].中国实用外科杂志,26(8).

彭宗银.2009.胰腺损伤合并主胰管断裂27例的护理[J].中国误诊学杂志,9(29):7175-7176.

孙浩.2010.外伤性十二指肠损伤诊断与治疗体会[J].当代医学,16(2).

孙念峰,王国斌.2009.十二指肠损伤27例临床诊治体会[J].中国实用外科杂志,29(3):237-238.

王建球,陈跃宇.2010.外伤性胰腺损伤的诊治进展[J].创伤外科杂志,12(1).

应东芬.2009.外伤性脾破裂合并休克的围手术期护理[J].中国中医急症,18(10):1739-1740.

Bosboom D, Braam AW, Blickman JG, et al. 2006. The role of imagingstudies in pancreatic injury duo to blunt abdominal trauma in chil-dren[J]. Eur J Radio, 59(1):3-7.

第29章

胃肠疾病患者的护理

第一节 胃、十二指肠溃疡的外科治疗

胃、十二指肠溃疡(gastroduodenal ulcer)是指胃十二指肠壁的局限性圆形或椭圆形全层黏膜缺损。因溃疡的形成与胃酸、蛋白酶的消化作用有关,也称为消化性溃疡。十二指肠溃疡与胃溃疡的比例为(3~4):1,约5%胃溃疡发生癌变。大部分患者经内科治疗可以痊愈,部分胃、十二指肠溃疡患者因穿孔、出血、瘢痕性幽门梗阻以及癌变等并发症需要外科手术治疗。

【病因病理】

胃、十二指肠溃疡并非单一致病因素所致,是多个因素综合作用的结果。其中最主要的致病因素是胃酸分泌过多与胃黏膜屏障受损。幽门螺杆菌(Hp)感染导致消化性溃疡的原因,是感染引起的胃黏膜炎症削弱了胃黏膜的屏障功能,释放胃泌素的反馈抑制机制发生障碍,并且抑制生长抑素释放,促进胃酸分泌增加。其他因素,如持续强烈的精神紧张、忧虑、过度脑力劳动、吸烟、不良饮食习惯、遗传因素以及使用非甾体消炎药、肾上腺皮质激素等都与溃疡病的发生有关系。

十二指肠溃疡好发于壶腹部,胃溃疡好发于胃小弯,以胃角多见。溃疡一般为单个,也可多个,呈圆形或椭圆形,十二指肠溃疡直径多<10mm,胃溃疡比十二指肠溃疡稍大。溃疡边缘光整,底部洁净,由肉芽组织构成,上面覆盖有灰白或灰黄纤维渗出物,活动性溃疡周围黏膜常有炎性水肿。溃疡浅至黏膜肌层,深者可累及肌层甚至浆膜层,可引起出血或穿孔。幽门处较大溃疡愈合后形成瘢痕,可导致幽门狭窄和梗阻。

【临床表现】

上腹痛是主要症状,性质为钝痛、灼痛、胀痛或饥饿样不适感,多位于中上腹部,一般为较轻或中度持续性疼痛。腹痛具有以下临床特点。①慢性过程:常有数月甚至数年的反复发作史。②周期性:病程中常出现发作期与缓解期的相互交替;发作有季节性,常发生于秋冬或冬春之交。③节律性:腹痛与饮食具有明显的相关性和节律性。十二指肠溃疡的腹痛常在餐后3~4h,持续不缓解,至下餐进食或服制酸药物方可缓解,称为空腹痛;部分患者可发生半夜疼痛,称为夜间痛。胃溃疡的腹痛常在餐后0.5~1h发生,经1~2h后逐渐缓解,至下次进食后再重复出现上述节律,称为餐后痛。

患者可伴有反酸、嗳气、流涎、恶心、呕吐等胃肠道症状。此外,还可有自主神经功能失调表现,如失眠、多汗等。

发作期若无并发症,十二指肠溃疡右上腹有压痛,胃溃疡压痛点可位于上腹剑突与脐中点或略偏左;缓解期则无明显体征。疼痛影响进食者可有消瘦、营养不良和贫血。

【辅助检查】

上消化道钡剂造影检查可在胃、十二指肠部位显示龛影。胃镜检查可明确溃疡部位,并可经活检做病理及Hp检查。迷走神经切断术前、术后测定胃酸,对评估迷走神经切断的效果有帮助。

【常见并发症】

1. 胃、十二指肠溃疡急性穿孔 活动期胃十二指肠溃疡向深部侵蚀,穿破浆膜发生穿孔后,具有强烈刺激性的胃、十二指肠消化液及食物进入腹腔,引起化学性腹膜炎;数小时后细菌繁殖逐渐发展为细菌性腹膜炎。

(1)临床表现和诊断:既往有溃疡病史,穿孔前

数日溃疡病症状加重。可因饮食过量，精神过度紧张或劳累等因素诱发。表现为突然的持续性上腹刀割样剧痛，很快扩散至全腹，常伴恶心、呕吐、面色苍白、出冷汗、四肢厥冷。查体：腹式呼吸减弱或消失，全腹有腹膜刺激征，腹肌紧张呈"板样"强直，肝浊音界缩小或消失；肠鸣音减弱或消失。全身可出现发热、脉快，甚至肠麻痹、感染性休克。立位X线腹部透视多数有膈下游离气体。腹腔穿刺抽出黄色混有食物残渣的液体。

(2)治疗要点：空腹状态下溃疡小穿孔，症状轻，腹膜炎较局限，患者一般情况好，可采用非手术治疗；经非手术治疗6~8h病情不见好转反而加重者，应改手术治疗。手术治疗是胃、十二指肠溃疡急性穿孔的主要方法，根据患者情况和手术条件选择单纯穿孔修补或胃大部切除手术。

2. 胃、十二指肠溃疡大出血 溃疡侵蚀基底血管致破裂出血后，因血容量减少、血压降低、血管破裂处血块形成等原因，出血多能自行停止；部分病例可发生再次出血。

(1)临床表现和诊断：主要症状是突然大量呕血或排柏油样便，常有头晕、目眩、无力、心悸甚至昏厥。当失血量超过800ml时，可出现出冷汗、脉搏细速、呼吸浅快、血压降低等休克现象。腹部体征可有轻度压痛，肠鸣音亢进。纤维胃镜检查可鉴别出血的原因和部位。实验室检查红细胞、血红蛋白和血细胞比容，若短期内反复测定可见进行性下降。

(2)治疗要点：大多数胃、十二指肠溃疡大出血可经非手术治疗止血，或行急诊胃镜止血。手术指征为：①严重大出血，短期内出现休克；②经非手术治疗出血不止或暂时止血又复发；③60岁以上的老年患者，血管硬化，难以自止；④近期曾发生过类似大出血；⑤同时存在溃疡穿孔或幽门梗阻。大多数溃疡出血的患者行胃大部切除术，在病情危急时，可采用溃疡底部贯穿缝扎术止血。

3. 胃、十二指肠溃疡瘢痕性幽门梗阻 幽门附近的溃疡反复发作形成瘢痕狭窄，合并幽门痉挛水肿引起幽门梗阻。

(1)临床表现和诊断：有长期的溃疡病史，主要表现为腹痛和反复发作的呕吐。最初患者进食后上腹不适、饱胀感及阵发性胃收缩痛，随之出现食欲缺乏、嗳气，恶心与呕吐。呕吐是最为突出的症状，常发生在下午或晚间，呕吐量大，呕吐物为宿食，伴有腐败酸臭味，但不含胆汁。呕吐后自觉胃部舒适，故患者自行诱发呕吐，以期缓解症状。腹部检查上腹可见胃型和胃蠕动波，晃动上腹部可闻振水音。梗阻严重者，有营养不良性消瘦、脱水、电解质紊乱和低钾低氯性碱中毒症状。上消化道钡剂造影检查可见胃扩大，张力减低，排空延迟。胃镜检查可见胃内大量潴留的胃液和食物残渣。

(2)治疗要点：先行禁食、胃肠减压、胃肠外营养和静脉给予制酸药治疗，如是幽门痉挛水肿引起幽门梗阻，症状能够解除。瘢痕性幽门梗阻需要胃大部切除手术解除梗阻。

【手术适应证】

胃、十二指肠溃疡急性穿孔；胃、十二指肠溃疡大出血；胃、十二指肠溃疡瘢痕性幽门梗阻；胃溃疡恶变者；内科治疗无效的顽固性溃疡。

【手术方式】

1. 胃大部切除术 是最常用的方法。手术切除胃的远侧2/3~3/4，包括胃体的远侧部分、胃窦部、幽门和十二指肠壶腹部的近侧。胃大部切除术治疗溃疡的依据是：①切除了胃窦部，消除了由G细胞分泌胃泌素引起的胃酸分泌；②切除大部分胃体，减少了分泌胃酸、胃蛋白酶的壁细胞和主细胞的数量；③切除了溃疡的好发部位；④切除了溃疡本身。

胃切除后胃肠道重建术式。①毕Ⅰ式胃大部切除术：胃大部切除后，将残胃与十二指肠吻合。优点是重建后的胃肠道接近正常解剖生理状态，多适用于治疗胃溃疡。②毕Ⅱ式胃大部切除术：即切除远端胃大部后，缝闭十二指肠残端，残胃与上段空肠吻合。适用于各种胃十二指肠溃疡，特别是十二指肠溃疡。优点是即使胃切除较多，胃空肠吻合也不致张力过大，术后溃疡复发率低；十二指肠溃疡切除困难时可行溃疡旷置。缺点是胃空肠吻合改变了正常的解剖生理关系，术后发生胃肠道功能紊乱的可能性较毕Ⅰ式多。

2. 迷走神经切断术 主要用于治疗十二指肠溃疡病，其原理是通过阻断迷走神经对壁细胞刺激，消除神经性胃酸分泌；消除迷走神经引起的胃泌素分泌，减少体液性胃酸分泌，术后胃酸分泌量大大下降。手术有3种类型。

(1)迷走神经干切断术：在食管裂孔水平切断左、右腹腔迷走神经干，使肝、胆、胰、胃和小肠完全失去迷走神经的支配。其缺点是术后可引起腹腔器官功能紊乱，如胃排空障碍、小肠运动减退、顽固性腹泻等。

(2)选择性迷走神经切断术:在迷走神经前干分出肝支,后干分出腹腔支后切断迷走神经。此术式虽避免了术后发生肝、胆、小肠功能的紊乱,但可引起术后胃蠕动的张力减退,需同时加幽门成形术或胃空肠吻合术。

(3)高选择性迷走神经切断术:仅切断前、后迷走神经分布至胃底、体的分支,保留肝支、腹腔支及分布至胃窦的"鸦爪"。该手术消除了胃酸分泌,不会引起胃潴留,不需附加引流手术,保留了幽门括约肌的功能,减少了胆汁反流发生的机会。由于迷走神经的解剖变异,手术切断不彻底以及迷走神经再生等因素,术后复发率仍高达20%~30%。

【护理措施】

1. 术前护理

(1)一般护理:术前向家属及患者介绍术前准备的必要性和方式,以及术后预防并发症的措施,使患者能积极配合治疗和护理。择期手术患者饮食应少量多餐,给予高蛋白、高热量、富含维生素、易消化、无刺激性的食物。遵医嘱按时服用减少胃酸分泌、解痉及抗酸的药物,观察药物疗效。

(2)急性穿孔患者的护理:禁食禁水、胃肠减压,及时补充血容量、应用抗生素,严密观察病情,做好急症手术准备。

(3)合并出血患者的护理:经输血输液,应用止血药物等非手术治疗,若出血仍在继续者,应急症手术。在原有高血压病、冠心病、慢性支气管炎合并肺气肿、糖尿病和慢性肾炎等疾病基础上,上消化道大出血时易发生器官功能衰竭,因此,术前、术中和术后均应密切观察和预防多器官功能障碍综合征的发生。

(4)合并幽门梗阻患者的护理:非完全性梗阻者可进无渣半流质。完全性梗阻者须禁食,输液、输血,纠正营养不良及低氯、低钾性碱中毒。术前3d,每晚用300~500ml温生理盐水洗胃,以减轻胃壁水肿和炎症,有利于术后吻合口愈合。

(5)准备行迷走神经切断术患者的护理:手术前测定患者的胃酸,包括夜间12h分泌量、最大分泌量及胰岛素试验分泌量,便于手术前后对比,以了解手术效果。

(6)手术前常规护理。

2. 术后护理

(1)一般护理:血压平稳后取低半卧位,禁食、胃肠减压、输液及应用抗生素。观察生命体征以及胃肠减压和引流管吸出液的量和性状。待肠蠕动恢复,拔除胃管后当日可少量饮水或米汤,第2天进半量流质饮食。鼓励患者术后早期活动,有报道胃穿孔修补术后1d内下床活动,胃大部分切除术后2d内下床活动,术后腹胀、肺部感染、切口愈合不良等并发症明显减少,住院天数平均缩短2d。

(2)胃大部切除术后并发症的观察和护理

①术后出血,a. 腹腔内出血:术后患者有失血的临床表现,腹腔引流管有较多鲜血引出可诊断为腹腔内出血,非手术治疗多难奏效,应做好紧急手术的准备。b. 胃出血:术后短期内从胃管引流出大量鲜血,甚至呕血和黑粪者提示术后胃出血。多由旷置溃疡、十二指肠球后溃疡遗漏、感染等因素引起。先采用积极扩容、输血、冰生理盐水洗胃、止血药物及胃镜下止血等措施,多数出血停止,少数大出血者需手术止血。

现在胃大部切除术后大出血早期,临床上采用超选择动脉造影及栓塞治疗,此方法具有创伤小、可重复进行、治愈率高的优点。

②十二指肠残端破裂。是毕Ⅱ式胃大部切除术后早期的严重并发症。原因与十二指肠溃疡大,瘢痕水肿严重,十二指肠残端处理不当;或因胃肠吻合口输入段梗阻,使十二指肠腔内压力升高而致残端破裂。一般多发生在术后24~48h。表现为右上腹突发剧痛、发热、腹膜炎体征和血白细胞数升高。应立即手术处理,分别于十二指肠裂口内置管和腹腔引流,术后予以持续负压引流,同时,纠正水、电解质的失衡;应用抗生素抗感染。给予肠外营养或术中行空肠造口,术后以肠内营养。

③胃肠吻合口破裂或瘘。多发生在术后5~7d。多数因吻合处张力过大、低蛋白血症、组织水肿等致组织愈合不良而发生。早期发生的吻合口破裂有明显的腹膜炎症状和体征,以及引流管引出浑浊含胃肠内容物的液体。须立即行手术处理。后期可形成局限性脓肿或向外穿破而发生肠外瘘,则行局部引流、胃肠减压和积极的支持治疗,吻合口瘘一般在数周后常能自行愈合。

④残胃蠕动无力或称胃排空延迟。发生在术后7~10d,多数是进流食数日,情况良好的患者,在改进半流食或不易消化的食物后突然发生上腹饱胀、钝痛,继而呕吐带有食物的胃液和胆汁。处理包括禁食、胃肠减压,肠外营养支持,纠正低蛋白血症,维持水、电解质和酸碱平衡,应用促胃动力药物:如甲氧氯普胺、多潘立酮。轻者3~4d自愈,严重者可持续20~30d,一般均能经非手术治疗治愈。

⑤术后梗阻。根据梗阻部位分为吻合口梗阻、输入襻梗阻和输出襻梗阻。

a. 吻合口梗阻：常由于吻合口过小、或吻合时胃肠壁翻入过多，或输出段逆行套叠堵塞吻合口等引起。患者表现为进食后上腹饱胀，呕吐；呕吐物为食物，不含胆汁。X线检查可见造影剂完全停留在胃内，若吻合口过小需再次手术扩大吻合口。

b. 输入襻梗阻：见于毕Ⅱ式胃大部切除术后，可分为两类：急性完全性输入襻梗阻，属闭襻性肠梗阻。典型症状是突然发生上腹部剧痛、频繁呕吐，呕吐物量少，不含胆汁，呕吐后症状不缓解。上腹偏右有压痛，甚至扪及包块。血清淀粉酶升高，有时出现黄疸，可有休克症状。应紧急手术治疗。慢性不完全性梗阻：多由于输入襻太长扭曲，或输入襻太短在吻合口处形成锐角使输入段内胆汁、胰液和十二指肠液排空不畅而滞留。进食后消化液分泌明显增加，积累到一定量时，潴留液克服梗阻，涌入残胃而致呕吐。临床表现为进食后30min左右，上腹突然胀痛或绞痛，并喷射状呕吐大量不含食物的胆汁样液体，呕吐后症状消失。若症状在数周或数月内不能缓解，需手术治疗。

c. 输出襻梗阻：见于毕Ⅱ式胃大部切除术后，多因粘连、大网膜炎性肿块压迫等所致。表现为上腹饱胀，呕吐食物和胆汁。若非手术治疗不能自行缓解，应手术解除梗阻。

⑥倾倒综合征

a. 早期倾倒综合征：多发生在餐后30min内，因胃容积减少及失去对胃排空的控制，多量高渗食物快速进入十二指肠或空肠，大量细胞外液转移至肠腔，循环血量骤然减少。同时，肠遭受刺激后释放多种消化道激素，如5-羟色胺、缓激肽样多肽、血管活性肽、神经紧张素、血管活性肠肽等，引起一系列血管舒缩功能的紊乱。表现为上腹饱胀不适，恶心呕吐、肠鸣频繁，可有绞痛、腹泻；全身无力、头晕、面色苍白、大汗淋漓、心悸、心动过速等，症状持续60min后自行缓解。多数患者经少食多餐，避免过甜、过咸、过浓流质，宜进低糖类、高蛋白饮食，进餐后平卧20min，症状可减轻或消失。多数患者在术后半年到1年内能逐渐自愈。

b. 晚期倾倒综合征又称低血糖综合征：为高渗含糖食物迅速进入小肠，快速吸收后血糖升高，使胰岛素大量释放，继而发生反应性低血糖。表现为餐后2~4h，患者出现心慌、无力、眩晕、出汗、手颤、嗜睡，也可导致虚脱。出现症状时稍进饮食，尤其是糖类即可缓解。饮食中减少糖类含量，增加蛋白质比例，少量多餐可防止其发生。

(3) 迷走神经切断术后并发症的观察和护理

①吞咽困难：多见于迷走神经干切断术后，因食管下段局部水肿、痉挛或神经损伤引起，使食管松弛障碍所致。出现于术后早期开始进固体食物时，下咽时有胸骨后疼痛。上消化道造影见食管下段狭窄、贲门痉挛。多于术后1~2个月能自行缓解。

②胃潴留：系迷走神经切断使胃失去了神经支配，术后胃张力减退所致。表现为术后3~4d，拔除胃管后出现上腹不适、饱胀、呕吐胆汁和食物。上消化道造影见胃扩张、大量潴留而无蠕动。治疗包括禁食、持续胃肠减压、用温热生理盐水洗胃，输液补钾。也可用新斯的明皮下或肌内注射。症状一般于术后10~14d逐渐自行消失。

③胃小弯缺血坏死：多见于高选择性迷走神经切断术后，与胃小弯前后分离过深、过广破坏了局部血供或胃壁有关。一旦发生，患者突然出现上腹部剧烈疼痛和急性腹膜炎症状，须立即进行手术治疗。

④腹泻：以迷走神经干切断术后最为多见，与肠道转运时间缩短、肠吸收减少、胆汁酸分泌增加以及刺激肠蠕动的体液因子释放有关；或因胃酸低致胃内食物发酵和细菌繁殖所致。注意饮食或口服抑制肠蠕动的药物洛哌丁胺（如易蒙停）等，多数患者症状逐渐减轻或消失。

3. 健康教育

(1) 避免工作过于劳累，注意劳逸结合，戒烟酒，避免刺激性食物。

(2) 与患者讨论并制订治疗性饮食方案。胃大部切除术后1年内胃容量受限，宜少量多餐，进食营养丰富的饮食，以后逐步过渡至均衡饮食。饮食宜定时定量，少食腌、熏食品，避免过冷、过烫、过辣及油煎炸食物。

(3) 讲解手术后期并发症的表现和防治方法。

①碱性反流性食管炎：多发生于术后数月至数年，由于碱性十二指肠液、胆汁反流入胃，破坏了胃黏膜的屏障作用，导致胃黏膜充血水肿、糜烂等改变。主要临床表现有：上腹和胸骨后烧灼痛，进食后加重，制酸药无效；呕吐胆汁样液，体重减轻。治疗可服用胃黏膜保护药、胃动力药及胆汁酸结合药物考来烯胺。

②吻合口溃疡：多发生在术后2年内，主要症状为溃疡病症状重现，纤维胃镜检查可明确诊断，可行手术治疗。

③营养性并发症：由胃肠道吸收功能紊乱或障碍引起，常见有营养不良、贫血、脂肪泻、骨质疏松等。应注意调节饮食，补充缺乏的营养素，必要时可用药物预防和治疗。

④残胃癌：指因良性疾病行胃大部切除术5年以上，残胃发生的原发癌。多发生于术后20～25年，与残胃常有萎缩性胃炎有关。患者有胃癌的症状，纤维胃镜及活检可以确诊，应采用手术治疗。

第二节 胃 癌

胃癌是我国最常见的恶性肿瘤之一，病死率居恶性肿瘤首位。男女之比为2:1。

【病因病理】

病因尚不完全清楚，目前认为与胃溃疡、萎缩性胃炎、胃息肉恶变有关。胃幽门螺杆菌感染也是重要因素之一；环境、饮食及遗传因素、免疫机制失调、原癌基因和抑癌基因突变、重排和缺失等变化都与胃癌的发生有一定关系。

胃癌好发于胃窦部。胃癌的大体类型分为早期胃癌和进展期胃癌。早期胃癌分为隆起型、浅表型和凹陷型。进展期胃癌分为息肉型、溃疡型、溃疡浸润型和弥漫浸润型。按组织类型分为上皮性肿瘤和类癌两种，前者分为腺癌（占绝大多数）、腺鳞癌、鳞状细胞癌、未分化癌和未分类癌。

胃癌直接蔓延侵袭至相邻器官，是主要转移方式之一；淋巴转移是主要的远处转移途径，发生较早；血行转移一般发生在晚期，最常见的转移部位是肝，其次是肺、脑、肾、骨等；癌细胞脱落种植于肠壁和盆壁。

【临床表现】

早期无明显症状。50%患者较早出现上腹隐痛，食后饱胀不适，容易被误认为"胃炎或消化性溃疡"，一般服药后可暂时缓解。病情进一步发展，出现上腹疼痛加重、食欲缺乏、消瘦、贫血，甚至消化道出血（呕血、黑粪）症状。当胃窦梗阻时有恶心、呕吐宿食，贲门部癌可有进食梗阻感。晚期患者出现恶病质。

早期无明显体征，或仅有上腹部深压痛；晚期可扪及上腹部肿块；出现肝或淋巴转移时，可有肝大、腹水、锁骨上淋巴结大；发生直肠前凹种植转移时，直肠指检可触到肿块。

【辅助检查】

1. 上消化道造影 可发现较小而表浅的病变。

2. 内镜检查 纤维胃镜是诊断早期胃癌的有效方法，可直接观察病变部位，并做活检确定诊断。超声胃镜能观察到胃癌的浸润深度，以及胃周围淋巴结转移的图像，还可以引导对淋巴结的针吸活检。

3. 胃癌微转移的检查 胃癌微转移是指治疗时已存在，但目前病理学诊断技术还不能确定的转移。现在利用连续病理切片、免疫组化、流式细胞术、免疫细胞化学、逆转录聚合酶链式反应（RT-PCR）等技术，检测淋巴结、骨髓、周围静脉血及腹腔内的微转移灶，检查阳性率明显高于普通病理检查。胃癌微转移的检查对帮助医生判断预后及选择治疗方法提供依据。

【治疗要点】

早期发现，早期诊断和早期治疗是提高胃癌疗效的关键。手术是首选的方法，辅以化疗、放疗及免疫治疗等以提高疗效。

1. 手术治疗 根治性手术是整块切除胃的全部或大部、大小网膜和区域淋巴结，并重建消化道。近年来胃癌的微创手术已日趋成熟，对胃癌早期黏膜隆起型直径<2cm，边界清楚者，可在胃镜下行高频电凝切除术；对隆起型胃癌直径<2.5cm，凹陷型直径<1.5cm，无溃疡者，可实施腹腔镜下的胃楔形切除、胃部分切除术。晚期癌肿浸润并广泛转移者，行姑息性切除术、胃空肠吻合术可以解除症状。

2. 化学疗法 目的是在外科手术的基础上，杀灭亚临床癌灶或脱落的癌细胞。联合用药优于单一药。晚期胃癌化疗主要是缓解症状。腹腔内化疗可在门静脉内、肝内和腹腔内获得较高的药物浓度，而外周血中药物浓度较低，以减少抗癌药物的毒性反应，其方法有：经皮腹腔内置管，术中皮下放置植入式腹腔泵或Tenckhoff导管。

3. 放射治疗 胃癌对放射线敏感性较低，一般不主张放疗，术中放疗有助于防止癌复发。

放射性粒子置入组织内近距离治疗肿瘤，是近几年来国内外开展的新技术之一,主要用于肺癌、肝癌、前列腺癌、乳腺癌、食管癌、胃癌的内放疗。通过术中置入完全封闭的放射源^{125}I粒子,使之持续发射小剂量的γ射线、X射线杀灭肿瘤细胞,持续56d后进入半衰期,^{125}I放射性粒子辐射直径只有2cm,穿透力1.7cm,正常组织受到辐射剂量很小。粒子置入术的并发症有局部疼痛、出血和感染,一般给予抗感染及止血等治疗后症状消失。

4. 生物治疗　包括某些药物、细胞因子、基因治疗等正在研究中,并已取得初步成果。

【护理措施】

1. 心理护理　胃癌患者全身情况较差,对接受大型手术常顾虑重重,影响手术效果及手术后的康复。术前患者常见的心理问题是夸大手术的危险性;不理解麻醉的过程;不知道疼痛的程度;对预后悲观。解决这些问题最有效的方法是进行术前教育,护理人员多与患者交谈,介绍相关知识,阐述手术重要性和必要性,多列举手术成功的病例。讲解焦虑恐惧容易降低机体免疫力,不利于疾病恢复,同时多体贴、安慰、关心患者,向患者介绍医院的技术、设备及医务人员经验,使患者放心接受手术。

2. 改善患者的营养状况

(1)术前营养支持:胃癌患者的术前准备的主要任务之一是营养支持。患者因营养摄入不足,加上肿瘤本身的消耗及出血等因素,往往有不同程度的营养不良。轻度营养不良患者,术前给予高蛋白、高热量、高维生素、低脂肪、易消化和少渣饮食;对于严重营养不良患者术前输血浆、人血白蛋白、氨基酸、脂肪乳剂等改善营养状况。对不能进食者行静脉内营养。考虑患者术前需营养支持、术后需较长时间禁食、输液,可能还需要化疗,一般术前予以中心静脉置管。

(2)术后营养支持:术后早期高能量静脉营养可提高患者体质,有利于耐受化疗,预防和减少术后并发症。对术中放置空肠喂养管的胃癌根治术患者,一般在术后48h开始肠内营养,不足部分应由静脉补给。术后5d患者可经口进流质饮食后,一般进食量少,还应由营养管滴入营养液,以弥补经口摄入量不足。进食原则是少量多餐,进清淡易消化的半流食,逐渐过渡到普食。如出现腹胀、腹痛应暂停进食,观察有无梗阻症状。

有的患者胃癌根治术后会出现胃瘫,这是由于残胃失神经支配和胃肠道激素变化所引起,应用胃肠动力药,待残胃蠕动恢复后才能拔除胃管和进食。

3. 手术前后常规护理　按胃大部切除术护理。手术前、术中、术后遵医嘱进行化疗,延长生存期。

4. 健康教育　胃癌的预后与胃癌的病理分期、部位、组织类型、生物学行为及治疗方法有关,早期胃癌远比进展期胃癌预后好。为了提高早期胃癌诊断率,对有胃癌家族史或原有胃病史的人群定期检查。对40岁以上有消化道症状而无胆道疾病者、原因不明的消化道慢性失血者、短期内体重明显减轻,食欲缺乏者应到医院做胃的相关检查,以免延误诊断。

第三节　急性出血性肠炎

本病是一种原因尚不明确的肠管急性炎症性病变,在病情不同阶段可表现为不同的病理变化,又称为急性坏死性肠炎、急性出血坏死性肠炎、节段性出血坏死性肠炎。

【病因和病理】

病因尚未确定,有观点认为是由产生β毒素的C型魏氏杆菌或肠道内缺乏足够破坏β毒素的胰蛋白酶所引起。近年来,有人采用免疫球蛋白(PAP)免疫组织化学检查方法,发现免疫球蛋白100%呈阳性反应,故认为本病与免疫功能异常有关。与感染和饮食因素也有一定关系。

病变主要在空肠和回肠,结肠、胃及十二指肠偶可受累。病变肠管常呈节段性,严重时病变融合成片,肠管各层水肿、炎症细胞浸润、充血、糜烂、出血、可有溃疡形成,甚至发生坏死及穿孔。有多个淋巴结肿大,腹腔常有浑浊的或血性积液。

【临床表现】

常发病于夏秋季,可有不洁饮食史,以儿童及青少年居多。急性腹痛、腹胀、呕吐、腹泻、便血及全身中毒症状为主要临床表现。腹痛呈阵发性绞痛或持续性腹痛伴阵发性加剧,多由脐周或中上部开始。随之出现腹泻,多数为血水样或果酱样腥臭血便。少数患者腹痛不明显而以血便为主要症状。患者有发热、恶心、呕吐。腹部检查有不同程度的腹胀、腹肌紧张及压痛,肠鸣音一般减弱。当肠管坏死和穿孔时,有全身中毒症状,腹膜炎和肠梗阻症状,严重者发生休克。

【辅助检查】

血常规检查有程度不同的贫血,血白细胞总数和中性粒细胞增高,部分呈现中毒颗粒;大便检查呈肉眼血便,镜检有大量红细胞,大便培养阴性;B超检查均有程度不同的腹水;腹腔穿刺有血性液或脓血性液;X线检查腹部可见大小不等液平段及扩张肠管。

【治疗要点】

无论采用手术或非手术治疗均给予大量广谱抗生素、扩容、纠酸、禁食、胃肠减压,防治脓毒血症和中毒性休克,以及对症治疗和肠外营养支持等疗法。

有下列情况发生时均应积极实施外科治疗:有肠梗阻表现非手术治疗无效、肠道反复多次大量出血不能控制者、腹膜炎症状加重考虑有肠坏死或肠穿孔者、腹腔穿刺抽出血性或脓血性渗液者、全身中毒症状持续加重及休克倾向者。手术方式一般是肠管部分切除吻合,如病变广泛可将穿孔、坏死部分切除,远近两端肠管外置造口,以后再行二期吻合。

【护理措施】

1. 心理护理　急性出血性肠炎早期诊断困难,病情重变化快,患者在多次腹泻、便血后会产生焦虑和恐惧心理,护士应向其讲解疾病及治疗的知识,使其积极配合治疗。

2. 病情观察　严密监测病情变化,包括:①意识、生命体征、面色及尿量,患者出现血压下降、面色苍白、四肢湿冷,提示有大出血,尿量的观察是早期发现休克及判断休克治疗效果的依据;②血便的次数、量、颜色变化等,对便血患者监测血红蛋白、血细胞比容等指标的变化;③观察腹痛和腹胀的进展情况,腹膜刺激症状加重说明有肠坏死可能;④记录出入量。

3. 禁食、胃肠减压

(1)早期严格禁食是治疗本病的要点,禁食时间长短根据症状轻重决定,过早进食有复发的可能,禁食过久易引起营养不良并延长治愈时间。一般认为腹痛、腹胀消失,连续3d大便隐血转阴是试行进食的指征。

(2)胃肠减压:中度或重度腹胀者,在禁食同时须行胃肠减压,要保持胃肠减压管通畅,准确记录引流物的性状、颜色及量,以供补液参考。

4. 补充血容量　建立两条静脉通道,并按医嘱进行快速足量补液,纠正脱水与酸中毒。应根据患者心率、尿量及有无口渴情况,合理调整液体滴速,恢复有效循环血量;脱水、酸中毒纠正后,应警惕出现低钾血症和低钙血症。

5. 饮食与营养　经口进食前,应尽早给予胃肠外营养,注意监测血红蛋白、清蛋白等指标的变化情况,必要时输血、补充人血白蛋白。恢复饮食后,应注意由流质、半流质及软食逐渐过渡,进食量从少量开始逐渐增加,鼓励患者少食多餐。必要时选择要素饮食,以补充多种维生素,并且便于消化吸收。

6. 用药护理　遵医嘱按时给予广谱抗生素防治感染,并静脉滴注肾上腺皮质激素抑制炎症反应,同时使用H_2受体阻滞药,防止应激性溃疡的发生。适时给予止血药和舒缩血管药物,必要时给予一定量肝素,防止DIC的发生。

7. 对症护理　协助患者取舒适体位,保持病室安静、温湿度适宜,减少不良环境刺激引起的疼痛;适当给予解痉镇痛药;体温过高时采取物理降温,及时记录降温效果。

8. 手术患者的护理　手术前后按腹部急诊手术常规护理外,继续上述护理。对于腹部回肠造口的患者,要进行肠造口护理。

9. 健康教育

(1)患者小肠切除后,特别是小肠广泛切除后易引起脂肪、蛋白质消化吸收不良,可表现为腹泻、贫血和消瘦。告诫患者出院后切忌暴饮暴食,早期宜低脂肪、适量蛋白质、高糖类、清淡低渣饮食。随着肠道功能恢复,逐渐增加蛋白质和脂肪。

(2)保持心情舒畅,坚持每天适量户外锻炼。

(3)定期门诊随访,若出现腹痛、腹胀、腹泻、便血等症状应及时就医。

第四节　肠　梗　阻

肠内容物不能正常运行、顺利通过肠道,称为肠梗阻(intestinal obstruction),是外科常见的病症。肠梗阻不但可引起肠管本身解剖与功能上的改变,并可导致全身性生理上的紊乱,临床病象复杂多变。

【病因】

按肠梗阻发生的基本原因可以分为三类。

1. 机械性肠梗阻（mechanical intestinal obstruction） 最常见。是由于各种原因引起肠腔变狭小，使肠内容通过发生障碍。可因：①肠腔堵塞，如粪块、大胆石、异物等；②肠管受压，如粘连带压迫、肠管扭转、疝嵌顿或受肿瘤压迫等；③肠壁病变，如肿瘤、先天性肠道闭锁、炎症性狭窄等。

2. 动力性肠梗阻 是由于神经反射或毒素刺激引起肠壁肌功能紊乱，使肠蠕动丧失或肠管痉挛，以致肠内容物不能正常运行，但无器质性的肠腔狭窄。常见的如急性弥漫性腹膜炎、腹部大手术、腹膜后血肿或感染引起的麻痹性肠梗阻（paralytic ileus）。

3. 血供性肠梗阻 是由于肠系膜血管栓塞或血栓形成，使肠管血供障碍，继而发生肠麻痹而使肠内容物不能运行。随着人口老龄化，动脉硬化等疾病增多，现已不属少见。

肠梗阻又可按肠壁有无血供障碍，分为单纯性和绞窄性两类：①单纯性肠梗阻：只是肠内容物通过受阻，而无肠管血供障碍；②绞窄性肠梗阻（strangulated intestinal obstruction）：系指梗阻并伴有肠壁血供障碍者，可因肠系膜血管受压、血栓形成或栓塞等引起。

肠梗阻还可按梗阻的部位分为高位（如空肠上段）和低位（如回肠末段和结肠）两种；根据梗阻的程度，又可分为完全性和不完全性肠梗阻；此外，按发展过程的快慢还可分为急性和慢性肠梗阻。倘若一段肠襻两端完全阻塞，如肠扭转、结肠肿瘤等，则称闭襻性肠梗阻。结肠肿瘤引起肠梗阻，由于其近端存在回盲瓣，也易致闭襻性肠梗阻。

肠梗阻在不断变化的病理过程中，上述有的类型在一定条件下是可以互相转化的。

【病理】

肠管局部和机体全身将出现一系列复杂的病理和病理生理变化。

1. 各类型的病理变化导致单纯性机械性肠梗阻一旦发生，梗阻以上肠蠕动增加，以克服肠内容物通过障碍。另一方面，肠腔内因气体和液体的积贮而膨胀。肠梗阻部位愈低，时间愈长，肠膨胀愈明显。梗阻以下肠管则瘪陷、空虚或仅存积少量粪便。扩张肠管和瘪陷肠管交界处即为梗阻所在，这对手术中寻找梗阻部位至为重要。急性完全性梗阻时，肠管迅速膨胀，肠壁变薄，肠腔压力不断升高，到一定程度时可使肠壁血供障碍。

最初主要表现为静脉回流受阻，肠壁充血、水肿、增厚，呈暗红色。由于组织缺氧，毛细血管通透性增加，肠壁上有出血点，并有血性渗出液渗入肠腔和腹腔。随着血供障碍的发展，继而出现动脉血供受阻，血栓形成，肠壁失去活力，肠管变成紫黑色。又由于肠壁变薄、缺血和通透性增加，腹腔内出现带有粪臭的渗出物。最后，肠管可缺血坏死而溃破穿孔。

慢性肠梗阻多为不完全梗阻，梗阻以上肠腔有扩张，并由于长期肠蠕动增强，肠壁呈代偿性肥厚，故腹部视诊常可见扩大的肠型和肠蠕动波。痉挛性肠梗阻多为暂时性，肠管多无明显病理改变。

2. 全身性病理生理改变主要由于体液丧失、肠膨胀、毒素的吸收和感染所致。

(1)体液丧失：体液丧失及因此而引起的水、电解质紊乱与酸碱失衡，是肠梗阻很重要的病理生理改变。胃肠道的分泌液每日约为8000ml，在正常情况下绝大部分被再吸收。急性肠梗阻患者，由于不能进食及频繁呕吐，大量丢失胃肠道液，使水分及电解质大量丢失，尤以高位肠梗阻为甚。低位肠梗阻时，则这些液体不能被吸收而潴留在肠腔内，等于丢失体外。另外，肠管过度膨胀，影响肠壁静脉回流，使肠壁水肿和血浆向肠壁、肠腔和腹腔渗出。如有肠绞窄存在，更丢失大量血液。这些变化可以造成严重的缺水，并导致血容量减少和血液浓缩，以及酸碱平衡失调。但其变化也因梗阻部位的不同而有差别。如为十二指肠第一段梗阻，可因丢失大量氯离子和酸性胃液而产生碱中毒。一般小肠梗阻，丧失的体液多为碱性或中性，钠、钾离子的丢失较氯离子为多，以及在低血容量和缺氧情况下酸性代谢物剧增，加之缺水、少尿可引起严重的代谢性酸中毒。严重的缺钾可加重肠膨胀，并可引起肌无力和心律失常。

(2)感染和中毒：在梗阻以上的肠腔内细菌数量显著增加，细菌大量繁殖，而产生多种强烈的毒素。

(3)休克及多器官功能障碍：严重的缺水、血液浓缩、血容量减少、电解质紊乱、酸碱平衡失调、细菌感染、中毒等，可引起严重休克。当肠坏死、穿孔，发生腹膜炎时，全身中毒尤为严重。肠腔膨胀使腹压增高，膈肌上升，腹式呼吸减弱，影响肺内气体交换，同时妨碍下腔静脉血液回流，而致呼吸、循环功能障碍。最后可因多器官功能障碍乃至衰竭而死亡。

【临床表现】

尽管由于肠梗阻的原因、部位、病变程度、发病急慢的不同,可有不同的临床表现,但肠内容物不能顺利通过肠腔则是一致具有的,其共同表现是腹痛、呕吐、腹胀及停止自肛门排气、排便。

1. 腹痛　机械性肠梗阻发生时,由于梗阻部位以上强烈肠蠕动,表现为阵发性绞痛,疼痛多在腹中部,也可偏于梗阻所在的部位。腹痛发作时可伴有肠鸣,自觉有"气块"在腹中窜动,并受阻于某一部位。有时能见到肠型和肠蠕动波。如果腹痛的间歇期不断缩短,以至成为剧烈的持续性腹痛,则应该警惕可能是绞窄性肠梗阻的表现。

2. 呕吐　在肠梗阻早期,呕吐呈反射性,吐出物为食物或胃液。此后,呕吐随梗阻部位高低而有所不同,一般是梗阻部位愈高,呕吐出现愈早、愈频繁。高位肠梗阻时呕吐频繁,吐出物主要为胃及十二指肠内容;低位肠梗阻时,呕吐出现迟而少,吐出物可呈粪样。结肠梗阻时,呕吐到晚期才出现。呕吐物如呈棕褐色或血性,是肠管血供障碍的表现。麻痹性肠梗阻时,呕吐多呈溢出性。

3. 腹胀　一般梗阻发生一段时间后出现,其程度与梗阻部位有关。高位肠梗阻腹胀不明显,但有时可见胃型。低位肠梗阻及麻痹性肠梗阻腹胀显著,遍及全腹。结肠梗阻时,如果回盲瓣关闭良好,梗阻以上结肠可成闭襻,则腹周膨胀显著。腹部隆起不均匀对称,是肠扭转等闭襻性肠梗阻的特点。

4. 停止自肛门排气、排便　完全性肠梗阻发生后,患者多不再排气排便;但梗阻早期,尤其是高位肠梗阻,可因梗阻以下肠内尚残存的粪便和气体,仍可自行或在灌肠后排出,不能因此而否定肠梗阻的存在。某些绞窄性肠梗阻,如肠套叠、肠系膜血管栓塞或血栓形成,则可排出血性黏液样粪便。

【辅助检查】

1. 单纯性肠梗阻早期,患者全身情况多无明显改变。梗阻晚期或绞窄性肠梗阻患者,可表现唇干舌燥、眼窝内陷、皮肤弹性消失,尿少或无尿等明显缺水征。或脉搏细速、血压下降、面色苍白、四肢发凉等中毒和休克征象。

2. 腹部视诊:机械性肠梗阻常可见肠型和蠕动波。肠扭转时腹胀多不对称。麻痹性肠梗阻则腹胀均匀。触诊:单纯性肠梗阻因肠管膨胀,可有轻度压痛,但无腹膜刺激征。绞窄性肠梗阻时,可有固定压痛和腹膜刺激征。

3. 直肠指检:如触及肿块,可能为直肠肿瘤或极度发展的肠套叠的套头,或低位肠腔外肿瘤。

4. 化验检查:单纯性肠梗阻的早期,变化不明显。随着病情发展,血红蛋白值及血细胞比容可因缺水、血液浓缩而升高。尿比重也增高。白细胞计数和中性粒细胞明显增加,多见于绞窄性肠梗阻。查血气分析和血钠、血钾、血氯、尿素氮、肌酐的变化,可了解酸碱失衡、电解质紊乱和肾功能的状况。呕吐物和粪便检查,有大量红细胞或隐血阳性,应考虑肠管有血供障碍。

5. X线检查:一般在肠梗阻发生 4~6h,X 线检查即显示出肠腔内气体;立位或侧卧位透视或摄片,可见多数液平面及气胀肠襻。但无上述征象也不能排除肠梗阻的可能。由于肠梗阻的部位不同,X线表现也各有其特点:如空肠黏膜环状皱襞可显示"鱼肋骨刺"状;回肠黏膜则无此表现;结肠胀气位于腹部周边,显示结肠袋形。当怀疑肠套叠、乙状结肠扭转或结肠肿瘤时,可做钡剂灌肠或 CT 检查以助诊断。

【治疗】

肠梗阻的治疗原则是矫正因肠梗阻所引起的全身生理紊乱和解除梗阻。具体治疗方法要根据肠梗阻的类型、部位和患者的全身情况而定。

1. 基础疗法　即不论采用非手术治疗或手术治疗,均需应用的基本处理。

(1)胃肠减压:是治疗肠梗阻的重要方法之一。通过胃肠减压,吸出胃肠道内的气体和液体,可以减轻腹胀,降低肠腔内压力,减少肠腔内的细菌和毒素,改善肠壁血液循环,有利于改善局部病变和全身情况。

(2)纠正水、电解质紊乱和酸碱失衡:不论采用手术和非手术治疗,纠正水、电解质紊乱和酸碱失衡是极重要的措施。输液所需容量和种类须根据呕吐情况、缺水体征、血液浓缩程度、尿排出量和比重,并结合血清钾、钠、氯和血气分析监测结果而定。单纯性肠梗阻,特别是早期,上述生理紊乱较易纠正。而在单纯性肠梗阻晚期和绞窄性肠梗阻,尚须输给血浆、全血或血浆代用品,以补偿丧失至肠腔或腹腔内的血浆和血液。

(3)防治感染和中毒:应用抗肠道细菌,包括抗厌氧菌的抗生素。一般单纯性肠梗阻可不应用,但对单纯性肠梗阻晚期,特别是绞窄性肠梗阻以及手术治疗的患者,应该使用。

此外,还可应用镇静药、解痉药等一般对症治疗,镇痛药的应用则应遵循急腹症治疗的原则。

2. 解除梗阻　可分手术治疗和非手术治疗两大类。

手术治疗:各种类型的绞窄性肠梗阻、肿瘤及先天性肠道畸形引起的肠梗阻,以及非手术治疗无效的患者,适应手术治疗。由于急性肠梗阻患者的全身情况常较严重,所以手术的原则和目的是:在最短手术时间内,以最简单的方法解除梗阻或恢复肠腔的通畅。具体手术方法要根据梗阻的病因、性质、部位及患者全身情况而定。手术大体可归纳为下述四种。

(1)解决引起梗阻的原因:如粘连松解术、肠切开取除异物、肠套叠或肠扭转复位术等。

(2)肠切除肠吻合术:如肠管因肿瘤、炎症性狭窄等,或局部肠襻已经失活坏死,则应做肠切除肠吻合术。对于绞窄性肠梗阻,应争取在肠坏死以前解除梗阻,恢复肠管血液循环,正确判断肠管的生机十分重要。如在解除梗阻原因后有下列表现,则说明肠管已无生机:①肠壁已呈黑色并塌陷;②肠壁已失去张力和蠕动能力,肠管麻痹、扩大、对刺激无收缩反应;③相应的肠系膜终末小动脉无搏动。如有可疑,可用等渗盐水纱布热敷,或用0.5%普鲁卡因溶液做肠系膜根部封闭等。倘若观察10～30min,仍无好转,说明肠已坏死,应做肠切除术。若肠管生机一时实难肯定,特别当病变肠管过长,切除后会导致短肠综合征的危险,则可将其回纳入腹腔,缝合腹壁,于18～24h或以后再次行剖腹探查术。但在此期间内必须严密观察,一旦病情恶化,即应随时行再次剖腹探查,加以处理。

(3)短路手术:当引起梗阻的原因既不能简单解除,又不能切除时,如晚期肿瘤已浸润固定,或肠粘连成团与周围组织粘连着,则可做梗阻近端与远端肠襻的短路吻合术。

(4)肠造口或肠外置术:如患者情况极严重,或局部病变所限,不能耐受和进行复杂手术,可用这类术式解除梗阻,但主要适用于低位肠梗阻如急性结肠梗阻。对单纯性结肠梗阻,一般采用梗阻近侧(盲肠或横结肠)造口,以解除梗阻。如已有肠坏死,则宜切除坏死肠段并将两断端外置做造口术,待以后二期手术再解决结肠病变。

非手术治疗:主要适用于单纯性粘连性(特别是不完全性)肠梗阻,麻痹性或痉挛性肠梗阻,蛔虫或粪块堵塞引起的肠梗阻,肠结核等炎症引起的不完全性肠梗阻,肠套叠早期等。在治疗期间,必须严密观察,如症状、体征不见好转或反有加重,即应手术治疗。非手术治疗除前述基础疗法外,还包括:中医中药治疗、口服或胃肠道灌注生植物油、针刺疗法,以及根据不同病因采用低压空气或钡灌肠,经乙状结肠镜插管,腹部按摩等各种复位法。

【护理措施】

1. 非手术治疗的护理

(1)饮食:肠梗阻患者应禁食。若梗阻缓解,如患者排气、排便,腹痛、腹胀消失后可进流质饮食,忌食产气的甜食和牛奶等。

(2)胃肠减压:胃肠减压期间应观察和记录引流液的颜色、性状和量,若发现有血性引流液,应考虑有绞窄性肠梗阻的可能。

(3)体位:生命体征稳定可取半卧位,可使膈肌下降,减轻腹胀对呼吸系统的影响。

(4)缓解腹痛和腹胀:若无肠绞窄或肠麻痹,可应用阿托品类抗胆碱药物解除胃肠道平滑肌痉挛,使腹痛得以缓解。但不可随意应用吗啡类镇痛药,以免掩盖病情。

(5)呕吐的护理:呕吐时嘱患者坐起或头侧向一边,以免误吸引起吸入性肺炎或窒息;及时清除口腔内呕吐物,给予漱口、刷牙,保持口腔清洁;观察记录呕吐物的颜色、性状和量。

(6)严格记录出入量:严格观察和记录呕吐量、胃肠减压量、入量和尿量等,结合实验室检查,注意有无水、电解质失衡。

(7)合理输液:结合出入量、血清电解质和血气分析结果合理安排输液种类和调节输液量。

(8)防治感染和脓毒症:正确、按时应用抗生素可有效防治细菌感染,减少毒素产生,同时观察用药效果和不良反应。

(9)严密观察病情变化:定时测量、记录生命体征变化,严密观察腹痛、腹胀、呕吐及腹部体征情况;若患者症状与体征不见好转或反而加重,应考虑有肠绞窄的可能。

2. 手术患者的术后护理

(1)严密观察病情:观察患者的生命体征、腹部症状和体征的变化。观察腹痛、腹胀的改善程度,呕吐及肛门排气、排便情况等。留置胃肠减压和腹腔引流管时,观察和记录引流液的颜色、性状和量。

(2)体位:麻醉清醒、血压平稳后给予半卧位。

(3) 饮食：禁食，禁食期间给予补液。待肠蠕动恢复并有肛门排气后可开始进少量流质；进食后若无不适，逐步过渡至半流质。

(4) 胃肠减压和腹腔引流管的护理：妥善固定引流管，保持引流通畅，避免受压、扭曲。观察并记录其引流液的颜色、性状和量。

(5) 并发症的观察和护理：术后，尤其是绞窄性肠梗阻手术后，若出现腹部胀痛、持续发热、白细胞计数增高，腹壁切口处红肿，或腹腔内引流管周围流出较多带有粪臭味的液体时，应警惕腹腔内或切口感染及肠瘘的可能，应及时报告医生，并协助处理。

(6) 活动：病情允许，鼓励患者早期下床活动，促进肠蠕动恢复，防止肠粘连。

3. 健康教育

(1) 告知患者注意饮食卫生，不吃不洁的食物，避免暴饮暴食。

(2) 嘱患者出院后进食易消化的食物，少食刺激性食物；避免腹部受凉和饭后剧烈活动。

(3) 老年便秘者应及时服用缓泻药，以保持大便通畅。

(4) 定期复查，出院后若有腹痛、腹胀、停止排气排便等不适，及时就诊。

第五节 肠 瘘

肠瘘（fistula of intestine）是指肠管之间、肠管与其他脏器或者体外出现病理性通道，造成肠内容物流出肠腔，引起感染、体液丢失、营养不良和器官功能障碍等一系列病理生理改变。肠瘘可分为内瘘（internal fistula）和外瘘（external fistula）两类。肠瘘是临床较难处理的疑难病。近年，由于感染控制、营养支持和手术技术的进展，特别是生长抑素、生长激素和介入治疗等方法的应用，其临床治疗效果有所提高。

【病因】

肠瘘的常见原因有手术、创伤、腹腔感染、恶性肿瘤、放射线损伤、化疗以及肠道炎症与感染性疾病等方面。

临床上肠外瘘主要发生在腹部手术后，是术后发生的一种严重并发症，主要的病因是术后腹腔感染、吻合口裂开、肠管血供不良造成吻合口瘘。小肠炎症、结核、肠道憩室炎、恶性肿瘤以及外伤伤道感染，腹腔炎症、脓肿也可直接穿破肠壁而引起肠瘘。有些为炎性肠病本身的并发症，如Crohn病引起的内瘘或外瘘。根据临床资料分析，肠瘘中以继发于腹腔脓肿、感染和手术后肠瘘最为多见，肠内瘘常见于恶性肿瘤。放射治疗和化疗也可导致肠瘘，比较少见。

肠外瘘多因肠损伤、肠感染、肠肿瘤引起。

1. **创伤性肠瘘** 系由火器伤、刀刃伤、刺伤、手术等造成，后者约占80%。手术又以肠粘连分离术时分破肠壁、胃肠吻合口瘘、胃大部切除后的十二指肠残端瘘、手术后遗留纱布异物、引流管过硬压迫肠壁等常见。

2. **非创伤性肠瘘** 以急、慢性炎症和特异性感染最为多见，如阑尾周围脓肿引流后形成的残端瘘，以及伤寒、肠结核和肠肿瘤所致的肠穿孔等。

【病理】

1. **病理改变分期** 典型肠瘘的发生发展一般经历4个阶段，相继出现以下病理改变。

(1) 腹膜炎期：主要发生于创伤或手术后1周以内。由于肠内容物经肠壁缺损处漏出，对瘘口周围组织产生刺激，引起腹膜炎症反应。其严重程度依瘘口的位置、大小、漏出液的性状和数量不同而异。高位、高流量的空肠瘘，漏出液中含有大量胆汁、胰液，具有强烈的消化、腐蚀作用，而且流量大，常形成急性弥漫性腹膜炎。瘘口小、流量少的肠瘘则可形成局限性腹膜炎。

(2) 局限性脓肿期：多发生于肠瘘发病后7~10d。由于急性肠瘘引起腹腔炎症反应、腹腔内纤维素渗出、引流作用、大网膜的包裹、肠瘘周围器官的粘连等，使渗漏液局限、包裹形成局限性脓肿。

(3) 瘘管形成期：上述脓肿在没有及时人为引流情况下，可发生破溃，使脓腔通向体表或周围器官，从肠壁瘘口至腹壁或其他器官瘘口处，形成固定的异常通路，脓液与肠液经过此通道流出。

(4) 瘘管闭合期：随着全身情况的改善和有效治疗，瘘管内容物引流通畅，周围组织炎症反应消退以及纤维组织增生，瘘管将最后被肉芽组织充填并形成纤维瘢痕而愈合。

2. **病理生理改变** 肠瘘出现后，除了原有疾病引起的病理生理改变外，肠瘘本身也会引起一系列特有的病理生理改变，主要包括：水电解质和酸碱紊乱、营养不良、消化酶的腐蚀作用、感染以及器官功能障碍等方面。依据瘘口的位置、大小、流量以及原有疾病的不同，对机体造成的影响也不相同。瘘口小，位置低、流量少的肠瘘引起的全身病理生理改变小；高位、高流量的瘘则引起的病理生理改变比较明显，甚至出现多器官功能衰竭（MOF），导致患者死亡。

（1）水电解质和酸碱紊乱：肠瘘按其流出量的多少，分为高流量瘘与低流量瘘。消化液丢失量的多少取决于肠瘘的部位，十二指肠、空肠瘘丢失肠液量大，也称高位肠瘘，而结肠及回肠瘘肠液损失少称低位肠瘘。大量肠液流失引起脱水、电解质和酸碱紊乱，甚至危及患者生命。

（2）营养不良：因肠液丢失，肠液中营养物质和消化酶丢失，消化吸收功能发生障碍，加上感染等因素，更是加重了营养不良，其后果与短肠综合征相同。

（3）消化酶的腐蚀作用：肠液腐蚀皮肤可使皮肤发生糜烂和溃疡甚至坏死，消化液积聚在腹腔或瘘管内，可腐蚀其他脏器，也可能腐蚀血管造成大量出血，切口难以愈合。

（4）感染：肠瘘一旦发生后，由于引流不畅而造成腹腔内脓肿形成。肠腔内细菌污染周围组织而发生感染，又因消化酶的腐蚀作用使感染难以局限，如肠瘘与胆道、膀胱相通则引起相应器官的感染，甚至发生败血症。

水电解质和酸碱平衡紊乱、营养不良和感染是肠瘘患者的三大基本病理生理改变，尤其是营养不良和感染在肠瘘患者往往比较严重，而且互为因果，形成恶性循环，可引起脓毒血症和多器官功能障碍综合征（MODS），最后出现MOF而死亡。

【临床表现】

肠瘘的临床表现比较复杂，其病情轻重受多种因素的影响，包括肠瘘的类型、原因、患者身体状况以及肠瘘发生的不同阶段等。肠间内瘘可无明显症状和生理紊乱。

肠外瘘早期一般表现为局限性或弥漫性腹膜炎症状，患者可出现发热、腹胀、腹痛、局部腹壁压痛反跳痛等。手术后患者，有时与原有疾病的症状、体征难以区别，临床医生对患者诉腹胀、没有排气排便缺乏足够的重视而将此归结为术后肠蠕动差、肠粘连等，往往失去了对肠瘘的早期诊断。在瘘管形成、肠液溢出体外以后，则主要表现为：瘘口形成与肠内容物漏出、感染、营养不良、水电解质和酸碱平衡紊乱以及多器官功能障碍等。

1. 瘘口形成与肠内容物漏出　肠外瘘的特征性表现是在腹壁可出现一个或多个瘘口，有肠液、胆汁、气体、粪便或食物流出。唇状瘘可在创面观察到外翻的肠黏膜，甚至破裂的肠管。瘘口周围的皮肤红肿、糜烂。由于消化液的作用，可出现大片皮肤或腹壁缺损。十二指肠瘘和高位空肠瘘，流出量可很大，为4000～5000ml/d，含有大量胆汁和胰液，经口进食的食物很快以原形从瘘口排出；低位小肠瘘，流出量仍较多，肠液较稠，主要为部分消化的食糜；结肠瘘一般流出量少，呈半成形的粪便，瘘口周围皮肤腐蚀较轻。肠间内瘘可表现为不同程度的腹泻，应用止泻药无效。肠道与输尿管、膀胱或者子宫发生的瘘，则可出现肠内容物随尿液或者从阴道排出，或者尿液随大便排出。感染是肠瘘发生和发展的重要因素，也是主要临床表现之一。腹腔感染，特别是腹腔脓肿可引起肠瘘。肠瘘发生初期肠液漏出会引起不同程度的腹腔感染、腹腔脓肿，如病情进一步发展还可出现弥漫性腹膜炎、脓毒血症等临床表现。

2. 营养不良　由于肠内容物特别是消化液的漏出，造成消化吸收障碍，加上感染、进食减少以及原发病的影响，肠瘘患者大多出现不同程度营养不良，可有低蛋白血症、水肿、消瘦等相应的临床表现。水电解质和酸碱平衡紊乱依肠瘘的位置类型、流量不同，有程度不等的内稳态失衡，可以表现多样，常见的是低钾、低钠、代谢性酸中毒等。多器官功能障碍肠瘘后期，病情得不到控制，可出现多器官功能障碍，较易出现胃肠道出血、肝损害等。此外，肠瘘患者还可能存在一些与瘘发生相关的疾病，如消化道肿瘤、肠粘连、炎性肠病、重症胰腺炎以及多发性创伤等，出现相应的临床表现。

十二指肠瘘发生后，患者常表现为突然出现的持续性腹痛，以右上腹最明显，局部腹壁肌肉紧张、压痛、反跳痛，可伴有高热、脉速、白细胞升高。一般发生于十二指肠溃疡穿孔、胃切除术后十二指肠残端吻合口瘘、盲襻梗阻、十二指肠憩室以及内镜检查损伤等。症状的严重程度与漏出液的多少有关。瘘孔较小，漏出物仅是少量的黏液和十二指肠液，症状较轻，愈合较快；若瘘口较大则有大量的水样胆汁漏出，瘘口附近的皮肤很快发生糜烂，大量消化液的流失，很快发生水、电解质紊乱，甚至导致死亡。空肠、回肠内瘘常有腹泻，外瘘则有明显的肠液外溢，瘘口皮肤红肿、糜烂、疼痛，并常有腹腔感染。长期外瘘,肠液丢失量大则出现不同程度的营养不良。当肠腔与其他脏器,如泌尿系等相通时,常出现相应器官的感染症状。肠瘘的远端常有部分或是完全性梗阻。持久的感染、营养摄入困难可造成营养不良,体重迅速下降。

【辅助检查】

1. 腹部X线平片 通过腹部立、卧X线平片检查了解有无肠梗阻,是否存在腹腔占位性病变。

2. B超 可以检查腹腔内有无脓肿及其分布情况,了解有无腹水,有无腹腔实质器官的占位病变等,必要时可行B超引导下经皮穿刺引流。

3. 消化道造影 包括口服造影剂行全消化道造影和经腹壁瘘口行消化道造影,是诊断肠瘘的有效手段。常可明确是否存在肠瘘、肠瘘的部位与数量、瘘口的大小、瘘口与皮肤的距离、瘘口是否伴有脓腔以及瘘口的引流情况,同时还可明确瘘口远、近端肠管是否通畅。如果是唇状瘘,在明确瘘口近端肠管的情况后,还可经瘘口向远端肠管注入造影剂进行检查。对肠瘘患者进行消化道造影检查,应注意造影剂的选择。一般不宜使用钡剂,因为钡剂不能吸收亦难以溶解,而且会造成钡剂存留在腹腔和瘘管内,形成异物,影响肠瘘的自愈;钡剂漏入腹腔或胸腔后引起的炎性反应也较剧烈。一般对早期肠外瘘患者多使用60%泛影葡胺。将60%的泛影葡胺60~100ml直接口服或经胃管注入,多能清楚显示肠瘘情况。肠腔内和漏入腹腔的泛影葡胺均可很快吸收。不需要将60%的泛影葡胺进一步稀释,否则造影的对比度较差,难以明确肠瘘及其伴随的情况。造影时应动态观察胃肠蠕动和造影剂分布的情况,注意造影剂漏出的部位、漏出的量与速度、有无分支叉道和脓腔等。

4. CT CT是临床诊断肠瘘及其并发腹腔和盆腔脓肿的理想方法。特别是通过口服胃肠造影剂,进行CT扫描,不仅可以明确肠道通畅情况和瘘管情况,还可协助进行术前评价,帮助确定手术时机。炎症粘连明显的肠管CT检查表现为肠管粘连成团,肠壁增厚和肠腔积液。此时手术,若进行广泛的粘连分离,不但不能完全分离粘连,还会造成肠管更多的继发损伤,产生更多的瘘,使手术彻底失败。

5. 瘘管造影 通过口服染料或者通过插入瘘口的导管或直接用注射器注入瘘管内,行瘘管造影。口服经过稀释的骨炭粉或亚甲蓝后,定时观察瘘口,记录骨炭粉或亚甲蓝排出的量和时间。如有染料经瘘口排出则瘘诊断明确;根据排出时间,可粗略估计瘘的部位;根据排出量的多少,可初步估计瘘口大小。瘘管造影有助于明确瘘的部位、大小、瘘管的长短、走行以及脓腔范围,还可了解与肠瘘相关的部分肠襻的情况。

6. 其他检查 对小肠胆囊瘘、小肠膀胱瘘等应进行胆管、泌尿道造影等检查。

【治疗】

1. 治疗原则 肠瘘的治疗目的是设法闭合瘘管,恢复肠管的连续性,纠正肠液外溢所致的各种病理生理改变。20世纪70年代以前,治疗肠瘘的首选方法是紧急手术修补肠瘘,当时公认的原则是"愈是高位的瘘,愈要尽早手术"。但是,由于对肠瘘的病理生理学了解不够,将肠瘘的处理原则等同于十二指肠溃疡穿孔、外伤性肠穿孔等,希望能一次修补成功,而事实上由于腹腔内感染严重,肠襻组织不健康且愈合不良,早期手术失败率高达80%。20世纪70年代初期,随着TPN的临床应用,肠瘘患者的营养障碍问题可得到解决,加上各种抗生素的应用,对肠瘘感染的有效控制,肠瘘的治疗策略出现了根本性的转变,以采用各种非手术治疗促进肠瘘的自行愈合为主,而确定性手术治疗是最后的选择措施。TPN不仅可以改善患者营养不良,而且可减少肠液分泌量50%~70%,有利于肠瘘的愈合。20世纪80年代后期,生长抑素应用于肠瘘的治疗,使肠液的分泌再减少50%~70%,24h空腹肠液流出量由2000ml左右减少至200ml左右。20世纪90年代以后,重组人生长激素应用于临床,可促进蛋白质合成与组织修复,使肠瘘非手术治疗的治愈率进一步提高。肠瘘的基本治疗原则是:根据肠瘘的不同类型和病理生理情况,采取有效的营养支持、抗感染、减少肠液分泌、封堵瘘管、维持内环境稳定、促进瘘管愈合以及选择性手术治疗等综合措施,以提高早期治愈率。一些研究正在探索在有效的营养支持和抗感染前提下,通过生长抑素和生长激素的适当联合应用,对肠外瘘患者实施早期确定性手术,提高早期手术修补肠瘘的成功率和早期治愈率,并缩短疗程。

2. 治疗措施

(1)纠正水电解质和酸碱平衡紊乱:水、电解质和酸碱平衡紊乱是高流量肠瘘的严重并发症,也是肠瘘早期死亡的主要原因。其病因包括消化液的大量丢失;严重腹腔感染所致的高分解代谢;胰岛素拮抗、糖利用障碍、出现高血糖;难以纠正的酸中毒；以及在肠瘘的治疗过程中，不恰当的营养支持和液体补充等。因此，肠瘘所致的水电解质和酸碱平衡紊乱比较复杂，形式多种多样，并且贯穿整个病程和治疗过程中，随瘘流量的改变，感染控制程度的不同，紊乱的程度也会发生改变。在肠瘘的治疗过程中，必须自始至终注意纠正水、电解质和酸碱平衡紊乱。维持水电解质和酸碱平衡的基本措施是保证正常的水、电解质和酸碱补充，控制肠液漏出，及时发现和纠正水电解质紊乱。对肠瘘患者应注意监测24h出入量、血电解质、血气分析、血细胞比容、血浆渗透压、尿量、尿比重、尿电解质等。特别要注意有无低钾血症、低钠血症和代谢性酸中毒。肠瘘治疗过程中既可出现高钾，也可出现低钾，而患者可无明显症状。由于细胞内外钾离子的交换是缓慢的，并需消耗一定的能量，因此血清钾并不能完全代表和反映总体钾的量及其变化。在肠瘘的治疗过程中，随着感染的控制，机体由分解代谢转向合成代谢，对钾离子的需求也会增加。在临床上补钾时应当多做监测，并不宜在短期内将所缺失的钾全部补充。补充钾的制剂一般应用10%氯化钾加入液体中。对并发有高氯血症的患者可用谷氨酸钾。补充的途径可经外周静脉、中心静脉和经瘘口灌入或口服。对于需大量补钾的患者一般采用中心静脉给予，并应当进行心电监测，防止引起心律失常。

(2)营养支持：肠瘘患者营养支持的目的是改善营养状况和适当的胃肠功能休息。有效的营养支持不仅使患者营养状况改善，促进合成代谢，而且增强机体免疫力，使感染易于控制，提高肠瘘的治愈率。营养支持基本方法包括肠外营养(PN)和肠内营养(EN)两种，但所用的营养成分组成和具体途径可以多种(参见肠内、肠外营养)。

①肠外营养(PN)：PN用于肠瘘患者具有以下优缺点。

优点：a.营养素全部从静脉输入，胃肠液的分泌量明显减少，经瘘口溢出的肠液量也随之减少。b.补充水、电解质比较方便。c.由于营养素可经肠外补充，肠道可以得到适当休息，也可不急于手术恢复肠道连续性。d.部分肠瘘经过PN，溢出的肠液减少，感染控制，营养改善而可以自愈。e.围术期应用PN提高了手术成功率。

缺点：肠瘘大多并发严重的感染，全身营养和免疫功能较差，PN时导管败血症发生率较高；在腹腔感染时，应用PN容易产生淤胆、PN性肝病等代谢并发症；长期PN，还可引起肠黏膜萎缩，肠屏障功能受损和细菌易位；另外，PN的费用比较昂贵。为了克服上述缺点，可以采取3个方面措施，一是严格的无菌技术，尽量缩短PN时间；二是改变PN的配方，如添加特殊营养素、药物等，减少并发症；三是尽快过渡到EN或肠瘘患者肠外营养的基本要求：a.确定合理的热量、氮量：尽可能测量患者静息能量消耗(REE)并据此确定热量的补充量，无条件者可按照患者的应激状态粗略计算供给量。一般轻度至中度应激者给予的非蛋白质热量分别为104.6～125.5kJ/(kg·d)及125.5～146.4kJ/(kg·d)，氮量分别为0.16～0.2g/(kg·d)及0.2～0.3g/(kg·d)。b.选用适宜的能量制剂：一般应同时应用葡萄糖液和脂肪乳剂，糖与脂比例为(1～2)∶1。肠瘘患者需要较长时间实施静脉高营养，减少葡萄糖用量有助于预防高血糖、肝脂肪浸润等并发症。c.选用合适的含氮制剂：根据患者氮平衡状态、营养状况和治疗目的选用适当的氨基酸制剂，并且按不同品牌的溶液含氮量，计算决定输注量。一般选含氨基酸种类较多的制剂，但应激较重者可选用含支链氨基酸(BCAA)较多的制剂。d.补充适当的电解质、维生素和微量元素：肠瘘患者营养支持治疗时，不仅要注意钾、钠以及氯的水平，还要注意补充钙、镁和磷，以及水溶性维生素、脂溶性维生素和微量元素的补充。

②肠内营养(EN)：EN是将一些只需化学性消化或不需消化就能吸收的营养液通过消化道置管或造口注入胃肠道内。这种方法供给的营养全面、均衡，符合胃肠道的正常生理要求，能够维持胃肠道和肝脏的正常功能，刺激肠黏膜增生，保护肠道屏障，防止细菌易位，而且并发症少，费用低，技术要求低，是一种合适的营养支持方式。但是，肠瘘患者实施EN需要特别注意应用时机、给予营养种类和方法以及对肠瘘愈合的影响。a.应用时机：对于肠瘘急性期，并发严重的感染和水、电解质和酸碱平衡紊乱，或者存在肠梗阻、肠道功能不良、肠内容物漏出比较严重者，不能采取EN。对单纯的管状瘘，可在堵瘘后用鼻胃管实施EN。对于肠瘘手术治疗时，估计瘘口短期内恢复困难者行肠造口以备营养支持用，在瘘发生后，如行腹腔引流术，可尽量做肠造口备营养支持使用。b.EN制剂的选用：对于肠瘘造成短肠综合征或者肠道功能不良，宜选用含易于吸收的氨基酸或短肽要素膳。当肠道功能基本正常，宜选用含蛋白水解物或全蛋白的制

剂。因为只有后一种 EN 制剂才具有促进肠黏膜增生、保护肠屏障的作用。c. 应用方法：应采取匀速输入，逐渐加量的原则。可用微量泵控制速度，初用 50ml/h，第 2 天可加至 70～80ml/h。总用量与 PN 的热量计算法相同。若供给热量不足，可用 PN 补充。另外，实施 EN 时应注意保温，输入的肠内营养液应在 40℃左右，以减少腹胀、腹泻的发生。

③生物制剂和特殊营养物质的应用。a. 生长抑素：在 TPN 时，加用生长抑素可进一步减少胃肠液的分泌量，有利于腹腔感染的控制，纠正水和电解质紊乱，促进管状瘘的愈合。b. 生长激素：生长激素是腺垂体分泌的一种蛋白质激素。应用基因工程技术人工合成生长激素已经应用于临床。具有促进合成代谢、促进蛋白质合成及促进伤口和瘘口愈合的作用。能够促进肠瘘患者蛋白质合成，改善营养状况，而且能够保护肠黏膜屏障，减少细菌易位，促进肠吻合口的愈合。正在探索，生长抑素和生长激素联合应用于肠瘘的治疗。在瘘发生的早期，通过有效地引流、营养支持和生长抑素（施他宁 6mg/d）的使用，减少肠液的分泌与外溢，控制感染，促进管状瘘形成，接着使用生长激素（思增）12U/d 以改善蛋白合成和组织增殖，促进瘘管的缩小与闭合，最终达到瘘的自愈。因而有望提高肠瘘的自愈率，缩短自愈时间，并使肠外瘘早期决定性手术的成功成为可能。c. 谷氨酰胺（Gln）：是合成氨基酸、蛋白质、核酸及其他生物大分子的前体，是肠黏膜细胞、免疫细胞等生长迅速细胞的主要能源物质。在应激状态下，相当于必需氨基酸，经静脉或肠道补充。可促进蛋白质合成，促进肠黏膜细胞增殖，保护肠屏障功能。d. 精氨酸（Arg）：Arg 具有营养和免疫调节双重作用，经肠外或肠内补充 Arg 可促进蛋白质合成，增强机体免疫功能。

3. 控制感染　肠瘘患者的感染主要是肠液外溢至腹腔形成的腹腔感染，以及来自静脉导管和肠道细菌易位。这种感染一般由多种病原菌引起，反复发生，加上患者常常同时存在营养障碍，免疫功能低下等问题，感染控制比较困难。腹腔内感染是肠瘘最主要、最初的感染灶。这种感染容易形成脓肿，而且易被肠系膜黏着形成许多分隔，不易定位与引流，给诊断和治疗带来一定的困难。由吻合口小的渗漏造成腹腔内感染，临床上多表现为腹胀、发热、进食后呕吐、局部可能有压痛。采取适当处理，可使瘘在由小变大的阶段就能治愈。治疗腹腔内感染的最主要措施就是有效的引流，适当地应用抗感染药物和全身支持治疗。

（1）合理有效地引流。引流是控制肠瘘腹腔感染的主要方法，也是管状瘘治疗的基本方法之一。在肠瘘形成初期，腹腔已经安置引流管且通畅，可应用此引流管继续引流；如果无腹腔引流管或引流不畅，存在广泛、多处的腹腔感染，残留脓肿或多腔脓肿等，可考虑剖腹探查，术中吸净肠液，大量盐水冲洗后放置有效的引流。临床上更主张采取 B 超或者 CT 引导下腹腔多发性脓肿穿刺引流，避免剖腹探查。对于肠瘘的腹腔引流，传统的烟卷、乳胶管引流难以达到要求。多应用单腔负压管、双套管及三腔管引流。单腔负压管容易发生引流管堵塞、引流不畅，适于短期的抽吸引流。双套管负压深坑引流的优点是能预防组织堵塞引流管，但由于肠瘘患者的腹腔引流液中含有多量的纤维素和组织碎屑，仍可引起管腔堵塞。三腔引流管是在双套管旁附加注水管，以便于持续滴入灌洗液，这样可比较长时间地保持引流作用，而且可以对瘘管进行持续冲洗，效果较好，是治疗肠瘘最有效的引流方法。有人提出腹腔造口术（laparostomy）来处理严重的腹腔感染和多发性脓肿，即将腹腔敞开，视整个腹腔为一个脓肿来处理，以减少再次剖腹的次数。腹腔造口术在肠外瘘的应用指征是：腹腔感染严重且范围广泛；腹腔内有多发或多腔脓肿；腹壁感染严重不能缝合关闭。有人用聚丙烯网进行腹腔开放引流，将聚丙烯网覆盖在大网膜或器官表面，边缘与腹壁切口缘的筋膜缝合，腹腔内液体可透过网孔而得到引流，引流物和肠造口可从聚丙烯网上戳孔引出。这种方法可用于严重腹腔感染剖腹术后腹壁闭合困难者，以防止腹腔造口术暴露的肠管损伤和内脏脱出，同时使腹腔得到良好地引流。

（2）抗生素的应用。肠瘘患者应用抗生素的主要适应证包括：肠瘘早期存在严重的腹腔或者全身感染；PN 存在静脉导管感染危险或者已经发生静脉导管感染；肠瘘患者全身情况较差或者存在肠道细菌易位危险；肠瘘围术期。肠瘘患者在慢性和恢复期，以及在瘘口感染局限、经过引流冲洗和营养支持瘘管开始愈合缩小等情况下，一般不用抗生素治疗。

4. 瘘口（瘘管）的处理　瘘口（瘘管）是肠瘘发生发展的关键因素，关闭瘘口是肠瘘治愈的目标，因此，瘘口的处理是肠瘘治疗中的重点。在这方面，临床上积累了丰富的经验。特别是影像介入技术的应用，使肠瘘瘘口（瘘管）的处理更加有效。基本方法是采取吸引和封堵。

(1)吸引:肠瘘吸引的目的是引流肠液、脓液和坏死组织,减少对瘘管和瘘口的进一步侵蚀,使瘘口瘘管缩小以便于封堵或者自愈。常用方法是从瘘口向近端肠腔插入一根直径 0.5cm 的硅胶双套管,如置管困难,可采取影像介入技术,将双套管尖端尽量摆放在肠瘘内口附近,24h 低引力持续吸引。用凡士林纱布把瘘口与腹壁隔开。也可应用三腔管引流,间断吸引冲洗。准确收集记录漏的全部消化液,作为补液时参考。

(2)封堵:封堵适于管状瘘或者高流量瘘需要尽快控制肠液漏出以改善营养状况者。封堵前应进行瘘管造影,明确瘘管瘘口位置和解剖关系,最好在影像引导下完成。传统的方法是用纱布、油纱条填塞;还有盲管堵塞法、水压法堵塞等;也有用避孕套外堵,经瘘口将避孕套放入肠腔,向套内注入适量的空气或水,使避孕套在肠腔内外形成哑铃状。瘘口较大或唇状瘘,可用硅胶片内堵,硅胶片由大到小。应用更多的是医用黏胶黏合,包括各种生物胶等。进行肠瘘封堵时,必须首先明确瘘口远段肠管无明显肠腔狭窄和梗阻,避免对多发瘘进行封堵,以免引起部分瘘管引流不畅。封堵肠瘘时应尽量首先堵住内口,对外口进行引流冲洗,局部应用抗生素和促进瘘管愈合的药物,使肠瘘自行愈合。瘘口周围皮肤,可以涂抹氧化锌、氢氧化铝或其他抗生素软膏,予以保护。也可用白炽灯或红外线灯烤瘘口及其周围,保持皮肤干燥。

5. 手术治疗

(1)肠瘘手术治疗的适应证:随着非手术治疗方法和效果的提高,肠瘘的手术治疗适应证明显减少,但在下列情况下,应考虑手术治疗:为控制感染而行脓肿手术引流或者腹腔造口引流;为补充营养而行空肠造口术;为控制肠瘘并发的胃肠道或腹腔大出血而行相应的手术;肠瘘经非手术治疗后不愈合,患者全身情况良好,无重要器官功能障碍等禁忌证,并具有以下适应证:①肠瘘的远端肠管有梗阻;②瘘管周围瘢痕组织过多,瘘管内已经上皮化;③瘘口的黏膜外翻与皮肤愈合,形成唇状瘘者;④瘘口部有异物存留;⑤肠瘘附近有脓腔、引流不畅;⑥肠襻上有多个瘘存在,即多发性瘘;⑦继发于特殊病因的肠瘘,如肿瘤、溃疡性结肠炎等。

(2)肠瘘手术治疗的基本方式

①肠切除吻合术:方法是切除包括肠瘘在内的楔形肠壁或部分肠管后行肠吻合。这是最常用、效果最好的一种方式,其手术创伤小、损失肠管少,适用于大多数空肠瘘、回肠瘘和结肠瘘。

②肠瘘修补术:包括带蒂肠浆肌层片覆盖修补术和肠襻浆膜层覆盖修补术。对十二指肠、直肠上段等部位的瘘,在广泛粘连的情况下,行切除吻合较困难,可行带蒂肠浆肌层片覆盖修补术,其方法是:将瘘口缝合后,在其附近截取一段肠管制成带蒂肠浆肌层片覆盖瘘口之上,可使瘘口较好愈合。这一术式操作简单,成功率高。肠襻浆膜层覆盖修补术的方法是将一段肠襻上提覆盖于缝合的瘘口上,一般采用 Roux-X 式肠襻。这一术式由于需游离大段肠管,应用有时较困难。

③肠瘘旷置术:方法是将瘘口所在肠襻的远、近侧肠管行短路吻合以旷置肠瘘所在的肠段,待以后再行二期手术切除,或等待肠瘘的自愈。适用于粘连严重、无法进行肠瘘部肠襻分离的肠瘘。

旷置术的具体吻合方式有 3 种:a. 瘘口的远近侧肠管侧-侧吻合。这种方式的转流效果不完全,瘘口仍有肠液流出,仅在远、近侧肠管游离困难时选用。b. 近侧肠管切断,近瘘的一端封闭,另一端与远侧肠段行端-侧吻合。c. 远、近侧肠段切断,近瘘的两残端封闭,另两端做对端吻合。这种方式转流效果较好,此较常用。d. 十二指肠空肠 Roux-Y 式吻合术:当十二指肠瘘的瘘口较大,切除缝合有困难时,可以将空肠上提与十二指肠瘘做端-端或端-侧吻合术,使十二指肠液进入空肠。由于十二指肠瘘口组织不够健康,愈合力差,有再瘘的可能,效果不及带蒂肠浆肌层片修补术。e. 其他手术方式:包括瘘管切除、切开引流和肠造口术等方法。

6. 其他治疗　肠瘘的治疗还应注意对其他器官功能维护和病变的治疗。由于肠瘘属胃肠科疑难病危重病,尤其是早期未能发现,导致腹腔严重感染和多发性脓肿形成的患者,可能存在不同程度的心、肺、肝、肾等器官功能障碍,在治疗过程中应注意监测和维护。小肠膀胱瘘和直肠子宫瘘、盲肠阴道瘘应对相应的器官病变进行治疗。

【护理措施】

1. 心理护理　患者术后发生肠瘘因为没有心理准备而易精神紧张、恐惧、悲观失望,丧失信心,有的不愿接受继续治疗,甚至自行拔出引流管。护理的关键是要了解、关心、体贴患者,详细说明治疗的必要性,介绍成功的经验,帮助患者适应角色,客观地面对现实,在最佳心理状态下接受治疗,配合护理。

2. **一般护理** 加强监测,密切观察病情变化。肠瘘患者由于大量丢失消化液,因此容易发生水、电解质和酸碱失衡。护理上重点观察神志、体温、心率、呼吸、血压、皮肤温度及弹性,观察肠蠕动及腹胀程度,精确计算腹腔冲洗引流量,动态监测水电解质、肾功能和血气变化。

3. **基础护理** 患者长期卧床,需要协助其定时翻身及按摩受压部位,也可选用气垫床或气圈,预防压疮的发生。对已有压疮者,每天换药,局部用红外线照射,保持创面干燥。鼓励患者有效咳嗽,定时给予翻身叩背,协助排痰,必要时给予药物支持,预防肺部感染。口腔护理每天2次,保持口腔清洁。高热时行物理降温或药物退热。

4. **引流管的护理** 肠瘘患者治疗的关键是及时、完全地引流清除肠瘘液,避免瘘液的积存,从而有利于感染的控制。滴水双套管在持续冲洗的过程中,吸引的压力不要过高,一般在0.2kPa左右即可;要注意观察冲洗引流出的液体色、量、性状的变化,如果颜色较深、浑浊,可加快冲洗的速度。由于肠瘘患者腹腔内广泛感染,坏死组织较多,很容易堵塞双套管周围的侧孔,使得引流效果不好,因此,在冲洗的过程中,注意及时更换。也可以通过冲洗的声音来判断双套管引流的效果,如果冲洗过程中听到明显气过水声,这说明冲洗效果较好。此外,更换双套管时间隔时间不要太长,以免瘘口收缩使得在插入新的双套管时对周围组织的损害过大,引起出血。

5. **瘘口的护理** 及时用吸引器吸出瘘口分泌液,保持瘘口周围皮肤清洁,并涂以氧化锌软膏予以保护,瘘口用无菌纱布覆盖。如有渗液,应及时更换。

6. **营养支持的护理** 肠瘘患者由于消化液中大量蛋白质的丢失及并发感染,机体处于高分解状态,建立良好的营养通道是非常重要的。患者肠瘘发生的早期,完全胃肠外营养(TPN)是主要的供应途径。应用TPN时,可采用周围静脉或中心静脉;中心静脉输注TPN液时,导管的护理十分重要,深静脉置管处的敷料常规每日更换1次;输液管每日更换;导管与输液管的连接处应用无菌纱布包裹,每日更换。应用TPN时,需要及时调节输液速度,防止过快或过慢。此外,患者一旦病情稳定,肠道功能恢复即开始用肠道内营养(EN)+肠外营养(PN),EN量由少到多,循序渐进,同时减少PN直至全部转向EN。肠内营养的输注途径,应用最多的是鼻肠管或鼻胃管和空肠造瘘管途径。在由喂食泵持续泵入营养制剂时浓度一般是从低到高,喂食泵的滴速根据营养制剂的品种和量来调节,最初可以每分钟40滴,逐渐可以加大到每分钟120滴,因人而异。另外,注意在给予患者肠内营养制剂时防止堵塞鼻肠管和空肠营养造瘘管,每隔2h用生理盐水冲管1次,每次20ml。

第六节　结、直肠癌

【流行病学】

结肠和直肠癌简称为结、直肠癌或大肠癌。世界各地结、直肠癌发病率差异可达20倍以上。北欧、西欧、北美发达国家及新西兰等结、直肠癌发病率较高。亚洲、非洲和大多数不发达国家的发病率较低。经济发展的差异可能是居民结、直肠癌发病率高低的一个重要因素。

结、直肠癌发病率呈上升趋势,是我国九大常见恶性肿瘤之一。我国结、直肠癌年发病率为5.49/10万,因结、直肠癌死亡者,男性居恶性肿瘤死亡的第5位,女性居第6位。

【病因学】

流行病学调查与实验室研究表明,饮食类型与营养习惯是对结、直肠癌的发生起决定性作用的因素。目前一致认为,动物脂肪和蛋白质摄入过高,食物纤维摄入不足,是结、直肠癌,尤其是结肠癌的主要高危因素;而饮食中的其他营养素包括维生素A、维生素C、维生素D和钙等是有益的因素。

1. **饮食因素** 大量数据表明,结、直肠癌的发病率与加工过的肉类和动物饱和脂肪酸有明显的相关性,与总脂肪摄取、植物脂肪则无明确关系。高总蛋白摄入与结、直肠癌发病率增高有关,特别是动物蛋白。动物蛋白是肉类的主要成分,尤其是红肉,有文献显示,肉的消费是结、直肠癌发生的危险因素。

研究表明,纤维的大量摄入可降低结、直肠癌的发病率,并具有抗癌作用。其机制为:通过吸收水分增加粪便的体积和重量,对肠道中多种致癌物具有稀释作用并利于它们的排出;缩短粪便在肠道通过的时间;提高各种脂肪酸的浓度,减低结直肠内容物的 pH，不利于致癌过程。

有证据表明，维生素 A 至少能对抗结、直肠癌在内的 8 种癌症。另外，胡萝卜素、维生素 C、维生素 B_2、维生素 D 均能降低结、直肠癌发病的相对危险度。

Tuyns 研究了食盐量与胃癌，结、直肠癌发病的关系，发现高盐摄入组两种癌症的相对危险度均增高，尤其是食用腌制食品多的人群。

许多研究表明，常食葱蒜类食品可降低胃肠恶性肿瘤的发生率，其机制可能是减少致癌物对胃肠黏膜的损伤。

2. 环境因素　大量研究表明，地区土壤中缺钼、硒，血吸虫患者，石棉工人，频繁接触农药的农民与结、直肠癌高发有一定关系。

3. 心理因素　大量流行病学资料提示，受长期沮丧、焦虑、苦闷、恐惧、悲观甚至绝望等不良情绪刺激的人好发肿瘤，主要由于不良情绪会造成肾上腺素和肾上腺皮质激素分泌增加，引起心率加快、血管收缩、血压升高、胃肠蠕动减慢，造成食物残渣在大肠停留时间延长，使更多的致癌物被吸收而致肠癌。另外，长期过度的精神刺激可能导致大脑皮质兴奋、抑制功能失调，使抵御肿瘤的免疫能力减弱而形成肿瘤。

4. 遗传因素　结、直肠癌与遗传关系不是很密切，约有 10% 结、直肠癌患者与遗传因素有关。

【分子遗传学】

大多数结、直肠癌的发展是从上皮细胞 APC（腺瘤性息肉病基因）肿瘤抑制基因突变失活开始。一些抑制基因的失活是由于部分或全部的染色体缺失引起的。结肠癌中由于染色体的不稳定引起染色体基因的缺失有很高的发生率，但具体靶基因尚不清楚。微卫星不稳定（MSI）：在一些肿瘤细胞 DNA 中存在着广泛的、多片段的、内源性的、不稳定的核苷酸重复序列的插入或缺失，称为微卫星不稳定诊断。目前推荐采用 5 个已经命名的微卫星点作为结、直肠癌的参考标准。≥2 个标记点，称为高度微卫星不稳定（MSI-H），MSI-H 是遗传性非息肉性结肠癌综合征的特征。

【癌前病变】

1. 慢性溃疡性结肠炎　此炎症患者发生结直肠癌的概率比正常人高 5～10 倍，且病程愈长结直肠癌发生率愈高。

2. 结、直肠腺瘤　研究表明，腺瘤发展至癌约需 10 年。在估计结直肠腺瘤恶变危险时有以下几个因素可供参考。①体积：腺瘤愈大恶变概率愈大。②外形：广基腺瘤较有蒂者易于恶变。③病理类型：管状腺瘤的癌变机会较小，为 3.3%～8.3%，绒毛状腺瘤癌变概率较大，文献中报道可达 10%～55.6%。④间变严重者，癌变机会增加。⑤位置：右半结肠的腺瘤恶变概率小，乙状结肠、直肠中的腺瘤恶变概率大。

【病理】

1. 大体观　分为外生性、内生性/溃疡性和弥漫性/皮革样三种。大多数结、直肠癌外观呈溃疡型，边缘隆起、外翻，受累肠管狭窄或梗阻。

2. 组织病理学

(1) 腺癌：肿瘤细胞由柱状和杯状细胞组成，肿瘤出现腺样结构的百分比可作为肿瘤分级的依据，腺样结构≥95% 为高分化，腺样结构占 50%～95% 为中分化，腺样结构占 5%～50% 为低分化。

(2) 黏液腺癌：≥50% 的肿瘤组织由黏液组织构成时可诊断为黏液腺癌，占结、直肠腺癌的 10%～15%。这种肿瘤的特征是在大量的黏液湖中漂浮着恶性上皮细胞。常呈外生性生长，就诊时临床分期一般已较晚，具有较广泛的结、直肠周围扩散，淋巴结受累常见，预后较差。

(3) 印戒细胞癌：典型的印戒细胞具有大的黏液空泡充满整个胞质并推挤细胞核，形成印戒样的外观。其生物学行为较为凶险，常发生于年轻人。

(4) 小细胞癌：较少见，约占结、直肠癌的 1%，多位于右半结肠。形态与肺的小细胞癌相同，预后差，多数病例在就诊时已有淋巴结和肝转移。

(5) 腺鳞癌/鳞癌：少见，较常见于盲肠，既有鳞癌的特点，又有腺癌的特点，预后与临床分期有关。

(6) 髓样癌：较少见，特征是在具有泡状核、显著的核仁和粉染胞质的恶性细胞周围有丰富的淋巴细胞浸润。

(7) 未分化癌：形态学上由较一致的中等细胞及大细胞形成界限较清楚的细胞团。

3. 转移途径

(1) 直接蔓延：结、直肠癌可向 3 个方向浸润扩散，即肠壁深层、环状浸润和沿纵轴浸润。直接浸润可穿透浆膜层侵入邻近脏器如肝、肾、子宫、膀胱等。下段直肠癌由于缺乏浆膜层的屏障作用，易向四周浸润，如前列腺、精囊、阴道、输尿管等。

(2) 淋巴转移：为主要转移途径。引流结肠的淋巴结分为 4 组：结肠上淋巴结、结肠旁淋巴结、中间淋巴结、中央淋巴结。通常淋巴转移呈逐渐扩散。直肠癌的淋巴转移分为3个方向：向上沿直肠上动脉、腹主动脉周围的淋巴结转移；向侧方经直肠下动脉旁淋巴结引流到盆腔侧壁的髂内淋巴结；向下沿肛管动脉、阴部内动脉旁淋巴结到达髂内淋巴结。淋巴转移途径是决定直肠癌手术方式的依据。

(3)血行转移：癌肿侵犯静脉后沿肝门静脉转移至肝，也可转移至肺、骨和脑等。结、直肠癌手术时有10%~20%的病例已经发生肝转移。

(4)种植：腹腔内播散，最常见为大网膜的结节和肿瘤周围壁腹膜的散在沙粒状结节，亦可融合成团，继而全腹腔播散。腹腔内种植播散后易产生腹水，结、直肠癌如出现血性腹水多为腹腔内播散转移。

【临床表现】

结、直肠癌早期无明显症状，肿瘤生长到一定程度，依其生长部位不同而有不同的临床表现。

1. 右半结肠癌的临床表现

(1)腹痛：右半结肠癌有70%~80%患者有腹痛，多为隐痛。

(2)贫血：因癌灶的坏死、脱落、慢性失血而引起，有50%~60%的患者血红蛋白低于100mg/L。

(3)腹部肿块：可触及右下腹肿块，主要是由于肿瘤本身所引起，其次是由于肿瘤侵及肠壁全层后引起肠周炎症反应而与邻近组织或器官粘连形成，肿瘤不断增大引起肠梗阻后也可出现腹部肿块。

2. 左半结肠癌的临床表现

(1)便血、黏液血便：70%以上的患者可出现便血或黏液血便。

(2)腹痛：约60%出现腹痛，可为隐痛，当出现肠梗阻时可表现为腹部绞痛。

(3)腹部肿块：40%左右的患者可触及左下腹肿块。

3. 直肠癌的临床表现

(1)直肠刺激症状：便意频繁，排便习惯改变，便前有肛门下坠感，伴里急后重，排便不尽感，晚期有下腹痛。

(2)肠腔狭窄症状：癌肿侵犯致肠管狭窄，初时粪便变形、变细，严重时出现肠梗阻表现。

(3)癌肿破溃感染症状：粪便表面带血及黏液，甚至脓血便。

直肠癌症状出现的频率依次为：便血80%~90%，便频60%~70%，便细40%，黏液便35%，肛门痛20%，里急后重20%，便秘10%。癌肿侵犯前列腺、膀胱时，可出现尿频、尿痛、血尿等表现。侵犯骶前神经时可出现骶尾部持续性剧烈疼痛。

【诊断】

1. 粪隐血检查　大规模普查时或对高危人群作为结、直肠癌的初筛手段，阳性者需做进一步检查。

2. 肿瘤标记物　对结、直肠癌诊断和术后监测较有意义的肿瘤标记物是癌胚抗原(CEA)。但CEA对诊断早期结、直肠癌价值不大，主要用于监测复发。

3. 直肠指检　是诊断直肠癌最重要的方法。我国直肠癌中约75%为低位直肠癌，大多能在直肠指检中触及。因此，凡遇到患者有便血、排便习惯改变、粪便变形等症状均应行直肠指检。

4. 内镜检查　包括直肠镜、乙状结肠镜和结肠镜检查。内镜检查时可取活检明确病变性质。一般主张行全结肠镜检查，可避免遗漏同时性多源性癌和其他腺瘤的存在。直肠指检和纤维全结肠镜检查是结、直肠癌最基本的检查手段。

5. 影像学检查

(1)钡灌肠造影：是结肠癌的重要检查方法，但对低位直肠癌的诊断意义不大。

(2)腔内超声：用腔内超声探头可探测癌肿浸润肠壁的深度及有无侵犯邻近脏器。

(3)计算机体层摄影(CT)：可了解直肠和盆腔内扩散情况，以及有无侵犯膀胱、子宫及盆壁，是术前常用的检查方法。也可判断肝、腹主动脉旁淋巴结是否有转移。

(4)磁共振成像(MRI)：对直肠癌术后盆腔、会阴部复发的诊断较CT优越。

结、直肠癌筛查常规项目为粪常规加隐血、采静脉血查肿瘤标记物，但筛查的发现率仍然较低。2003年美国胃肠病协会更新了结、直肠癌的筛查和监测指南。新的指南提出：对高危人群应增加气钡双重造影及结肠镜检查的频率，5年内对有息肉病史的高危人群重复进行结肠镜检查，可提高癌前病变和早期癌的发现率。

【外科治疗】

结肠癌手术切除的范围应包括肿瘤在内的足够的两端肠段，一般要求距肿瘤边缘10cm。低位直肠癌的下切缘距肿瘤2cm即可。

1. 结直肠癌的内镜治疗　包括电切、套圈切除、黏膜切除和经肛内镜显微外科手术等。

2. 结肠癌的根治性手术　可根据癌肿部位及

淋巴引流区做整块广泛切除。常用手术包括右半结肠切除术、横结肠切除术、左半结肠切除术、乙状结肠切除术。

3. 直肠癌的根治性手术　根据其部位、大小、活动度、细胞分化程度等有不同的手术方式。包括局部全层直肠癌切除术、腹会阴联合直肠癌切除术（Miles术）、直肠低位前切除术（Dixon术）、经腹直肠癌切除、近端造口、远端封闭手术（hartmann术）。

（1）Miles术：适合于直肠下段癌。此手术的缺点是需要做永久性乙状结肠造口，给患者生活带来不便。

（2）Dixon术：可保留肛门括约肌，适于直肠上段癌、中段癌及部分下段癌。位于距肛门6cm以上的下段直肠癌，可在不影响根治肿瘤的原则下争取保肛手术。

（3）局部全层直肠癌切除术：直肠癌距肛缘8cm以内，达到以下标准者可进行全层直肠切除术：肿瘤直径＜3cm，类型为隆起型，高分化腺癌，肿瘤局限于黏膜层或黏膜下层，无淋巴结转移。手术范围包括肿瘤及周围2cm正常肠壁全层整块切除，多经肛门或骶前切除。

（4）经腹直肠切除、结肠造口术：适合于肿瘤位于腹膜反折或以上部位直肠癌。患者一般情况差，吻合后可能出现瘘的情况。

【辅助治疗】

1. 化疗　结、直肠癌对化疗不敏感。氟尿嘧啶自1957年应用于临床，现为结、直肠癌标准化疗的基础。包括术前化疗、术中化疗（肠腔化疗、肝门静脉化疗、术中温热灌注化疗）、术后化疗。

2. 放疗　放射治疗是结、直肠癌综合治疗的一种手段。病理类型为基底细胞癌的直肠癌或鳞癌对放疗较敏感，如无淋巴结转移，应术前放疗，可提高手术切除率，减少复发率。尤其是直肠癌晚期，不宜手术者，放疗常有较满意的疗效。主要针对直肠癌而言，目前常用的方法是"三明治"疗法，即术前外照射＋手术＋术后外照射，临床上取得了满意效果。

【围术期护理】

1. 术前准备

（1）评估和改善患者的营养状态，纠正液体和电解质的平衡：营养状况和水、电解质平衡与手术成功和术后恢复有直接关系。由于肿瘤的消耗和肠道梗阻等情况，患者往往营养不良和水、电解质紊乱，体重下降，应鼓励患者进食高营养、易消化的半流食或流质食物，以利于检查和肠道的排空，为手术做准备。对于严重营养不良和水、电解质紊乱者，应予以胃肠外营养治疗。

（2）治疗贫血：据统计，结直肠癌患者多半伴有贫血症状，术前补血可减少术中、术后并发症的发生。将90g/L定为最低限度，此点对老年人尤为重要。

（3）适应性训练：指导患者术前和术后必须实施的活动，如深呼吸、有效的咳嗽、翻身及肢体运动等，以减少手术后并发症的发生。

（4）肠道准备：有效的肠道准备和应用抗生素可明显减少毒血症和吻合口瘘的发生。一个好的肠道准备应该安全、迅速、经济、简便、使患者痛苦小，对肿瘤刺激小，肠道清洁度高。由于患者个体差异较大，术前可根据患者情况选择合适的方法进行肠道准备。包括清洁灌肠、全消化道灌洗，口服泻药（舒泰清或恒康正清）等。肠道准备期间，应注意补充水分及各种电解质，以免发生脱水和电解质紊乱。

①清洁灌肠：适用于不完全梗阻的患者，手术前晚清洁灌肠，至排出澄清液为止。

②全消化道灌洗：全消化道灌洗液是一种与血浆渗透压近似的电解质溶液。在单位时间内由胃管内灌注，剂量为10 000ml左右，时间为4~5h。原理为刺激肠蠕动，将肠内容物稀释并迅速排出体外，起到清洁肠道作用。此方法由胃肠近端清洗至远端，故全消化道均可受到彻底清洗。应同时给予静脉补液，以免引起电解质紊乱。在灌洗中如出现恶心、呕吐，可肌内注射甲氧氯普胺，也可做短时间休息。对肠道梗阻患者禁用此法。

③口服泻药：目前临床上常用的为舒泰清。术前14:00开始进行肠道准备，取A、B两剂各一包，同溶于125ml水中成溶液，每次250ml，每隔10~15min服用1次，直至排出清水样便，最多口服3000ml，一般2~3h可完成清洁肠道，患者痛苦小，不影响晚间休息，为目前临床首选。

（5）心理准备：当结、直肠癌患者准备进行手术治疗时，其从生理上和心理上都对手术有一个适应的过程。术前医护人员对患者做好解释工作尤其重要，通过与患者的接触，就手术可能发生的意外、疾病的转归和术后恢复过程中应注意的事项向其介绍。如对麻醉与手术有不安和恐惧心理、担心手术带来的疼痛、对生命的保障、对经济负担的考虑，应设法消除患者的疑虑及恐惧心理，取得患者的信任,使其主动与医护人员配合。因此,对手术患者提供及时有效的相关信息,可提高患者对手术的心理适应性、手术的耐受性以及对健康的意识性,并能有效地防止并发症,促进患者早日康复。

(6)结肠造口的术前护理

①心理准备:在明确诊断和确定手术方案后,造口治疗师或护士进行术前访视,向家属了解患者对手术方式的知情程度,了解患者对结肠造口手术的接受程度,明确造口手术的重要性。使患者保持最佳身心状态接受手术治疗,积极配合医护实施术前准备和术后的康复治疗。

除了造口治疗师或护士术前访视外,也可安排造口访问者进行访问,即指一位曾有造口手术经历的患者,访问即将或新近进行造口手术的患者。通过患者间相互帮助、情感支持、心理交流等方式,帮助新近接受造口的患者尽快在生理、心理、社会等各方面恢复健康。

②生理准备:结肠造口术前的一般准备同其他部位手术相似,特殊准备为肠道准备,清洁肠腔内的粪便,以减少肠道内的致病菌以及术中污染腹腔的机会,从而使手术感染率降到最低限度,以确保手术的成功。理想的肠道准备是结肠完全空虚;安全、迅速;肠腔内细菌数减少;不影响水、电解质平衡;对肿瘤刺激小;患者痛苦小;价廉。目前临床采用肠道准备法具体如下。a. 饮食:术前3d低渣半流质饮食,主食稀饭或面条,忌粗纤维饮食。术前1d流质饮食,牛奶、豆浆等。目的是减少粪便量,空虚肠腔。b. 口服泻药:对年老、体弱、不完全性肠梗阻者,用要素饮食加小剂量缓泻药,准备时间可延长。

③术前定位。a. 术前定位目的:便于自我照顾,便于造口用品的使用,预防并发症的发生,尊重患者生活习惯。b. 定位基本原则:患者取不同体位都能看到造口,尤其是半卧位、坐位、站立位,便于患者自我护理;造口位于平整皮肤中央,皮肤健康,无瘢痕、皱褶、皮肤凹陷、骨性突出,便于造口袋的粘贴;造口位于腹直肌内,以预防术后并发症;生活中每个人的生活习惯、穿戴习惯、工作习惯、身体状况、宗教信仰均不相同,定位时应尊重患者的要求,不改变生活习惯。c. 定位方法:回肠、升结肠造口——右下腹;降结肠、乙状结肠造口——左下腹;横结肠——右或左上腹。预计造口位置:患者取平卧位,暴露腹部皮肤,冬天注意保暖。回肠造口或横结肠造口时操作者站在患者右侧,乙状结肠造口时操作者站在患者左侧。腹部造口位置区域为脐向左、右髂前上棘画连线,再由左、右髂前上棘向耻骨画连线联合形成的菱形区为最佳造口位置区。取脐与髂前上棘连线中上1/3交界处为预计造口位置。实际造口位置:确定预计造口位置后,再让患者取半卧位、坐位、站立位、下蹲位观看自己的造口,以能看清为原则,操作者观察造口与不同体位的关系,调整造口位置,即为实际造口位置。造口标记:选用耐擦、耐水的油性记号笔在造口处做标记,并记录在病历上,供术者术中使用。

2. 术后护理

(1)一般护理

①卧位:患者清醒后生命体征平稳给予半卧位,床头抬高45°,以利于会阴部引流,并可使腹腔内脏下坠,有利于会阴部切口愈合。

②胃肠减压:持续胃肠减压,保持通畅,至结肠造口开放或肛门排气。

③术后饮食:结、直肠癌患者术后均应禁食,何时开始饮食,应根据患者的具体情况和不同的手术来决定。原则上肠蠕动恢复后,肛门开始排气、停止胃肠减压后方可进食。饮食应逐步过渡,开始可清流饮食,如无特殊情况发生,三天后给予流质饮食,一周后改半流食,两周后改进普食。

④尿管护理:结肠术后24~48h拔出尿管;直肠手术患者,因会阴部创面大,损伤会阴部神经,需术后7d拔出尿管。术后4d夹闭尿管,每4小时开放进行膀胱训练。拔出尿管后注意观察患者有无排尿困难、尿潴留。

⑤会阴部切口护理:观察会阴切口缝合情况,引流管保持通畅,观察引流液性状和量。密切观察切口敷料浸湿情况,必要时更换外层敷料。会阴部敷料用丁字带固定,应保持丁字带清洁、干燥。术日如引流量>300ml,暗红色,血压下降,提示有出血倾向,及时汇报医生。会阴部敷料取出后,创面开放,需坐浴,每日2~3次,以保持伤口肉芽清洁、促进愈合。出院患者,会阴部切口未愈合者,应教会家庭坐浴方法。

⑥活动指导:提倡术后早期活动,有利于胃肠功能早期恢复;预防肠粘连;有利于膀胱功能早日恢复,减少尿潴留的发生;改善全身血液循环,加速切口愈合;减少下肢静脉血流淤滞,防止血栓形成;减少肺部并发症的发生,增加肺活量,促进痰液的排出;还可改善患者的心理状态,使患者感到自己术后恢复很快,有利于术后康复。

(2)常见不良反应的护理

①发热：术后3～5d如体温在38.5℃以上，要考虑是否有感染的存在。超过5d以后的发热，要考虑是否有严重并发症的发生，如腹部脓肿形成、吻合口瘘等。护理上第一要遵医嘱补液，纠正发热时机体消耗的水分和电解质；第二物理降温，促使体温下降；第三遵医嘱药物退热；第四在积极对症处理的同时，查找发热原因，并做相应处理。

②疼痛：患者一般在术后48h内疼痛最为剧烈，以后逐渐减轻。术后胃肠功能恢复需要一定的过程，一般在术后12～24h蠕动消失，24～48h蠕动局部恢复，但为不规则蠕动，患者可感到有窜痛，属于内脏神经痛，定位不准，蠕动影响到切口时，切口疼痛明显，待胃肠蠕动功能完全恢复后，内脏神经痛即消失。目前习惯于术后给予患者应用镇痛泵，药物维持3d左右。

③腹胀：是腹部手术后特有的症状，结、直肠癌术后同样有此症状。其主要原因是胃肠功能受抑制，肠腔内积气过多。随着胃肠功能恢复，肛门排气后即可缓解。术后如腹胀明显则继续胃肠减压处理。术后数日仍未排气，有腹胀同时未闻及肠鸣音，要考虑腹膜炎的可能。术后胃肠功能恢复后再次出现腹胀，并伴有肛门停止排气，考虑肠梗阻的存在，应给予胃肠减压处理及其他检查治疗。

④恶心、呕吐：结、直肠癌术后经常会出现恶心、呕吐症状，其原因为麻醉反应、手术刺激和电解质紊乱，应针对原因及时治疗。

⑤尿潴留：为直肠癌患者术后常见症状，其原因是部分患者不习惯在床上排尿；麻醉后排尿反射受抑制；疼痛引起膀胱括约肌痉挛；术中损伤支配膀胱收缩的神经。处理上可给予夹闭尿管，锻炼膀胱括约肌功能，同时可给予针灸治疗。

(3)结肠造口的护理

①术后要严密观察，预防造口早期并发症的发生。结肠造口一般在术后48h内开放，粘贴一件式透明造口袋，并排空空气。在最初2d内只有少量的血性分泌物而无气体和粪便排出，术后第3天后才会有气体排出，肠功能已恢复。结肠造口的直径为2.5～3.5cm，高度为略高于皮肤1.5cm或皮肤平面，便于粘贴造口袋及保护造口周围皮肤。结肠造口黏膜正常颜色为红色或粉红色，类似正常人嘴唇的颜色，表面光滑湿润，颜色异常时与医生取得联系。手术后的几天内，造口出现一些水肿现象无须处理，几天后水肿就会逐渐消退，如无消退迹象通知医生查明原因，及时纠正。

②更换造口袋的方法：术后24h内无须更换造口袋，除非有渗漏。更换造口袋的基本步骤如下。a.用物准备：垃圾袋或旧报纸、纸巾、纱布、温水、造口袋、剪刀、造口测量尺、防漏膏等。b.心理辅导：消除患者对造口的恐惧，鼓励其认真观察，参与造口护理的全过程。c.去除旧造口袋：撕旧造口袋时要一手按压皮肤，一手轻揭造口袋，自上而下慢慢将底板揭掉，如有困难可用湿纱布浸湿底板再揭掉。d.观察造口黏膜周围皮肤的情况：检查造口周围皮肤是否有红疹、皮损、溃烂、过敏，观察排泄物的色、性状、量及气味，观察造口袋底板渗漏溶解的部位与方向及造口周围皮肤是否平坦。e.清洁造口及周围皮肤：清洁造口可用纱布或纸巾浸湿温水后由外向内轻轻擦洗，不能用力过大以免损伤造口黏膜而引起出血。造口清洗后，用同样方法清洗造口周围的皮肤，然后用纸巾或纱布吸干皮肤上的水分。f.粘贴造口袋：造口袋底板剪裁的大小应以造口的形状或大小为标准，周围再加1～2mm。剪裁合适后，可用手指将底板的造口圈磨光，以免剪裁不齐的边缘损伤了造口。然后将贴在底板上的保护纸揭去，造口圈旁可适当加用防漏膏对准造口贴上，并轻轻按压造口边上的底板，以免湿润的分泌物流至底板下，影响使用的效果。有皮肤不平整或小肠造口的患者，必须使用防漏膏，以减少渗漏。术后早期，患者是以卧位为主，造口袋的开口可向一侧床边。术后恢复期的患者自行换袋，坐或行走的机会增多，造口袋的开口应向下对着自己的腿部。g.整理用物并详细记录。

(4)结、直肠癌术后并发症的护理

①大出血：结、直肠癌术后，应密切观察生命体征的变化，警惕大出血的可能。术后早期如患者出现心率加快、脉搏细数、血压下降、面色苍白、四肢湿冷等情况，提示出血的可能。如再出现大量呕血或便血，从引流管引出大量血性液体，或每小时尿量<25ml，中心静脉压<0.49kPa，则提示大出血的可能。

术后出血的主要原因是手术区域止血不彻底、结扎线脱落、凝血功能障碍，围术期的严重感染造成的弥散性血管内出血也是术后大出血的原因之一。

处理上一般先保守观察，积极进行输血、补液等抗休克治疗。如出血量持续增加或休克症状不能改善，则须再次探查止血。腹腔引流管是观察有无出血的重要渠道,要妥善保护,防止脱落。

②输尿管损伤:输尿管是直肠癌手术中最容易损伤的器官。输尿管损伤的治疗原则是重建排尿通路,保护肾功能。通常术中能够发现,及时采用双J管引流。若发现不及时,可暂时做尿流改道,待感染控制后择期行输尿管移植或代替手术。输尿管损伤的患者注意做好尿管的维护工作:a. 妥当固定导尿管,避免翻身时牵拉引起尿道黏膜损伤出血;避免导管受压引起引流不畅、尿液潴留,增加易感因素;保持导尿管位于膀胱水平位以下,尤其是搬运患者或患者起床活动时应夹闭尿管,防止尿液逆流。b. 做好会阴的清洁护理:常规每日0.05%碘仿(碘伏)消毒2次,患者排便后及时清洁,以蘸消毒液的棉球从近导尿管处以旋转方式向外擦拭,不可来回涂搽,避免再污染。各种护理前护士及患者应严格洗手也是关键。c. 尿袋中尿液应及时倾倒:一般不能>700ml,且尿袋出口处应随时关闭,即应保持密闭的引流系统。尿袋不可接触地面。尿管与尿袋的接口不可松脱,以防受污染。d. 保持患者足够的入水量:使尿量达到1500ml以上;鼓励进食富含维生素C的新鲜水果等,减少尿液沉淀结晶。护士应注意观察尿液的性状和颜色,对患者做好配合方面的宣教。

③吻合口瘘:吻合口瘘是结肠癌术后严重的并发症之一,如不及时处理病死率极高。国外报道发生率为4%~25%,国内报道为5%~10%。

吻合口瘘发生与全身状况、术前肠道准备、手术操作、吻合口血供和张力、吻合质量、盆腔感染及引流不畅等因素有关。常发生于术后4~9d,左半结肠由于血供较差,粪便中含有较多细菌,术后吻合口瘘多见,右侧结肠相对少见。

术者认真对待每一个影响吻合口愈合的因素就能减少吻合口瘘的发生。充分的肠道准备是预防吻合口瘘的最主要措施。吻合口瘘一旦确诊,应积极采取有效的措施尽早治疗:a. 首先改善患者全身状况,加强营养支持疗法。b. 因吻合口瘘引起腹腔感染大多为混合感染,故提倡联合使用抗生素,尤其应使用抗厌氧菌药物。c. 积极治疗各种合并疾病,特别是控制好血糖水平。d. 严格禁止使用各种影响患者免疫功能的抗癌药物。e. 右半结肠切除即使发生肠瘘,大多能用非手术治疗的方法治愈。f. 左半结肠发生的吻合口瘘,腹腔内污染重,炎症突出,如抗生素治疗后不见好转,症状加重,应及时做近端肠造口术,通过远端进行冲洗,以清洁瘘口促进愈合。

④术后切口感染、裂开:结直肠癌手术,术中结、直肠内容物可能溢出,术后切口感染率在5%~10%,是术后最常见的并发症。切口感染大多发生在拆线后1~2d,导致切口感染的原因主要有营养不良、合并糖尿病等慢性病、手术时间延长、切口局部血液循环障碍、术后引流管放置时间过长造成逆行感染、肥胖患者切口脂肪液化、假肛胶片使用不当等。

术前纠正贫血、低蛋白血症,妥善处理并发症,术后保持通畅的胃肠减压,腹带妥善包扎,减少诱发腹腔内压力骤然升高的因素可降低切口感染的发生。

⑤肠梗阻:术后肠梗阻为结、直肠癌根治术常见并发症,且多为单纯性粘连性肠梗阻,预防较为困难,其形成主要和手术有关。

预防和处理措施:术中仔细操作,关腹前用大量生理盐水冲洗术区。术后鼓励和督促患者适当翻身和早期下床活动等措施都有利于减少肠梗阻的发生。麻痹性肠梗阻一般可通过非手术治疗缓解,措施主要有禁食水、静脉补液、抗感染、胃肠减压等。机械性肠梗阻根据血供情况来决定是否需再次手术探查。

【放射治疗护理】

应注意保护放射野的皮肤,并密切观察胃肠道反应及血象的变化。直肠癌放疗常出现放射性直肠炎反应,如腹泻,一般4周左右发生,应在放疗前向患者解释清楚,减少其恐惧心理。遵医嘱给予止泻药,并给予相应的饮食指导。

【化学治疗护理】

化疗给药后可引起轻度消化道反应,减缓肠蠕动,推迟拔除胃管时间及进食时间,还可有全身乏力或血象反应。因此应注意加强患者卧床期的早期活动,以促进肠蠕动。如有恶心、呕吐可给予甲氧氯普胺10mg肌内注射,并应观察血象变化。

【健康教育】

1. 规律饮食,少食多餐 注意饮食卫生,禁食生、冷、硬、刺激性食物,宜选用蒸、煮、炖、烩等方法,不宜爆炒、干炸、煎、生拌等方法,进食要细嚼慢咽,防止消化不良和腹泻。应每日补充维生素,可选各种果汁代水饮。

2. 养成定时排便的习惯 宜进食富含粗纤维及润肠的食物,如蜂蜜、新鲜水果等,并保证每日充足的饮水量;在病情允许的情况下适当增加活动量；促进肠蠕动，每日定时顺肠蠕动方向按摩腹部；必要时遵医嘱使用缓泻药。

3. 注意休息，劳逸结合　定期复查，如有不适，及时就医。

4. 结肠造口患者的出院指导

(1) 饮食指导：无论何种造口患者，原则上不需要忌口，只需要均衡饮食即可。多食新鲜蔬菜水果，保持排便通畅。不易消化、产气较多或有刺激性的食物尽量避免食用，如糯米类的粽子、汤圆（不易消化），壳类的瓜子、花生、赤豆、绿豆（易产气，不易消化）等，啤酒、可乐、汽水（易产气），辣椒、咖喱、洋葱（引起异味）等。就餐时，应细嚼慢咽，尝试新品种的食物时，应逐样增加，以免引起腹泻。

(2) 日常生活及工作、旅行指导：造口患者经过医院的治疗，其原发病得到了治疗，但因造口带来的心理、生理上的变化，影响了造口患者的生活质量，因此帮助造口患者做好日常护理，恢复做人的尊严，使他们尽快回归社会至关重要。

首先，是日常沐浴指导。造口者一旦切口愈合就能沐浴。如果患者使用的是一件式造口袋或是一次性造口袋，可以除去造口袋洗澡。如果是二件式造口袋，只需在底板与皮肤接触处贴一圈防水胶布，就可安心沐浴，浴后揭去胶布即可。沐浴时最好选用无香精的中性沐浴液，洗净后擦干，尤其是造口周围的皮肤，然后换上新的造口袋。

其次，是工作和旅行的指导。造口患者术后6个月即可恢复原有工作，而且无需担心因造口而影响正常的工作，只需避免过重的体力劳动，注意劳逸结合。坚持定期复查，一般2年内3个月复查1次，2～5年每6个月复查1次，发现异常及时就诊。

造口者在体力恢复后，同样可以外出旅游，领略大自然风光。外出旅游注意以下几点：造口袋放在随身行李中，随时更换；外出时带足造口用品，无法清洗时可丢弃；旅途中注意饮食卫生，防止腹泻。

（倪国华　马玉芬　徐　波）

参考文献

包莉萍，魏红梅.2007.腹腔镜下直肠癌根治术围手术期护理相关[J].国际护理学杂志，26(6)：591.

曹月敏.1999.腹腔镜外科学[M].石家庄：河北科学技术出版社.

陈晋湘，陈子华，陈志康.2003.大肠癌并发急性肠梗阻的外科治疗[J].中国普通外科杂志，12(7)：520-522.

陈沛英.2007.胃十二指肠溃疡病术后早期下床活动的探讨[J].中国医疗前沿，2(10).178.

陈赛云，林芳.2010.腹腔镜胃肠根治术围手术期的临床观察和护理体会[J].福建医药杂志，32(1)：144-145.

丁飚.2007.健康教育对直肠癌结肠造口术患者焦虑状况的影响[J].解放军护理杂志，24(7B)：24-63.

傅志明，林维斌.2001.59例老年人胃十二指肠溃疡病并大出血的治疗[J].中国医师杂志，3(3)：203-204.

黄金明，毛立义，郭建功，等.2004.Mile术中乙状结肠造口并发症的防治探析[J].中原医刊，31(4)：17.

黄锐锋，官伟军.2006.急诊左半结肠一期切除吻合25例治疗体会[J].中国现代医学杂志，16(3)：428-430.

李长艳，陈亚红，胡海霞，等.2008.直肠癌结肠造口患者生活质量及其影响因素的研究进展[J].护理学杂志，23(2)：79-81.

李继梅.2010.20例胃癌根治性全胃切除术的护理体会[J].中华全科医学，8(3)：397-398.

李苏明，陈占斌，邓伟均，等.2006.大肠癌致肠梗阻的外科处理[J].中原医刊，33(6)：34-35.

李廷坚，吴佩雁，郭予涛.2004.急诊一期切除吻合治疗结肠癌急性梗阻[J].中国基层医药，11(4)：422-423.

李小平.2007.腹腔镜下结直肠癌根治术的围手术期护理[J].中国护理杂志，12：82.

李旭，杨家林.2004.国内外护理新进展[M].长春：吉林人民出版社.

刘金燕.2006.60例直肠癌患者术后健康教育及康复护理[J].公共卫生与预防医学，17(3)：80-81.

刘永建.2008.急性出血性肠炎32例临床分析[J].腹部外科，21(3)：171-172.

卢美秀.2000.护理伦理学[M].北京：北京医科大学出版社.

罗成华.2005.结直肠癌肿瘤[M].北京：科学技术文献出版社.

潘孟昭.2005.护理学导编[M].北京：人民卫生出版社.

钱晶，蒋春雷，钱友庆.2006.腹腔镜与开腹手术治疗结肠癌疗效比较[J].南方医科大学学报，26(10)：1533-1534.

屈新才，郑启昌.2003.介入治疗在出血性胃十二指肠溃疡病术后大出血的应用评价[J].中华胃肠外科杂志，6(6).

任建安，黎介寿.2002.肠瘘治疗的现状及发展趋势[J].中国实用外科杂志，22(1)：32-33.

施晓群，方琼，金艳.2005.肠外瘘患者的营养支持与护理[J].上海护理，5(5)：45-46.

孙丽波.2008.老年肠梗阻患者术后并发感染的预防及护理[J].护士进修杂志，23(12)：1119-1121.

唐振华，汤恢焕，邓震宇.2008.改良式顺行结肠灌洗法在梗阻性左半结肠癌中的应[J].中国普通外科杂志，17(4)：331-332.

王良琼.2006.老年急性肠梗阻患者的临床特点及护理对策[J].解放军护理杂志，23(6)：64-65.

王抑扩.2000.知情权与医疗保护[J].中国卫生政策，16(5)：48-50.

吴玲，高国昀，王桂，等.2008.健康教育对直肠癌结肠造口术后患者生活质量影响的研究[J].现代护理，14(4)：425-427.

吴孟超，吴在德.2008.黄家驷外科学[M].7版.北京：人民卫生出版社.

吴在德，吴肇汉.2008.外科学[M].7版.北京：人民卫生出版社.

谢肖霞,吴丽萍,张慧桢,等.2006.高压电烧伤合并肠瘘患者的护理[J].护理学报,13(9):54-55.

闫秀琴.2010.胃癌根治术71例围术期护理.齐鲁护理杂志[J],16(2):41-42.

杨少华,陈少逸,文军,等.2005.结直肠癌并急性肠梗阻的外科处理附285例临床报告[J].医师进修杂志,28(3):27-28.

杨世昆,方登华,刘斌.2002.腹腔镜直肠癌根治术的应用[J].中周内镜杂志,6(8):109-110.

张光环,王敏.2006.小儿急性出血性坏死性肠炎的护理[J].中国误诊学杂志,6(22):4461-4462.

张华.2006.腹腔镜下结直肠癌根治术32例围术期护理[J].齐鲁护理杂志,12(7):622-623.

张惠兰,陈荣秀.1999.肿瘤护理学[M].天津:天津科学技术出版社.

张建华.2003.急性出血性肠炎患者的护理查房[J].实用医药杂志,20(5):371-372.

张秀平.2009.胃癌患者围手术期的护理[J].实用医药杂志,16(4):322-323.

甄四虎,赵增顺,等.2006.急性出血性肠炎26例外科治疗体会[J].华北国防医药,18(1):46-47.

周哲,刘放,王辉.2006.梗阻性左半结肠癌术中结肠灌洗一期切除吻合68例体会[J].辽宁医学杂志,20(1):24-25.

Becker HP, Willms A, Schwab R.2007.Small bowel fistulas and the open abdomen[J]. Scand J Surg,96(4):263-271.

Carter S.2006.The surgical team and outcomes management:focus on postoperative ileus[J].J Perianesth Nurs.21(2A Suppl):S2-6.

Das G, Gupta S, Shukla PJ, et al.2003.Anorectal melanoma:a large clinicopathologic study from India[J].Int surg,88(1):21-24.

Gyorki DE, Brooks CE, Gett R, et al.2010.Enterocutaneous fistula:a single-centre experience[J].ANZ J Surg,80(3):178-181.

Johnson MD,2009.Walsh RM Current therapies to shorten postoperative ileus[J]. Cleve Clin J Med,76(11):641-648.

Luckey A, Livingston E, Taché Y.2003.Mechanisms and treatment of postoperative ileus[J].Arch Surg,138:206-214.

Miettinen M, Lasota J.Gastrointestinal stromal tumors-definition, clinical, histological, immunohistochemial, and molecular geneic fetures and differential dagnosis[J].Vichows Arch,2001,438:1-2.

Miettinen M, Sarlomo Rikala M, Sobin LH, et al.2000. gastrointestinal stromal tumors and leiomyosarcomas I the colon:a clinicopathologic, innunohistochemical, znd moleculargentic study of 44cases[J].Am J Surf Pathol,20:1339-1352.

Paluszkiewicz P, Dudek W, Daulatzai N, et al. 2010. T-tube duodenocholangiostomy for the management of duodenal fistulae[J].World J Surg,34(4):791-796.

Pegram A, Jones A.2009.Symptoms of bowel obstruction can be misleading and need thorough investigation[J].Nurs Times,105(32-33):27.

Sica J, Burch J.2007.Management of intestinal failure and high-output stomas[J].Br J Nurs,16(13):772,774,776-777.

Warner BW, Falcone RA. 2003. Images in clinicalmedicine pneumatosis intestinalis[J].J Pediatr,143:543.

Yap LB,2004.Acomparison of wide local excision with abdominoperineal resection in anorectal melanoma[J].Neary P.Melanoma Res,14(2):147-150.

第 30 章

肝胆胰疾病患者的护理

第一节 胆道感染

胆道感染主要是胆囊炎和不同部位的胆管炎，分为急性、亚急性和慢性炎症。胆道感染主要因胆道梗阻、胆汁淤滞造成，胆道结石是导致梗阻的最主要原因，而反复感染可促进结石形成并进一步加重胆道梗阻。胆道感染主要包括：急性胆囊炎、急性非结石性胆囊炎、慢性胆囊炎、急性梗阻性化脓性胆管炎。

一、急性胆囊炎

【病因】

目前认为急性结石性胆囊炎（acute calculous cholecystitis）初期的炎症是由于胆囊结石直接损伤受压部位的黏膜引起，细菌感染是在胆汁淤滞的情况下出现。主要致病原因如下。

1. 胆囊管梗阻 胆囊结石移动至胆囊管附近时，可堵塞胆囊管或嵌顿于胆囊颈，嵌顿的结石直接损伤黏膜，以致胆汁排出受阻，胆汁滞留、浓缩。高浓度的胆汁酸盐具有细胞毒性，引起细胞损害，加重黏膜的炎症、水肿甚至坏死。

2. 细菌感染 致病菌多从胆道逆行进入胆囊，或循血循环，或淋巴途径进入胆囊，在胆汁流出不畅时造成感染。致病菌主要是革兰阴性杆菌，以大肠埃希菌最常见，其他有克雷伯杆菌、粪肠球菌、铜绿假单胞菌等，常合并厌氧菌感染。已有报道在胆囊结石患者胆汁中检测出幽门螺杆菌（Hp）DNA，说明有细菌经十二指肠逆行进入胆道的可能。

【病理】

病变开始时胆囊管梗阻，黏膜水肿、充血，胆囊内渗出增加，胆囊肿大。如果此阶段采取治疗措施后梗阻解除、炎症消退，大部分组织可恢复原来结构，如病情进一步加重，病变波及胆囊壁全层，囊壁增厚，血管扩张，甚至浆膜炎症、有纤维素或脓性渗出，发展至化脓性胆囊炎。此时治愈后也产生纤维组织增生、瘢痕化，容易再发生胆囊炎症。反复的发作、治愈则呈现慢性炎症过程，胆囊可完全瘢痕化而萎缩。如胆囊梗阻未解除，胆囊内压继续升高，胆囊壁血管受压导致血供障碍、继而缺血坏疽，则为坏疽性胆囊炎。坏疽胆囊炎常并发胆囊穿孔，多发生在底部和颈部。全胆囊坏疽后因为黏膜坏死、胆囊功能消失。

【临床表现】

女性多见，50 岁前为男性的 3 倍；50 岁后为 1.5 倍。急性发作主要是上腹部疼痛，开始时仅有上腹胀痛不适，逐渐发展至呈阵发性绞痛；夜间发作常见，饱餐、进食肥腻食物常诱发发作。疼痛放射到右肩、肩胛和背部。伴恶心、呕吐、厌食、便秘等消化道症状。如病情发展，疼痛可为持续性、阵发加剧。患者常有轻度至中度发热，通常无寒战，可有畏寒，如出现寒战高热，表明病变严重，如胆囊坏疽、穿孔或胆囊积脓，或合并急性胆管炎。10%～20% 的患者可出现轻度黄疸，可能是胆色素通过受损的胆囊黏膜进入血液循环，或邻近炎症引起 Oddi 括约肌痉挛所致。10%～15% 的患者可因合并胆总管结石导致黄疸。

【辅助检查】

85% 的患者白细胞升高，有时抗感染治疗后或老年人可不升高。血清丙氨酸转移酶、碱性磷酸酶常升高，约 1/2 的患者血清胆红素升高，1/3 的患者血清淀粉酶升高。B 超检查可见胆囊增大、囊壁增厚(>4mm),明显水肿时见"双边征",囊内结石显示强回声,其后有声影;对急性胆囊炎的诊断准确率为85%~95%。CT、MRI检查均可协助诊断。

【治疗要点】

急性结石性胆囊炎最终须采用手术治疗。应争取择期进行手术。手术方法首选腹腔镜胆囊切除术,其他还有传统的开腹手术、胆囊造口术。

1. 非手术治疗 也可作为手术前的准备。方法包括禁食、输液、营养支持、补充维生素、纠正水电解质及酸碱代谢失衡。抗感染可选用对革兰阴性细菌及厌氧菌有效的抗生素和联合用药。需并用解痉镇痛、消炎利胆药物。对老年患者,应监测血糖及心、肺、肾等器官功能,治疗并存疾病。治疗期间应密切注意病情变化,随时调整治疗方案,如病情加重,应及时决定手术治疗。大多数患者经非手术治疗能控制病情发展,待日后行择期手术。

2. 手术治疗 急性期手术力求安全、简单、有效,对年老体弱、合并多个重要脏器疾病者,选择手术方法应慎重。

(1) 急诊手术的适应证。①发病在48~72h者;②经非手术治疗无效或病情恶化者;③有胆囊穿孔、弥漫性腹膜炎、并发急性化脓性胆管炎等并发症者。

(2) 手术方法。①胆囊切除术:首选腹腔镜胆囊切除。也可应用传统的或小切口的胆囊切除。②部分胆囊切除术:如估计分离胆囊床困难或可能出血严重者,可保留胆囊床部分胆囊壁,用物理或化学方法破坏该处的黏膜,胆囊其余部分切除。③胆囊造口术:对高危患者或局部粘连解剖不清者,可先行造口术减压引流,3个月后再行胆囊切除。④超声或CT导引下经皮经肝胆囊穿刺引流术,可减低胆囊内压,急性期过后再择期手术。适用于病情危重又不宜手术的化脓性胆囊炎患者。

二、急性非结石性胆囊炎

【病因病理】

急性非结石性胆囊炎(acute acalculous cholecystitis)发生率占急性胆囊炎的5%~10%,胆囊内并无结石存在。病因仍不清楚,通常在严重创伤、烧伤、腹部非胆道手术后如腹主动脉瘤手术、脓毒症等危重患者中发生,约70%的患者伴有动脉粥样硬化;也有认为是长期肠外营养、艾滋病的并发症。本病病理变化与急性结石性胆囊炎相似,但病情发展更迅速。致病因素主要是胆汁淤滞和胆囊壁缺血,导致细菌的繁殖且胆囊壁供血减少,更容易出现胆囊坏疽、穿孔。

【临床表现】

本病多见于男性、老年患者。临床表现与急性胆囊炎相似。腹痛症状常因患者伴有其他严重疾病而被掩盖,易误诊和延误治疗。对危重的、严重创伤及长期应用肠外营养支持的患者,出现右上腹疼痛并伴有发热时应警惕本病的发生。若出现右上腹压痛及腹膜刺激征,或触及肿大胆囊、Murphy征阳性时,应及时做进一步的检查。

【辅助检查】

B超检查和CT检查对诊断有帮助,结合临床表现可获得诊断。

【治疗要点】

因本病易坏疽穿孔,一经诊断,应及早手术治疗。可选用胆囊切除,或胆囊造口术,或PTGD治疗。未能确诊或病情较轻者,应在严密观察下行积极的非手术治疗,一旦病情恶化,及时施行手术。

三、慢性胆囊炎

慢性胆囊炎(chronic cholecystitis)是胆囊持续的、反复发作的炎症过程,超过90%的患者有胆囊结石。

【病理】

黏膜下和浆膜下的纤维组织增生及单核细胞的浸润,随着炎症反复发作,可使胆囊与周围组织粘连、囊壁增厚并逐渐瘢痕化,最终导致胆囊萎缩,完全失去功能。

【临床表现】

常不典型,多数患者有胆绞痛病史。患者常在饱餐、进食油腻食物后出现腹胀、腹痛。腹痛程度不一,多在上腹部,牵涉到右肩背部,较少出现畏寒、高热和黄疸,可伴有恶心、呕吐。腹部检查可无体征,或仅有右上腹轻度压痛,Murphy征或呈阳性。

【辅助检查】

B超检查作为首选,可显示胆囊壁增厚,胆囊排空障碍或胆囊内结石。胃肠道钡剂、纤维胃镜、腹部CT、泌尿系静脉造影等检查对鉴别胃食管反流性疾病、消化性溃疡、胃炎、急性胰腺炎、消化道肿瘤、右肾及输尿管疾病等有帮助。

【治疗要点】

对伴有结石或确诊为本病的无结石者应行胆囊切除,首选腹腔镜胆囊切除。对无症状者或腹痛可能由其他并存疾病如消化性溃疡、胃炎等引起者,手术治疗应慎重。不能耐受手术者可选择非手术治疗,方法包括限制肥腻食物并服用消炎利胆药、胆盐、中药等治疗。

四、急性梗阻性化脓性胆管炎

急性梗阻性化脓性胆管炎(AOSC)又称急性重症胆管炎,是急性胆管梗阻伴细菌感染发展的严重阶段,具有发病急、病情重、变化快、并发症多和病死率高等特点。1955 年 Reynolds 发现,严重患者除了以腹痛、发热和黄疸为典型临床表现的夏柯(Charcot)三联征外,还伴有休克和精神症状,后被称为雷诺尔德(Reynolds)五联征。

【病因病理】

胆管梗阻最常见的原因是结石,其次为蛔虫、胆管狭窄或壶腹部肿瘤。当胆管被梗阻后,梗阻以上胆管扩张,胆管壁充血水肿、增厚,黏膜上皮糜烂脱落,形成溃疡。由于胆管梗阻越完全,胆管内压越高,胆汁中细菌和毒素即可逆行进入肝窦,经肝静脉进入体循环,引起全身性化脓性感染和多脏器功能损害。致病菌主要是革兰阴性菌,以大肠埃希菌最为常见。

【临床表现】

患者多有胆管疾病史或胆管手术史。起病急骤,病程进展快,并发症凶险。临床表现除有一般胆管感染的 Charcot 三联征外,还有血压下降、中枢神经受抑制的表现,故常称为 Reynolds 五联征。患者突然出血剑突下或右上腹胀痛或绞痛、高热、恶心、呕吐,继而出现黄疸。腹痛一般较剧烈,呈刀刺样或撕裂样,为持续性,呈阵发性加剧。疼痛位于剑突下或向肩背部放射,高热是此症的特点,体温一般在 39℃ 以上,不少患者可达 40～41℃,发热常在寒战后出现,多呈弛张热。黄疸则随病程的长短及梗阻部位而异。低血压是此症的一个重要表现,多发生于病程的晚期,在某次腹痛、发热以后出现。体格检查时,可见急性面容,发现患者多有不同程度的黄疸,右上腹及剑突下有明显的压痛,腹肌紧张,肝大,肝压痛及叩击痛,胆囊有时亦可肿大及压痛,Murphy 征阳性。如果救治不及时可导致死亡。

【治疗要点】

急性梗阻性化脓性胆管炎严重威胁患者生命。治疗原则为解除梗阻、胆管减压、控制感染、纠正休克。

1. 全身治疗

(1)抗休克:首先尽快补充血容量,静脉补液、输血,可用多巴胺升高血压。

(2)纠正酸碱平衡失调。

(3)预防肾功能不全:急性梗阻性化脓性胆管炎患者易出现肾功能不全,应予以重视,避免应用减少血容量或有肾毒性的药物。可给予甘露醇利尿,促进毒素排出,已有肾衰竭者,要考虑透析治疗。

(4)肾上腺皮质激素的应用:氢化可的松 200～300mg,随液体静脉滴注。

2. 抗感染 根据抗菌谱、毒性反应、药物在血液中的浓度及胆汁排出量而选择抗生素。

3. 胆管减压 常用的有十二指肠镜逆行 Oddi 括约肌切开或置管引流、PTCD、胆囊穿刺引流术等。

4. 手术治疗 主要是解除胆管梗阻,充分引流出淤滞在胆管内的脓液和胆汁,减轻肝实质的损害,控制感染和休克。手术的基本方法是胆总管切开引流,取出胆管内结石,放置 T 管引流。

【护理措施】

1. 术前护理

(1)协助患者卧床休息,根据病情选择舒适的卧位,有腹膜炎体征者宜取半卧位。

(2)进食可以促进胆囊收缩,加重胆绞痛,因此,急性期指导患者禁食,病情稳定后,宜使用低脂、高糖、高维生素易消化的饮食。

(3)疼痛的护理:①观察腹痛部位及性质变化,如出现寒战、高热或腹痛加重,波及全腹,应考虑病情加重,及时报告医生并协助处理;②诊断及治疗方案明确后,遵医嘱可给予镇痛药,以减轻疼痛。

(4)高热的护理:高热患者遵医嘱给予药物或物理降温,并密切观察体温变化,加强营养。及时更换潮湿被褥,增进患者舒适。密切观察血压、脉搏、呼吸、神志变化。

(5)根据医嘱及时给予静脉补液及抗感染药,防止及纠正水、电解质、酸碱平衡紊乱。

(6)评估患者对疾病及手术的心理反应,耐心解释发病原因、医疗措施、手术目的、预后及注意事项,给予鼓励、安慰以取得配合。同情、关心患者,减轻焦虑及恐惧心理。

(7)术前常规备皮、置胃管、药物皮试、配血等。

2. 术后护理

(1)密切观察病情变化:①监测体温、血压、脉搏、呼吸及血氧饱和度变化并记录；②观察尿量，记录24h出入量，维持体液平衡；③观察切口有无渗血；④腹腔引流管引流液性状及量的变化，如果短时间内流出大量鲜红色液体，应立即通知医生，并更换引流袋，记录引流液的颜色、量、性状；⑤观察患者面色、末梢循环情况，有无四肢发凉、出冷汗等休克症状，观察患者有无发热、腹痛等表现。

（2）维持腹腔引流管效能：妥善固定，防治扭转、堵塞及脱落，每1～2h挤压1次，避免逆行感染。

（3）呼吸道管理：全麻未清醒者及时吸出口腔分泌物，防止误吸。指导并协助有效咳痰及深呼吸。病情稳定后可取半卧位，每2h翻身拍背1次。痰液黏稠不易咳出时可行雾化吸入，2次/日。吸入后协助拍背排痰。

（4）及时评估患者舒适状况，协助取舒适卧位并定时翻身；向患者解释疼痛原因及应对方法，必要时，应用镇痛药以减轻疼痛。

（5）制订活动计划，预防并发症，最大程度的恢复自理能力：①卧床期间提供细致的生活护理，满足患者生理需求；②指导患者行床上功能锻炼，如足背伸屈运动，预防术后并发肌肉失用性萎缩和下肢深静脉血栓；③术后视病情指导并协助患者早期离床活动。

（6）加强营养，促进康复：术后禁食，肠蠕动恢复后进高蛋白、高维生素、高热量、低脂饮食。肝功能不良者给予适量蛋白饮食。

第二节 胆 石 病

胆石病(cholelithiasis)包括发生在胆囊和胆管的结石，是常见病和多发病。胆石成分分为三类。

1. 胆固醇结石　80%位于胆囊内。呈白黄、灰黄或黄色，形状和大小不一，小者如砂粒、大者直径达数厘米，呈多面体、圆形或椭圆形。质硬表面多光滑，剖面呈放射性条纹状。X线检查多不显影。

2. 胆色素结石　又分为两种，一种是无胆汁酸、无细菌、质硬的黑色胆色素结石，由不溶性的黑色胆色素多聚体、各种钙盐和黏液糖蛋白组成，几乎均发生在胆囊内，常见于溶血性贫血、肝硬化、心脏瓣膜置换术后患者；另一种为有胆汁酸、有细菌、质软易碎的棕色胆色素结石，主要发生在胆管。形状大小不一，可呈粒状、长条状，甚至呈铸管形，一般多发。

3. 混合性结石　由胆红素、胆固醇、钙盐等多种成分混合组成。根据所含成分的比例不同可呈现不同的形状、颜色和剖面结构。

胆石可发生在胆管系统的任何部位，胆囊内的结石为胆囊结石，左右肝管汇合部以下的包括肝总管结石和胆总管结石为肝外胆管结石，汇合部以上的为肝内胆管结石。

一、胆囊结石

胆囊结石(cholecystolithiasis)主要为胆固醇结石或以胆固醇为主的混合性结石和黑色胆色素结石。主要见于成年人，发病率在40岁后随年龄增长而增高，女性多于男性。

【病因及病理】

胆囊结石的成因非常复杂，与多种因素有关。任何影响胆固醇与胆汁酸浓度比例改变和造成胆汁淤滞的因素都能导致结石形成。如某些地区和种族的居民、女性激素、肥胖、妊娠、高脂肪饮食、长期肠外营养、糖尿病、高脂血症、胃切除或胃肠吻合手术后、回肠末段疾病和回肠切除术后、肝硬化、溶血性贫血等。在我国，西北地区的胆囊结石发病率相对较高，可能与饮食习惯有关。

【临床表现】

大多数患者可无症状，仅在体格检查、手术和尸体解剖时偶然发现，称为静止性胆囊结石，随着健康检查的普及，无症状胆囊结石的发现明显增多。胆囊结石的典型症状为胆绞痛，只有少数患者出现，其他常表现为急性或慢性胆囊炎。主要临床表现如下。

1. 胆绞痛典型的发作　是在饱餐、进食油腻食物后或睡眠中体位改变时，由于胆囊收缩或结石移位加上迷走神经兴奋，结石嵌顿在胆囊壶腹部或颈部，胆囊排空受阻，胆囊内压力升高，胆囊强力收缩而发生绞痛。疼痛位于右上腹或上腹部，呈阵发性，或者持续疼痛阵发性加剧，可向右肩胛部和背部放射，部分患者因痛剧而不能准确说出疼痛部位，可伴有恶心、呕吐。首次胆绞痛出现后，约70%的患者一年内会再发作。

2. 上腹隐痛　多数患者仅在进食过多、吃油腻食物、工作紧张或休息不好时感到上腹或右上腹隐痛,或者有饱胀不适、嗳气、呃逆等,常被误诊为"胃病"。

3. 胆囊积液　胆囊结石长期嵌顿或阻塞胆囊管但未合并感染时,胆囊黏膜吸收胆汁中的胆色素,并分泌黏液性物质,导致胆囊积液。积液呈透明无色,称为白胆汁。

【辅助检查】

首选B超检查,其诊断胆囊结石的准确率接近100%。B超检查发现胆囊内有强回声团,随体位改变而移动,其后有声影即可确诊为胆囊结石。CT、MRI也可显示胆囊结石,但不作为常规检查。

【治疗要点】

对于有症状和(或)并发症的胆囊结石,首选腹腔镜胆囊切除(laparoscopic cholecystectomy,LC)治疗,与经典的开腹胆囊切除相比同样效果确切,但损伤小。

二、肝外胆管结石

【病因病理】

肝外胆管结石分为继发性和原发性结石。继发性结石主要是胆囊结石排进胆管并停留在胆管内,故多为胆固醇结石或黑色胆色素结石。原发性结石多为棕色胆色素结石或混合性结石,形成的诱因有:胆道感染、胆道梗阻包括胆总管扩张形成的相对梗阻、胆道异物包括蛔虫残体、虫卵、缝线线结等。结石主要导致:①急性和慢性胆管炎。结石引起胆汁淤滞,容易引起感染,感染造成胆管壁黏膜充血、水肿,加重胆管梗阻;反复的胆管炎症使管壁纤维化并增厚、狭窄,近端胆管扩张。②全身感染。胆管梗阻后,胆道内压增加,感染胆汁可逆向经毛细胆管进入血液循环,导致脓毒症。③肝损害。梗阻并感染可引起肝细胞损害,甚至可发生肝细胞坏死及形成胆源性肝脓肿;反复感染和肝损害可致胆汁性肝硬化。④胆源性胰腺炎。结石嵌顿于壶腹时可引起胰腺的急性和(或)慢性炎症。

【临床表现】

一般平时无症状或仅有上腹不适,当结石造成胆管梗阻时可出现腹痛或黄疸,如继发胆管炎时,可有较典型的Charcot三联征:腹痛、寒战高热、黄疸的临床表现。

1. 腹痛　发生在剑突下或右上腹,多为绞痛,呈阵发性发作,或为持续性疼痛阵发性加剧,可向右肩或背部放射,常伴恶心、呕吐。这是结石下移嵌顿于胆总管下端或壶腹部,胆总管平滑肌或Oddi括约肌痉挛所致。

2. 寒战高热　胆管梗阻继发感染导致胆管炎,胆管黏膜炎症水肿,加重梗阻致胆管内压升高,细菌及毒素逆行经毛细胆管入肝窦至肝静脉,再进入体循环引起全身性感染。约2/3的患者可在病程中出现寒战高热,一般表现为弛张热,体温可高达39～40℃。

3. 黄疸　胆管梗阻后可出现黄疸,其轻重程度、发生和持续时间取决于胆管梗阻的程度、部位和有无并发感染。如为部分梗阻,黄疸程度较轻,完全性梗阻时黄疸较深;如结石嵌顿在Oddi括约肌部位,则梗阻完全、黄疸进行性加深;合并胆管炎时,胆管黏膜与结石的间隙由于黏膜水肿而缩小甚至消失,黄疸逐渐明显,随着炎症的发作及控制,黄疸呈现间歇性和波动性。出现黄疸时常伴有尿色变深,粪色变浅,完全梗阻时呈白陶土样大便;随着黄疸加深,不少患者可出现皮肤瘙痒。

【辅助检查】

1. 实验室检查　当合并胆管炎时,实验室检查改变明显,如白细胞计数及中性粒细胞升高,血清总胆红素及结合胆红素增高,血清转氨酶和碱性磷酸酶升高,尿中胆红素升高,尿胆原降低或消失,粪中尿胆原减少。

2. 影像学检查　除含钙的结石外,X线平片难以观察到结石。B超检查能发现结石并明确大小和部位,可作为首选的检查方法,如合并梗阻可见肝内、外胆管扩张,胆总管远端结石可因肥胖或肠气干扰而观察不清,但应用内镜超声(EUS)检查可不受影响,对胆总管远端结石的诊断有重要价值。PTC及ERCP为有创性检查,能清楚地显示结石及部位,但可诱发胆管炎及急性胰腺炎和导致出血、胆漏等并发症,有时ERCP需做Oddi括约肌切开,使括约肌功能受损。

【治疗要点】

肝外胆管结石仍以手术治疗为主。术中应尽量取尽结石、解除胆道梗阻,术后保持胆汁引流通畅。近年对单纯的肝外胆管结石可采用经十二指肠内镜取石,获得良好的治疗效果,但需要严格掌握治疗的适应证。

1. 非手术治疗也可作为手术前的准备治疗。治疗措施包括:①应用抗生素,应根据敏感细菌选择用药,经验治疗可选用胆汁浓度高的、主要针对革兰阴性细菌的抗生素;②解痉;③利胆,包括一些中药和中成药;④纠正水、电解质及酸碱平衡紊乱

⑤加强营养支持和补充维生素,禁食患者应使用肠外营养;⑥护肝及纠正凝血功能异常的治疗。争取在胆道感染控制后才行择期手术治疗。

2. 手术治疗的方法主要有:胆总管切开取石、T管引流术。可采用开腹或腹腔镜手术。适用于单纯胆总管结石,胆管上、下端通畅,无狭窄或其他病变者。若伴有胆囊结石和胆囊炎,可同时行胆囊切除术。为防止和减少结石遗留,术中可采用胆道造影、B超或纤维胆道镜检查。术中应尽量取尽结石,如条件不允许,也可以在胆总管内留置橡胶T管(不提倡应用硅胶管),术后行造影或胆道镜检查、取石。

术中应细致缝合胆总管壁和妥善固定T管,防止T管扭曲、松脱、受压。放置T管后应注意:①观察胆汁引流的量和性状,术后T管引流胆汁200～300ml/d,较澄清。如T管无胆汁引出,应检查T管有无脱出或扭曲;如胆汁过多,应检查胆管下端有无梗阻;如胆汁浑浊,应注意结石遗留或胆管炎症未控制。②术后10～14d可行T管造影,造影后应继续引流24h以上。③如造影发现有结石遗留,应在术后6周待纤维窦道形成后行纤维胆道镜检查和取石。④如胆道通畅无结石和其他病变,应夹闭T管24～48h,无腹痛、黄疸、发热等症状可予拔管。

三、肝内胆管结石

【病因病理】

肝内胆管结石又称肝胆管结石,是我国常见而难治的胆道疾病。肝内胆管结石(hepatolithiasis)病因复杂,主要与胆道感染、胆道寄生虫、胆汁停滞、胆管解剖变异、营养不良等有关。结石绝大多数为含有细菌的棕色胆色素结石,常呈肝段、肝叶分布,但也有多肝段、肝叶结石,多见于肝左外叶及右后叶,与此两肝叶的肝管与肝总管汇合的解剖关系致胆汁引流不畅有关。肝内胆管结石易进入胆总管并发肝外胆管结石。其病理改变有:①肝胆管梗阻。可由结石的阻塞或反复胆管感染引起的炎性狭窄造成,阻塞近段的胆管扩张、充满结石,长时间的梗阻导致梗阻以上的肝段或肝叶纤维化和萎缩,如大面积的胆管梗阻最终引起胆汁性肝硬化及门静脉高压症。②肝内胆管炎。结石导致胆汁引流不畅,容易引起胆管内感染,反复感染加重胆管的炎症狭窄;急性感染可发生化脓性胆管炎、肝脓肿、全身脓毒症、胆道出血。③肝胆管癌。肝胆管长期受结石、炎症及胆汁中致癌物质的刺激,可发生癌变。

【临床表现】

可多年无症状或仅有上腹和胸背部胀痛不适。绝大多数患者以急性胆管炎就诊,主要表现为寒战、高热和腹痛,除合并肝外胆管结石或双侧胆管结石外,局限于某肝段、肝叶的可无黄疸。严重者出现急性梗阻性化脓性胆管炎、全身脓毒症或感染性休克。反复胆管炎可导致多发的肝脓肿,如形成较大的脓肿可穿破膈肌和肺形成胆管支气管瘘,咳出胆砂或胆汁样痰;长期梗阻甚至导致肝硬化,表现为黄疸、腹水、门静脉高压和上消化道出血、肝衰竭。如腹痛为持续性,进行性消瘦,感染难以控制,腹部出现肿物,应考虑肝胆管癌的可能。体格检查可能仅可触及肿大或不对称的肝,肝区有压痛和叩击痛。有其他并发症则出现相应的体征。

【辅助检查】

实验室检查急性胆管炎时白细胞升高、分类中性粒细胞增高并左移,肝功能酶学检查异常。糖链抗原(CA19-9)或CEA明显升高应高度怀疑癌变。

【治疗要点】

主要采用手术治疗,原则为尽可能取净结石、解除胆道狭窄及梗阻、去除结石部位和感染病灶、恢复和建立通畅的胆汁引流、防止结石的复发。手术方法包括以下几种。

1. 胆管切开取石 是最基本的方法,应争取切开狭窄的部位,沿胆总管向上切开甚至可达2级胆管,直视下或通过术中胆道镜取出结石,直至取净。难以取净的局限结石需行肝切除,高位胆管切开后,常需同时行胆肠吻合手术。

2. 胆-肠吻合术 不能作为替代对胆管狭窄、结石病灶的处理方法。当Oddi括约肌仍有功能时,应尽量避免行胆肠吻合手术。治疗肝内胆管结石一般不宜应用胆管十二指肠吻合,而多采用肝管空肠Roux-en-Y吻合。适应证为:①胆管狭窄充分切开后整形、肝内胆管扩张并肝内胆管结石不能取净者;②Oddi括约肌功能丧失,肝内胆管结石伴扩张、无狭窄者;③囊性扩张并结石的胆总管或肝总管切除后;④胆总管十二指肠吻合后,因肠液或食物反流反复发作胆管炎者。对胆肠吻合后可能出现吻合口狭窄者,应在吻合口置放支架管支撑引流,支架管可采用经肠腔或肝面引出,或采用U管、两端分别经肠腔和肝面引出,为防止拔管后再狭窄,支撑时间应维持1年。

3. 肝切除术 肝内胆管结石反复并发感染,

可引起局部肝的萎缩、纤维化和功能丧失。切除病变部分的肝,包括结石和感染的病灶、不能切开的狭窄胆管。肝切除术去除了结石的再发源地,并可防止病变肝段、肝叶的癌变,是治疗肝内胆管结石的积极的方法。其适应证有:①肝区域性的结石合并纤维化、萎缩、脓肿、胆瘘;②难以取净的肝叶、肝段结石并胆管扩张;③不易手术的高位胆管狭窄伴有近端胆管结石;④局限于一侧的肝内胆管囊性扩张;⑤局限性的结石合并胆管出血;⑥结石合并癌变的胆管。

4. 残留结石的处理 肝内胆管结石手术后结石残留较常见,有20%～40%。因此,后续治疗对减少结石残留有重要的作用。治疗措施包括术后经引流管窦道胆道镜取石;激光、超声、经引流管溶石,体外震波碎石,以及中西医结合治疗等。

【护理措施】

1. 疼痛的护理

(1)心理护理:胆绞痛急性发作可给患者造成较大的恐慌,常有濒死感。疼痛发作时,护士要主动关心患者,倾听患者主诉,用恰当的语言对疼痛的原因给予解释,以消除患者的焦虑或恐惧心理。

(2)介绍缓解疼痛的方法:胆绞痛发作时按摩疼痛区域可增加舒适感。

(3)避免诱发或加重疼痛的因素:疼痛急性发作时,患者应禁食、禁水,以减少胆囊收缩素的分泌,减轻疼痛。

(4)应用解痉镇痛药:常有药物有阿托品、山莨菪碱、东莨菪碱、哌替啶,但禁用吗啡,因吗啡可使肝胰壶腹括约肌痉挛,加重病情;介绍镇痛药的作用和不良反应,减轻患者对药物的依赖心理。

2. 发热的护理

(1)密切观察体温的变化及其他伴随症状。

(2)首选物理降温,可用温水擦浴,高热患者进行乙醇擦浴,但年老体弱患者禁用,以防虚脱。降温过程中应密切观察病情变化。

(3)必要时,采用药物降温,如:双氯芬酸钠栓剂肛塞。持续高热不退者可用地塞米松5～10mg加入液体中静脉滴注。

(4)注意补充液体量,监测水、电解质变化,记录24h出入量,防止因失水过多而造成电解质紊乱。

(5)合理应用抗生素,控制炎症反应。

(6)加强口腔护理,防止口腔黏膜破溃。

3. 皮肤护理

(1)对继发梗阻性黄疸,出现皮肤瘙痒的患者应解释皮肤瘙痒的原因,以减轻患者的焦虑感。

(2)定期检查并协助患者剪指甲,避免指甲过长抓破皮肤,引起感染。指导患者用中性沐浴液或性能温和的中性皂洗澡,禁止用碱性肥皂或热水沐浴。瘙痒时可用止痒剂涂搽,温水擦浴,保持皮肤清洁,避免皮肤感染。

4. 术前护理

(1)心理护理:介绍麻醉及手术的大致过程、术后可能出现的不适反应及其应对措施,减轻患者恐惧心理。

(2)帮助患者做好术前常规检查,如:血、尿常规,出凝血时间,肝肾功能,电解质、血糖、乙肝五项、心电图,肝、胆、胰腺部位B超,此外,合并心肺疾病的患者还应做心肺功能测定。

(3)做好适应术后变化的准备:术前1周停止吸烟,练习咳嗽、排痰及床上排便。

(4)胃肠道准备:术前晚进行肠道准备,可口服泻药或灌肠,术前12h禁食,术前4～6h禁水。

(5)皮肤准备:术前1d备皮,若为腹腔镜手术则需清洁脐部,注意清洁时动作轻柔,避免损伤脐部皮肤。

5. 术后护理

(1)恶心、呕吐的护理:呕吐的患者应保持口腔清洁,防治呕吐物误入气管,注意观察呕吐物的性状及量。分析呕吐发生的原因,根据不同情况进行及时处理。麻醉药和手术刺激引起的呕吐可肌内注射或静脉滴注甲氧氯普胺(胃复安)10～20mg,一般术后1～2d好转;注意观察严重呕吐患者的切口及引流物的性状、量,如果在呕吐同时伴有出血性休克的表现,应立即通知医生。观察持续性呕吐患者呕吐物中是否含有胆汁,急查血、尿淀粉酶,电解质和肝功能,如果呕吐同时伴有腹膜炎体征,应注意区别急性胰腺炎、胆管或内脏损伤、胆囊管残端坏死、钛夹脱落等并发症。

(2)保持呼吸道通畅:全麻患者清醒前应去枕平卧,头偏向一侧,意识清醒后可枕枕头。指导患者及时咳出咽喉及口腔的分泌物,防止呕吐物误吸入气管。痰多无力咳出者,应用吸痰器及时吸出咽喉及口腔痰液。

(3)高碳酸血症和酸中毒的预防:监测血氧饱和度,术后持续低流量吸氧;监测呼吸的频率和深度,因术中采用二氧化碳气腹,术后患者需要加深、加快呼吸才能排出术中吸收的二氧化碳,当患者出现呼吸浅慢、心率加快等症状时要尽早处理,静脉输入5%碳酸氢钠注射液,纠正电解质平衡失调,增加氧分压,行高压氧疗等。

(4)皮下气肿和肩背部酸痛的护理:向患者解释少量二氧化碳气体经皮下软组织扩散引起的皮下气肿可自行消失。严重的皮下气肿常导致心肺功能的改变,引起高碳酸血症和pH下降,应间断吸氧3~5d,应用碱性药物,直至症状缓解;对于肩背部酸痛的患者,应视情况帮助其改变体位,按摩酸痛部位。症状较重者可肌内注射地西泮10mg或口服吲哚美辛,1~3d或以后症状消失。

(5)腹腔引流管的护理:向患者解释腹腔胆囊切除术(LC)联合腹腔镜胆总管切开取石术(LCDE)留置腹腔引流管目的是便于术后早期观察病情,及时发现腹腔内出血和医源性胆总管横断伤所致的胆瘘。腹腔引流管留置3~5d,若患者一般情况好,引流管无引流物流出,便可拔除。若患者炎症重,引流管渗血、渗液多,胆汁渗漏严重,应适当延长置管时间。

(6)T管的护理:T管是一根形似英文字母"T"的橡胶管,其较短的横臂放在胆管内,不应超过左右肝管交叉,否则一侧肝管引流不畅。其长臂可通过腹壁引出体外,再接上引流袋。T管适用于胆总管有结石、胆总管扩张、狭窄或有炎症的病例。

①T管为术中放置,一旦脱出将无法复位,所以防止T管脱出至关重要。搬运患者、床上翻身及患者下床活动时应妥善固定,防止过度牵拉,避免活动时管子滑脱。

②T管的引流袋位置应低于腹部切口高度,卧床时不高于腋中线,防止胆汁逆流感染。保持引流管通畅,避免引流管受压、打折。

③认真观察和记录引流液的量、颜色、性状,观察有无鲜血或浑浊液、结石等杂质。正常引流液为黄色或黄绿色且清亮。引流量术后24h内300~500ml,以后渐减至200ml左右,应仔细记录。若引流量多,可能有胆道梗阻或损伤。

④置管期间应认真听取患者主诉,评估患者有无腹痛、发热等胆汁性腹膜炎症状,如有发现应及时报告医生,迅速给予处理。

⑤T管放置10~14d,如果体温正常,无腹胀及压痛,黄疸基本消失,每日引流胆汁减少至200~300ml,则可考虑拔管。拔管前需做夹管试验,先在饭前饭后各夹1h,观察有无饱胀、腹痛、发热、黄疸等,1~2d后可全日夹管,如无不适则说明胆总管已通畅,为证实可经T管行造影术。如造影结果显示胆道通畅,则可继续应用T管引流1~2d,使造影剂排出体外后再拔管。

(7)内置管引流代替T管引流的护理:①密切观察患者腹部体征变化,注意有无腹痛、腹肌紧张,皮肤及巩膜有无黄染,切口有无红、肿、渗血、渗液等,渗液中是否有胆汁及胃肠内容物,同时观察尿液的颜色。②指导患者术后5~8d多食含纤维丰富的食物及水果,排便时注意观察内置引流管是否排出。

(8)并发症的观察与护理

①腹腔内出血:术后8h内严密监测血压及脉搏变化,防治剧烈呕吐及咳嗽。置腹腔引流管患者应严密观察引流液的量及性状,若在30min内引流量>50ml,应警惕腹腔内出血的发生,立即加快补液速度;出血量>600ml时患者心率增快,立即静脉输血;出血量>1200ml患者血压下降,应立即报告医生并协助处理。此外,无腹腔引流管的患者术后8h内出现心率增快、血压下降或心前区不适,应立即检查腹部体征,行B超检查或腹腔穿刺,若经B超证实腹腔大量积液,腹腔穿刺抽出不凝固血液,应立即做好剖腹探查的准备。

②胆瘘:术后严密观察患者的体温变化及有无腹痛、腹胀及黄疸,置腹腔引流管的患者应注意有无胆汁流出。此外,应注意观察患者的排便情况;持续发热伴腹部体征的患者应立即进行B超或CT检查,根据腹腔积液的多少鉴别肝外胆管损伤还是胆囊管残端闭合不全,通过经十二指肠逆行胰胆管造影(ERCP)确定损伤的部位。护士应配合医生做好患者及家属的解释和安慰工作,并监测患者的电解质变化,少量腹腔积液的患者可在B超引导下进行穿刺引流,大量腹腔积液的患者应剖腹探查。

第三节 原发性肝癌

【流行病学】

肝癌高发于东亚、东南亚、东非、中非和南非等。我国属肝癌高发区,居世界首位,我国的沿海(福建同安、广东顺德)和广西扶绥地区发病率明显高于西北和内陆地区。部分城市和农村的肝癌发病率相比较,农村的发病率较高。肝癌病死率在我国占恶性肿瘤死亡的第2位,男性仅次于胃癌居第2位,女性次于胃癌和食管癌居第3位。

原发性肝癌(primary liver cancer,PLC)为全球第五大常见恶性肿瘤,每年约有50万新发肝癌患者,病死率位居恶性肿瘤死亡率第3位。我国肝癌的病死率居恶性肿瘤病死率的第2位,占全世界肝癌死亡人数的45%。

资料表明,高发区肝癌中位年龄较低,低发区则较高,说明致肝癌因素在严重流行区主要作用在幼年阶段,经20~40年而发病,故肝癌是侵犯中壮年的主要恶性肿瘤之一。

肝癌病程进展较快,肝细胞癌早期诊断率低,确诊时多已到中晚期,如不给予积极治疗,自然病程较短。巴塞罗那临床肝细胞癌分期:早期5年生存率为20%,中期、晚期和终末期自然病程分别为16个月、6个月和3~4个月。早期肝癌手术切除后,5年生存率可达79.8%~85.3%,所以早期诊断和积极治疗必将改善肝癌患者的预后。

【病因学】

原发性肝癌的病因至今尚不十分清楚,依据流行病学调查、临床观察和试验研究发现,可能与以下因素有关。

1. 病毒性肝炎、肝硬化与肝癌　临床研究发现,肝硬化发生肝癌的概率为9.9%~16.6%。乙型和丙型肝炎病毒感染与肝癌关系密切,我国肝癌患者血中约90%可查出乙肝标记物,查出丙肝抗体为10%~30%。甲型肝炎基本上与肝癌无关。

2. 黄曲霉毒素与肝癌　现已证实,黄曲霉毒素是迄今发现的最强的致肝癌剂,富含于发霉的花生和玉米中,这种物质耐热,煮沸也难破坏。肝癌高发区患者多有吃花生类制品和霉变玉米的生活情况。

3. 其他因素　农村中饮水污染(饮用沟塘水),吸烟、饮酒、遗传、微量元素(低硒、钼、锰、锌和高镍、砷)等因素都与肝癌发生率存在关联。

尽管肝癌的病因尚未完全清楚,但针对上述初步发现,对肝癌的一级预防仍是"改水、防霉、防肝炎"的七字预防方针。

【分子生物学】

肝癌的发生发展是一个多因素、多阶段的过程。其根本的变化是多种基因导致肝细胞遗传学特征的改变。可能有多个癌基因在不同时期的激活,并可能有多个抑癌基因的失活。肝癌发生的分子生物学基础包括:染色体畸变、癌基因的激活、生长因子及其受体的异常、抑癌基因的失活等。肝癌已发现的癌基因激活包括 N-ras、H-ras、c-myc、c-fos、c-ets-2。已发现的抑癌基因失活包括 p53、TRR、CDKN2 等。

【病理】

原发性肝癌的大体分型可分四型:①结节型:最为常见,多伴有肝硬化。通常肿瘤直径<5cm,又可分为单结节、融合结节和多结节3个亚型。单结节指单个癌结节,边界清楚,有包膜,周边常见小卫星结节;融合结节指边界不规则,周围结节散在;多结节指癌结节分散于肝脏各处,边界清楚或不规则。②块状型:肿瘤直径>5cm,其中>10cm者为巨块型。较少伴有肝硬化或硬化程度较轻微。③弥漫型:癌结节小,成弥漫分布,全肝满布无数灰白色点状结节,肉眼难以和肝硬化区别。④小癌型:单个癌结节直径<3cm,或相邻两个癌结节直径<3cm,通常边界清楚,常有明确包膜。

从病理组织上可分为三类:肝细胞型、胆管细胞型和两者同时出现的混合型,我国绝大多数原发性肝癌是肝细胞肝癌,占90%以上。另外,近年发现一种特殊组织学类型的肝细胞肝癌——纤维板层肝癌,多见于青年,单个结节,生长较慢,少有 HBV 感染,少合并肝硬化,预后较好,西方国家多见。

【临床分期】

对肝癌的最新分期方案为国际上公认的 TNM 分期法,有统一评判疗效的重要价值。分级见表30-1,分期见表30-2。

表30-1　肝癌分级

分级	形态学
T	肿瘤
T_1	单个肿瘤,无血管侵犯
T_2	单个肿瘤,有血管侵犯,或多个肿瘤但无病灶>5cm
T_3	多个肿瘤,任一病灶>5cm,或肿瘤侵犯肝门静脉或肝静脉的任一分支
T_4	肿瘤直接侵犯邻近器官,除外胆囊或脏腹膜的突破
N	区域淋巴结
NX	有不能评估的区域淋巴结转移
N_0	无区域淋巴结转移
N_1	有区域淋巴结转移
M	远处转移
MX	有不能评估的远处转移
M_0	无远处转移
M_1	有远处转移

表30-2 肝癌分期

分期		形态学		
早期	Ⅰ期	T_1	N_0	M_0
中早期	Ⅱ期	T_2	N_0	M_0
中晚期	Ⅲa期	T_3	N_0	M_0
	Ⅲb期	T_4	N_0	M_0
	Ⅲc期	T任何级	N_1	M_0
晚期	Ⅳ期	T任何级	N任何淋巴状态	M_1

【临床表现】

在肝癌的早期，多无任何自我感觉，通常是通过甲胎蛋白检测普查发现而作出诊断。中晚期肝癌患者才有明显的自我感觉，其起病症状以肝区疼痛为最多，其次是上腹发现肿块、食欲缺乏、发热、消瘦、乏力、腹胀、急腹痛等。如发现上腹巨块型或多结节肿块、上腹肝区疼痛、食欲缺乏、体重减轻和乏力等，则要考虑肝癌的可能。

1. 肝区疼痛　有50%以上患者以此为首发症状，多为持续性钝痛、刺痛或胀痛。主要是由于肿瘤迅速生长使肝包膜迅速增加所致。位于肝右叶顶部的癌肿累及横膈，则疼痛可牵涉至右肩背部。当肝癌结节发生坏死、破裂引起腹腔内出血时，则表现为突然引起右上腹剧痛或压痛，出现腹膜刺激征等急腹症表现。

2. 全身和消化道症状　早期常不引起注意，主要表现为乏力、消瘦、食欲缺乏、腹胀等。部分患者可伴有恶心、呕吐、发热、腹泻等症状。晚期则出现贫血、黄疸、腹水、下肢水肿、皮下出血及恶病质等。

3. 肝大　为中晚期肝癌最常见的主要体征，约占95%。肝大呈进行性，质地坚硬，边缘不规则，表面凹凸不平呈大小结节或巨块。癌肿位于肝右叶顶部者可使膈肌抬高，肝浊音界上升。在不少情况下，肝大或肝区肿块是患者自己偶然扪及而成为肝癌的首发症状的。肝大显著者可充满整个右上腹或上腹，右季肋部明显隆起。

【诊断】

采用甲胎蛋白检测和B超等现代影像学检查，诊断正确率可达90%以上，有助于早期发现，甚至可检出无症状或体征的极早期小肝癌病例。

1. 定性诊断

(1)血清甲胎蛋白测定：本法对诊断肝细胞癌有相对的专一性。应用琼脂扩散法或对流免疫电泳法等低敏的检测方法，阳性率约为70%。采用高敏方法，如火箭电泳自显影或反向间接血细胞凝集法测定，可提高阳性率，并可广泛应用于普查以发现无症状的早期患者，但出现假阳性的概率也随之增加。如高、低敏检测方法配合对照并做动态观察，诊断的正确率>90%，如甲胎蛋白对流免疫电泳法持续阳性或定性>500μg/L，并能排除妊娠、活动性肝病、生殖腺胚胎性肿瘤等，应考虑为肝细胞癌。

(2)血液酶学及其他肿瘤标记物检查：肝癌患者血清中谷氨酰转肽酶、碱性磷酸酶和乳酸脱氢酶同工酶等可高于正常。此外，原发性肝癌患者血清中5'核苷酸磷酸二酯酶等的阳性率亦较高。但由于缺乏特异性，多作为辅助诊断。

2. 定位诊断

(1)超声检查：采用分辨率高的超声显像仪检查，可显示肿瘤的大小、形态、所在部位以及肝静脉或门静脉内有无癌栓等，其诊断符合率可达84%，能发现直径2cm或更小的病变，是目前有较好定位价值的非侵入性检查方法。

(2)放射性核素肝扫描：对肝癌诊断的阳性符合率为85%～90%。但对于直径<3cm的肿瘤，不易在扫描图上表现出来。采用放射性核素发射计算机体层扫描(ECT)则可提高诊断符合率，可分辨1～2cm的病变。

(3)CT检查：可检出直径2cm左右的早期肝癌，应用增强扫描可提高分辨率，有助于鉴别血管瘤。对肝癌的诊断符合率可达90%。

(4)选择性腹腔动脉或肝动脉造影检查：对血管丰富的癌肿，其分辨率低限约1cm，对>2cm的小肝癌其阳性率可达90%，是目前小肝癌定位诊断检查方法中最优者。

(5)X线检查：腹部透视或平片可见阴影扩大。肝右叶的癌肿常可见右侧膈肌升高、活动受限或呈局限性凸起。位于肝左叶或巨大的肝癌，X线钡剂检查可见胃和横结肠被推压现象。

(6)磁共振成像(MRI)：诊断价值与CT相仿。

(7)肝穿刺行针吸细胞学检查：有确诊意义，目前多采用在B超引导下行细针穿刺，有助于提高阳性率，但有出血、肿瘤破裂和针道转移等危险。对经过各种检查仍不能诊断，但又高度怀疑或已经定性诊断为肝癌的患者，必要时应做剖腹探查。

【治疗】

1. 肝癌的外科治疗

(1)手术适应证:随着外科技术的不断改进、提高及相关学科的进步,肝癌切除手术的风险已经逐步下降,各种手术的死亡率平均为5%以下,为了降低手术死亡率及并发症的发生、提高疗效,临床应严格掌握手术适应证。

①肝有实质性占位病变:依据B超、CT、MRI等影像学检查中任何一项提示肝确实存在实质性占位病变,并且具有切除指征。强调各种影像学检查的结论应该一致或近似,因各自均有一定的局限性,故各种检查相互配合,并配合实验室检查结果明确术前诊断。

②临床诊断不能排除肝癌,个别肝癌并无典型表现,甚至酷似良性病变。但当怀疑恶性肿瘤时,不应等待观察,应探查切除,以免延误时机。

③肿瘤单发或局限:一般单发肿瘤手术效果最好,可考虑以段为单位切除。如肿瘤2个以上,但局限于半肝之内,可考虑行半肝或行大半肝切除。如肿瘤位于两处,相距甚远且较局限,也可考虑行两处段切除。但肿瘤多个且广泛者,通常手术将加速病情发展。

④肝硬化Child A级:严重肝硬化往往伴肝萎缩、肝功能欠佳及门静脉高压,此类患者不能耐受肝切除时出血、输血、肝门阻断等对肝的打击。故对此类患者,甚至小肝癌只需小块肝切除者也应极为慎重。

⑤肝功能正常:A/G>1.5,总蛋白>65g/L,血清总胆红素(TB)<25μmol/L,凝血酶原时间(PTT)>75%。

⑥胆碱酯酶正常或接近正常、肾功能正常、无门静脉主干癌栓、无远处多发转移、腹水量少(<500ml)等皆为肝癌手术适应证。

(2)手术禁忌证:在一些情况下,手术风险加大、死亡率高,并不能延长生存期。下列情况不宜手术:严重肝硬化或肝萎缩、严重肝功能异常、肝细胞性黄疸、腹水、肿瘤过大余肝较少、肿瘤广泛播散或散在多结节型、门静脉主干及肝内门静脉同时有癌栓、远处多发转移、其他严重心肺肾等疾病。

对部分条件较差的患者可积极准备条件,待时机成熟,再行手术切除。但对绝大多数患者,应果断放弃手术,改用其他姑息性外科或非手术方案。

(3)术前检查与准备:充分的术前检查及准备是减少手术并发症及提高疗效的重要因素之一。

①术前常规检查:血常规、出凝血时间及血小板计数、尿常规、粪常规及隐血、肝功能、血清AFP、病毒指标、肝肿瘤标志物、血糖、X线胸片、心电图等。

②肝功能的半定量检测:除了肝的常规功能检测外,还有一些肝的半定量功能检测也可从不同程度反映肝的功能。如吲哚氰绿滞留试验(ICG)、利多卡因代谢试验(MEGX)、氨基比林呼吸试验、口服葡萄糖耐量试验和胰高血糖素负荷试验、半乳糖清除能力试验等已在临床上应用,其中ICG和MEGX在临床研究较多,日本、欧美等国家和中国香港地区将其与总胆红素或肝残余体积测定结合,用于临床上肝功能的评估。

ICG是一种色素,静脉注射后选择性地被肝细胞摄取,在逐步排入胆汁中,它不从肾排泄,也不参加肝肠循环,是反映肝储备功能的理想指标。此试验能够客观地反映肝储备功能,对外科术式的选择、手术时机的确定有较高的价值。ICGR15正常值<12.1%,ICGR15>40%或ICGRmax<0.4mg/(kg·min)禁忌各类肝切除术。

(4)术式的选择:应根据患者全身情况、肝硬化程度、肿瘤大小和部位以及肝代偿功能等而定。可分为肝叶切除、半肝切除、三叶切除、肝段或次肝段或局部切除。肝切除手术中一般至少要保留正常肝组织的30%,对有肝硬化者肝切除量不应超过50%。

(5)肝移植在肝肿瘤的应用:Ring总结肝癌肝移植术后5年生存率仅为15.2%。由于慢性排斥、感染和外科并发症,仅有少数病例可长期生存。对晚期、进展期肝癌是否行肝移植有待进一步探讨。

2. 肝癌的综合治疗　肝癌的综合治疗在肝癌的治疗中占有重要地位。尽管肝癌的外科治疗取得了显著的进步,但50%以上的肝癌仍不能应用外科手术切除,除外科治疗外还包括介入治疗、生物治疗、中医治疗、放射治疗、全身化疗、激素治疗和基因治疗等,对晚期肝癌可以起到姑息性治疗的作用,提高生存质量和延长生存期。

(1)肝癌的介入治疗:以往治疗对象主要为不能手术的中晚期肝癌,近几年来对小肝癌的治疗也取得一定进展。而且,介入治疗已经从单一的动脉灌注化疗栓塞发展成一个多种方法并举、标本兼治的较完整的治疗系统。

①动脉化疗栓塞:主要依据肿瘤的分期、肝功能情况以及患者的体质而定,肝功能child-pugh分类法应该作为介入治疗评价危险性及预测疗效的一项重要指标。适应证为:小肝癌;肿瘤较大不宜

做Ⅰ期根治手术,可先行介入治疗,待肿瘤缩小后行Ⅱ期根治性手术切除;肝癌根治术后性肝动脉化疗栓塞治疗预防复发,主要作用是进一步清除肝内可能残存的肝癌细胞,首次可在术后4~6周进行,间隔2~4个月重复;由于部位特殊,如肿瘤邻近大血管不宜手术者;中晚期肝癌合并门静脉瘤栓,作为姑息性治疗以减轻疼痛,延长生命。

②动脉灌注化疗原理:动脉灌注化疗与全身化疗相比,前者实际上是局部化疗,可显著提高肿瘤组织药物浓度,全身循环浓度明显降低。由于治疗是将导管选择性插入靶器官的动脉内注射药物,因此到达局部的药物浓度为100%,通过靶器官代谢消耗一部分药物,其余部分经过靶器官静脉回流进入体循环,这时相当于药物从静脉注入,药物以一定的百分比再次进入病变器官,由于药物进入器官时不断地分解排泄,随着不断循环,药物浓度逐渐降低,直到全部清除。

③动脉栓塞原理及栓塞剂的选择:正常肝组织由肝动脉和门静脉供血,其中70%~75%的血来源于门静脉。肝癌血供的95%来自肝动脉,而有包膜的肝癌完全由肝动脉供血,非包膜的病灶及浸润性病变同时接受周边肝窦及门静脉供血。栓塞肝动脉可以阻断肿瘤的血供,控制肿瘤的生长,使肿瘤坏死缩小,而对正常肝组织影响小。

常用的栓塞剂。a. 碘化油:是治疗肝癌最常用的栓塞剂,常与化疗药物如MMC、ADM等混合使用,虽不一定增加栓塞部位的药物浓度,但可使药物延迟释放形成化学性栓塞。碘化油常用剂量为10~20ml。笔者认为在治疗中应多使用超液化碘油,它除了有栓塞剂的功能外,还因含有罂粟子油而具有较强的镇痛作用,克服了国产40%碘化油在肝癌栓塞中的疼痛难忍的不良反应。b. 吸收性明胶海绵:属中效类栓塞剂,7~21d可吸收,安全、无毒、价廉,常用于控制出血。c. 不锈钢圈:由不锈钢丝制成簧状并盘曲附带织物,主要用来栓塞大分支的动、静脉瘘,以及肿瘤破裂出血作肝动脉主干的栓塞。d. 放射性微球:必备的条件为肿瘤血供丰富,微球能够在肿瘤内大量积聚;正常肝组织内微球分布均匀,以减少因局部放射性核素积聚而造成的肝坏死。

④不良反应及处理原则:经动脉灌注化疗后出现的不良反应通常比全身化疗轻,常见反应有轻度恶心、呕吐、食欲缺乏、白细胞下降、脱发、乏力。有效的止吐药物,如昂丹司琼(枢复宁)、格雷司琼(康泉)等可减轻消化道反应;集落刺激因子的应用可以缓解骨髓抑制,增加白细胞。

肝动脉栓塞后最常见的反应是栓塞综合征,上述的症状有可能加重,除此之外还可见发热、腹痛、黄疸、腹水、麻痹性肠梗阻、非靶器官栓塞。上述反应多为一次性,对症处理即可。发热多为肿瘤坏死吸收热,其程度与肿瘤大小、坏死范围相关,并随时间改变而改变,体温可至38~39℃,多为7~14d。疼痛与所用栓塞剂的种类、用量以及患者对疼痛的敏感程度有关,如影响睡眠及日常活动则必须给予强力镇痛治疗。此外,还可以在短期内给予一定剂量的地塞米松缓解肿瘤水肿及发热,吲哚美辛栓对缓解发热也有一定的作用。动脉栓塞后肿瘤内发生液化坏死,在坏死组织内有细菌增殖,术后应予抗感染治疗,尤其使用甲硝唑类抗生素可有效防止感染。

(2)肝癌的其他局部治疗:经皮乙醇注射治疗(PEI)、冷冻治疗、射频热治疗技术(RFA)。

(3)肝癌的生物治疗:包括免疫治疗和基因治疗。免疫治疗包括细胞因子疗法、肝癌抗肿瘤抗体疗法、肝癌抗肿瘤效应细胞疗法和肝癌肿瘤疫苗疗法。基因治疗是将DNA转染到细胞中,以获得独特的治疗性蛋白的表达。通过使用转基因治疗肝癌有3个途径:免疫刺激、细胞毒作用和基因校正。转基因的潜力是无限的,但目前的研究只是初步的,治疗的效果有待临床确认。

【护理措施】

1. 术前护理

(1)心理护理:有研究表明绝大多数肝癌患者发现即为晚期、多有乙肝病史和腹水体征等,因而有不同程度的恐惧、愤怒、抑郁、焦虑、孤独等心理障碍,对健康极为不利。因此,实行全面的身心护理意义重大。护士应掌握心理护理有关知识和基本方法,从整体护理观念出发护理患者,多与患者接触,了解病情及各种心理变化,进行针对性的指导,给患者精神、心理上的支持,使尽快解脱心理负担,树立战胜疾病的信心,维持机体的正常功能状态,提高自身免疫功能,增进治疗所取得的效果。

(2)提高患者对手术的耐受能力:在确定诊断和手术适应证的同时,要全面了解患者的各项检查结果。由于多数患者合并肝硬化,可伴有低蛋白血症或凝血功能障碍。补充蛋白质及改善凝血功能,提高机体对手术的耐受力,预防并发症,加快手术后的康复。同时术前应给予抗生素,预防或控制感染。

(3) 呼吸道准备：术后患者常因伤口疼痛不敢咳嗽，使呼吸道分泌物难以咳出，术前戒烟可减少呼吸道刺激和分泌物形成；训练患者做深呼吸和有效咳嗽，即深呼吸后再咳嗽，将痰液咳出，以改善或增加肺通气。

(4) 皮肤准备：术前备皮是清除手术区域皮肤的毛发和污垢，避免切口感染的重要措施。术前一日进行手术区域的皮肤准备，操作应仔细，切勿割伤皮肤，并注意清洁脐部，必要时用松节油除去油脂性污垢。

(5) 胃肠道准备：术前一日进流质饮食，当晚20点开始禁食，术前4~6h禁饮水，术前日晚进行灌肠。

2. 术后专科护理　手术对人体是一种创伤，术后难免有痛感、创伤后反应和某种程度的功能障碍，而且可能发生某些并发症。手术后的护理就是要保证患者休养，防止术后并发症和尽早恢复生理功能，达到手术治疗的预期效果。

(1) 一般护理

① 密切观察有无出血情况：严密监测生命体征的变化，如出现血压下降、脉搏细数，在排除补液不足的情况下，应首先考虑到出血，及时通知医生并协助处理；同时需密切观察引流量，如引流管堵塞，血液可流入腹腔，需定时监测脉搏、血压、指端血管充盈情况等。必要时行再次手术止血。

② 安置体位和协助患者活动：去枕平卧、头偏向一侧，以便口腔内呕吐物或分泌物流出，必要时吸痰，防止舌后坠，确保呼吸道通畅。患者清醒后如血压稳定，取半卧位，减轻腹壁张力，以利于呼吸和血液循环，防止形成膈下脓肿。为防止术后肝断面出血，一般不鼓励患者早期下床活动。术后24h内卧床休息，避免剧烈咳嗽。病情稳定后制订活动计划，合理安排，鼓励并协助患者逐渐增加活动量。接受半肝以上切除患者，间断吸氧3~4d。

③ 密切观察有无感染征象：肝癌术后的感染是多方面的，监测体温、血常规及切口情况，及时向医生汇报。

④ 对肝功能不良伴腹水者，积极保肝治疗，严格控制水和钠盐的摄入量，准确记录24h出入量。每天观察、记录体重及腹围。

(2) 术后并发症的观察及护理：肝叶切除范围愈大，原有肝功能愈差，术后发生并发症的可能性愈大，术后早期观察及护理至关重要。

肝切除术后常见的并发症包括术后出血、上消化道出血、胸腔积液、胆瘘、膈下感染、切口感染和肺炎等，发生率可高达40%~60%。肝硬化患者术后并发症发生率是非肝硬化患者的3~5倍。并发症不但增加患者痛苦，加重经济负担，而且会导致患者死亡。因此，术后及时发现并正确处理各种并发症，对降低术后30d病死率和提高肝癌肝切除治疗效果有重要意义。

① 腹腔内出血：常见原因为血管性活动性出血、凝血功能障碍。a. 血管性活动性出血：肝手术后监护的重点之一是患者血流动力学稳定情况和腹腔内有无活动性出血。肝切除后在肝下或膈下放置的腹腔引流管，一般均有淡血性液体引出，液量应逐渐减少，一般3~5d可拔出。肝创面渗血，其引流液的颜色逐渐变浅淡，量逐渐减少。术后的腹水、渗出液均表现为大量的血性引流液，血色淡，无凝血块。引流管内和引流管周围发现有凝血块时，应是活动性出血，且多是动脉性，往往不能自止；肝静脉、门静脉支的压力低，出血容易自止。b. 凝血功能障碍：多为去纤维蛋白综合征引起，后者有多为弥散性血管内凝血引起。发生去纤维蛋白综合征的常见情况是：肝疾病情况下，手术时间长、创伤大、出血多、大量输血（一般>4000ml）；患者曾行体外循环或体外静脉-静脉转流术；严重感染，内毒素破坏等。发生去纤维蛋白综合征的患者表现为切口渗血不止、创面出血，甚至广泛皮下出血。检测出血时间、凝血时间、凝血酶原时间、部分凝血活酶时间均延长，血小板减少，纤维蛋白原减少。

去纤维蛋白综合征的处理原则：纠正血容量不足；补充凝血物质，如纤维蛋白原，凝血酶原复合物，冷沉淀，浓缩血小板等，并输入新鲜血、血浆；6-氨基己酸或对羧基苄胺静脉滴注。

去纤维蛋白综合征的护理：做好患者及家属的心理护理，稳定患者情绪；密切观察生命体征变化。观察切口敷料，腹腔引流液的量、色、性状等情况；保持输液通畅，遵医嘱给予补液、止血药物，必要时输血，并给予吸氧；指导患者卧床休息，出血停止后根据具体情况鼓励患者在床上或床边活动；无消化道出血时，指导患者进流食、半流食或软食，避免冷硬食物；观察尿量，准确记录24h出入量；做好基础护理，预防肺部感染、压疮等的发生。

② 上消化道出血：肝手术后可发生应激性溃疡出血和食管下段胃底静脉曲张破裂出血，多发生在术后2周内，重者可发生失血性休克。临床表现

为:胃肠减压管引流出血性或咖啡色胃液或出现呕血、黑粪,可反复发生;出血严重者可引起心率加快和血压下降;患者少有腹痛。

处理原则:重视预防,术后立即用 H_2 受体阻断药,如西咪替丁或奥美拉唑;禁食、留置胃肠减压、避免胃扩张;疑为静脉曲张破裂出血时,插入三腔两囊管压迫止血,并加用生长抑素;出血量大导致血压不稳定和经上述处理48h后仍有出血者,应考虑行手术止血。

护理:做好心理护理,稳定患者情绪,及时清除呕吐物,保持床单位的清洁,减少对患者的不良刺激;密切观察生命体征的变化,胃肠减压引流出血性或咖啡色胃液,或出现呕血、黑粪等,应协助医生紧急处理;保持呼吸道通畅,及时清除口腔内的物质,昏迷患者头偏向一侧,防止误吸,床边备好负压吸引器,做好紧急处理的准备;保持输液通畅,记录24h出入量。

③肝性脑病:肝性脑病是严重肝病引起的,以代谢紊乱为基础的中枢神经系统功能失调综合征,常是晚期肝癌死亡的主要原因。

临床表现:除了肝病的特征外,主要是脑病的表现,即精神错乱和运动异常。包括神志恍惚、定向力和计算力减退、嗜睡、昏迷等;扑翼样震颤是肝性脑病的特征性表现。

处理原则:预防和积极控制消化道出血,及时治疗食管胃底静脉曲张,避免一切引起腹内压力增高的诱因,一旦出血要积极抢救;对有肝性脑病症状而诱因不明者,应做腹水常规、血及腹水培养;肝性脑病患者大脑敏感性增高,当患者烦躁或抽搐时,禁止使用吗啡及其衍生物、哌替啶及速效巴比妥类药物;纠正电解质、酸碱平衡紊乱,监测血气变化。

护理:严密观察病情变化,特别是神志和行为有无改变;避免肝性脑病的诱因,如上消化道出血、高蛋白饮食、感染、便秘,应用麻醉药、镇静药、镇静催眠药等;禁用肥皂水灌肠,可用生理盐水或弱酸性液(如食醋1~2ml加入生理盐水100ml);口服新霉素或卡那霉素,以抑制肠道细菌繁殖,减少氨的产生;使用降血氨药物,如谷氨酸钾或谷氨酸钠静脉滴注;给予富含支链氨基酸的制剂或溶液,以纠正支链和芳香族氨基酸的比例失调;肝性脑病者限制蛋白质摄入,以减少氨的来源;便秘者可口服乳果糖促使肠道内氨的排出。

④胆汁瘘

原因:肝断面小胆管渗漏或胆管结扎线脱落;胆管损伤;胆囊管残端结扎线脱落。

处理原则:严密观察有无腹部压痛、反跳痛,腹腔引流物内有无胆汁等;如引流物内有胆汁而无腹膜炎的症状与体征,应保持引流管通畅,一般一周左右肝断面被纤维蛋白组织封闭瘘口可自愈;如发生胆汁性腹膜炎,可出现明显的腹痛、腹部压痛和反跳痛,心率加快和体温升高,腹腔穿刺可吸出胆汁样液体,病情严重者可出现血压下降甚至危及生命。应尽早手术探查,彻底清理和冲洗腹腔,寻找原因妥善处理后安放引流管;时间较久的胆汁瘘,应了解胆总管下端是否有梗阻存在,如无胆管梗阻,可使用生长抑素,加强营养支持,促进组织生长和瘘口愈合。

护理:术后应严密观察有无腹部压痛、反跳痛及心率加快和体温升高等胆汁性腹膜炎症状;观察切口敷料有无胆汁渗出,如有应及时更换敷料,并注意保护切口周围的皮肤,必要时局部涂氧化锌软膏;保持引流管的通畅,观察引流物的色、量、性状并准确记录;做好患者及家属的心理护理,稳定患者情绪;疼痛剧烈时,可给予双氯芬酸钠等镇痛药。

⑤膈下脓肿:膈下脓肿是肝手术后的严重并发症之一,多继发于各种原因的胆瘘、术后积液引流不全和肝脓肿破溃到膈下等。表现多不典型,常伴有发热。肝上型膈下脓肿可出现下胸痛,肝浊音界升高,刺激性咳嗽,上腹部压痛和肌紧张。胸部X线片示患侧膈肌升高,可伴有气液面。患侧胸腔多有积液或肺不张。左侧的膈下脓肿可并发纵隔炎、心包炎。肝下型膈下脓肿多出现上腹的压痛和反跳痛,B超和CT检查多可明确诊断。

处理原则:右侧膈下脓肿可反复在B超引导下穿刺抽脓后注射有效抗生素而治愈;较大的左侧脓肿或肝下型膈下脓肿应经上腹肋缘下切口切开引流。

护理:严密观察体温变化,高热者给予冰敷、乙醇擦浴等物理降温,鼓励患者多饮水,必要时应用药物降温;加强营养,鼓励患者多进食高热量、富含维生素的食物,据患者的口味和需要制订食谱,合理调配饮食,保证营养素的供给;鼓励患者取半坐位,以利呼吸和引流。保持呼吸道通畅,鼓励患者行有效咳嗽和深呼吸训练;遵医嘱合理使用抗生素;穿刺过程中注意患者有无头晕、心悸、恶心、口唇发绀等症状,如发生应立即停止穿刺并积极处理,抽液量每次不超过1000ml,抽液完毕指导患者卧床休息；做好基础护理，协助患者定时翻身和肢体活动，预防压疮的发生。

3. 健康教育

(1)遵医嘱定期复查，2年内每3个月复查1次；第2~5年每半年1次；5年后每1年1次；如有不适，及时就医。

(2)术后恢复期应选择高热量、高维生素、高纤维素的饮食，少食多餐。

(3)保证充足的睡眠，每日不少于8h。

(4)可在切口拆线2周后开始淋浴，平时可用温水擦浴。

(5)适当参加体育锻炼，避免剧烈运动，如散步、慢跑、打太极拳等。

(6)保持良好的心境，愉快的心情有利于机体康复，避免情绪进展和激动。

第四节 原发性硬化性胆管炎

原发性硬化性胆管炎(primary sclerosing cholangitis,PSC)是以肝内和肝外胆管进行性纤维化狭窄为特点的慢性疾病。此病多发于成年人，男性居多，亦偶见于儿童。主要表现为肝内胆汁淤滞。病变可累及胰管，但一般不侵犯胆囊。

【病因病理】

其病因不明，目前认为与感染和遗传及自身免疫因素有关。60%~72%的患者伴有溃疡性结肠炎，结肠炎症使黏膜屏障作用的缺失致大肠埃希菌经门静脉进入胆道导致感染。此病患者的人白细胞抗原(HLA)单倍体B8/DR3增高，可能与同样增高的疾病如胰岛素依赖的糖尿病、甲状腺功能亢进症、重症肌无力、干燥综合征等同为自身免疫性疾病。近年已注意到肝动脉灌注化疗后也可引起此病。另外，此病还可合并慢性胰腺炎、腹膜后纤维化、克罗恩病、类风湿关节炎等疾病。

【临床表现】

本病约70%的患者为男性，起病缓慢，有症状出现多在50岁左右，但无症状期可长达10多年。临床表现无特异性，主要为不明原因黄疸、间歇加重，右上腹隐痛，可伴有皮肤瘙痒。部分患者有疲乏无力、食欲缺乏、体重减轻，或可伴有恶心、呕吐。胆管炎发作时可有体温升高。逐渐发展可出现持续性梗阻性黄疸，肝硬化、门静脉高压、上消化道出血，甚至肝衰竭。

原发性硬化性胆管炎的症状可以是多样化的，但其主要表现为慢性进行性的胆管梗阻及胆管炎，有时起病之初亦可表现有急性腹痛，伴有间歇性的不规则的发热等胆管炎的症状。患者常表现有慢性的、持续性的梗阻性黄疸，黄疸可以在一定范围内波动、起伏，伴有皮肤瘙痒、消瘦、精神欠佳。检查主要发现为肝、脾大，有时因脾大伴有慢性溶血性贫血；晚期患者常有重度黄疸、严重肝功能损害、胆汁性肝硬化、门静脉高压症等表现。实验室检查主要为高胆红素血症、血清碱性磷酸酶异常增高、不同程度的肝功能损害。

【辅助检查】

1. 实验室检查 总胆红素及结合胆红素、ALP升高，ALT可轻度升高。

2. 造影检查 诊断主要依靠影像学直接造影检查，常用为ERCP及PTC，显影良好的MRCP也可协助诊断。影像显示胆管普遍性或局限性狭窄，以肝管分叉部明显，胆管分支减少并僵硬变细，或呈节段性狭窄。

【治疗】

目前尚无理想的治疗方法，无论药物或手术均为缓解症状性治疗。

1. 药物治疗 主要应用皮质激素，泼尼松口服30~50mg/d，黄疸缓解后逐渐减量。其他的药物包括胆管炎时需用抗生素，肝功能异常行护肝治疗。

2. 胆汁引流 如为节段性病变，可通过ENBD、PTCD在胆管内置放支撑引流管或导管；也可手术置放U形管引流胆汁，以降低胆管压力、改善黄疸。

3. 胆肠吻合 对弥漫性狭窄者，可手术切开左右胆管、再行肝管空肠吻合并于吻合口置放U形管引流。

4. 肝移植术 对合并肝硬化，或难以与弥漫型胆管癌鉴别的患者，可行肝移植术。患者移植后5年生存率高达85%，效果良好。

【护理措施】

1. 心理护理 鼓励患者建立信心，此病迁延且尚无良好的治疗效果，多与患者交流，及时发现心理问题。

2. 皮肤护理 温水清洁擦拭皮肤，切忌抓挠破溃,不使用刺激性皂液。

3. 用药护理　协助患者按时按量服药,严格三查七对。

4. 对症护理　保持引流管通畅,观察并准确记录引流液的量及性状。

5. 其他　加强生活护理,定时修剪指甲。

第五节　胰腺癌和壶腹部周围癌

胰腺癌是一种发病隐匿、进展迅速、治疗效果及预后极差的消化道恶性肿瘤。目前胰腺癌居常见癌症死因的第4位,居消化道癌症死因的第2位,仅次于大肠癌,男性发病率略高于女性。我国目前尚缺乏大规模的胰腺癌流行病学调查资料,但近20余年来我国城市胰腺癌发病率大幅度上升。

壶腹周围癌系指发生于胆总管末端、壶腹部及十二指肠乳头附近的癌肿,主要包括壶腹癌、胆总管下端癌和十二指肠癌。在临床上与胰腺癌有很多共同之处,但壶腹周围癌恶性程度低于胰头癌,若能较早明确诊断,手术切除率和5年生存率明显高于胰头癌。

【病因】

导致胰腺癌的直接原因目前尚不清楚,下列因素可能参与了胰腺癌的形成。

1. 吸烟　在胰腺癌致癌因素中,吸烟是唯一公认的危险因素,并且随每天吸烟支数和吸烟年限的增加而增高。

2. 饮食　高蛋白、高胆固醇饮食可促进胰腺癌的发生,吃西餐和营养过度增加了患胰腺癌的风险。

3. 糖尿病　糖尿病是胰腺癌的早期症状还是胰腺癌的病因目前尚无定论。

4. 慢性胰腺炎　慢性胰腺炎通常被认为是胰腺癌的危险因素,主要由于两者经常共存,且有相同的致病因素,如吸烟和大量饮酒。

5. 乙醇、咖啡与茶　流行病学研究结果显示乙醇对胰腺癌的作用存在争议,推论认为长期酗酒可以经过慢性胰腺炎而致癌。咖啡与茶对胰腺癌的作用也无定论,有报道茶与胰腺癌发生呈负相关。

6. 职业和环境因素　胰腺癌极少发生在除人类以外的其他哺乳动物中,这说明长期的职业和环境暴露可能是胰腺癌的致病因素。在职业方面,长期接触油剂、杀虫剂、放射剂、石棉、铬酸盐和合成树脂者胰腺癌的发病率较高。

【病理生理】

胰腺导管腺癌占胰腺恶性肿瘤的95%,其5年存活率为1%～5%,是预后最差的恶性肿瘤之一。我们通常所说的胰腺癌均指导管腺癌。胰腺癌的发生部位,一般以胰头部最多见,占60%～70%,其次是胰体尾部,全胰癌较少见。胰头癌和胰体尾癌的淋巴结转移多发生在胰头后、前、肠系膜上静脉旁、肝动脉旁、肝十二指肠韧带、脾动、静脉和脾门的淋巴结。胰腺癌最常见的远处转移部位是肝和腹膜。

壶腹周围癌的组织类型绝大多数为乳头状腺癌和管状腺癌。淋巴结转移是壶腹部癌最主要的转移方式,胰头后淋巴结是最常见的转移部位,晚期,肿瘤还可发生肝转移和腹膜种植性转移。壶腹部癌的手术切除率为52.1%～91.7%,5年生存率达28%～61%,均明显高于胰头癌。影响壶腹部癌预后的主要因素为肿瘤的浸润范围,与组织学类型无关。

【临床表现】

绝大多数的胰腺癌在早期没有任何自觉症状,只有在肿瘤发展增大到一定程度时才开始出现症状,所以绝大多数的胰腺癌在其就诊时已为晚期。当胰腺癌肿块增大到开始产生症状时,其首先出现的临床症状均无特异性,在胰腺癌的首发症状中,以上腹部疼痛和(或)上腹部饱胀不适、黄疸、食欲降低和消瘦最为多见,是胰腺癌最常见的三大主要症状。

1. 症状

(1)腹痛:腹痛是胰腺癌的常见或首发症状,约出现在2/3以上的患者中,腹痛通常表现为上腹部持续性疼痛。发生腹痛的主要原因是由于肿块压迫胰管,使胰管呈不同程度的梗阻、扩张、扭曲及压力增高,引起上腹部持续性或间歇性疼痛。典型的胰腺癌的腹痛症状常在仰卧时加重,夜间尤为明显,而弯腰或屈膝位可减轻疼痛,此可能是由于癌肿浸润压迫腹腔神经丛之故。

(2)黄疸:50%以上的胰腺癌患者可以出现黄疸,黄疸可与腹痛同时或在疼痛发生后不久出现。大多数病例的黄疸是由于胰头癌压迫或浸润胆总管所致。黄疸的特征为肝外阻塞性黄疸,持续性进行性加深,同时伴有皮肤瘙痒,尿色加深,粪便呈白陶土色或颜色变浅。

(3) 消瘦:绝大多数的胰腺癌患者都有不同程度的体重减轻,其虽非胰腺癌的特异性表现,但其发生频率高于腹痛和黄疸,故应给予足够的重视。

(4) 消化道症状:胰腺癌患者最常见的消化道症状是食欲缺乏和消化不良,还可以有恶心、呕吐、腹胀、腹泻、便秘等,晚期可以出现脂肪泻。

(5) 精神神经症状:以抑郁最为常见,可能与顽固性腹痛、失眠等有关。

(6) 糖尿病:在老年人中,突然发生的糖尿病可能是中晚期胰腺癌的信号,特别是糖尿病合并有食欲下降和体重减轻者更高度提示可能存在有胰腺癌。

(7) 其他表现:多数胰腺癌患者有持续或间歇性低热,胰腺癌患者还可有急腹症的表现,以突然发作的上腹或右上腹疼痛、发热、恶心、呕吐等为主要表现;晚期胰腺癌患者可发生血栓性静脉炎或动静脉血栓形成。

2. 体征

(1) 肝大:胰腺癌患者出现梗阻性黄疸后约50%会出现不同程度的肝大,主要由于肝外胆管梗阻,胆汁淤积,肝内胆管和毛细胆管扩张致肝淤胆性肿大,晚期可演变为胆汁淤积性肝硬化。

(2) 胆囊肿大:约50%的胰腺癌患者可触及肿大的胆囊,这通常与胆道下段梗阻有关。临床上对梗阻性黄疸伴有胆囊增大而无压痛者称为库瓦西耶征(Courvoisier),此对胰头癌尤具诊断意义。

(3) 腹部肿块:胰为腹膜后位器官,通常难以触及,若胰腺癌时已经可以触及肿块则多数为晚期。

(4) 腹水:腹水一般出现在胰腺癌的晚期,多为肿瘤腹膜转移所致,亦可由肿瘤或转移的淋巴结压迫门静脉或因门静脉、肝静脉发生血栓而引起腹水,胰腺癌时营养不良、低蛋白血症也可引起腹水。腹水性质一般为淡黄色的漏出液或血性的渗出液,黄疸严重时腹水可呈深黄色。

(5) 脾大:当胰肿瘤压迫脾静脉而导致脾静脉回流受阻或脾静脉血栓形成时,可出现脾大及胰源性门静脉高压的表现,以胰体尾癌多见,此时多提示肿瘤为中晚期。

【辅助检查】

1. 实验室检查

(1) 血、尿、粪常规检查:胰腺癌患者早期血、尿、粪常规检查多无异常发现,部分病例可出现贫血、尿糖阳性、粪便隐血阳性,或由于胰外分泌功能减退而在粪便中出现未消化的脂肪和肌肉纤维。出现梗阻性黄疸后尿胆红素为强阳性。

(2) 血、尿淀粉酶和脂肪酶检查:胰腺癌导致胰管梗阻的早期血、尿淀粉酶和脂肪酶可升高,对胰腺癌早期诊断有一定价值。

(3) 血糖和糖耐量检查:由于肿瘤破坏胰岛细胞,胰腺癌患者中约40%可出现血糖升高及糖耐量异常。

(4) 肝功能检查:胰头癌继发胆道梗阻或出现肝脏转移等情况时,常出现肝功能异常。梗阻性黄疸患者的血清胆红素常超过 15mg/dl,高于胆石症、慢性胰腺炎所致的胆道梗阻。

(5) 胰外分泌功能检查:当静脉注射胰泌素后,若胰分泌量减少,碳酸氢钠浓度正常,应考虑胰腺癌合并胰管堵塞;若胰分泌量和碳酸氢钠浓度均减少,则提示胰功能的广泛性损害,如慢性胰腺炎或胰腺癌晚期等。

(6) 肿瘤标记物检查:CA19-9 被认为是胰腺恶性肿瘤最有用的标记物。血清或胰液中的 CA19-9 水平可用于胰腺癌的分期,判断有无远处转移以及肿瘤的可切除性,并用于疗效判定、术后随访、监测术后肿瘤的复发以及评估预后。但其早期诊断胰腺癌的敏感性低,难以独立解决早期诊断问题。如果结合临床症状和影像学结果,并联合其他肿瘤标记物 CA125、CEA 的检测,可以成为胰腺癌较好的参考指标。

2. 影像学检查

(1) 传统 X 线检查:传统 X 线检查包括平片、胃肠钡剂、胆道造影检查,是胰病变诊断的基本检查方法。胰腺癌大多发生在胰头部。胰头癌早期胆总管中下段出现局限性压迹,病变持续发展,则胆总管渐变窄、不规则,呈圆钝或鸟嘴样狭窄,狭窄上方的胆总管扩张、胆囊增大。胃肠造影显示胰头癌对周围器官结构的推压、移位、侵蚀、阻塞等间接征象时,提示肿瘤已属中、晚期。十二指肠环受胰头癌压迫,可见十二指肠环内缘出现双重阴影,锯齿状黏膜皱襞变钝、消失,甚至紊乱破坏。当胰头癌侵犯到胆总管壶腹部周围时,在十二指肠第二段内缘出现凸面向右的反"3"字征,晚期可出现十二指肠狭窄乃至梗阻。

普通 X 线在检查诊断胰腺癌时,不能直接显示胰的轮廓及病变,只能通过胰周围消化道器官的影像学形态改变间接提示胰的病变及性质,诊断限度较大。胃肠钡剂造影检查阴性时,不能排除早期胰腺癌,此时需进一步做敏感性较高的其他影像技术检查。

(2) 超声检查:超声诊断胰腺癌的直接依据是胰的形态变化和实质内异常回声区。小胰腺癌轮廓光滑,边缘规则、清楚。弥漫性胰腺癌轮廓不规则,边缘凹凸不整。胰腺癌内部回声与肿瘤大小有关,小胰腺癌以低回声型多见,较大的胰腺癌则可有多种回声表现。超声诊断胰腺癌的间接依据是胰管和(或)胆管扩张以及周围血管和脏器受压、浸润或转移等。由于胆道梗阻后的胆管扩张早于临床黄疸的出现,因此,超声检查可于临床出现黄疸前发现胆道扩张,可能有助于胰头癌的早期诊断。近年来,常规经腹二维超声对胰腺癌的检出率有了明显提高。三维彩超诊断胰占位性病变,除能获得与二维超声相似的结构断面外,还能显示二维超声无法看到的肿物整体观及其内部的细微结构。术中超声定位活检可迅速明确诊断。

(3) 电子计算机断层扫描(CT)检查:CT 检查作为一种无创的影像学方法,具有良好的密度分辨率和空间分辨率,在造影剂的辅助下,可清楚地显示胰的轮廓和内部结构,对胰腺癌的诊断准确性高,是诊断胰腺癌以及进行分期的重要影像学手段。

胰腺癌的 CT 表现为直接征象、间接征象和周围浸润征象。肿块是胰腺癌 CT 表现的直接征象。如胰头增大,钩突圆钝变形,高度提示胰头癌。胰管和胆总管扩张是胰头癌的间接征象。胰头癌早期可压迫和侵蚀胆总管壶腹部,表现为肿块局部的胆管管壁不规则,管腔变窄阻塞,出现胆总管、胰管远端扩张,即"双管征"。胰腺癌周围浸润的 CT 表现包括:①肿瘤侵犯血管。螺旋 CT 双期扫描可以更好地显示胰头血管的受侵情况。②胰周脂肪层消失。③胰周围结构的侵犯。胰腺癌侵犯腹膜可引起腹水,CT 表现为肝、脾外周的新月形低密度带。④淋巴转移。常发生在腹腔动脉和肠系膜上动脉周围,表现为直径>1cm 的软组织小结节或模糊软组织影。⑤血行转移。胰腺癌易发生早期血行转移,常转移至肝和肺,呈小结节或粟粒样,晚期可转移至骨骼和中枢神经系统。

CT 诊断胰腺癌的准确性很高,文献报道可达 98.8%,可列为胰腺癌患者的首选影像学检查手段。

(4) 磁共振成像(MRI)检查:MRI 诊断胰腺癌的敏感性和特异性较高。磁共振胰胆管造影(MRCP)可无创性地显示胰胆管扩张、梗阻情况。MRI 三维成像能使病变范围和周围结构的关系显示更为清楚。

(5) 内镜逆行胰胆管造影(ERCP):ERCP 对胰腺癌有重要的诊断价值。胰位于腹膜后,位置较深,症状、体征缺乏特异性,目前 B 超、CT、MRI 发现直径<2cm 的胰腺癌有一定困难。ERCP 检查不但能够提供胰腺癌影像学的间接征象,如主胰管狭窄、管壁僵硬、扩张、中断、移位及不显影或造影剂排空延迟等,诊断率达 90% 以上,而且还能够直接观察十二指肠乳头及其周围情况,并可以收集胰液做脱落细胞学检查。

(6) 介入放射学检查:①经皮经肝胆管造影及引流(PTC 及 PTCD)主要用于梗阻性黄疸患者。PTC 主要作为了解胆总管远段形态的补充手段,其主要作用是术前进一步了解梗阻部位的解剖和病理关系,另外,作为经皮经肝的介入放射治疗技术,如胆管引流、胆总管内支架、结石套取等的重要引导步骤。PTCD 的目的是引流胆道梗阻者的胆汁、减轻黄疸,保护肝、肾等脏器的功能。经 PTC 证实胆道完全梗阻、病情严重的梗阻性黄疸或伴发胆管感染者,如不宜手术可采用 PTCD 进行姑息治疗。PTCD 诊断胰头肿瘤多为间接的,靠排除胆管结石、胆管肿瘤和壶腹癌来诊断胰头癌。②胰血管造影。胰血管造影可作为胰腺癌的补充诊断手段,对已诊断为胰腺癌的患者可了解局部血管解剖及其与肿瘤的关系,进一步确定手术的可能性。

(7) 正电子发射型计算机断层成像(PECT):PECT 被认为是目前最具潜力的影像学技术。PECT 可显示早期的胰腺癌,并可显示肝及远处器官的转移,腹部可检测出小至 0.5cm 的转移淋巴结,其鉴别肿瘤复发及手术后改变的情况优于 CT,但在术前评估肿瘤可切除方面不及 CT。

(8) 放射性核素扫描:放射性核素扫描可同时观察胰腺的形态和功能,为诊断胰腺癌提供了一种简便、无创的方法,若与其他检查方法相配合,对胰腺癌的早期诊断有肯定价值。

【治疗要点】

1. 手术治疗 迄今,根治性手术切除是唯一有望治愈胰腺癌的治疗方法。因绝大多数胰腺癌患者就诊时已属晚期,失去根治性手术的机会,所以,胰腺癌术前可切除性评估对合理地选择治疗方法、提高手术切除率,降低手术死亡率,提高患者生存质量具有重要意义。

胰腺癌术前可切除性的评估是基于对肿瘤大小、胰周组织器官浸润和转移的预测以及主要大血管受侵犯情况的综合评估。术前判断胰腺癌可切除的一般标准为：①肿瘤局限于胰腺内或仅直接侵犯胆总管、十二指肠、脾或胃；②肿瘤没有侵犯周围的大血管；③没有明显的淋巴结转移；④没有肿瘤的腹膜种植、肝或其他远处转移。总体而言，胰头癌手术仍然存在着手术切除率低、并发症多、死亡率较高以及远期效果差等诸多问题。目前胰头癌的根治性术式有以下几种。

(1)胰、十二指肠切除术：适用于肿瘤位于胰头，无肝门、腹腔动脉周围、肠系膜根部及远处的淋巴结转移，无肠系膜上动脉或下腔静脉的侵犯，未侵及或仅局部侵及门静脉，无脏器转移的胰肿瘤。能否施行胰、十二指肠切除术的关键是探查肿瘤是否侵及肝门静脉和肠系膜上静脉。切除范围：①肝总管中部以下的胆道及周围淋巴结；②肝总动脉和腹腔动脉旁淋巴结；③远端1/2胃，十二指肠和10cm空肠；④胰头颈部，在门脉左侧1.5cm处切断胰腺；⑤肠系膜上动脉右侧的软组织；⑥肠系膜及肠系膜根部淋巴结；⑦下腔静脉及部分腹主动脉前的腹膜及软组织，如肿瘤仅局部侵及肝门静脉，可切除部分肝门静脉。

(2)保留幽门的胰头、十二指肠切除术：胰头及其周围的良性病变是它的主要适应证。保留幽门的胰头、十二指肠切除术保留全胃、幽门及十二指肠壶腹部，其最主要的优点就是缩短了手术时间，减少了术中出血，使患者术后能够更快恢复，但同时也使患者术后胃溃疡和胃排空障碍的发生有所增加。

(3)扩大的胰十二指肠切除术：①联合血管切除与重建的术式；②区域性淋巴结廓清术；③区域性扩大切除术。

2. 姑息性手术治疗　对于晚期胰腺癌患者以下三种临床症状需积极进行姑息治疗：梗阻性黄疸、胃输出道梗阻和疼痛。术前准确的临床分期是正确选择姑息性手术治疗的前提。对不能手术切除或不能耐受手术的患者，可行内引流术，如胃空肠或胆囊空肠吻合术，以解除胆管梗阻；伴有十二指肠梗阻者可做胃空肠吻合，以保证消化道通畅；腹腔神经丛封闭有助于减轻疼痛。

3. 非手术治疗

(1)化学治疗：氟尿嘧啶和吉西他滨在胰腺癌的化疗中，具有里程碑的意义。

(2)放射治疗。

(3)光动力治疗。

(4)其他：基因治疗、免疫治疗、细胞信号传导抑制药、高强度聚集超声治疗。

【护理措施】

1. 术前护理

(1)心理护理：胰腺癌恶性度高，手术切除率低，预后差，因此患者对治疗缺乏信心，很难接受诊断，常会出现否认、悲哀、畏惧和愤怒等不良情绪，护理人员应予以理解，多与患者沟通，了解患者的真实感受，满足患者的精神需要。同时根据患者掌握知识的程度，有针对性地介绍与疾病和手术相关的知识，使患者能配合治疗与护理，促进疾病的康复。

(2)术前减黄治疗：当血清胆红素水平超过200μmol/L时，肾小管和集合管受损明显，而肾功能损害是造成梗阻性黄疸患者术后发生并发症和手术死亡的主要原因。因此，缩短胆管梗阻时间及降低血胆红素含量对避免术后发生急性肾衰竭是极为有益的。对于黄疸较重者，术前应及时行经皮经肝胆管引流术(PTCD)。

(3)皮肤护理：梗阻性黄疸患者可出现皮肤瘙痒，应注意勤洗澡更衣，不要搔抓，以免造成感染。

(4)改善肝功能：长期营养不良或阻塞性黄疸均可引起肝功能损害。对有阻塞性黄疸者，如静脉给予维生素K治疗不能使凝血酶原时间好转，往往意味着肝代谢功能不良。可给予保肝药、复合维生素B等；静脉输注高渗葡萄糖加胰岛素和钾盐，有利于增加肝糖原储备，并纠正低钾。

(5)加强营养支持：伴阻塞性黄疸的胰头癌患者单靠饮食很难改善其营养状况，必须依靠肠内或肠外营养。应尽可能选用肠内营养，留置鼻肠营养管，滴注安素等营养液和PTCD回收的胆汁，一般应用10～14d，与此同时纠正水、电解质失衡，贫血和低蛋白血症，以维持机体血流动力学的稳定，增强耐受手术的能力。护理中应注意保持营养管的通畅，应每8h脉冲冲管1次，肠内营养制剂可经泵连续滴注，喂养的速率必须使患者在初期有足够的时间去适应，一般需要3～4d的启动期；喂养的浓度，开始时宜用等渗的，速度宜慢，以后每日增加25ml/h，直至液体量能满足需要。喂养过程中应监测患者对胃肠内营养的耐受性。患者不能耐受的表现为腹胀、腹痛、恶心,严重者可以呕吐、腹泻、肠鸣音亢进。在开始喂养阶段,应每4~6h巡视患者1次,询问及检查有无以上症状出现。以后可每日检查1次患者,如患者有不能耐受的症状,则应查明是浓度过高,还是速度过快或其他原因,针对原因给予及时处理。

(6)疼痛护理:胰腺癌患者的疼痛远比其他癌症患者的疼痛更为严重。有些患者的疼痛非常严重,以至于他们在所有清醒的时间里都需要进行疼痛治疗,这导致他们的生活质量很差。胰腺癌的疼痛治疗分四步:①对乙酰氨基酚;②复合镇痛药物;③吗啡;④介入治疗。护理人员应遵医嘱及时给予有效的镇痛,并评估镇痛药的效果。

2. 术后护理

(1)术后出血:术后密切观察生命体征、切口渗血及引流液情况,准确记录出入量。术后1~2d和1~2周时均可发生出血;表现为经引流管引流出血性液体、呕血、便血等,患者同时有出汗、脉速、血压下降等现象。出血量少者可予静脉补液,应用止血药、输血等治疗,出血量大者需手术止血。

(2)维持血容量,保持血压稳定:中心静脉压(CVP)可反映循环血量及心功能。CVP的正常值为 0.492~1.18kPa(5~12cmH$_2$O),低于0.492kPa(5cmH$_2$O)提示血容量不足,应加快补液速度,必要时应增加输注液体中的胶体成分,以尽快补足血容量。超过1.47kPa(15cmH$_2$O)则提示血容量过多或心功能不全,此时应限制输液量并加用强心药物。若血压低需遵医嘱应用血管活性药物,当血容量补足后仍尿少,可应用利尿药,必要时重复使用并加大用量。

(3)维持水、电解质和酸碱平衡:应根据每日尿量、消化液排出量等,结合年龄和心肺功能等,调节每日液体和电解质等的入量。大手术后醛固酮分泌增多,术后呕吐及各种引流液的丢失,在静脉输注葡萄糖后,特别是在应用外源性胰岛素时,易使钾转入细胞内,造成低钾血症的发生,故应注意钾的补充。

(4)密切观察引流液的量和性状:特别注意对腹腔出血、胰瘘、胆瘘和肠瘘等并发症的观察和护理,保持引流管的通畅,定时挤压,勿打折和弯曲。

(5)血糖控制:在术后早期患者禁食卧床期间,应用静脉注射泵均匀泵入胰岛素,并动态监测血糖水平,血糖应控制在8.4~11.2mmol/L(150~200mg/dl)。

(6)术后镇痛:术后24~48h疼痛最为明显,以后逐渐减轻。近几年采用镇痛泵作为镇痛措施的做法很普遍。镇痛泵具有患者自控镇痛功能,由于药量小,一般不会影响循环系统功能,但连续使用肯定会影响术后胃肠道蠕动和排尿功能的恢复。

(7)并发症的观察与护理

①胰瘘:胰瘘是胰、十二指肠切除术后最常见的并发症和导致死亡的主要原因。胰瘘经非手术治疗多能自行闭合;长期不愈合需再行手术治疗。如患者情况稳定,应予以非手术治疗,包括禁食、全胃肠外营养以及保持腹腔引流通畅。此外,遵医嘱应用生长抑素类似物奥曲肽有可能促进胰瘘愈合,并减少胰液量及淀粉酶和碳酸氢盐成分,对高流量胰瘘患者可考虑应用。

②防治感染:腹腔感染的预防十分重要,主要措施有麻醉后即静脉输注广谱抗生素,术中注意无菌操作,避免胃肠道内容物溢入腹腔;消化道重建前、后用温盐水冲洗腹腔,保持腹腔引流管通畅等。

③胆瘘:胆瘘发生率在10%以下。往往发生在术后5~7d,表现为自引流管流出大量胆汁。每日数百毫升至1000ml不等。只要术后引流管内有黄色内容物出现就应测定胆红素含量及酸碱度。术后早期发生高流量胆瘘者应及时再手术并放置T管引流。在胆瘘发生期间应注意维持水和电解质平衡。

④胃排空延迟:胃排空延迟是指术后10d以后仍不能规律进食,或需胃肠减压者。处理原则是祛除病因,应用动力药物及营养支持。多数患者经非手术治疗3~6周后能恢复。胃造口术有利于保证胰、十二指肠切除术后胃内充分减压,如果患者并发胃排空障碍,则可以长期保留胃造口而无须留置鼻胃管。

⑤肺炎和肺不张:术后患者出现高热、呼吸急促等异常应怀疑有胸部并发症。胸部X线可明确诊断。处理方法为鼓励患者咳痰、使用化痰措施[静脉用痰液稀释剂如氨溴索(沐舒坦)、超声雾化吸入],选用敏感的抗生素等。

3. 健康教育

(1)年龄在40岁以上,短期内出现持续性上腹部疼痛、腹胀、食欲缺乏、消瘦等症状时,应注意对胰做进一步检查。

(2)饮食宜少量多餐,以均衡饮食为主。

(3) 按计划放疗或化疗，放、化疗期间定期复查血常规。

(4) 术后每 3～6 个月复查 1 次，若出现进行性消瘦、贫血、乏力、发热等症状，及时到医院复诊。

第六节　胰岛素瘤

胰岛素瘤是胰腺 B 细胞组成的肿瘤，占胰岛细胞瘤的 70%～80%，为最常见的胰腺内分泌肿瘤，约为年住院患者的 1/25 万。可发生于任何年龄组，但 20 岁以下少见，平均发病年龄约 50 岁。其中 90% 以上为良性，男女发病比例为 2∶1。

【病理】

大体上，胰岛素瘤为分界清楚的肿块，质地通常比周围胰腺软，切面多为红褐色。75% 的肿瘤直径为 0.5～2cm，<2g。偶尔有达 11cm 的报道。除大肿瘤外，很少见到变性、坏死或囊性变。胰岛素瘤绝大多数为单发，多发肿瘤仅占 2%～7%。大多数胰岛素瘤限于胰腺，仅 1.8% 发生于十二指肠等异位胰腺内。

组织学上，胰岛素瘤同其他胰腺内分泌肿瘤一样，主要为实性、小梁状、腺样或几种混合排列的类型。胰岛素瘤中常见有淀粉样沉积，其主要成分为胰岛淀粉样多肽(islet amyloid polypeptide，IAPP)或 amylin，偶见钙化和细胞内色素。

胰岛素瘤绝大多数诊断时为良性，恶性胰岛素瘤仅占 2.4%～17%，平均 8.4%。这些患者多为年龄较大者，男性略多。其主要诊断标准为淋巴结或肝转移以及明显的周围邻近器官的浸润。

【临床表现】

胰岛素瘤临床症状有很多，可能与低血糖发展的程度有关，空腹或发作时血糖＜2.8mmol/L(50mg/dl)，给予葡萄糖后症状缓解，临床表现可分为两组：第一组是低血糖造成的脑部症状，由于中枢神经系统几乎全部靠糖代谢，因此脑部最易累及，表现为头痛、复视、焦虑、饥饿、行为异常、神志不清、昏睡以至于昏迷，或一过性晕厥、癫痫发作，导致永久性中枢神经系统障碍，部分可表现为脑瘤症状。另一组症状为继发于低血糖之后，儿茶酚胺代偿释放进入血流的表现，如出汗、心慌、震颤、面色苍白、脉速等。由于胰岛素瘤的临床表现复杂多样而常易误诊，这种误诊可能从几个月到数年，国外曾有报道从发病到确诊平均时间为 3 年，相当一部分患者被误诊为精神病，长期接受抗精神病药物治疗，甚至电休克治疗。由于长期低血糖发作，造成了中枢神经系统永久性损害，即使摘除了肿瘤，仍将遗留精神神经症状。低血糖常发生于餐前数小时，最常见于晚餐前或清晨时。活动、酗酒、低糖饮食、宗教禁食及磺脲类药物治疗可诱发低血糖发作，约 20% 患者由于依靠进食缓解症状而体重增加。

【辅助检查】

1. 实验室检查

(1) Whipple 三联征：①空腹时低血糖症状发作；②空腹或发作时血糖＜2.8mmol/L(50mg/dl)；③进食或静脉推注葡萄糖可迅速缓解症状。90% 患者根据 Whipple 三联征可得到正确诊断。有人提出更为严格的四项标准，即发作时血糖＜2.2mmol/L；同时胰岛素水平≥6U/ml；C 肽水平≥0.2pmol/L；血中不含磺脲类药物。认为符合以上四项标准，很少会产生误诊。

(2) 血清胰岛素水平、90% 的胰岛素瘤患者免疫活性胰岛素(IRI)水平＞15～20μU/ml。如空腹血清 IRI＞6μU/ml，同时空腹血糖水平低于正常值(4.4～5.04mmol/L)，则诊断胰岛素瘤准确性＞98%。

(3) 72h 饥饿试验：禁食期间可进食少量无热量饮料，采血的次数根据患者对禁食耐受程度而定，开始时可每 6 小时采血 1 次，同时测定血糖，胰岛素和 C 肽。当血糖接近低血糖时，可每小时采血 1 次。禁食期间女性比男性更易出现低血糖，男性血糖在 2.2mmol/L，女性在 1.7～1.9mmol/L 时可无症状。作为一般规律，胰岛素应在血糖＜5.04mmol/L 时停止释放，血糖达 2.2～2.8mmol/L 时应测不到 IRI。

(4) 静脉注射甲苯磺丁脲试验：静脉注射甲苯磺丁脲试验通常用于筛选，试验前血糖必须＞3.3mmol/L，否则不应进行此项检查。试验开始时在 2min 多静脉注射甲苯磺丁脲 1g，由于有造成低血糖的危险，试验过程中应仔细监测，如低血糖状态(＜2.8mmol/L)和高胰岛素血症(＞20μU/ml)持续 120～180min，则提示有异常的内源性胰岛素存在。

(5) 胰岛素与血糖比例：IRI 与血糖比例正常值＜0.3，胰岛素瘤患者可＞1，这个比例可产生于不同的试验期间,包括72h饥饿试验和甲苯磺丁脲试验。

(6)钙激发试验:当给胰岛素瘤患者注射葡萄糖酸钙[5mg/(kg·h)]时,可产生胰岛素水平升高,血糖下降等对高钙血症的反应。

2. 影像学检查

(1)超声、CT、MRI:直径<1cm的肿瘤发现阳性率很低,肿瘤>2cm阳性率很高。但75%的胰岛素瘤直径<2cm,因此常规的影像学手段发现胰岛素瘤的比例较低。近年来随着多排螺旋CT的应用,胰腺增强薄扫、三维重建和早期灌注等技术使胰岛素瘤的定位诊断率进一步提高,并能提供肿瘤与血管和胰管的关系。

(2)选择性动脉造影:由于胰岛素瘤为多血供肿瘤,选择性动脉造影具有一定价值,不同文献报道阳性率为36%～88%,但对已经手术探查过或多发肿瘤的患者极易出现假阳性或漏诊。

(3)经皮经肝门静脉置管分段采血测定胰岛素(PTPC):PTPC的阳性率为88%,如与选择性动脉造影相结合则可达90%,但因为属创伤性检查仅适用于疑难性胰岛素瘤。

(4)选择性动脉内葡萄糖酸钙激惹试验(ASVS):通过选择性动脉造影依序插管到脾动脉、胃十二指肠动脉、肠系膜上动脉等部位,分别注射葡萄糖酸钙(1mg/kg)后立即从肝静脉采血测定胰岛素含量,根据其峰值进行定性定位诊断,其正确率可达90%,其创伤小于PTPC。

(5)超声内镜(EUS):此项技术曾用于小胰癌的诊断,近年来开始用于小的胰腺内分泌肿瘤的定位。

(6)腹腔镜超声:腹腔镜超声是术前定位胰岛素瘤的一种新技术,在腹腔镜下通过胃后途径将超声探头直接接触胰腺表面可准确定位胰岛素瘤。

(7)术中超声(IOUS):手术探查加术中超声是定位胰岛素瘤最简单有效的方法。

(8)生长抑素受体显像:利用核素标记的生长抑素显示胰岛素瘤,方法有^{125}I和^{111}In标记,其中^{111}In标记二乙烯氨戊乙酸(DTPA)奥曲肽效果较好,阳性率为80%,而且还可发现原来未知的转移灶,此方法优点为无创伤性,而且阳性率较高。

【治疗要点】

手术切除肿瘤是治疗胰岛素瘤的唯一有效方法,因此一旦诊断确定后应及早手术。手术方法有肿瘤摘除、胰体尾或胰尾切除、胰十二指肠切除术等,究竟应该采用何种手术方式,需要根据术中情况决定。由于胰岛素瘤有8%～13%为多发性,故在切除一个肿瘤后必须查明有无肿瘤残留,切除所有的肿瘤是手术成功的关键。术中血糖监测至目前仍是一种简便有效的判断方法。一般在手术当日晨先测空腹血糖,待手术探查找到肿瘤后再测血糖,以此二值为基础值,然后再切除肿瘤。肿瘤切除后分别在30min、45min、60min等不同时间内测定血糖,如血糖升高达术前基础值的1倍或上升到5.6mmol/L(100mg/dl),则可认为被完全切除。

如为恶性胰岛素瘤术中应尽量切除原发病灶和转移淋巴结,以及肝表面易摘除的转移灶。术后行肝动脉栓塞治疗,可使肿瘤缩小,症状消失。对肝转移灶,还可在B超引导下行冷冻治疗或通过腹腔镜行热凝固治疗,同样可缓解症状,延长存活期。对于术中不能摘除干净,有转移的恶性胰岛素瘤,以及无法手术治疗的病例,可采用药物治疗,常用有二氧偶氮和链佐星,以及氟尿嘧啶、多柔比星、干扰素等,联合化疗优于单一化疗。

近来,随着腹腔镜手术经验的不断积累,手术技巧的不断提高,腹腔镜在胰腺外科的应用得到了较快的发展,经腹腔镜胰岛素瘤切除手术已成为可能。对于瘤体位于胰腺上下缘,胰体尾或胰头腹侧,且病灶突出胰腺表面,与主胰管较远的肿瘤可采用腹腔镜下胰岛素瘤摘除术。腹腔镜胰岛素瘤摘除术弥补了开腹手术的缺点,充分体现了微创外科的技术优势。此手术的最大优点是减少了对胰腺组织的挤压和挫伤,术后胰腺炎的发生率较低,但腹腔镜胰岛素瘤切除术不能降低胰瘘的发生率。

【护理措施】

1. 术前护理

(1)饮食指导:许多患者往往在求医前就已发现进食能防止症状的发作。有的患者虽不知自己是什么病,却早已开始了饮食治疗,甚至长达10年之久。由于长期的过量进食,患者往往肥胖。入院后应详细了解患者已有的加餐规律,提醒和督促患者按时加餐,平时随身带一些糖果,当感到有发作的前兆时即刻服用,避免低血糖发作,减少对脑组织的损害,平时应食用吸收缓慢的主食,如精玉米、荞麦面、豆面等制作的食品,以稳定地提供能量。

(2)心理护理:胰岛素瘤患者心理负担较重,因临床表现复杂多样,容易被误诊为精神病,低血糖发作时,时间和地点不能控制,限制了人际交往和社交活动。由于依靠加餐缓解症状而且体重偏胖,害怕被人嘲笑,不愿与人交往,所以心理护理非常重要,要多关心、体贴患者,多与患者沟通,使其消除思想顾虑,保持乐观情绪,增强战胜疾病的信心。

(3)血糖监测:监测空腹血糖及症状发作时的血糖,要对患者做好宣教,嘱其测空腹血糖前不可进食,如感觉有低血糖发作先检测血糖后进食,以保证检测的准确性,若血糖<2.8mmol/L,应立即抽血查静脉血糖和血胰岛素后静脉推注50%葡萄糖10~20ml,直至症状缓解。

(4)安全护理:患者低血糖发作时,应安置床档,防止坠床;抽搐时注意保持呼吸道通畅,同时用牙垫保护舌头,防止咬伤。

(5)术日晨护理:手术当日晨抽取空腹血糖及胰岛素,作为术中血糖及胰岛素监测的基础值。手术当日晨不加餐,以免麻醉中误吸和影响术中血糖监测。以往认为手术当日晨的禁食会诱发患者出现低血糖,但根据经验发现,由于患者心理上处于一定的紧张状态,肾上腺皮质激素分泌增多,血糖浓度并不过低,未及发病水平,待进入麻醉状态后即容易控制患者的情况,如无低血糖发作,术前及术中不输糖及含糖的药物。

2.术后护理

(1)调整术后"反跳性高血糖":胰岛素瘤患者由于胰岛素瘤细胞不断分泌大量的胰岛素,造成患者机体内肿瘤以外的正常B细胞长期处于被抑制状态;因而,一旦切除肿瘤,由于正常胰岛的分泌尚未及时恢复,加上手术创伤刺激,势必出现患者术后高血糖反应。多数患者术后第1天血糖达高峰,而且血糖反跳越高者,术后出现高血糖的时间越早;但血糖升高的程度与恢复至正常所需的时间无关,而病程的长短与术后血糖恢复的时间有关;病程越短者,术后血糖恢复至正常所需的时间越短,病程越长者,所需的时间明显延长。

肿瘤切除术后出现的持续高血糖状态将不利于患者的恢复,并增加术后并发症的发生概率。因此,我们对术后患者常规应用胰岛素,将血糖维持在正常范围,使患者胰岛细胞功能的恢复和血糖的变化处于平稳的过程。一般输液中血糖控制在8.4mmol/L或11.1mmol/L以内,输液时可用输液泵来调控速度,以避免血糖波动过大。术后连续查晨起空腹血糖,至血糖恢复正常范围后即可停用胰岛素。

(2)术后并发症及预防:胰岛素瘤手术最严重的并发症是急性坏死性胰腺炎。这往往与手术过程中探查胰腺造成的损伤有关。特别是进行肿瘤摘除或胰腺局部切除时,可能伤及大血管及大胰管。

胰岛素瘤切除后最常见的并发症是胰瘘,胰液外漏可以引起腹腔内感染、组织坏死、延迟愈合,有时需很长时间才能愈合。通常采用的预防措施是:①术后禁食和持续胃肠减压5~7d,同时给予抑酸药物和生长抑素制剂,直至进食为止。以减少酸性胃内容物刺激十二指肠分泌促胰液素,从而间接减少胰液的分泌,有助于胰瘘的愈合。②应注意保持胰液引流的通畅,不过早拔除引流,至少应保留7~10d。另外要密切观察引流液的颜色、性状和量,一般应隔日测定引流液淀粉酶含量。如术后7d引流量仍>10ml,淀粉酶含量>1500U,则应继续保持引流。而且决定拔管时应分次逐步拔除,以避免引流管位置不佳引起的胰液积聚,甚至形成胰腺假性囊肿。③出现胰瘘,应保护好引流管周围皮肤,定期换药,保持干燥,防止因胰液外渗引起皮肤糜烂。

(3)围术期的营养支持:围术期胃肠外营养(parenteral nutrition PN)一方面可以维持和改善患者的营养及免疫状态,提高手术耐受性,降低病死率和并发症的发生率;另一方面还可避免刺激胰液分泌,以利于疾病的治疗,防止和治疗手术后可能出现的并发症。其热量主要由糖类和脂肪共同供给,并注意补充电解质、维生素及微量元素。

3.健康教育 ①加强低血糖症状的自我观察,随身携带含糖食品,如糕点或糖果等。②家属应了解患者低血糖的好发时间和常见症状,并及时提供其含糖食品。若发现患者出现大汗淋漓、神志淡漠等严重低血糖症状时,应及时送医院急救。③戒烟戒酒,给予高蛋白、高维生素、易消化、无刺激性的饮食,忌暴饮暴食。

(马玉芬 徐 波)

■ 参考文献

蔡汝珠,文朝阳,陈秀云,等.2007.饮食护理干预对肝癌患者介入术后并发症的影响[J].护理学报,14(4):71-72.

曹伟新,李乐之.2006.外科护理学[M].4版.北京:人民卫生出版社.

陈小凤.2009.老年胆石症患者的护理干预研究及探讨[J].护理实践与研究,6(9):65-67.

樊嘉,王征.2006.原发性肝癌的外科治疗进展[J].消化外科,5(6):397-400.

樊俭,王裕珍,江菊,等.2006.肝癌患者社会支持状况的调查、分析及护理[J].护理研究,20(11A):2858.

高勇,彭南海.2006.围手术期营养支持的护理[J].肠外与肠内营养,13(3):190-191.

胡庆寅,林基学,潘耀东.1994.胆石症手术患者的护理[J].国外医学·护理学分册,13(1):10-11.

简志祥.2007.原发性肝癌治疗的进展及展望[J].实用医学杂志,23(6):773-775.

金伟红,张卫国.2007.巨大肝癌患者的围手术期护理[J].当代护士,3:16-18.

李亚洁,刘雪琴,袁方,等.2000.肝癌患者的社会支持状况及其护理对策[J].实用护理杂志,16(5):3.

刘静,牛爱敏.2008.老年急性梗阻性化脓性胆管炎PTCD治疗的临床观察与护理[J].护士进修杂志,23(15):1412-1414.

乔丽娟,周新民,韩英,等.2009.原发性硬化性胆管炎的研究[J].胃肠病学和肝病学杂志,18(7):587-590.

闫玲,姜永亲,王瑛.2005.对249例癌症患者症状的调查[J].中华护理杂志,40(4):283-285.

沈魁,钟守先,张圣道.2000.胰腺外科[M].北京:北京科学技术出版社.

汤钊猷.2003.现代肿瘤学[M].2版.上海:复旦大学出版社.

吴美琴,李一桔,黄健捷.2009.肝癌手术治疗营养护理的探讨[J].齐齐哈尔医学院学报,(22):2834-2835.

吴孟超,陈汉,沈锋.2001.原发性肝癌的外科治疗(附5524例报告)[J].中华外科杂志,39:25-27.

吴孟超,吴在德.2008.黄家驷外科学[M].7版.北京:人民卫生出版社.

吴在德,吴肇汉.2008.外科学[M].7版.北京:人民卫生出版社.

张吉芝,唐红.2007.恶性肿瘤患者的饮食护理[J].医学信息,20(3):482-483.

张玉红,何虹.2010.护理干预对肝癌介入治疗患者生存质量的影响[J].齐鲁护理杂志,(02):18-19.

张智坚,杨甲梅,吴孟超.1999.肝细胞癌根治性切除术标准的探讨[J].肝胆外科杂志,7:180-182.

赵宇宏.2008.营养护理的重要性及方法探讨[J].现代预防医学,35(2):386-387.

赵玉沛.2007.胰腺病学[M].北京:人民卫生出版社.

赵玉沛主译.2007.临床胰腺病学[M].天津:天津科技翻译出版公司.

Aaronson NK, Ahmedzai S, Bergman B, et al. 1993. The European organization for research and treatment of cancer QOL-C30: a quality of life instrument for usein international clinical trial in oncology[J]. J Nail Cancer Inst, 85(5):365-376.

Chapman R, Cullen S. 2008. Etiopathogenesis of primary sclerosing cholangitis[J]. World Journal of Gastroenterology, 14(21): 3350-3359.

Chapman R, Fevery J, Kalloo A, Nagorney DM, Boberg KM, Shneider B, Gores GJ; American Association for the Study of Liver Diseases. 2010. Diagnosis and management of primary sclerosing cholangitis [J]. Hepatology, 51(2):660-678.

Clavien PA, Emond J, Vauthey JN, Belghiti J, Chari RS, Strasberg SM. 2004. Protection of the liver during hepatic surgery[J]. J Gastrointest Surg, 8(3):313-327.

Elwood DR. 2008. Cholecystitis[J]. Surg Clin North Am, 88(6):1241-1252.

Graham L. 2008. Care of patients undergoing laparoscopic cholecystectomy [J]. Nurs Stand. 23(7):41-48.

Huffman JL, Schenker S. 2010. Acute acalculous cholecystitis: a review[J]. Clin Gastroenterol Hepatol, 8(1):15-22.

Karlsen TH, Schrumpf E, Boberg KM. 2010. Update on primary sclerosing cholangitis [J]. Dig Liver Dis, 42(6):390-400.

Lee SK, Kim MH. 2009. Updates in the treatment of gallstones[J]. Expert Rev Gastroenterol Hepatol. 3(6):649-60.

Lillemoe KD. 2000. Surgical treatment of biliary tract infections[J]. Am. Surg. 66(2): 138-144.

Llovet JM. 2005. Updated treatment approach to hepatocellular carcinoma[J]. J Gastroenterol, 40(3):225-235.

Miyazaki M, Kimura F, Shimizu H, et al. 2007. Surgical treatment for liver cancer. Current issues[J]. Dig Surg, 24(2):120-125.

Ribero D, Curley SA, Imamura H, et al. 2008. Selection for resection of hepatocellular carcinoma and surgical strategy: Indications for resection, evaluation of liver function, portal vein embolization, and resection[J]. Ann Surg Oncol, 15(4):986-992.

Song TJ, Ip EW, Fong Y. 2004. Hepatocellular carcinoma: current surgical management [J]. Gastroenterology, 127(5 Suppl 1): S248-60.

第 31 章

肝门静脉高压症患者的护理

肝门静脉的血流受阻、血液淤滞时,则引起肝门静脉系统压力的增高。临床上表现有脾大和脾功能亢进、食管胃底静脉曲张和呕血、腹水等。具有这些症状的疾病称为肝门静脉高压症(portal hypertension)。肝门静脉正常压力为 1.27～2.35kPa(13～24cmH$_2$O),平均值为 1.76kPa(18cmH$_2$O),比肝静脉压高 0.49～0.88kPa(5～9cmH$_2$O)。肝门静脉高压症时,压力大都增至 2.9～4.9kPa(30～50cmH$_2$O)。

【病因病理】

肝门静脉无瓣膜,其压力通过流入的血量和流出阻力形成并维持。肝门静脉血流阻力增加,常是门静脉高压症的始动因素。按阻力增加的部位,可将门静脉高压症分为肝前、肝内和肝后三型。在我国,肝炎后肝硬化是引起肝窦和窦后阻塞性门静脉高压症的常见病因。

肝门静脉高压症形成后,可以发生下列病理变化。

1. 脾大(splenomegaly)、脾功能亢进(hypersplenism) 肝门静脉血流受阻后,首先出现充血性脾大。肝门静脉高压症时可见脾窦扩张,脾内纤维组织增生,单核-吞噬细胞增生和吞噬红细胞现象。临床上除有脾大外,还有外周血细胞减少,最常见的是白细胞和血小板减少,称为脾功能亢进。

2. 交通支扩张 由于正常的肝内门静脉通路受阻,门静脉又无静脉瓣,交通支大量开放,并扩张、扭曲形成静脉曲张。在扩张的交通支中最有临床意义的是在食管下段、胃底形成的曲张静脉。它离门静脉主干和腔静脉最近,压力差最大,因而经受门静脉高压的影响也最早、最显著。肝硬化患者常有胃酸反流,腐蚀食管下段黏膜引起反流性食管炎,或因坚硬粗糙食物的机械性损伤,以及咳嗽、呕吐、用力排便、重负等使腹腔内压突然升高,可引起曲张静脉的破裂,导致致命性的大出血。其他交通支也可以发生扩张,如直肠上、下静脉丛扩张可以引起继发性痔;脐旁静脉与腹上、下深静脉交通支扩张,可以引起前腹壁静脉曲张;腹膜后的小静脉也明显扩张、充血。

3. 腹水 肝门静脉压力升高,使肝门静脉系统毛细血管床的滤过压增加,同时肝硬化引起的低蛋白血症,血浆胶体渗透压下降及淋巴液生成增加,促使液体从肝表面、肠浆膜面漏入腹腔而形成腹水。肝门静脉高压症时虽然静脉内血流量增加,但中心血流量却是降低的,继发刺激醛固酮分泌过多,导致钠、水潴留而加剧腹水形成。

【临床表现】

主要是脾大、脾功能亢进、呕血或黑粪、腹水或非特异性全身症状(如疲乏、嗜睡、厌食)。曲张的食管、胃底静脉一旦破裂,立刻发生急性大出血,呕吐鲜红色血液。由于肝功能损害引起凝血功能障碍,又因脾功能亢进引起血小板减少,因此出血不易自止。由于大出血引起肝组织严重缺氧,容易导致肝性脑病。

体检时如能触及脾,就可能提示有肝门静脉高压。如有黄疸、腹水和前腹壁静脉曲张等体征,表示门静脉高压严重。如果能触到质地较硬、边缘较钝而不规整的肝,肝硬化的诊断即能成立,但有时肝硬化缩小而难以触到。还可有慢性肝病的其他征象如蜘蛛痣、肝掌、男性乳房发育、睾丸萎缩等。

【辅助检查】

1. 血常规 脾功能亢进时,血细胞计数减少,以白细胞计数降至 3×10^9/L 以下和血小板计数减少至 $(70～80)\times10^9$/L 以下最为明显。出血、营养不良、溶血或骨髓抑制都可以引起贫血。

2. 肝功能检查 常反映在血浆清蛋白降低而球蛋白增高,清、球蛋白比例倒置。由于许多凝血因子在肝合成,加上慢性肝病患者有原发性纤维蛋白溶解,所以凝血酶原时间可以延长。还应做乙型肝炎病原免疫学和甲胎蛋白检查。

3. 腹部超声检查 可以显示腹水、肝密度及质地异常、门静脉扩张;多普勒超声可以显示血管开放情况,测定血流量,但对于肠系膜上静脉和脾静脉的诊断精确性稍差。

4. 食管吞钡X线检查 在食管为钡剂充盈时,曲张的静脉使食管的轮廓呈虫蚀状改变。

5. 腹腔动脉造影的静脉相或直接肝静脉造影 可以使门静脉系统和肝静脉显影,确定静脉受阻部位及侧支回流情况,还可为手术方式提供参考资料。

【治疗】

外科治疗肝门静脉高压症主要是预防和控制食管胃底曲张静脉破裂出血。

1. 食管胃底曲张静脉破裂出血 为了提高治疗效果,应根据患者的具体情况,采用药物、内镜、介入放射学和外科手术的综合性治疗措施。其中手术治疗应强调有效性、合理性和安全性,并应正确掌握手术适应证和手术时机。

2. 非手术治疗 食管胃底曲张静脉破裂出血,尤其是对肝功能储备Child-Pugh C级的患者,尽可能采用非手术治疗。

(1)建立有效的静脉通道,扩充血容量,采取措施监测患者生命体征。但应避免过量扩容,防止门静脉压力反跳性增加而引起再出血。

(2)药物止血:首选血管收缩药或与血管扩张药硝酸酯类合用。药物治疗的早期再出血率较高,必须采取进一步的措施防止再出血。

(3)内镜治疗:经内镜将硬化剂(国内多选用鱼肝油酸钠)直接注射到曲张静脉腔内(EVS),使曲张静脉闭塞,其黏膜下组织硬化,以治疗食管静脉曲张出血和预防再出血。

(4)三腔管压迫止血:原理是利用充气的气囊分别压迫胃底和食管下段的曲张静脉,以达止血目的。通常用于对血管加压素或内镜治疗食管胃底静脉曲张出血无效的患者。该管有三腔,一通圆形气囊,充气后压迫胃底;一通椭圆形气囊,充气后压迫食管下段;一通胃腔,经此腔可行吸引、冲洗和注入止血药。

用法:先向两个气囊各充气约150ml,气囊充盈后,应是膨胀均匀,弹性良好。将气囊置于水下,证实无漏气后,即抽空气囊,涂上液状石蜡,从患者鼻孔缓慢地把管送入胃内;边插边让患者做吞咽动作,直至管已插入50~60cm,抽得胃内容为止。先向胃气囊充气150~200ml后,将管向外拉提,感到管子不能再被拉出并有轻度弹力时予以固定,或利用滑车装置,在管端悬以重量为0.25~0.5kg的物品,做牵引压迫。接着观察止血效果,如仍有出血,再向食管气囊注气100～150ml(压力10～40mmHg)。放置三腔管后,应抽除胃内容,并用生理盐水反复灌洗,观察胃内有无鲜血吸出。如无鲜血,同时脉搏、血压渐趋稳定,说明出血已基本控制。三腔管压迫可使80%食管胃底曲张静脉出血得到控制,但约50%的患者排空气囊后又立即再次出血。再者,即使技术熟练的医师使用气囊压迫装置,其并发症的发生率也有10%～20%,并发症包括吸入性肺炎、食管破裂及窒息。故应用三腔管压迫止血的患者,应放在监护室里进行监护。要注意下列事项:患者应侧卧或头侧转,便于吐出唾液,吸尽患者咽喉部分泌物,以防发生吸入性肺炎;要严密观察,慎防气囊上滑堵塞咽喉引起窒息;三腔管一般放置24h,如出血停止,可先排空食管气囊,后排空胃气囊,再观察12~24h,如确已止血,才将管慢慢拉出。放置三腔管的时间不宜持续超过3~5d,否则,可使食管或胃底黏膜因受压迫太久而发生溃烂、坏死、食管破裂。因此,每隔12h,应将气囊放空10~20min;如有出血即再充气压迫。

(5)经颈静脉肝内门体分流术(transjugular intrahepatic portosystemic shunt, TIPS):是采用介入放射方法,经颈静脉途径在肝内肝静脉与门静脉主要分支间建立通道,置入支架以实现门体分流,TIPS可明显降低门静脉压力,能治疗急性出血和预防复发出血。其主要问题是支撑管可进行性狭窄和并发肝衰竭。目前TIPS的主要适应证是药物和内镜治疗无效、肝功能差的曲张静脉破裂出血患者和用于等待行肝移植的患者。

3. 手术治疗

(1)门体分流术(portosystemic shunts):可分为非选择性分流、选择性分流(包括限制性分流)两类,术后血栓形成发生率较高。

(2)选择性门体分流术:旨在保存门静脉的入肝血流,同时降低食管胃底曲张静脉的压力。该术式的优点是肝性脑病发生率低。但有大量腹水及脾静脉口径较小的患者,一般不选择这一术式。

(3)限制性门体分流的目的是充分降低门静脉压力,制止食管胃底曲张静脉出血,同时保证部分入肝血流。

（4）断流手术：即脾切除，同时手术阻断门奇静脉间的反常血流，以达到止血的目的。断流手术中以脾切除加贲门周围血管离断术最为有效，不仅离断了食管胃底的静脉侧支，还保存了门静脉入肝血流。

【护理措施】

1. 心理护理 ①患者因长期患有肝病，在并发急性大出血时，会失去战胜疾病的信心，故护士应帮助患者树立信心、稳定情绪，充分调动患者的主观能动性；②了解患者的心理变化和顾虑，及时予以疏导和解决；③鼓励家属陪伴，给予患者足够的家庭支持；④建立良好的护患、医患关系，争取最好的治疗效果。

2. 出血的护理

（1）观察出血倾向：①观察皮肤、牙龈、大便颜色和内出血的征兆；②指导患者避免食用粗糙或刺激的食物，避免用力排便、打喷嚏。

（2）出血一旦发生，应立即采取抢救措施：①让患者卧床休息，保持安静，取平卧位并将下肢抬高。②保持呼吸道通畅，必要时吸氧，记录出血量、生命体征及出入量。③积极补充血容量：快速输液，用生理盐水注射液、林格注射液、右旋糖酐等。遵医嘱及早输血，最好用新鲜血。④药物止血：一般用的药物有：去甲肾上腺素8mg，加水1000ml分次口服或胃管注入；冰盐水洗胃；凝血酶原加冰的生理盐水口服或胃管注入。⑤三腔两囊管压迫止血。⑥内镜直视下套扎止血。

3. 腹水的治疗

（1）嘱患者卧床休息、增加营养，加强支持治疗。

（2）限制钠、水的摄入。腹水患者应进无盐或低盐饮食，每日摄入钠盐500～800mg，进水量限制在1000ml/d左右，并向患者解释其目的。

（3）增加钠、水的排出：①应用保钾和排钠利尿药；②导泻：使用甘露醇通过肠道排出水分；③放腹水：放腹水并静脉输注人血白蛋白、腹水浓缩回输是两个治疗难治性腹水的较好办法。

4. 防止感染

（1）严格无菌操作。

（2）保持病室的清洁、卫生。

（3）注重个人卫生，包括：身体的清洁、口腔护理及会阴部护理。

（4）仔细观察感染的初期症状，当患者发生感染时，及时遵医嘱给予治疗，并给予心理支持。

5. 鼓励卧床休息，给予必要的生活护理

（1）鼓励患者卧床休息，可减少能量的消耗，降低肝的代谢率，增进肝循环，改善腹水和水肿。

（2）患者卧床期间，应满足其必要的生活需求。如：洗漱、进食、如厕等。

（3）将患者的生活必需品放在易取放的位置。

（4）经常巡视患者，询问患者需求。

6. 健康教育

（1）卫生宣教：注意合理饮食、戒酒、适当的活动与休息相结合。介绍并发症的识别，定期体检，以便早期诊断、及早治疗。手术前，向患者详细讲解术前术后的注意事项。

（2）注意营养：鼓励患者多食高热量、适量蛋白、高维生素、少渣及刺激的饮食。保持大便通畅，避免便秘。

（3）及时就诊，定期复查。据统计，首次大出血的病死率可达25%；在第1次大出血后的1～2年，约50%患者可以再次大出血。故应定期复诊，及时进行护肝治疗，防止大出血的发生。

（马玉芬）

参考文献

郦俊华,张建平,孙艳,等.2008.腹腔镜断流术治疗门脉高压症的围术期护理[J].解放军护理杂志,25(11A):49-50,75.

罗莎莉,周彤,苗杰.2000.门脉高压患者上消化道出血的时间分析与护理[J].中华护理杂志,35(7):402-404.

吴孟超,吴在德.2008.黄家驷外科学[M].7版.北京:人民卫生出版社.

吴在德,吴肇汉.2008.外科学[M].7版.北京:人民卫生出版社.

Bosch J, Berzigotti A, Garcia-Pagan JC, Abraldes JG. 2008. The management of portal hypertension:rational basis, available treatments and future options[J]. J Hepatol,48:S68-S92.

García-Pagán JC, Caca K, Bureau C, et al. 2010.Early use of TIPS in patients with cirrhosis and variceal bleeding[J].N Engl J Med,24,362(25):2370-2379.

Kelso LA.2008.Cirrhosis:caring for patients with end-stage liver failure[J].Nurse Pract,33(7):24-30.

第32章

血管外科患者的护理

第一节 动脉硬化性闭塞症

动脉硬化性闭塞症(arteriosclerosis obliterans,ASO)是全身性动脉粥样硬化在外周动脉的表现,是全身性动脉内膜及其中层呈退行性、增生性改变,使动脉壁增厚、僵硬、纡曲和失去弹性,继发性血栓形成,引起动脉管腔狭窄,甚至发生阻塞,使肢体出现相应的缺血症状的疾病。ASO 是常见的周围血管疾病之一,近年来尤其在我国,随着人民生活水平的提高,饮食结构改变及人口老龄化进程的加速,发病率逐年提高。

【病因】

动脉硬化性闭塞症的发病基础是动脉粥样硬化,目前研究动脉硬化性闭塞症的病因主要是从"影响动脉粥样硬化形成"入手。动脉粥样硬化形成确切病因目前尚不清楚。大量流行病学调查发现,有些因素与其发生有明显的统计学关系,但未必是因果关系,因而把这些因素称为危险因子。目前公认的最重要的危险因子为高血压、高血脂、吸烟及糖尿病。次要的危险因子如肥胖、精神社会因素、内分泌、遗传等因素。数个危险因子可综合起来作用,经过长期深入研究,认为该病的发病原因是多方面的,许多因素在患病过程中起到一定作用。

1. 年龄 动脉硬化性闭塞症临床上绝大多数为 45 岁以上的中老年患者,男性患者平均年龄为 60 岁,女性 65 岁左右。动脉硬化性闭塞症的发病基础是动脉粥样硬化,而动脉硬化病变与年龄的关系十分明显,老年人动脉发生退行性病变,内膜不断受到损害,内皮细胞屏障功能降低,抗凝物质减少,促凝物质增多,故容易发生动脉硬化性闭塞症。

2. 性别 在动脉硬化性闭塞症患者中,男性明显多于女性,统计国内文献资料男女比例为(6~8):1;发病年龄女性比男性晚 5~10 年,这可能与雌激素保护血管的作用有关。

3. 血脂 动脉粥样硬化的发生与食物中过多的饱和脂肪酸有关,所以膳食中动物脂肪多的国家和地区,动脉粥样硬化及硬化性闭塞症的发病率较高。另外,脂质代谢紊乱性疾病,如糖尿病、肾病综合征、黏液性水肿和遗传性脂蛋白代谢异常等,动脉硬化发病率都比较高、出现的年龄比较早,病变的程度也比较重。

4. 吸烟 动脉粥样硬化患者中有吸烟史者占 80% 以上。吸烟对脂质的正常代谢产生有害的影响,加速动脉硬化性闭塞症的形成。

5. 高血压 是动脉粥样硬化形成的一个重要因素,同时也是 ASO 的常见并发症之一。高压力血流对动脉壁产生张力性机械损伤,内膜的生理屏障功能降低,动脉结构发生变化,有利于动脉粥样硬化的形成。50%~70% 的动脉粥样硬化患者伴有高血压。

6. 其他 维生素 C 缺乏、遗传因素、感染等因素均可以使血管内膜通透性增强,使血浆内的蛋白质、类脂质、钙质透过内膜,沉积在血管壁;锌、铬摄入量的减少,锌、铜比例失调及镉、铅等摄入量增加都对血管壁产生不利影响,加速本病的发生。另外,心理因素也是本病的发病原因之一。

【临床表现】

1. 症状 ASO 临床症状的轻重主要取决于肢体缺血的发展速度和程度。主要有以下症状:①肢体怕冷、沉重感、麻木、刺痛感,甚至灼热感,这些症状主要是缺血性神经炎所致;②静息痛,为本病最突出的临床表现之一,也是患者就医的主要原因,最初多发生在患者刚刚入睡后10～15min时,为肢体动脉已经闭塞,缺血加重的表现。

2.体征

(1)肢体动脉搏动减弱或消失。

(2)动脉血管杂音。

(3)溃疡和坏疽。

(4)肌肉、皮肤及指甲缺血、缺氧的表现,如肌肉萎缩、指甲变厚、皮肤干燥等。

3.临床分期 国内外曾有多种分期方法来描述其缺血表现,而以Fontaine和Rutherford分期方法应用最多。Fontaine具体分期如下:

Ⅰ期:无症状。

Ⅱ期(局部缺血期):Ⅱa,轻微跛行;Ⅱb期,中重度跛行。

Ⅲ期(营养障碍期):病情进展出现缺血性静息痛。皮肤苍白,跛行距离缩短,跛行疼痛加重。下肢皮肤干燥、皱缩、汗毛稀疏,指(趾)甲生长缓慢、粗糙、变形,常合并甲沟炎或甲下感染,末梢动脉搏动消失。

Ⅳ期(坏疽期):病情晚期。缺血严重,肢端出现溃疡或坏疽,可合并感染。根据坏死范围分3级。

1级:坏死(坏疽)仅限于足部或掌指关节远端。

2级:坏死(坏疽)超越上述关节以上。

3级:坏死(坏疽)扩大到踝或腕关节以上。

【辅助检查】

1.全身检查 包括血脂测定、心电图、心功能及眼底检查等。

2.局部检查 ①脉搏:腹主动脉、髂动脉闭塞性病变时,根据病变的不同程度及侧支循环建立的情况,双侧股动脉搏动可以有不同程度减弱,甚至消失;②血管杂音:由于血流通过狭窄的管腔引起震颤,故临床上可以听到血管杂音。在腹股沟处听到血管杂音多提示髂动脉处的病变,脐周听到的血管杂音多为腹主动脉处的病变。

3.无创性血管检查 通过无创性血管检查不但可以确定对动脉硬化性闭塞症的诊断,而且可以对病变的严重程度进行定量的评价。①彩色超声多普勒检查:可以直接确定病变位置及范围,该项检查有助于动脉硬化性闭塞症的早期诊断。②踝肱指数(ankle brachial index,ABI)是通过测量踝部胫后动脉或胫前动脉以及肱动脉的收缩压,得到踝部动脉压与肱动脉压之间的比值。正常人休息时踝肱指数为0.9～1.3,<0.8预示着中度疾病,<0.5预示着重度疾病。

4.CTA或MRA 为无创性检查,对于判断下肢动脉病变程度、部位以及侧支循环建立的情况很有帮助,也可以作为确定治疗方案包括手术方案的重要依据,目前应用渐多。

5.血管造影 血管造影一直被作为ASO诊断的"金标准",经动脉穿刺插管造影术可以提示动脉病灶的确切范围、是否为多发性以及动脉阻塞程度,也可了解侧支循环建立的情况,是制订手术方案所不可缺少的检查。

6.特殊检查 血浆内皮素、一氧化氮水平等血浆内皮细胞活性因子水平的检测对本病的诊断有一定的辅助作用。

【治疗】

本病多发于中老人,病情复杂,并发症多,治疗比较困难,截肢率和病死率高。治疗动脉硬化性闭塞症的原则是:①改善肢体血液循环,控制病情发展,降低血液高凝状态,促使动脉粥样斑块消退;②积极内科治疗、控制并发症;③配合有效的手术治疗,挽救肢体。

1.降血脂疗法 动脉硬化性闭塞症的发病因素中,脂质代谢异常占主要地位,患者的血脂含量多高于正常,应用药物治疗降低血脂含量,对于延缓血管病变的发生和发展有积极的作用,成为临床上常用的辅助治疗。

2.解痉疗法 应用血管扩张药,解除血管痉挛,促进侧支循环建立,从而改善肢体血供,缓解疼痛,防止坏疽的发生,也是临床常用的预防和治疗方法之一。常用药物有前列腺素E_1(PGE_1),这是一类有生物活性的不饱和脂肪酸,具有明显的扩张外周血管的作用,能使肾血流量和冠状动脉血流量增加,并具有抑制血小板凝聚、血栓素A_2生成、动脉粥样脂质斑块形成及免疫复合物作用,可产生镇痛和调节神经作用。作为一种治疗ASO的辅助治疗方法,值得推广使用。

3.祛聚疗法 应用血小板抑制药,抗血小板聚集,防治血栓形成。常用药物:①阿司匹林25～75mg,口服;②双嘧达莫(潘生丁)50mg,3次/日,口服;③己酮可可碱是一种抗血小板聚集和扩血管药物,可改善血液流体性质和增加末梢组织的血液流量。新的抗血小板功能为主的治疗ASO药物相继在临床上推广。例如5-HT受体制剂的萘呋胺

(来必循宁)和沙格雷酯(安扑拉、安布乐克),广谱血小板拮抗药的噻氯匹定(邦解清胶囊、抵克力得和天新利博)及增殖CAMP和抑制血小板强度大的西洛他唑(培达片)等。

4. 去纤和溶栓疗法　这类药物主要是降低纤维蛋白原浓度,预防血栓形成,以及溶解纤维蛋白,使已形成的血栓得以溶解。主要对血液高凝状态、血栓形成、急性动脉栓塞等有效。常用药物有:①尿激酶20万~30万U加入5%葡萄糖注射液或生理盐水250~500ml中静脉滴注,1次/日,连续应用5~7d;②巴曲酶5BU加入生理盐水300ml中,静脉滴注,隔日1次,6次为1个疗程,2个疗程间隔10~15d。

5. 抗凝疗法　常用药物有肝素等,小剂量肝素皮下注射,安全可靠,50~150mg/d,每8~12h用1次。术后用3~5d,然后改口服抗凝药。或用肝素100mg溶于5ml生理盐水中,雾化吸入,每周1次。连用5~20周。口服抗凝药主要有双香豆素、华法林、醋硝香豆素(新抗凝)等,均须服用1~6个月。目前临床使用超低分子肝素治疗血栓性疾病,取得理想的疗效,且不良反应低。

6. 其他治疗　由于动脉硬化性闭塞症患者多是中老年人,病程较长,病情复杂,并发症较多,临床上亦常配合应用其他治疗方法。如抗生素治疗、支持疗法和并发症治疗。

7. 手术治疗　动脉硬化性闭塞症多属阶段性阻塞,而位置较高,在患者全身情况允许的情况下,通过动脉造影检查,对血管阻塞部位、范围、程度、侧支循环建立状况和远侧流出道状况进行充分了解后,可施行血管重建手术。如果肢体已经发生溃疡和坏疽,就应施行相应的坏死组织切除或截肢术。常用手术如下。

(1)血管重建术:血管重建术是通过手术来重建病变肢体动脉血液循环的一种积极的治疗方法。包括:①动脉旁路血管移植术;②解剖外动脉旁路移植术;③原位大隐静脉旁路移植术;④静脉动脉化;⑤腔内血管外科技术,包括经皮腔内气囊导管形成术(PTA)、激光血管成形术、动脉粥样硬化斑块切除术、血管镜等。

(2)动脉血栓内膜剥脱术:此手术主要适用于闭塞性动脉硬化症,局限性、短动脉严重狭窄或完全闭塞5~6cm。或在直视下切除,或采用半开放式剥脱器取出血栓内膜。据报道,此手术5年通畅率为60%左右。如在此手术基础上,再应用PTA技术,扩张远侧动脉,消除狭窄,可提高手术治疗效果。

(3)动脉血栓取出术:闭塞性动脉硬化症并发急性动脉栓塞或血栓时,肢体严重缺血可发生广泛性坏疽。应尽早施行动脉血栓取出术,一般认为动脉栓塞后6~8h是手术取栓的最佳时机。若病程较长,肢体已有肢端坏死,但无明显大面积坏死,仍可试用取栓术,以达到降低截肢平面的目的。若肢体肌肉已坏死,取栓不能挽救肢体,或全身状况较差,处于濒死状态,则是取栓术的禁忌证。

【护理措施】

1. 一般护理

(1)饮食护理:原则上给予患者易消化、高蛋白、高维生素、低脂肪饮食,禁食生冷、辛辣等刺激性、难消化饮食。如多食新鲜蔬菜、水果、粗粮、豆类,尤其是绿叶菜、海带、海蜇、紫菜、木耳、洋葱、大蒜等,各种蔬菜及瓜果含有维生素C和维生素B_6,茶叶及豆类食物都含有丰富的微量元素铬、锰,能起到抗动脉硬化的作用。少吃含高胆固醇和高脂肪的食物,忌食辣椒、胡椒、酒类、肥肉、动物油、动物内脏、奶油、巧克力等食物。饮食不宜过咸。

(2)患肢护理:寒冷会使血管痉挛,使肢体营养障碍加重,因此应避免患肢直接暴露于寒冷环境中。可以通过穿棉袜、棉鞋、增加棉被、提高房间温度等措施来保暖患肢。但由于温度过高使组织耗氧量增加,而患肢又处于供血不足状态,会使组织更加缺氧,致患肢疼痛加剧,因此,不可使用热水袋、电热毯等给患肢直接加温或者将患肢直接浸泡于50℃以上的热水中。鞋袜宜宽松,不宜过紧,避免血流受阻。穿着松、软、暖的棉袜,以免磨破皮肤,预防摩擦避免造成溃破而不易愈合。

(3)功能锻炼:由于局部疼痛,患者常弯膝抱足而坐,彻夜难眠,使血管长时间受压,血液阻滞加重,应指导患者放平肢体,保持肢体正常功能。指导患者进行功能锻炼:患者仰卧,抬高患肢成45°,停留1~2min,水平放置2min,再做踝关节旋转和足趾屈伸数次,约2min后,重复上述动作,反复5次,每天锻炼4~5次。另外可适当下床走动,每日3次,每次15~20min,逐渐增加活动量。

(4)心理护理:脉管炎病程比较缓慢,临床上表现为周期性加剧,且难治疗,易反复,患者往往表现出精神抑郁、悲伤、焦虑。特别是截肢患者,护理人员要关心、体贴患者,耐心解释,正确引导,使其配合医护人员积极治疗,树立战胜疾病的信心。

2. 手术前护理 鉴于 ASO 可致组织灌注减少,故术前护理措施主要从改善全身状况,避免血管进一步痉挛,保护患肢等方面着手进行。①督促患者戒烟,少饮或不饮含咖啡因类的饮料,避免交感神经兴奋,导致血管收缩;②坚持低脂饮食;③严重供血不足的患者应避免用热水洗浴,以免增加组织代谢,加重症状;④下肢或足趾有溃疡形成者,在给予高维生素、高蛋白饮食加强营养,促进伤口愈合的同时应积极换药,控制创面感染,干性坏疽的部位应保持干燥;⑤因 ASO 患者多系高龄患者,且常伴有高血压、糖尿病等全身性疾病,故术前要常规完善心电图、空腹血糖、动脉血气分析、血黏度、凝血酶原时间、纤维蛋白原等检查项目,帮助需全麻患者锻炼咳嗽,教会患者使用坐便器,床上排尿。

3. 术后护理

(1)术后出血情况监测:由于血管手术术中、术后多用低分子肝素抗凝,容易出现术后出血。另外术中可能大量输库存血而未加用血小板,可引起稀释性血小板减少症,导致凝血障碍,出血增加。故术后需严密观察切口渗出及引流管中引流液的颜色、性状和量。对于引流量大、色深,伴有心率加快、血压下降,血细胞比容进行性下降的患者,应立即报告医生,以便早期诊断,早期治疗。

(2)肺、心、肾功能的监测和护理:一般 ASO 患者年龄较大,术前往往伴有心、肺功能不全。术中由于全麻对呼吸道的刺激及血管阻断(尤其阻断主动脉)引起的缺血再灌注损伤,可加重患者重要脏器的功能障碍。对手术创伤大、并发症多的患者术后行心电血压监护,监测血氧饱和度,定期复查动脉血气、血电解质、肝肾功能。对于心功能不良的患者,严格控制补液量和速度,并做深静脉置管,监测中心静脉压,根据中心静脉压调节补液速度;对于呼吸衰竭的患者,当术后 SpO_2<90%时,给予高流量氧 7~8L/min,若 SpO_2>90%时,则可持续低流量吸氧 3L/min,以防持续高浓度给氧对呼吸的抑制作用;肺部听诊有干啰音的患者,可加用平喘药如氨茶碱,同时给予常规雾化吸入。进一步指导患者做深呼吸,有效咳嗽排痰。术后 24~48h,至少每隔 4h 帮助患者翻身拍背、咳嗽排痰。若患者因虚弱无力咳嗽,或并发肺炎、肺不张等,可采用深部吸痰法或纤维支气管镜吸痰。常规记录 24h 出入量,当 24h 尿量<500ml 时,需及时向医生报告。

(3)手术侧肢体的监测:术后认真观察患肢皮温、脉搏、颜色,测试皮肤感觉,并与术前相比较。特别要注意患肢有无进行性加重的胀痛、肿胀和压痛,以警惕严重缺血再灌注损伤的发生。术后每天都用 Doppler 听诊器检测患肢动脉血流,对怀疑有动脉阻塞的患者应及早诊断处理。

(4)体位治疗:加强对患者各种术式术后正确卧位的指导,教会患者如何进行床上运动。如对于股动脉(膝下)人工血管转流术后的患者,应采用小腿抬高加屈膝位。患侧小腿抬高 15°~20°,有利于下肢静脉回流,可在术侧膝下垫一软垫,避免腘窝受压。患肢的覆盖物应轻、软,保暖性能好,患肢不宜热敷以免局部皮温增高而增加耗氧量。鼓励患者早期在床上行肌肉收缩和舒张交替运动,通过肌肉的挤压运动,促进静脉血液的回流和组织间液重吸收,有利于减轻患肢肿胀,防止下肢深静脉血栓形成。

(5)术后抗凝疗法的监测:在药物治疗上,术后常规运用低分子肝素和华法林。用药期间要严密观察有无出血,随时观察切口和引流情况,还要注意牙龈、鼻腔、皮肤、切口、针眼及消化道等,一旦发现上述部位有出血,要及时提醒医生,减量或停用华法林,必要时可用维生素 K 对抗。

第二节 动脉栓塞

动脉栓塞是指心脏和近端动脉腔内脱落的栓子或由外界进入血管内的异物,如肿瘤、空气、脂肪等所形成的栓子,随血流向远端动脉并停顿在口径相似的动脉内,造成血流通过障碍和该血管支配区的组织和器官的缺血和坏疽的一种病理过程。本节着重描述由急性肢体动脉栓塞导致的周围动脉急性缺血。表现引起肢体或栓塞局部的疼痛、发凉、苍白、动脉搏动消失、感觉和运动障碍等。90%以上的血栓栓子来自心脏,多数栓塞在腹主动脉末端和下肢动脉内。

【病因】

血液中有栓子随血液循环至动脉口径小于栓子处停留,形成动脉栓塞。动脉栓塞可由心脏脱落的血栓、大动脉内硬化斑块的碎片、细菌栓、空气、异物等阻塞动脉所致。

1. 心源性 约占 90%以上,尤其是左心。常见的有风湿性心脏病、二尖瓣狭窄、心房纤颤及心肌梗死。二尖瓣狭窄时，心房内血流受阻，血流淤滞，心房扩大及收缩力减弱，若伴有心房纤颤，血流更加缓慢淤滞，血小板易沉积、聚集而形成血栓；心肌梗死时心肌因缺血而收缩无力，左心室扩大，血流淤滞，在相应心内膜上血栓形成。心脏形成的血栓2~3周后即可脱落，一旦脱落，随血流冲入周围动脉，与口径相称部位停滞，引起急性肢体动脉栓塞的临床表现。

2. 血管源性　如动脉瘤、动脉粥样硬化、动脉壁炎症及创伤时。动脉粥样硬化、动脉致使动脉管腔狭窄、硬化斑块内表面坏死形成溃疡面、动脉瘤内膜的粗糙面，均可引起血流缓慢、湍流，最终有血栓形成。血栓脱落形成栓子，此类栓子引起的动脉栓塞堵塞平面一般较低。

3. 医源性　临床常见的有人工心脏瓣膜老化脱落、手术或导管插入过程中造成的粥样斑块脱落、在动脉中折断的导管以及因重复使用导管冲洗不净而留有血块。

4. 外源性　羊水、瘤细胞等均可成为形成动脉栓塞的因素。

【病理】

1. 栓塞部位　肢体动脉栓塞占所有病例70%~80%，下肢动脉栓塞病例5倍于上肢动脉栓塞，约20%动脉栓塞病例累及脑血管，约10%累及内脏动脉。急性动脉栓塞易发生在动脉分叉部位，股动脉分叉处最常见，占35%~50%，腘动脉分叉次之，股动脉和腘动脉栓塞是主动脉和髂动脉栓塞的2倍。

然而动脉硬化性疾病使传统的栓塞部位发生变化。动脉硬化呈多节段，多平面狭窄性病变，使血栓不单纯局限于血管分叉处，也可栓塞于动脉狭窄部位。

2. 动脉栓塞局部变化　动脉栓塞的预后很大程度上取决于栓塞动脉侧支循环建立情况，栓子停留在动脉分叉处，阻塞动脉血流并完全阻断侧支循环，引起肢体严重缺血。下述两个方面机制更加重肢体缺血：①动脉血栓蔓延，阻断动脉主干和侧支循环血供，是加重缺血的主要继发因素，早期应积极抗凝治疗，预防血栓蔓延，保护肢体侧支循环；②局部代谢产物聚集，组织水肿，引起小动脉、小静脉和毛细血管管腔严重狭窄和闭塞，加重组织缺血和静脉回流障碍。

3. 动脉栓塞的全身变化　①肾功能损害：动脉栓塞常伴有全身性疾病，再灌注损伤三联征即外周肌肉坏死、肌红蛋白血症和肌红蛋白尿，容易引起急性肾衰竭。②代谢产物聚集，引起全身变化。高钾、高乳酸血症和细胞酶如SGOT升高，提示骨骼肌缺血溶解。当患肢血供建立后，这些积聚在缺血肢体的代谢产物可突然释放至全身血液循环中，造成严重酸中毒，高钾血症和肌红蛋白尿。

【临床表现】

1. 症状

(1)疼痛：是最早出现的症状。大多数患者表现为突发的患肢剧痛，疼痛部位多在栓塞处，以后向远端移位。栓塞远端发生的疼痛剧烈，呈持续性静息痛。随着栓子的移位，疼痛部位可发生变化。少数侧支代偿好的患者表现为轻微的疼痛或酸胀不适感。

(2)肢体麻木和运动障碍：由于组织缺血会造成的神经功能障碍，表现为给感觉功能减退。受累肢体远端可出现袜套征，患肢还可有针刺样感，甚至于麻痹、肌力下降、感觉消失，此时常提示有肌肉坏死。

2. 体征

(1)皮肤颜色和温度变化：栓塞肢体远端缺血，皮肤呈苍白色；浅表静脉萎缩，皮下呈细蓝条。若有少量血液存留，也可出现青紫色斑块和条纹，发生坏死呈紫黑色，多发于手足末端。栓塞处远端肢体皮温下降、发凉，常可触摸到温度骤变的变温带，确定变温带水平对栓塞部位的定位有一定的意义。变温带在大腿上部和臀部，栓塞位于腹主动脉骑跨处；在大腿中部，栓塞位于髂动脉处；在大腿中下部，栓塞多位于股总动脉处；在小腿中部，栓塞位于股浅动脉和腘动脉处。

(2)动脉搏动减弱或消失：栓子部分栓塞时，可使远端动脉搏动减弱；当完全栓塞时，远端动脉搏动消失。此时，栓塞动脉近端搏动反而增强，检查时，应避免由近端搏动向远端的传导而造成触诊错误。

(3)肢体远端坏死：动脉栓塞造成肢体远端缺血，严重者发生远端坏死，表现皮肤紫暗、起水疱，趾(指)呈干性坏疽。可有发热、寒战、心悸、尿少、血压下降，甚至出现中毒性休克的表现。

【辅助检查】

1. 无损伤性检查　多普勒超声不能闻及正常的动脉音；血流图检测，无血液或动脉波形出现，可以大致确定肢体动脉闭塞的部位、程度、血流状态及侧支循环情况。

2. 动脉造影　可以确定肢体动脉闭塞的部

位、状态及侧支循环情况。主要征象:①栓子完全阻塞动脉腔,造影剂至栓塞部位突然中断,端面呈杯口状凹陷;②栓子阻塞部分留有动脉腔,造影剂继续通过,动脉内显示充盈缺损;③栓塞平面上、下没有侧支显示。

3. 其他　确诊后,相应做胸部 X 线片、心电图、超声心动图等检查,了解是否有引起动脉栓塞的原因。

【治疗】

1. 一般治疗　患者绝对卧床休息,密切观察生命体征和肢端情况。待诊断明确后方可使用镇痛药。患肢应低于心脏水平,有利于增加血供。若下肢,可将床头抬高 15°～20°;若上肢,可半卧位。患肢禁敷各种药物。

2. 西药治疗

(1)溶栓药物:常用的溶栓药物有尿激酶和链激酶,发病后 48～72h 使用效果最佳。链激酶的不良反应较大,所以一般都采用尿激酶。

(2)抗血小板药物:常用的有阿司匹林,每次 100mg,1 次/日,口服;氯吡格雷每次 75mg,1 次/日。

(3)抗凝药物:在各种抗凝药中,特别是在栓塞发生的急性期,肝素是唯一有效和可靠的药物。

(4)去纤药物:常用的去纤药物有蝮蛇抗栓酶,0.75～1.0U,加入 5% 葡萄糖注射液或生理盐水 500ml 中,静脉滴注,1 次/日,15～20d 为 1 个疗程,用前应做过敏试验。

(5)扩血管药物:常用的有妥拉唑林,每次 25mg,口服,3～4 次/日,或肌内注射,1～2 次/日;烟酸,50～100mg/d,3～4 次/日,口服。

3. 手术治疗

(1)带囊导管术:用 Fogarty 带囊导管取栓,使用较简便。此术式可能发生的并发症:①导管断裂或气囊脱落而残留于血管内;②刺破动脉壁引起出血或造成动-静脉瘘;③使内膜粥样斑块脱落,再引起栓塞,或损失动脉内膜造成血栓形成。

(2)血管架桥移植术:适宜于动脉阻塞不能解除,而远端动脉通畅者。

(3)截肢术:当肢体组织明显坏死,界限清楚;或因感染和病毒吸收可能会加重病情,危及生命时,不等界线清楚也应采取截肢术。

【护理措施】

1. 一般护理

(1)卧床休息:绝对卧床减少活动,患肢体位应低于心脏 15°。

(2)密切观察生命体征的变化,观察患肢的变化。注意观察患肢的动脉搏动、皮肤的颜色、温度、血管痉挛等。

(3)完善各项检查:血常规、胸部 X 线片、凝血、肝肾功能全项、心电图、心脏超声、病变血管的超声。

(4)抗凝治疗:抗凝药物的应用可有效防止栓塞节段动脉远近端血栓延伸,心房附壁血栓的再发生,以及深静脉继发血栓的形成。急性期一般采用全身肝素化治疗 3～5d,此期间应密切关注凝血化验。

(5)溶栓治疗:急性栓塞 3d 内,无禁忌证(严重肝、肾功能不全、胃、肠、脑损伤、妊娠早期、产后初期)可采用大剂量溶栓制剂经导管向栓子内注药;此时要注意观察凝血、血气分析及肾功能和尿量的变化。

2. 手术前护理　栓塞后 8～12h 是手术的最佳时机。①卧位:卧床休息,下肢动脉栓塞的患者床头抬高 15°,上肢或腹主动脉栓塞的患者取半卧位;②完善术前检查:血常规、凝血、肝肾功能、心电图、心脏超声、病变血管的超声;③术前备皮:整个下肢、下腹、会阴部,上肢动脉栓塞时备患侧上肢;④术前应用抗生素预防感染,应用肝素、右旋糖酐-40 预防血栓繁衍;⑤明确诊断后可使用吗啡类镇静药以解除疼痛;⑥密切观察生命体征,警惕肠系膜动脉的栓塞。

3. 术后护理

(1)血管再通综合征的护理:如果栓塞时间较长,组织发生变性坏死,取出栓子后,坏死组织的大量代谢产物进入血液循环,临床常出现重度酸中毒、高钾血症、低血压休克、肾衰竭,因此术后密切注意观察患者:①全身状况、精神状态、呼吸情况;②注意尿量,每小时观察记录尿量,尿量应＞30ml/h;③注意监测电解质、血气及肾功能和尿常规情况;④注意酸中毒的发生如患者躁动、呼吸深大、尿量减少时,应及时报告医生给予相应处理。

(2)术后出血的监护:动脉取栓术后发生出血的原因主要有:血管缝合不良、抗凝药应用过量及局部感染等。轻者局布压迫即可止血,重者可导致失血性休克,需再次手术。因此注意:①切口局部有无肿胀、敷料渗血,同时注意监测血压、脉搏变化;②少量渗血可采取局部轻度压迫及减少抗凝药物剂量加以控制;③大量出血者,则应在肢体近端上止血带；④给予输血、输液、抗休克治疗，同时做好手术探查的准备工作。

(3) 术后再栓塞的监护：动脉取栓成功后，肢端静脉充盈，肤色和温度最先恢复，疼痛明显减轻，但由于动脉痉挛存在，动脉搏动往往较弱，1～2d后才能恢复正常。但如果肢体皮色苍白、温度不恢复、肢体肿胀、末梢动脉搏动触不清，患者仍感到肢体剧痛，则提示有继发血栓形成或栓子再脱落造成肢体动脉再栓塞，应及时报告医生，配合诊治。

(4) 骨筋膜室综合征的护理 骨筋膜室综合征是急性动脉栓塞的一种严重并发症。由于肢体缺血，引起筋膜间隔区内压力升高，使肢体血流受阻或血栓形成引起肢体肌肉水肿变性坏死，截肢率较高。通常以胫前间隔区最先发现，表现为小腿前方骤然剧痛、局部水肿、皮肤呈紫红色、局部压痛明显、足和足趾不能跖曲、出现胫前神经麻痹、第一趾间感觉障碍，对于此类患者应早期发现，进行深筋膜切开减压术，以避免截肢。

(5) 其他护理：a. 术后应用支被架以避免肢体受压；b. 绷带松紧要适中；c. 定时协助患者做床上被动、主动活动，每日1～2次，每次不少于15min。

4. 健康教育

(1) 原发病的继续治疗：嘱患者积极治疗动脉硬化，控制血糖至相对正常范围，治疗风湿性心脏病，遵医嘱按时按量用药，控制原发病。

(2) 饮食指导：嘱咐患者进食低盐高蛋白饮食，平时少喝或不喝咖啡、浓茶、酒等促使血管收缩不利于血液循环的刺激性饮料，嘱患者及家属戒烟。

(3) 运动指导：嘱患者循序渐进运动，有糖尿病者，防止低血糖，适当活动可以防止制动后深静脉血栓的发生。

(4) 用药指导：遵医嘱使用抗凝药、溶栓药，如华法林等，用药后注意有无牙龈出血，身体皮肤有无淤血、瘀斑，大便颜色的观察，嘱患者定期复查出凝血时间，教会患者及家属观察患肢皮肤的颜色、皮肤温度及动脉搏动的情况，若有异常立即到医院就诊，定期到门诊复诊。

第三节 深静脉血栓形成

深静脉血栓形成(deep venous thrombosis, DVT)是指血液在深静脉内不正常地凝结、阻塞管腔，导致静脉回流障碍。全身主干静脉均可发病，多发于下肢静脉。若未给予及时治疗，将造成程度不一的慢性深静脉功能不全，影响生活和工作，甚至致残。

【病因和病理】

静脉壁损伤、血流缓慢和血液高凝状态是导致深静脉血栓形成的三大因素。多发生于手术后或制动患者。静脉壁损伤时，内膜下层及胶原裸露，可激活血小板释放多种具有生物活性的物质，启动内源性凝血系统，若同时存在血流缓慢和血液高凝状态，可使血小板和白细胞容易聚积、黏附和沉积在内膜上并形成血栓。

【临床表现】

主要为相关静脉远端回流障碍的症状。

1. 上肢深静脉血栓形成 主要表现为前臂和手部肿胀、疼痛，手指活动受限；上肢处于下垂位时，症状加剧。血栓发生在腋下-锁骨下静脉汇合部者，肿胀范围累及整个上肢，伴有上臂、肩部、锁骨上和患侧前胸壁等部位的浅静脉扩张。

2. 上、下腔静脉血栓形成 上腔静脉血栓形成除有上肢静脉回流障碍的临床表现外，还有面颈部和眼睑肿胀，球结膜充血水肿；颈部、胸壁和肩部浅静脉扩张；常伴有头痛、头胀及其他神经系统和原发疾病的症状。下腔静脉血栓形成的临床特征为双下肢深静脉回流障碍，躯干的浅静脉扩张。

3. 下肢深静脉血栓形成 最为常见。根据血栓发生的部位、病程及临床分型不同而有不同表现。①中央型：血栓发生于髂股静脉，左侧多于右侧。特征为起病急骤。患侧髂窝、股三角区有疼痛和触痛，浅静脉扩张，下肢肿胀明显，皮温及体温均升高。②周围型：包括股静脉及小腿深静脉血栓形成。前者的主要临床特征为大腿肿痛，但下肢肿胀不严重；后者的临床特点为突然出现的小腿剧痛，患足不能着地踏平，行走时症状加重；小腿肿胀且有深压痛，踝关节过度背屈试验时小腿剧痛(Homans征阳性)。③混合型：即下肢深静脉血栓形成。主要表现为全下肢普遍性肿胀、剧痛、苍白和压痛，任何形式的活动都可使疼痛加重。若继续发展，肢体肿胀可使下肢动脉受压而致血供障碍，表现为足背和胫后动脉搏动消失，进而小腿和足背出现水疱，皮肤温度明显降低并呈青紫色；若不及时处理，肢体可发生坏死。

【辅助检查】

1. 多普勒超声检查　是目前临床诊断DVT的首选检查,诊断准确率高,可准确诊断出下肢DVT的范围、部位、程度和血流阻力等指标。在急性DVT的诊断方面,多普勒超声检查已取代静脉造影作为最后确诊的手段。

2. 静脉造影术　可直接显示下肢静脉的形态、有无血栓存在、血栓的形态、位置、范围和侧支循环。主要征象有:①静脉闭塞和中断,见于血栓形成的急性期;②静脉充盈缺损;③再通,静脉管腔呈不规则狭窄或扩张;④侧支循环形成。

【治疗】

急性期以血栓消融为主,中晚期则以减轻下肢静脉淤血和改善生活治疗为主。

1. 非手术治疗

(1) 一般处理:卧床休息,抬高患肢,适当应用利尿药以减轻肢体肿胀。全身症状和局部压痛缓解后,可进行轻便活动。

(2) 溶栓疗法:适用于病程不超过72h者。常用药物为尿激酶,主要作用是将体内的纤溶酶原激活为纤溶酶,后者可水解血栓内的纤维蛋白而达到溶栓的目的。维持7～10d。

(3) 抗凝疗法:适用于范围较小的血栓。通过肝素和香豆素类抗凝药预防血栓的繁衍和再生,促进血栓的消融。一般以肝素开始,然后使用香豆素衍化物,如华法林,至患者恢复正常生活,约2个月。

(4) 祛聚疗法:祛聚药物包括右旋糖酐、阿司匹林、双嘧达莫(潘生丁)和丹参等,能扩充血容量、稀释血液、降低黏稠度,又能防止血小板凝聚,常作为辅助疗法。

2. 手术治疗　常用于下肢深静脉,尤其髂股静脉血栓形成不超过72h者。对已出现股青肿征象、且病期较长者,亦应行手术取栓以挽救肢体。原则是采用Fogarty导管取栓,术后辅以抗凝、祛聚疗法,防止再发。

【护理措施】

1. 预防血栓形成

(1) 增加活动:手术、分娩、长期卧床等是引发深静脉血栓形成的重要因素,应预防深静脉血栓形成:①长期卧床患者,应协助其定时翻身。②对手术后、产后妇女,应指导和鼓励其早期床上活动,包括深呼吸,下肢的被动及主动活动,如膝、踝、趾关节的伸屈、抬腿活动。

(2) 避免血液淤滞:避免在膝下垫硬枕、过度屈髋,以免影响静脉回流;避免用过紧的腰带、吊袜和紧身衣物。

(3) 预防静脉管壁受损:对长期输液者,尽量保护其静脉,避免在同一静脉的同一部位反复穿刺;输注刺激性药物时,避免药液渗出血管外。

(4) 早期发现:手术后或产后患者若出现站立后下肢沉重、肿痛等不适,应警惕下肢深静脉血栓形成的可能,应及时报告医生,并协助处理。

2. 非手术治疗的护理

(1) 卧床休息。急性期患者应绝对卧床休息10～14d,床上活动时避免动作幅度过大;禁止按摩患肢,以防血栓脱落。

(2) 抬高患肢。患肢宜高于心脏平面20～30cm,以促进血液回流,防止静脉淤血;并可降低下肢静脉压,从而减轻水肿与疼痛。

(3) 病情观察。观察患肢脉搏和皮肤温度的变化,每日测量并记录患肢的周径。

(4) 并发症的观察。①出血:抗凝疗法期间,每日检查凝血时间或凝血酶原时间,判断有无出血倾向;②肺动脉栓塞:若患者出现胸痛、呼吸困难、血压下降等异常情况,提示可能发生肺动脉栓塞,应立即嘱患者平卧、避免做深呼吸、咳嗽、剧烈翻动,同时给予高浓度氧气吸入,并报告医生,配合抢救。

(5) 禁烟。以防烟中尼古丁刺激引起静脉收缩,影响血液循环。

(6) 饮食。进食低脂、含丰富纤维素的食物,以保持大便通畅,尽量避免因排便困难引起腹内压增高,影响下肢静脉回流。

(7) 做好术前准备。除做好常规准备外,还应做到下列几点。①全面了解年老体弱患者的心、脑、肺、肝、肾等重要器官的功能。②了解出凝血系统的功能状态。③训练患者卧床大、小便;为避免术后过早排便,术前2～3d宜少渣进食,术前晚灌肠。

3. 术后护理

(1) 体位与活动。抬高患肢30°,鼓励患者尽早活动,以免再次血栓形成。恢复期患者逐渐增加活动量,如增加行走距离和锻炼下肢肌肉,以促进下肢静脉再通和侧支循环的建立。

(2) 加强观察。①血管通畅度:取栓术后观察患肢远端皮肤的温度、色泽、感觉和脉搏强度以判断术后血管通畅程度;②有无出血倾向。

(3) 预防感染:继续应用抗生素。

(4)抗凝治疗时的护理

①肝素:是一种有效的抗凝药,作用快,静脉注射10min后即产生抗凝作用,但作用时间短,一般维持3~6h。a.途径:无论采用何种给药途径,均应测定凝血时间,以调节用药的剂量。给药途径:皮下注射;肌内注射;静脉注射:包括持续静脉滴注法和间歇静脉注射法。b.剂量调节:凝血时间(试管法)以维持在约超过正常值的2倍为宜,若测定凝血时间为20~25min,剂量减半;若超过25min,停药1次,4~6h后再测定,以决定肝素用量。

②香豆素类衍化物:属凝血酶原抑制药。其作用诱导期长,一般在用药后24~48h才开始起效。半衰期也长,有药物累积作用,停药后4~10d药物作用才完全消失。应用时需根据每日测定的凝血酶原时间调节剂量,凝血酶原值应维持在正常值的20%~30%。

抗凝药物最严重的并发症是出血,因此在抗凝治疗时要严密观察有无全身性出血倾向和切口渗血情况。每次应用肝素或双香豆素类衍化物后都应在严格记录日期、时间、药名、剂量、给药途径和凝血时间、凝血酶原时间的测定结果,并签名。若因肝素用量过多引起出血,可用硫酸鱼精蛋白作为拮抗药。按1~1.5mg对肝素1mg的剂量,做静脉注射,每4h用1次,直至出血停止。若因香豆素类药物过量引起出血,须立即停药,同时静脉注射维生素 K_1 10~20mg,1~2次/日;严重出血时,剂量加倍,必要时输新鲜血。

4.健康教育

(1)绝对禁烟。

(2)进低脂、多纤维的饮食;保持大便通畅,避免因排便困难造成腹压增高,影响下肢静脉血液回流。

(3)鼓励患者加强日常锻炼,参加适当运动,预防静脉血栓形成。

第四节　胸腹主动脉瘤

主动脉瘤是由于主动脉壁中层弹性纤维变性、断裂或坏死,致局部管壁脆弱,经主动脉内高压血流冲击,动脉局部向外膨胀、扩大,形成动脉瘤。胸主动脉瘤病因以高血压、动脉粥样硬化和马方综合征最常见,少数病例是因先天发育不良、感染及外伤所致。本病自然预后极差,一旦确诊,应积极治疗。

正常成人主动脉壁包括3层,从血流面向外依次为内膜、中层、外膜。

主动脉包括胸主动脉及腹主动脉。胸主动脉包括升主动脉、主动脉弓和胸降主动脉。

升主动脉起始后向右上,中国人升主动脉的外径平均为2.8~3.0cm,长约5cm。升主动脉在心包内的部分以及主动脉瓣下组织又称主动脉根部,包括主动脉瓣叶、主动脉瓣环、主动脉窦及窦管交界。左、右冠状动脉分别发自左、右冠状动脉窦。

主动脉弓在右侧第二胸肋关节附近续升主动脉,自右向左跨过气管前面,再转左下,与胸降主动脉相续。主动脉弓上自右向左发出三大分支,即无名动脉、左颈总动脉和左锁骨下动脉。无名动脉、左颈总动脉发自气管之前,它们分别夹着气管向右上和左上行走,左锁骨下动脉沿气管左侧行走。

胸降主动脉位于后纵隔内,自第四胸椎体下缘左侧向下,在第12胸椎体下缘平面穿主动脉裂孔,续连腹主动脉。

腹主动脉主要分为腹腔干、肠系膜上动脉,左、右肾动脉,肋间动脉、腰动脉、肠系膜下动脉及左、右髂总动脉。

主动脉直径大小是诊断和治疗胸主动脉瘤的重要参数。正常成年人主动脉根部直径<40mm,升主动脉<35mm,而降主动脉<28mm。主动脉直径超过正常直径的1.5倍即诊断为动脉瘤,而临床上升主动脉直径>50mm、降主动脉直径>40mm,腹主动脉直径>30mm,即可诊断为胸/腹主动脉瘤。

【分类】

1.胸主动脉瘤分类

(1)按部位分类

①主动脉根部瘤:病变累及主动脉瓣环、主动脉窦、窦管交界和近端升主动脉。常合并冠状动脉开口上移、主动脉瓣关闭不全及左心室扩大和心肌肥厚。

②升主动脉瘤:单纯升主动脉瘤比较少见,多数为主动脉瓣狭窄后扩张所致。

③弓部动脉瘤:累及主动脉弓部和头臂血管,常由动脉粥样硬化和先天性因素所致。以远端弓部瘤多见。

④降主动脉瘤：病因以高血压和动脉硬化多见，累及范围较广。

(2) 按病因分类

①动脉粥样硬化性动脉瘤：是胸主动脉瘤最常见的病因，占50%以上，病变范围广，多见于老年人，多位于胸降主动脉，伴全身动脉硬化，常合并冠心病和周围血管阻塞性疾病。

②先天性动脉瘤：包括先天性主动脉窦瘤和降主动脉瘤。多见于青壮年，常合并先天性心内畸形、主动脉缩窄和弓发育不良。

③感染性动脉瘤：在手术、创伤或原有病变的基础上发生。金黄色葡萄球菌是最常见的致病菌，近年来梅毒感染增加，临床上应警惕梅毒性胸主动脉瘤。

④遗传性动脉瘤：以马方综合征多见，常累及主动脉根部和主动脉瓣环，导致心力衰竭和主动脉夹层。

⑤外伤性动脉瘤：胸部钝性外伤导致的主动脉损伤，形成假性动脉瘤和主动脉夹层。

⑥自身免疫性动脉瘤：常见的有大动脉炎、白塞病等。前者常引起主动脉根部损害，造成冠状动脉供血障碍和心脏瓣膜置换术后瓣周漏，后者常导致假性动脉瘤形成。

(3) 按病理形态分类

①真性动脉瘤：临床上最多见，瘤壁具有全层动脉结构，虽然组织学上有破坏，但可辨认出三层组织结构。

②假性动脉瘤：是指动脉壁全层结构破坏，血液溢出血管腔外被周围组织包裹，其瘤壁无动脉壁结构。

③主动脉夹层：由于主动脉中层囊性坏死、弹性纤维和平滑肌断裂，形成纤维化和玻璃样变性，致主动脉内膜与中层的附着力下降，在内外力作用下导致内膜撕裂，血液流入内膜与中层之间，使之剥离，向周径及长径方向发展，形成主动脉夹层。高血压、遗传因素、主动脉中层退行性变为常见致病因素。

2. 主动脉夹层分型

(1) Debakey 分型：根据主动脉夹层累及部位分为三型 (图32-1)。

Ⅰ型：原发破口位于升主动脉或主动脉弓部，夹层累及升主动脉、主动脉弓部、胸主动脉、腹主动脉大部或全部，少数可累及髂主动脉。

Ⅱ型：原发破口位于升主动脉，夹层累及升主动脉，少数可累及部分主动脉弓。

Ⅲ型：原发破口位于左锁骨下动脉开口远端，根据夹层累及范围又分为Ⅲa(夹层累及胸主动脉)、Ⅲb(夹层累及胸主动脉、腹主动脉大部或全部)。

(2) Stanford 分型：见图32-2。

A型：夹层累及升主动脉，无论远端范围如何。

B型：夹层累及左锁骨下动脉开口以远的降主动脉。

3. 腹主动脉瘤分类

(1) 腹主动脉瘤：累及肾动脉水平以下的主动脉瘤，约占95%以上。

(2) 胸腹主动脉瘤：累及肾动脉水平以上的主动脉瘤。

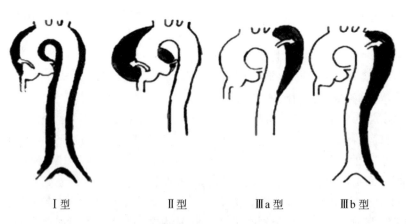

图32-1　Debakey 分型

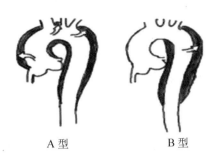

图32-2 Stanford 分型

【病理生理】

1. 动脉瘤增大和破裂 无论何种原因所致的动脉瘤，一旦扩张开始，其扩张的趋势是进行性的，主动脉壁的张力与血压和主动脉腔半径成正比，所以高血压和增大的主动脉半径进一步促进主动脉的扩张。升主动脉破裂时造成急性心脏压塞，常导致患者猝死。主动脉弓部夹层破裂可引起纵隔血肿。胸降主动脉夹层破裂可引起大量胸腔积血。腹主动脉瘤破裂中，约20%直接破入腹腔，表现为突发休克和死亡；约80%破入腹膜后间隙致腹膜后血肿。

2. 主动脉瓣关闭不全和主动脉夹层 窦管交界和瓣环的扩大，可导致主动脉瓣关闭不全和心功能不全，主动脉夹层加速动脉的扩张和破裂，夹层内膜还可导致冠状动脉、头臂血管以及腹腔主要分支的供血障碍。

3. 局部压迫 胸主动脉瘤发展过程中，压迫周围的血管、神经，导致一系列的临床表现，同时刺激周围组织导致粘连增厚钙化。主动脉弓部瘤压迫气管和（或）支气管，使管腔变窄、管壁塌陷或移位，出现咳嗽、呼吸困难；弓降部动脉瘤压迫喉返神经出现声嘶，压迫食管出现吞咽困难；升弓部动脉瘤压迫上腔静脉导致上腔静脉回流受阻，出现静脉怒张或头面部及上肢水肿。腹主动脉瘤压迫十二指肠及空肠上段，可发生肠梗阻，向椎体侵蚀引起腰痛，压迫静脉引起静脉血栓形成，压迫输尿管引起肾盂积水等。

4. 重要脏器供血障碍 主动脉夹层可累及主动脉分支血管的开口造成相应脏器的供血障碍，如冠状动脉、头臂干、肋间动脉、肾动脉、腹腔动脉、肠系膜动脉、髂动脉等，严重者可引起脏器缺血坏死，造成脏器功能衰竭。

5. 血栓和栓塞 动脉瘤局部血流产生涡流，促进血栓的形成，同时增加栓塞的概率。动脉瘤内斑块和附壁血栓脱落能引起下肢动脉栓塞，出现下肢急性或慢性缺血症状。

【临床表现】

1. 症状

(1)疼痛：胸痛一般为不剧烈的胀痛或跳痛，间歇或持续，如动脉瘤有感染、夹层形成或趋于破裂时，疼痛则骤然加重至撕裂样。腹痛多为钝痛或胀痛不适。

(2)局部压迫：动脉瘤逐渐增大时可压迫邻近的组织和脏器。升弓部动脉瘤压迫气管导致咳嗽、呼吸困难；压迫喉返神经引起声音嘶哑；压迫膈神经导致膈肌麻痹。弓降部动脉瘤可压迫食管引起吞咽困难；压迫上腔静脉导致上半身血液回流受阻。腹主动脉瘤压迫十二指肠及空肠上段，可发生肠梗阻，压迫输尿管引起肾盂积水等。

(3)局部组织缺血：由动脉瘤囊内形成附壁血栓、主动脉夹层内膜阻挡、血栓脱落、动脉本身狭窄或闭塞所致。脑缺血可有昏厥、耳鸣、昏迷甚至瘫痪；冠状动脉缺血可引起心绞痛、心肌梗死。

(4)心功能不全：长期高血压心肌受累、主动脉夹层累及冠状动脉或主动脉瓣关闭不全出现心慌、气短及心力衰竭等。

(5)出血：主动脉瘤突然破裂出血往往可以致命。胸主动脉瘤破入气管可引起大咯血、窒息；破入食管出现大量呕血；升主动脉瘤破裂可出现心脏压塞；腹主动脉瘤破入十二指肠可产生上消化道出血。

2. 体征

(1)搏动性肿块：动脉瘤典型体征，为诊断的可信依据。肿块表面光滑，搏动与心率一致。腹部搏动性包块是腹主动脉瘤最主要的体征，但胸主动脉瘤少见。

(2)杂音：降主动脉瘤可在背部听到血管杂音，合并主动脉瓣病变者，主动脉瓣区可闻及心脏杂音。

(3)压迫体征：上腔静脉或无名静脉受压，出现颈静脉怒张、颜面水肿；喉返神经受压声带麻痹等。

(4)马方综合征：患者可有四肢细长、蜘蛛指（趾）、身材高大、眼晶状体脱位、高度近视等体征。

【辅助检查】

1. X线片 胸主动脉升、弓部或降部呈梭形或（和）囊状扩张，对气管、支气管及食管的压迫可引起移位及管腔狭窄；X线片还可观察主动脉壁钙化。

2. 超声心动图　对主动脉根部、升主动脉和主动脉弓的病变诊断准确。经食管超声心动图（TEE）还可区别主动脉瘤血管内病变，如血栓、粥样硬化斑块及夹层内膜片。

3. 主动脉造影及数字减影血管造影DSA　可显示瘤体位置和形态大小，瘤体两端主动脉管腔情况，瘤体周围主动脉分支的变化，显示主动脉内膜破口、内膜片、主动脉瓣狭窄或关闭不全。

4. CT扫描及磁共振（MRI）　二者可提供精确的心脏大血管的形态变化，如动脉瘤直径、范围的变化趋势。CT还用于无症状动脉瘤和动脉瘤术后的评价。近年发展的CT三维成像技术能提供更直观的瘤体立体影像。磁共振能提供与CT相同的影像结果，避免了电离辐射及影像增强剂，可评价主动脉血流方向速度和心肌功能。但受检时间长，价格更贵。

【治疗】

1. 药物治疗　硝普钠静脉泵入或口服降血压药；β受体阻滞药；镇静、镇痛药。

2. 介入治疗　主动脉内覆膜支架置入术。

3. 手术治疗　动脉瘤切除＋人工血管置换术，根据病变程度、范围选择手术方法，常见手术方法如下：

（1）升主动脉替换术。

（2）主动脉根部替换术：适用动脉瘤累及主动脉窦部、瓣环和部分升主动脉，常合并冠状动脉开口上移和主动脉瓣关闭不全。

Bentall手术：用带人工瓣的人工血管移植于主动脉瓣环上，并将左右冠状动脉开口吻合到人工血管根部，再将人工血管远心端与升主动脉近端吻合。

Cabrol手术：与Bentall手术不同仅在于左右冠状动脉吻合方法。带瓣的人工血管移植于主动脉瓣环完成后，用直径8～10mm的人工血管两端分别与左右冠状动脉开口行端-端吻合，相当于在左右冠状动脉开口间建一条人造血管桥，再将此人工血管桥与带瓣人造血管行侧-侧吻合。

David手术：保留主动脉瓣的主动脉根部替换手术。游离左右冠状动脉开口呈"纽扣"状端侧吻合到人工血管上。

Wheat手术：以机械瓣替换主动脉瓣，保留围绕左右冠状动脉开口处的三角形窦壁，与替换升主动脉的人工血管近心端吻合。

（3）主动脉弓部人工血管替换术（全主动脉弓替换/半弓替换术）。

（4）支架象鼻术。

（5）胸降主动脉人工血管替换术。

（6）胸腹主动脉人工血管替换术。

（7）腹主动脉人工血管替换术。

4. 杂交手术　同期介入治疗＋手术治疗。

【护理措施】

1. 主动脉夹层腔内带膜支架修复术患者的护理

（1）术前护理：给予心理护理，缓解焦虑，讲解介入治疗的术前及术后注意事项，做好健康宣教。术前皮肤准备，并禁食水。上肢建立静脉通路并保持通畅。

（2）术后护理

①术后氧气吸入，卧床休息24h。

②心电及血压监测。控制血压，防止血压过高致主动脉瘤破裂，或带膜支架移位。定时监测四肢血压，检查双侧桡动脉及双侧足背动脉搏动。如患者出现疼痛加剧，面色苍白，血压下降，心率加快，提示有动脉瘤破裂的可能。如出现剧烈头痛，主诉颈部憋胀感，提示有主动脉夹层逆剥的可能。须紧急通知医生并备好急救物品。

③观察肾功能记录尿量，尿量减少马上通知医生给予相应处理。

④定时听诊肠鸣音，固定位置测量腹围，并及时报告医生。

⑤观察四肢血供，尤其双下肢及穿刺肢皮肤温度、色泽，防止血栓形成。

⑥术后穿刺局部加压包扎，穿刺部使用沙袋压迫。注意穿刺部及切口有无出血、渗血或血肿形成。

⑦局麻患者术后即可进食水。全麻患者清醒后，呕吐反应消失即可进食水。

⑧保证大便通畅，及时应用缓泻药。

⑨常规应用抗生素预防感染。

2. 主动脉瘤及主动脉夹层患者外科手术的护理

（1）手术前护理：胸主动脉瘤及主动脉夹层患者的术前护理要点是严密监测及控制血压，防止血压波动造成动脉瘤破裂或主动脉夹层继续剥离。

①严密监测血压，严格控制血压：遵医嘱硝普钠静脉持续泵入，或口服扩血管药，并及时根据血压调整用量。监测四肢血压，观察双足背动脉搏动。

②积极镇痛:遵医嘱给予吗啡等镇痛、镇静药。

③绝对卧床休息:保证良好的休息环境,避免外界刺激。

④观察病情变化:重要脏器有无供血障碍,四肢动脉搏动情况。监测肝、肾功能,观察、记录尿量。观察有无呼吸困难,有无神志变化。

⑤术前禁灌肠,防止便秘,告诫患者食用清淡易消化饮食,遵医嘱使用缓泻药,不可用力排便,防止胸腹腔压力过高致瘤体破裂。

⑥心理护理:由于多数动脉瘤患者发病急,非手术治疗病死率高,加上不同程度的疼痛,或疾病本身造成的脑部并发症,会表现出严重的焦虑情绪,暴躁,抑郁,或人格改变。应积极给予心理疏导(必要时保护性约束),防止情绪波动血压骤升或自伤,并耐心行术前宣教。

⑦术前皮肤保护:胸降主动脉替换手术,极易造成患者右侧骨突处皮肤压疮,手术当日,在右髂部、右外踝、右侧胸肋部覆盖皮肤贴膜。

(2)手术后护理

①常规护理

a. 术后呼吸机辅助,初始设置吸入氧浓度80%,根据血气结果调整呼吸机参数。接多参数监测,包括心电监测、持续有创动脉血压监测、中心静脉压监测、经皮血氧饱和度监测、中心温度监测。

b. 术后24h内严格控制血压,防止血压波动,降低吻合口张力过高造成出血的风险。但对严重动脉硬化的患者,血压过低会导致脑和肾脏供血不足现象。一般成人术后早期收缩压控制在13.3~16kPa(100~120mmHg)。对于术前高血压,动脉硬化的患者,为维持重要脏器供血在持续观察引流液无明显增多的前提下,收缩压可适当提高1.33~4.0kPa(10~30mmHg)。早期积极给予保温,降低术中复温不均、寒战造成的高血压。静脉持续泵入血管扩张药如硝酸甘油、硝普钠、尼卡地平等控制血压水平,随时根据血压调整药物剂量。防止麻醉苏醒紧张、恐惧、疼痛、吸痰和变换体位等强刺激引起的血压骤然升高。血压控制不理想多与镇静不足有关,带气管插管时充分镇静是防止血压忽高忽低的重要措施。侧切口较长,带管状态下,充分镇静同时还需镇痛,如芬太尼0.1~0.2μg/h持续泵入。只要镇静充分,镇痛完全,单独应用硝普钠就可以维持较理想的血压。

c. 术后定时监测四肢血压并记录、对比。观察双足背动脉的搏动。下肢动脉血压正常,可尽早拔除有创测压管。观察四肢末梢皮肤色泽、温度,及早发现血栓栓塞。

d. 心电监测。由于低温、低血容量、水电解质、酸碱平衡失调,术后易出现心律失常,常见室性期前收缩、窦性心动过速、心房颤动、室上性心动过速甚至短阵室性心动过速。遵医嘱给予利多卡因或胺碘酮静脉注射,如效果不佳则静脉持续泵入。积极查找原因,祛除引发心律失常诱因,快速补充血容量,维持血钾正常高限,纠正酸中毒。术后常规做12导联心电图,与术前心电图对比。

e. 呼吸道护理。主动脉瘤手术,由于体外循环、手术操作会导致不同程度的肺损伤,多以左肺更甚,术后常见顽固低氧,呼吸机辅助时间延长。加强呼吸道护理尤为重要。保证呼吸道通畅,定时吸痰体疗,定时查血气,调整呼吸机参数,根据胸部X线片结果,积极对症处理。胸腔引流由负压改为水封瓶引流,观察水柱波动,有无气体逸出。胃肠胀气压迫胸腔影响肺膨胀,置入胃管持续低负压吸引,给予导泻减轻肠胀气。肺大疱者呼吸机辅助禁用PEEP。

f. 观察引流液变化。吻合口出血是术后早期严重的并发症。观察引流液的颜色、量的变化、有无血凝块。引流液增多及时处理。大量输机器血及时补充鱼精蛋白;监测ACT,遵医嘱给予止血药如巴曲酶等,优先补充血浆,增加凝血因子。呼吸机使用PEEP 0.4~0.98kPa。血压维持较低水平。综合血红蛋白变化、中心静脉压、血清乳酸变化、血压波动等因素,及时发现引流液体内大量积存的可能,通知医生及早处理。若引流液持续增多,每小时>4ml/kg体重,做好二次开胸止血的准备。

g. 积极补充血容量。主动脉瘤手术术中失血、失液多,创面较大,胸腹部的渗液较多,术后有不同程度的容量不足。由于多数不合并器质性心脏病,无同期心内手术,心功能多在正常范围,要保证机体有效灌注,必须维持充足的心脏前负荷。及时纠正血容量不足引起的低血压、心率增快,中心静脉压低,维持四肢末梢暖,血中乳酸水平平稳下降至正常。及时的补充人血白蛋白、血浆,同时如果渗液、引流中血性成分较多的,需根据血红蛋白适当补充红细胞,保证充分的氧运输。补液同时,调整电解质水平正常范围。慎重利尿,防止血容量不足。有神志障碍,需要脱水的患者,可适当增加胶体用量。但脱水时,应注意及时补充容量,防止此过程导致的容量负荷不足,影响循环和肾功能导致肾前性肾功能不全。

　　h. 观察有无神经系统并发症。深低温停循环术后应加强对中枢神经系统功能的观察。观察患者瞳孔大小、对光反射情况。麻醉苏醒观察患者肌力、肌张力、四肢活动、指令性运动及交流能力。对苏醒延迟、意识障碍、精神症状的患者，尽早给予脱水治疗。一般应用甘露醇 125ml 静脉滴注，每 6～8h 1 次；注意低钾和长期应用导致的高渗性脱水（如高钠）；肾功能不全时减少甘露醇用量，防止甘露醇肾小管结晶，可改用人血白蛋白或甘油-果糖脱水。一般应用 1～2d，神志完全恢复正常后尽早停用甘露醇。术后根据情况适当加用甲泼尼龙。充分镇静、降低体温、减少氧耗，并间断停镇静药判定神志恢复情况。应用促进神经系统恢复的药物如醒脑静等。体温高时，迅速、有效地降低体温，尤其是头部的温度。必要时立即使用降温毯。如呼吸机患者发生神志障碍时，可给予每日 2 次，每次 2h 的呼吸机纯氧吸入。注意防止低血压过程再度造成脑缺血、缺氧。

　　i. 体温监测：术后 24h 或患者带气管插管、留置 S-G 导管时，需要监测中心温度（S-G 导管中心血温、膀胱温度、肛温之一），当发生低心排血量、中心温度较高进行降温处理，病情波动较大、多脏器功能不全时，延长中心温度的监测时间。术后 24h 病情稳定后改为外周温度监测。患者有低心排血量时需要中心体温和外周体温同时监测。温度高需要及时降温。

　　j. 饮食护理：术后第 1 天内拔除气管插管的患者，无腹部禁忌证，应常规进食；对延迟拔管、无腹部禁忌证患者，自第 2 天留置胃管给予胃肠道饮食。年老、便秘的患者应用通便灵每日 1～2 粒。

　　k. 积极镇静、镇痛。减少患者术后各种不适及焦虑是术后充分镇静镇痛的主要目的。术后如患者病情平稳，短期内可拔除气管插管，可直接应用半衰期短的镇静药如异丙酚，停药后 20min，神志可迅速恢复。如果带管时间比较长（如次日晨拔管），可以先应用吗啡、地西泮、咪达唑仑、芬太尼，单次或静脉持续泵入。切口大、疼痛明显者，应适量增加芬太尼用量。容量不足或血压低时，镇静药如地西泮直接静脉注射，容易导致血压突然下降；应先补足容量，然后慢慢镇静，让患者平稳过渡。无气管插管清醒患者，充分镇痛，口服缓释吗啡、静脉或肌内注射吗啡、芬太尼，应用自控镇痛泵等，便于帮助、鼓励、指导患者充分、有效地排出肺部的分泌物。如镇痛不充分，患者不敢充分咳嗽，甚至正常的呼吸运动受到限制，拍背、吸痰又会导致心率快、血压高。

　　②不同术式的手术后护理要点

　　了解不同手术方法，给予相应术后护理措施。并根据手术涉及的范围，观察相关器官、脏器的功能，及早发现各重要脏器的并发症。

　　主动脉根部替换术术后护理要点：a. 主动脉根部病变常合并不同程度的主动脉瓣关闭不全，引起左心室增大，心功能不全。术后严密血流动力学监测，保证血管活性药物的准确泵入，适当控制入量，维持出入量平衡或入量小于出量。根据胸部 X 线片结果，及时利尿。b. 心电监测注意有无心律失常，及时补钾防止室性心律失常。观察有无冠状动脉供血不足（尤其是冠状动脉开口移植的根部替换术），有无 ST 段压低或抬高。因进行根部替换时，多种原因有导致心肌缺血的风险，包括冠状动脉张力过大、吻合口扭曲和血肿压迫等。发现异常及时做心电图并向医生汇报，必要时查 CTNT、CTNI 帮助诊断，及时处理。c. 严格控制血压。术后血压控制不好有可能导致严重并发症——吻合口出血，需要二次手术。维持收缩压 13.3～14.7kPa（100～110mmHg）。同时严密注意引流液变化。d. 单纯根部替换患者术后病情平稳可尽早拔除气管插管。e. 合并置换主动脉瓣人工瓣膜的患者，术后次日晨开始查血 PTT、PTA，根据 INR 水平给予抗凝治疗。f. 其余同术后常规性护理。

　　升主动脉替换手术术后护理要点：胸主动脉瘤局限在升主动脉，未累及冠状动脉开口和头臂动脉开口。手术相对简单，临床较少见。由于手术未涉及心脏，术后极少合并心功能不全，因此术后：a. 同常规性护理；b. 无心功能不全，积极补足血容量；c. 病情平稳后尽早拔除气管插管。

　　主动脉弓部替换手术术后护理要点：在全身麻醉中度低温体外循环并全身停循环、单独头部灌注下进行。分为左、右半弓或全弓替换。全弓替换使用四分支人工血管重建主动脉弓。临床常合并升主动脉替换或支架象鼻置入术。a. 加强对神经系统并发症的观察并尽早处理。主动脉左右半弓或全弓切除，手术不同程度会涉及左锁骨下动脉、左颈总动脉、头臂干动脉分支，引起不同程度的脑缺血损伤。深低温停循环可以引起栓塞、脑局灶性损伤、脑水肿或弥漫性脑损伤。术后需要监测患者的神志恢复和精神状况，每班记录患者瞳孔的大小，对光反射情况。麻醉苏醒后观察患者的指令性活动和沟通能力，对苏醒延迟或伴有精神症状的患者，积极给予脱水、氧疗、营养脑细胞等措施。常用的药物有：甘露醇、甲泼尼龙、醒脑静等。当患者肾功能有损伤时，谨慎应用甘露醇，可以静脉滴注甘油-果糖。机械通气的患者给予纯氧治疗 2h，每日 2~3 次。b. 发生神经系统并发症的患者呼吸机辅助期间充分供氧，加强吸痰，防止血氧分压降低加重脑缺氧。拔除气管插管后，患者往往不能自主排痰，须加强呼吸道护理，给予拍背体疗、排痰仪振动体疗、雾化吸入，增加化痰药物如氨溴索，稀释痰液，刺激咳痰，必要时下鼻导管气管内吸痰。患者合并会厌反射障碍时，进食须格外小心，防止呛咳、误吸，必要时经鼻胃管鼻饲。气管切开患者进食时尽量摇高床头，先吸痰后进食，有胃管须检查胃内积存量，防止食物反流造成误吸。c. 防止血压突然降低加重脑缺血。调整好液体入量、脱水治疗、血管活性药物、镇静药之间的关系。d. 体温高及时有效降温，降低氧耗。e. 其余同术后常规性护理，合并主动脉根部替换或升主动脉替换、支架象鼻置入术的，参看相应护理要点。

胸降/胸腹主动脉替换手术术后护理要点：胸腹主动脉瘤手术的最重要并发症是截瘫，其基本原因是影响脊髓供血。由于脊髓血供是节段性的，手术范围越广，发生脊髓缺血的概率越大。同时手术中需要阻断胸降主动脉，有发生急性肾小管坏死的危险，术后血容量不足和血压过低，均可导致尿少。动脉瘤的某一端无法游离阻断时，需深低温停循环，由于对全身干扰大，术中心、脑、肾的保护非常复杂，术后并发症多。a. 手术范围大，外加患者合并血管壁脆弱、凝血机制障碍或体外循环等因素造成不同程度的出血或渗血。及时发现血小板和凝血因子缺乏造成的渗血，补充血小板或纤维蛋白原。范围大的手术，术后引流液相对较多，须持续引流的时间较长，切口渗液、渗血量大。当患者保留多根引流管时，需要分别观察记录不同位置的引流液情况。b. 根据患者血压、中心静脉压、血清乳酸水平、术中失血及术后引流、渗液的情况积极补充容量。胸降/胸腹主动脉替换患者，手术范围大，时间长，术中止血难度大，失血、失液多，术后常表现为血容量不足。补液以补充血液、胶体液或新鲜血浆为主，当血细胞比容＜0.35，血红蛋白＜100g/L，需补充红细胞。补充新鲜血浆不但可以增加有效血容量，还可以帮助患者增加凝血因子，减少术后渗血。补液的同时监测酸碱及电解质水平，将 pH、钾、镁、钠、钙等离子维持在正常水平。c. 胸主动脉替换患者术中需要重建肋间动脉、肾动脉、肠系膜上动脉。胸腹主动脉置换的手术还需要重建腹腔干动脉、左右髂动脉。术后需要观察主动脉各分支的血流情况，每 6 小时监测 1 次四肢血压水平；观察患者末梢动脉搏动的情况、皮肤的颜色、温度；各主要脏器的血供；涉及腹主动脉替换的患者，每 6 小时在固定位置测量腹围 1 次，记录并与之前水平对比；生化检查可以及时发现内脏缺血的情况。d. 手术后每日检查尿常规、肾功能情况。对于术前由于夹层造成缺血导致肾损伤和术中移植肾动脉的患者要特别注意观察肾功能。及时补充容量，维持血压，保证肾灌注，每小时尿量＞1ml/kg 体重。e. 胸降/胸腹主动脉替换手术的患者肺损伤严重，多需要长时间的机械辅助呼吸。呼吸道护理严格无菌操作。患者常有血氧分压低，痰液增多的情况。当患者拔除气管插管后常由于切口范围大造成的疼痛，呼吸肌乏力使患者不能有效地清理呼吸道。应积极给予呼吸道雾化、体疗等肺部治疗，必要时可经鼻腔吸痰，帮助患者有效清理呼吸道。f. 观察患者神志情况，麻醉清醒后观察指令性活动。深低温停循环的患者常伴有苏醒延迟和一些精神症状，需要及时给予脱水、氧疗、营养脑细胞等措施。患者术中需要重建肋间动脉，脊髓缺血可能造成截瘫，术后先让患者麻醉苏醒，观察患者下肢肌力、肌张力、感觉及指令性活动等情况后，再给予镇静。左后外切口的患者术后疼痛更为剧烈，应加强镇痛。g. 患者术后需要禁食，给予持续胃肠减压，观察胃液性状、颜色、量，听诊肠鸣音，观察胃肠功能恢复情况，术后常规给予抑酸药物，防止应激性消化道出血。胃肠功能未恢复前给予胃肠外营养支持。h. 术后伤口范围大，特别是侧切口手术的患者术后伤口常会出现渗液严重，应保证伤口处的干燥，及时更换浸湿的敷料。术后以胸带包裹，即可减轻患者的疼痛又可以促进切口的愈合。由于胸腹主动脉手术的一些特点，患者的皮肤会受到一些损害，比如：红肿、水疱、破溃。在术后应针对患者皮肤情况，给予相应的减压、贴保护膜等措施，促进患者皮肤的完整。

腹主动脉置换术后护理要点：a. 尽早拔除气管插管。b. 禁食、持续胃肠减压，观察胃液性状、颜色、量，听诊肠鸣音，观察胃肠功能恢复情况，术后常规给予抑酸药物，防止应激性消化道出血。胃肠功能未恢复前给予胃肠外营养支持。c.腹部引流液不易引出,注意变换体位有利引流。每6小时在固定位置测量腹围,记录对比,便于发现大量腹膜后血肿。d.观察主动脉各分支的血流情况、各主要脏器的血供,每6小时监测四肢血压水平。生化检查可以及时发现内脏缺血的情况。e.无心功能不全,积极补充血容量。f.观察尿量变化,保证患者每小时尿量>1ml/kg体重。

(马玉芬　王民英　李庆印)

■ 参考文献

陈敏.2003.动脉硬化性闭塞症患者的围手术期护理[J].护理研究,17(8):953-954.

陈善泽.1997.肢体动脉栓塞急诊手术的护理配合[J].中华护理杂志,32(3):141-143.

阜外心血管病医院护理部.2006.心血管病护理手册[M].北京:中国协和医科大学出版社.

胡盛寿.2006.阜外心血管外科手册[M].北京:人民卫生出版社.

黄波,卢彬,朱小玲,等.2010.综合治疗闭塞性动脉硬化症的护理指导[J].临床调护,18(1):63-64.

黄新天,蒋米尔,陆民.1996.下肢动脉硬化性闭塞症的外科治疗[J].普外临床,11(1):64-65.

李令根,赵钢.2002.康脉胶囊治疗Ⅰ期动脉硬化性闭塞症的临床观察[J].中国中西医结合外科杂志,8(6):407-409.

刘长建,刘晨,孙建民.1995.人造血管搭桥旁路转流术治疗主髂动脉闭塞症[J].江苏医药,21(7):437-439.

孙家骏,汪忠镐.1996.动脉硬化性下肢缺血的诊断与治疗[J].青海医药杂志,26(3):1-2.

谭鸿雁.1993.动脉硬化性闭塞症的手术治疗[J].辽宁医学杂志,7(4):177-179.

叶建荣,符伟国.1994.取栓加溶栓联合治疗中期动脉栓塞[J].中华外科杂志,32(3):152-153.

俞恒锡.1997.105例急性肢体动脉栓塞的临床治疗分析[J].中华外科杂志,35(7):431-433.

朱晓东,张宝仁.2007.心脏外科学[M].北京:人民卫生出版社.

第33章

泌尿系统损伤患者的护理

第一节 尿道损伤

尿道损伤(urethral injury)是泌尿系统最常见的损伤,多见于男性青壮年,男性尿道以尿生殖膈为界分为前尿道损伤和后尿道损伤两类。多发生于外伤伴骨盆骨折后,随着我国汽车拥有量与日俱增,车祸的数量也随之增加,近年来发病率有所增加。女性发生率约3%,小儿外伤较少。

【病因与分类】

1. 后尿道损伤 男性后尿道位置相对固定,易受到外力发生损伤。后尿道,尿生殖膈(urogenital diaphragm)至尿道内口,分膜部(控制排尿和射精1.5~2cm,是最固定和薄弱的部分)、前列腺部,见图33-1。

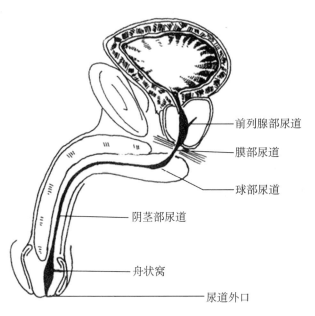

图33-1 男性尿道解剖

(1)钝性损伤:主要为与骨盆骨折有关的尿道损伤,此类后尿道损伤多合并其他脏器的损伤;因此在骨盆骨折尿道损伤时要注意其他脏器的损伤。

(2)医源性损伤:发生于尿道内器械操作或手术时。

(3)穿通性损伤:枪伤、刀刺伤。

2. 前尿道损伤 前尿道(尿道海绵体部):尿道外口至尿生殖膈,分阴茎(悬垂)部、球部(在耻骨弓下被阴茎悬切带和球海绵体肌固定,易损伤)。

(1)钝性损伤:绝大多数前尿道损伤是由跌落、打击或交通意外引起。其中以骑跨伤较为常见。

(2)医源性损伤:各种经尿道内的使用均有可能导致不同程度的尿道损伤、甚至安置气囊(保留)尿管也可导致尿道的损伤。

(3)开放性损伤:主要见于枪伤,其次的原因是刺伤和截断伤。

(4)性交时损伤:一些性交时阴茎海绵体折断伤的患者会伴有尿道海绵体的损伤。

(5)缺血性损伤:一些使用阴茎夹控制尿失禁的截瘫患者由于阴茎感觉的降低和缺失会引起阴茎和尿道的缺血性损害。

【病理】

尿道损伤病理变化比较复杂,了解其特点和变化规律,对诊断和治疗十分重要,见图33-2。

1. 损伤程度

(1)尿道挫伤:尿道黏膜或尿道海绵体部分损伤,阴茎筋膜完整。

(2)尿道破裂:尿道部分全层断裂,尚有部分尿道壁完整,借此保持其连续性。

(3)尿道断裂:尿道伤处呈完全游离的两个断

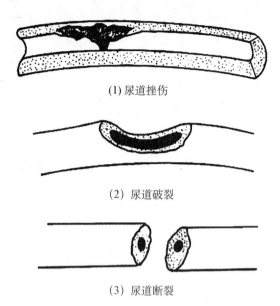

图33-2 尿道损伤的病理变化

端,尿道的连续性丧失。

2.病理分期

(1)损伤期:72h内的闭合性损伤,主要的局部病变未出血,组织破坏及缺损、细胞浸润创伤性反应轻,争取手术。

(2)炎症期:闭合性损伤超过72h,或开放性损伤未到72h但有感染迹象,炎症反应重,应控制感染、引流。

(3)狭窄期:损伤3周以上,炎症逐渐消退,纤维组织增生,瘢痕形成导致尿道狭窄。完全断裂,尿道缺损长者,膀胱造瘘,3个月后手术。

【临床表现】

大多数患者有生殖器损伤、会阴部外伤、骨盆骨折或医源性损伤等病史,当出现尿道外口出血、尿潴留、尿外渗等临床体征及表现时,应考虑尿道损伤。

1.尿道外口出血 见于37%~93%后尿道损伤和至少75%前尿道损伤的患者。前尿道损伤后可见尿道口滴血,后尿道损伤可无流血或仅少量血液流出,可淤积于会阴及阴囊部,形成血肿。尿道出血程度和尿道损伤严重程度不一定一致。

2.阴道口出血 超过80%的女性因骨盆骨折尿道损伤可出现阴道口出血。

3.排尿困难或尿潴留 排尿困难程度与尿道损伤程度有关。轻度挫伤可无影响,损伤较重,可因疼痛、尿外渗、尿道断裂等原因导致排尿困难甚至尿潴留。

4.疼痛 受伤局部可有疼痛及压痛。前尿道损伤者,排尿时疼痛加重并向阴茎头及会阴部放射。后尿道损伤疼痛可放射至肛门周围、耻骨后及下腹部。

5.局部血肿 骑跨伤时常在会阴部、阴囊处出现血肿及皮下瘀斑、肿胀等。

6.尿外渗 尿道破裂或断裂后可发生尿外渗,不同损伤部位的尿外渗范围不同。前尿道破裂,阴茎深筋膜完整时尿外渗限于阴茎本身;如阴茎深筋膜破损而会阴浅筋膜完整,尿外渗在阴茎、阴囊、会阴及下腹壁,如骑跨伤。后尿道破裂常在尿生殖膈以上,尿外渗在膀胱外腹膜外间隙,可延后腹膜向上扩散,如骨盆骨折。

7.休克 严重尿道损伤,特别是骨盆骨折后尿道断裂或合并其他内脏损伤者,常因出血多、创伤大导致休克。

【辅助检查】

1.体格检查

(1)直肠指检:对确定尿道损伤的部位、程度及是否合并直肠损伤等方面可提供重要线索,是一项重要的检查。

(2)诊断性导尿:仍有争议,因它可使部分性裂伤成为完全断裂、加重出血,并易造成血肿继发感染。但目前临床仍有使用,应在严格条件下选用较软的导尿管轻柔缓慢地插入,一旦导尿成功,应固定好导尿管并留置,切勿轻率拔出,如导尿失败,不可反复试插,如尿道完全断裂,不宜使用。

2.实验室检查 应行全血细胞计数、血红蛋白检测等检查。

3.影像学检查 逆行尿道造影是诊断尿道损伤的最直接有效方法。如有骨盆骨折时,应先摄X线平片,了解骨盆骨折情况及是否存在结石等异物,行尿道造影时,取30°斜坡摄片。

4.内镜检查 在有条件的医院可以考虑对球部尿道损伤的男性患者行尿道镜检查,对尿道部分断裂者可行尿道会师术,使诊断与治疗融为一体。但是在骨盆骨折导致的后尿道损伤的早期不推荐采用,因它有可能使部分裂伤变为完全断裂,加重损伤;女性患者尿道较短,可试行尿道镜检查以判断尿道损伤的存在和程度。

5.合并伤相关检查 对严重创伤导致尿道损伤的患者,检查时应注意其他脏器的合并损伤,注意观察患者的生命体征,必要时行超声、CT、MRI等检查以防止漏诊重要脏器损伤而危及患者的生命。

【治疗】

1. 后尿道损伤的治疗　注意患者的生命体征,后尿道损伤常合并骨盆骨折和其他脏器损伤,防止休克、感染及处理其他脏器的损伤和骨盆骨折是首要任务。

(1)留置导尿管:损伤不严重可试行放置导尿管,如成功则留置导尿管可以持续引流尿液。

(2)耻骨上膀胱造口术:适用于患者全身情况差,或部分断裂引起尿潴留时。可以避免尿道操作,减少尿道的进一步损伤。

(3)手术治疗。①一期尿道会师术:尿道损伤不严重或者在立即开放性手术进行的同时可以进行尿道会师术。手术操作较为简单,通过放置气囊导尿管的持续牵引及一段时间的留置,能使断裂的尿道达到有效复位和靠拢愈合,术后发生尿道狭窄的概率低;拔除导尿管后如有瘢痕形成,可定期行尿道扩张或腔镜下切开,术后很少需要二次手术。②一期后尿道复位吻合术:能使损伤尿道达到满意的解剖复位,疗效也较好,但手术野较深,清除血肿难度较大,还有可能造成新的出血或引起感染的危险。③单纯耻骨上膀胱造口术:伤情较重,大出血或休克状态,采用耻骨上膀胱切开造口术,引流膀胱尿液,还可发现膀胱的损伤同时修复。尿道待3～6个月后再做延期成形术。

2. 前尿道损伤的治疗

(1)钝性前尿道损伤(完全或不完全断裂):①不完全性的尿道断裂。可以采用耻骨上膀胱造口或尿道安置尿管的方法处理。造瘘或安置尿管数周后待尿道损伤愈合后进行排尿性尿道造影,如果排尿正常且没有尿液外渗就可拔除造口管。②完全性的尿道断裂。可以采用膀胱造口或一期手术修复。当采用耻骨上膀胱造口处理患者的并发伤恢复,尿道损伤稳定后,可以运用尿道造影等影像学检查,对患者的尿道情况进行详细的评估并制订尿道修复重建计划。前尿道损伤潜在的主要并发症有尿道狭窄和感染。早期的尿液分流和合理的抗生素运用可以降低感染的发生率。

(2)开放性前尿道损伤:由于刀刺伤、枪伤和动物咬伤导致的开放性前尿道损伤需要进行急诊的手术清创和探查。在一些严重的开放性前尿道损伤的患者,急诊清创时有可能发现尿道缺损较长而无法实施一期吻合术,勉强吻合还有可能导致阴茎下弯和勃起疼痛,这时应一方面进行耻骨上膀胱造口分流尿液,另一方面处理损伤的尿道和局部创面为二期修复重建做准备。

3. 尿道损伤并发症的处理

(1)尿道狭窄:尿道损伤后尿道狭窄的处理时间以伤后3个月之后较为适宜。

①后尿道狭窄的处理:推荐尿道吻合术,适用于狭窄段<2cm的膜部尿道狭窄、尿道扩张或内切开失败或疗效不满意者,可切除狭窄段,做尿道对端吻合术,是效果较好手术方式;还可选择尿道内切开术、尿道套入术、尿道替代成形术。

②前尿道狭窄的处理:短段累及尿道海绵体较浅的前尿道狭窄<1cm,特别是位于球部的尿道狭窄,可尝试运用内镜经尿道内切开或尿道扩张治疗;对于致密的累及尿道海绵体较深的前尿道狭窄或者是内镜经尿道内切开或尿道扩张治疗无效的患者,则需要采用开放的尿道成形手术进行治疗;对于球部<2cm的尿道狭窄,瘢痕切除吻合术较为适合;对于海绵体部尿道和长度较长的球部尿道狭窄>2cm,建议采用转移皮瓣或游离移植物的替代尿道成形术。此外,不建议对于损伤性尿道狭窄患者使用尿道内支架治疗。

(2)尿失禁:尿道损伤后尿失禁的发生率极低,Koraitim等报道约在5%。对于尿道外伤后尿失禁,其发生机制在于外伤破坏了尿控机制而引起尿失禁。治疗应该以恢复患者尿控功能为中心,以增加尿道阻力为主,降低逼尿肌收缩为辅;尿失禁较轻者以内科治疗、体疗及理疗为主,治疗无效或尿失禁较重者外科手术治疗。

(3)尿瘘:常见有尿道皮肤瘘、尿道阴道瘘、尿道直肠瘘等。手术或创伤后不久出现的尿瘘,瘘孔小,可以留置导尿,引流膀胱内尿液,抗感染治疗,瘘孔有可能自然愈合。如果非手术治疗失败,应待局部炎症完全消退后3个月再行手术治疗。

【护理措施】

1. 心理护理　患者大多为男性患者,患部又都是性器官,常会因尿道外口出血,疼痛,尿外渗到紧张、焦虑,会对今后是否恢复生理功能感到恐惧,护士应针对患者的心理反应,向患者介绍手术的必要性,使其了解治疗方法与过程,消除患者的紧张情绪,增强患者的信心;同时应取得家属的密切配合,给予情感支持,帮助患者重新认识和自我评价。必要时可咨询男科医生。

2. 手术前护理　按术前常规准备,术前1d沐浴更衣,常规备皮(会阴部皮肤),抗生素皮试,肠道准备,术前12h禁食、水,指导患者练习床上排便。

3. 手术后护理

(1)生命体征监测:术后遵医嘱每30～60min测量血压1次,6h后待血压平稳改为每2h 1次。

(2)引流管护理:妥善固定留置的各种管道,标明管道名称,保持管道通畅。术后留置尿管或膀胱造口管者,注意观察引流液的颜色、性状、量,发现异常,及时通知医生,尿道口消毒,2次/日,抗反流尿袋每周更换1次,防止逆行感染,下床活动时应将引流袋固定在低于膀胱水平的位置,勿牵拉、打折。

(3)卧位与活动:尿道狭窄成形术后遵医嘱需要平躺5～7d,应用支被架保护手术部位,以防摩擦造成疼痛。术后6h可在床上翻身活动,注意受压部位皮肤情况,注意妥善固定各引流管,勿打折或牵拉,防止引流管滑脱。

(4)饮食护理:术后6h开始进食流食、半流食,然后逐渐过渡到普食,饮食以清淡、高蛋白、高维生素、易消化食物为主,禁止食用辛辣、生冷、刺激性食物,保持大便通畅,必要时遵医嘱给予缓泻药;多饮水,每日>2000ml,预防泌尿系感染。

(5)其他:术后遵医嘱给予口服己烯雌酚,每天晚上2片。一般口服3～5d,防止阴茎勃起。

(6)骨盆骨折的患者,按骨盆骨折常规护理。

4. 健康教育

(1)指导患者保持心情愉快。

(2)留置管道出院的患者,应向其讲解尿管、尿袋的使用、清洁及更换方法。每日用温水清洁尿道口,注意保持个人卫生,抗反流尿袋更换每周1次,遵医嘱定期更换尿管。妥善固定引流管,防止扭曲、打折、脱落。保持造口管周围皮肤的清洁干燥。

(3)嘱患者多饮水,保持每日尿量在1500ml以上,预防泌尿系感染。

(4)拔除尿管后,指导患者注意观察排尿情况,发现尿线较前变细应及时就诊。

(5)尿道成形术后的患者如有旁道出尿和尿线变细、排尿困难等症状时应及时就诊,以免延误治疗。

(6)指导患者进食高蛋白、高营养、粗纤维易消化饮食,保持大便通畅,防止便秘。

(7)遵医嘱门诊复查,必要时定期尿道扩张。

第二节 肾损伤

肾位于腹膜后,解剖位置比较隐蔽,受到腹腔脏器、腰肌、脊柱及肋骨等保护,正常肾又有一定的活动度,故不易受到损伤。但肾实质脆弱,包膜薄,当暴力直接伤及肾区,特别是肾形态异常或肾本身有病变时,会发生挫伤,甚至破裂。肾损伤多见于20～40岁成年男性,在泌尿系统损伤中仅次于尿道损伤,居第二位,占所有外伤的1‰～5‰。

外部创伤造成的肾损伤在所有泌尿生殖道创伤中是最常见的。钝性肾损伤大多来自于车祸、高处坠落和外力直接撞击。在高速运动中突然减速或受到外力挤压是外伤史中最重要的信息。肾贯通伤最常见于枪伤和刺伤。

【病因与分类】

1. 闭合性肾损伤 因直接暴力(如撞击、跌打、挤压、肋骨或脊椎横突骨折等)或间接暴力(如高处坠落、车祸的对冲伤等)所致。突然暴力扭转引起肌肉强烈收缩,可致病理情况下的肾,如肾积水、肾结核、肾囊性病变等发生闭合性损伤。此外,某些疾病如流行性出血热对肾的损害,可引起"自发性"肾破裂。

2. 开放性肾损伤 因弹片、枪弹、刀刃等锐器贯穿致伤,常伴有胸、腹部等其他组织器官损伤,伤情往往复杂而严重。

3. 医源性肾损伤 医疗操作中,如应用腔内泌尿器械检查或治疗、肾穿刺、体外冲击波碎石(ESWL)等,有可能引起肾损伤。

【病理】

闭合性肾损伤临床上最常见,可分为下列病理类型。

1. 肾挫伤 损伤仅局限于部分肾实质,形成肾瘀斑和(或)包膜下血肿,肾包膜及肾盂黏膜完整。可以有显微镜下血尿(microscpic hematuria),一般症状轻微。

2. 肾部分裂伤 部分肾实质裂伤伴有包膜破裂,致肾周血肿。大多数患者属此类损伤,通常经非手术治疗可自行愈合。

3. 肾全层裂伤 肾实质深度裂伤,外及包膜,内达肾盂肾盏黏膜,常引起广泛肾周血肿、血尿和尿外渗。肾横断或碎裂时,可导致部分肾组织缺血。肾盂撕裂较为少见。这类损伤临床症状明显,后果严重,常需手术治疗。

4. 肾蒂损伤　肾蒂血管损伤少见。肾动脉、静脉主干或分支血管的撕裂或离断,可引起大出血、休克,常来不及救治而死亡。从高处坠落、车祸时发生的对冲力,引起肾急剧移位,肾蒂血管受到猛烈牵拉,致弹性差的肾动脉内膜断裂,形成血栓。此类损伤多发生于右肾,易被忽略,若不迅速确诊并施行手术,常造成肾功能丧失。

【临床表现】

1. 病史　有外伤史,尤其是腰部或肾区受伤史。

2. 休克　重度肾损伤、肾蒂血管断裂或合并其他脏器损伤时,因创伤和失血常发生休克,甚至危及生命。

3. 血尿　是泌尿系统创伤最重要的表现。其特点是镜下血尿或肉眼血尿。血尿的严重程度不一定与肾损伤的程度一致,有时肾损伤可无血尿。

4. 疼痛　伤侧肾区或上腹部疼痛,腹肌及腰肌强直,常为钝痛,因肾包膜张力增高或软组织损伤所致。

5. 腰腹部肿块　血液或外渗尿积存于肾周围,可出现不规则增大的肿块。

6. 发热　血肿、尿外渗易继发感染,引起发热症状。

【辅助检查】

1. 体格检查　应进行全面的体格检查,包括循环、呼吸、神经、消化等系统,以确定有无合并伤。

2. 实验室检查

(1)血液检查:血红蛋白、红细胞计数、血细胞比容测定,持续的血细胞比容降低提示大量失血。

(2)尿液及沉渣检查:多可见大量红细胞,受伤后不能自行排尿者应进行导尿检查。

(3)血清肌酐测定:伤后1h内的测定结果主要反映受伤前的肾功能情况。

3. 影像检查

(1)腹部X线片:重度肾损伤可见肾影模糊不清,腰大肌影不清楚,有时可见合并肋骨或腰椎骨折。

(2)B超:在肾损伤临床分类评估中的作用尚有争议。适合:①对伤情做初步评估;②连续监测腹膜后血肿及尿外渗情况。

(3)静脉尿路造影:对肾损伤伤情分类较重要,并了解对侧肾情况。建议行大剂量静脉造影。对血压不稳定需要急诊手术探查的患者可在手术室行术中IVU检查。

(4)CT增强扫描:是肾损伤影像学检查的"金标准",能迅速准确了解肾实质损伤情况,尿外渗、肾周血肿范围等。必要时可重复CT检查评估伤情变化。

(5)MRI:对造影剂过敏的患者可选择MRI检查。

(6)肾动脉造影:仅在怀疑有肾动脉分支损伤导致持续或继发出血,并有条件行选择性动脉栓塞时进行该检查。

【治疗】

肾损伤的治疗目的:保存肾功能和降低病死率。

1. 紧急处理　迅速进行复苏,输血补液,纠正休克,严密观察生命体征及病情变化。

2. 非手术治疗　非手术治疗为绝大多数肾损伤患者的首选治疗方法。适用于肾挫伤,轻度肾裂伤。

(1)绝对卧床休息至少2周,严密观察血压、脉搏和呼吸的变化。

(2)密切观察患者的一般和局部情况的变化,必要时输血、输液,补充血容量,维持水电解质平衡。

(3)必要的止血、镇痛药物。

(4)广谱抗生素预防感染。

(5)观察血尿情况,定时检测红细胞、血红蛋白和血细胞比容,注意肾区肿块是否增大。有肿块者,准确测量并记录大小,以便比较。

3. 手术治疗

(1)适应证:①开放性肾创伤。②急性大出血,腰部肿块继续增大。③血尿持续24h未见减轻,血红蛋白下降;经输血治疗血压不能维持者。④伴有其他脏器损伤或出血或有腹膜炎症状。⑤肾周围血肿发生感染,药物不能控制。⑥严重继发性出血。

(2)手术方式的选择:肾损伤的处理原则是止血和尽可能保留肾,决定肾切除前应了解对侧肾情况。手术方法有以下几种。

①肾周围引流术:适用于开放性肾损伤,异物、血块存留,血尿外渗或并发感染者。

②肾修复术或肾部分切除术:根据肾裂伤程度和范围,小的裂伤采用局部缝合止血;多处裂伤,缝合修补困难,可采用织网紧束肾压迫止血,大网膜包裹修补;缝合困难的上下极损伤,可行肾部分切

除术。

③肾切除术：严重肾全层裂伤或肾蒂损伤可行肾切除术。

④肾血管修复术：肾蒂血管伤可行缝合、血管吻合、去除血栓等手术。此术式应在伤后早期进行，受伤时间过长者，手术修复血管已无实际意义。

(3) 预后：肾损伤的预后多数较好，少数出现高血压、肾积水、结石等晚期并发症。肾损伤后的随访较为重要。

【并发症】

肾损伤并发症发生率为3%～33%，可分为早期及晚期两种。早期并发症主要有出血、尿外渗、肾周脓肿、尿性囊肿、尿瘘及高血压，多发生在伤后1个月内。晚期并发症包括出血、肾积水、高血压、动静脉瘘、假性动脉瘤等。

【护理措施】

1. 心理护理　肾损伤多由于突发事故如车祸、坠落等造成，患者承受机体和精神的双重痛苦。护理时特别注意向患者进行解释、疏导，适时进行不良情绪的转移；对非手术治疗患者讲明绝对卧床休息的重要性；在抢救治疗过程中医护人员应沉着冷静、有条不紊，给患者以安全感和信任感；对严重血尿者说明血尿较重与肾损伤的程度不完全成正比；病情稳定时讲解疾病治疗的有关知识，对非手术治疗失败者，主要讲解手术的必要性，手术方法及预后，并给予亲情式服务，让患者充分感受关爱和亲情，使患者在良好的心理状态下接受治疗和护理。

2. 手术治疗护理

(1) 生命体征的观察：由于肾组织较脆，血流丰富，一旦受损，可发生原发性休克及失血性休克，尿外渗及血肿可引起中毒性休克。所以生命体征的观察应贯穿于治疗的全过程，伤后遵医嘱每隔30～60min测量血压、脉搏、呼吸1次，如患者出现血压下降、脉搏加速、呼吸增快、面色苍白、精神不振、躁动等情况，提示病情加重，应及时通知医生，采取有效措施。

(2) 血尿的观察：血尿是肾创伤最明显的常见症状之一。一般讲，肾损伤越重，血尿程度越重。肾损伤患者应常规留置导尿管及床边接尿袋，准确记录24h尿量并观察尿液的量、色、尿比重的变化，保持尿量不少于60ml/h，每小时留置尿标本一份对比观察，并测尿比重以判断病情变化，1～2周或以后如尿液正常方可拔除尿管。

(3) 观察腹部体征变化：护士应观察并记录患者腰腹部疼痛的性质、程度，每30～60min注意检查肾区肿胀，饱满范围有无继续扩大。并注意观察腹部、腰部体征特别注意有无腹膜刺激症状。对腰腹部肿块，每日在腰或腹壁上准确画出肿块范围，可以估计渗血、渗尿情况，提示疾病转归及是否有进行性出血。在诊断未完全明确之前，慎用镇痛药物，以免掩盖病情。在进行护理操作和生活护理时应避免按压、牵拉等粗暴动作，以防加重损伤和疼痛。

(4) 卧位与活动：绝对卧床休息是肾损伤非手术治疗的重要措施之一。由于肾血流量丰富，组织损伤后易愈合。但肾组织较脆，在组织修复期稍微活动就可能影响组织愈合，甚至加重损伤。因此尽量减少床上活动，防止患侧受力、受压，保证绝对卧床休息，使组织迅速恢复正常。一般非手术治疗应绝对卧床休息2～4周，以利于血液凝固和肾组织再生，3个月内禁止做任何重体力劳动，防止再次损伤肾组织。肾切除患者术后6h血压平稳后，可取半卧位，鼓励患者早期活动，减轻腹部张力，有利于伤口引流，减轻腹胀，促进机体恢复。肾部分切除的患者，应根据手术方式指导患者活动，避免继发性出血或肾下垂。

(5) 监测血红蛋白及血细胞比容变化：在治疗过程中，护士应密切观察患者颜面、眼睑、口唇、甲床及末梢循环，定时测定血红蛋白、血细胞比容，必要时随时测定，以估计治疗效果及出血情况，决定输血量，同时注意血压、心率指标，决定是否继续非手术治疗。

(6) 止血药物应用：止血常用药物有氨甲苯酸（止血芳酸）、巴曲酶（立止血）、维生素K_1等，护士要严格执行医嘱，在单位时间内输入止血药，保证止血药的确切疗效。

(7) 引流管的护理：妥善固定留置的各种管道，标明管道名称，密切观察并记录各引流管引流液的颜色、性状、引流量，保持引流通畅，防止尿管打折、受压。留置尿管期间应鼓励患者多饮水，使尿量保持1500ml/d以上，保持尿管通畅，尿道口护理每天2次，抗反流尿袋更换每周1次。

(8) 饮食护理：术后胃肠功能恢复，可给予高蛋白、高维生素、易消化的饮食，有利于组织修复。多进水果、蔬菜，保持大便畅通，防止便秘，因费力排便可引起继发出血。

(9) 预防压疮及肺部感染：由于患者绝对卧

时间较长,易发生压疮及肺部感染。因此加强皮肤护理,保持皮肤及床单清洁干燥,防止局部长期受压。指导患者做深呼吸 3~5 次/日,每次 3min 左右。如有咳嗽、痰多、不易咳出时,可遵医嘱给予雾化吸入,2~3 次/日。

3. 健康教育　做好患者出院指导是促进其后期康复的重要保证,切实告知患者出院后定期回院复查,以便及早发现并及时处理远期并发症。

(1)遵医嘱注意休息和定时服药,定期复查尿常规和 B 超,避免使用有损肾功能的药物。

(2)2~3 个月不能从事体力劳动,不能剧烈运动,因此时肾组织比较脆弱,以免发生再次出血。

(3)预防继发性出血,继发性出血多发生于伤后 2 周,有时可达 2 个月。指导患者自我观察尿量、颜色,是否有血尿及伤肾侧是否肿胀不适,如有此情况及时就诊。

(4)生活起居有规律,增强体质,进食高蛋白、高热量、高纤维饮食,适量饮水,保持大便通畅,预防感冒或因咳嗽、便秘等增加腹压影响伤肾恢复。

(丁炎明)

■ 参考文献

顾沛.2002.外科护理学[M](二).上海市:上海科技出版社.

那彦群,孙光.2014.中国泌尿外科疾病诊断治疗指南手册[J].北京:人民卫生出版社.

宋士强,李明兴,于宗慧,等.2010.肾损伤的诊断和治疗[J].中国医药指南,8(7):120-123.

吴阶平.2008.吴阶平泌尿外科学[M].济南:山东科学技术出版社.

WEIV, KOVICK, PARTIN, PETERS.郭应禄,周利群,译.2009.坎贝尔-沃尔什泌尿外科学[M].北京:北京大学医学出版社.

第34章

尿石症患者的护理

泌尿系结石是泌尿外科的常见病之一,在泌尿外科住院患者中占居首位。欧美国家的流行病学资料显示,5%~10%的人在其一生中至少发生1次泌尿系结石,欧洲泌尿系结石年新发病率为100~400/10万人。我国泌尿系结石发病率为1%~5%,南方地区高达5%~10%;年新发病率为150~200/10万人,其中25%的患者需住院治疗。近年来,我国泌尿系结石的发病率有增加趋势,是世界上3大结石高发区之一。

第一节 概 述

泌尿系结石按部位可分为上尿路结石(即输尿管开口以上的尿路结石,包括肾、输尿管结石)和下尿路结石(包括膀胱结石、尿道结石);按病因分为代谢性结石、感染性结石、药物性结石和特发性结石;按结晶成分可分为含钙结石与不含钙结石。

【病因与发病机制】

尿石症是一种人体病理矿化造成的疾病,它的病因和结石的形成过程极为复杂,影响结石形成的因素也很多,主要有以下3大方面。

1. 流行病学因素 包括年龄、性别、种族、遗传、环境、饮食习惯和药物等。

(1)性别:成年男性比女性更容易患结石病。从一些数据,包括住院患者、门诊患者和急诊患者等看,男性患病者是女性的2~3倍。

(2)种族:结石病患病率存在人种/种族差异。Soucie(1994年)发现美国男性中结石患病率最高者为白种人,其次分别为西班牙人、亚洲人和美籍非洲人,患病率分别是白种人的70%、63%和44%。美国妇女中,白种人患病率最高,而亚洲妇女最低(约是白种人的50%)。其他学者报道在美国白种人和亚洲人之间患病率有更大的差异(3~4倍)。有意思的是,尽管结石病患病率存在种族差异,经观察同一地理区域的白种人和非白种人结石患者代谢异常的分布不同,但代谢异常的发生率相当接近,提示在决定结石高危性方面饮食和其他环境因素比种族影响要大。

(3)年龄:20岁之前发生结石相对少见,但40~60岁高发。女性结石发病有两个年龄段,第2个发病高峰在60岁,正是绝经期的开始。相对于男性,女性结石病发病率低,可能是雌激素有防止结石形成的作用,可增加肾钙的吸收并减少骨钙再吸收。

(4)环境:结石病地理分布趋势与环境危险因素有关;结石病高患病率见于炎热、干旱或干燥气候,如高山、沙漠或热带地区。回顾多个世界范围地理因素调查报告,发现结石患病率高的地区包括美国、大不列颠群岛、斯堪的纳维亚和地中海国家、印度、巴基斯坦北部、北澳大利亚、中欧、马来半岛的一些岛屿和中国。除外其他危险因素,学者们认为周围温度和日照时间与结石患病率相关。然而,遗传因素和饮食的影响可能要强于地理因素。

(5)气候:结石病的季节性变化很可能与温度有关,通过出汗导致体液丧失以及日照增加维生素D而影响结石形成。夏季7~9月份结石病高发。

(6)职业:暴露于热源和脱水同样是结石病的职业危险因素,结石形成比率最高。长期坐位的工作人员,例如从事管理或专职工作,结石形成危险性增加。

2. 代谢因素 例如甲状旁腺功能亢进(包括高血钙、低血磷、高尿钙、高尿磷)等。

3. 局部因素 包括梗阻(尿液排出不畅造成尿盐沉积);感染(细菌改变尿液酸碱度,菌落、脓块、坏死组织形成结石核心);异物(形成结石核心)等。

【病理生理】

病理变化的特点和程度取决于结石的性质、部位、大小、数量、形状、活动度及尿液引流的影响,有无感染和增大速度对肾的病理变化关系亦较密切。

结石可造成尿路阻塞,并发感染,而梗阻和感染又易造成结石产生,同时又是损害肾脏的两个主要原因。梗阻引起积水,积水易引发感染,感染又可加重梗阻。如此反复恶化可使肾实质遭到破坏,最后导致肾衰竭。但结石的大小与梗阻程度不一定成正比。

此外,多发性结石在继发感染的基础上可发生癌变,且多为鳞状上皮癌。

第二节 上尿路结石

【临床表现】

1. 症状 临床表现与结石大小、活动度、有无梗阻和感染有关。

(1)疼痛:结石的主要症状。一般是结石侧的肾区和上腹部隐痛或钝痛,少数可发生在对侧。当结石引起肾盂输尿管交界处嵌顿或输尿管嵌顿时,会产生绞痛。绞痛常突然发生,并向背部、下腹、会阴放射,同时伴恶心、呕吐。发作可持续几分钟至几小时不等。

(2)血尿:血尿因结石损伤黏膜造成。多在绞痛发作时或发作后出现,多数为镜下血尿,有时可出现肉眼血尿。有20%~25%患者在疼痛发作时可以无血尿。

(3)脓尿:合并感染时可出现脓尿。急性发作时可伴有寒战、发热、尿频、尿急、尿痛等。

(4)尿闭:双侧肾结石引起的双侧尿路梗阻可出现尿闭,或一侧结石梗阻而对侧发生反射性痉挛致尿闭。

(5)排石史 在疼痛和血尿发作时尿内可见沙粒或小结石排出,结石通过尿道时有尿液阻塞及尿道刺痛感,结石排出后尿流立即恢复通畅,患者有轻松感。

(6)腰部包块:结石梗阻引发严重肾积水时,可在腰部或上腹部触及包块。

2. 体征

(1)全身检查。①肾功能不全:贫血、水肿、高血压、代谢性酸中毒等;②痛风:痛风结节、关节炎;③甲状旁腺功能亢进症:颈部肿块;④原发性高草酸尿、肾小管性酸中毒、佝偻病严重发育迟缓。

(2)局部检查。①肾绞痛:肌肉痉挛,保护性肌紧张,脊肋角压痛叩击痛;②肾积水:肾区触及包块;③输尿管末端结石:直肠(阴道)指检触及包块。

【辅助检查】

1. 实验室检查

(1)血液分析、尿液分析:①血液分析包括血清钙、甲状旁腺激素、血液及尿液pH等的检测(例如草酸钙容易在中性或弱酸性环境中形成;磷酸镁铵、碳酸磷灰石等磷酸盐结石易在碱性环境中形成;胱氨酸结石易在酸性环境中形成;尿酸结石易在酸性环境中形成,且属于X线片不显影的阴性结石)。②尿液分析包括尿量及尿液中的钙、草酸、枸橼酸、尿酸、镁、磷酸、肌酐等的检测。

(2)结石分析:包括定量分析和定性分析,常见结石成分有含钙结石,包括草酸钙类结石、磷酸钙类结石;感染性结石,包括磷酸镁铵类结石、尿酸类结石、胱氨酸类结石等。常见结石的鉴别,见表34-1。

(3)24h尿液分析:是间接诊断结石成分的常用方法,结合空腹血钙、磷、尿酸值可推断出结石的主要成分,见表34-2。

表34-1 常见结石的鉴别

成分	占尿石比例(%)	X线	外形	表面	硬度	颜色
草酸钙	80~84	不透光	圆或卵圆形	粗糙	坚硬	深褐
磷酸钙	6~9	不透光	不定形	粗糙	质脆	灰白
碳酸钙	6~9	不透光	圆形	略粗糙	较硬	微黄
尿酸	6~10	透光	圆形	光滑	坚硬	深黄
胱氨酸	1~2	透光	蜡样	光滑	脆	淡黄
黄嘌呤	<1	透光	圆形	光滑	坚硬	棕黄

表 34-2 空腹血及 24h 尿正常值

空腹血	24h 尿
钙 2.12～2.75mmol/L	pH 清晨空腹 5.3～6.8
磷 0.96～1.62mmol/L	钙 2.5～7.5mmol
尿酸 90～360μmol/L	磷 23～48mmol
	尿酸 2.38～5.95mmol
	草酸盐 91～456μmol
	枸橼酸 70～460mg
	镁 2.0～8.0mmol
	胱氨酸 83～830μmol
	酸性黏多糖 20～40mg（国外 10～30mg）

2. 影像学检查

(1) B超：可发现 2mm 以上结石，并了解泌尿系统有无积水扩张，是常见检查方式。

(2) 尿路 X 线片（KUB）：可发现 90% 左右的阳性结石，了解结石的大小、数目、形态、位置，并初步提示结石的化学性质。因此，可作为结石检查的常规方法，范围包括双肾、输尿管、膀胱、前列腺（女性尿道）、T_{11} 上缘～耻骨联合。两肾轮廓、腰大肌影清晰，脊柱骨纹理清楚，肠内积气少。读片：骨骼（肋、脊柱、骨盆），腰大肌阴影，致密影（结石＜0.3cm 难显影，＞0.3cm 可显影）。

(3) 静脉肾盂造影检查（IVP）：应该在尿路 X 线平片基础上进行，其价值在于了解尿路的解剖，确定结石位置，发现尿路 X 线平片上不能显示的阴性结石，鉴别 X 线平片上可疑的钙化灶。还可以了解两侧肾的功能，确定肾积水程度。

(4) CT 扫描：可了解结石全貌及尿路形态。增强 CT 可显示肾积水的程度和肾实质的厚度，并反映肾功能状况。

(5) 其他：磁共振水成像、放射性核素等。

【治疗】

1. 非手术治疗 适用于结石＜1.0cm、无尿路梗阻和感染、肾功能正常、多发或复发性小结石。但＞5.0mm 的结石最好结合体外冲击波碎石（ESWL）或腔内技术取石。

(1) 自行排石：①大量饮水可降低尿内形成结石无机盐的浓度，减少沉淀成石的概率，也利于感染的引流排出，保持每日尿量＞2000ml；②适当运动，促进小结石的排出。

(2) 饮食和药物治疗：根据结石成分和生活习惯适当调节饮食。①含钙结石：少食牛奶、虾皮、猪脑等高钙食物。②草酸结石：少食菠菜、甜菜、核桃、芦笋、巧克力、咖啡、红茶、草莓等。③磷酸结石：少食蛋黄和肉类等。维生素 C 可酸化尿液，氢氧化铝可减少磷在肠道的吸收。④尿酸结石和黄嘌呤结石：应少食动物内脏、咖啡、茶叶、各种肉类。小苏打及枸橼酸合剂可碱化尿液。对痛风或血尿酸高的患者对症治疗可用别嘌醇等。⑤胱氨酸结石：应碱化尿液。⑥中药排石：常用排石冲剂等。

(3) 肾绞痛治疗：阿托品、哌替啶、吲哚美辛（消炎痛）、黄体酮等均能解痉镇痛。

(4) 合并感染：应同时治疗尿路感染。

2. 外科治疗 包括体外冲击波碎石术（ESWL），腔内泌尿外科手术及开放性手术。

(1) 体外冲击波碎石（ESWL）1980 年应用 ESWL 治疗肾结石以来，随着技术设备改进和经验的积累，ESWL 已较普遍用于泌尿系结石的治疗。

①适应证：a. 肾结石，单个结石≤2cm；结石 2～3cm，碎石前可留置双 J 管；铸型或多发结石，综合治疗，即 PCNL＋ESWL＋URS；下盏结石≤1cm；难碎结石（胱氨酸、草酸钙结石）＜1.5cm；孤立肾结石＞1.5cm，术前放置双 J 管。b. 输尿管结石＜1cm。c. 膀胱结石，病情不允许或拒绝手术者。d. 尿道结石，尿道结石不能推入膀胱或缺腔内碎石设备或拒绝手术者。

②禁忌证：a. 结石远端尿路梗阻；b. 肾盏憩室结石。

③相对禁忌证：a. 肾下盏结石＞2cm。b. 肥胖者（体重超过标准体重 1 倍以上）；脊柱畸形或肢体挛缩不能按要求摆体位者。c. 结石嵌顿者。d. 伴有不能治愈的出血性疾病或心肺肝肾功能严重不全；传染性疾病活动期；糖尿病未控制者。e. 孕妇；未育女性输尿管下段结石，避免损伤卵巢；未育男性尿道结石，注意保护睾丸。

④并发症：a. 血尿。b. 肾绞痛。c. 发热。d. 石街形成：需要积极处理，解除梗阻，保护肾功能。e. 急性肾损伤：包括肾包膜下血肿、肾周血肿、肾挫裂伤等。f. 其他：消化道出血、穿孔、咯血、皮肤瘀斑、尿潴留等。

(2) 腔内泌尿外科手术：包括经皮肾镜及输尿管镜技术。

①经皮肾镜取石术（PCNL）：是一种确实安全

有效的成熟术式。

适应证:a. 有不能排出的肾结石都是 PCNL 的适应证。由于体外冲击波碎石的广泛应用,目前 PCNL 主要用于 ESWL 不适合应用或疗效不好的结石。b. 铸型结石或多发结石,可以先行 PCNL,残余结石再行 ESWL。c. 开放手术取石术后残余结石。d. 孤立肾、蹄铁形肾和移植肾结石。e. 有症状的肾盏憩室内结石、基质结石和胱氨酸结石。f. 第四腰椎水平以上的输尿管结石,梗阻时间长合并肾积水,ESWL 和输尿管镜手术不成功,可以考虑行 PCNL。g. 肾结石合并肾盂输尿管连接部狭窄,可以碎石取石与肾盂输尿管连接部切开同时进行。

禁忌证:a. 全身性出血性疾病未控制、重要脏器严重疾病不适合手术和传染性疾病活动期的患者。b. 身体严重畸形,不能保持 PCNL 体位。c. 过度肥胖,皮肤到肾脏的距离超过穿刺扩张器的长度。d. 肾内或肾周围急性感染未能有效控制或合并有肾结核。e. 脾或肝过度增大,穿刺建立通道过程中有可能引起损伤的患者。f. 糖尿病或高血压未纠正。

并发症:术中出血、肾集合系统损伤、术中邻近脏器损伤,如胸膜、肝、脾和结肠损伤。

②输尿管镜碎石术:包括钬激光或气压弹道碎石,主要针对中下段输尿管结石治疗。

适应证:a. 中下段输尿管结石,非手术治疗无效。b. 上段输尿管结石,ESWL 无效,或停留时间比较长,可能有输尿管水肿结石嵌顿。尽量原位碎石取石,必要时将结石用灌注液冲回肾盂,留置输尿管支架管再行 ESWL 或 PCNL。

禁忌证:a. 全身性出血性疾病未控制、重要脏器严重疾病不适合手术和传染性疾病活动期的患者。b. 结石远端输尿管狭窄,无法用输尿管镜同时解决。c. 尿道狭窄尿道扩张不成功。d. 泌尿系统急性感染性疾病,需先行控制。e. 身体严重畸形,不能摆截石位;前列腺增生硬镜无法观察到输尿管口,可以考虑用软性输尿管镜。f. 女性月经期。

并发症:输尿管黏膜损伤、输尿管穿孔、输尿管黏膜撕脱或输尿管断裂、术后发热和感染、术后肾绞痛、输尿管狭窄或闭锁、膀胱输尿管反流。

(3)开放手术:适用于腔内手术治疗效果不佳或合并有严重尿路梗阻、感染、癌变的情况。包括肾盂切开取石术、肾实质切开取石术、肾切除术等。但由于腔内手术的开展,现已很少采取开放手术。

第三节　下尿路结石

【临床表现】

1. 膀胱刺激症状:如尿急、尿频、尿痛症状。
2. 排尿中断与变换体位排尿:由于结石活动阻塞尿道造成。
3. 血尿。
4. 癌变。

【辅助检查】

1. 实验室检查:血液分析、尿液分析、结石分析、24h 尿液分析。
2. 影像学检查:B 超、KUB 平片、CT 扫描、静脉肾盂造影检查等。

【治疗要点】

原则:取出结石,治疗病因。

1. 体外冲击波碎石术。
2. 膀胱镜碎石术。
3. 耻骨上膀胱切开取石术。

【护理措施】

1. 心理护理　解除思想顾虑,注意了解患者的饮食、饮水习惯及特殊爱好等,以取得患者的信任。特别是年老体弱、反复发作者,容易对治疗失去信心,意志消沉,情绪低落,护士要经常与患者沟通,指导其正确对待疾病,增强信心,以愉快的心情接受治疗。

2. 手术前护理　按术前常规护理,术前 1d 沐浴,常规备皮,抗生素皮试,做好肠道准备。指导患者进行手术体位练习,完善术前常规检查,术前拍摄 X 线片定位,以确定结石位置。

3. 手术后护理

(1)麻醉后护理常规:嘱患者去枕平卧 6h,禁食水。

(2)生命体征的观察:定时测量体温、呼吸、脉搏、血压、血氧饱和度,并进行记录。

(3)肾实质切开取石:患者应遵医嘱绝对卧床,以减轻肾的损伤,防止再发出血。

(4)切口护理:观察切口或造瘘口渗血、渗液情况,如有异常,及时通知医生。保持切口或造瘘口清洁、干燥。

(5)引流管的护理:a.尿管及引流管长度要适宜,保持通畅,避免牵拉、扭曲、打折,尿袋及引流袋应固定在低于引流口的位置,防止反流。b.妥善固定肾造瘘管,严防脱落。c.每日进行尿道口护理,保持尿管及会阴清洁,防止尿路逆行感染。d.置管期间每日观察尿液及引流液的颜色、性状、量,如有异常及时通知医生。e.置管期间应定时更换尿袋及引流袋,抗反流尿袋应每周更换1次,伤口引流袋应每日更换。

(6)疼痛护理:疼痛时可根据疼痛程度遵医嘱给予镇痛药物。

(7)饮食指导:非全身麻醉及开放手术,可在麻醉期后恢复正常饮食;全麻及开放手术应在肠道排气后开始进食,先给予流食,逐步恢复为半流食、普食。

(8)其他护理:术后第1天拍KUB,了解结石取出情况,嘱患者晨起禁食。

(9)术后并发症的护理。a.出血:定时观察患者术后病情变化及引流液的颜色、性状、量,如出现四肢湿冷、脉搏加快、血压下降、血性引流液增加等,应及时通知医生给予处理。b.发热:术后常见并发症,应遵医嘱给予对症处理,并嘱患者多饮水,监测体温变化。c.漏尿:注意观察患者主诉及临床症状,如腹痛、压痛、板状腹等急腹症症状。

【健康教育】

1.出院患者的指导:出院后遵医嘱定期复查,以便及时发现有无结石复发。如出现肾区胀痛(或绞痛)、尿频、尿急、尿痛、血尿、发热等症状应及时到医院就诊。

2.饮食指导:泌尿系结石以预防为主,所以应向患者讲解饮食结构与结石的相互关系。①高钙结石:不宜食用牛奶、奶制品、巧克力、坚果等。②草酸结石:不宜食用浓茶、番茄、菠菜、芦笋,多食用含纤维丰富的食物。③尿酸结石:不宜食用高嘌呤食物,如动物内脏,应进食碱性食品。④感染性结石:建议进食酸性食物,使尿酸化。

3.讲解饮水、运动的意义:每日饮水2500~3000ml,适当运动,尿量保持2000~3000ml/d,使尿液稀释,促进尿中晶体物质排出,同时起到冲洗尿路、减少感染发生的作用。

4.术后留置双"J"管的患者,部分会出现尿痛、腰痛、尿频、血尿等情况,多为双"J"管刺激所致。应注意多休息,避免剧烈活动。多饮水,不憋尿,如出现排尿困难、发热,尿大量血块等及时就诊。

(丁炎明)

参考文献

那彦群,孙光.2014.中国泌尿外科疾病诊断治疗指南手册[M].北京:人民卫生出版社.

中华医学会.2008.临床诊疗指南护理学分册[M].北京:人民卫生出版社.

朱有华.2007.泌尿外科诊疗手册[M].北京:人民卫生出版社.

Biyani CS, Joyce AD: Urolithiasis in pregnancy: I.Pathophysiology, fetal considerations and diagnosis[M].2002. BJU Int,89:811-818,quiz i-ii

Borghi L, Meschi T, Amato F, et al.1996.Urinary volume, water and recurrences in idiopathic calcium nephrolithiasis: A 5-year randomized prospective study[J].J Urol, 155:839-843

Griffith DP, Osborne CA: Infection (urease) stones[J].1987.Miner Electrolyte Metab, 13:278-285

第35章

泌尿系统结核患者的护理

20世纪90年代,由于对结核病的忽视、移民难民增加、人类免疫缺陷病毒(HIV)感染和艾滋病(AIDS)流行、耐药结核病例增加等因素影响,全球结核病疫情回升。

WHO报道,目前全球有近1/3的人已感染结核杆菌,每年新发结核患者800万~1000万,每年约有300万人死于结核病。我国的结核病患者数居世界第2位。

泌尿生殖系结核是最常见的肺外结核病之一,其中肾结核(tuberculosis of kidney)最为多见。在发展中国家,肺结核患者尿结核杆菌阳性率高达15%~20%。

【病因】

肾结核是由结核杆菌引起的慢性、进行性、破坏性病变。原发病灶多在肺部,其次在骨、关节、淋巴及肠道。结核杆菌经血行或淋巴途径进入肾后,常引起双侧肾皮质的病变。如果机体抵抗力较强,结核灶可以愈合,形成微小的瘢痕而不产生临床症状,称为病理型肾结核。但当机体抵抗力降低、细菌量大、毒性强时,结核结节增大,病变可破入肾小管,抵达肾髓质层,继而侵犯肾乳头,到达肾盂肾盏,出现一系列临床症状,称为一侧或双侧临床型肾结核。据临床资料统计,肾结核约90%为单侧性病变,10%为双侧性病变。

【病理】

从病理型肾结核发展至临床型肾结核,历时较长,一般长达数年。肾结核的早期病变为结核结节,结核结节可彼此融合,中心发生坏死,形成干酪样组织。这种坏死、破溃一般发生在肾乳头处,干酪样物质液化后可排入肾盂形成空洞,一旦空洞形成多不能自行愈合而将逐渐扩大。肾盏及肾盂黏膜上的结核,也在肾内经淋巴、血行,或直接蔓延,从肾的一部分扩散到其他部分,最后形成多数空洞、肾积脓,使整个肾脏遭到破坏。肾结核另一病理特点为高度纤维化,即纤维组织增生和钙盐沉着。全肾钙化时,输尿管完全闭合,患肾的尿液不能进入膀胱,膀胱结核逐渐好转、愈合,形成所谓的"自截肾"。

肾结核破坏严重时,偶可形成肾周围脓肿。肾结核愈合过程中的纤维化,可引起不同程度的梗阻,梗阻可加重原有结核的发展,使梗阻以上的病变破坏加快,常见的梗阻部位在肾盏、肾盂输尿管连接部及输尿管膀胱壁段。

结核可侵犯输尿管黏膜、黏膜下层及肌层,引起纤维组织增生,使输尿管增粗、变硬,呈一僵直的条索,管腔成结节性狭窄或完全阻塞,输尿管口已经失去瓣膜作用。

膀胱结核病变最初发生在患侧输尿管口附近的膀胱三角区,表现为黏膜充血、水肿及结核结节形成,然后发生溃疡、肉芽肿、纤维化。如病变侵入肌层,则可引起严重纤维组织增生及瘢痕收缩-膀胱挛缩。由于膀胱挛缩,可使对侧输尿管口发生狭窄或因破坏了输尿管口处括约肌的活瓣作用,而导致尿液反流,进而引起对侧肾积水。

【临床表现】

早期多无明显症状,只在尿检时可查到少量蛋白、红细胞及脓细胞。肾结核的典型症状不在肾脏而在膀胱,多数患者的最初症状为膀胱刺激征。

1. **膀胱刺激症状** 这是肾结核的最重要、最主要也是最早出现的症状。75%~80%的患者有尿频症状,排尿从每日3~5次逐渐增加到10~20次,特别是夜尿次数增多。如果膀胱病变严重,黏膜有广泛溃疡或膀胱挛缩,容量缩小,则排尿每日可达数十次,甚至出现尿失禁。

2. **血尿** 血尿是肾结核的另一重要症状,常伴随有尿频、尿痛。血尿的来源大多数来自膀胱病变,但也可来自肾本身。终末血尿是膀胱的结核性炎症和溃疡在排尿时膀胱收缩所致出血。若出血来自肾,则可为全程血尿。

3. 脓尿　尿中可出现大量脓细胞,同时在尿液内可混有干酪样物质,使尿液浑浊不清,严重者呈米汤样脓尿。其发生率约为20%。

4. 腰痛　肾结核一般无明显疼痛,但晚期结核性脓肾,由于肾体积增大,则可出现腰痛。国内资料的发生率为10%。若有对侧肾积水,则在对侧可出现腰部症状。少数患者可因血块或脓块堵塞输尿管而引起疼痛。

5. 全身症状　若肾结核合并有身体其他器官结核时,则常有消瘦、发热、盗汗。双侧肾结核,或单侧肾结核对侧肾积水时,则病情加重,并常伴有慢性肾功能不全的表现,如贫血、水肿、恶心、呕吐,甚至无尿。

6. 并发症

(1)膀胱挛缩:结核杆菌反复侵袭膀胱,造成严重的结核性膀胱炎,在膀胱的黏膜、肌层产生充血水肿、结核结节、结合溃疡、结核性肉芽,有大量淋巴细胞浸润和纤维组织形成,最后造成膀胱挛缩。膀胱挛缩引起膀胱的容量显著缩小,患者出现尿频现象。由于挛缩的过程是逐渐发生的,因此尿频亦逐渐增加。

(2)对侧肾积水:膀胱结核多由于上尿路结核下行蔓延引起。在膀胱输尿管交界处出现模糊不清、边缘不整现象,容量也减少,出现"小膀胱征"。有时可见膀胱壁上出现片状钙化灶。若膀胱结核累及健侧膀胱输尿管口,引起括约肌闭锁不全,发生尿回流现象,即形成对侧肾积水。

【辅助检查】

1. 实验室检查

(1)尿常规:尿液呈酸性,含少量蛋白,可见红、白细胞。

(2)尿培养:常为阴性,即所谓的"无菌性脓尿",应进一步做肾结核的相关检查。

(3)尿结核杆菌检查:①连续三次留24h尿液或晨尿,尿沉渣涂片抗酸染色找抗酸杆菌,方法简单,结果迅速,阳性率可达50%～70%。②聚合酶链反应(pcr)检测:结核杆菌具有快速、准确、灵敏度高等特点。③尿结核杆菌培养或动物接种:需2个月才有结果,对疑难病例有价值。

(4)血液检查:测结核抗体。

(5)血沉检查:若血沉下降加快提示结核活动可能。

2. 膀胱镜检查　膀胱镜检查在早期膀胱结核可见膀胱黏膜有充血水肿及结核结节。较严重的膀胱结核可见黏膜广泛充血水肿,有结核结节和溃疡。必要时可取膀胱壁组织活检。输尿管口向上回缩成洞穴样变化。同时还可做两侧逆行插管造影。若膀胱结核严重,膀胱挛缩,容量<100ml时,不宜进行此项检查。

3. 影像学检查

(1)尿路X线平片(KUB)和静脉肾盂造影(IVU):约1/3可显示肾结核的片状、云絮状或斑块状钙化影。IVU可以了解肾功能、病变程度和范围。可见到肾钙化、肾盏杯口边缘不整、杯口消失或肾实质内有空洞;输尿管僵直、变形及狭窄等;部分肾盏或整个肾盂肾盏不显影。

(2)B超:对肾结核的诊断无实用价值。

(3)CT:不能诊断早期肾结核,但对晚期病变的观察优于IVU,可显示扩大的肾盂肾盏、空洞、钙化及管壁增厚的肾盂和输尿管,还可观察肾实质厚度和肾周病变,了解结核破坏程度。

(4)核医学检查:患肾破坏严重时,肾图呈无功能水平线。肾结核导致对侧肾积水时,则呈梗阻曲线。

【治疗】

临床肾结核为进行性疾病,不经治疗不能自愈,病死率较高。

1. 一般治疗　休息,加强营养。

2. 药物治疗

(1)药物治疗五项原则:早期、联合、足量、全程和规律。

(2)应用抗结核药物的适应证:①临床前期肾结核。②病变局限在1～2个肾盏以内且无输尿管梗阻者。③孤立肾肾结核。④伴有身体其他部位的活动性结核暂时不宜手术者。⑤双侧重度肾结核而不宜手术者。⑥肾结核兼有其他部位的严重疾病暂时不宜手术者。⑦配合手术治疗,作为手术前用药。⑧肾结核手术后的常规用药。

(3)主要抗结核药每日和间歇用药剂量:见表35-1。

表 35-1 主要抗结核药每日和间歇用药剂量

药物	每日用量 成人(g)	每日用量 儿童(mg/kg)	成人间歇用量(g)	间歇用量每周次数
链霉素(SM)	0.75~1	20~30	0.75~1	2~1
对氨基水杨酸钠(PAS)	8~12	150~250	10~12	2
利福平(RFP)	0.45~0.6	10~20	0.6~0.9	2~1
异烟肼(INH)	0.3~0.4	6~25	0.6~0.9	2~1
吡嗪酰胺(PZA)	1.5~2.0	30~40	2.0~3.0	1
乙胺丁醇(EMB)	0.75~1.0	15~25	1.5~2.0	1

(4)药物治疗方案

①长程疗法:持续用药 18~24 个月,在用药的同时辅以维生素 B_6 每日 100mg,可以防止异烟肼的神经系统不良反应。常用药物有异烟肼每次 300mg,1 次/日;利福平每次 450~600mg,1 次/日;吡嗪酰胺每次 1.0g,1 次/日;乙胺丁醇每次 750mg,1 次/日。一般选用 2 种或 3 种药物联合应用。术前抗结核治疗 3 个月,最少不得少于 2 周。

②短程疗法:其基本目的是尽快杀灭结核病灶中的结核杆菌,使病变组织修复取得持久的临床治愈。Gow 应用短程疗法 4 个月方案为:最初 2 个月为吡嗪酰胺 25mg/(kg·d)(每日最大剂量为 2.0g),异烟肼 300mg/d,利福平 450mg/d,如肾和膀胱病变严重,则可加用链霉素肌内注射,每日 1.0g;后 2 个月为异烟肼 600mg 每周 3 次,利福平 900mg 每周 3 次。

(5)抗结核药的停药标准:①全身情况明显改善,血沉正常,体温正常;②排尿症状完全消失;③反复多次尿液常规检查正常;④尿浓缩法查抗酸杆菌,长期多次检查皆阴性;⑤尿液培养、动物接种和聚合酶链反应检测皆为阴性;⑥尿路 X 线平片及泌尿系造影检查病灶稳定或愈合;⑦全身检查无其他结核病灶。

3. 手术治疗 虽然抗结核药治疗在目前可以使大部分肾结核患者得以治愈,但是仍有一部分患者药物不能奏效,需进行手术治疗。常用的手术方法是肾切除、部分肾切除和肾病灶清除术。

(1)肾切除术的适应证:①"肾自截"或结核性脓肾;②肾结核破坏严重,肾功能完全丧失;③单侧肾结核病灶破坏范围>50%以上;④双侧肾结核,一侧破坏严重,而另一侧为极轻度结核,需切除严重侧,轻度病变采用药物治疗。

(2)部分肾切除术适应证:局限在肾一极的 1~2 个肾小盏的破坏性病变,经长期的抗结核药物治疗而未奏效。肾结核的纤维化狭窄发生于肾盏或漏斗部有引流不畅者。

(3)肾病灶清除术适应证:适用于个别范围不大的闭合性肾结核空洞而长期不愈者。肾结核在行肾病灶清除和肾部分切除之前,宜应用抗结核药物治疗半年以上;行肾切除者,用药 2 周以上即可。术后根据病情均需继续用药 6 个月至 1 年。

(4)并发症治疗

①膀胱挛缩:膀胱挛缩时因输尿管口狭窄及反流引起肾功能不全,肌酐清除率不小于 15ml/min,可行膀胱扩大手术。对尿失禁及膀胱颈、尿道狭窄者不宜行肠膀胱扩大手术,而应行尿流改道手术。在有效的抗结核药物治疗的基础上,膀胱感染或未愈合的结核不列为膀胱扩大手术的禁忌证。膀胱扩大术常采用的材料为回盲肠或结肠。术前患者至少接受 4 周的抗结核药物治疗。

②对侧肾积水:输尿管结核的病变引起管腔狭窄而导致肾积水时,若肾结核病变较轻且已稳定,肾功能良好,输尿管狭窄段局限,可切除狭窄段行端-端吻合术,内置双"J"导管作为支架管,导管留置 4~6 周;如狭窄邻近膀胱,施行输尿管膀胱吻合术。

【护理措施】

1. 一般护理 鼓励患者多饮水,以减轻结核性脓尿对膀胱的刺激症状。加强营养,进食维生素丰富、营养充分、易消化、无刺激性的饮食,改善全身营养状况。协助患者完成清洁护理,每天进行日光浴,保证休息,适当活动,避免劳累。

2. 心理护理 由于结核病病程较长,患者情绪低沉,对治疗和生活的信心不足,应加强心理护理。护士应该用良好的神态和语言,热情地向患者介绍有关结核病的常识,耐心解释患者提出的问题,做好患者术前宣教,讲解术前准备的必要性,消除患者的焦虑情绪,增强其战胜疾病的信心,愉快的心情和良好的心理素质有利于结核病的早日恢复。

3. 药物不良反应及监护　见表35-2。

4. 手术前护理　患者术前遵医嘱接受2~6个月的抗结核药物治疗,向患者讲明合理的药物治疗及必要的手术治疗可消除病灶,缩短病程,取得患者的主动配合;协助做好各项实验室检查、泌尿系造影检查,观察药物治疗的效果及不良反应以便及时处理;做好各项术前准备工作。

5. 手术后护理

(1)肾切除患者术后6h血压平稳后,可取半卧位,减轻腹部张力,有利于伤口引流。鼓励患者早期活动,减轻腹胀,促进机体恢复。肾部分切除的患者,应根据手术方式指导患者活动,避免继发性出血或肾下垂。

(2)密切观察患者的血压、脉搏及有无活动性出血的征兆。出血表现为:肾部分切除患者出现大量血尿;肾切除患者伤口引流血性液体较多,每小时>100ml并进行性增加,同时伴有心率、血压变化。术后7~14d因便秘或咳嗽等原因突然出现虚脱、血压下降、脉搏加快等症状。如出现以上情况,提示内出血可能,应尽快通知医生并协助处理。

(3)观察对侧肾功能:术后3d内准确记录24h尿量,观察尿的颜色和性状,若术后6h无尿或24h尿量减少,要严密观察健侧肾功能,尽快通知医生并协助处理。

(4)引流管的护理:注意各引流管的护理,定期更换引流袋,更换引流袋应无菌操作,防止感染,尿道口护理每日1~2次,女患者每日会阴冲洗。

(5)预防感染:观察体温及白细胞计数的变化,保持切口敷料干燥,及时更换,充分引流,适时拔管,减少异物刺激等,遵医嘱正确使用抗生素。

6. 健康教育

(1)运动锻炼:术后适当锻炼,注意休息,加强营养,增强体质,促进康复。有肾造口者应教会其自身护理,防止继发感染。

(2)用药指导:术后继续抗结核治疗6个月以上,以防结核复发;用药应坚持联合、足量、规律、全程,不可间断、减量,不规律用药可产生耐药性而影响治疗效果;用药期间注意药物不良反应,定期复查肝肾功能,监测听力、视力等。若出现恶心、呕吐、耳鸣、听力下降等症状应及时就诊;禁用和慎用对肾有害的药物,尤其是双肾结核、孤立肾结核、肾结核对侧肾积水的患者更应注意用药安全。

(3)早期治疗:应早期治疗肾结核,防止发生严重的膀胱结核病变及肾积水,无肾功能减退及继发感染可有良好的预后。若并发膀胱挛缩症,应正规

表35-2　药物不良反应及监护内容

药物	不良反应	主要监护内容
链霉素(SM)	对第8对脑神经前庭支的影响;耳毒性发生率高	定期监测听觉神经功能
对氨基水杨酸钠(PAS)	主要为胃肠道反应,偶可引起胃溃疡及其出血、血尿、蛋白尿、肝功损害及粒细胞减少	宜饭后服用;定期检查血常规
利福平(RFP)	偶有消化道反应及皮疹	宜空腹服用;嘱患者出现皮肤瘙痒、皮疹等及时就医;告知患者服药后可使大、小便、汗液、泪液等变成橘红色
异烟肼(INH)	周围神经炎、中枢神经系统毒性、肝毒性反应	嘱患者服药期间禁酒;定期检测肝功能;空腹服用,若胃肠道反应较重,改为饭后服用;避免与含铝抗酸剂同服
吡嗪酰胺(PZA)	肝脏损害最常见,高尿酸血症	定期检查肝功能;出现关节痛、排尿困难等要及时就医
乙胺丁醇(EMB)	球后视神经炎,出现视物模糊,不能辨别颜色或视野缩小等,严重者可致失明	用药期间须2~4周进行一次视力、视野及色觉等检查;如出现视力、色觉等异常时及时就医

抗结核治疗,待膀胱症状缓解后再行手术治疗,同时应加强支持疗法,保护肾功能。

(4)定期复查:单纯药物治疗者必须每月进行尿液检查及泌尿系统造影检查,注意其有无变化。手术后应每月检查尿常规和尿结核杆菌,连续3~6个月尿中无结核杆菌称为稳定阴转。5年不复发可认为治愈。

(丁炎明)

■ 参考文献

曹伟新.2006.外科护理学[M].4版.北京:人民卫生出版社.

丁炎明,孙燕.2008.实用泌尿外科护理及技术[M].北京:科学出版社.

那彦群,孙光.2014.中国泌尿外科疾病诊断治疗指南手册[M].北京:人民卫生出版社.

吴阶平.2008.吴阶平泌尿外科学[M].济南:山东科学技术出版社.

吴孟超,吴在德.2008.黄家驷外科学[M].7版.北京:人民卫生出版社.

肖顺贞,姚景鹏.2008.临床护用药理学[M].北京:人民卫生出版社.

朱有华.2007.泌尿外科诊疗手册[M].3版.北京:人民卫生出版社.

第36章

前列腺增生患者的护理

前列腺增生(benign prostatic hyperplasia, BPH)也称良性前列腺增生,是老年男性常见的良性疾病。组织学表现为前列腺细胞增生,不是细胞肥大,所以正确命名为前列腺增生症。人类前列腺在35岁开始有增生,多在50岁以上出现临床症状。

【病因】

迄今,BPH发生原因尚不清楚,其发病基础是老龄和有功能的睾丸。组织病理上BPH通常被定义为前列腺尿道周围区上皮及间质细胞数目的增多。Walsh(1992年)在探讨病因时曾明确指出了前列腺增生的两个特点:一是对雌激素敏感度增加;二是同时伴有细胞死亡率的减少,这实际上属于细胞凋亡学说。它是一个崭新的领域,有可能靠它揭开前列腺增生的病因之谜。

【病理生理】

前列腺增生的病理改变是缓慢、长期的变化过程,因此它对尿路的影响和危害是隐袭性的。在每次排尿期间,前列腺尿道的阻力不断增大以及膀胱内压的不断增高是前列腺增生的最基本的病理过程。

前列腺增生引起的病理结果主要有3种。

1. 机械梗阻 主要引起膀胱出口梗阻。
2. 动力性梗阻 系前列腺尿道、前列腺组织和前列腺包膜张力增高所致。
3. 逼尿肌损害 许多临床症状是由于梗阻造成膀胱功能的改变所致,而非单纯的流出道梗阻。

【临床表现】

1. 尿频 早期表现为尿频,尤其夜尿次数明显增多。随着梗阻加重,白天也出现尿频,导致男性下尿路症状明显。
2. 梗阻症状 排尿困难是前列腺增生最重要的症状,可表现为排尿踌躇、尿路中断、终末滴尿、尿线细而无力、排尿时间延长、排尿不尽感、尿潴留和充盈性尿失禁等。
3. 血尿 前列腺黏膜表面毛细血管及小血管扩张,当膀胱收缩时可引起镜下血尿和肉眼血尿。
4. 其他症状 当并发尿路感染时,可有发热、腰痛等症状,合并有肾功能损害时,可出现食欲缺乏、贫血、血压增高、嗜睡和意识迟钝等症状。

【辅助检查】

1. 国际前列腺症状评分(I-PSS)分类 轻度症状0~7分,中度症状8~19分,重度症状20~35分,按0~6评分度评估生活质量,0分表示生活质量最好,6分表示生活质量最差。
2. 体格检查 直肠指检、局部神经系统检查。
3. 残余尿测定 正常人排尿后膀胱内无或极少残留尿液,BPH患者残余尿达50ml以上,则提示膀胱逼尿肌已处于失代偿状态。
4. 尿动力学检查 包括尿流率、膀胱压及尿道压等诸项目检查。
5. 影像学检查 B超、X线、CT及MRI检查。
6. 实验室检查 合并感染尿中可见红白细胞,长期尿路梗阻肾功能受损,血尿素氮、肌酐增高,电解质紊乱。
7. 膀胱镜检查 除非其他检查不能明确诊断或伴有血尿需究其原因时才考虑该项检查。

【治疗】

目前对BPH的治疗方法很多,可依据梗阻程度、全身状况及经济条件等加以选择。

1. 药物治疗

(1)α受体阻滞药:适用于有下尿路症状的BPH患者。常见不良反应包括头晕、头痛、无力、困倦、直立性低血压、逆行射精等。直立性低血压更容易发生在老年及高血压患者中。

(2)5-α还原酶抑制药:适用于治疗前列腺体积

增大伴下尿路症状的BPH患者。最常见的不良反应包括勃起功能障碍、射精异常、性欲低下和其他如男性乳房女性化、乳腺痛等。

(3)植物制剂:如普适泰等,适用于BPH及相关下尿路症状的治疗。

(4)中药治疗。

(5)联合治疗:指联合应用α受体阻滞药和5-α还原酶抑制药治疗BPH。适用于前列腺体积增大、有下尿路症状的BPH患者。

2. 外科手术治疗

(1)经尿道前列腺电切术(TURP)是BPH外科治疗的金标准。主要适用于治疗前列腺体积在80ml以下的BPH患者,根据术者技术熟练程度适当放宽对前列腺体积的限制。因冲洗液吸收过多导致的血容量扩张及稀释性低钠血症发生率约2%,危险因素有术中出血多、手术时间长和前列腺体积大等。

(2)经尿道前列腺切开术:适用于前列腺体积<30ml,且无中叶增生的患者。治疗后患者下尿路症状的改善程度与TURP相似。

(3)开放性前列腺摘除术:主要适用于前列腺体积>80ml的患者,特别是合并膀胱结石或合并膀胱憩室需一并手术者。

(4)等离子双极电切术:使用双极等离子电切系统,采用生理盐水为术中冲洗液,以单极电切相似的方式进行经尿道前列腺切除术。

(5)经尿道钬激光前列腺剜出术:利用钬激光剜除的前列腺组织需要在膀胱内进行组织粉碎后完成治疗过程。

(6)经尿道前列腺激光汽化术:利用激光能量汽化前列腺组织,以达到外科治疗的目的。手术后不能提供病理组织。

(7)经尿道前列腺激光凝固术:通过激光对前列腺组织的凝固作用导致组织坏死、脱落,从而减轻梗阻。优点在于操作简单、出血风险以及水吸收率低。

应用于BPH的其他治疗还包括经尿道微波热疗、经尿道针刺消融术和前列腺支架置入术等。主要适用于不能接受外科手术的高危患者。

3. BPH患者尿潴留的处理

(1)急性尿潴留:发生急性尿潴留时,首选置入导尿管引流尿液,置入失败者可行耻骨上膀胱造口术。

(2)慢性尿潴留:BPH所致慢性尿潴留可出现肾积水及肾功能损害。一般治疗原则是积极引流膀胱尿液,根据肾功能状态择期手术治疗。

【护理措施】

1. 心理护理　患者因长期排尿困难,反复尿潴留而迫切要求手术,但因患者高龄或伴有心、肺、肾功能障碍,对手术能否进行,手术效果如何心存恐惧,护士应针对老年人的特点,反复耐心解释手术的必要性,详细告知治疗方案,缓解患者对手术的恐惧心理,保持良好状态,积极配合做好术前准备。

2. 保持尿液引流通畅　并发尿潴留、尿路感染或肾功能不良者,术前应留置导尿管或行耻骨上膀胱造口术,达到引流尿液、控制感染、改善肾功能的目的,提高对手术的耐受性及效果。

3. 手术前护理　①长期尿潴留做膀胱造口术或保留导尿管的患者,由于管道刺激和患者病程长、抵抗力下降,易发生泌尿系感染,术前应嘱患者多饮水,勤排尿。每日饮水2500～3000ml,以增加尿量冲洗尿路,并应用抗生素预防感染。②加强营养,适当活动,增强手术耐受性;教会患者深呼吸,有效咳嗽、咳痰方法,常规做肺功能检查并进行相应的治疗。戒烟酒,防止便秘。

4. 手术后护理

(1)麻醉术后护理常规:按椎管内麻醉术后护理常规。

(2)生命体征的观察:定时监测患者意识状态、血压、脉搏、呼吸的变化。因患者多为高龄老年人,常合并心血管疾病,加之麻醉、手术的刺激,易引起血压下降或诱发心肺并发症,如发现异常应及时通知医生。定时测量患者的体温,若体温明显升高,立即通知医生,判断有无菌血症的发生。

(3)引流管及膀胱冲洗护理:妥善连接、固定各引流管及冲洗管,观察气囊导尿管固定及通畅情况。密切观察膀胱冲洗引流液的颜色、性状、量,根据引流液颜色变化调节冲洗速度,防止血凝块堵塞引流管。

(4)腹胀的观察:注意倾听患者的主诉,观察有无腹胀等不适感,判断有无冲洗液外渗征象。

(5)疼痛护理:膀胱痉挛的患者遵医嘱给予解痉、镇痛药物。

(6)饮食活动指导:术后6h指导患者床上活动,次日协助下床活动,预防深静脉血栓的发生,停止膀胱冲洗后指导患者多饮水,每天>2000ml,多食粗纤维、易消化的食物,忌饮酒及辛辣刺激性食物,预防便秘。

(7)其他:拔除尿管或造瘘管后注意观察患者排尿情况。指导尿失禁的患者进行盆底肌训练。

5. 健康教育

(1)多饮水,每日>2000ml,进食粗纤维、易消化的食物,忌食辛辣刺激性食物,防止便秘。

(2)术后3个月内避免剧烈活动,禁止骑车,防止出血。

(3)出院时仍留置尿管者,教会患者正确护理尿管的方法。

(4)尿失禁的患者出院后继续进行盆底肌的锻炼。

(5)若有排尿异常等情况,应及时就诊。

(6)遵医嘱定期复查。

(丁炎明)

■ 参考文献

顾沛.2002.外科护理学(二)[M].上海:上海科学技术出版社.

那彦群,孙光.2014.中国泌尿外科疾病诊断治疗指南手册[M].北京:人民卫生出版社.

第37章

泌尿、男性生殖系统肿瘤患者的护理

第一节 肾肿瘤

肾肿瘤是泌尿系统中的常见肿瘤之一,发病率居第2位,仅次于膀胱肿瘤。按肿瘤的生物学特性分为良性肿瘤和恶性肿瘤两类。绝大多数肾肿瘤为恶性肿瘤。肾细胞癌(renal cell carcinoma,RCC)简称肾癌,是最常见的肾肿瘤,占肾肿瘤的75%~80%,占成人恶性肿瘤的2%~3%,发病高峰45~55岁,儿童少见,男性多于女性,约为2:1。随着超声和CT检查技术提高、体检普遍,新增偶发肿瘤和局限肿瘤病例明显增多,同时,这些患者5年生存率也相应提高。

【病因】

肾细胞癌的病因至今尚不清楚,肾细胞癌的患病风险随年龄增长而升高,已知的危险因素包括:吸烟、家族遗传、肥胖、长期接受透析和接触某些化学物质等有关。

【病理】

1. 肾细胞癌组织学分类

(1)透明细胞癌(70%~80%)。

(2)乳头状肾细胞癌(10%~15%):1型、2型。

(3)嫌色细胞癌(3%~5%):1型、2型。

(4)集合管癌(1%)。

(5)未分类癌肾细胞(1%)。

2. 组织学分级 推荐采用将肾癌分为高分化、中分化、低分化(未分化)的分级标准。

3. 分期 推荐采用2002年AJCC的TNM分期和分期组合(表37-1、表37-2)。

【临床表现】

早期肾癌一般无症状,中晚期出现"肾癌三联征"(血尿、腰痛、腹部肿块)。目前,"肾癌三联征"的临床出现率不到15%,无症状肾癌发病率逐年升

表37-1 2002年AJCC肾癌的TNM分期

分期	标准
原发肿瘤(T)	
T_X	原发肿瘤无法评估
T_0	无原发肿瘤
T_1	肿瘤最大径≤7cm,局限于肾
T_2	肿瘤最大径>7cm,局限于肾
T_3	肿瘤侵及主要静脉或侵及肾上腺或侵及肾周围组织,但未超过肾周筋膜
T_4	肿瘤浸润超过肾周筋膜
区域淋巴结(N)	
N_X	区域淋巴结转移无法评估
N_0	无区域淋巴结转移
N_1	单个区域淋巴结转移
N_2	一个以上区域淋巴结转移
远处转移(M)	
M_X	远处转移无法评估
M_0	无远处转移
M_1	有远处转移

表37-2 2002年AJCC肾癌分期组合

分期	肿瘤情况		
Ⅰ期	T_1	N_0	M_0
Ⅱ期	T_2	N_0	M_0
Ⅲ期	T_1或T_2	N_1	M_0
	T_3	N_0或N_1	M_0
Ⅳ期	T_4	N_0或N_1	M_0
	任何T	N_2	M_0
	任何T	任何N	M_1

高,国内文献报道其发病率为13.8%～48.9%,国外报道高达50%,大多数为偶然(体检或做其他身体检查)诊断出来。10%～40%的患者出现副瘤综合征,表现为:高血压、贫血、疲劳、体重减轻、恶病质、发热、红细胞增多症、肝功能异常、高钙血症、高血糖、血沉增快、神经肌肉变、淀粉样变性、溢乳症、凝血机制异常等改变。30%为转移性肾癌,可因肿瘤转移所致的骨痛、骨折、咳嗽、咯血等症状就诊。

【辅助检查】

1. 必须包括的实验室检查项目　尿素氮、肌酐、肝功能、全血细胞计数、血红蛋白、血钙、血糖、血沉、碱性磷酸酶和乳酸脱氢酶。

2. 必须包括的影像学检查项目　腹部B超或彩超,胸部X线片(正、侧位)、腹部CT平扫和增强扫描(碘过敏试验阴性、无相关禁忌证者)。

3. 可选择的影像学检查项目　腹部X线平片,腹部MRI。

4. 其他　对于不能手术的晚期肾肿瘤需要化疗或其他治疗的患者,为明确诊断,可行肾穿刺活检获取病理诊断;对需姑息性肾动脉栓塞治疗或保留肾单位手术前需了解肾血管分布及肿瘤血管情况者,可选择肾血管造影。但此两项检查不作为肾癌患者常规检查。

【治疗】

综合影像学检查结果进行临床分期,根据分期初步制订治疗原则。依据术后组织学确定的侵袭范围进行病理分期评价,按分期结果修订术后治疗方案。

1. 局限性肾癌的治疗　到目前为止,外科手术仍是局限性肾癌首选治疗方法。放疗可以使局部复发延迟,但不能改善存活率。化疗的效果不理想。生物免疫治疗目前发展很快,取得了一定效果。

(1)根治性肾切除手术。是得到公认可能治愈肾癌的方法。经典根治性肾切除范围包括:肾周筋膜、肾周脂肪、患肾、同侧肾上腺、从膈肌脚至腹主动脉分叉处腹主动脉或下腔静脉旁淋巴结及髂血管分叉以上输尿管。

(2)保留肾单位手术(nephron sparing surgery,NSS)。适应证:孤立肾肿瘤、对侧肾功能不全或无功能者以及双侧肾癌等;相对适应证:肾癌对侧肾存在某些良性疾病,如肾结石、慢性肾盂肾炎或其他可能导致肾功能恶化的疾病。对位于肾周边,单发,且<4cm的肾癌,也可考虑采取NSS治疗。切除范围:距肿瘤边缘0.5～1cm。

(3)腹腔镜手术:包括腹腔镜根治性肾切除术和肾部分切除术,切除范围标准同开放性手术,疗效与开放性手术相当。

(4)微创治疗:射频消融、冷冻消融、高精度聚焦超声,可用于不适合手术、肿瘤较小的肾癌的治疗。长期疗效尚不明确,因此不作为首选治疗方案。

(5)肾动脉栓塞:对不能接受手术治疗的患者可作为一种缓解症状的姑息性治疗方案。

2. 局部进展性肾癌的治疗　首选治疗方法为根治性肾切除,术后尚无标准辅助治疗方案。

(1)区域或扩大淋巴结清扫术:对术后淋巴结阴性患者只对判定肿瘤分期有实际意义;阳性者多伴有远处转移,手术后需联合内科治疗。

(2)肾静脉和腔静脉瘤栓的外科治疗:静脉瘤栓取出术。

(3)术后辅助治疗:不对瘤床区常规放疗,但对未能彻底切除干净的Ⅲ期肾癌可选择放疗。

3. 转移性肾癌的治疗　应采用以内科治疗为主的综合治疗。外科手术为辅助治疗手段。

(1)手术治疗。①肾原发病灶的手术治疗:对体能状态好,低危险因素的患者首选外科手术,切除原发灶,提高内科治疗疗效,缓解严重血尿、疼痛等症状,提高生存质量;②转移灶手术治疗:视患者身体情况与肾手术同时或分期进行。

(2)内科治疗。目前,索拉非尼、舒尼替尼等分子靶向治疗药物已成为转移性肾癌的一、二线治疗用药,此外,干扰素(IFN-α)亦可作为治疗转移性肾透明细胞癌的用药,可选用首次剂量为3MU,之后每次9MU,皮下注射,每周3次,共12周。

(3)放疗。对局部肿瘤床复发、区域或远处淋巴结转移、骨骼或肺转移患者,姑息放疗可达到缓解疼痛、改善生存质量的问题。

【并发症】

无论是开放性手术或腹腔镜手术治疗肾癌均有可能发生出血、感染、肾周脏器损伤、胸膜损伤、肺栓塞、肾衰竭、肝衰竭、漏尿等并发症,应注意预防和适当处理。

【护理措施】

1. 心理护理　早期肾癌多为体检发现,患者突然被诊断为癌症容易出现怀疑、愤怒、忧郁、悲观等心理问题;晚期肾癌患者可能出现紧张、恐惧、焦虑、抑郁等心理问题,护士应注意到患者的心理变化,根据患者不同需要给予心理护理。例如,对于处于怀疑期的患者,护士应给予耐心讲解,告知患者早期治疗手术成功率高;对于处于愤怒期的患者要给予更多的体谅,面对患者无理要求和指责,知道这是由于患者对自身疾病不能接受造成的;对于紧张焦虑的患者,多给予关心并指导患者用阅读书籍、与他人交流等方法进行缓解,使患者放松情绪。

总之,多与患者进行沟通,及时发现患者的住院期间不同阶段的心理问题和需要,给予相应的护理。

2. 生命体征的观察 肾癌患者多有高体温、高血压、高血糖等肾外表现,应根据医嘱监测生命体征和血糖变化。测体温,4次/日;测血压,3次/日;监测五点血糖,及时发现患者生命体征的异常,利于患者手术准备。

3. 手术前护理 按术前常规护理,术前1d沐浴、备皮、抗生素皮试及肠道准备。对巨大肿瘤需要开腹探查或可能术中伤及肠道的患者,遵医嘱给予特殊肠道准备:术前3d少渣半流食,开始口服肠道抗生素,术前2d流食,术前1d禁食,口服肠道营养液和泻药,术前晚及术晨清洁洗肠。术前1d晚10点后禁水,术晨除去身上饰物、义齿、衣袜,更换新病号服,准备迎接手术。

4. 手术后护理

(1)肾癌根治术后护理

①麻醉术后护理常规:术后去枕平卧8h,恶心呕吐时头偏向一侧。给予双鼻导管吸氧、心电监护。

②生命体征的观察:术后6～8h每30min至1h测血压、心率、脉搏、呼吸、血氧饱和度,8h后可床上侧身、半卧位活动。根据病情1～2h测量1次生命体征。注意患者有无憋气、呼吸困难主诉,及时发现手术伤及纵隔损伤肺部引起的呼吸困难。

③管路护理:保持各管路通畅,包括导尿管、切口引流管及静脉输液管。妥善固定各管路,定时巡视,防止打折、堵塞和脱出。准确记录尿量、切口引流量、颜色和性状,以观察肾功能和有无出血发生。

④饮食护理:患者未排气时禁食水,排气后遵医嘱进流食,逐渐过渡到普食。

⑤皮肤护理:手术后要立即观察患者骶尾部皮肤有无破损,麻醉期后鼓励患者侧卧位床上活动,防止压疮。过于消瘦或已经发生压红的患者,局部给予适当保护,做好交接班。

⑥活动指导:未过麻醉期时指导患者活动四肢,麻醉期后鼓励患者床上活动,术后第2天协助床旁活动。尽早的活动可促进胃肠功能恢复、防止下肢静脉血栓。

⑦预防肺部及泌尿系感染:留置尿管患者用0.25‰碘仿(碘伏)清洁尿道口,2次/日,抗反流尿袋每周更换1次,每日更换切口引流袋,更换时注意无菌操作。术前吸烟、老年患者注意协助叩背咳痰,必要时给予雾化吸入。

(2)保留肾单位手术术后护理:保留肾单位手术术后护理基本上与肾癌根治术后护理相同,因手术保留了部分肾,有出血的危险,所以在术后活动时要特别注意。患者术后应保持平卧体位,可适当进行抬臀活动,但不能侧卧和半卧位,严格根据医生指导活动。此术式患者,护士应严格观察生命体征、尿量和切口引流量,观察尿液和引颜色流液、性状,及时发现出血。

5. 健康教育

(1)指导患者进食高蛋白、高营养、粗纤维、易消化饮食,饮水2000ml/d左右。

(2)对于需要后期进行干扰素治疗的患者,给予药物指导。

(3)指导术后出院患者养成观察自己排尿颜色、性状的习惯,定期门诊复查。

(4)指导患者如出现骨痛、干咳等症状,及时门诊复查。

(5)指导患者避免服用对肾有损伤的药物,注意保护健侧肾功能。

(6)指导保留肾单位手术患者,出院后注意保护术侧腹部,避免外伤。

(7)出院后保持心情愉快,选择健康的生活方式。

第二节 输尿管肿瘤

输尿管肿瘤(tunor of the ureter)主要是尿路上皮肿瘤,较少见,近年来发病有增加趋势,男性发病率几乎为女性的2倍,40岁以前发病较少见,输尿管下1/3段占75%,作为尿路上皮肿瘤的一部分,输尿管肿瘤的多中心性生长常见,同时或先后出现尿路其他部位癌者可达 1/2 以上。

输尿管肿瘤分原发性和继发性两种。原发性肿瘤起源于输尿管本身,继发性则来自肾及膀胱肿瘤的输尿管种植,或者来自身体其他部位肿瘤的输尿管转移。一般对来自直肠,子宫颈等附近部位肿瘤的输尿管浸润,不属于输尿管肿瘤的范围。

【病因】

输尿管肿瘤的病因尚未完全明了。一般认为和其他部位的尿路上皮肿瘤一样,如与局部炎症,结石,化学致癌物质等刺激或诱发因素有密切关系,诸如外源性化学物质苯胺类、内在性色氨酸代谢的异常、输尿管炎、结石诱发、寄生虫感染等。继发性则与泌尿系其他肿瘤,如肾实质肿瘤,肾盂肿瘤,膀胱肿瘤的种植与蔓延,或者身体其他部位肿瘤有关。

【病理】

病理类型 输尿管良性肿瘤少见。主要为尿路上皮癌(过去称为移行上皮细胞癌),鳞状细胞癌,腺癌少见。

【分期】

分期的原则是肿瘤是否侵及输尿管平滑肌以及是否扩展到周围组织,有无远处转移病灶。肿瘤的分期决定治疗的方法和预后(表 37-3)。

表 37-3 输尿管肿瘤分期

病变范围	国际抗癌协会分期	Jewett 分期
原位癌	Tis	O
黏膜乳头状癌	Ta	O
浸润固有层	T_1	A
浸润浅肌层	T_2	B_1
浸润深肌层	T_3a	B_2
浸润肌层外脂肪	T_3b	C
浸润附近脏器	T_4	D

【临床表现】

1. 血尿 是最常见的症状,通常是间歇性、无痛性、肉眼全程血尿,并可出现条索状血块。镜下血尿常见于早期或分化良好的肿瘤。因此,血尿是诊断输尿管癌的重要线索。中老年患者如果出现血尿伴肾、输尿管扩张积水,应考虑到原发性输尿管癌的可能性。

2. 疼痛 血块通过输尿管部发生肾绞痛,一般表现为腰部或沿输尿管方向的放射性钝痛或隐痛。也可表现为肾积水引起的胀痛。

随着影像学技术的进步,无意中体检发现的输尿管癌越来越多。

【辅助检查】

1. 实验室检查

(1)尿常规检查:可见红细胞。

(2)尿细胞学检查:有的输尿管癌没有任何症状,仅能在细胞学检查中发现。分化良好的肿瘤细胞学检查常为阴性。输尿管导管引流尿发现瘤细胞可以更正确地诊断上尿路肿瘤。

2. 影像学检查

(1)静脉尿路造影(IVU):可以表现为肾积水,输尿管充盈缺损。同时有助于了解对侧肾功能和并发存在的其他泌尿系统疾病。

(2)逆行尿路造影:表现为输尿管腔内充盈缺损或管腔呈不规则狭窄、管壁僵硬;梗阻完全者,造影剂在梗阻以下受阻,呈杯口样改变,凹面向下。通过输尿管插管,逆行尿路造影,多数输尿管癌可确诊。

(3)CT:可用于诊断和分期,对于输尿管癌的诊断有较高的准确性,并有助于肿瘤与泌尿系阴性结石的鉴别诊断,有助于减少传统的、有创性的输尿管镜检查。这或许成为输尿管癌诊断的一个发展方向,有可能成为诊断输尿管癌的金标准。

(4)MRI:在肿瘤分期上较 CT 准确。对诊断不清的梗阻性肿瘤诊断有帮助。适用于对造影剂过敏不能用尿路造影或 CT 检查的患者。

(5)超声诊断:B 超作为一种无创性检查,能较早发现肾、输尿管的扩张积水,有助于确定梗阻的部位,结合患者有血尿等症状,可为进一步明确诊断提供线索。

3. 内镜检查

(1)膀胱镜检查:凡输尿管口喷血,而肾、肾盂无明确病灶者;偶然输尿管口可见突出肿瘤或同时发现有膀胱肿瘤者均有助于输尿管肿瘤诊断。

(2)输尿管镜检查:输尿管镜对肿瘤小、其他检查难以明确诊断者有较高的诊断价值。但因是有创检查,只适用于确诊有困难的病例。

【鉴别诊断】

1. 输尿管结石 输尿管结石亦可出现血尿、绞痛及尿的细胞学改变,常给诊断带来困难,可参考年龄、CT局部加密平扫、尿内常见到结晶、输尿管镜检可帮助鉴别诊断。

2. 输尿管息肉　是最常见的输尿管良性占位性病变,息肉多发生在上1/3段输尿管、年龄在40岁以下、病程长、尿瘤细胞阴性。可行尿路造影、输尿管镜检查。

【治疗】

输尿管肿瘤以手术治疗为主,手术方法取决于患者的一般情况、输尿管病变部位和范围、有无转移灶、是否双侧输尿管病变及患侧肾和对侧肾功能情况。根据术前的肿瘤分期和分级,可采用根治性肾盂输尿管切除术,保守手术治疗。

1. 根治性肾盂输尿管全长膀胱袖状切除术　一般适用于对侧肾功能良好的病例,浸润性和(或)分级高的输尿管癌。切除范围包括患侧肾,全部输尿管及输尿管开口周围的一小部分膀胱壁做袖状切除,尤其强调输尿管开口部位膀胱壁的袖状切除。认为保留或残留肿瘤远端输尿管的手术,其术后复发率高。

2. 保留肾单位手术　适应证:①肾功能不全、孤立肾、双侧肿瘤及低级低期肿瘤患者。②输尿管内有息肉样充盈缺损,经影像学证明肿瘤是局部的,患肾功能良好,术中输尿管未见硬变,无肿瘤转移。手术方法采用输尿管肿瘤局部切除再吻合或输尿管膀胱再植术。病变在输尿管上段肿瘤切除后行肾盂再吻合术。输尿管下段肿瘤需切除末端输尿管及其膀胱袖口状切除,再将输尿管移植于膀胱。若缺损较长,可行输尿管膀胱瓣成形术。切除原发肿瘤后,术后2年内每隔3个月复查1次,必要时需做输尿管镜检查。

3. 输尿管镜治疗　其适应证为孤立肾,对侧肾功能严重受损;双侧肾功能均好,肿瘤分化好,且为表浅肿瘤($T_1\sim T_2$),肿瘤能经输尿管镜清楚观察并易触及者。输尿管镜可以对肿瘤进行电灼术,激光切割,电切除术或电凝或电切和激光联合治疗应用。术后留置输尿管支架管4～6周,应定期严密复查,必要时行输尿管镜检查。

输尿管管壁薄且淋巴回流丰富,肿瘤极易穿透肌层,形成局部的浸润和早期转移。早期诊断、合理治疗是提高患者长期生存率的关键。特别是局部切除或输尿管镜下电灼的患者,术后行膀胱灌洗治疗及定期复查膀胱镜是十分必要的。根据适应证,术后严密随访。

4. 放射治疗　对于高分期肿瘤(肿瘤侵犯肌层以外),可在术后配合放疗,可能提高生存率。

5. 全身化疗　主要用于配合手术和转移癌的治疗。

【护理措施】

1. 心理护理　患者常因肉眼血尿,疼痛产生紧张、恐惧、焦虑情绪,护士应深切理解患者的心理变化,关怀体贴患者,与患者建立良好的护患关系。向患者讲解手术必要性,介绍手术过程及方法,消除患者紧张焦虑情绪,保持良好的心理状态,积极配合治疗,增强患者对手术治疗的信心,保证手术顺利进行。

2. 手术前护理　术前1d做抗生素皮试,备皮,肠道准备,术前指导练习咳痰。

3. 手术后护理

(1)生命体征监测:术后每30～60min监测生命体征1次,待血压平稳6h后改为每2h监测1次,严格记录。

(2)预防感染:定时监测体温,观察有无感染的发生,若痰液黏稠给予叩背咳痰,遵医嘱雾化吸入。

(3)引流管护理:妥善固定各种管路,标明各管道的名称。①行肾盂输尿管全长膀胱袖状切除术术后患者会留置切口引流管,在留置管道期间准确记录24h尿量和引流量,注意观察引流液的颜色和性状,保持各引流管道路通畅,勿挤压、扭曲、打折,将引流袋固定在低于引流口以下的位置,勿将引流袋放置在地上,防止逆行感染。②行保留肾单位手术术后留置输尿管的支架管,起到支撑输尿管引流尿液作用,支架管拔管时间要遵医嘱执行。

(4)卧位与活动:术后6h给予半卧位并鼓励患者床上活动,术后第2天鼓励患者下床活动,应根据患者情况循序渐进。下地活动时将引流袋置于低于引流水平以下的位置。

(5)饮食指导:未排气前禁食水,排气后遵医嘱进食清淡易消化饮食,禁食辛辣食物,保持大便通畅,便秘时可遵医嘱口服缓泻剂。

(6)基础护理:保持床单位整洁,每日做好引流管、会阴等基础护理。

4. 健康教育

(1)注意休息,适当运动,劳逸结合,生活要有规律。

(2)指导患者进食高蛋白、高营养、粗纤维、易消化食物,保持大便通畅。

(3)出院后遵医嘱定期复查。

(4)遵医嘱口服药物。
(5)如果有不适及时就诊。
(6)输尿管的支架管遵医嘱拔除。
(7)指导患者保持心情愉快。

第三节 膀 胱 癌

膀胱癌(carcinoma of the bladder)是我国泌尿外科临床上最常见的恶性肿瘤,发病年龄多在50～70岁,男女比例为3:1～4:1,近年发病率有增加的趋势。

【病因】

膀胱癌病因复杂且大多不清楚,目前比较公认的相关因素包括环境和职业因素、吸烟、色氨酸代谢异常、慢性感染与异物刺激、染色体和基因改变、某些药物、盆腔放射治疗等。

【病理】

1. 病理类型　膀胱癌包括尿路上皮(移行)细胞癌、鳞状细胞癌和腺细胞癌,其次还有较少见的小细胞癌、混合型癌、癌肉瘤及转移性癌等。

2. 转移途径　淋巴转移最常见。约50%的浸润至浅肌层者淋巴管内有癌细胞;血行转移多发生在晚期,膀胱癌的扩散主要向深部浸润,直至膀胱外组织,侵犯前列腺或后尿道。

3. 膀胱癌的分期　膀胱癌的分期目前普遍采用国际抗癌协会的2002年第6版的TNM分期法(表37-4)。

【临床表现】

血尿是膀胱癌最常见的症状,尤其是间歇全程无痛性血尿,亦可有以尿频、尿急、尿痛、排尿困难和盆腔疼痛等为首发表现者。

其他症状还包括输尿管梗阻所致腰胁部疼痛、下肢水肿、盆腔包块、尿潴留。有的患者就诊时即表现为体重减轻、肾功能不全、腹痛或骨痛,均为晚期症状。

【辅助检查】

1. 影像学检查　超声检查不仅可以发现膀胱癌,还有助于膀胱癌分期;泌尿系统X线平片和静脉尿路造影可能发现并存的上尿路肿瘤;胸部X线检查可以了解有无肺部转移;MRI检查有助于检查扩散至邻近脂肪的肿瘤、淋巴结转移以及骨转移情况。

2. 尿细胞学　尿细胞学阳性意味着泌尿道的任何部分,包括:肾盂、肾盏、输尿管、膀胱和尿道,存在尿路上皮癌的可能。尿细胞学检测膀胱癌的敏感性为13%～75%,特异性为85%～100%。

3. 膀胱镜检查和活检　膀胱镜检查和活检是诊断膀胱癌最可靠的方法。

4. 诊断性经尿道电切术(TUR)　如果影像学检查发现膀胱内有非肌层浸润的肿瘤占位病变,可直接行TUR,一是可以切除肿瘤,二是可以明确肿瘤的病理诊断和分级、分期。

表37-4　膀胱癌2002年TNM分期

分期	标准
T(原发肿瘤)	
T_x	原发肿瘤无法评估
T_0	无原发肿瘤证据
T_a	非浸润性乳头状癌
T_{is}	原位癌
T_1	肿瘤侵入上皮下结缔组织
T_2	肿瘤侵犯肌层
T_{2a}	肿瘤侵犯浅肌层(内侧半)
T_{2b}	肿瘤侵犯深肌层(外侧半)
T_3	肿瘤侵犯膀胱周围组织
T_{3a}	显微镜下发现肿瘤侵犯膀胱周围组织
T_{3b}	肉眼可见肿瘤侵犯膀胱周围组织(膀胱外肿块)
T_4	肿瘤侵犯以下任一器官或组织,如前列腺、子宫、阴道、盆壁和腹壁
T_{4a}	肿瘤侵犯前列腺、子宫或阴道
T_{4b}	肿瘤侵犯盆壁或腹壁
N(淋巴结)	
N_x	区域淋巴结无法评估
N_0	无区域淋巴结转移
N_1	单个淋巴结转移,最大径≤2cm
N_2	单个淋巴结转移,最大径>2cm,但<5cm,或多个淋巴结转移,最大径<5cm
N_3	淋巴结转移,最大径≥5cm
M(远处转移)	
M_x	远处转移无法评估
M_0	无远处转移
M_1	远处转移

【治疗】

以手术治疗为主。放疗、化疗在治疗中起辅助作用。手术方式的选择根据膀胱癌不同的病理、分级和分期而定。

1. **手术治疗** 原则上，T_1、T_2 期肿瘤可采用保留膀胱的手术，多发的、反复复发的以及 T_3 期肿瘤，应行全膀胱切除及尿流改道术。

(1) 经尿道膀胱肿瘤切除术(TUR-BT)：一般适用于直径 2cm 以下、表浅、恶性程度低的肿瘤。术中将肿瘤完全切除直至露出正常的膀胱壁肌层。该方法是近年来腔内泌尿外科应用较广的一种方法，可保留膀胱功能，与开放性手术相比具有手术时间短、对患者打击小、痛苦小、术后恢复快。但表浅膀胱肿瘤复发率较高，故应采用膀胱内化疗药物灌注作为 TUR-BT 术后预防复发的措施。

(2) 膀胱部分切除术：一般适用于不能经腔内切除的局限性浸润癌。手术较简单，能保留膀胱功能。

(3) 膀胱全切及尿流改道术：适用于多发的、特别巨大的膀胱肿瘤经尿道不可以切除者、肿瘤侵犯前列腺尿道、反复复发的高度恶性肿瘤、肿瘤发生于膀胱颈或后尿道等。切除范围包括全膀胱、膀胱外脂肪、前列腺、精囊和输精管壶腹部以及盆腔淋巴结。

①不可控尿流改道(noncontinent diversion)输尿管皮肤造瘘术(cutaneous ureterostomy)：适用于预期寿命短、有远处转移、姑息性膀胱全切、肠道疾患无法利用肠管进行尿路改道或全身状态不能耐受手术者。回肠膀胱术(bricker operation)是不可控尿流改道的首选。

②可控膀胱腹壁造瘘术：由肠管做成可控性膀胱，由患者定期经腹壁输出道导尿，是尿流改道的一种重要改良方法。

③原位新膀胱(orthotopic neobldder)：原位新膀胱先决条件是完整无损的尿道和外括约肌功能良好，术中尿道切缘阴性。前列腺尿道有侵犯、膀胱多发原位癌、骨盆淋巴结转移、高剂量术前放疗、复杂的尿道狭窄以及不能忍受长期尿失禁的患者为原位新膀胱的禁忌证。

2. **化学治疗** 化疗主要用于配合手术和转移癌的治疗。目前认为对膀胱癌有效的药物为顺铂、卡铂、多柔比星、表柔比星、环磷酰胺、氟尿嘧啶等。用药途径有膀胱内灌注及全身给药两种。膀胱内灌注是将化疗药物或免疫制剂直接注入膀胱内的化疗和免疫治疗措施；全身化疗疗效不理想，仅作为对晚期膀胱癌手术或放疗的辅助疗法。

3. **放射治疗** 单独采用效果不理想。肌层浸润性膀胱癌患者在某些情况下，为了保留膀胱不愿意接受根治性膀胱切除术，或患者全身条件不能耐受根治性膀胱切除术，或根治性手术已不能彻底切除肿瘤以及肿瘤已不能切除，可选用膀胱放射治疗或化疗＋放射治疗。

【护理措施】

1. **心理护理** 患者常因肉眼血尿，会产生紧张、恐惧情绪。另外全膀胱切除肠道代膀胱或输尿管皮肤造瘘术后都会使患者造成主动排尿能力丧失和尿流改道后的不便；患者对手术的效果，术后造口的管理，今后能否维持正常生活产生恐惧、疑虑和悲观的情绪。护士应针对患者的心理反应，向患者介绍成功病例，说明手术的必要性，让患者了解手术过程与方法，消除患者对手术的紧张情绪和思想顾虑，增强患者对手术治疗的信心，以保证手术顺利进行。术后早期，应指导患者管理尿液排泄，对消除患者顾虑，学会自我管理，恢复正常生活自理能力有直接、积极的作用。

2. **手术前护理** 按术前常规护理，术前 1d 沐浴更衣，常规备皮、抗生素皮试及肠道准备。行尿流改道患者术前切合实际地与患者共商腹部造口的最佳位置(图 37-1)，帮助患者试戴造瘘装置；做好肠道准备：遵医嘱术前 3d 进少渣半流食并给予肠道抗炎药，术前 1d 禁食，口服肠道营养液及泻药，术前 1d 晚及术日晨清洁灌肠并留置胃管，女患者需行阴道冲洗。

3. **手术后护理**

(1) 生命体征监测：每 30～60min 测量血压 1

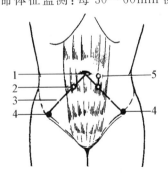

图 37-1 预计造瘘位置示意图
1. 脐；2. 连线中上 1/3 处；3. 连线中下 2/3 处；4. 髂前上棘；5. 上移造口

次,待血压平稳6h后改为每2h 1次,预防肺部感染。

(2)引流管护理:妥善固定各种管道,标明各管道的名称,根据颜色的变化,及时调节冲洗速度保持膀胱冲洗通畅。密切观察膀胱冲洗及引流液速度,注意引流液颜色的变化,如有异常及时通知医生,对症处理。术后2~3d拔尿管自行排尿,拔除尿管后注意患者排尿情况;行尿流改道患者术后妥善固定胃管、尿囊引流管、输出道引流管、双侧输尿管支架管、盆腔引流管于床旁,妥善固定防止扭曲脱落,准确及时记录24h出入量,引流袋低于盆腔平面以下,以利于引流及防止逆行感染。耻骨后引流管一般在术后3~5d无引流液时拔除,输尿管支架管及回肠膀胱引流管一般10d左右拔除。

(3)胃管护理:行尿流改道患者持续胃肠减压并保持通畅,每2小时用生理盐水冲洗胃管1次,密切观察引流液的性状、颜色、量,并做好记录,口腔护理每天2次。

(4)膀胱痉挛:嘱患者放松、深呼吸缓解疼痛症状,必要时遵医嘱给予口服或注射解痉药。

(5)卧位与活动:TUR-BT术后6h给予半卧位并鼓励患者床上活动,停止膀胱冲洗后,鼓励患者下床活动;尿流改道术后6h指导患者床上定时翻身,术后第2天协助床边活动,根据患者情况逐渐增加活动量。

(6)饮食指导:TUR-BT术后以营养丰富、粗纤维饮食为主,禁止食用辛辣食物,保持大便通畅,如发生便秘可遵医嘱服用缓泻药并鼓励患者多饮水,2000ml/d以上。尿流改道术后待胃肠功能恢复遵医嘱拔除胃管停止胃肠减压并开始进糖水、米汤,每次50~100ml,每2h交替1次,然后逐日增加逐渐过渡到流食半量、流食、半流食、软食、普食。做好饮食指导,观察患者进食后有无腹胀。

(7)基础护理:做好尿管护理及患者清洁等工作;行尿流改道患者术后做好口腔护理、尿管护理,定时翻身、雾化等工作。

(8)做好造口的观察与护理:密切观察造口皮肤乳头的血供情况,如有异常及时通知医生。

(9)回肠膀胱术后指导患者正确佩戴造口袋,步骤如图37-2。

另外泌尿造口者睡觉时最好接床边尿袋,防止尿液过满而逆流影响肾功能,也避免影响造口袋粘贴的稳固性;泌尿造口者更换造口袋最好选择在清晨未进食之前,避免换袋过程中尿液流出影响造口袋的粘贴及稳固性;造口袋中的尿液超过1/3~1/2时就要排放或更换。

(10)可控膀胱术后自行导尿护理:可控性尿道

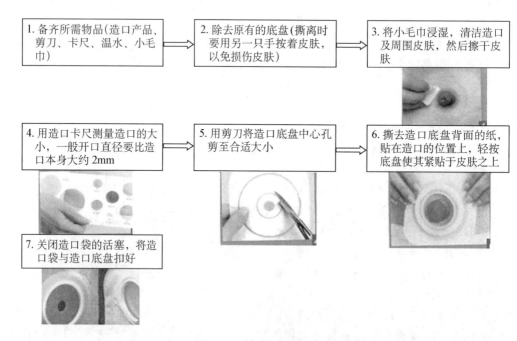

图37-2 造口袋的佩戴步骤

改道术后,教会患者自家导尿方法,尿管护理方法,一般2~3h导尿1次,逐渐延长间隔时间至每3~4h导尿1次,步骤如下:

护士要讲解重要性并演示导尿程序、操作基本原则——选择12F尿管放戊二醛消毒液浸泡30min——用清水冲净——待干后备用——洗净双手(术后3~4d),每日用生理盐水200ml分别自尿囊引流管和输出道引流管缓慢冲洗——每次导尿前在导管表面涂无菌液状石蜡——进入尿囊4~6cm,见尿后再插入1cm即可——每次导尿应尽量使尿排尽——白天每2h 1次,夜间每3~4h 1次——导尿后放戊二醛消毒液浸泡30min——用清水冲净——待干后备用。

(11)原位膀胱术后排尿护理:①新膀胱的收缩压主要是靠腹腔内压和新膀胱本身收缩压来代替,所以必须进行贮尿排尿功能的训练以恢复新膀胱的充盈感觉。所以术后1~2周或遵医嘱留置尿管要定时放尿,开始时每贮尿50ml放尿1次,以后逐渐递增贮尿容量直至250ml左右放尿1次。②拔除尿管后,患者逐渐形成对新膀胱的充盈感觉,并在大脑皮质建立新的贮尿排尿反射。拔管后当新膀胱充盈到250ml时,便会利用腹压自动排空。③回肠新膀胱内有较多黏液,应早期常规冲洗膀胱,防止黏液积聚成团堵塞尿路。随着时间推移,肠黏液分泌减少,最后可无须冲洗。

4. 健康教育

(1)指导患者保持心情愉快,祛除膀胱癌发病的诱因。

(2)指导患者进食高蛋白、高营养、粗纤维、易消化饮食,饮水2000ml/d以上,防止大便干燥及便秘。

(3)指导尿流改道术患者学会佩戴造口袋、自行导尿方法。

(4)膀胱肿瘤电切术患者,术后1个月内观察排尿的颜色,及时发现结痂脱落引起的出血,并及时就医。

(5)膀胱肿瘤电切术患者,遵医嘱定期到门诊进行膀胱灌注。

(6)向患者说明膀胱癌的发病特点,指导其定期复查。

(7)向患者讲解术后常见的并发症及处理方法。

第四节 前列腺癌

前列腺癌(carcinoma of the prostate)是泌尿外科常见的男性恶性肿瘤之一,其发病率有明显的地区差异,欧美国家发病率最高,亚洲国家发病率较低,但近年来呈显著增长趋势。前列腺癌发病年龄多在50岁以上,发病率随年龄的增长而增高。

【病因】

引起前列腺癌的危险因素至今尚未明确,其发病可能与年龄、遗传、性激素分泌、职业与环境、感染、高动物脂肪饮食等因素有关,其中遗传是前列腺癌发展成临床型的重要危险因素,外源性因素对这种危险可能有重要的影响。

【病理】

1. 病理类型及分期

(1)前列腺癌95%以上为腺癌,其余为移行细胞癌、鳞癌和肉瘤。

(2)前列腺癌分级:现常用Gleason分级,将癌细胞分化分为主要类型区域和次要类型区域两个级别,每个级分1~5分。Gleason 2~4分属分化良好癌,5~7分属中等分化癌、8~10分为分化不良癌。

(3)前列腺癌分期:可以指导选择疗法和评估预后,推荐2002年AJCC的TNM分期系统(表37-5)。

2. 转移途径 前列腺癌可侵犯膀胱颈、精囊和尿道,较常见的转移途径是淋巴转移及经血行转移至骨骼。

【临床表现】

前列腺癌早期通常没有症状。

病情发展后可出现尿频、尿急、排尿困难、尿线变细、分叉和无力等下尿路梗阻症状。骨转移时可出现腰痛,骶部、髋部及坐骨神经痛;压迫直肠可导致大便变细及排便困难;肺转移时可出现咳嗽及咯血;压迫脊髓可导致下肢瘫痪。

晚期则会出现食欲缺乏、消瘦、贫血及全身乏力等症状。

【辅助检查】

1. 直肠指检(DRE) 是首要的诊断步骤,为早期诊断的重要方法之一,可触及前列腺结节。

表 37-5 前列腺癌 TNM 分期系统

分期	标准
原发肿瘤(T)	
T_0	无肿瘤证据
T_{1a}	临床隐匿,TUR 偶发现前列腺癌,小于组织的5%
T_{1b}	临床隐匿,TUR 偶发现前列腺癌,大于组织的5%
T_{1c}	临床隐匿,因 PSA 升高,活检发现前列腺癌淋巴结
T_2	直肠指检可触及,但未穿透包膜
T_3	穿透前列腺包膜和(或)侵犯精囊
T_4	固定于前列腺周围组织或侵犯邻近脏器
区域淋巴结(N)	
N_0	无区域淋巴结转移
N_1	单侧,单一区域淋巴结转移,<2cm
N_2	双侧或多个区域淋巴结转移,<5cm
N_3	巨大,固定区域淋巴结转移,>5cm
远处转移(M)	
M_0	无远处转移
M_1	有远处转移

2. 实验室检查 前列腺特异性抗原(PSA)是一种敏感的前列腺癌的肿瘤标记物,其正常值上限为 4ng/ml,PSA>22.8ng/ml 可作为前列腺癌的诊断标准。

3. 影像学检查

(1)B 超:可经腹部、会阴、直肠检查,其中经直肠最清楚,可发现直肠指检未发现的结节。

(2)泌尿系 X 线片(KUB)及静脉尿路造影(IVU):可了解上尿路情况及局部有无骨转移。

(3)全身核素骨显像检查(ECT):可判断有无骨转移。

(4)CT 及 MRI 检查常用来诊断前列腺实质性病变,MRI 有助于对前列腺周围组织有无浸润以及浸润范围、盆腔内有无肿大的淋巴作出判断,在前列腺癌临床分期中具有重要作用。

4. 前列腺穿刺活检 是确诊前列腺癌的绝对依据,一般采用经直肠穿刺活检,穿刺后可出现的并发症包括出血、感染、尿潴留等。

【治疗】

前列腺癌的治疗方法包括手术治疗、内分泌治疗、放射治疗及化学药物治疗,要结合患者的具体情况合理应用,根据患者年龄、全身情况、癌的分期、免疫力状态等综合考虑。

1. 手术治疗

(1)前列腺癌根治术:主要适用于预期寿命超过 10 年,分期为 A 期及 B 期的前列腺癌。采用腹腔镜或开放性手术途径,切除范围包括前列腺、前列腺包膜、精囊及膀胱颈。如有盆腔淋巴结转移,应包括淋巴结清扫。膜部尿道直接与膀胱吻合。该手术可能出现阳萎、尿失禁、直肠损伤等并发症。

(2)睾丸切除:双侧睾丸切除可直接减少睾酮的生成,使雄激素依赖性前列腺癌生长缓慢或消退。手术简单,但不易被患者接受。

2. 内分泌治疗 前列腺癌细胞大多数依赖于雄激素,内分泌治疗直接去除雄激素,可抑制前列腺癌细胞生长。分化好的前列腺癌对雄性激素依赖比较明显,而未分化癌及导管癌常不依赖雄激素,内分泌治疗无效。目前临床常用的内分泌治疗药物包括手术或药物去势、LHRH(促黄体激素释放激素)类似物治疗、抗雄激素药物治疗等。

3. 放射治疗 主要方法有外放射治疗和内放射治疗。

(1)外放射治疗:根据治疗目的的不同分为根治性放疗、辅助性放疗和姑息性放疗三大类。

(2)内放射治疗(前列腺粒子植入术):体内照射采用 ^{125}I 钛囊,手术中将放射性核素经耻骨后会阴或直肠等途径植入前列腺癌的部位,能缓解肿瘤导致的下尿路梗阻或输尿管梗阻等并发症,全身反应较小。

4. 化学治疗 化疗药物单独应用不可能取得满意的疗效,一般作为手术后的辅助治疗,以延长患者的生存期。目前认为对前列腺癌比较有效的药物是紫杉特尔。

【护理措施】

1. 心理护理 患者多为老年人,患病后常会因对癌症的否认而产生焦虑及恐惧心理。护士应针对老年人的特点及患者的具体情况,反复耐心与患者沟通,让患者充分了解自己的病情,解释其手术的必要性,从而减轻患者的思想压力,消除恐惧、焦虑情绪,保持良好状态,积极配合手术。

2. 手术前护理 按术前常规护理,术前戒烟,术前一天沐浴更衣,常规备皮、抗生素皮试及肠道准备,教会患者深呼吸及有效的咳嗽咳痰方法。前列腺癌根治术术前 3d 口服肠道抗生素,术前 1d 晚及术日晨各清洁灌肠。

3. 手术后护理

(1)密切观察病情变化:每30～60min测量生命体征1次,密切观察患者的意识和肌力恢复情况,经常询问病情,待血压平稳6h后改为每2h测量1次。

(2)引流管的护理:妥善固定各种引流管,标明各管道名称,保持各引流管通畅,防止扭曲、打折、脱落。密切观察引流液的颜色、性状、量,并准确记录引流量,发现异常及时通知医生。引流袋应固定在低于引流口水平以下的位置,防止逆行感染。前列腺粒子置入术后2～3d拔尿管,拔管后注意观察患者的排尿情况。前列腺癌根治术后,耻骨后引流管一般在术后3～5d无引流液时拔除,尿管术后一般3周左右拔除。

(3)卧位与活动:患者术后麻醉期已过,血压平稳后,可取半卧位,并鼓励患者床上翻身活动,前列腺粒子置入术术后第1天协助患者下床活动。前列腺癌根治术由于手术时间长、出血较多,加之患者年龄较大,一般术后需卧床1～2d,卧床期间嘱患者在床上做下肢屈伸运动,以促进下肢血液循环,防止下肢静脉血栓形成。

(4)饮食指导:前列腺粒子置入术后第1天可进普食;前列腺癌根治术后,待患者胃肠功能恢复后,遵医嘱开始进流食、半流食逐渐过渡到普食,观察患者进食后有无腹胀。术后饮食以营养丰富、清淡易消化、粗纤维饮食为主,禁止食用辛辣刺激性食物,保持大便通畅,如发生便秘时可遵医嘱服用缓泻药。

(5)膀胱痉挛:患者留置尿管期间易出现膀胱痉挛,发作时,嘱患者放松、深呼吸以缓解痉挛症状,必要时遵医嘱给予口服或肛塞解痉药物。

(6)基础护理:留置尿管期间用0.25‰的碘仿(碘伏)溶液消毒尿道口每天2次,保持会阴部及床单位清洁干燥,预防感染;定时协助叩背咳痰,若痰液黏稠给予雾化吸入,预防肺部并发症的发生。

(7)前列腺粒子置入术,术后第1天拍X线片,明确粒子分布以及位置有无移动。

(8)盆底肌肉训练:指导患者进行盆底肌肉训练,即平卧床上以降低腹压,增加尿道闭合压,同时进行收缩肛门的动作,每天4组,每组10次左右,每次收缩10s,但不易过于频繁,要持之以恒。

4. 健康教育

(1)保持良好的心情,注意休息,适当锻炼,增强体质。

(2)加强营养,避免高脂肪饮食。动物脂肪、红色肉类是前列腺癌的危险因素;豆类、谷物、蔬菜、水果、绿茶有防癌、减少前列腺癌发病的作用。

(3)指导患者定期随诊复查。

(4)指导患者前列腺粒子置入术后1周内进行尿液观察,以防粒子丢失,若发现尿中有小的金属颗粒排出,不要用手拿,用镊子夹入铅罐中,远离他人,暂时保存,并尽快与主治医生联系。术后2～3个月,佩戴防辐射帘,与他人接触时距离在1m以上,尤其是避免近距离接触孕妇和婴儿。

(5)指导患者术后2个月内禁止性生活,术后3～6周避免久坐。

(丁炎明)

参考文献

毕丽云.2002.整体护理健康教育手册[M].广州:广州科技出版社.

曹伟新,李乐之.2006.外科护理学[M].4版.北京:人民卫生出版社.

顾沛.2002.外科护理学(二)[M].上海:上海科学技术出版社.

郭应禄,周利群,译.2009.坎贝尔-沃尔什泌尿外科学[M].北京:北京大学医学出版社.

胡雁,陆箴琦.2007.实用肿瘤护理[M].上海:上海科学技术出版社.

马双莲,丁玥.2003.临床肿瘤护理学[M].北京:北京大学医学出版社.

那彦群,孙光.2014.中国泌尿外科疾病诊断治疗指南手册[M].北京:人民卫生出版社.

万德森,朱建华.2006.造口康复治疗理论与实践[M].北京:中国医药科技出版社.

吴阶平.2008.吴阶平泌尿外科学.济南:山东科学技术出版社.

朱有华.2009.泌尿外科诊疗手册[M].3版.北京:人民卫生出版社.

第38章

肾上腺疾病患者的护理

第一节 儿茶酚胺症

儿茶酚胺增多症（hypercatecholaminemia）包括肾上腺嗜铬细胞瘤、副神经节瘤（肾上腺外嗜铬细胞瘤）与肾上腺髓质增生，其特点是肿瘤或肾上腺髓质的嗜铬细胞分泌过量的儿茶酚胺〔肾上腺素、去甲肾上腺素和（或）多巴胺〕而引起的以高血压、高代谢、高血糖为主要表现的疾病。

嗜铬细胞瘤（pheochromocytoma，PHEO）是起源于肾上腺髓质嗜铬细胞的肿瘤，瘤细胞合成、存储和分解代谢儿茶酚胺，并因后者的释放引起症状。

副神经节瘤（paraganglioma，PGL）是起源于肾上腺外的嗜铬细胞的肿瘤，包括源于交感神经（腹部、盆腔、胸部）和副交感神经（头颈部）者。前者多具有儿茶酚胺激素功能活性，而后者罕见过量儿茶酚胺的产生。目前比较统一的观点是嗜铬细胞瘤特指肾上腺嗜铬细胞瘤，而将传统概念的肾上腺外或异位嗜铬细胞瘤统称为副神经节瘤。

恶性嗜铬细胞瘤（malignant pheochromocytoma），WTO的诊断标准是在没有嗜铬组织的区域出现嗜铬细胞（转移灶），如骨、淋巴结、肝、肺等。

【病理】

肿瘤90%以上为良性，大体标本切面呈棕黄色，血管丰富，常有出血。镜下所见肿瘤细胞较大，为不规则多角形，细胞可被铬盐染色，因此称为嗜铬细胞瘤。恶性嗜铬细胞瘤可转移到淋巴结、肝、肺、骨等器官。嗜铬细胞瘤分泌大量儿茶酚胺，以去甲肾上腺素为主，并有少量肾上腺素。

【临床表现】

1. 高血压　成年人以高血压、头痛、心悸及出汗为主要症状。高血压有持续型和阵发型两类。

（1）持续性高血压患者约占2/3，患者平时可有心悸、多汗、对热敏感和直立性低血压。

（2）阵发型高血压患者约占1/3，多发生于女性患者，可因体位变化而突然变化，也可因拿重物、咳嗽、情绪急躁等引发。发作时收缩压骤升至26.6kPa（200mmHg）以上，伴心悸、头晕、头痛、面色苍白、大量出汗、视物模糊等。发作时间一般在15min以内，但亦有长达数小时者。发作缓解后患者极度疲劳衰弱。

2. 代谢紊乱　由于基础代谢率增高和糖耐量降低，患者可有甲状腺功能亢进症状，并有血糖增高，甚至糖尿病的表现。由于脂肪分解代谢加速，血游离脂肪酸增多，患者体重减少。

3. 小儿嗜铬细胞瘤　多为双侧多发肿瘤，视力减退是早期表现，发作时血压可很高，头痛剧烈，甚至发生抽搐，有时易被误认为脑瘤，延误诊断。

4. 膀胱嗜铬细胞瘤　典型症状是排尿时或排尿后出现头痛、心慌、面色苍白、多汗和血压升高。

5. 少见情况以急诊形式出现　如高血压危象、休克、急性心力衰竭、肺水肿、心肌梗死、严重心律失常、急性肾功能不全、高热等。

【辅助检查】

1. 定性诊断　24h尿儿茶酚胺（CA）检查是目前定性诊断的主要生化检查手段。结果阴性而临床高度怀疑者，建议重复多次和（或）高血压发作时留尿测定；血浆游离甲氧基肾上腺素类物质（MNs）检查适用于高危人群的筛查和监测；24h尿分流的MNs检查适用低危人群的筛查；可乐定抑制试验（鉴别假阳性）对持续性高血压或年龄较大的患者禁忌，以免发生心、脑血管意外；还可选择24h尿

VMA(香草扁桃酸)和血浆 CA 检查。

2. 定位诊断　解剖影像学定位:CT 平扫+增强检查能充分反映肿瘤形态特征及与周围组织的解剖关系;磁共振(MRI)检查可反映出肿瘤与周围大血管的关系,评价有无血管侵犯,还有助于探测多发或转移病灶。超声检查可作为初筛检查,不推荐用于定位。

【治疗】

1. 术前药物准备　PHEO/PGL 充分的术前准备是手术成功的关键。由于麻醉和手术中血压容易波动,肿瘤血供丰富,肿瘤邻近大血管容易引起大量出血,故手术危险性大,术前应做充分准备。

(1)控制高血压:①最常用的是长效非选择性 α 受体阻滞药(酚苄明),初始剂量 5~10mg,2 次/日,据血压调整剂量,每 2~3 天递增 10~20mg。发作症状控制、血压正常或略低、直立性低血压或鼻塞出现等提示药物剂量恰当;也可选用 α_1 受体阻滞药如哌唑嗪、特拉唑嗪等。服药期间饮食中增加食盐与液体的摄入,以减少直立性低血压的发生,并有助扩容。②钙离子通道阻滞药,其疗效几乎与 α_1 受体阻滞药相当,也不会引起直立性低血压。

(2)控制心律失常:对于 CA 或 α_1 受体阻滞药介导的心动过速(心率>100~120 次/分)或室上性心律失常等需加用 β 受体阻滞药,使心率控制在<90 次/分,常用药物有选择性的 β_1 受体阻滞药如美托洛尔、阿替洛尔等。

(3)高血压危象的处理:常用硝普钠、酚妥拉明或尼卡地平由输液泵静脉泵入。

(4)术前药物准备的时间和标准:至少 10~14d,发作频繁者需 4~6 周。

2. 手术治疗　大多数嗜铬细胞瘤为良性,手术治疗是 PHEO/PGL 最有效的治疗方法。

(1)手术方式:①腹腔镜手术是肾上腺 PHEO 推荐首选的手术方式。②开放手术适用于肿瘤巨大、疑恶性、PGL、多发需探查者。膀胱 PGL 有恶性倾向,根据肿瘤部位和大小行膀胱部分或全膀胱切除术。

(2)肾上腺保留与否:单侧散发的 PHEO 推荐肾上腺切除。双侧、家族性或遗传背景者推荐保留正常肾上腺组织。

3. 恶性 PHEO/PGL 的治疗　多种病理学指标用于预测 PHEO/PGL 的恶性行为,但迄今最具预测价值的是定位于肾上腺外(36%)、肿瘤大小(>5cm 者 76%,≤5cm 者 24%)和 SDHB 基因突变(66%~83%)。血、尿多巴胺和去甲肾上腺素水平显著增高亦提示恶性可能。

(1)手术治疗:手术切除原发或转移病灶是主要治疗手段。手术减瘤虽不能延长生命,但有助于控制血压等相关症状,并可能有利于术后放化疗或核素治疗。

(2)放射性核素治疗:用于无法手术或多发转移者,常用药物是 I-间位碘苄胍(I-MIBG),肿瘤直径应<2cm,大剂量 I-MIBG 治疗短期内效果良好,长期效果欠佳,2 年内均有复发或转移,主要不良反应是骨髓抑制。

(3)放疗和化疗:外放射治疗适用于无法手术切除的肿瘤和缓解骨转移所致疼痛,但可能加重高血压。化疗常用 CVD 方案(环磷酰胺、长春新碱、氮烯唑胺),多于 2 年内复发。

(4)处理儿茶酚胺增多症:对于恶性或因故不能手术者推荐 α 受体阻滞药、β 受体阻滞药等控制高血压。

【护理措施】

1. 心理护理　儿茶酚胺增多症患者术前的心理状态与其他疾病并不完全相同,除了对手术的恐惧忧虑之外,瘤体分泌大量肾上腺素和去甲肾上腺素可使患者情绪一直处于高度紧张状态,轻微情绪刺激就可导致血压升高。故护士要为患者创造一个安静、整洁、舒适的住院环境,耐心细致地解答患者提出的各种疑问,做好疾病知识健康教育,使患者对疾病有充分了解,了解手术的重要性,消除恐惧心理,树立战胜疾病信心。术前要调整患者心理达到最佳状态,积极配合手术。

2. 手术前护理

(1)监测血压:监测血压和脉搏,4 次/日,在控制至正常范围 1 周以上才能接受手术。

(2)合理用药:术前常规口服 α 肾上腺素能受体阻滞药(如酚苄明)控制血压。护士应向患者做好用药指导,嘱患者不可自主停药或间断服药。在用药期间应严密观察血压、心率改变,服药后要有人在旁边照顾,不要随意下床活动,以免发生直立性低血压,护士要多巡视患者。

(3)避免不良刺激:当肿瘤受到按摩或挤压等刺激时,储存于瘤体内的儿茶酚胺会大量释放,导致血压骤升。所以对患者进行各种检查操作时,要避免刺激按压肿瘤区。要提示患者避免剧烈运动,变换体位时动作应缓慢,以防血压骤升。

(4)预防腹压增高:提重物、大声咳嗽、用力大小便等都会刺激瘤体导致血压增高。对膀胱嗜铬细胞瘤患者嘱其不要憋尿,排尿时一定要有家属或护士在旁陪伴。对于便秘患者,要及时给予缓泻药。

(5)饮食护理:嗜铬细胞瘤患者大部分有基础代谢率增高、糖代谢紊乱,应根据血糖水平和糖耐量试验结果调整饮食。此类患者宜低糖、低盐、高蛋白和富含维生素易消化的饮食,以增补由于基础代谢率增高、糖原分解加速、脂代谢紊乱所致的肌肉消瘦、乏力、体重减轻等。

(6)按术前常规护理:术前1d沐浴,常规备皮,术晨更衣准备手术。

3. 手术后护理

(1)严密观察血压:切除肿瘤后,由于血浆儿茶酚胺相对不足,血管因张力减低而容积增大,血容量相对不足,易出现低血压、心动过速等休克症状。故术后应密切监测血压、脉搏和心率的变化,每15~30min 1次,出现异常及时处理。

(2)保持尿管通畅:尿量多少可反映肾功能情况,准确记录24h输入液量及尿量,保持出入液平衡。出入液量平衡对于调整药物剂量、输液和输血量具有重要意义。

(3)饮食及活动:术后8h生命体征平稳后,可鼓励并协助患者适当的翻身及活动,有利于引流和改善呼吸功能。患者无腹胀、肠鸣音好,有肛门排气即可进食。

(4)术后并发症的观察和处理。①出血:术后24h内要观察切口处有无渗血,尤其要注意腹膜后引流液的颜色及引流量。如发生活动性出血,不仅引流量明显增多,还可出现面色苍白、心慌气短、心率加快、四肢湿冷、烦躁不安等出血性休克表现。如发生血压下降、中心静脉压降低、血红蛋白减少等,应立即通知医生并配合处理。②腹胀:腹膜后和腹腔手术,常引起肠麻痹产生腹胀;术后禁食,又易发生低钾导致腹胀。腹胀使伤口张力增高,影响切口愈合,并使膈肌升高,影响呼吸功能。术后8h后可协助患者翻身或改半卧位,鼓励患者在床上活动,术后2~3d协助患者下地活动,促进排气、排便,减轻腹胀。③此类患者多采用气管内插管麻醉。术后气管内分泌物多,加之切口处疼痛,易并发肺部感染。应鼓励患者咳嗽,给予翻身、叩背,必要时给予雾化吸入帮助痰液排出。

4. 健康教育　为患者做好出院指导,遵医嘱定期复查血尿生化指标,判断肿瘤是否有残留、有无转移等。对于高危群体(PGL、肿瘤体积巨大)和遗传性PHEO/PGL患者每6~12个月复查1次生化指标。指导患者自我心理调节,保持豁达开朗的心情和稳定的情绪,规律生活,劳逸结合。

第二节　原发性醛固酮增多症

原发性醛固酮症(Primary hyperal-dosteronism,PHA)是肾上腺皮质分泌过量的醛固酮激素,引起以高血压、低血钾、低血浆肾素活性(plasma rennin activity,PRA)和碱中毒为主要表现的临床综合征,又称Conn综合征。

【病因和分型】

病因不明,可能与遗传有关。根据分泌醛固酮的病因或病理改变,将PHA分为以下几种亚型(表38-1)。

1. 特发性醛固酮增多症(IHA)　最常见的临床亚型,病理为双侧肾上腺球状带增生。醛固酮分泌及临床表现一般较腺瘤轻。

2. 醛固酮瘤(APA)　临床表现典型。醛固酮不受肾素及血管紧张素Ⅱ的影响。肿瘤呈圆形、橘黄色,一般较小,仅1~2cm。

表38-1　PHA临床亚型

亚型	相对比例(%)
特发性醛固酮症(IHA)	50~60
醛固酮腺瘤(APA)	40~50
原发性单侧肾上腺增生(UNAH)	1~2
分泌醛固酮的肾上腺皮质癌	<1
家族性醛固酮症(FH)	<1
异位醛固酮瘤	<1

3. 单侧肾上腺增生(UNAH)　具有典型的原发性醛固酮症的表现,病理多为单侧或以一侧肾上腺结节性增生为主。

4. 分泌醛固酮的腺癌　肾上腺醛固酮癌罕见。肿瘤直径>5cm,形态不规则。对手术、药物和放射治疗疗效均不理想。

5. 家族性醛固酮症（FH） 是一种常染色体显性遗传病。高血压与低血钾不十分严重,常规降压药无效。醛固酮分泌受ACTH(促肾上腺皮质激素)的调节,而非肾素-血管紧张素系统。

6. 异位分泌醛固酮的肿瘤 罕见,可发于肾内的肾上腺残余或卵巢肿瘤。

【病理】

过量的醛固酮作用于肾远曲小管,钠-钾交换增加,水钠潴留、低血钾,导致高血压和碱中毒。除肾上腺的病理改变外,肾可因长期缺钾引起近曲小管、远曲小管和集合管上皮细胞变性,严重者散在性肾小管坏死,肾小管功能重度紊乱。常继发肾盂肾炎,长期高血压可导致肾小动脉硬化。

【临床表现】

PHA的主要临床表现是高血压和低血钾。血钾正常、高血压是大部分PHA患者的早期症状,而低血钾可能是症状加重的表现。患者可有如下症状:头痛、肌肉无力和抽搐、乏力、暂时性麻痹、肢体容易麻木、针刺感等;口渴、多尿、夜尿增多。低血钾时,患者的生理反射可以不正常。

【辅助检查】

1. 可疑人群的筛查 血浆ARR(血浆醛固酮/肾素浓度比值)为首选筛查试验,但多种药物可能干扰ARR的测定:如螺内酯、β受体阻滞药、血管紧张素转化酶抑制药、血管紧张素受体抑制药等,建议实验前至少停用上述药物6周以上。检查还包括单纯血浆醛固酮或肾素浓度,血钾、尿钾检测,为PHA提供线索和佐证。

2. PHA的定性诊断 下列4项检查之一用于确诊:高盐饮食负荷试验;氟氢可的松抑制试验;生理盐水滴注试验和卡托普利激发试验,这4种试验的敏感性和特异性均在90%以上。

3. PHA的定位和分型诊断方法

(1)影像定位:首选肾上腺CT平扫加增强。

(2)功能定位和分型:功能定位非常重要,是决定治疗方案的基础。常用卧立位醛固酮试验、18-羟基皮质酮等。

【治疗】

1. 手术治疗

(1)APA(醛固酮腺瘤):首选腹腔镜肾上腺肿瘤切除术或保留肾上腺组织的手术,如疑多发性APA者,则选择患侧肾上腺全切除术。

(2)UNAH(单侧肾上腺增生)选择腹腔镜肾上腺全切术。

(3)IHA(特发性醛固酮症)和GRA(家族性醛固酮症Ⅰ型):以药物治疗为主,不推荐手术。但当患者因药物不良反应无法坚持内科治疗时,可考虑手术,切除醛固酮分泌较多侧或体积较大侧肾上腺。

2. 药物治疗

(1)治疗指征:①IHA(特发性醛固酮增多症);②GRA(家族性醛固酮增多症Ⅰ型);③不能耐受手术或不愿手术的APA者。

(2)药物选择:①首选螺内酯(安体舒通);②依普利酮:不能耐受螺内酯者;③钙通道拮抗药:阿米洛利,为保钾排钠利尿药;④钙离子通道阻断药:抑制醛固酮分泌和血管平滑肌收缩,如硝苯地平、氨氯地平等;⑤ACEI和血管紧张素受体阻断药:减少IHA醛固酮产生,常用卡托普利、依那普利等;⑥糖皮质激素:用于GRA。

(3)注意事项:药物治疗需要检测血压、血钾、肾功能。螺内酯和依普利酮在肾功能受损者慎用,肾功能不全者禁用,以免产生高血钾。

【护理措施】

1. 心理护理 护士为患者讲解相关疾病知识,强调卧床休息和保证睡眠的重要性,强调情绪激动、焦虑等负性心理对疾病的影响,耐心细致地解答患者提出的各种疑问,做好疾病知识健康教育,使患者对疾病有充分了解,明白手术的重要性,消除恐惧心理,树立战胜疾病信心。术前要调整患者心理达到最佳状态,积极配合手术。

2. 手术前护理

(1)定时监测血压变化,每日4次,或根据病情随时监测并记录。

(2)低血钾的护理。低钾的症状主要有以下几方面。①神经-肌肉症状:严重低钾血症(血浆钾<3mmol/L)可出现肌无力,导致麻痹和呼吸衰竭。其他肌肉功能紊乱包括痉挛、肌束自发性收缩、麻痹性肠梗阻、换气过低、低血压、搐搦等。②循环系统症状:低钾血症可以产生室性和房性期前收缩、室性和房性心动过速。心电图显示低钾改变:心动过速,T波平坦,倒置,出现U波或U波更为明显,ST段下降。③消化系统症状:恶心、呕吐、厌食、腹胀、肠蠕动音减弱或消失,严重者可现肠麻痹。④中枢神经症状:轻者表现为倦怠,软弱无力,精神不振;重者反应迟钝、定向力减退、嗜睡,甚至神志不清、昏迷。

（3）由于醛固酮可通过肾远曲小管及集合管促进钠钾交换,即保钠排钾效应。长期低钾导致电解质紊乱,引起心律失常、周期性肌无力、多尿、恶心、肌肉酸痛等症状,应口服醛固酮拮抗药——螺内酯。服药期间观察血钠、血钾情况及24h尿量,以了解病情变化及螺内酯的治疗效果。

（4）每日给予10%枸橼酸钾30～60ml分次口服,如病情需要还可增加剂量。

（5）重症或不能口服补钾者需静脉补钾。一般以15%氯化钾15～30ml加入5%～10%葡萄糖注射液1000ml中,静脉补钾速度宜缓慢,速度以不超过1g/h的速度滴入为宜,剂量一般为不超过6g/d。在补钾过程中,需紧密观察神经肌肉表现,注意心电图和血钾、尿量。

（6）患者肌肉无力主要表现为下肢无力,严重时可突然摔倒,所以医护人员要经常巡视病房,及时满足患者的生活需要,患者活动时应有家属陪同,避免发生跌伤。

（7）食盐要适量,盐的摄入量应<6g/d。

3. 手术后护理　术后8h生命体征平稳后,可鼓励患者适当的翻身及活动,有利于引流和改善呼吸功能。患者无腹胀、肠鸣音好,有肛门排气即可进食。术后护理措施有以下几点。

（1）监测生命体征变化:每30～60min观察记录血压、心率、呼吸1次。

（2）继续监测血钾及24h尿量:手术后易发生钾及钙离子紊乱,需经调整才能逐渐恢复正常。

（3）引流管的护理:妥善固定尿管及切口引流管,保持引流通畅,勿打折、受压,定时观察记录引流物颜色、性状、量。

（4）切口护理:观察切口敷料情况,有渗出及脱落及时换药。

（5）基础护理:指导患者进行有效的深呼吸及咳嗽,每2h翻身叩背1次,每天雾化吸入,保持口腔清洁。

（6）活动指导:协助患者在床上活动,促进血液循环,促进肠蠕动及预防下肢深静脉血栓发生。

（7）腹腔镜手术后并发症的观察及护理:随着腔内泌尿外科的发展,腹腔镜在泌尿外科中的应用也越来越广泛。腹腔镜肾上腺占位切除术是近年来新开展的微创手术。腹腔镜手术治疗肾上腺疾病,不仅能取得与传统开放手术相同的效果,而且具有患者损伤小、住院时间短、恢复快,并发症少等优点。腹腔镜手术后常见并发症有以下几方面。①出血:腹腔镜手术损伤小,但是由于术中应用气腹使后腹腔压力高,可以使压力小的血管闭合不出血,但是当压力解除后可出现继发性出血。另外术后钛夹脱落,肾上腺静脉、动脉继发出血等均可引起术后出血。所以对切口引流管和切口渗出液的量、颜色、性状的观察十分重要,保持引流管通畅,防止打折和受压。如果引流液突然增多,颜色鲜红,应考虑有出血,需及时报告医生处理,同时采取各种相应的护理措施。②酸中毒:腹腔镜手术需向腹膜后间隙内高压注入大量二氧化碳形成人工气腹。因为手术中要持续高压灌注,二氧化碳可被腹膜吸收而进入血液,导致血液中二氧化碳浓度增高,如果超过了肺呼吸排出的能力,患者术后可出现类似呼吸性酸中毒的症状。术后要观察患者呼吸的情况,给予持续低流量吸氧,以促进二氧化碳的排出。及时监测血氧饱和度及血生化各项指标,必要时进行血气分析。③皮下气肿:由于高压灌注,二氧化碳气可能通过组织与器械的间隙进入皮下而出现皮下气肿。可向患者耐心解释,减轻其顾虑,皮下气肿可自然吸收。

4. 健康教育　给予患者出院指导。告诉患者按医嘱定期门诊复查,主要评估血压、血电解质及有无手术并发症。指导患者自我心理调节,保持豁达开朗的心情和稳定的情绪,规律生活,劳逸结合。药物治疗者需长期随访。

（丁炎明）

参考文献

李靖秀.2007.肾上腺嗜铬细胞瘤围手术期的护理[J].齐齐哈尔医学院学报,28(5):596-597.

那彦群,等.2014.中国泌尿外科疾病诊断治疗指南手册[M].北京:人民卫生出版社.

吴阶平.2008.泌尿外科[M].济南:山东科学技术出版社.

赵毅,康福霞.2006.后腹腔镜肾上腺肿瘤切除术24例围术期的护理[J].解放军护理杂志,23(10):75-76.

第39章

骨与关节创伤患者的护理

第一节 股骨颈骨折

股骨颈骨折是指由股骨头下至股骨颈基底部之间的骨折。多发生于老年人,女性多见,认为与骨质疏松导致的骨质量下降有关。因股骨颈骨折导致股骨头、颈血供受影响,容易发生骨折不愈合(占15%)和股骨头缺血性坏死(占20%～30%)。

【病因】

老年人发生骨折有两个基本因素,一是骨强度下降,二是老年人髋周肌群退变,不能有效地防御髋部有害应力,加之髋部受到应力较大(是体重的2～6倍),因而当遭受轻微外力,如平地滑倒或绊倒,由床上或座椅上跌伤,致下肢突然扭转等均可引起骨折。而青壮年股骨颈骨折,往往由于严重暴力损伤,如车祸或高处坠落等所致。

【分类】

1. 按骨折线的部位

(1)股骨头下骨折:骨折线位于股骨头与股骨颈的交界处。此类骨折股骨头的血液循环大部分中断,愈合困难,股骨头易发生缺血坏死。

(2)股骨颈头颈部骨折:骨折线的一部分在股骨头下,另一部分则经过股骨颈,由于遭受剪应力,复位后稳定性差,使骨折不易愈合和易造成股骨头坏死。

(3)经股骨颈骨折:骨折线通过股骨颈中部,此型临床甚为少见。

(4)股骨颈基底骨折:骨折线位于股骨颈与大转子之间,由于骨折两端的血液循环良好,骨折容易愈合。

2. 按X线表现

(1)股骨颈内收型骨折:骨折线的Pauwels角>50°,属不稳定骨折。

(2)股骨颈外展型骨折:骨折线的Pauwels角<30°,属稳定骨折。

3. 按移位程度(Garden)分四型

Ⅰ型:股骨颈不完全骨折,这种骨折容易愈合。

Ⅱ型:完全骨折无移位。股骨颈虽然完全断裂,但对位良好。如系股骨头下骨折,仍有可能愈合。但股骨头坏死变形常有发生,如为股骨颈中部或基底部骨折,骨折容易愈合,股骨头血供良好。

Ⅲ型:股骨颈为完全性部分移位性骨折,多属远折端向上移位或远折端的下角嵌插在近折端的断面内形成股骨头向内旋转移位,颈干角变小。

Ⅳ型:为完全性移位性骨折,骨折近端可以产生旋转移位,容易造成股骨头缺血性坏死。

【临床表现】

1. 疼痛 老年人跌倒后诉髋部疼痛,不敢站立和走路,应想到股骨颈骨折的可能。髋部除有自发疼痛外,移动患肢时疼痛更为明显。叩击足跟部或大粗隆部时髋部疼痛,在腹股沟韧带中点下方常有压痛。

2. 畸形 患肢多有轻度屈髋、屈膝及45°～60°外旋畸形。

3. 肿胀 骨折后出血不多,又有关节囊和丰厚肌群的包围,外观上不易看到肿胀。

4. 功能障碍 移位骨折患者在伤后就不能站立或行走,但嵌插骨折的患者,在伤后仍能行走或骑自行车。易造成漏诊,使无移位的稳定骨折变成移位的不稳定骨折。

5. 患肢短缩 在移位骨折,远端受肌群牵引而向上移位,因而患肢变短。

【辅助检查】

髋部 X 线摄片可确定骨折的部位、类型和移位方向。

【治疗要点】

1. 非手术治疗 适用于稳定的嵌插型骨折。卧床休息,"丁"字鞋外固定或短期皮肤牵引,保持患肢于外展、旋转中立位。

2. 手术治疗 对不稳定性嵌插型骨折及有移位者,均应早期复位与内固定术,有利于尽快纠正骨折后的血管扭曲、痉挛,尽可能保留股骨头的残存血供,以降低股骨颈骨折不愈合率和股骨头缺血坏死率。

(1)闭合复位空心螺钉内固定术:在 C 型臂电视 X 射线透视下进行,用空心螺钉 3 枚呈三角形立体固定,这样处理后稳定性好,能有效防止股骨头旋转及下沉。

(2)复位内固定加带蒂骨瓣植骨术:适用于年轻病例和陈旧性骨折,以促进骨折愈合,增加股骨头部的血液供应,有利于坏死股骨头的再血管化。

(3)人工假体置换术:包括人工股骨头置换和全髋关节置换。

【护理措施】

1. 心理护理 老年人意外致伤,常常自责,顾虑手术效果,担忧骨折预后,易产生焦虑、恐惧心理。应给予耐心的开导,介绍骨折的特殊性及治疗方法,并给予悉心的照顾,以减轻或消除心理问题。

2. 手术前护理 除术前常规护理外,加强以下护理。

(1)体位管理:①卧硬板床休息,患肢制动,穿"丁"字鞋保持患肢于外展、旋转中立位,防外旋;不侧卧;在两大腿之间放一软枕,防止患肢内收。②尽量避免搬动髋部,如若搬动,需平托髋部与肢体。③在松开皮肤牵引套检查足跟及内外踝等部位有无压疮时,均应妥善牵拉以固定肢体;复查 X 线片尽量在床旁,以防骨折移位加重。

(2)加强观察:①由于创伤的刺激,可诱发或加重心脏病、高血压、糖尿病,发生脑血管意外,所以应多巡视,尤其是夜间。若患者出现头痛、头晕、四肢麻木、表情异常、健肢活动障碍、心前区疼痛、脉搏细速、血压下降等症状,及时报告医生紧急处理。②观察患肢血液循环的变化,包括患肢的颜色、温度、肿胀程度、感觉等,如发现患肢苍白、厥冷、发绀、疼痛、感觉减退及麻木,应通知医生及时处理。

3. 手术后护理 术后予心电监护,密切观察患者意识,监测血压、脉搏、呼吸、经皮血氧饱和度,防止窒息、失血性休克、心律失常的发生。

(1)引流管护理。术后保持引流管的通畅,防止扭曲、折叠和堵塞;密切观察引流液的色、性状、量,每 30 分钟挤压并记录;注意观察腹股沟、髋部和大腿外侧有无肿胀,防止引流液积聚在创腔。

(2)体位管理。术后 6h 取仰卧位。患肢用软枕抬高 15～20cm,保持外展中立位,禁止患侧侧卧。必要时穿"丁"字鞋,防止髋关节外旋和内收。

(3)患肢观察。注意术后患肢感觉运动功能,有无下肢神经损伤、感觉障碍、肢体肿胀等情况。

(4)并发症护理。①切口感染:注意观察术后切口皮肤有无红、肿、热、痛等感染迹象,体温、血常规、血沉是否正常;②下肢深静脉血栓:详见第 40 章人工髋关节置换术的护理;③脱位:详见第 40 章人工髋关节置换术的护理。

4. 健康教育

(1)功能锻炼。①闭合复位空心螺钉内固定术:术后第 1 天,患者可坐起,不主张患者在床上做直腿抬高运动,以免增加股骨颈的剪力。是否负重取决于骨结构的稳定性,如复位内固定满意,可于术后 2 周扶双拐下床练习患肢负重行走;如对位较差,宜 X 线显示骨折连接后才可负重。②复位内固定加带蒂骨瓣植骨术:术后 4 周内保持平卧位,禁止坐起和下床活动。4～6 周后,可逐渐坐起、下床扶拐站立、不负重行走,3 个月后可负重行走。③人工股骨头、髋关节置换术:详见第 40 章人工髋关节置换术的护理。

(2)出院指导。①体位管理:保持患肢外展中立位,不侧卧、不盘腿,嘱患者 3 个月内不负重,以免影响骨折愈合。②饮食指导:饮食要清淡、易消化,多食含钙丰富的食物,防止骨质疏松,促进骨折愈合。③功能锻炼:继续进行功能锻炼,做到循序渐进,活动范围由小到大、幅度和力量逐渐加大。④复查:遵医嘱每月复查 1 次,完全康复后,每年复诊 1 次。

第二节 脊柱骨折与脊髓损伤

脊柱脊髓损伤是较为严重的创伤性疾病。在颈椎至腰骶关节24个活动脊椎节段中，脊椎损伤发生率差异很大。颈椎占26.1%，胸$_{1\sim10}$占8.65%，胸$_{11}$至腰$_1$占42%，腰$_{2\sim5}$占22.4%，以胸腰段发生率最高，其次为颈椎和腰椎，胸椎最少。60%～70%的脊柱损伤合并脊髓损伤，脊柱脊髓损伤具有较高的致残率和致死率。

【病因】

脊髓损伤的原因有5类：挫伤、压迫、缺血、火器伤、锐器切割伤。在脊柱骨折脱位时可同时存在几种损伤因素，严重者可将脊髓切断；一般的骨折脱位当时可挫伤脊髓，移位的骨折片可持续压迫脊髓，特别在下胸段可致脊髓血供障碍发生缺血性损伤。

【病理】

脊髓损伤的病理由重到轻可分为三级。

1. 完全性脊髓损伤　脊髓内的病变是进行性加重，从中心出血至全脊髓出血水肿、坏死，长度约为2.3cm。对于这类损伤，只有在早期数小时内进行有效治疗，才有可能恢复部分脊髓功能。

2. 不完全性脊髓损伤　由于不完全性脊髓损伤的程度有轻重差别，重者可出现坏死软化灶，轻者仅中心小坏死灶，因此，不完全性脊髓损伤可保留部分或大部分神经纤维，脊髓功能可获得部分或大部分恢复。

3. 脊髓轻微损伤或脊髓震荡　基本不发生神经细胞坏死或轴突退变，2～3d后逐渐恢复，组织学上基本恢复正常，神经功能可完全恢复。

【脊柱损伤的分类】

1. 按损伤的受力机制　分屈曲压缩、屈曲分离损伤、垂直压缩、旋转及侧屈、伸展损伤。以屈曲压缩最常见。上诉损伤暴力亦可分为复合的，如屈曲并垂直压缩、屈曲旋转等。

2. 按骨折形态　为临床最常采用的分类。大体分压缩骨折、爆裂骨折、Chance骨折、骨折脱位。在颈椎还有寰椎前后弓骨折、枢椎齿状突骨折、枢椎峡部骨折、棘突骨折。腰椎有横突骨折、峡部骨折等。

3. 按骨折稳定性　分稳定性骨折和不稳定性骨折。棘突骨折、横突骨折、单纯压缩骨折属于稳定骨折。Denis将脊椎分为前、中、后三柱，椎体及椎间盘前1/2为前柱，后1/2加后纵韧带为中柱，椎弓根后结构为后柱。伴有后柱损伤的爆裂骨折为不稳定性骨折，无后方结构损伤的爆裂骨折为稳定性骨折。

【定义与分级】

1. 定义　脊髓损伤不提倡用四肢轻瘫、高位截瘫等名词。

(1) 四肢瘫：指颈段脊髓损伤致四肢感觉及运动功能障碍或丧失，包括上肢、躯干、盆腔脏器及下肢的功能损害。

(2) 截瘫：指胸、腰椎脊髓损伤，造成部分躯干、盆腔脏器及下肢的感觉与运动功能障碍或丧失，不涉及上肢功能，包括圆锥和马尾损伤。

(3) 不完全损伤：指脊髓最低位即骶段的感觉运动功能部分保留。包括骶部感觉、肛管黏膜皮肤连接处的感觉和肛管外括约肌自主收缩功能部分保留。

(4) 完全损伤：指骶段感觉和运动功能完全丧失。

2. 分级　按照Frankel分级分五级。

Ⅰ级：完全性损害。骶$_4$、骶$_5$无任何感觉、运动功能。

Ⅱ级：不完全性损害。损伤神经平面以下包括骶段，存在感觉功能、但无运动功能。

Ⅲ级：不完全性损害。损伤神经平面以下存在运动功能，大部分关键肌的肌力＜3级。

Ⅳ级：不完全性损害。损伤神经平面以下存在运动功能，大部分关键肌的肌力≥3级。

Ⅴ级：正常。感觉和运动功能正常，包括盆腔脏器（直肠、膀胱）功能。

【临床表现】

1. 脊柱骨折局部表现　局部疼痛；压痛、叩击痛；椎旁肌紧张；腰椎活动受限，不能翻身起立；受损部位棘突后凸或出现成角畸形。颈部骨折患者可出现头部前倾，张口受限，吞咽困难，颈部不稳用手托头。

2. 全身症状　如合并脊髓损伤，可出现以下情况。

(1) 损伤呼吸中枢，患者在损伤现场死亡。

(2) 脊髓损伤平面以下的感觉、运动、反射、括约肌和自主神经功能均出现障碍。而脊髓损伤的部位与所造成的残障程度有着密切的关系。如第3颈椎和第4颈椎损伤后表现为四肢瘫痪,会影响到呼吸功能而导致死亡。腰骶椎的损伤可造成马尾神经的受压、挫伤或断裂,表现为下肢的驰缓性瘫痪、感觉丧失及会阴区括约肌功能障碍。

(3)损伤后一过性神经损伤,表现为短暂肢体瘫痪或肢体无力,但能迅速好转。

3. 胸腰椎骨折所致的后腹膜血肿　刺激腹腔神经丛引起腹肌反射性紧张或痉挛,可出现腹胀、腹痛等腹膜刺激症状。

【辅助检查】

X线检查为脊柱骨折最基本的检查手段。CT检查可见有无椎板骨折下陷,关节突骨折,爆裂骨折骨折块突入椎管的程度。脊髓损伤的检查方法较为复杂,主要有以下几项。

1. 临床神经学检查　神经系统检查是判断脊髓损伤部位和损伤程度可靠又可多次重复的方法。包括截瘫平面检查、感觉检查、运动检查、肛管括约肌及会阴感觉检查等。

2. 诱发电位检查　有体感诱发电位检查、运动诱发电位检查。目的是检查截瘫的程度,以区分是完全性还是非完全性脊髓损伤。

3. 磁共振成像(MRI)检查　可显示脊髓受压及内部损伤的情况,对于判断预后及指导治疗起重要作用。MRI能显示脊髓急性损伤的水肿及血肿情况,晚期脊髓囊性变情况,对于伴有脊髓损伤的脊柱骨折,MRI检查更具优势。

4. 其他　如脊髓造影在陈旧性病例可显示脊髓受压部位、完全梗阻或不全梗阻,但不能反映脊髓损伤程度。

【治疗】

1. 非手术治疗　适用于单纯压缩骨折,椎体高度<50%、单纯棘突或横突骨折、稳定性骨折无神经损伤者,可卧床8周或支具固定8周。

2. 手术治疗　目的是解除脊髓神经压迫,纠正畸形并恢复脊柱稳定性。对骨折脱位不稳定者需切开复位与固定。颈椎骨折脱位用颅骨牵引、枕颌带牵引或手术复位固定并植骨,术后颈围固定3个月。对骨折不稳定者应行前路内固定并植骨融合,后路枕颈融合或寰枢融合。胸椎骨折脱位可手术后路切开复位固定;胸$_{1\sim10}$段可不植骨,愈合后恢复稳定。胸$_{11}$至腰$_5$骨折脱位及不稳定骨折,行内固定后应行植骨融合脱位间隙。对合并有脊髓损伤者应行前方或侧前方减压手术。

3. 合并脊髓损伤的药物治疗　伤后6h内为药物治疗的黄金时间,24h内为急性期。

(1)皮质激素:损伤8h内应用可明显改善完全性和不完全性脊髓神经损伤的功能。临床上常大剂量应用甲泼尼龙,首次剂量可达30mg/kg体重,15min内静脉滴注完毕,隔45min后继用5.4mg/kg体重,静脉滴注,维持24h。

(2)渗透性利尿:可排除脊髓损伤后细胞外水肿。常用20%甘露醇或50%葡萄糖。

(3)神经节苷脂:在脊髓损伤48～72h给予100mg/d,持续3～4周。对中枢神经的发育和再生有重要作用。

【护理措施】

1. 心理护理　由于骨折部位特殊,病情复杂,手术风险大,患者对治疗效果期望较高,部分上颈椎骨折患者术前行颅骨牵引或Halo-Vest头-胸环牵引架固定,术后又丧失了寰枢关节的部分运动功能,导致患者头颈活动特别是旋转明显受限。患者及其家属对手术安全性、治疗效果有不同程度的担忧。因此术前进行积极、有效的心理护理,帮助建立乐观向上的心态,对于治疗的顺利进行和术后的康复都非常重要。护士首先要注意与患者的沟通,取得信任。然后说明牵引和手术治疗的目的、注意事项,取得配合。介绍同种病例的手术效果,给予信心。再请术后恢复期患者介绍对手术过程的体验,以及术后疗效的自我评估,并让患者家属观看牵引治疗和术后护理的实景,同时要帮助患者及时解决生活上的各种需求,打消顾虑。

2. 牵引治疗护理

(1)牵引前宣教:根据患者对疾病与治疗的认知程度,进行有的放矢的教育,消除顾虑取得配合,宣教内容包括:牵引的必要性和重要性,操作方法及有关配合、注意事项。

(2)保持有效牵引:护士每班检查牵引的体位、重量是否正确,牵引绳的松紧,是否在轴线上。了解患者四肢感觉、运动功能和反射情况;有无胸闷、吞咽困难,食欲、大小便等情况,如有异常及时通知医生处理。

(3)预防感染:颈椎骨折脱位行颅骨牵引者局部穿针处应用乙醇滴入或PVP-I棉球涂擦,每日2次;观察有无渗液、红肿,如有痂皮形成不可自行去除以免造成感染。

(4)皮肤护理:骶尾部和后枕部是主要着力点,也是牵引后易出现皮肤问题的部位。护理中要注意保持床单平整清洁;指导并协助患者抬臀,枕后可垫波浪形水枕,定时放松枕颌带牵引,对骶尾部、枕后及下颌皮肤进行按摩。并鼓励患者在床上主动活动四肢。对脊髓损伤合并瘫痪的患者,定时协助翻身和被动锻炼,保持皮肤的清洁完整,预防压疮的发生。

3. 手术前护理　除术前常规护理外,还应进行术前相关功能训练包括气管食管推移训练、呼吸功能训练、俯卧位等训练。

4. 手术后护理

(1)生命体征监测:术后入复苏室待完全清醒后回病室,持续心电监护72h,每15～30min监测血压、心率、心律、呼吸和血氧饱和度,每小时观察呼吸频率、深浅度及呼吸的音调有无异常,有无憋气、呼吸困难、血氧饱和度下降等症状。对颈椎手术患者更应重视患者的主诉,夜间加强巡视,警惕呼吸睡眠暂停综合征,当呼吸≤10min,及时唤醒患者。并要注意创面有无渗血、出血及引流量。记录尿量,评估出入量是否平衡,观察患者有无血容量不足的早期征象,如面色改变、烦躁、哈欠、头晕等。

(2)脊髓神经功能观察:术后要重视观察患者截瘫平面、四肢感觉、运动及肌力情况,评估手术减压效果。多数患者术后脊髓压迫症状有不同程度改善,也有患者术后四肢肌力、感觉、运动较术前有所减退,多与术后脊髓水肿有关。预防脊髓水肿,可于术后3d内预防性静脉使用20%甘露醇250ml,每日2次,或用甲泼尼龙40mg微泵静推,每日2次。如发现有麻木加重、活动障碍及时通知医生,以免脊髓受压过久造成不可逆的损伤。

(3)切口与引流管的护理:脊柱术后为避免创面渗血对脊髓、气管造成压迫,常规放置引流管行负压引流。引流管一般放置24～48h。应严密观察切口有无红肿、渗液、渗血等情况,检查切口周围皮肤张力有无增高。保持负压引流有效,防止堵管及逆行感染。记录引流物量、颜色和性状,如血性引流液>100ml/h,连续3h提示有出血可能;如引流物颜色为淡血性或洗肉水样,24h引流量超过500ml,应考虑有脑脊液漏。

5. 并发症观察与护理

(1)中枢性高热的护理:颈椎骨折脱位造成高位截瘫时,可引起体温调节中枢障碍,且自主神经功能障碍影响出汗散热,故可发生中枢性高热,常在伤后1周内出现,体温高达39℃以上。保持病室通风,调节室温20～23℃,鼓励多饮水,补充足够的水、电解质。物理降温为主,注意观察病情变化及降温效果,注意观察是否有面色苍白、口唇发绀、四肢冰冷、皮肤发花、寒战等寒冷反应症状,如有应暂停物理降温。

(2)呼吸道梗阻和感染:是截瘫患者早期死亡的主要原因。颈髓损伤患者因呼吸肌麻痹,长期卧床,呼吸道分泌物不易排出而易发生肺部感染。需要保持室内空气新鲜、温湿度适宜。鼓励患者进行有效的深呼吸、咳嗽、咳痰,每2h协助患者翻身拍背,以助排痰。对于气管切开患者应正确吸痰、湿化气道、清洁口腔等护理,用双层湿纱布覆盖气管口,雾化吸入每日2次。

(3)应激性溃疡:脊髓损伤后,胃肠道的交感和副交感神经支配失调,患者紧张及抑郁情绪的影响,以及医源性因素如大剂量激素的应用,易发生应激性溃疡。因此应重视患者主诉,密切观察有无腹痛、恶心、呕吐物及大便的颜色、量、性状的变化,及早发现出血症状,及时处理。

(4)低钠血症:颈髓损伤后出现低钠血症多尿原因:颈髓损伤后使视丘脑下部受到刺激或轻微损伤,自主神经调节发生障碍,迷走神经支配占优势,截瘫平面以下血管张力低下,有效循环血量减少,使抗利尿激素分泌增加;住院期间使用呋塞米、甘露醇脱水治疗发挥利尿作用;受伤后进食量减少导致钠的摄入量减少。低钠血症多于伤后2～15d发生。因此,颈髓损伤后患者入院后立即予血钠和尿钠的检测。尿的检查包括24h尿钠、尿相对密度的测定(成人正常值1.15～1.025),记24h尿量。发现患者有倦怠、淡漠、恶心呕吐,应疑为低钠。颈髓损伤出现低钠血症时,患者多表现为头晕、烦躁、易激惹,夜间重,白天轻,有时镇静药也难控制。血钠在130mmol/L以下时,还会出现脉搏细速、血压不稳定或下降、脉压变小等症状。补钠速度不宜过多过快,一般用3%氯化钠注射液,速度为5ml/min。

(5)深静脉血栓形成:脊髓损伤后,患者长期卧床静脉血液淤滞,血液处于高凝状态,以及外伤同时使静脉血管内膜损伤,血小板黏附发生聚集并释放生物活性物质,促进血栓形成。药物预防有:①间接凝血酶阻滞药如普通肝素或未分级肝素;②直接凝血酶阻滞药如水蛭素、华法林及阿司匹林等;③其他如右旋糖酐-40。

机械性预防措施有早期运动、穿弹力袜、间歇气体加压装置、足底静脉泵等。要注意观察双下肢有无色泽皮温改变、水肿、浅静脉怒张,必要时测量比较两下肢周径,若相差 0.5cm 以上及时通知医生。一旦血栓形成,患肢应制动,禁止热敷、按摩,膝下不垫枕。饮食上宜进低脂、富纤维素食物,保持排便通畅。进行溶栓治疗的同时应监测生命体征,尤其注意呼吸,以防发生肺栓塞。应用抗凝药物期间,定时检查身体其他部位出血情况,患肢肿胀好转情况,定期复查凝血功能。

(6)泌尿系感染与结石:截瘫患者因神经系统受损,膀胱失去收缩功能,逼尿肌麻痹,内括约肌收缩,外括约肌松弛而发生尿潴留,需长期留置导尿管而易造成泌尿系感染与结石。鼓励患者多饮水,不输液的患者每日饮水达 3000～4000ml,集尿袋每周更换 1～2 次,每月更换导尿管并妥善固定,严格按无菌技术操作,选择粗细适宜的导尿管。定时开放导尿管,训练膀胱括约肌舒缩功能,开始间歇时间可为 2～3h,逐渐延长至每 4～6 小时开放 1 次。观察记录尿液的性状、量、颜色,定期做尿常规检查,发现问题及时处理。

(7)压疮:截瘫患者由于全身抵抗力下降,皮肤弹性降低,局部组织长期受压缺血缺氧而易发生骨突出处皮肤压疮。翻身是预防压疮的根本措施。保持床单位干燥、平整无皱褶。每 2h 翻身 1 次,避免拖、拉、拽而损伤皮肤,患者可卧特制翻身床、气垫床、明胶床等。慎用热水袋,勿取热水浸泡手足以防烫伤。同时给予高蛋白、高热量、高维生素饮食,增加机体免疫力。

(8)手术相关并发症:主要有血肿形成、脊髓损伤加重和神经根损伤、脑脊液漏、内固定松动等。

6. 健康教育

(1)功能锻炼:主要针对有脊髓损伤患者功能重建及康复教育,主要为上肢和手的功能恢复。向患者与家属宣教早期功能锻炼的重要性。术后 24h 开始进行四肢各关节的主动运动,截瘫患者行双下肢被动运动。并进行肌肉按摩,由远端到近端,促进血液循环,预防关节僵硬、肌肉萎缩、深静脉血栓形成,并能通过消耗体能来促进食欲。每日 3～4 次,每次 20～30min,循序渐进,以能耐受为度。

(2)出院指导:颈椎骨折手术后患者应告知出院后 3 个月内起床活动时需佩戴颈托或穿戴支具,避免颈部前屈、左右旋转。平卧睡眠时头颈两侧仍需用 2kg 沙袋或米袋制动,以防内固定松动。为保证内固定的稳定性,胸腰椎手术患者 3 个月内起床下地活动时必须穿戴支具,站立行走时间不宜过长。对于患者均应在术后 1 个月、3 个月、6 个月、12 个月拍片复查随访,了解内固定效果和植骨融合程度。

第三节　骨盆骨折

骨盆为一完整的闭合骨环,它由两侧髋及骶骨组成,前方由耻骨联合相连接,后方由髂骨与骶骨的关节面形成骶髂关节。骨盆结构坚固,损伤多因高能量外力所致。挤压、撞辗或高处坠落等损伤是骨盆骨折的主要原因,亦可因肌肉强烈收缩引起撕脱骨折;枪伤可引起开放性损伤。骨盆骨折常因出血量大而引起休克。以往对骨盆骨折多采取非手术治疗,如牵引、骨盆悬吊或石膏固定等方法,致残率较高,为 50%～60%。20 世纪 80 年代以来,对垂直不稳定骨盆骨折国内外广泛开展切开复位内固定治疗,取得了满意的疗效。

【病因】

1. 直接暴力　是引起骨盆骨折的主要原因,如交通事故、砸伤及高处坠落等。也可以因肌肉强力收缩引起髂前上棘、髂前下棘、坐骨结节等处骨折。

2. 应力暴力　应力暴力作用于骨盆侧方,先使其前环薄弱处耻骨上下支发生骨折,应力继续,使髂骨翼向内(或内翻),在后环骶髂关节或其邻近发生骨折或脱位。侧方的应力使骨盆向对侧挤压并变形。当暴力作用于骨盆后方,使髂骨翼向外翻,先使前环耻、坐骨支骨折或耻骨联合分离,应力继续,髂骨更向外翻,使骶髂关节或其邻近发生损伤,骨盆环的变形是伤侧髂骨翼向内翻或扭转,使与对侧半骨盆分开。

【分型】

Tile 根据骨盆骨折后骨盆是否稳定提出以下分类方法。

1. A 型　为稳定骨折,即骨盆后环完整的骨盆前环、骨盆边缘或骶、尾骨骨折。可分为以下几型。

A_1 型:不影响骨盆环完整的撕脱性骨折。及耻骨支或坐骨支骨折。

A_2 型:稳定的髂骨翼骨折或轻度移位的骨盆环骨折。

A_3 型：未累及骨盆环的骶骨或尾骨横断骨折。

2. B 型　为部分稳定性骨折，即骨盆的前后环均损伤，骨盆旋转不稳定、垂直稳定。可分为以下几型。

B_1 型：分离型骨折，外旋不稳开书型骨折。

B_2 型：侧方挤压型损伤，半侧骨盆内旋不稳定。

B_3 型：双侧 B 型损伤。

3. C 型　旋转及垂直均不稳定骨折（稳直剪力），同时累及前后环，其特点：整个骨盆底破裂（骶髂复合体的破裂）。可分为以下几型。

C_1：单侧损伤失稳。

C_2：双侧损伤失稳。

C_3：双侧 C 型损伤。

【临床表现】

1. 局部症状　患者有严重外伤史，尤其是骨盆受挤压的外伤史。损伤部位疼痛、肿胀、活动受限及骨擦音。骨盆分离、挤压试验阳性，骨盆两侧不对称，伤侧髂嵴升高，下肢缩短，"4"字试验阳性，骶髂关节完全脱位时脐棘距不等。

2. 全身症状　除稳定性骨折外，骨盆骨折除了骨折本身的局部表现的同时，由于有并发损伤而出现的全身症状，而且较骨折本身更为严重。患者可出现失血性休克、腹膜后血肿、腹腔内脏损伤、膀胱或后尿道损伤、直肠损伤、腰骶神经丛或坐骨神经损伤。

【诊断】

一般认为根据病史、体格检查和骨盆前后位 X 线所见即可确诊骨盆骨折。对于伴有骨盆骨折的多发伤，应全面体格检查，及时处理合并伤。

1. X 线检查　是诊断骨盆骨折的主要手段，可显示骨折类型及移位情况。

2. CT 检查　具有以下优点：能发现 X 线平片不能显示的骨折；能清楚地立体显示半侧骨盆移位情况；对髋臼骨折特别适用；对需行内固定的骨盆骨折，CT 能准确显示复位情况，内固定位置是否恰当及骨折愈合进展情况。

3. B 超检查　以了解腹腔及盆腔内脏器及大血管的情况。

4. 磁共振成像检查　可发现骨盆部位的肌肉、肌腱、韧带、神经等软组织损伤和隐匿的骨折。

【治疗】

应根据全身情况，首先处理休克及各种危及生命的并发症。患者常因腹膜后大量出血合并休克，应严密观察进行输血、输液，骨盆骨折的输血可达数千毫升，若经积极抢救大量输血后，血压仍继续下降，未能纠正休克，可考虑结扎一侧或两侧髂内动脉，或经导管行髂内动脉栓塞术。膀胱破裂可进行修补，同时做耻骨上膀胱造口术。对尿道断裂，宜先放置导管，防止尿外渗及感染，并留置导尿管直至尿道愈合。若导尿管插入有困难时，可进行耻骨上膀胱造口及尿道会师术。直肠损伤，应进行剖腹探查，做结肠造口术，使粪便暂改道，缝合直肠裂口，直肠内放置肛管排气。

骨盆骨折是否手术，其主要依据是骨盆环是否稳定和不稳定的程度。

1. 非手术治疗

(1)适应证：①骨盆环稳定的骨折，如撕脱骨折和无明显移位的骨盆环一处骨折；②骨盆环两处损伤而失稳，但影像学上无或轻微移位者；③因早期救治需要经卧床、牵引治疗后，影像学证明复位满意者；④有手术禁忌或不宜手术治疗的多发伤。

(2)方法

①卧床休息：卧硬板床休息 3～4 周。肌肉撕脱骨折者应取放松肌肉的体位，髂前上棘骨折患者置于屈髋位；坐骨结节骨折置于伸膝位。

②骨盆兜带吊牵引固定：悬吊重量以将臀部抬离床面为宜。5～6 周后换用石膏短裤固定。

③手法复位：骶骨和尾骨骨折有移位者，可用手指从肛门内向后推挤，使其复位，然后卧床休息 4～6 周即可。在推挤时慎勿损伤直肠。一侧骶髂关节半脱位者，可用手法整复，用手压髂骨翼向前方，使向右旋转移位得到纠正，然后用布兜牵引或石膏裤固定 2～3 个月。

④患肢骨牵引：骨折段移位多，如耻骨联合分离、耻骨上下支骨折合并骶髂关节脱位，还有耻骨联合分离合并骶髂关节附近的髂骨骨折或骶骨骨折等。均可采用骨牵引法，可行单侧股骨下端或胫骨结节牵引，根据需要也可双侧牵引。

2. 手术治疗

(1)外固定器固定：骨外固定器作为治疗骨折的又一手段，越来越广泛应用于临床，有其独到的作用和价值，适用于有明显移位的不稳定骨折，特别是并发循环不稳定者，以求收到固定骨盆和控制出血的效果，并有减轻疼痛和便于搬动伤员的作用；也适用旋转不稳定型骨折；开放性不稳定型骨折。

(2)开放复位内固定：适用于经非手术治疗后，

骨折移位＞1cm，耻骨联合分离＞3cm，累及髋臼的移位骨折以及多发伤者。

【护理措施】

1. 急救护理

(1) 急救患者入院后迅速建立 2 条静脉通路，且输液通道应建立在上肢或颈部，不宜在下肢，以免液体不能有效进入血液循环。及时输血、输液，必要时应行静脉切开，快速、有效地补充液体。

(2) 尽量减少搬动，如需搬动时，应由 3~4 个人将患者置于平板担架上，动作应协调一致、平缓，以免增加出血和加重休克。

(3) 骨盆骨折患者并发休克时，均会出现不同程度的低氧血症，因此，应及时给予面罩吸氧，改善缺氧。

(4) 加强生命体征、中心静脉压及尿量的监测，包括意识状态、皮肤黏膜、甲床毛细血管回流时间、皮肤弹性等，必要时检测中心静脉压、血红蛋白、红细胞计数及血细胞比容等各项指标，以确定是否有休克及其程度。导致血容量不足乃至休克的相关因素有：骨盆各骨主要为骨松质，骨折后本身出血较多；其邻近有较丰富的动脉及静脉丛，加之静脉丛多无静脉瓣阻挡回流，骨折后可引起广泛出血。出血量若达 1000ml 以上，则可能合并有腹腔脏器损伤出血；如合并髂内、外动脉或股动脉损伤，可引起盆腔内更严重出血，甚至因失血过多而死亡。处理：迅速高流量给氧；快速补液输血；保暖：提高室温或用棉被和毛毯，忌用热水袋，以免增加微循环耗氧。

(5) 迅速有效的止血、镇痛是抢救的关键。由于骨盆多为骨松质，其邻近有动脉和静脉丛，而静脉丛多无静脉瓣阻挡回流，所以骨盆骨折后，患者常出现失血性休克。应及时对骨折部位进行复位固定，防止血管进一步损伤，减轻疼痛。

(6) 合并伤的观察与护理

① 腹膜后血肿护理：观察有无腹痛、腹胀、呕吐、肠鸣音和腹膜刺激征，并定时测量腹围，以判断是否合并有腹膜后血肿、腹腔脏器损伤及膀胱损伤。由于骨折出血沿腹膜后疏松结缔间隙蔓延到肾区或膈下，形成腹膜后血肿，不仅可造成失血性休克，还可引起麻痹性肠梗阻；严重创伤时可合并腹腔脏器损伤，出现腹腔内出血，表现为腹痛、腹肌紧张，腹腔穿刺抽出不凝血；膀胱充盈时易受直接打击或被骨折刺伤而致膀胱破裂，表现为腹痛明显，并有明显的腹肌紧张、压痛、反跳痛，腹腔可抽出血性尿液。如在病情稳定后，患者又出现腹胀、腹痛等症状，多为腹腔内血肿刺激而引起肠麻痹或神经紊乱所致，应给予禁食、肛管排气、胃肠减压等处理来缓解症状，同时还应密切观察病情变化。

② 膀胱、尿道损伤护理：观察患者有无血尿、排尿困难或少尿、无尿，以判断其膀胱、尿道损伤情况。如膀胱颈部或后壁破裂，尿液流入腹膜腔，会有明显的腹膜刺激征，导尿时无尿液流出；如发生尿道断裂情况，患者常表现有尿道出血、排尿障碍、疼痛等。应妥善固定导尿管，以防脱落。导尿管及尿袋应低于身体，每日更换尿袋，每周更换尿管，防止感染。保持尿管引流通畅，每日用生理盐水 250~500ml 进行膀胱冲洗 1~2 次，预防血块及分泌物堵塞尿管。鼓励患者多饮水，以利于尿液的排出。尿道不完全撕裂时，留置导尿管 2 周并妥善固定；对于行膀胱造口的患者，需保持引流管通畅，防止扭曲或折叠。造口管一般留置 1~2 周，拔管前先夹管，观察能否自行排尿，如排尿困难或切口处有漏尿则延期拔管。

③ 会阴损伤护理：会阴部的清洁卫生，每日用温水擦洗会阴部，并用活力碘棉球消毒尿道外口，每日 2 次。对于会阴部软组织开放性损伤的患者，在分泌物多时，可用 0.5% PVP-I 冲洗擦干，及时更换敷料。

④ 直肠肛门损伤护理：检查肛门有无疼痛、触痛、出血，必要时做肛门指检，以确定直肠损伤的部位。护理：严格禁食，并遵医嘱应用抗生素预防感染。若行结肠造口术，保持造口周围皮肤清洁干燥，观察有无局部感染征象。

⑤ 神经损伤护理：注意有无会阴区、下肢麻木及运动障碍，以判断有无腰骶和坐骨神经损伤。护理：及早鼓励并指导患者做肌肉锻炼，定时按摩、理疗，促进局部血液循环，防止失用性肌萎缩；对有足下垂者穿丁字鞋或应用衬垫支撑，保持踝关节功能位，防止跟腱挛缩畸形。同时，辅以神经营养药物以促进神经恢复。

2. 术前护理

(1) 体位护理：不影响骨盆环完整的骨折，可取仰卧与侧卧交替，侧卧时健侧在下，严禁坐立。影响骨盆环完整的骨折，伤后应平卧硬板床，且应减少搬动。必须搬动时则由多人平托，以免引起疼痛、增加出血。尽量使用气垫床，既可减少翻身次数，又能预防压疮，但床垫充气要足，以不影响骨折稳定为原则。

(2)心理护理:骨盆骨折多由较强大的暴力所致,常常引起严重的合并症,如休克、尿道、膀胱及直肠等损伤。患者伤势较重,易产生恐惧心理。应给予心理支持,并以娴熟的抢救技术控制病情发展,减少患者的恐惧。

(3)饮食护理:术前加强饮食营养,宜高蛋白、高维生素、高钙、高铁、粗纤维及果胶成分丰富的食物,以补充失血过多导致的营养失调。食物应易消化,且根据受伤程度决定膳食种类,若合并有直肠损伤或有腹胀腹痛,则应酌情禁食。必要时静脉高营养治疗。

(4)正确指导床上大小便:嘱患者使用便盆时不可随意抬高床头或取坐位,采用两人抬臀后在患者腰骶部垫以5cm厚软枕,再放置便盆,操作方便,患者乐于接受。

(5)几种不同治疗方法的护理。①骨盆悬吊牵引:吊带要保持平坦完整无皱,并要保持吊带宽度适宜,且不要向上、下移动位置;大小便时注意不要使之污染。②下肢牵引:为了减轻疼痛和股骨头对髋臼挤压,一般都是双下肢同时牵引,因为如果只牵患侧一方,易使骨盆出现倾斜,容易造成肢体内收畸形,影响以后的走路功能,并可发生腰痛和髋部疼痛。③皮牵引:重量6～8kg,牵引时保持患肢外展15°～30°中立位,维持有效牵引,不随意增减牵引的重量,定时检查牵引带的松紧、位置,受压皮肤有无红肿、水疱,骨突出处垫以棉垫,定时按摩受压部位,观察肢端皮温、颜色和足背伸活动,防止牵引带下滑卡压膝部、踝部,影响患肢血液循环。

(6)常规准备:患者病情稳定后,根据骨盆损伤的部位,制订合适的手术方案。术前准备足够的血,会阴区备皮、常规禁食禁饮,术前晚给予0.1%～0.2%肥皂水500ml不保留灌肠,能清洁肠道,促进肠蠕动,有效预防术后便秘、肠梗阻的发生。手术日准备一张有牵引架的病床,以利于患者术后功能锻炼。床边备齐抢救物品,如监护仪、吸引器、氧气等。

3. 术后护理

(1)生命体征观察:术后48h内切口用腹带加压包扎,严密观察生命体征变化,及时记录,床边多功能监护仪监护,每30min监测1次血压、脉搏、氧饱和度,正确记录引流量,及时观察切口敷料有无渗血、渗液,如患者早期出现烦躁、打哈欠、出汗、脉搏快速、尿量减少等血容量不足症状,或切口大量渗血、每小时引流液>100ml等情况及时汇报医生,警惕低血容量性休克发生。

(2)切口观察:观察切口敷料情况,若有渗血、渗液情况,应及时更换,保持敷料清洁干燥,以防感染。观察患肢的血液循环情况。妥善固定引流管,防止扭曲、折叠、脱落,保持负压引流瓶适当负压,以便及时引流出切口积血,密切观察引流液的颜色、量、性状,并做好记录。

(3)体位护理:患者返回病房后,取平卧位,双下肢抬高30°,外展中立位,皮牵引制动,防止患肢外旋内收,小腿处垫一软枕,有利于患肢肿胀消退。尽量减少大幅度搬动患者,防止内固定断裂、脱落。

(4)预防腹胀:由于术中腹膜牵拉、腹股沟皮神经损伤、骨折后长时间卧床等原因,患者术后均有一定程度腹胀。术后当天给予禁食,第2天开始进半流质饮食,少量多餐,避免胀气和不消化食物,注意观察肛门排气及肠鸣音、有无腹胀加重情况,协助左、右侧卧位,每2h更换1次,并予腹部顺时针按摩,每次10分钟,2次/日,促进肠蠕动。

(5)并发症的观察与处理

①压疮:骨盆骨折患者由于害怕疼痛或担心骨折移位,大多不肯配合翻身。为了预防长时间卧床可能带来的各种并发症,可予卧气垫床,以适当减少翻身次数,翻身前需向患者做好充分解释,动作轻、柔、稳,指导深呼吸放松肌肉,采用健侧卧位与平卧位交替卧位,避免患侧卧位,防止骨折处受压,每2～3h更换1次。对于骨盆环不稳定患者,可以采用抬臀法,即在患者的髋部垫上90cm×45cm浴巾,护士各站病床两侧抓住浴巾四角,一致用力托起臀部,使身体略离床面后垫上38cm×48cm凉液垫,每2～3h更换1次,按摩骶尾部皮肤,既可缓解局部皮肤受压,又避免了受压皮肤受温热潮湿的刺激。

②便秘:鼓励患者多饮水,2000～3000ml/d,多食含粗纤维丰富的蔬菜、水果;经常按摩腹部,促进肠蠕动,必要时服用缓泻药,利于排便。术前日必须排除肠道内淤积的大便,以利手术操作,减轻术后腹胀。

③神经损伤:术前损伤的原因多为脱位的骨折块挫伤,术后主要指医源性损伤。主要表现为不同程度足下垂,伸趾肌力下降,足背伸力减弱等。

术后需注意观察患肢有无麻木及足背伸活动情况。一旦损伤可给予穿丁字鞋固定,患肢摆放中立位,防止外旋造成腓总神经受压迫。膝部给予垫软枕,使膝关节屈曲>60°,避免对损伤神经的过度牵拉。早期指导患者做足背伸,跖屈功能锻炼,口服或肌内注射甲钴胺营养神经。

④深静脉血栓形成:因骨盆骨折患者长时间卧床导致下肢静脉血流淤滞,创伤损伤血管壁,术中失血多可使血液呈高凝状态,使患者易发生下肢深静脉血栓。首发症状为患肢肿胀、疼痛。预防措施有:a. 抬高患肢30°,以利于静脉血液回流。b. 每日须测量比较腿周长,观察患肢肿胀、疼痛程度、皮肤颜色、温度、感觉及肢端动脉搏动情况,术后早期指导患者做踝关节背伸和屈曲运动及股四头肌的静止性收缩锻炼,定时按摩小腿肌肉及足部。c. 使用充气式下肢静脉泵治疗,2次/日,每次30min,以清除静脉血的淤滞。d. 下肢静脉血栓形成高风险患者术前3d及术后7d内可予低分子肝素针0.4ml皮下注射,1次/日,并加强出凝血时间、凝血酶原时间监测。观察有无突然呼吸困难、胸痛、咳嗽等症状,警惕肺栓塞的发生。e. 静脉血栓形成早期,予积极改善微循环、溶栓、活血治疗,症状可好转。

(6)功能锻炼

①早期(术后第1周):24h开始指导患者进行股四头肌等长收缩锻炼、踝关节跖屈背伸锻炼,以促进患肢血液循环,减轻肌肉萎缩,预防深静脉血栓形成。

②活动适应期(术后第2周):利用牵引架进行床上髋、膝关节屈伸活动锻炼,也可采用下肢功能锻炼器(CPM)进行持续被动关节活动,以利骨折的修复。护士要根据术中情况及个体差异指导患者适量进行锻炼,及时认真听取患者主诉,掌握患者的心理动态变化,说明功能锻炼的重要性,保证按期进行。同时配合股四头肌的等长收缩锻炼及抬臀练习。

③主动锻炼期(术后6周):解释说明出院后继续逐步加强功能锻炼的重要性。患者X线复查,若骨折线模糊,嘱其继续加大功能锻炼的强度,进行屈髋、外展肌群的锻炼,并逐渐加大外展活动度。协助患者坐卧,进行双髋、关节屈曲、膝关节屈伸锻炼。

④下床期(术后8~10周):X线复查示骨折线进一步模糊,可指导患者扶双拐行走,遵循避免负重—部分负重—全部负重循序渐进的原则。避免或减少发生骨关节炎和股骨头坏死等并发症。

4. 健康教育

(1)加强交通事故预防的宣传,参加户外活动应注意安全。

(2)加强对高空作业及井下作业人员的宣教,注意施工的安全性和规范性操作,减少危险的发生。

(3)在现场抢救及搬运患者时,应注意对局部的保护,给予妥善固定,以免加重创伤。

(4)向患者宣教医疗常识,解释自我护理的意义,消除过分依赖的心理,极大程度的调动患者的主观能动性,恢复自理能力。给予患者详细而具体的自理指导,如吃饭、洗脸、刷牙等。

(5)出院指导

①遵医嘱继续合理用药;定期复诊,不适随诊。

②合理安排饮食,补足营养,提高体质,促进骨折愈合。

③继续功能锻炼,预防肌肉萎缩和关节僵硬。未影响骨盆环完整的骨折早期可在床上做上肢伸展运动及下肢肌肉收缩活动;1周后可进行半卧位及坐立练习,同时做髋关节、膝关节的伸屈运动;4~6周后下床站立并缓慢行走,逐日加大活动量,然后再练习正常行走及下蹲。影响骨盆环完整的骨折伤后无并发症者卧硬板床,同时进行上肢锻炼;2周后开始练习半卧位,并进行下肢肌肉收缩的锻炼,以保持肌力,预防关节僵硬;3周后在床上进行髋关节、膝关节的锻炼,由被动锻炼逐渐过渡到主动锻炼;6~8周后拆除牵引固定,扶拐行走;12周后逐渐弃拐行走。

④出院后1个月、3个月复查,检查内固定有无移位及骨折愈合等情况。

第四节 膝关节半月板损伤

膝关节半月板损伤是指外伤、退变等原因造成半月板撕裂、破损。由于年龄、职业和运动情况的不同,半月板损伤的特点和类型也各有异。运动员、舞蹈演员、青年人发病率较高。

半月板是膝关节内股骨髁与胫骨平台之间内外侧两个半月形软骨,在关节内主要作用起吸收震荡、减轻震动、传递应力、促进滑液润滑、增加关节稳定性、联带传导作用和增加关节匹配作用及保护关节软骨。

【病因】

半月板损伤主要包括两种病理基础，即外伤性和退变性。外伤性损伤是由于载荷大于半月板承受力所致，往往由于关节处于部分屈曲位时遭受旋转性外力所致。退变性半月板撕裂被认为是生理载荷作用于退变之半月板所致。

【临床表现】

1. 症状　急性期膝关节肿痛，活动受限，发生膝交锁时不能自行解锁；慢性期有膝关节不稳，无力、"打软腿"以及关节交锁。在关节活动时有弹响，发生关节交锁时常能自行解锁，股四头肌萎缩。

2. 体征　关节间隙压痛：伤侧半月板所在关节间隙压痛明显。麦氏征（McMurry征）检查：将小腿外展、外旋或内收、内旋，再缓慢伸膝，损伤侧半月板可有弹响和痛感。

【辅助检查】

X线及MRI检查，以了解损伤部位与程度。

【治疗要点】

1. 非手术治疗　局部冷疗，长腿前后石膏托或膝关节固定器固定。

2. 手术治疗　非手术治疗无效后，应在膝关节镜下进行手术，且应尽量保留或修复半月板。常用手术方式有：半月板部分切除术；半月板缝合术；盘状半月板成形术；同种异体半月板移植术。

【护理措施】

1. 心理护理　膝关节是人体最大最重要的关节之一，由于膝关节周围缺乏肌肉保护，使膝关节易受到伤痛的困扰，直接影响患者的生活和工作。对于手术能否解除疾病，恢复关节功能，患者多心存顾虑，所以在患者住院后，术前应及时评估患者心态，向患者介绍手术的方法、优点及半月板的结构和功能，同时给患者观看既往手术时拍摄的图片和录像资料，让患者了解手术的基本过程，以解除患者的心理压力，消除患者的顾虑、恐惧和不安情绪，增强治疗信心，积极配合手术治疗。

2. 手术前护理　①术前准备。按术前常规护理，检查患肢的皮肤情况，皮肤如有破损、疖肿、毛囊炎等均不能手术。对有糖尿病史的患者，应在做饮食指导并控制血糖后再手术。术前密切观察各项生命体征，女患者要注意是否在月经期。因为行经期妇女术后可能会导致切口出血增加或导致硬膜外或腰麻等麻醉后的椎管内出血。②指导骨四头肌锻炼。术前应详细介绍练习股四头肌力量的方法、时间和次数，并教会患者，为患者术后功能恢复打下良好基础。

3. 手术后护理　按麻醉术后护理常规要求，检查麻醉穿刺处有无渗出，去枕平卧6h。术后密切观察麻醉反应，注意麻醉平面消失情况，发现异常及时通知医生处理。

（1）肢端血供观察：术后用大棉垫加压包扎膝部和大腿，患肢用软枕抬高20cm，促进静脉回流。严密观察患肢远端血供、皮肤色泽、温度、肿胀及运动感觉情况，发现异常及时报告医生处理。

（2）对症护理：术区行冰袋冷敷，冰袋置于膝关节两侧，2次/日，每次30min，因冷敷能够使局部微血管收缩，并使痛觉神经末梢的敏感性降低。疼痛剧烈者可遵医嘱给镇痛药。

（3）切口护理：保持切口敷料清洁干燥，如有渗血渗液，应在无菌操作下及时换药。如术后关节肿胀明显，可进行关节腔穿刺，换药后用弹性绷带包扎患膝，术后第3天可停用。严密观察患者体温情况，手术1～2d后如体温超过38.5℃，切口处有针刺样痛，及时告知主管医生处理。

（4）并发症的护理：①关节积液。因操作粗暴、止血不彻底或术后下床负重活动太早引起。一般加强股四头肌抗阻力等张收缩，避免伸屈膝活动，晚负重即可消退。如积液较多，可在严格无菌操作下抽出液体后用弹性绷带加压包扎。②关节积血。多见于外侧半月板切除术中损伤膝外下动脉所致，或因膝部包扎过紧、静脉回流受阻引起。未凝固的血可抽出，凝固的血块要切开清除，对损伤的血管结扎止血。③关节感染。一旦感染后果严重，其原因可为操作不当或体内有感染灶。处理的方法是早期在全身应用抗生素的同时，穿刺排脓，用含抗生素的溶液冲洗。晚期患者需切开排脓，冲洗干净后用抗生素溶液冲洗，停止关节活动，待感染消退后再开始活动。

4. 健康教育

（1）功能锻炼

①手术当天：待麻醉消失后开始全范围活动足趾、屈伸踝关节。并根据膝关节的功能状态按股四头肌等长收缩——直腿抬高——终末伸膝锻炼的顺序进行。练习时每个动作要缓慢停留3～5s，直腿抬高不超过45°为宜，研究证明若超过45°，股四头肌则失去张力强度，成为锻炼屈髋肌的力量。

②术后第2天：负重训练。关节无明显肿胀疼痛，对半月板游离体部分切除的病例可在护士的指

导下下床活动及部分负重,行半月板部分或全切除术后3～5d,扶拐下床逐渐负重活动,以患膝能耐受为宜。行半月板缝合术后患者,为减少缝合处的张力,术后用卡盘支具保护,制动2周及在卡盘支具保护下限制关节活动训练及部分负重训练,以促进半月板的愈合和塑形。术后2周内扶拐下床活动,患肢不负重,每次5～10min,3～5次/日;6周后患肢去拐部分负重,嘱患者负重时不能突然扭转膝关节,卡盘支具8周后去除。指导患者进行正确的拄拐下床活动、扶物蹲起练习、渐进抗阻训练及正常的行走训练等,待患肢完全负重时,方可开始下蹲,行膝关节内旋、外旋练习,以提高膝关节活动度,逐步恢复膝关节功能。

(2)出院指导:①合理安排作息时间,注意劳逸结合,避免过度劳累引起关节腔内积液。②多食高蛋白(如奶制品、豆制品、肉类等)、高钙(海产品、奶制品等)、高纤维素(芹菜、韭菜等)饮食,多食水果,多饮水,增强机体抵抗力。③出院2周到门诊复查,以后定期门诊复查至术后2个月。

(汪四花)

参考文献

曹伟新,李乐之.2006.外科护理学[M].4版.北京:人民卫生出版社.

陈雄生,贾连顺,曹师锋,等.2003.颈椎前路手术的并发症[J].中华骨科杂志,23(11):644-649.

陈永强.2005.高级创伤护理[J].中华护理杂志,40(2):149-151.

程小禾,柯翠芬.2008.股骨颈骨折人工髋关节置换患者的康复护理[J].护士进修杂志,23(10):1804-1805.

冯传汉,张铁良.2004.临床骨科学(下册)[M].2版.北京:人民卫生出版社.

贺爱兰,张明学.2004.实用专科护士丛书骨科分册[M].长沙:湖南科学技术出版社.

侯筱魁.2003.关节镜手术学.上海:上海科学技术出版社.

贾连顺,李家顺.2001.颈椎外科手术学[M].上海:上海远东出版社.

江观玉.2004.急诊护理学[M].北京:人民卫生出版社.

金爱东,叶国风.2007.人工髋关节置换术治疗偏瘫侧股骨颈骨折的护理[J].护理与康复,6(2):102.

刘景发,尹庆水.2005.临床颈椎外科学[M].北京:人民军医出版社.

刘义兰,王桂兰.2005.骨科护理学[M].北京:中国协和医科大学出版.

刘颖,张菁.2009.关节镜下半月板修复术后的康复护理[J].护士进修杂志,24(9):1603-1604.

刘宇新.2006.半月板损伤行关节镜手术治疗的康复护理[J].护理学杂志,21(12):72-73.

刘智鹏,张长青.2006.骨科疾病诊断与治疗[M].北京:军事医学科学出版社.

娄湘红,杨晓霞.2006.实用骨科护理学[M].北京:科学出版社.

罗凯燕,喻姣花.2004.骨科护理学[M].北京:中国协和医科大学出版社.

宁廷民.2008.半月板损伤的治疗[J].中国矫形外科杂志,16(7):1084-1087.

邱贵兴.2009.中国骨科大手术静脉血栓栓塞症预防指南[J].中华关节外科杂志,3(6):380-383.

任蔚虹,王惠琴.2007.临床骨科护理学[M].北京:中国医药科技出版社.

童天华,卢世璧,等.2005.髋关节外科学[M].郑州:郑州大学出版社.

王文志,冯世庆.2006.膝关节半月板损伤的治疗进展[J].中国矫形外科杂志,14(6):937-938.

吴孟超,吴在德,2008.黄家驷外科学[M].北京:人民卫生出版社.

吴立东,严世贵,杨泉森.2008.临床关节外科治疗学[M].北京:科学技术文献出版社.

夏秋欣,陈建裕.2001.多发伤的急救与护理[J].中华急诊医学志,10(2):144.

姚建华,胥少汀,季新民.1999.颈椎前路减压并发脊髓损伤加重的原因分析[J].中国脊柱脊髓杂志,9(5):274-275.

于长隆.2007.常见运动创伤的护理和康复[M].北京:北京大学医学出版社.

张红,张启英,王学丽,等.2006.膝关节镜治疗半月板损伤围手术期康复护理[J].中国矫形外科杂志,14(10):1580-1581.

张英泽,潘进社.2003.临床创伤骨科学[J].石家庄:河北科学技术出版社.

赵定麟.2003.临床骨科学诊断分析与治疗要领[M].北京:人民军医出版社.

第40章

关节置换术患者的护理

第一节 人工髋关节置换术

人工全髋关节由人工髋臼和人工股骨头组成。人工髋关节置换术就是利用生物相容性与机械性能良好的人工材料,将病损的人体股骨头,或股骨头和髋臼置换。人工髋关节置换现已成为治疗髋关节骨关节炎、类风湿关节炎、强直性脊柱炎、股骨头坏死等疾病的重要手段,并已成为临床的标准手术之一。其具有解除关节疼痛、保持关节活动度、维持关节稳定性、不影响或修复肢体长度的综合优点。

【适应证】

1. 老年移位明显的股骨颈骨折。
2. 股骨颈骨折有移位的头下型或经颈型,年龄>55岁者。
3. 原发性或继发性骨关节炎。
4. 类风湿关节炎。
5. 强直性脊柱炎引起的髋关节强直。
6. 成人股骨头无菌性坏死。
7. 创伤性骨关节炎。

【护理措施】

1. 心理护理 患者生活质量明显下降,容易产生沮丧、自卑、绝望心理;再加上对疾病知识的缺乏,对手术治疗的顾虑,容易出现焦虑、恐惧感。要根据患者的年龄、职业、文化程度针对性地做好患者的精神安慰和心理疏导,讲解关节置换的有关知识,介绍同种病例康复期的患者来现身说法,以增加患者对手术的认识和信心。同时倡导尊重和关爱护理,寻求社会支持系统的帮助,对于患者来说,家庭和社会的关心无疑是一副良药。护士要充分利用和发挥家庭及社会支持系统的功能,鼓励家属多陪伴患者,减少孤独感,争取社会、家人支持,做好家属的思想工作,使患者有充分的思想准备,密切配合,顺利度过围术期,尽早康复。

2. 手术前护理

(1)术前常规护理。按医嘱准备并清洁皮肤;术前晚灌肠;术前麻醉用药避免患侧肌内注射。根据医嘱术前半小时使用抗生素1次。

(2)身体状况的准备。患有糖尿病、心脏病、高血压等患者经系统的内科治疗,达到病情稳定;类风湿关节炎的患者,血沉和C反应蛋白检测指标较好;停用非甾体药物,如阿司匹林、布洛芬(芬必得)、双氯芬酸(扶他林、戴芬)、英太青等,以防止出血或对肾功能的影响;全身隐匿性感染病灶,如龋齿、中耳炎、鼻窦炎等经治疗已控制。

(3)指导功能锻炼。①指导下肢肌锻炼:包括等长收缩训练、等张收缩训练。②关节活动度训练:患肢屈膝屈髋时,髋关节<90°,避免内收外旋。

(4)术前适应性训练。患者体位、深呼吸、有效咳痰、床上大小便练习,有助于避免术后髋关节脱位、坠积性肺炎、尿潴留、便秘等发生。

(5)指导正确使用拐杖或助行器。

(6)饮食指导。给予患者高蛋白、高热量、高维生素、易消化的饮食,以增强机体抵抗力,耐受手术。

3. 手术后护理 给予心电监护,密切观察患者的体温、血压、脉搏、呼吸、血氧饱和度,注意患者意识状况。

(1)体液管理:保持输液管道的通畅,合理安排补液速度和顺序、合理使用抗生素;必要时监测中心静脉压,按医嘱记录24h尿量。

(2)切口引流管的护理:术后密切观察切口敷

料的渗血情况和引流液的色、性状、量。保持引流管的通畅,防止扭曲、折叠和堵塞;术后24~48h或以后,当24h引流量<50ml即给予拔管。注意观察腹股沟、髋部和大腿外侧有无肿胀,防止引流液积聚在创腔。

(3)体位护理:术后平卧6h,在双腿间放置一个三角形垫,防止髋部内收及外旋,患肢保持外展15°~30°中立位,膝部垫一薄软枕,避免向患侧翻身,以防止关节假体脱位。

(4)患肢肢端血液循环的观察:密切注意观察患肢感觉、活动和肢端皮温、肤色的情况,出现异常及时通知医生处理。

(5)疼痛管理:术后72h内因手术创伤所致的疼痛会严重影响患者休息和康复。评估患者疼痛的性质、时间、程度,观察患者面部表情、活动、睡眠,听取患者的主诉,分散患者注意力,适当应用镇痛药或术后使用镇痛泵。

(6)并发症护理

①脱位:注意观察双下肢是否等长、肢体有无内旋或外旋、局部有无疼痛和异物突出感,如有上述异常情况说明可能发生脱位,应及时报告医生,及时给予复位。搬运患者及使用便盆时注意,应将骨盆整个托起,切忌屈髋动作。指导患者翻身、取物、下床的动作应遵循一个原则——避免内收屈髋。

②深静脉血栓形成:为最常见的并发症,发生率为42%~57%,故术后应积极预防深静脉血栓的形成,应注意观察肢体有无肿胀情况,肢端皮肤颜色、温度及有无异常感觉、有无被动牵拉足趾痛,有无胸闷、呼吸困难,发现以上情况应警惕下肢深静脉血栓形成或继发肺栓塞。可在术后使用弹性绷带、弹力袜、下肢静脉泵、足底泵或皮下注射低分子肝素加以预防。

③肺部感染:肺部并发症在老年患者围术期很常见,包括肺不张、肺水肿和肺炎,表现为一定程度的肺功能不全,如呼吸急促、发热、咳嗽和心动过速,而且年龄越高发生肺部并发症的危险性越高。术后6h可适当摇高床头(伴有心肺疾病的患者可采取半卧位或坐位);鼓励并指导患者咳嗽咳痰,不易咳出分泌物时,应采取叩背、雾化吸入等方法协助排痰,保持呼吸通畅。

④血管和神经损伤:原因有手术的直接损伤、肢体延长时的牵拉伤、骨水泥的灼热伤和血肿的压迫伤等。术后要密切观察患者的肢体感觉、活动情况及切口引流管的引流量,一旦发现异常应及时通知医生给予营养神经药物和对症处理,必要时给予手术探查。

⑤感染:感染是髋关节置换术后最严重的并发症,发生率为0.5%~1%。根据患者首发症状出现的时间和感染的临床原因分为3期。Ⅰ期感染发生于术后急性期,包括典型的暴发性切口感染、深部血肿感染及表浅感染扩散形成的深部感染。Ⅱ期感染为深部迟发性感染,病情发展缓慢,手术后6~8个月症状逐渐明显。Ⅲ期感染为晚期感染,发生在术后2年以上,一般认为是血源性感染。术后要密切观察切口有无红、肿、热、痛等局部感染症状,保持切口敷料的清洁干燥,避免被大小便污染。如术后体温持续升高,3d后切口疼痛加剧,实验室检查提示血白细胞、中性粒细胞升高,胸部X线正常时,要考虑切口感染。预防术后感染要严格手术操作和手术室环境,围期正规使用抗生素,尽量避免或缩短插导尿管时间;出院时要告知患者,要防止髋关节的远期感染,及时治疗牙周炎、扁桃体炎、呼吸道感染、泌尿生殖系和皮肤感染。术后感染的治疗措施包括:抗生素治疗、髋部切开引流、清创和改良关节切除成形术、一期或分期全髋关节翻修术。

4. 健康教育

(1)功能锻炼:主要以肌力、关节活动度和步态训练为主,分三个阶段进行。

①第一阶段(术后1~2d):踝关节主动背伸、跖屈运动;股四头肌、腘绳肌训练;臀肌收缩运动;髌骨推移运动。

②第二阶段(术后3~5d):屈髋、屈膝运动,屈髋<90°;髋关节伸直练习;髋部外展练习;抬臀运动;直腿抬高运动。

③第三阶段(术后6天至3个月):a. 从卧位到坐位的训练。b. 坐位到站位训练。c. 站位到行走训练。d. 上、下楼梯拐杖行走法:上楼梯时健肢先上,拐杖和患肢留在原阶;下楼梯时患肢和拐杖先下,健肢跟下,但不宜登高(屈髋>90°)。

(2)出院指导

①休息:以平卧或半卧为主,3个月内避免患侧卧位,向健侧卧位时,用外展垫或两个普通枕头分隔双下肢;屈髋不宜>90°,遵循"三不"原则:即不要交叉双腿,不要坐矮椅或沙发,不要屈膝而坐。

②功能活动指导:术后第1~2个月使用助行器或双拐,第3个月使用单拐,3个月后弃拐或使用

手杖,负重的力量逐渐递增,从开始的 20～30kg(不超过自身体重的50%)直到可以完全负重。

③日常活动指导:坐位时不要前倾,不要弯腰拾东西,不要穿需要系带的鞋;如厕用坐式而不用蹲式;避免增加关节负荷的运动,如爬梯、跑步、跳跃等。

④饮食指导:嘱患者加强营养,多进含蛋白质、维生素、钙、铁丰富的食物,增加自身抵抗力,但要控制体重的增加,以减少关节的负重。

⑤复查:术后 3 个月内,每月复诊 1 次;此后 6 个月内,每 3 个月复诊 1 次,半年以后每 6 个月复诊 1 次。在做其他手术前(包括牙科治疗)均应告诉医生曾接受了关节置换术,以便预防用抗生素。有下列情况应及时就诊:患肢出现胀痛、肢体位置异常或感觉髋关节脱臼,局部切口出现红肿、热、痛。

第二节　人工膝关节置换术

人工膝关节置换术主要用于严重的关节疼痛、畸形,日常生活受到严重障碍,经非手术治疗无效或效果不佳的膝关节疾病。置换术后可解除膝关节疼痛、改善膝关节功能、纠正膝关节畸形和获得长期稳定。

【适应证】

1. 退行性膝关节骨性关节炎患者。

2. 类风湿关节炎和强直性脊柱炎晚期膝关节病变患者。

3. 创伤性骨性关节炎患者。

4. 大面积的膝关节骨软骨坏死或其他病变不能通过常规手术方法修复的患者。

5. 静止期的感染性膝关节炎患者。

6. 感染性关节炎引起的膝关节病损伴有疼痛和功能障碍患者,如大骨节病、血友病性膝关节炎等。

7. 涉及膝关节面的肿瘤切除后需行膝关节重建的患者。

【护理措施】

1. 心理护理　大多数患者为老年人,由于对疾病知识的缺乏,担心手术的安全,容易出现焦虑、恐惧感。要耐心讲解有关疾病和专科知识,介绍同种病例康复期的患者来现身说法,以增加患者对手术的认识和信心。寻求社会支持系统的帮助,鼓励家属多陪伴患者;了解患者的精神状态,以往手术后精神反应情况,向患者提供有关手术及康复训练的资料,使患者了解手术的意义,自愿接受人工膝关节置换术。最大限度地消除患者的紧张情绪。

2. 手术前护理

(1)术前常规护理:按医嘱准备并清洁皮肤;根据医嘱术前1d使用吲哚美辛(消炎镇)镇痛药,术前半小时使用抗生素1次;术前1d或术后使用抗凝药物。

(2)评估与准备:根据 X 线摄片了解膝关节病变情况及下肢力线;术前模板测量;估计应选的假体的大小;下肢血管超声检查,了解手术肢体有无血管病变;停用阿司匹林等非甾体消炎药,如曾服用过激素,了解用药时间及剂量;治疗体内的慢性感染、皮肤病,如龋齿、鼻窦炎、手足癣等;糖尿病、心脏病、高血压等经系统的内科治疗已控制。

(3)指导功能锻炼:讲解并示范术后功能锻炼的方法,包括膝关节屈伸锻炼、股四头肌肌力训练、直腿抬高运动及拐杖或助行器的使用方法。

(4)补充营养:给予患者高蛋白、高热量、高维生素、易消化的饮食,以增强机体抵抗力,耐受手术。

3. 手术后护理

(1)生命体征的观察:给予床边心电监护,监测血压、脉搏、呼吸、经皮血氧饱和度。24h 内应密切观察患者意识、面色、生命体征、尿量的变化,并详细记录,若有异常及时对症处理。

(2)切口引流管的护理:密切观察切口敷料的渗血情况和引流液的色、性状、量。一般手术当天采用非负压引流,减少出血量。术后 1d 改为负压引流 24～48h,当引流量<50ml/24h 即予拔管。在引流过程中要保持引流管的通畅,防止扭曲、折叠和堵塞,每 30min 挤压记录 1 次,如发现引流液流速过快(>100ml/h)时,应通知手术医生,必要时给予夹管 30min 后放开,减少切口出血。

(3)体位护理:患肢膝后垫软枕予抬高,保持中立位,避免小腿腓肠肌和腓总神经过度受压,造成小腿腓肠肌静脉丛血栓的形成和腓总神经的损伤。

(4)患肢肢端血液循环的观察:密切注意观察患肢感觉和肢端皮温、肤色、足背动脉搏动及足背伸,患肢肿胀情况及有无异常感觉,有无被动牵拉足趾痛。一旦出现异常及时通知医生处理。

(5) 疼痛护理：膝关节置换术后疼痛的处理比髋关节置换术后要求高，良好的疼痛处理不仅使患者感到舒适，而且有助于术后患肢功能的康复。评估患者疼痛的性质、时间、程度，观察患者面部表情、活动、睡眠，听取患者的主诉，分散患者注意力，适当应用镇痛药或术后使用镇痛泵。

(6) 并发症的护理

①神经损伤：主要为腓总神经损伤，发生率为1%～5%，多见于严重的膝外翻或屈膝挛缩畸形的矫形过程中。症状多出现在术后1～3d，表现为胫前肌和姆长伸肌功能障碍，术后要密切观察患肢肢端感觉和活动情况，一旦出现腓总神经损伤症状，应通知医生及时处理，拆除加压外敷料或外固定石膏托，保持膝关节屈曲20°～30°，以减少对神经的压迫和牵拉；使用踝足支架，保持踝关节中立位，防止足下垂；经常进行踝关节被动功能锻炼，防止继发性马蹄内翻足；按医嘱正确使用营养神经药物；持续3个月以上无神经功能恢复者，可行腓总神经探查术。

②深静脉血栓形成：为最常见的并发症，如无预防措施发生率为41%～85%，应密切注意观察肢体有无肿胀情况、肢端皮肤颜色、温度及有无异常感觉，有无被动牵拉足趾痛，有无胸闷、呼吸困难，发现以上情况应警惕下肢深静脉血栓形成或继发肺栓塞。可使用弹性绷带、弹力袜、下肢静脉泵、足底泵或皮下注射低分子肝素加以预防。

③感染：感染是膝关节置换术后具有灾难性的并发症，发生率为1%～2%。根据累及范围分为浅层感染（未累及关节囊内）和深部感染（累及关节囊内）；根据起病及病程，分为早期感染和迟发性感染。在护理上术后要保持切口敷料的清洁干燥和引流管的通畅，一旦污染及时更换，密切观察切口有无红、肿、热、痛等局部感染症状；抬高患肢，指导早期行患肢肌肉的静力收缩运动，以促进患肢血液循环，有利于消肿和切口的愈合；如术后体温持续升高，3d后切口疼痛加剧，实验室检查提示血白细胞数、中性粒细胞数升高，胸部X线正常时，要考虑切口感染。预防术后感染要严格手术操作和手术室环境，围术期正规使用抗生素，尽量避免或缩短留置导尿管时间；出院时要告知患者，要防止膝关节的远期感染，及时治疗牙周炎，扁桃体炎，呼吸道感染、泌尿生殖系和皮肤感染。术后感染的治疗措施包括：单纯抗生素治疗、切开清创引流、关节切除成形术、一期或二期行假体再置换术。

4. 健康教育

(1) 功能锻炼：全膝关节术后功能锻炼主要以肌力、关节活动度和步态训练为主。

①第一阶段：股四头肌、腘绳肌的等长收缩训练；踝关节的背伸、跖屈运动。

②第二阶段：a. 直腿抬高锻炼。b. 膝关节持续被动运动（CPM）于引流管拔除后进行，每次1h，2次/日；根据患者对疼痛的耐受程度每天递增5°～10°，尽量在1周内使膝关节的屈曲角度达到90°或以上；c. 膝关节主动屈伸运动。

③第三阶段：术后6d至2周，进行步态训练。开始扶助行器或拐杖行走，行走时健肢在前先行，患肢跟上，再移动助行器向前。

(2) 出院指导

①功能锻炼指导：出院后进一步加强下肢平衡功能、本体感觉、肌力的训练，改善日常生活的自理能力。继续做好股四头肌、腘绳肌的肌力训练，如坐位、仰卧位时的伸腿、直腿抬高，俯卧位时的屈膝训练；同时加强膝关节屈伸活动的主动或抗阻力训练，如手拉扶手下蹲、踏车、上下楼梯等。进一步加强患肢的负重训练，负重力量逐渐递增，直到可以完全负重。

②自我保护：a. 不可蹲跪及过度扭曲膝关节；b. 避免剧烈运动；c. 选择比较适合的运动，如步行等；d. 有需要时（如长途步行等），应使用助行器，减少受伤机会；e. 避免负荷过重，加速关节软骨磨损，应注意控制体重和负托重物；f. 运动应避免做"下蹲站立"动作，或在半蹲姿势做"膝部旋转"；g. 建议患者最好终身使用手杖，特别在外出时，最大限度地延长膝关节的使用寿命。

③饮食指导：嘱患者加强营养，多进含蛋白质、维生素、钙、铁丰富的食物，预防骨质疏松，增加自身抵抗力，保持合适的体重。

④复查：6个月内，每月复诊1次。下列情况应及时就诊：患肢出现胀痛，局部切口出现红肿、热、痛。要及时治疗全身性隐匿病灶，如呼吸道感染、泌尿系感染、扁桃体炎、牙痛等，防止膝关节远期感染。

(汪四花)

参考文献

曹伟新,李乐之.2006.外科护理学[M].4版.北京:人民卫生出版社.

程小禾,柯翠芬.2008.股骨颈骨折人工髋关节置换患者的康复护理[J].护士进修杂志,23(10):1804-1805.

侯筱魁.2003.关节镜手术学[M].上海:上海科学技术出版社.

金爱东,叶国风.2007.人工髋关节置换术治疗偏瘫侧股骨颈骨折的护理[J].护理与康复,6(2):102.

娄湘红,杨晓霞.2006.实用骨科护理学[M].北京:科学出版社.

吕厚山.1998.人工关节外科学[M].北京:科学技术出版社.

罗凯燕,喻姣花.2004.骨科护理学[M].北京:中国协和医科大学出版社.

邱贵兴.2009.中国骨科大手术静脉血栓栓塞症预防指南[J].中华关节外科杂志,3(6):380-383.

任蔚虹,王惠琴.2007.临床骨科护理学[M].北京:中国医药科技出版社.

童培建,肖鲁伟.2005.人工关节置换术并发症防治及术后康复[M].北京:人民卫生出版社.

童天华,卢世璧,等.2005.髋关节外科学[M].郑州:郑州大学出版社.

吴立东,严世贵,杨泉森.2008.临床关节外科治疗学[M].北京:科学技术文献出版社.

第41章

骨感染性疾病患者的护理

第一节 急性化脓性骨髓炎

急性化脓性骨髓炎(suppurative osteomyelitis)是因化脓性细菌所引起骨质、骨膜和骨髓的感染性炎症。好发年龄于儿童、青少年,男女比例为4:1。好发部位为股骨、胫腓骨、肱骨及桡骨,约占80%。致病菌多数是金黄色葡萄球菌,溶血性链球菌次之,大肠菌、肺炎链球菌等也可引起。如果治疗不及时、不彻底,则会转变为慢性骨髓炎,影响肢体功能,将严重影响健康甚至危及生命。骨髓炎常发生于长骨干骺端,下肢发病率高,以胫骨两端、股骨下端常见;桡骨、肱骨、脊柱、髂骨也可能发生。

【病因】

1. 血源性 化脓性细菌通过血液循环在某个骨质部位发生病变,即为血源性骨髓炎,如扁桃体炎、中耳炎、疖、痈等是常见的感染病灶。

2. 外伤性 由火器伤或外伤引起的开放性骨折,伤口污染,未经及时彻底清创发生的感染,为外伤性骨髓炎。骨与关节手术时,无菌操作不严,也可引起化脓性感染。

3. 骨骼附近软组织感染扩散 脓性指头炎,若不及时治疗,可以引起指骨骨髓炎。

【病理】

急性骨髓炎早期以骨质吸收、破坏为主,晚期以新生骨形成为主。早期时,若脓液穿入骨膜下,再穿破皮肤,则骨质破坏较少;脓肿常沿中央管在髓腔内蔓延,其张力较大,若脓液穿过骨皮质进入骨膜下间隙而形成骨膜下脓肿,以后大片骨膜剥离,使该部位骨皮质失去营养骨膜的血供,引起骨坏死。骨膜剥离,骨膜深层的成骨细胞受炎症刺激而生成大量新骨,包于死骨之外,形成包壳,代替病骨,起支持作用,包壳上有许多孔洞,通向伤口形成窦道;伤口长期不愈时,即发展为慢性骨髓炎。

【临床表现】

1. 全身症状

(1)急性血源性骨髓炎:全身症状严重,前驱症状有全身倦怠,继以全身酸痛,食欲缺乏,畏寒,严重者可有寒战,多有弛张性高热达39~41℃、烦躁不安、脉搏快弱,甚至有谵妄、昏迷等败血症现象,亦可出现脑膜刺激症状。患者往往有贫血、脱水和酸中毒。

(2)外伤后引起的急性骨髓炎:除非有严重并发症或大量软组织损伤和感染等,一般全身症状较轻,感染多较局限而少发生败血症,但应注意并发厌氧菌感染的危险。

2. 局部症状

(1)血源性骨髓炎:早期有局部剧烈疼痛和跳痛,肢体不敢活动,肌肉有保护性痉挛。患部肿胀及压痛明显。病灶接近关节时,则关节肿胀,但压痛不明显。当脓肿穿破骨质、骨膜至皮下时,可有波动,穿破皮肤后,形成窦道,难以愈合。

(2)外伤性骨髓炎:根据局部损伤程度,感染范围而有不同表现。如感染经过血液循环波及心肺时,也可引起心包炎、心肌炎及肺脓肿等并发症。

【辅助检查】

1. 实验室检查 白细胞计数明显升高($20\sim30)\times10^9$/L、中性粒细胞>70%、血沉快、血清C反应蛋白增高。其中C反应蛋白试验灵敏度高,可作为观察病情的发生与好转的有效指标。血培养可为阳性,最好在高热寒战时抽血检查阳性率高。若有骨膜下脓肿,可穿刺抽脓,进行脓液培养及药物敏感试验。

2. X线检查　早期无明显骨质改变,发病3周左右可有骨质脱钙、破坏,少量骨膜增生,以及软组织肿胀阴影等表现。数周后可见死骨和骨壳形成。有时出现病理骨折。

3. 超声检查　发病4d左右可显示骨膜抬高及少量积液。10d后可显示骨质破坏。

4. CT检查　发病7d左右出现骨密度不均,10d左右显示骨膜反应。

5. MRI检查　对骨和软组织的炎症高度敏感性超过X线平片、CT和核素。

【治疗】

治疗原则是早期诊断、及时治疗,积极控制并防止炎症扩散,局部制动、全身辅助支持治疗。

1. 抗生素的应用　应采用及时、足量、有效、联合用药的原则。一般选用广谱抗生素、静脉给药,根据血液培养和细菌对抗生素的敏感程度,以及临床疗效调整抗生素。

2. 支持疗法和对症治疗　应给予能量补充,可多次少量输血,输液纠正水、盐、电解质、酸碱紊乱。注意休息,增加营养,根据需要应用镇静、镇痛及解热药物。

3. 手术　切开引流是常用的有效的治疗方法。手术宜早,如用大剂量抗生素2～3d,体温不下降,中毒症状不减轻,反而有加剧趋势者,应争取早期手术。手术先排除软组织和骨膜下脓肿,然后在骨质上钻孔,或用骨凿开窗,引流骨髓腔脓液,用生理盐水冲洗髓腔,可在骨髓腔内滴入抗生素。根据病灶及髓腔大小,选用内径为3～4mm的硅胶管2～3根放置切口内,硅胶管周围剪有侧孔,一根作为冲洗管,另外2根作为引流管。

4. 局部制动　可用石膏,夹板或牵引使患肢制动,防止感染扩散,利于炎症吸收和减轻疼痛。

【护理措施】

1. 术前护理

(1)心理护理:急性化脓性关节炎起病急骤,因寒战,持续高热,烦躁不安或嗜睡,关节红肿、剧痛、积液,患者非常痛苦,又因该疾病最常见于儿童和青少年,对疾病知识的缺乏,此时的患者与家属对疾病有不同的心理反应。护士要理解患儿家属的心情,尽量满足家属及患儿的要求。护士要对患儿多加鼓励,不要训斥,保护儿童的自尊心,利用其好学心理进行诱导,来现身说法,以增加对疾病及手术的认识和信心,取得在治疗上的配合;护士要善于观察儿童的身心变化,及时发现问题及时处理,采取有效措施,防止事故发生。

(2)协助术前检查:根据患者的年龄、全身伴随症状情况,评估患者对手术的耐受情况,术前做好各项常规检查,包括血、便、肝、肾功能,血电解质,空腹血糖,出凝血时间,血沉、C反应蛋白、心电图、胸片,X线摄片定位检查,以及根据内科病史所需要的特殊检查。

(3)全身应用抗生素:术前或术中常规取关节液培养加药敏,因化脓性膝关节炎大多数为金黄色葡萄球菌感染,故在未得到培养结果前主要采用对金黄色葡萄球菌敏感的抗生素。细菌培养阳性者根据药敏结果采用敏感抗生素治疗。

(4)疼痛的护理:根据医嘱合理使用镇痛药,缓解疼痛,解除其痛苦。局部制动,保护患肢,搬动时动作轻、稳,减少刺激。

(5)高热的护理:严密监测体温变化,每日测体温6次。若体温>39℃时,应给予物理降温或药物降温;降温过程中观察患者有无大汗、血压下降、脉搏细速、虚脱等现象,鼓励患者多饮水,每日水的摄入量达2500～3000ml为宜,以补充高热消耗的大量水分,也可促进毒物和代谢产物的排出。

(6)营养支持:给予高蛋白质和高热量饮食,注意食物的色、香、味,鼓励少食多餐,必要时输新鲜血或人血白蛋白,增加抵抗力。

(7)口腔护理:因患者静脉用药时间长,一方面大剂量抗生素治疗,另一方面静脉输入高价营养液体,以增强机体抵抗力,维持体液平衡,故应密切注意药物的不良反应。警惕双重感染发生,如真菌性口腔炎,做好口腔护理,每日2次,预防口腔感染,促进食欲。

2. 术后护理

(1)病情观察:①术后按硬膜外麻醉后护理,去枕平卧6h,24h内给予床边心电监护,严密观察生命体征的变化,并注意患者的意识状态,做好记录。②注意观察切口有无渗血,局部有无红、肿、热、痛,及时换药,保持伤口敷料干燥。③密切观察患肢有无苍白、发绀、肿胀的现象,局部有无疼痛、感觉减退或麻木等,同时注意局部邻近关节是否出现红、肿、热、痛等炎症现象。

(2)石膏固定护理:①石膏未干前应用手掌平托石膏固定肢体,不可用手抓、捏、压,可将患肢置于通风处待干,或用烤灯促使石膏干燥。②保持石膏的清洁干燥,对严重污染的石膏及时更换,保持固定效果,防止关节畸形和病理性骨折。③密切观察固定肢体远端的血液循环,防止肢体缺血性坏死。

(3)患肢体位的护理:①术后平卧,用软枕抬高患肢20°,以利于静脉血液和淋巴回流,减轻肿胀。患肢膝后垫一软枕,保持屈曲10°~30°,注意观察患肢血供及感觉情况。②局部固定后,保持患肢功能位,如下肢骨髓炎,须绝对卧床休息,避免下床行走,以防止畸形或病理性骨折。同时指导进行股四头肌等长收缩训练,防止肌肉萎缩。

(4)切口持续冲洗的护理

①常规骨膜钻孔、开窗引流术后,行生理盐水1500~2000ml加入庆大霉素24万~32万U持续切口滴注冲洗和引流,置于低位的引流管接负压引流器引流,并保持其通畅,避免冲洗引流管扭曲、受压。

②观察局部冲洗引流液的量、颜色、性状并做好出入量记录。

③观察切口敷料渗液情况,敷料是否清洁、干燥,若有渗液或潮湿,患者主诉切口胀痛等,应立即通知医生,及时检查处理。患肢可用小支架罩上,以免被服、衣物压迫切口。

④妥善固定引流管,搬动患者、抬患肢、翻身时,应注意引流管和冲洗管,防止管道受压、弯曲、打折或脱出。

⑤及时更换引流器,在更换引流器时,应严格执行无菌操作规程,防止引流液逆流。

⑥加强巡视观察,尤其是患者夜间熟睡后,易将引流管扭曲而致冲洗管受阻,此时可协助患者变换体位或轻轻旋转引流管,保持冲洗管通畅。为患者翻身时,角度不可过大,以45°为宜,后背垫一软枕,患肢取10°~30°屈曲位,避免引流管牵拉移位,造成冲洗引流不畅。

⑦拔管指征:冲洗时间视病情而定,一般为5~7d,若患者全身症状消失,血象及体温稳定于正常范围,局部肿胀明显消退,关节疼痛缓解,连续24h引流液清澈透明,即可考虑拔管。拔管前1d停止注入冲洗液,但需继续负压吸引。次日如患者无明显发热、疼痛、肿胀现象,可以拔管,拔管后切口处需换药至切口愈合。

(5)并发症的护理

①休克:观察生命体征的变化,如果患者体温骤升至39℃或者骤降至36℃以下,出现寒战、面色苍白、轻度烦躁不安、脉搏细速,或皮温湿冷、末梢循环差,尿量减少明显或少尿等情况应立即通知医生做好抗休克准备。建立静脉通路,恢复有效循环血量,纠正酸碱平衡失调,合理应用血管活性药物,改善组织灌注,低流量吸氧,床边心电监护,监测中心静脉压,采血气分析,留置导尿,观察并记录尿量,积极抗感染治疗。

②关节功能障碍:化脓性关节炎是临床上易致关节功能障碍的疾病之一,而术后患肢局部需要固定,要注意保持其功能位,以防止畸形。在石膏固定期间,要鼓励患者加强肌肉的等长收缩,防止肌肉萎缩和关节僵硬。

③压疮:在石膏固定期间,患者出现局部持续性疼痛,不要轻易用镇痛药,必要时应开窗检查,否则会导致皮肤溃疡坏死。术后用镇痛泵的患者因痛觉不灵敏,易导致压疮,故术后应加强观察石膏边缘及骨隆突处皮肤,注意观察有无局部皮肤红肿、摩擦伤等。若石膏内有异味,提示石膏内有压疮,并已形成溃疡,皮肤坏死,应立即报告医生进行处理。

④病理性骨折:在骨髓炎急性期由于骨质吸收,以及手术钻孔开窗引流,易发生病理性骨折。因此,肢体要给予妥善固定,搬动要轻柔,避免暴力,早期限制活动和负重。儿童生性好动,又缺乏自我保护能力,也是造成骨折的因素,需做好相应宣教。

3.健康教育

(1)功能锻炼

①踝关节跖屈运动训练:逐渐屈伸足踝部,术后患者在麻醉清醒后即可练习,每日5~6次,每次10~20min。拔管后即可指导患者踝关节主动屈伸活动及股四头肌等长收缩锻炼,每天3次,每次15~20min。

②踝旋转运动训练:活动踝部先向顺时针旋转,每天5~6次,每次10~20min。拔管7d后,做膝关节屈伸活动,每天3次,每次10~15min,根据情况逐渐增加活动次数及时间。

③下肢肌肉运动训练:a.收缩臀部。双下肢伸直分开,用力收紧臀部肌肉,开始维持1s,以后增加到5s,然后放松,可反复进行。b.外展动作。把下肢滑向外侧,越远越好,再收回。c.收缩大腿前方肌肉。双下肢伸直,收缩大腿肌肉,每次5~10s。每日3~5次,每次10~15min。

④直腿抬高运动训练:绷紧大腿肌肉,直到下肢在床上完全伸直,然后从床上将下肢抬高5~10cm,维持5~10s,每日3~6次,每次10~20min。

(2)出院指导

①加强营养,增强机体抵抗力:向患者及家属讲解多饮水和饮食营养的重要性,给予高蛋白质和高热量饮食,增加抵抗力和应激力。注意食物的色、香、味,鼓励少食多餐,鼓励患者多饮水,每日水的摄入量达2500~3000ml为宜,以补充高热消耗的大量水分,也可促进毒物和代谢产物的排出。

②保持皮肤清洁:勤擦洗、勤换衣,保持床铺的清洁干燥。向患者及家属强调皮肤护理的重要性,有切口者,应开窗换药,保持固定部位皮肤清洁,防止化脓性皮炎。有窦道者,保持瘘口周围皮肤清洁。

③注意休息,适量劳动,注意劳逸结合。配合红外线治疗,出院后继续功能锻炼,直至关节恢复正常功能。带石膏托固定者,维持功能位置、观察末端血供,做到动静结合。

④遵照医嘱,继续按时服药;化脓性骨髓炎早期治疗需要应用大量抗生素,通常需要使用4~6周。向患者及家属讲解其重要意义,以免因担心费用而拒绝使用有效药物。继续进行功能锻炼。

⑤定期到医院门诊复查,如有局部红、肿等感染现象应立即就诊。

第二节 慢性骨髓炎

慢性骨髓炎(chronic osteomyelitis)大多数是由于急性骨髓炎治疗不当或不及时、不彻底而使病情反复发作,最终遗留下死骨、无效腔及窦道的结果;如致病菌毒力较低,也可起病开始即为亚急性或慢性,并无明显急性期症状。在20世纪60~70年代由急性血源性骨髓炎演变成慢性者,约占慢性骨髓炎的1/3。近年来急性血源性骨髓炎在早期多能得到及时有效的治疗,使慢性骨髓炎的发病率明显降低。另一方面,骨的贯通性火器伤和开放性骨折后发生的骨髓炎,金属物置入骨内如人工关节置换术等引起的骨内感染,则较多见。其他诱因有糖尿病、长期服用激素、免疫缺陷及营养不良等。

【病因】

急性骨髓炎若病情持续发展,即转为慢性期。由于死骨形成,而且不能吸收,成为异物及带菌的病灶,引起周围炎性反应及新骨的增生,形成包壳,使骨质增厚粗糙。窦道形成可经久不愈,如果引流不畅,将会出现全身症状。慢性骨髓炎的致病菌常为多种细菌的混合感染,但金黄色葡萄球菌仍是主要的病原体,革兰阴性杆菌约有50%。由尾骶部压疮引起者多为葡萄球菌、大肠埃希菌、铜绿假单胞菌及奇异变形杆菌等多种细菌引起的混合感染。在人工关节置换或其他异物残留引起的慢性骨髓炎者,其致病菌多为阴性凝固酶葡萄球菌,近年来真菌引起者也有报道。

【分类】

1.慢性硬化性骨髓炎(chronic sclerosing osteomyelitis) 是慢性骨髓炎的一种表现形式,表现为骨质增厚和扩张,致骨质沉淀、硬化,无坏死及脓性渗出液,肉芽组织也很少,现认为病原体为厌氧的短棒菌苗属。本病多见于儿童和青少年,多发生在长骨干骺端,以胫骨、腓骨和尺骨为好发部位,症状较为隐匿,病变部位有酸胀痛及触痛。X线显示骨质硬化,骨皮质增厚,髓腔变窄或消失,骨密度增加,可伴有小的空泡区。以抗菌药物进行全身治疗,行病灶清除及切开引流手术治疗,必要时行截肢术。

2.慢性局限性骨脓肿(布劳代脓肿 Brodie abseces) 多见于儿童和青少年,胫骨上端和下端、股骨、肱骨和桡骨下端为好发部位,偶见于椎体等扁平骨。病变可能由低毒力的病原菌所致,或因身体对病菌抵抗力强而使化脓性骨髓炎局限于骨髓的一部分。X线示长骨干骺端或骨干皮质呈圆形或椭圆形低密度骨质破坏区,边缘较整齐,周围密度增高为骨质硬化反应,硬化带与正常骨质间无明确分界。手术处理清除脓液,彻底刮除腔壁肉芽组织,缝合伤口,滴注引流,合理使用有效抗生素治疗。

3.创伤后骨髓炎(traumatic osteomyelitis) 是一种开放性骨折术后或骨折切复内固定或其他骨关节术后出现的骨组织感染。病变在骨折端附近,急性期感染以骨髓腔内感染最严重,表现为高热、寒战等毒血症症状,与急性血源性骨髓炎相似。另一种是骨折附近的皮肤肌肉坏死感染,使失去血供的骨折端暴露在空气中干燥坏死,病程转为慢性,常伴有感染性骨不连或骨缺损,病程迁延不愈,治疗较为棘手。急性期立即开窗引流、分次清创。慢性期骨外露在骨密质上钻洞使肉芽组织覆盖骨面或去除死骨;骨缺损者在伤后6个月未复发,才可行植骨手术;伴有皮肤缺损者进行植皮术;开放性骨折有大段骨坏死者,取出坏死骨必须在短期内行外固定术,防止肢体短缩,并在合适时间内行植骨术。

【临床表现】

慢性骨髓炎者通常在静止期症状较轻,有反复发作病史;患肢增粗、变形,儿童发病者,是由于骨骺破坏而影响骨骼生长发育,使患肢出现缩短或内、外翻畸形,并有不同程度的肌肉萎缩和功能障碍;患部皮肤薄且色泽暗,易破损引起经久不愈的溃疡或窦道,窦道口会流出臭味脓液;如果急性发作时,局部出现红、肿、热、痛现象,同时全身出现消瘦、贫血等慢性中毒症状。

【诊断】

根据既往有急性骨髓炎或开放性骨折病史,局部病灶检查及X线片检查提示有脓腔或小型死骨等,可以诊断。CT检查可以显示脓腔与小型死骨。需与结核性骨髓炎、骨样瘤、骨干肉瘤、成骨细胞瘤相鉴别。

【治疗】

慢性化脓性骨髓炎的治疗原则是应尽可能彻底清除病灶,摘除死骨,消灭无效腔,改善局部的血液循环,促进创面的愈合。

1. 手术适应证

(1)骨髓炎处于静止期,局部肿痛不明显,窦道有少量脓液流出。

(2)脓肿形成,骨髓内脓肿。

(3)瘘孔形成。

(4)死骨、畸形。

(5)骨不愈合及假关节。

(6)异物如钢板、髓内钉等存留。

2. 手术禁忌证

(1)在慢性骨髓炎急性发作时仅可行切开引流术而不宜做骨的其他手术。

(2)包壳未充分形成前,过早摘除大块死骨容易发生病理性骨折,此外还可导致骨质缺损。

(3)开放性骨折合并感染,在骨折未愈合前不宜摘除死骨,否则造成骨质缺损。

3. 手术方法

(1)病灶清除术:彻底去除窦道、瘢痕组织、死骨、异物,刮除无效腔中的肉芽组织,切除不健康的骨质及空腔边缘。但应注意不可去除过多骨质,以免发生骨折。

(2)彻底清除病灶,滴注引流:彻底清除病灶后置入冲洗引流管,持续冲洗引流。由于伤口的充分冲洗引流,感染容易控制,创面多能一期愈合,随着骨腔凝血机化、骨化而修复骨缺损。

(3)消灭无效腔的手术:股骨、胫骨慢性化脓性骨髓炎,在病灶清除术后如无效腔很大,可用带蒂大网膜或肌瓣充填无效腔。肌瓣不宜太大,避免蒂部扭转及受压。

(4)病骨切除:有些部位的慢性骨髓炎如肋骨、腓骨中上段、髂骨和股骨大粗隆等,因对功能影响不大,可手术切除病骨。

(5)截肢:病程较长的慢性骨髓炎骨质受累广泛,患肢功能完全丧失、失用;或周围皮肤恶变;或严重感染不能控制,甚至危及患者生命时,经慎重考虑后,可考虑截肢。

(6)庆大霉素-聚甲基丙烯甲酯链珠:病灶清除后以其填充于骨缺损的局部,通过局部高浓度抗生素的逐步释放治疗骨髓炎,疗效满意,5~7d后逐步抽出,对缺损较大者可于感染控制后二期植骨时取出。

【护理措施】

1. 术前护理

(1)心理护理:患者因病程长、行动不便、社交活动少,使其对手术效果期望悲观,对手术效果抱有疑虑,对生活学习和工作的能力担忧。护士要理解患者的心情,尽量满足患者的要求。对患者要多加鼓励,做好心理诱导,现身说法,以增加对疾病及手术的认识和信心。

(2)术前检查:根据患者的年龄、全身伴随症状情况,评估患者对手术的耐受情况,术前做好各项常规检查,包括血、便、肝、肾功能,血电解质,空腹血糖,出凝血时间,血沉,C反应蛋白,心电图,胸片,X线摄片定位检查,以及根据内科病史所需要的特殊检查,如有心血管疾病者进一步检查心脏功能。

(3)药敏试验:手术前应先取窦道溢液做细菌培养和药敏试验,通常在手术前2d即开始应用抗生素,使手术部位有足够的抗生素浓度。

(4)皮肤准备:做好切口周围的皮肤清洁、消毒,加强对切口换药,控制创面炎症。如果要进行自体髂骨植骨、皮瓣移植,要求供区无瘢痕、无皮肤病。

(5)增加营养:慢性骨髓炎为长期消耗性疾病,体质虚弱,应多吃高蛋白、高维生素、高热量、易消化食物。必要时给予静脉高营养输入,输新鲜血、人血白蛋白、氨基酸等营养物质,增强机体抵抗力。

2. 术后护理

(1) 生命体征的观察：术后按硬膜外麻醉后护理，予去枕平卧6h，给予床边心电监护，严密观察生命体征的变化。及时复查血常规、电解质，根据病情给予补液、补充热量；血红蛋白、清蛋白低时，根据医嘱输血、血浆及人血白蛋白，增强患者的抵抗力。根据血培养及切口分泌物的细菌培养结果，遵医嘱联合、足量合理使用抗生素，现配先用，按时给药，保证抗生素的效用。观察患者用药效果、体温变化及局部疼痛、红肿等情况。

(2) 体位护理：患肢抬高30°~45°略高于心脏水平，敷料包扎不宜过紧，预防和减轻水肿。取舒适的卧位，并每隔2h翻身1次，避免患肢受压。

(3) 移植皮瓣的观察与护理：病灶清除术后，伤口因软组织缺失，难以闭合，目前常用局部随意皮瓣、带血管的皮瓣、游离皮肤肌肉瓣和复合组织瓣等方法治疗。观察皮瓣色泽、温度、肿胀、毛细血管充盈度的反应。皮瓣苍白、局部温度下降、毛细血管充盈度时间延长，应考虑动脉供血不足；如有发绀、水疱、肿胀现象，应考虑静脉回流障碍，需报告医生及时处理。遵医嘱合理使用镇痛药，缓解疼痛防止血管痉挛。皮瓣修复后需局部制动，保护患肢，搬动时动作易轻、稳，减少刺激。桥式交叉皮瓣术后，双下肢严格制动6周，密切注意皮瓣蒂部，避免牵拉受压及扭曲。

(4) 切口持续冲洗的护理：见本章第一节急性化脓性骨髓炎的护理。

(5) 并发症的护理

①切口出血、皮瓣坏死：观察皮瓣下有无出血，皮瓣有无明显肿胀，如切口周围活动性出血、负压引流液过多，轻者可引起血肿，压迫皮瓣造成皮瓣血液循环危象。重者因失血过多而导致休克，故密切观察病情，一旦发现问题立即通知医生及时处理，并做好手术探查准备。

②肌肉萎缩、关节僵硬：当肢体石膏固定而不能进行活动时，应抬高患肢，指导练习肌肉等长收缩运动，次数由少到多，强度由弱到强，每次以患者感觉肌肉轻微酸痛为度，循序渐进，不可用力过猛，防止病理性骨折。按摩患肢，未固定的关节应进行主动活动，做引体向上、抬臀、深呼吸活动，促进血液循环，减少并发症的发生。

③压疮：详见本章第一节急性化脓性骨髓炎并发症护理。

④病理性骨折：详见本章第一节急性化脓性骨髓炎并发症护理。

3. 健康教育

(1) 功能锻炼，见急性化脓性骨髓炎的护理。

(2) 向患者宣传疾病相关知识，勇于面对现实，保持心情舒畅。慢性骨髓炎较顽固，可反复急性发作，迁延不愈，治疗时间较长。患者及家属对此应有充分的思想准备，以便坚持系统而完整的治疗，消除悲观、绝望的情绪，树立战胜疾病信心，积极配合治疗。

(3) 增强机体抵抗力，加强营养的补充，应进食优质蛋白，如鸡蛋、牛奶、瘦肉及动物血、肝、肾等，增加机体抵抗力。同时要求患者每日多饮水，多食新鲜蔬菜、水果，防止便秘。

(4) 出院指导。①出院带药者：向患者交代服药方法，嘱其按时服药，并观察药物反应，避免双重感染，注意过敏及毒性反应。②休息和活动：嘱患者不能过早进行剧烈运动，避免意外损伤，防止病理性骨折。卧床时做引体向上、深呼吸等运动，改善血液循环，改善心、肺功能，减少并发症。③保持患肢皮肤清洁，防止感染。加强营养，增强机体抵抗力。④定期复查，如有不适及时就医。

第三节 脊柱结核

脊柱结核发生率较高，约占整个骨、关节结核的50%，多见于青少年。脊柱结核中的绝大多数(99%)是椎体结核。在整个脊柱中腰段的患病率最高，胸段其次，胸腰段位居第3位。性别方面无显著差异。

【病因】

1. 全身因素 结核杆菌绝大多数来源于肺部病灶，随血行到骨与关节组织后长期潜伏，伺机发作。已感染过结核病或已接种过卡介苗的人，抵抗结核的能力较强。过于劳累、营养不良、患有其他慢性疾病时抵抗力弱，遗传、某些激素可降低免疫力而易患结核。

2. 局部因素 慢性劳损和轻微外伤，可降低局部抵抗力而诱发结核。如椎体结核高发的原因可能与椎体解剖生理有关：椎体负重大易损伤、椎体内以骨松质为主、椎体上很少有肌肉附着、椎体滋养动脉多为终末动脉。

【分类】

脊柱椎体结核分两型：中心型和边缘型。儿童以中心型多见，椎体常呈楔行而椎间隙正常。边缘型以成人多见，常累及邻近椎体，使椎间隙变窄或消失。椎旁脓肿多见于胸椎，骶椎次之，颈椎及腰椎少见，截瘫是脊柱结核的严重并发症。

【临床表现】

起病缓慢，病程长，故发现较晚。少数患者在查体时偶然被发现。只有少数患者起病急剧，全身和局部症状明显。临床表现与年龄、健康状况、局部感染、病期及脓肿、窦道、神经受累与否有关。

1. 全身症状　一般结核症状不易被发现，早期可有全身不适、脉快、食欲缺乏、消瘦、贫血、午后低热、盗汗乏力等全身中毒症状。

2. 局部症状

(1)疼痛：腰背部钝痛，休息时则轻，劳累后加重，咳嗽、打喷嚏或持物时加重。体格检查时局部有压痛及叩击痛。

(2)强迫姿势：如腰椎结核患者从地上拾物时出现拾物试验阳性，即拾物时尽量屈膝屈髋，避免弯腰。颈椎结核患者头前倾、颈缩短，呈斜颈畸形等。

(3)脊柱活动受限：胸椎因活动幅度小，受限影响较小。颈椎和腰椎如有病变，活动受限明显。

(4)脊柱后凸畸形：胸椎及胸腰椎患者后凸畸形明显，颈椎和腰椎后凸畸形不明显。

(5)寒性脓肿和窦道：腰椎患者可有椎旁脓肿、腰大肌脓肿。颈椎患者可出现咽后壁脓肿等。

(6)截瘫：脊髓受压患者出现肢体感觉活动减弱或消失。

3. X线表现

(1)生理弧度改变：颈、腰椎生理前凸减少、消失。胸椎后凸在病灶部位增加，少数侧弯。

(2)椎体形状改变：椎体变窄，边缘不齐，密度不匀，可见死骨形成。

(3)椎间隙改变：椎间隙变窄或消失。

(4)椎体周围软组织改变：颈椎可见椎前软组织阴影增大，气管被推向前方或一侧。胸椎可见不同类型的椎旁脓肿阴影。腰大肌影隆起说明有腰大肌脓肿。

【辅助检查】

1. 实验室检查

(1)血沉：结核活动期对诊断有帮助，但不具特异性。

(2)结核菌素试验：5岁以上大部分为阳性，对诊断帮助不大，出现强阳性应重视。5岁以下有帮助，因为阴性转为阳性表明感染时间不长。

(3)结核菌培养：留取痰液或抽取脓肿脓液，阳性率50%～60%，确诊率不高。

2. 病理检查可确诊　方法：①粗针头吸取；②小切口活检；③手术取标本。

3. 影像检查　X线能确定病变部位和程度；CT更具优越性，能确切定位、定性；MRI对于椎旁脓肿的显示比前两者为好。

【治疗】

1. 治疗原则　全身支持、化疗、局部制动及外科干预；化疗是结核治愈的根本措施，外科治疗为辅。

2. 非手术疗法

(1)一般治疗：休息、加强营养。

(2)抗结核药物：早期、联用、适量、规律、全程原则。临床上常用且疗效较好的药物是：异烟肼、利福平、乙胺丁醇、链霉素、卡那霉素等。一般联合应用3～4种药物，可减少耐药菌株。现在临床上将吡嗪酰胺与其他抗结核药物联合使用，因为吡嗪酰胺对细胞内结核杆菌有效，而且每天不超过0.6～1.0g，对肝不良反应小。

(3)各种固定支架：根据脊柱稳定性恢复的情况决定佩戴时间，一般可戴6～12个月。

(4)牵引治疗：对于颈椎结核的患者可予枕颌带牵引和颅骨牵引。以防止脱位、病理性骨折和后突畸形。

3. 手术疗法　非手术治疗不能控制病情发展，死骨明显形成，脓肿较大，经久不愈的窦道，或合并截瘫等，应在积极的术前准备下行手术治疗。

(1)手术目的：手术的目的是清除病灶内不可逆病变，改善血供，提高局部药物浓度和组织修复力；解除脊髓压力，重建脊柱稳定性，预防畸形进展；缩短疗效。

(2)常见的手术方式有：单纯病灶清除术；病灶清除并植骨融合术；病灶清除、植骨融合并内固定术。

4. 并发症的治疗

(1)寒性脓肿的治疗：如脓肿过大，宜先用穿刺法吸出脓汁，注入链霉素，以免脓肿破溃和发生继发性感染以及窦道形成。在适当时机应尽早进行病灶清除术和脓肿切除或刮除。

(2)截瘫的治疗:脊椎结核合并截瘫的约有10%,应预防为主,主要措施是结核活动期不要负重,加强卧床休息和抗结核药物治疗等。如已发生截瘫,应尽早期手术治疗,如脊柱前路植骨融合术、脊柱后路植骨融合术、脊柱病灶清除等,是治疗本病及防止截瘫的常用方法,大多可以取得良好的恢复。

【护理措施】

1. 术前护理

(1)心理护理:结核病患者的病程较漫长,尤其是青少年,是正在学习和工作的年龄,因病情所致,表现乏力、活动受限,或肢体畸形甚至残疾,使其有不同程度的焦虑、悲观,对生活或前途失去信心。因此,向其介绍疾病相关知识、治疗手段、目的和效果,使患者摆脱消极情绪,积极配合治疗。同时保持病房整洁、安静、舒适、空气流通、阳光充足,多与患者沟通交流,减轻患者的心理负担。

(2)必要的检查:术前应仔细体检并进行肺部X线、痰涂片抗酸菌染色、结核抗体等多项检查以鉴别是否存在活动性肺结核或其他部位的结核病灶。对病期长、窦道分泌物多的患者,应检查肝、肾功能。需严密监测血常规,了解贫血程度。定时复查血沉(ESR),只有待 ESR<25mm/h 或呈持续明显下降即可接受手术。脊柱结核并发截瘫者应做CT 及 MRI 检查,了解病变情况,以便进行手术设计。

(3)改善全身营养状况:结核是一种消耗性疾病,贫血是结核患者最常见的并发症,贫血得不到及时纠正,给手术带来安全隐患。所以术前给予高蛋白、高热量、富含维生素、易消化的饮食,以增强抵抗力。若某些患者出现顽固性贫血,或者贫血较重,短时间内无法恢复到满意水平,可采用输注白蛋白和红细胞悬液的方法进行纠正,必要时少量多次输新鲜血。

(4)预防病理性骨折:入院后强调卧床休息的必要性,脊柱结核患者不能下地活动,以免发生病理性骨折导致瘫痪或瘫痪加重。应立即卧床休息,并进行床上排便训练,以免术后由于不习惯而造成排便困难。预防术后肠胀气,术前肠道准备极为重要,术前1d禁食易产气的食物,如豆类、乳类,术前1d肥皂水 500ml 低压灌肠。

(5)服药护理:术前应用抗结核药物至少2周,有窦道合并感染者应用广谱抗生素至少1周。主要是防止病变的扩散,抑制结核杆菌使处于稳定期。结核药物具有一定的不良反应,如异烟肼,可出现多发性神经炎和精神症状;利福平,有肝损害、胃肠道反应(晨空腹服用)、皮肤反应(瘙痒、皮疹)、流感样反应(发热、头痛、肌肉无力),如与异烟肼合用可加重肝损;乙胺丁醇,可引起1%患者可逆的视觉减退或丧失,初期表现是色觉障碍;链霉素,不良反应为耳蜗器官受累,造成听神经损害,一旦发生很难恢复,还可损害肾功能。所以服药期间要严密观察不良反应,做到及时发现,及时处理。

(6)呼吸功能训练:患者因为手术后安置胸腔引流管、疼痛、体位不适,所以不敢咳嗽、深呼吸,加上患者免疫力较差,易并发肺炎、肺不张、胸腔积液等。术前教会患者掌握正确的深呼吸方法,便于术后尽早进行锻炼,促使肺复张,减少并发症。主要方法是:患者平卧床上,护士用手平放在患者胸壁,然后逐渐离开胸壁,患者用鼻深吸气努力抬高胸壁靠近护士的手,然后用口呼吸。

2. 术后护理

(1)一般护理:妥善安置好患者,固定好各种引流管,术后床边心电监护,监测血压、心率、心律、呼吸和血氧饱和度,特别注意血氧饱和度变化。术后予吸氧,氧流量 2~4L/min,浓度 35%,以使氧饱和度达到 95%~99%,直至拔除引流管。术后 24h 内加强巡视,并做好护理记录。由于手术出血量多,易发生血容量不足,而低血容量往往会影响脊髓功能的恢复。因此监测生命体征是护理重点;严密注意患者面色改变,有无恶心、哈欠、头晕等血容量不足早期征象。注意创面有无渗血、出血及引流的量,记录尿量,评估输入量与出量是否平衡。

(2)脊髓神经功能观察:因为术中器械、内固定及植骨块等均有可能使脊髓功能损伤。术后应严密观察患者双下肢活动感觉及肌力情况,用手触摸脚趾检查下肢活动、感觉,并与术前进行比较。术后24h每2小时详细记录1次,如出现局部、单侧或双下肢麻木,疼痛加重,活动或感觉减弱甚至消失,应及时报告医生。以便早期查找原因,早期处理。必要时,再次手术探查。

(3)切口引流管的观察:各引流管固定的位置要正确、牢固,不可扭曲,避免切口受压引起疼痛加重。严密观察切口渗血及引流液的量、颜色。定时从引流管近端向远端挤压,促进切口渗液尽快排出,确保有效引流。准确记录引流液的量、颜色、性状。保持切口敷料的清洁干燥,如有血液外渗应及时更换,避免感染。如引流液较清澈或为淡红色液体,需高度怀疑脑脊液漏。此时要立即夹管或改负压引流为普通引流,去枕平卧,通知当班医生处理。切口引流术后 48h 引流量<50ml,且颜色为淡血性,局部无肿胀,可考虑拔管。

放置胸腔闭式引流管的患者,给予持续低压吸引,压力维持在 6.67kPa(50mmHg)左右,如引流量>100ml/h,且颜色为鲜红色血性液引出,连续 3h,应考虑有活动性出血,立即停止低压吸引并报告医生。在更换胸腔闭式引流瓶和搬运患者时,务必双重夹管,以防空气进入胸膜腔。定时记录引流液性状、颜色及量,注意呼吸、呼吸音及有无皮下气肿情况。一般引流时间为 48~72h。当胸片提示无气胸,且引流量<50ml/d 时,可夹闭胸腔引流管。夹管 24h 内观察患者有无胸闷、呼吸困难、切口漏气、渗血、皮下气肿等,如无上述症状可拔管。

(4)呼吸道护理:术后常规雾化吸入,促进排痰;每小时指导有效咳嗽 1~2 次,咳嗽前为患者拍背做深呼吸 5~6 次,咳嗽时护士用手随患者呼吸按压其两侧胸廓,尽量减轻胸壁震动和切口疼痛。咳嗽时不要过于剧烈、频繁,以免增大切口张力引起疼痛和影响切口愈合。患者由于切口疼痛不敢咳嗽、咳痰前可用镇痛药。另外,每 2h 指导患者按术前呼吸训练方法做深呼吸 10~15 次,以促进肺复张。

(5)体位护理:因结核患者大多消瘦,抵抗力差,不及时翻身易引起压疮。一般术后平卧 6h,同时还可有压迫止血的作用。6h 后开始轴式翻身,防止脊柱上下部分反向扭曲,翻身时身下垫软枕,保持 45°倾斜角。手术当天一般给予健侧卧位与仰卧位交替。避免开胸侧卧位,以免折叠引流管、加重疼痛及影响肺部通气。要求每 2h 翻身 1 次。术后第二天给予 45°半侧卧,每 2h 交替轴向翻身。颈椎手术后翻身时应保持头与躯干一直线,如内固定坚固,术后第 3 天可摇高床头鼓励患者早期活动。病灶清除和椎间融合患者术后制动时间为颈椎 3 个月,胸、腰椎 5~6 个月,当植骨均已融合,可起床活动不需用任何支具。

(6)胃肠道的护理:患者需经侧前方腹膜外途径手术,此术式对胃肠道干扰大,明显影响了肠蠕动。术后患者常有腹胀,因此,术后要求患者禁食,直到肠功能恢复正常,肛门排气后可逐渐进流质、半流、普食,需要 3~5d 恢复正常普食,早期进食要少量多餐。且不要过早进含糖高的食物和豆类食品,以免加重腹胀。食物温度不可过热,避免辛辣、刺激以免引起呛咳。鼓励多食高蛋白、高热量、高维生素、富含纤维素的食物。如鱼、蛋、禽、奶、肉、新鲜蔬菜、水果等充足的能量供给,以补充机体消耗,改善患者全身营养状况、促进康复。对一些食欲缺乏的患者,必要时可提供静脉营养支持。

(7)乳糜漏:上胸椎手术易损伤胸导管,如发生有损伤要及时缝扎。一旦发现引流物为浑浊白色,每日引流量>200ml,应视为乳糜漏,需立即禁食,静脉维持水电解质平衡,一般能自愈。经 1~2 周治疗仍不愈者,可考虑开胸手术结扎胸导管。

(8)纵隔和肺部感染:减少手术创伤,充分引流,做好呼吸道护理可减少此类并发症的发生。

3. 健康教育

(1)功能锻炼方法:术后当天切口疼痛、麻醉作用,患者感疲乏无力,鼓励其静养休息。术后第 2 天指导患者做主动膝关节伸屈运动,股四头肌等长收缩运动及踝关节趾屈背伸动作,预防肌肉萎缩和关节僵直。术后第 3 天,切口引流管拔除后做直腿抬高练习,角度由能离开床面开始,逐渐增加,注意抬腿后维持高度数秒再放下,两腿交替进行,逐渐增加次数。1 周后做对抗性直腿抬高运动,外加阻抗力,增加运动强度及难度,以不疲劳和疼痛为度。1 个月后加强腰背肌锻炼,做双下肢直腿抬高或五点支撑法,每天上、下午各 1 次。

(2)术后复查时间:在出院时告知患者分别于 3 个月、6 个月、1 年到治疗医院或本地医院复查,以了解疾病的转归。

(3)休息与饮食:出院后适当休息,防止过度劳累,好转期患者可从事轻体力工作,做到劳逸结合。注意饮食营养,进食高蛋白、高热量、高维生素、粗纤维、丰富果胶成分的饮食,以增强抵抗力。预防感冒或各种感染,因感冒或感染时机体抵抗力下降,疾病容易复发。

(4)坚持药物治疗:因为脊柱结核病灶进展较慢、血液供应较差,影响药物的渗入,因而用药时间较长,一般抗结核治疗 12~18 个月。观察药物毒性反应,定期到医院检查血常规、血沉、肝功能、听力等,并向医师汇报主观症状。

4. 了解痊愈标准 避免过早中断治疗,治愈标准为:①全身情况良好,体温正常,食欲好,血沉正常;②局部无明显症状,无脓肿或窦道;③X 线片示脓肿消失或钙化,无死骨或已被吸收、替代,骨质疏松好转,病灶边缘骨轮廓清晰或关节已融合。符合上述 3 项者表示病变已停止。起床活动 1 年或工作半年后仍能保持上述 3 项指标者,表示已基本治愈。若术后经过一段时间的活动后,一般情况变差,症状复发,血沉增快,表示疾病未治愈,或静止后又趋于活动,仍应继续全身治疗。

(汪四花)

■ 参考文献

冯传汉,张铁良.2004.临床骨科学[M].2 版.北京:人民卫生出版社.

冯传汉.1997.现代骨科诊疗手册[M].北京:北京医科大学、中国协和医科大学联合出版社.

金芳.2005.骨科临床实用护理[M].北京:科学技术文献出版社.

李超群.2006.病灶清除植骨融合联合内固定脊柱结核康复护理[J].国际护理学杂志,(25)2:101.

刘义兰,王桂兰.2005.骨科护理学[M].北京:中国协和医科大学出版.

刘智鹏,张长青.2006.骨科疾病诊断与治疗[M].北京:军事医学科学出版社.

陆格朴,胥少汀,葛福丰,等.1998.实用骨科学[M].北京:人民军医出版社.

罗凯燕,喻姣花.2004.骨科护理学[M].北京:中国协和医科大学出版社.

宁宁.2005.骨科康复护理学[M].北京:人民军医出版社.

邱贵兴,荣国威.2002.骨科学[M].北京:中国协和医科大学出版社.

王健,瞿东滨,金大地.2006.成人脊柱结核患者的围手术期处理[J].颈腰痛杂志,27(2):95.

王晓黎.2002.骨关节炎的症状及护理[J].国外医学护理学分册,21(2):80-81.

王亦璁.2002.骨与关节损伤[M].3 版.北京:人民卫生出版社.

王谊,苏丽萍.2003.胸腔镜下脊柱前路手术后脉搏血氧饱和度的监测与护理[J].中华护理杂志,38(8):612-614.

余传隆,刘智鹏,张长青.2006.骨科疾病诊断与治疗[M].北京:军事医学科学出版社.

张树基,刘仁树,王佩燕.2002.急诊医学:新理论、新观点、新技术[M].北京:人民军医出版社.

张伟英.2005.实用重症监护护理[M].上海:上海科学技术出版社.

赵定鳞.2004.现代骨科学[M].北京:科学出版社.

第42章

腰腿痛和颈肩痛患者的护理

第一节 腰椎间盘突出症

腰椎间盘突出症是指因腰椎间盘变性、破裂后髓核突向后方或突至椎板内,致使相邻组织遭受刺激或压迫而出现的一系列临床症状。腰椎间盘突出症为腰腿痛常见原因之一,突出部位以腰$_{4\sim5}$和腰$_5$至骶$_1$为主,大部分患者经非手术治疗可获痊愈,只有不超过10%的患者需手术治疗。

【病因】

腰椎间盘在脊柱的负荷与运动中承受强大的压力,大约在20岁以后,椎间盘开始退变,并构成腰椎间盘突出症的基本病因。此外,腰椎间盘突出症与下列因素有关。

1. 外伤 外伤是腰椎间盘突出的重要因素,特别是儿童与青少年的发病,与之关系密切。

2. 职业 职业与腰椎间盘突出的关系十分密切,例如,驾驶员长期处于坐位和颠簸状态,从事重体力劳动者和举重运动员过度负荷,椎间盘内压力增大。

3. 遗传因素 腰椎间盘突出有家族性发病的报道,而有些人种的发病率较低。

4. 腰骶先天异常 腰骶椎畸形可使发病增高,包括腰椎骶化、骶椎腰化、半椎体畸形等。

【分型】

根据髓核突出的部位和方向不同,可将其分为椎体型和椎管型。

1. 椎体型 腰椎间盘突出包括前缘型、正中型。

2. 椎管型 腰椎间盘突出包括中央型、中央旁型、侧型、外侧型、最外侧型。

【临床表现】

1. 腰痛 绝大部分患者有此症状,主要是由于变性的髓核进入椎体内或后纵韧带处,引起化学性和机械性神经根炎,以持续性腰背部钝痛为多见,有些也表现为腰背部痉挛性剧痛。

2. 坐骨神经 主要是因为突出的椎间盘对脊神经根造成化学性和机械性刺激,表现为腰部至大腿及小腿后侧的放射性疼痛或麻木感。肢体麻木多与下肢放射痛伴发。

3. 脊柱 活动受限。

4. 肢体冷感 少数患者自觉肢体发冷、发凉。

5. 间歇性跛行 主要是因为髓核突出的情况下可继发椎管狭窄,当行走时椎管内受阻的椎静脉丛扩张,加重对神经根的压迫所致。

6. 肌肉麻痹 多因根性受损使所支配的肌肉出现程度不同的麻痹症。

7. 马尾神经症状 主要表现为会阴部麻木和刺痛感,排便和排尿困难。

8. 体格检查 可发现腰椎生理曲度改变,腰背部压痛和叩痛,直腿抬高试验阳性。

【辅助检查】

摄腰椎X线正侧位、斜位片,CT、MRI检查,对有马尾神经损伤者行肌电图检查。

【治疗】

1. 非手术治疗 适用于首次发病者、较轻者、诊断不清者以及全身及局部情况不宜手术者。发作期宜采取休息、制动,必要时绝对卧硬板床休息。也可以牵引,支具固定,推拿、理疗、按摩、封闭、髓核溶解术。

2. 手术治疗 适用于诊断明确,经正规非手术治疗无效并影响工作和生活者;马尾神经损伤严重;症状虽不严重,但久治无效,影响步行和剧烈活动者;伴有椎管狭窄者。

3. 手术方法

(1)常规后路手术:全椎板切除术、单侧椎板切除术、开窗术。

(2)腰椎间盘微创手术:①经皮穿刺单纯髓核溶解;②腰椎间盘症的显微内镜下椎间盘切除术;③显微镜辅助下的椎间盘切除术。

(3)人工椎间盘置换术。

(4)人工髓核置换术。

【护理措施】

1. 术前护理

(1)心理护理:腰椎间盘突出症患者大多病程长、反复发作、痛苦大,给生活及工作带来极大不便,心理负担重,故深入病房与患者交流谈心,了解患者所思所虑,给予正确疏导解除患者各种疑虑。针对自身疾病转归不了解的患者,护理人员应根据患者的年龄、性别、文化背景、职业、性格特点,耐心向患者介绍疾病的病因、解剖知识、临床症状、体征,使患者对自己和疾病有一概括的了解,且能正确描述自己的症状,掌握本病的基本知识,能配合治疗及护理。对担心手术不成功及预后的患者,要向患者介绍主管医生技术水平及可靠性,简明扼要介绍手术过程、注意事项及体位的要求,介绍本病区同种疾病成功患者现身说法,增强患者对手术信心,使患者身心处于最佳状态接受手术。

(2)术前检查:本病患者年龄一般较大,故术前应认真协助患者做好各项检查,了解患者全身情况,是否有心脏病、高血压、糖尿病等严重全身疾病,如有异常给予相应的治疗,使各项指标接近正常,减少术后并发症的发生。

(3)体位准备:术前3~5d,指导患者在床上练习大小便,防止术后卧床期间因体位改变而发生尿潴留或便秘。

(4)皮肤准备:术前3d嘱患者洗澡清洁全身,活动不便的患者认真擦洗手术部位,术前1d备皮、消毒,注意勿损伤皮肤。

2. 术后护理

(1)病情观察:术后监测体温、脉搏、血压、呼吸及面色等情况,持续心电监护,每1小时记录1次,发现异常立即报告医生。观察患者双下肢运动、感觉情况及大小便有无异常,及时询问患者腰腿痛和麻木的改善情况。如发现患者体温升高同时伴有腰部剧烈疼痛是椎间隙感染的征兆,应及时给予处理。

(2)切口引流管的护理:观察切口敷料外观有无渗血及脱落或移位,切口有无红肿、缝线周围情况。术后一般需在硬膜外放置负压引流管,观察并准确记录引出液的色、性状、量。保持引流通畅,防止引流管扭曲、受压、滑出。引流量第1天应<400ml,第3天应<50ml即可拔除引流管,一般术后48~72h拔管。若引流量大、色淡,且患者出现恶心、呕吐、头痛等症状,应警惕脑脊液漏,及时报告医生。有资料报道腰椎间盘突出症术后并发脑脊液漏的发生率为2.65%。

(3)体位护理:术后仰卧硬板床4~6h,以减轻切口疼痛和术后出血,以后则以手术方法不同可以侧卧或俯卧位。翻身按摩受压部位,必要时加铺气垫床,避免压疮发生,翻身时保持脊柱平直勿屈曲、扭转,避免拖、拉、推等动作。

(4)饮食护理:术后给予清淡易消化富有营养的食物,如蔬菜、水果、米粥、汤类。术后早期常有胃肠功能紊乱,禁食辛辣油腻易产气的豆类食品及含糖较高食物,待大便通畅后可逐步增加肉类及营养丰富的食物。

(5)尿潴留及便秘的护理:了解患者产生尿潴留的原因,给予必要的解释和心理安慰,给患者创造良好排便环境,让患者听流水声及用温水冲洗会阴部,必要时用穴位按摩排尿或导尿解除尿潴留。指导患者掌握床上排便方法,术后3d禁食辛辣及含糖较高食物,多食富含粗纤维蔬菜、水果。便秘时顺结肠走向按摩腹部,每晨空腹饮淡盐水1杯,必要时用缓泻药解除便秘。

(6)并发症的护理

①脑脊液漏:由多种原因引起,如锐利的骨刺、手术时硬脊膜损伤。表现为恶心、呕吐和头痛等,切口负压引流量大,色淡。予去枕平卧,伤口局部用1kg沙袋压迫,同时减轻引流球负压。遵医嘱静脉输注林格液。必要时探查切口,行裂口缝合或修补硬脊膜。

②椎间隙感染:是椎节深部的感染,多见于椎间盘造影、髓核化学溶解或经皮椎间盘切除术后,表现为背部疼痛和肌肉痉挛,并伴有体温升高,MRI是可靠的检查手段。一般采用抗生素治疗。

3. 健康教育

(1)功能锻炼的目的和原则:向患者说明术后功能锻炼对恢复腰背肌的功能及防止神经根粘连的重要性。因为虽然手术摘除了突出的髓核,解除了对神经根的压迫和粘连,但受压后(尤其是病程较长者)所出现的神经根症状以及腰腿部功能恢复,仍需一个较长的过程。手术不可避免的引起不同程度的神经根粘连,进行功能锻炼对防止神经根粘连,增加疗效起着重要作用,科学合理的功能锻炼,可促进损伤组织的修复,使肌肉恢复平衡状态,改善肌肉萎缩,肌力下降等病理现象,有利于纠正不良姿势。功能锻炼的原则:先少量活动,以后逐渐增加运动量,以锻炼后身体无明显不适为度、持之以恒。

(2)直腿抬高锻炼:术后2~3d,指导患者做双下肢直腿抬高锻炼,每次抬高应超过40°,持续30秒至1min,2~3次/日,每次15~30min,高度逐渐增加,以能耐受为限。

(3)腰背肌功能锻炼:尽早锻炼腰背肌的功能,缩短康复过程。腰背肌功能锻炼时应严格掌握锻炼时间及强度,遵循循序渐进,持之以恒的原则,一般开窗减压,半椎板切除术患者术后1周,全椎板切除术3~4周,植骨融合术后6~8周开始,具体锻炼方法为:五点支撑法,患者先仰卧位,屈肘伸肩,然后屈膝伸髋,同时收缩背伸肌,以双脚双肘及头部为支点,使腰部离开床面,每日坚持锻炼数十次。1~2周后改为三点支撑法,患者双肘屈曲贴胸,以双脚及头枕为三支点,使整个身体离开床面,每日坚持数十次,最少持续4~6周。飞燕法,先俯卧位,颈部向后伸,稍用力抬起胸部离开床面,两上肢向背后伸,两膝伸直,再从床上抬起双腿,以腹部为支撑点,身体上下两头翘起,每天3~4次,每次20~30min。功能锻炼应坚持6个月以上。

第二节 颈 椎 病

颈椎病是指颈椎间盘组织退行性变及其继发病理改变累及其周围组织结构所致脊髓、神经根、血管损害而出现各种症状和体征。颈椎位于头颅和活动度较小的胸椎之间,活动度大,以颈$_{5\sim6}$和颈$_{6\sim7}$间的椎间盘活动度最大,容易受到慢性损伤,产生退行性变。颈椎病是一种常见病,好发于中老年人,男性多于女性。

【病因】

1. 颈椎的退变　这是颈椎病发病的主要原因,其中包括如下。

(1)椎间盘变性:是颈椎病发生与发展的主要因素,椎间盘变性后由于其形态的改变而失去正常的功能,影响或破坏颈椎骨性结构的内在平衡,并直接涉及椎骨本身的力学结构。

(2)韧带-椎间盘间隙的出现与血肿形成:变性的椎间盘突向韧带下方引起韧带和骨膜与椎体周边骨皮质间分离,形成了韧带-椎间盘间隙,因同时伴有局部微血管的撕裂与出血而形成韧带椎间盘间隙血肿,此血肿可直接刺激后纵韧带上窦椎神经而引起症状。

(3)椎体边缘骨刺形成:血肿的机化和钙盐沉积,形成突向椎管或椎体前缘的骨刺。

(4)颈椎其他部位的退变:小关节变性,黄韧带增生肥厚,前纵韧带和后纵韧带增生和骨化。

(5)椎管矢状径及容积减小:由于髓核后突、韧带内陷和小关节增生松动引起。

2. 发育性颈椎椎管狭窄　发育性颈椎椎管狭窄是颈椎病的发病基础。

3. 慢性劳损　慢性劳损是颈椎骨关节退变的最主要因素,其中包括:不良的睡眠体位;不良的工作姿势;不适当的体育锻炼。

4. 头颈部外伤　颈椎病约有50%的病例的发病与外伤有关。

5. 咽喉部炎症　诱发颈椎病的症状出现或加重病情。

6. 颈椎的先天性畸形　常见的有:先天性椎体融合;颈$_1$发育不全或伴有颅底凹陷症;颈椎韧带钙化;棘突畸形。

【分型】

目前的分型标准是根据患者的症状或症候群特点分为以下五型。有些患者同时有两种或多类型的症状出现,称为复合型颈椎病。

1. 神经根型颈椎病　本型较多见,因单侧或双侧脊神经根受刺激或受压所引起,主要表现为和颈神经根相一致的感觉、运动及反射改变。

2. 脊髓型颈椎病　本型较前型少见,但症状严重。因为其主要压迫或刺激脊髓及伴行血管而出现脊髓神经的感觉、运动、反射及排便功能障碍。

3. 椎动脉型颈椎病　本型较脊髓型颈椎病略为多见。是因为各种机械性与动力性因素致椎动脉受到刺激和压迫,导致血管狭窄、折曲而造成以椎-基动脉供血不足为主要症状的症候群。

4. 食管压迫型　本型又称吞咽困难型颈椎病,临床上较少见。主要由于椎间盘退变继发前纵韧带及骨膜下撕裂、出血、机化、钙化及骨刺形成所致。主要表现为吞咽障碍。

5. 交感型　颈椎间盘退行性改变，刺激、压迫颈部交感神经纤维，引起一系列反射性症状。

【临床表现】

1. 神经根型　受累椎节的脊神经根分布区的根性痛及麻木和根性肌力障碍，颈椎棘突或棘突间压痛或叩痛阳性，压颈试验和上肢牵拉试验阳性。

2. 脊髓型　表现手足无力及麻木，下肢发紧行走不稳易跌倒，足踏棉花感，手部不能做精细动作，持物易跌落，下肢、胸部及腹部有束带感，重者大小便不能排空、尿潴留、尿失禁，甚至瘫痪。曲颈试验阳性，生理反射异常，如膝放射及跟腱放射亢进，出现病理反射，如 Hoffmann 征及 Babinski 征阳性。

3. 椎动脉型　椎-基动脉供血不足症状，表现为偏头痛、耳鸣、听力减退及耳聋、眩晕、记忆力减退、视物模糊及复视、发音不清及嘶哑。自主神经症状。精神症状。

4. 食管压迫型　早期吞服硬质食物有困难感及食后胸骨的烧灼刺痛感，逐渐影响吞服软食和流质。X线片显示椎体前缘有骨刺形成。

5. 交感型　颈枕痛或偏头痛、头晕、目眩、视物模糊、咽喉不适或有异物感、耳鸣、听力下降，可出现共济失调症。部分患者有心前区疼痛而误诊为冠心病等。

【辅助检查】

X 线摄颈椎正侧位及斜位片，可显示椎间隙狭窄，椎间孔变窄，曲度变直或不稳，椎体后缘增生，椎间盘间隙变窄，钩椎关节及小关节增生。CT 及 MRI 椎体后缘骨质增生，椎间盘的变性突出，黄韧带肥厚，椎管矢状径狭窄，硬膜囊脊髓受压。

【治疗】

1. 非手术治疗

(1) 适应证：神经根型颈椎病、颈型颈椎病、早期脊髓型颈椎病、手术治疗后的恢复期治疗、实验性治疗。

(2) 治疗方法：颈椎牵引；颈椎制动，包括石膏围领及颈围；轻手法按摩；避免有害的工作体位，如长时间低头者；保持良好的睡眠休息体位，睡眠中保持正确的睡姿和睡枕的合适高度；理疗、封闭疗法、针灸及药物外敷。

2. 手术治疗

(1) 手术治疗适应证：①经非手术治疗症状未改善或症状进一步加重者；②颈椎髓核突出及脱出者；③以椎体后缘骨质增生为主的颈椎病；④颈椎不稳症；⑤吞咽困难型颈椎病；⑥后纵韧带骨化症。

(2) 手术方法：依据颈椎病病理和临床情况决定行颈椎前路或颈椎后路手术。手术包括对脊髓、神经构成压迫的组织、骨赘、椎间盘和韧带切除或椎管扩大成形，使脊髓和神经得到充分减压，根据病情通过植骨或内固定行颈椎融合术，达到颈椎的稳定性。

【护理措施】

1. 术前护理

(1) 心理护理：颈椎病由于病程长或伴有进行性的肢体活动功能障碍，而且手术部位高，易发生高位截瘫或死亡，患者存在高度精神和情绪不安，对术后机体康复持怀疑态度等，产生各种各样情绪反应，术前恐惧心理和不同程度的焦虑，直接影响手术效果，易引起并发症。因此，护士应对患者的情绪表示理解，关心和鼓励患者，向患者和家属做耐心的解释工作，介绍疾病的相关知识、治疗方案及手术的必要性，手术目的及优点，了解目前的医疗护理情况和技术水平，列举以往手术效果显著的案例，消除患者的顾虑，使患者产生安全感，让患者愉快地、充满信心地接受手术。还应重视通过社会支持系统的影响，尤其是亲人的关怀和鼓励，这对心理的康复是必不可少的。

(2) 体位训练：拟行颈椎后路手术患者，术中患者需俯卧在手术台的支架上，以两肩、上胸及两髂部为支撑点，胸腹部悬空以减轻腹压，减少术中椎管内出血，并有利于呼吸。因为手术中俯卧位时间较长，患者在手术中难以耐受，常感吸气困难，因此术前训练尤为重要。首先应反复强调体位训练的重要性，提高患者对其意义的认识。在指导患者体位训练时，护士首先要向主管医生了解患者的基本情况，以免盲目进行训练，瘫痪的患者不宜进行此训练，避免加重脊髓损伤而危及生命。方法：将被褥与枕头垫起放置于床的中间，患者俯卧其上，头颈前倾，双上肢自然后伸，同时可将小腿下方垫枕，保持膝关节适当屈曲以缓解肌肉紧张及痉挛抽搐。开始时每次 10~30min，2~3 次/日，逐渐增加至每次 2~4h，初练时感呼吸困难，3~5d 即能适应。颈前路手术患者指导患者去枕仰卧，肩部垫枕，使颈稍后伸并制动。同时指导术后卧位训练，仰卧时枕既不能过高也不能悬空颈部，沙袋固定颈两侧，侧卧时枕与肩宽同高，使颈部与躯干保持一直线不向任何方向偏移,教会患者翻身方法并使其理解其重要性。

术前要训练患者床上大小便及卧床进食:指导术前练习仰卧位进食,避免术后呛咳。并应于手术前在护士的督促下进行床上排便的适应性训练,以防术后因平卧位不习惯而致尿潴留、便秘,以减少术后因不适应卧床排便而进行插管,增加患者的痛苦及造成尿路感染的机会。

(3)气管、食管推移训练:颈椎前路手术是经内脏鞘(包括甲状腺、气管和食管)与血管神经鞘间隙抵达椎体前方,术中须将内脏鞘牵向对侧,方可显露椎体前方。显露椎体时,必须将气管长时间拉向非手术侧,对气管刺激大,尤其是颈部粗而短的患者,往往造成患者呼吸困难、咳嗽、反复吞咽困难,影响手术进行,术后患者咽痛、痰多、呼吸不畅。系统而正确的气管推移训练可显著降低血压、心率、呼吸及吞咽次数在手术中的波动幅度,从而减少了手术的风险。但这种操作易刺激气管引起反射性干咳等症状,因此,必须向患者及家属反复交代其重要性,如牵拉不合乎要求,不仅术中损伤大和出血多,而且可因无法牵开气管或食管而发生损伤,甚至破裂。方法:患者取仰卧位,枕头垫于肩下,头后伸,嘱患者用自己的2~4指在皮外插入切口侧的内脏鞘与血管神经鞘间隙处,持续地向非手术侧推移,尽量把气管及食管推移过中线。开始用力尽量缓和,训练中出现不适,如局部疼痛、恶心呕吐、头晕等,可休息10~15min后再继续,直至患者能适应。训练时间:术前3~5d开始,第1天,3次/日,每次15~20min,每次间隔2~3h,以后每天逐渐加量,增加至4次/日,每次20~30min,直至符合手术的要求为止,训练时注意不要过于用劲,以免造成咽喉水肿、疼痛。

(4)呼吸功能训练:脊髓型颈椎病患者老年人居多,由于颈髓受压呼吸肌功能降低,加上有些患者长期吸烟或患慢性阻塞性肺病等,伴有不同程度的肺功能低下,表现为潮气量减少,肺的通气质量下降,肺活量降低,血氧分压在正常低限等,同时易引起肺部感染。因此,术前指导患者练习深呼吸,通过导管向盛有水的玻璃瓶内吹气或吹气球等肺功能训练,以增加肺的通气功能,增加肺活量。鼓励患者咳嗽咳痰,可用超声雾化吸入,以稀释痰液,利于痰液咳出,减少气管及肺内分泌物。

(5)安全护理:颈椎病患者存在肌力下降致四肢无力时应防烫伤和跌倒,不要自行倒开水,以防持物不稳而致烫伤;嘱患者穿平跟软底鞋,并保持地面干燥,走廊、浴室、厕所等日常生活场所置有扶手,以防步态不稳而摔倒;椎动脉型颈椎病患者,应避免头部过快转动或屈伸,以防猝倒。颈部制动,卧床期间头颈部两侧各放置一个沙袋固定,外出检查或下床活动予颈托或颈围固定,以限制颈椎过度活动,防止术前病情加重。

(6)术前肢体运动感觉情况评估:包括四肢肌力、肌张力、各种反射、感觉异常平面、括约肌的功能及其他症状,以备术后提供对比。

(7)术前一般护理:颈椎病术前应进行充分的术前准备,配合做好各种辅助检查,了解患者的心、肺、肝、肾、血液等系统的功能状态,正确估计手术的耐受力,对于存在心、肺、肝、肾功能不良的患者,应给予相应的有效治疗,以改善患者的手术耐受力。术前常规备血,术野备皮,需植骨者,注意供骨部位的皮肤准备。尤应加强呼吸道的管理,吸烟者术前戒烟,避免受凉,呼吸道感染者应采取措施加以控制。术前晚对精神紧张难以入眠者应适当用镇静药物可缓解紧张情绪以保证睡眠。患者送手术室后,床边备好氧气、负压吸引器、心电监护仪等。

2. 术后护理

(1)生命体征监测:术后严密观察生命体征,患者术后回病房时向麻醉师或手术医生了解患者术中情况,同时连接心电监护仪,每小时监测血压、脉搏、呼吸、血氧饱和度变化,注意呼吸频率、深度的改变,脉搏的节律、速率的改变,血压的波动及脉压的变化。保持呼吸道通畅,给予低流量给氧。同时应注意观察患者的神志、面色、口唇颜色、尿量的变化。

(2)脊髓神经功能的观察:由于手术的牵拉及周围血肿的压迫均可造成脊髓及神经的损伤,患者可出现声嘶,四肢感觉运动障碍,大、小便功能障碍,与术前进行比较,损伤是可逆的、渐进的,故及时发现处理至关重要。

(3)切口和引流管的护理:密切观察切口局部渗血、渗液情况,特别观察颈深部血肿,多见手术后当日,尤其在术后12h内应特别注意,并准确记录。如短时间内出血量多或少,并伴有生命体征改变或有颈部增粗、切口周围皮肤张力增高、发音改变、胸闷、气短、呼吸困难、口唇发绀等症状时,应立即通知医生处理。紧急情况下,协助医生在床边立即拆除缝线,取出积血,以缓解症状。观察切口有无感染迹象,监测体温、粒细胞的变化,做好口腔护理防止口腔感染。保持切口敷料干燥,进食时勿污染敷料,对切口污染敷料要及时更换。伤口常规放置引流管,接负压引流瓶,注意保持其引流管通畅及有效负压,在引流过程中防止引流管扭曲、松动、受压、漏气及脱出,确保通畅,每日更换引流袋,并严格无菌操作,防止逆行感染。注意观察引流液量、色、性状等变化并记录,以判断有无进行性出血,如24h出血超过200ml,检查是否有活动性出血,以防伤口内积血致局部肿胀、压力增高而压迫气管,乃至窒息。若引流量多且呈淡红色,考虑有脑脊液漏发生,应及时报告医生处理。

(4)体位护理:由于颈椎手术的解剖特殊性,在接手术患者时应特别注意保持颈部适当的体位,稍有不慎,即可发生意外,尤其是上颈椎减压术后以及内固定不确实者。术后返回病房时应保护颈部,术后3人同时将患者移至床上,动作要协调,一人固定头部,保持头、颈、胸在同一水平面,在搬运患者返回病床过程中应保持头颈部的自然中立位,切忌扭转、过屈或过伸,勿使颈部旋转,且轻搬轻放,减少搬动对内固定的影响,取仰卧位,枕部垫水垫,并以沙袋固定于颈部两侧制动。术后6h可进行轴位翻身,翻身时保持头、颈及躯干呈一直线,防止颈部旋转,注意观察患者有无面色、口唇发绀、心悸、胸闷、四肢发麻等表现,如果发现此种情况则立即将患者置于平卧位,并测量血压、脉搏、呼吸,或报告医生进行处理。

根据手术方式决定卧床时限,颈椎内固定手术,只要固定妥当,术后第2天拔除引流管,在颈围固定下可采取半坐位并逐渐下床活动。上颈椎手术,如单纯植骨融合术,则卧床3个月,卧床期间,翻身时保持头颅与躯干一直线,不能扭曲颈部,以免术后植骨块移位而影响手术效果或者在佩戴颈胸前后固定支具。下颈椎前路减压植骨术,未给予内固定或内固定不牢时,必须卧床,且尽可能减少颈部活动。

(5)饮食护理:由于术中对咽、喉、食管、气管的牵拉刺激,常致喉头水肿、吞咽困难,进食时极易发生误吸及疼痛感。术后6h后以半流质饮食为主,温度不宜过高,吞咽速度不宜过快。

(6)并发症的护理

①预防窒息。引起窒息的原因有:由于颈前路手术切口靠近气管,手术时将气管、食管牵向对侧,术中牵拉损伤较重,长时间受牵拉及麻醉插管会造成气管水肿及喉头水肿,呼吸道分泌物增加,痰液堆积;同时术中对颈段脊髓刺激也可造成脊髓和脊神经水肿,引起呼吸肌麻痹;术后切口出血压迫、切口及气管反应性水肿;移植骨块松动、移动、脱落压迫气管及其他并发症等原因皆可造成气管受压,引起呼吸困难窒息,甚至死亡。因此,床边常规准备气管切开包、负压吸引器、开口器、拉舌器;术后严密观察患者的呼吸频率、节律和深度以及监测血氧饱和度,以早期发现组织缺氧。呼吸困难是前路手术后最危急的并发症,一般多发生在术后1~2d,尤其在24h内,当患者出现呼吸费力、张口呼吸、应答迟缓、发绀等症状时,应立刻通知医生,必须马上行气管切开或切口开放引流。

②神经损伤。是手术的主要并发症,喉返神经损伤的表现是声音嘶哑,憋气和伤侧声带运动麻痹,喉上神经损伤表现为患者吃流质及饮水时易发生呛咳,吃干食物尚好。术后当日因术中对喉部的机械刺激和仰卧体位的不适应也有部分患者表现出轻度声音嘶哑、呛咳、呼吸困难等症状,但一般在术后1~2d明显好转或消失,应与神经损伤症状相鉴别。一旦发生应指导患者的饮食,配合治疗。

③植骨块的脱落、移位。多发生在手术初期,术后5~7d,可能颈椎旋转时,椎体与植骨块间产生界面间的剪切力使骨块移动、脱出。所以术后体位护理关键在于防止颈椎过度屈伸,禁止旋转,以减少椎间前方剪切力。患者平卧时保持颈中立位至过伸位,过伸位10°左右,沙袋固定颈两侧,侧卧时枕与肩宽同高,在搬动或翻身时,保持头、颈和躯干在同一平面,维持颈部的相对稳定。

④食管瘘。属罕见的严重并发症,据学者统计发生率0.04%~0.25%,应引起重视。凡颈椎前路术后颈部切口肿胀、疼痛、发热、咽痛均应引起重视。口服亚甲蓝、瘘管造影、食管钡剂、颈椎X线片、食管镜等可确诊。发现食管损伤立即手术缝合伤口引流,禁饮食,用胃管鼻饲,营养支持,充分引流,控制感染。

3.健康教育

(1)功能锻炼:肢体能活动的患者均要求做主动运动,以增强肢体肌肉力量,对肢体不能活动者,应协助并指导其家属做好各关节的被动活动,以防肌肉萎缩和关节僵硬。功能锻炼根据脊髓受损的程度、运动感觉功能情况,以及患者的年龄、体质,进行功能康复评估,确定功能锻炼目标。

术后第1天,开始进行患者的肩肘腕、手指、下肢的髋膝踝和足趾的主被动功能锻炼,目的是促进神经和肌肉的恢复,增加血液循环,防止静脉血栓形成。术后3～5d可戴颈围下床活动,进行四肢肌力训练、坐位和站立位平稳训练、步行功能训练、膀胱功能和大便功能训练以及日常生活活动能力等训练。活动顺序是:平卧时先戴好颈围、床上坐起、床边站立、有人协助离床、自己行走。要循序渐进练习,保持头颈部中立位,避免突然转动头部。术后8～12周时,行颈、肩部轻手法按摩和颈部肌肉的等长收缩训练,逐步加强颈部的肌力。脊髓型颈椎病脊髓受压损害后,致手指并拢及握拳障碍。因此,主要应锻炼手的捏与握的功能。方法有拇指对指练习,手握拳然后用力伸指,手指练习外展内收,用手指夹纸,揉转石球或核桃,捏橡皮球或拧毛巾。

（2）日常生活指导:改善长期低头工作条件,枕头的高度以头部压下后与自己的拳头高度相等或略低;重视颈部外伤的治疗,即使是颈椎一般的损伤、挫伤,落枕也不能忍痛任之,应给予及时治疗,防止发展成颈椎病。保持颈椎自然状态,女性在家务劳动中,勿长时间弯腰、屈背、低头操作,休息时如看电视,也应避免头颈过伸、过屈或倾斜。勿用颈部扛、抬重物,直接压力最易发生颈椎骨质增生。乘车时抓好扶手,系好安全带,以防紧急刹车扭伤颈部。积极预防和治疗咽喉炎或上呼吸道感染,因为上述疾病也是颈椎病发病的诱因之一。

（3）出院指导:患者出院后颈围固定3～6个月,松紧适宜,颈围解除也需要一段时间的适应,如先在夜间睡眠时或锻炼时取下,然后间断使用颈围,直到解除。遵医嘱服用神经营养药。坚持四肢功能锻炼。饮食应富含钙质、高营养。定期复查,复查时间为术后1个月、3个月、6个月、12个月。

（汪四花）

参考文献

冯传汉,张铁良.2004.临床骨科学.2版[M].北京:人民卫生出版社.

何洪阳,邓友章.2004.现代骨伤诊断与治疗[M].北京:人民卫生出版社,101-105.

贺爱兰,张明学.2004.实用专科护士丛书骨科分册[M].长沙:湖南科学技术出版社.

刘景发,尹庆水.2005.临床颈椎外科学[M].北京:人民军医出版社.

刘西芳,陈常霞.2002.颈椎间盘突出颈前路围手术期护理[J].实用医技杂志,9(4):305.

刘义兰,王桂兰.2005.骨科护理学[M].北京:中国协和医科大学出版.

娄湘红,杨晓霞.2006.实用骨科护理学[M].北京:科学出版社.

邱贵兴,荣国威.2002.骨科学[M].北京:中国协和医科大学出版社.

任蔚虹,王惠琴.2007.临床骨科护理学[M].中国医药科技出版社.

王妹南,侯筱菲,梅丽娜,等.2005.13例人工颈椎间盘置换患者手术前后的护理[J].中华护理杂志,40(3):175-176.

王秀玲.2003.腰椎间盘突出患者手术的观察及康复护理[J].现代临床护理,1(4):39-40.

王学艳,张伶,黄云英.2002.睡眠呼吸暂停综合征监测的护理[J].中华护理杂志,37(1):21-23.

攸连秀,卜春艳,章永伟.2002.颈椎病颈前路手术的护理[J].第四军医大学吉林军医学院学报,24(4):232-233.

张佐伦,刘立成,周东生.2002.脊柱外科手术及并发症学[M].济南:山东科学技术出版社.

赵定鳞.2004.现代骨科学[M].北京:科学出版社.

第43章

骨肿瘤患者的护理

第一节 骨巨细胞瘤

骨巨细胞瘤(giant cell tumor of bone,GCT)是一种原发性潜在恶性骨肿瘤,好发年龄为青壮年,70%~80%的病例发生于20~40岁。好发部位依次是股骨远端、胫骨近端、桡骨远端、胫骨远端、肱骨近端、股骨近端及腓骨近端,极少病例发生于长骨骨干。骨巨细胞瘤也可见于骶骨骨盆、椎体及髌骨。骨巨细胞瘤经手术刮除后易局部复发,复发率为40%~60%。

【病理类型】

Campanacci等结合影像学表现和组织学基质细胞异型性进行分级,分为Ⅰ级(静止,非活跃)、Ⅱ级(活跃,此级最多),Ⅲ级(侵袭性,此级在复发的骨巨细胞瘤更多见)。

【临床表现】

主要症状为疼痛,早期多见,一般不剧烈。局部肿胀,皮肤温度升高,静脉显露。可触及肿块,肿块出现迟于疼痛症状。肿瘤浸润反应可造成关节功能障碍,发生于脊柱部位的骨巨细胞瘤,可引起椎体压缩骨折、脊髓损伤及截瘫。位于骶骨者可引起骶区疼痛、马鞍区麻木合并大小便障碍,肛门指检可扪及骶前肿物。

【辅助检查】

1. 影像学检查　显示中央或偏心性溶骨性破坏,并侵及干骺端。一般情况下,病变边界较清楚,呈膨胀性改变。骨膜反应一般不存在,骨巨细胞瘤没有钙化肿瘤基质,常可伴有病理性骨折。CT检查对于明确肿瘤与关节软骨及关节腔的关系和肿瘤侵犯周围软组织的程度很有帮助。磁共振成像是骨巨细胞瘤最好的成像方法,它具有高质量的对比度和分辨力。

2. 病理学检查　肿瘤位于长骨的骨端及干骺端区域,肿瘤经常破坏关节软骨下骨质,但很少侵犯关节软骨。肿瘤通常由反应骨及纤维组织形成的包壳所包绕,与周围组织有较清楚的界限。骨巨细胞瘤组织富含细胞,由圆形、椭圆形或纺锤形的单核基质细胞和弥散分布的多核巨细胞组成。

【治疗】

以手术治疗为主,一般不行放射治疗,放射治疗仅适用于手术不易完全清除病灶的部位。

1. 肿瘤囊内切刮,残腔灭活、骨水泥填充术仍是骨巨细胞瘤首选的外科治疗。

2. 肿瘤的边缘切除和广泛切除:对侵袭性强,生长快,瘤体大或经囊内切刮后多次复发的骨巨细胞瘤可进行肿瘤边缘切除及广泛切除。由于肿瘤常位于骨端,切除多包括骨的一端关节,因而关节功能重建非常重要。

(1)瘤骨骨壳灭活再植重建:采用将截下的带瘤骨段去除肿瘤组织后,残存的骨壳用95%乙醇浸泡30min灭活,骨水泥填充加固,灭活骨回植,钢板螺钉或髓内针固定。

(2)异体骨移植重建:取超低温骨库冻存的同种异体骨,快速复温后,截成所需骨段,移植重建于缺损部,常用的有1/2关节、1/4关节,应用钢板螺钉或髓内针固定于宿主骨。灭活再植与异体骨移植共同存在的问题有感染、骨折、慢性排斥,远期关节软骨退变、迟缓愈合或不愈合等。

(3)人工假体置换重建:目前常用的假体材料通常是钛合金或钴铬钼合金。骨肿瘤常用的假体需根据病变的范围订制。术前需经影像学仔细测量,设计不同假体。

(4)自体骨移植重建:肿瘤节段性切除后也可应用自体骨重建,利于骨愈合,避免了异体骨或人工假体的并发症。

【护理措施】

1. 心理护理　了解疾病对患者和家庭带来的影响,向患者及家属介绍目前骨肿瘤的治疗方法和进展,鼓励患者积极配合治疗。介绍治疗成功患者与其交流,助其树立战胜疾病的信心。

2. 手术前护理　按术前常规护理,缓解疼痛,避免贴敷膏药,避免按摩、挤压、热敷,预防病理性骨折,术前常规备皮、备血。

3. 手术后护理

(1)观察生命体征:术后密切观察患者的意识、血压、脉搏、呼吸变化,及时观察引流液的量、颜色、切口有无出血,尿量及患者的面色、皮肤黏膜色泽,有无恶心、哈欠、头晕、出冷汗、脉搏细速等症状并及时记录。如每小时引流液大于150ml,应及时通知医生处理。

(2)保持正确的体位与活动:术后抬高患肢,预防肿胀。保持肢体功能位,预防关节畸形。①膝部术后,膝关节屈曲15°,距小腿关节屈曲90°。②髋部手术,髋关节外展中立或内旋,防止发生内收、外旋脱位。术后早期卧床休息,避免过度活动,以后可根据康复状况开始床上活动和床旁活动。

(3)观察患肢血供:观察患肢远端血运活动、肢体肿胀、疼痛、色泽、温度的改变。①上肢手术后观察桡动脉搏动;②下肢手术后观察足背动脉搏动。

(4)切口引流护理:切口引流管应妥善固定,防止折叠、扭曲、脱落。定时挤压引流管,保持有效负压。记录引流液的量和性状。引流液多时应及时报告医生处理。

(5)功能锻炼:麻醉清醒后即开始做肌肉的等长收缩,促进血液循环,防止关节粘连,预防深静脉血栓形成。

4. 健康教育

(1)坚持功能锻炼,定期复查　患者出院后自觉坚持功能锻炼,定期复查,术后1年内每月复查1次X线摄片;术后1~2年每2个月复查1次,以后每3个月复查1次,了解肿瘤切除部位骨修复情况及早期发现有无局部肿瘤复发。

(2)预防骨折:避免早期负重及剧烈运动,注意在练习行走时不可跌倒,防止骨折。

第二节　骨肉瘤

骨肉瘤(osteosarcoma)被定义为高度恶性的梭形细胞肉瘤并可产生骨样基质。骨肉瘤的发生率约为3/100万,随着对于这种疾病认识水平的提高,现在的治疗方案可以治愈约70%的肿瘤患者。骨肉瘤最好发于10~25岁的青少年,好发于长骨的干骺端,最常见的部位是股骨远端,胫骨近端和肱骨,扁骨较少累及。

【病因】

骨肉瘤的病因目前还不清楚,有研究显示可能与遗传学因素、病毒感染、放射线损伤相关。

【病理】

目前病理学上经典的骨肉瘤被定义为由高度恶性肉瘤样基质和恶性成骨细胞直接产生肿瘤性骨样组织或骨的一类肿瘤。肿瘤常出现中心钙化,周围为不成熟且缺乏矿化的骨组织,肿瘤细胞常出现间变,伴有异型细胞核和双着丝点。肿瘤可以有向成软骨细胞或成纤维细胞分化的区域,但只要存在小片区域的肿瘤骨样基质区域就可以诊断为骨肉瘤。

骨肉瘤是一个全身性疾病,大多数患者在就诊时已有微小转移灶的存在,肺转移最为常见,其次是骨,少见的部位包括其他一些内脏器官,如胸膜、心包、肾、肾上腺、淋巴结和脑,转移造成的死亡多为肺部病灶控制的失败,如肺内的广泛转移、气胸或腔静脉阻塞等。

【临床表现】

1. 症状　骨肉瘤患者的临床症状主要是疼痛和局部的软组织肿块。症状可以存在3个月或更长的时间。疼痛初为间歇性,后为持续性逐渐加重,尤为夜间明显,并且与活动无关。

2. 体征　早期患部感觉不适,数周、数月后可有肿胀和触到肿块,肿胀明显者局部发红发热,静脉明显或曲张。部分患者可有关节积液、关节活动受限和病理骨折。常常没有全身性的症状。

【辅助检查】

1. 影像学检查　骨肉瘤典型的X线表现为长骨干骺端侵袭性病损,肿瘤破坏正常的骨小梁结构,边界不清,高密度的成骨区和低密度的溶骨区混合存在,骨膜新生骨突出于皮质表面,形成Codman三角和"日光放射状"表现。软组织肿块内也有不同程度的骨化。CT是检测肺部转移灶最为常用的手段。MRI冠状位T_1像可以显示肿瘤髓腔内侵犯的范围,而T_2像可显示软组织肿块的侵及范围。骨扫描可以用于排除骨内的跳跃和转移灶。

2. 实验室检查　实验室检查常常有碱性磷酸酶或乳酸脱氢酶升高,其中乳酸脱氢酶的异常提示预后不良。

3. 病理学检查　术前可用切开活检或CT介导下穿刺活检以明确诊断,术中做快速冷冻病理学检查,术后常规做病理学检查。

【治疗】

骨肉瘤患者的治疗包括对于原发肿瘤局部广泛性的切除和全身的辅助化疗。系统性全身辅助化疗的应用使骨肉瘤患者的预后得到了很大的改善。

1. 手术治疗　手术方式有截肢术和保肢术,截肢术和保肢术的选择应该以无瘤生存率和总体生存率相同为准则。一部分不宜保肢患者仍需要截肢术,大量研究证实术前化疗增加了保肢手术的可能性和安全性,现在,约80%的肢体骨肉瘤患者接受保肢手术。

(1)截肢术:股骨下端、胫骨上端的恶性肿瘤多行大腿部位的截肢。股骨中上端恶性骨肿瘤,应从髋关节部位截除肢体。股骨颈、髋臼、坐骨和耻骨部位的恶性肿瘤行半骨盆切除术。

(2)保肢术:采用瘤骨截除术加人工关节修复、瘤段截下灭活后再植等方法保留肢体。

2. 化学药物治疗　目前在临床治疗骨肉瘤的化疗药物包括三大主药:多柔比星(ADM)、顺铂(DDP)和大剂量甲氨蝶呤(MTX)。其他不良反应较小的药物如异环磷酰胺(IFOS)、长春新碱(VCR)也应用于联合化疗。在辅助化疗中,多种药物联合应用有利于克服肿瘤细胞的异质性,减少耐药性的产生,多种药物联合化疗效果更佳。

【护理措施】

1. 心理护理　患者一旦被确诊为骨肉瘤,往往产生忧郁、恐惧、悲观失望等负性情绪,认为被判了死刑,对治疗失去信心,而手术、化疗对患者又是一个极大的心理刺激。因此在治疗期间,应及时了解患者的心理状态,主动与其交谈,建立良好的护患关系,向患者介绍手术的目的、作用及效果,介绍一些手术成功的病例,消除患者的不良情绪,树立坚强的信念,以积极乐观的态度主动配合治疗。

2. 化疗护理

(1)化疗并发症预防

①局部组织坏死:化疗药物注射时如不慎溢漏于皮下,可引起疼痛、肿胀及局部组织坏死,重者经久不愈,或形成硬结、肌腱挛缩、影响正常功能,有药液一经溢于皮下,当即采用生理盐水于溢漏处做皮下注射或用金黄散外敷。

②栓塞性静脉炎:刺激性较强的药物常引起静脉炎或栓塞性静脉炎,因此应尽量稀释药物,减少对静脉的刺激,或采用静脉滴注或者用冲入法。

(2)化疗不良反应护理

①胃肠道不良反应:有口腔炎、食欲缺乏、恶心呕吐、腹痛、腹泻、血性腹泻、便秘及肠梗阻等。常见的是恶心呕吐,防止方法是尽可能睡前给药,调整给药剂量及间隔时间。给药前先肌内注射甲氧氯普胺,可同时给苯巴比妥、氯丙嗪(冬眠灵)、异丙嗪(非那根)等镇静药,用药后每2h肌内注射甲氧氯普胺1次,腹泻可给止泻药,严重者暂停化疗。

②骨髓抑制:大剂量应用化疗药物会引起白细胞和血小板减少。预防措施是:严格掌握化疗适应证,化疗中应用升白细胞药物。一旦出现明显的骨髓抑制,可小量多次地输注新鲜血液。

③皮肤反应:表现为荨麻疹红斑样水肿、皮肤瘙痒、色素沉着、皮肤角化、黄疸、干性脱落性皮炎、毛囊炎、大疱性皮疹红斑性皮疹及潮红综合征等,轻者不必处理,症状重者需给脱敏剂及抗生素。

④发热反应:多种化疗药都可引起发热反应,应停止用药并对症处理,可用解热药、脱酶药、物理降温等。

⑤脱发:是应用环磷酰胺、甲氨蝶呤、多柔比星(阿霉素)、长春新碱等药物常见的不良反应,停药后可再生长。为避免脱发,用药时可在患者发际处,用止血带绕头扎紧一圈,每15min放松5min,如此交替进行,可以使化疗药进入头皮血管量减少到最低限度,因此对毛囊就没有损伤和抑制作用。

⑥肝损害:用药后都会有轻重不一的肝损害,轻者出现黄疸、转氨酶升高、脂肪变,重者发生肝坏死等,预防的措施是在用药前后详细检查肝功能。如肝功能异常应进行护肝治疗,待肝功能正常时再进行化疗。

⑦肺部的毒性反应:甲氨蝶呤、环磷酰胺、丙卡巴肼(甲基苄肼)都会损害肺部,表现为咳嗽、气促、发绀、胸膜炎及肺纤维化等。防治方法是注意用药剂量,不可超出用药限量。

⑧心脏损害：多柔多星、环磷酰胺及羟基类药物，一次大剂量应用或者超过总量，均有毒性反应，表现为心动过速、心律失常、充血性心力衰竭及急性心肌梗死。

⑨泌尿系统损害：环磷酰胺、甲氨蝶呤、喜树碱等药物对泌尿系统都有不良反应，表现为排尿困难、尿频、血尿、暂时性尿潴留、尿素氮升高、蛋白尿、低磷血症等。处理方法是多饮水和适当服用碱性药物，使尿碱化，必要时给利尿药。

⑩凝血障碍：临床表现为突然大出血。其原因是化疗药物引起凝血因子、凝血酶原血小板下降，纤维蛋白溶解异常所致，可予对症处理。

⑪对血清电解质的影响：如环磷酰胺可引起液体潴留，可应用利尿药物以缓解水肿症状；还可能出现高血钙、高血磷，可对症处理。

⑫神经系统损害：长春新碱、氟尿嘧啶、甲氨蝶呤、羟基脲等药物都可引起轻重不同的神经系统损害。临床所见有末梢神经炎，第Ⅲ、Ⅴ、Ⅵ、Ⅶ对脑神经麻痹，关节痛、肌肉痛、下颌骨痛、肠麻痹、尿潴留、小脑共济失调、精神抑郁、头痛、耳鸣、截瘫、抽搐、嗜睡和昏迷症状。处理就是用缓解毒性的药物，预防关键在于恰当用药和及时停药。

⑬免疫抑制作用：抑制免疫功能的药物有环磷酰胺、甲氨蝶呤、氟尿嘧啶、阿糖胞苷、放线菌素D（更生霉素）等药。所以大手术后和放疗后的近期，有感染、恶病质等患者是不宜化疗。

⑭不育：白消安（马利兰）、环磷酰胺、长春新碱等药物会引起停经。荷包牡丹碱（痛可宁）可引起精子缺乏。

⑮致畸胎作用：主要发生在妊娠的前3个月，早妊妇女应尽可能不进行化疗，以防发生畸胎。

⑯致癌作用：长期应用化疗、大剂量化疗和放疗并用时，治疗数年后可发生第二个原发癌，应引起注意。

(3)化疗中的护理

①适当讲解化疗药物的作用、不良反应以及用药期间注意事项，做好家属的思想工作，使家人协助医护人员共同鼓励患者以增强对化疗的信心。

②化疗期间：患者要注意休息，可在床上或床旁适当活动四肢，尽量少到户外活动，冬天应注意保暖，室温在18℃左右为宜，适当通风换气。

③做好保护性隔离，不宜到人群集中的公共场所活动。

④做好个人清洁卫生：保持皮肤清洁，如瘙痒者可用炉甘石洗剂止痒，不应抓挠。保持口腔清洁，晨起、三餐前及睡前用生理盐水、复方硼砂（朵贝尔）溶液漱口，如有口腔溃疡，可涂治疗性药物以促进溃疡愈合。保持鼻腔清洁，不抠挖鼻孔以防出血；保持外阴清洁卫生、勤换内裤，以防泌尿感染。

⑤注意支持疗法，加强营养，必要时可给予全静脉高营养疗法。

⑥多饮水，每日饮水量约3000ml，可稀释尿液，促进毒素排出，防止肾受损，也可预防尿路感染。

⑦饮食护理：应进食营养丰富、清淡可口、易消化的食物，少食多餐，注意调节好食物的色香味，以增进食欲。禁食刺激性及坚硬的食物，以防损害口腔及消化道黏膜。

⑧给药前后2h不宜进餐，如有恶心、呕吐等反应严重者，可在给药前使用止吐药，如枢丹、昂丹司琼、甲氧氯普胺等。

⑨观察病情变化，如注意有无鼻出血、腹痛、便血、血尿及皮肤瘀斑、发热等症状。注意化疗前后的血常规检查，以便及时调整化疗方案。

3. 手术前护理　手术通常在术前化疗结束后2周进行。按术前常规护理，术前除皮试、配血外应严格备皮，严禁刮破皮肤，减少感染因素。进行实验室和影像学检查。对需要重建的病例术前30min常规给予预防性抗生素。

4. 手术后护理

(1)一般护理：因肿瘤组织血供丰富，手术失血量多，术后应持续心电监护，密切观察神志、血压、脉搏、呼吸等生命体征变化，观察切口引流液的量、患者的面色、皮肤黏膜色泽和尿量，给予吸氧（4~6L/min）。待生命体征平稳以后改为每1小时监测1次血压、脉搏、呼吸。术后2d氧流量改为1~2L/min。出现异常应及时告之医生给予处理。

(2)患肢血管神经功能观察：术后48h内应密切观察患肢末梢血供，每小时巡视观察肢体的温度、颜色和足趾的活动、感觉等情况。若患肢皮肤发绀，皮温、足背动脉搏动减弱或消失，应及时处理。

(3)切口和引流的护理：由于手术切口大，术后应充分引流，以免局部血液淤滞引起积血积液。观察引流液的量、色及切口敷料有无渗血、渗液、红肿、疼痛，防止切口敷料被大小便或汗液等污染，及时更换敷料，保持切口的干燥和清洁。

(4)体位护理：股骨下段肿瘤全膝关节置换：术

后患肢抬高位,高于心脏水平,1周后活动膝关节。胫骨上段肿瘤全膝关节置换:由于腓肠肌内侧头转移和髌腱重建,术后患肢垫1个软枕,抬高患肢30°,患肢伸膝位放置6周,以保证髌韧带与肌瓣愈合。避免主动和被动屈曲膝关节,防止髌韧带止点撕脱和皮瓣牵拉,6周后可活动膝关节。变换体位时,采取仰卧位和健侧卧位交替,防止皮瓣区受压影响血供。

(5)并发症的防治

①感染:是该手术的严重并发症。由于手术切除范围广泛,手术时间长,出血多,切口容易出现积液;患者术前或术后经过化疗,容易发生感染。观察伤口有无渗血、渗液及红肿、疼痛,局部伤口有无波动感;保持切口引流管通畅及有效负压,防止折叠、脱落,每小时挤压1次并记录;同时保持切口敷料清洁干燥,防止粪及尿液污染;换药及更换切口引流负压球时严格无菌操作;指导、鼓励患者做深呼吸、有效咳嗽,定时翻身、叩背及时清除呼吸道分泌物;监测体温变化,注意观察热型并及时记录;遵医嘱合理应用有效抗生素;指导患者进食高蛋白、高能量、富含维生素饮食,以增强机体的抵抗力。

②血肿及切口不愈合:由于肿瘤切除时创面渗血、术中止血不彻底、缝合不严密、血管结扎不牢固、血管损伤、手术采用低血压麻醉、术后引流不畅、或患者凝血功能不良等因素,导致切口出血引起血肿及切口不愈合。预防措施包括术中严格彻底止血,严密缝合各层组织;术后切口充分引流,局部用髋人字绷带加压包扎;观察伤口敷料渗血、渗液情况及引流液的量,局部皮肤是否紧绷、发亮并伴有疼痛,触诊是否有波动感,及时观察记录并报告医生;遵医嘱应用止血药,切口有渗血渗液通知医生及时换药,保持敷料清洁干燥;引流管一般放置时间>72h,当引流液<20ml/d后拔除引流管。

③坐骨神经损伤:肿瘤分离和切除时易损伤坐骨神经,可分为完全性坐骨神经损伤和以腓总神经损伤为主的坐骨神经损伤。前者表现为患肢运动、感觉功能完全丧失;后者表现为患肢踝关节、足趾背伸功能障碍,小腿、足背皮肤感觉下降。术后密切观察患肢神经功能变化,注意小腿处皮肤有无疼痛、麻木,嘱咐患者活动踝关节及足趾,以观察踝关节的背伸、跖屈、伸趾功能并与术前比较,及时记录。发现异常及时通知医生处理。

④深静脉血栓形成:下肢深静脉血栓形成(DVT)是下肢手术常见的并发症。由于术中牵拉股动静脉,大多数肿瘤患者血液呈高凝状态,术后卧床时间长,失去了部分肌泵的作用,使下肢静脉血流缓慢,静脉回流障碍。术后应密切观察患肢皮肤的颜色、温度、活动、感觉、肿胀、疼痛等情况并及时记录,注意抬高患肢30°。麻醉清醒后立即指导患肢行足背伸、跖屈和股四头肌等长收缩,也可应用CPM机温和地持续被动活动髋、膝关节,2次/日,每次1h。健侧下肢行直腿抬高运动和膝关节伸屈运动,上肢可自由活动,利用牵引床双手上拉抬臂。卧床期间保持大便通畅,以减少因用力排便,腹压增高而致下肢静脉回流受阻,患肢避免行静脉穿刺。同时观察患者有无突然呼吸困难、胸痛、咳嗽等症状,警惕肺栓塞的发生。

5. 健康教育

(1)出院患者的指导:严防过早负重导致病理性骨折,指导患者制订活动计划,逐步达到生活自立,提高生活质量,嘱咐患者术后1年内每个月复查1次患肢局部正侧位片和胸片,术后1~2年每2个月复查1次,以后每3个月复查1次,发现异常及时就诊,对需要继续放疗、化疗者,不要轻易中止疗程。

(2)肿瘤复发和转移:嘱咐患者手术部位出现疼痛、肿胀等不适,应及时去医院就诊。向患者讲解术后定期复查的重要性和必要性,包括手术部位和肺部的影像学检查,以早期发现有无局部肿瘤复发和全身转移情况。

(汪四花)

■ 参考文献

冯传汉,张铁良.2004.临床骨科学[M].2版.北京:人民卫生出版社.

任蔚虹,王惠琴.2007.临床骨科护理学[M].北京:中国医药科技出版社.

袁彩根,华海平,周晓维.2007.骨盆恶性肿瘤手术后并发症的观察及护理[J].护理与康复,6(11),737-738.

袁彩根,任英,张丹群.2006.腓肠肌肌瓣移植修复胫骨上段肿瘤切除后软组织缺损的术后护理[J].中华护理杂志,41(2):119-120.

袁彩根,汪四花,汤泓.2005.47例胸腰段脊椎转移性肿瘤患者的术后护理[J].中华护理杂志,40(4):279-280.

附　录

附录A　高级卫生专业技术资格考试大纲（外科护理学专业——副高级）

一、专业知识

1. 本专业知识

（1）熟练掌握外科各类常见疾病的护理专业知识。

（2）熟练掌握体液代谢失衡的护理、外科重症监护、创伤急救与护理。

2. 相关专业知识

（1）掌握本专业疾病相关的基础护理学、解剖、病理生理以及临床药理学的相关知识。

（2）掌握外科常见疾病的诊断和治疗方法。

（3）熟悉与本专业密切相关学科的理论，如护理管理学、心理学、营养学、社区护理学、伦理学等。

二、学科新进展

1. 熟悉本专业发展趋势，例如：肝肾移植、腔镜应用、急救进展等。

2. 了解外科手术治疗的新技术。

三、专业实践能力

1. 掌握本专业危重与疑难病人的抢救、治疗、观察与护理。

2. 掌握外科无菌技术、肠内营养、肠外营养、外科监护、造口护理技术，以及其他配合治疗的专科护理技术。

3. 掌握专科疾病的康复和健康教育的内容及方法。

附本专业病种

1. 水、电解质、酸碱代谢失衡
2. 休克
3. 外科营养
4. 创伤
5. 烧伤
6. 外科重症监护
7. 多器官功能障碍综合征
8. 器官移植概述
9. 肾移植
10. 肝移植
11. 肿瘤概论
12. 颅内压增高
13. 急性脑疝
14. 脑损伤
15. 颅内动脉瘤
16. 颅内肿瘤
17. 甲状腺功能亢进的外科治疗
18. 甲状腺癌
19. 原发性甲状旁腺功能亢进
20. 乳腺癌
21. 胸部创伤
22. 食管癌
23. 肺癌
24. 心血管病介入性诊疗技术及护理
25. 先天性心脏病的外科治疗
26. 后天性心脏病的外科治疗
27. 腹部损伤
28. 胃十二指肠溃疡的外科治疗
29. 胃癌
30. 急性出血性肠炎
31. 肠梗阻
32. 肠瘘
33. 结、直肠癌
34. 胆道感染
35. 胆石病
36. 原发性肝癌

37. 原发性硬化性胆管炎
38. 胰腺癌和壶腹部周围癌
39. 胰岛素瘤
40. 肝门静脉高压症病人的护理
41. 动脉硬化性闭塞症
42. 动脉栓塞
43. 深静脉血栓形成
44. 胸腹主动脉瘤
45. 尿道损伤
46. 肾损伤
47. 尿石症
48. 泌尿系统结核
49. 良性前列腺增生
50. 肾肿瘤
51. 输尿管肿瘤
52. 膀胱癌
53. 前列腺癌
54. 儿茶酚胺增多症
55. 原发性醛固酮增多症
56. 股骨颈骨折
57. 脊柱骨折与脊髓损伤
58. 骨盆骨折
59. 膝关节半月板损伤
60. 关节置换术
61. 急性化脓性骨髓炎
62. 慢性骨髓炎
63. 脊柱结核
64. 腰椎间盘突出症
65. 颈椎病
66. 骨巨细胞瘤
67. 骨肉瘤

附录B 高级卫生专业技术资格考试大纲
（外科护理学专业——正高级）

一、专业知识

1. 本专业知识

（1）熟练掌握外科各类常见疾病的护理专业知识。

（2）熟练掌握体液代谢失衡的护理、外科重症监护、创伤急救与护理。

2. 相关专业知识

（1）熟练掌握本专业疾病相关的基础护理学、解剖、病理生理以及临床药理学的相关知识。

（2）熟练掌握外科常见疾病的诊断和治疗方法。

（3）掌握与本专业密切相关学科的理论，如护理管理学、心理学、营养学、社区护理学、伦理学等。

二、学科新进展

1. 掌握本专业发展趋势，例如：肝肾移植、腔镜应用、急救进展等。

2. 熟悉外科手术治疗的新技术。

三、专业实践能力

1. 熟练掌握本专业危重与疑难病人的抢救、治疗、观察与护理。

2. 熟练掌握外科无菌技术、肠内营养、肠外营养、外科监护、造口护理技术，以及其他配合治疗的专科护理技术。

3. 掌握专科疾病的康复和健康教育的内容及方法。

附本专业病种

1. 水、电解质、酸碱代谢失衡
2. 休克
3. 外科营养
4. 创伤
5. 烧伤
6. 外科重症监护
7. 多器官功能障碍综合征
8. 器官移植概述
9. 肾移植
10. 肝移植
11. 肿瘤概论
12. 颅内压增高
13. 急性脑疝
14. 脑损伤
15. 颅内动脉瘤
16. 颅内肿瘤
17. 甲状腺功能亢进的外科治疗
18. 甲状腺癌
19. 原发性甲状旁腺功能亢进
20. 乳腺癌
21. 胸部创伤
22. 食管癌
23. 肺癌
24. 纵隔疾病
25. 心血管病介入性诊疗技术及护理
26. 先天性心脏病的外科治疗
27. 后天性心脏病的外科治疗
28. 腹部损伤
29. 胃十二指肠溃疡的外科治疗
30. 胃癌
31. 急性出血性肠炎
32. 肠梗阻
33. 肠瘘
34. 结、直肠癌
35. 胆道感染
36. 胆石病
37. 原发性肝癌
38. 原发性硬化性胆管炎
39. 胰腺癌和壶腹部周围癌
40. 胰岛素瘤
41. 肝门静脉高压症病人的护理
42. 动脉硬化性闭塞症
43. 动脉栓塞
44. 深静脉血栓形成
45. 胸腹主动脉瘤
46. 尿道损伤
47. 肾损伤
48. 尿石症
49. 泌尿系统结核

50. 良性前列腺增生
51. 肾肿瘤
52. 输尿管肿瘤
53. 膀胱癌
54. 前列腺癌
55. 儿茶酚胺增多症
56. 原发性醛固酮增多症
57. 股骨颈骨折
58. 脊柱骨折与脊髓损伤
59. 骨盆骨折
60. 膝关节半月板损伤
61. 关节置换术
62. 急性化脓性骨髓炎
63. 慢性骨髓炎
64. 脊柱结核
65. 腰椎间盘突出症
66. 颈椎病
67. 骨巨细胞瘤
68. 骨肉瘤

《外科护理学高级教程》网络练习题及答案

(注:答案前标号表示本书的篇-章-练习题序号-案例分析题第几问,如 2-10-5-1 表示第二篇第 10 章的第 5 题第 1 问,最后一位标号只有案例分析题有,其他题型没有)

一、二维码(见各章答案后)
二、答案

第一篇　护理学总论

第 1 章　护理管理

1-1-1A
1-1-2B
1-1-3D
1-1-4B
1-1-5A
1-1-6B
1-1-7D
1-1-8A
1-1-9A
1-1-10C
1-1-11D
1-1-12ABCD
1-1-13ABC
1-1-14ABCDE
1-1-15ACD
1-1-16ABCE
1-1-17ABCDE
1-1-18ABCD
1-1-19ABCD
1-1-20ABCDE
1-1-21ABCE
1-1-22ABCE
1-1-23ABE
1-1-24-1B
1-1-24-2A
1-1-24-3E
1-1-25-1B
1-1-25-2D
1-1-25-3D
1-1-25-4C
1-1-26-1B
1-1-26-2A
1-1-26-3A
1-1-27-1D
1-1-27-2A
1-1-27-3D

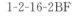

第 2 章　护理伦理

1-2-1B
1-2-2C
1-2-3C
1-2-4B
1-2-5C
1-2-6D
1-2-7A
1-2-8ABCDE
1-2-9ABC
1-2-10ACE
1-2-11AB
1-2-12ABCDE
1-2-13ABCDE
1-2-14-1C
1-2-14-2E
1-2-14-3D
1-2-15-1B
1-2-15-2E
1-2-15-3A
1-2-16-1BC
1-2-16-2BF
1-2-16-3ADEF
1-2-16-4BCDEF
1-2-17-1ABCE
1-2-17-2A
1-2-17-3CDE

第 3 章　心理护理

1-3-1B
1-3-2B
1-3-3A
1-3-4D
1-3-5D
1-3-6C
1-3-7A
1-3-8D
1-3-9C
1-3-10A
1-3-11D
1-3-12E
1-3-13B
1-3-14ABC
1-3-15ABCDE
1-3-16ABCE
1-3-17BC
1-3-18ABCDE
1-3-19ABCDE
1-3-20ABCDE
1-3-21ABCD
1-3-22ABCDE
1-3-23-1C
1-3-23-2E

1-3-23-3E
1-3-24-1E
1-3-24-2C
1-3-24-3A
1-3-25-1D
1-3-25-2E
1-3-25-3C
1-3-25-4A
1-3-25-5B
1-3-26-1A
1-3-26-2A
1-3-27-1E
1-3-27-2B
1-3-27-3C
1-3-27-4ACDE
1-3-28-1ABE
1-3-28-2ABCD
1-3-28-3CDF
1-3-29-1B
1-3-29-2D
1-3-29-3D
1-3-30-1AC
1-3-30-2D
1-3-30-3ABCDEF
1-3-31-1E
1-3-31-2B
1-3-31-3DEFG
1-3-32-1ABCD
1-3-32-2ABCDE
1-3-32-3ABCDE
1-3-33-1BCE
1-3-33-2ABCD
1-3-33-3ABCDE
1-3-34-1A
1-3-34-2ABCDE
1-3-34-3E
1-3-34-4BD
1-3-34-5ABCDE

第4章 护理教育学
1-4-1A
1-4-2C
1-4-3B
1-4-4A
1-4-5B
1-4-6D
1-4-7A
1-4-8D
1-4-9ABCDE
1-4-10ACDE
1-4-11ABC
1-4-12ABCDE
1-4-13BCD
1-4-14ABC
1-4-15ABCD
1-4-16ABCDE
1-4-17-1C
1-4-17-2D
1-4-17-3C
1-4-18-1A
1-4-18-2A
1-4-18-3E
1-4-19-1D
1-4-19-2E
1-4-20-1ABCDEF
1-4-20-2ABCDE
1-4-20-3ABCE
1-4-20-4ABCDEF
1-4-20-5ABCDE

第5章 医院感染护理
1-5-1B
1-5-2C
1-5-3E
1-5-4D
1-5-5E
1-5-6C

1-5-7E
1-5-8A
1-5-9A
1-5-10D
1-5-11D
1-5-12E
1-5-13C
1-5-14C
1-5-15A
1-5-16E
1-5-17A
1-5-18B
1-5-19D
1-5-20E
1-5-21C
1-5-22A
1-5-23B
1-5-24D
1-5-25ABC
1-5-26ABCD
1-5-27ABD
1-5-28ABCE
1-5-29AD
1-5-30DE
1-5-31BC
1-5-32ACE
1-5-33CDE
1-5-34ADE
1-5-35-1C
1-5-35-2E
1-5-35-3D

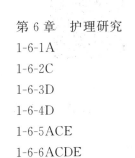

第6章 护理研究
1-6-1A
1-6-2C
1-6-3D
1-6-4D
1-6-5ACE
1-6-6ACDE

1-6-7ACDE
1-6-8AD
1-6-9-1B
1-6-9-2C
1-6-9-3D
1-6-10-1B
1-6-10-2C
1-6-10-3D
1-6-11-1E
1-6-11-2A
1-6-11-3E
1-6-12-1B
1-6-12-2C
1-6-12-3C
1-6-13-1E
1-6-13-2A
1-6-13-3E
1-6-14-1A
1-6-14-2B
1-6-14-3D
1-6-15-1B
1-6-15-2C
1-6-15-3B
1-6-15-4C
1-6-15-5C
1-6-16-1A
1-6-16-2B
1-6-16-3D
1-6-17-1B
1-6-17-2C
1-6-17-3E
1-6-17-4E
1-6-18-1C
1-6-18-2A
1-6-18-3C

第7章 护理健康教育学
1-7-1A
1-7-2B
1-7-3B
1-7-4C
1-7-5A
1-7-6A
1-7-7ABD
1-7-8ACD
1-7-9ABC
1-7-10ABCD
1-7-11-1A
1-7-11-2C
1-7-11-3E
1-7-12-1A
1-7-12-2D
1-7-12-3B
1-7-13-1A
1-7-13-2B
1-7-13-3C
1-7-14-1A
1-7-14-2B
1-7-14-3C
1-7-15-1ABCEF
1-7-15-2ABCDEF
1-7-15-3AC
1-7-16-1ABCEF
1-7-16-2ADEF
1-7-16-3A

第8章 患者的疼痛管理
1-8-1D
1-8-2B
1-8-3E
1-8-4C
1-8-5C
1-8-6C
1-8-7B
1-8-8C
1-8-9B
1-8-10E
1-8-11ACD
1-8-12ABDE
1-8-13ABCDE
1-8-14BCDE
1-8-15BDE
1-8-16ACDE
1-8-17ABE
1-8-18ACD
1-8-19ABCDE
1-8-20ABCE
1-8-21ABCDE
1-8-22ABCD
1-8-23-1B
1-8-23-2D
1-8-23-3A
1-8-23-4E
1-8-24-1B
1-8-24-2D
1-8-24-3B
1-8-25-1C
1-8-25-2D
1-8-26-1A
1-8-26-2D
1-8-27-1E
1-8-27-2B
1-8-27-3C
1-8-28-1C
1-8-28-2A
1-8-28-3B
1-8-29-1CDE
1-8-29-2CEF
1-8-29-3ABCDEF
1-8-29-4BCE
1-8-29-5AEFGH
1-8-30-1BCDEF
1-8-30-2ACDEF
1-8-30-3CEG
1-8-30-4E
1-8-30-5ABDEF
1-8-31-1BCEF
1-8-31-2ACE
1-8-31-3ABCDEF
1-8-31-4ABCDEF
1-8-31-5ABCDE
1-8-31-6ABCDEF

第9章 社区护理

1-9-1D
1-9-2D
1-9-3C
1-9-4E
1-9-5A
1-9-6E
1-9-7C
1-9-8E
1-9-9A
1-9-10C
1-9-11B
1-9-12E
1-9-13A
1-9-14C
1-9-15D
1-9-16AB
1-9-17ABDE
1-9-18ABCE
1-9-19DE
1-9-20ABCE
1-9-21ABCDE
1-9-22ABDE
1-9-23ADE
1-9-24ABDE
1-9-25ABDE
1-9-26ADE
1-9-27BCD
1-9-28CDE
1-9-29AC
1-9-30ABCE

第二篇 外科护理学

第10章 水、电解质和酸碱代谢失衡

2-10-1C
2-10-2A
2-10-3C
2-10-4C
2-10-5AD
2-10-6ABCD
2-10-7BC
2-10-8-1B
2-10-8-2B
2-10-8-3B
2-10-9-1E
2-10-9-2C
2-10-9-3E
2-10-10-1A
2-10-10-2C
2-10-10-3C
2-10-11-1ABCE
2-10-11-2BG
2-10-11-3ABCE
2-10-12-1BCDEF
2-10-12-2AF
2-10-12-3ABCEF
2-10-13-1D
2-10-13-2BDFH
2-10-13-3B

第11章 休克

2-11-1D
2-11-2A
2-11-3ABDE
2-11-4ACE
2-11-5-1D
2-11-5-2C
2-11-5-3D
2-11-6-1C
2-11-6-2B

2-11-7-1C
2-11-7-2E
2-11-7-3E
2-11-8-1D
2-11-8-2ABCEF
2-11-8-3C
2-11-9-1F
2-11-9-2C
2-11-9-3B
2-11-10-1ABE
2-11-10-2C
2-11-10-3B

第12章 营养支持

2-12-1E
2-12-2D
2-12-3D
2-12-4D
2-12-5E
2-12-6C
2-12-7ABCE
2-12-8ABDE
2-12-9-1C
2-12-9-2C
2-12-9-3E
2-12-10-1E
2-12-10-2C
2-12-10-3D
2-12-11-1DEF
2-12-11-2B
2-12-11-3BCF
2-12-12-1D
2-12-12-2BCDF
2-12-12-3BCDEF

~ 497 ~

第13章 损伤

2-13-1A
2-13-2C
2-13-3D
2-13-4C
2-13-5ABCE
2-13-6ABDE
2-13-7ABCE
2-13-8ABDE
2-13-9-1C
2-13-9-2C
2-13-9-3E
2-13-10-1C
2-13-10-2B
2-13-10-3D
2-13-11-1C
2-13-11-2B
2-13-11-3D
2-13-12-1BE
2-13-12-2ABCDF
2-13-12-3ABDEF
2-13-13-1AE
2-13-13-2AEGH
2-13-13-3ABDE
2-13-14-1BCG
2-13-14-2ABCDEF
2-13-14-3ADE

第14章 外科重症监护

2-14-1A
2-14-2C
2-14-3ABCD
2-14-4BCE
2-14-5-1E
2-14-5-2B
2-14-5-3C
2-14-6-1D
2-14-6-2A
2-14-7-1B
2-14-7-2B
2-14-8-1A
2-14-8-2B
2-14-8-3E
2-14-9-1C
2-14-9-2D
2-14-9-3ABCDF
2-14-10-1D
2-14-10-2BF
2-14-10-3A

第15章 多器官功能障碍综合征

2-15-1B
2-15-2A
2-15-3ADE
2-15-4ABCD
2-15-5-1C
2-15-5-2E
2-15-5-3A
2-15-6-1B
2-15-6-2D
2-15-6-3D
2-15-7-1B
2-15-7-2D
2-15-7-3E
2-15-8-1F
2-15-8-2C
2-15-8-3B
2-15-9-1B
2-15-9-2C
2-15-9-3A
2-15-10-1B
2-15-10-2A
2-15-10-3E

第16章 器官移植

2-16-1A
2-16-2C
2-16-3ABCD
2-16-4ABCDE
2-16-5-1A
2-16-5-2B
2-16-6-1C
2-16-6-2C
2-16-6-3A
2-16-6-4B
2-16-6-5E
2-16-7-1C
2-16-7-2ABD
2-16-7-3ABCDE

第17章 肿瘤

2-17-1A
2-17-2E
2-17-3C
2-17-4ABE
2-17-5ACDE
2-17-6ABCD
2-17-7-1A
2-17-7-2B
2-17-7-3C
2-17-8-1C
2-17-8-2ABC
2-17-8-3ABCEF

第18章 颅脑疾病

2-18-1B
2-18-2D
2-18-3E

2-18-4D
2-18-5D
2-18-6B
2-18-7E
2-18-8D
2-18-9E
2-18-10ABE
2-18-11ABCD
2-18-12ABCDE
2-18-13ABD
2-18-14ABCE
2-18-15-1C
2-18-15-2B
2-18-15-3A
2-18-16-1CG
2-18-16-2BCFG
2-18-16-3AG
2-18-16-4D
2-18-16-5ABCDFGI

第19章 甲状腺疾病
2-19-1D
2-19-2E
2-19-3A
2-19-4A
2-19-5C
2-19-6ABC
2-19-7ACE
2-19-8ABCDE
2-19-9ABDE
2-19-10ABCE
2-19-11-1B
2-19-11-2A
2-19-12-1B
2-19-12-2ABCE
2-19-12-3B
2-19-12-4ABD

第20章 乳腺癌
2-20-1A
2-20-2C
2-20-3E
2-20-4B
2-20-5AE
2-20-6-1ABCEF
2-20-6-2D
2-20-6-3ABCE
2-20-6-4ABF
2-20-6-5ABCDEF

第21章 胸部创伤
2-21-1C
2-21-2C
2-21-3C
2-21-4D
2-21-5ABC
2-21-6ACD
2-21-7ABCD
2-21-8ACE
2-21-9-1D
2-21-9-2B
2-21-9-3A
2-21-10-1BH
2-21-10-2ACF
2-21-10-3AB
2-21-10-4B

第22章 食管癌
2-22-1B
2-22-2A
2-22-3B
2-22-4C
2-22-5D
2-22-6C
2-22-7D
2-22-8BDE
2-22-9ABCE
2-22-10BCE

第23章 肺癌
2-23-1C
2-23-2B
2-23-3A
2-23-4D
2-23-5B
2-23-6C
2-23-7C
2-23-8D
2-23-9ACE
2-23-10ABCDE
2-23-11ADE
2-23-12ADE
2-23-13-1ABD
2-23-13-2ABDE
2-23-13-3BDEF

第24章 纵隔疾病
2-24-1E
2-24-2D
2-24-3E
2-24-4A

2-24-5A
2-24-6D
2-24-7E
2-24-8E
2-24-9C
2-24-10B
2-24-11A
2-24-12D
2-24-13D
2-24-14C
2-24-15C
2-24-16B
2-24-17A
2-24-18B
2-24-19C
2-24-20E
2-24-21ABDE
2-24-22ABCD
2-24-23ABCE
2-24-24ABCD
2-24-25ACDE
2-24-26ABCE
2-24-27ABDE
2-24-28ABDE
2-24-29ABCD
2-24-30ABCD
2-24-31CD
2-24-32ACDE
2-24-33ABDE

第 25 章　心血管病介入性诊疗技术及护理、第 26 章先天性心脏病、第 27 章后天性心脏病

2-25～27-1D
2-25～27-2C
2-25～27-3B
2-25～27-4D
2-25～27-5A
2-25～27-6C
2-25～27-7D
2-25～27-8A
2-25～27-9C
2-25～27-10C
2-25～27-11E
2-25～27-12B
2-25～27-13D
2-25～27-14ABCE
2-25～27-15ABCDE
2-25～27-16ABCDE
2-25～27-17BCDE
2-25～27-18ABCD
2-25～27-19ABE
2-25～27-20DE
2-25～27-21ABDE
2-25～27-22ACD
2-25～27-23ACD
2-25～27-24ABD
2-25～27-25ABCDE
2-25～27-26ABDE
2-25～27-27CD
2-25～27-28DE

第 28 章　腹部损伤
2-28-1E
2-28-2D
2-28-3A
2-28-4D
2-28-5ABCDE
2-28-6-1C
2-28-6-2D
2-28-6-3B
2-28-7-1BDEF
2-28-7-2BCEFG
2-28-7-3ACDEF
2-28-7-4ABCE
2-28-7-5BF

第 29 章　胃肠疾病
2-29-1B
2-29-2C
2-29-3B
2-29-4C
2-29-5B
2-29-6D
2-29-7D
2-29-8E
2-29-9E
2-29-10C
2-29-11A
2-29-12C
2-29-13A
2-29-14A
2-29-15E
2-29-16BCDE
2-29-17ABC
2-29-18ABDE
2-29-19ABDE
2-29-20ABCE
2-29-21ABDE
2-29-22ACDE
2-29-23-1C
2-29-23-2C
2-29-23-3A
2-29-24-1B
2-29-24-2B
2-29-24-3E
2-29-25-1BCEFG
2-29-25-2BCDEFG
2-29-25-3A
2-29-25-4CFG

～ 500 ～

第 30 章　肝胆胰疾病
2-30-1C
2-30-2A
2-30-3E
2-30-4D
2-30-5E
2-30-6E
2-30-7B
2-30-8A
2-30-9B
2-30-10C
2-30-11A
2-30-12A
2-30-13A
2-30-14D
2-30-15A
2-30-16C
2-30-17BCDE
2-30-18ABC
2-30-19ABCD
2-30-20BC
2-30-21ABC
2-30-22ABD
2-30-23-1D
2-30-23-2C
2-30-23-3E
2-30-24-1E
2-30-24-2D
2-30-25-1C
2-30-25-2D
2-30-26-1A
2-30-26-2B
2-30-27-1E
2-30-27-2A
2-30-28-1C
2-30-28-2E
2-30-28-3D
2-30-28-4A

第 31 章　门静脉高压
2-31-1B
2-31-2B
2-31-3E
2-31-4B
2-31-5A
2-31-6B
2-31-7E
2-31-8ADE
2-31-9AB
2-31-10ABDE
2-31-11BCE
2-31-12-1C
2-31-12-2B

第 32 章　血管外科
2-32-1B
2-32-2C
2-32-3A
2-32-4E
2-32-5ACD
2-32-6ACD
2-32-7AE
2-32-8ABCE
2-32-9-1B
2-32-9-2B
2-32-10-1C
2-32-10-2D
2-32-11-1A
2-32-11-2C
2-32-12-1ABCF
2-32-12-2B
2-32-12-3C
2-32-13-1ABCF
2-32-13-2C
2-32-13-3F

第 33 章　泌尿系统损伤
2-33-1A
2-33-2E
2-33-3B
2-33-4A
2-33-5C
2-33-6B
2-33-7B
2-33-8ABCDE
2-33-9-1A
2-33-9-2B

第 34 章　尿石症
2-34-1D
2-34-2A
2-34-3D
2-34-4ABCD
2-34-5ABCD
2-34-6ABCDE
2-34-7-1B
2-34-7-2A

第 35 章　泌尿系统结核
2-35-1C
2-35-2B
2-35-3E
2-35-4A
2-35-5A

2-35-6B
2-35-7D
2-35-8B
2-35-9D
2-35-10ABCDE
2-35-11ABCDE

第36章 前列腺增生
2-36-1E
2-36-2A
2-36-3C
2-36-4A
2-36-5C
2-36-6B
2-36-7-1D
2-36-7-2C

第37章 泌尿、男性生殖系统肿瘤
2-37-1A
2-37-2E
2-37-3C
2-37-4C
2-37-5A
2-37-6E
2-37-7B
2-37-8E
2-37-9C
2-37-10A
2-37-11D
2-37-12E
2-37-13D
2-37-14C
2-37-15C
2-37-16B
2-37-17B
2-37-18A
2-37-19A
2-37-20E
2-37-21D
2-37-22E
2-37-23E
2-37-24E
2-37-25D
2-37-26D
2-37-27B
2-37-28E
2-37-29AD
2-37-30ABCD
2-37-31BCE
2-37-32AC
2-37-33AB
2-37-34ABE
2-37-35ABCD
2-37-36-1A
2-37-36-2D
2-37-37-1D
2-37-37-2C
2-37-37-3E
2-37-37-4E
2-37-37-5C

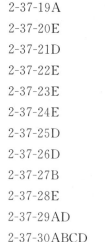

第38章 肾上腺疾病
2-38-1D
2-38-2D
2-38-3D
2-38-4C
2-38-5-1E
2-38-5-2C

第39章 骨与关节创伤、第40章关节置换术、第41章骨感染性疾病、第42章腰腿痛和颈肩痛、第43章骨肿瘤
2-39~43-1A
2-39~43-2A
2-39~43-3C
2-39~43-4C
2-39~43-5A
2-39~43-6A
2-39~43-7C
2-39~43-8C
2-39~43-9D
2-39~43-10C
2-39~43-11E
2-39~43-12D
2-39~43-13A
2-39~43-14E
2-39~43-15A
2-39~43-16B
2-39~43-17ABCDE
2-39~43-18ABCDE
2-39~43-19ABC
2-39~43-20AE
2-39~43-21ABCDE
2-39~43-22ABC
2-39~43-23ACE
2-39~43-24BCDE
2-39~43-25ABCD
2-39~43-26BDE
2-39~43-27ABC
2-39~43-28-1B
2-39~43-28-2C
2-39~43-28-3E
2-39~43-29-1E
2-39~43-29-2E
2-39~43-29-3A
2-39~43-29-4A
2-39~43-30-1D
2-39~43-30-2A
2-39~43-30-3E
2-39~43-30-4E
2-39~43-31-1B
2-39~43-31-2C

2-39～43-31-3D
2-39～43-32-1C
2-39～43-32-2A
2-39～43-32-3B
2-39～43-33-1B
2-39～43-33-2E
2-39～43-33-3D
2-39～43-34-1A
2-39～43-34-2DEF
2-39～43-34-3ACD

2-39～43-35-1ABC
2-39～43-35-2ABCDEF
2-39～43-35-3ABCDEF
2-39～43-36-1ABCDEFG
2-39～43-36-2ABCDEF
2-39～43-36-3ABCDEF
2-39～43-37-1ABCDEF
2-39～43-37-2ABC
2-39～43-37-3ABCDEF

2-39～43-38-1ABCDEF
2-39～43-38-2ABCDE
2-39～43-38-3D